高级卫生专业技术资格考试用书

护 理 学

高级护师进阶

（副主任护师/主任护师）

（第2版）

主　编　丁淑贞　　吴　冰

副主编　陈正女　　沈　桐　　倪雪莲

　　　　金　嵩

编　者（按姓氏笔画排序）

丁淑贞　　于　艳　　于蕾均　　王月珠　　王庆华

王庆阳　　王丽丽　　王晓玲　　冯　红　　刘春鸣

孙井梅　　吴　冰　　宋英茜　　张　伟　　张　彤

李　丹　　李　岩　　李世博　　李艳艳　　李淑元

沈　桐　　陈正女　　陈翠莲　　金　嵩　　宫　颖

倪雪莲　　徐　虹　　高筱琪　　梁　艳　　蔡　玮

潘　杰　　潘冬梅　　寇艳艳

中国协和医科大学出版社

北 京

图书在版编目（CIP）数据

护理学：高级护师进阶 / 丁淑贞，吴冰主编. —2版. —北京：中国协和医科大学出版社，2022.8

（高级卫生专业技术资格考试用书）

ISBN 978 - 7 - 5679 - 1996 - 9

Ⅰ.①护… Ⅱ.①丁…②吴… Ⅲ.①护理学－资格考试－自学参考资料 Ⅳ.①R47

中国版本图书馆 CIP 数据核字（2022）第 111787 号

高级卫生专业技术资格考试用书

护理学·高级护师进阶（第2版）

主　　编：丁淑贞　吴　冰
责任编辑：刘　婷　沈紫薇
封面设计：许晓晨
责任校对：张　麓
责任印制：张　岱

出版发行：**中国协和医科大学出版社**
（北京市东城区东单三条 9 号　邮编 100730　电话 010－65260431）
网　　址：www. pumcp. com
经　　销：新华书店总店北京发行所
印　　刷：三河市龙大印装有限公司

开　　本：787mm×1092mm　1/16
印　　张：45
字　　数：1060 千字
版　　次：2022 年 8 月第 2 版
印　　次：2022 年 8 月第 1 次印刷
定　　价：158.00元

ISBN 978 - 7 - 5679 - 1996 - 9

前　言

护理学是将自然科学与社会科学紧密联系起来的为人类健康服务的综合性应用学科。随着医学科学的迅速发展和医学模式的不断转变，以及医学理论和诊疗技术的不断更新，护理学科领域发生了很大的变化。本书是对临床护理实践及技能给予指导的专业参考书，旨在为临床护理人员提供最新的专业理论和专业指导，帮助护理人员熟练掌握基本理论知识和临床护理技能，提高护理质量。

本书第 1 版上市后，受到广大读者的一致好评，也帮助众多考生顺利通过高级卫生专业技术资格考试。为了更好地服务读者，提升图书品质，现出版第 2 版图书。本书内容紧扣最新版高级卫生专业技术资格考试大纲，将专业知识分为"熟悉""掌握""熟练掌握"的不同层次要求，重点突出，详略得当。同时，针对上一版中存在的不足与疏漏进行了修订与补充。本书共分为 5 篇，包括护理学总论，以及内科、外科、妇产科、儿科专业常见疾病和多发疾病的概述、病因或发病机制、病理生理、临床表现、辅助检查、护理评估、护理诊断、护理措施及健康指导等内容。语言简洁，内容丰富，侧重实用性和可操作性，力求详尽准确。

本书是拟晋升护理专业副高级和正高级职称考试人员的复习指导用书，也可供临床医师及医学院校师生在临床护理、教学中查阅参考，具有很强的临床实用性和指导意义。

尽管力臻完善，但书中难免存在疏漏和不足之处，敬请广大读者批评指正，以便进一步修正。

编　者
2022 年 6 月

目　　录

第一篇
护理学总论

第一章　护理伦理学

第一节　护理伦理学概述

知识点1：护理道德的概念	副高：熟悉　正高：掌握

护理道德是社会一般道德在护理实践领域中的特殊体现，是护理人员在护理领域内处理各种道德关系的职业意识和行为规范。

知识点2：护理伦理的概念	副高：熟悉　正高：掌握

护理伦理是制约护理行为的一系列道德原则，包括护理人员与患者、患者家属、医务人员，以及整个社会的关系，它也用来制约医疗行业的道德义务。

知识点3：护理伦理学的概念及研究对象	副高：熟悉　正高：掌握

护理伦理学是研究护理道德关系的一门学科。护理道德与护理伦理既有区别又有联系。护理道德是护理伦理的基础。护理伦理是护理道德的系统化与理论化，并能促进良好的护理道德的形成与发展。护理伦理学的研究对象包括：护理人员与患者及其家属之间的关系，护理人员之间、护理人员与其他医务人员之间的关系，护理人员与护理学科发展之间的关系。

第二节　护理伦理学的理论基础与规范体系

知识点1：护理伦理的理论基础　　　　　　　　　　副高：熟悉　正高：掌握

（1）功利论：是一种以人的行为效果作为判断人的行为善恶依据的伦理理论，是典型的效果论。

（2）生命论：是围绕如何看待人的生命而确立的理论，用于解决如何认识生与死，怎样处理生与死的矛盾问题。

（3）道义论：是以义务和责任作为行动依据，以行为的正当性、应当性作为道德评价标准的伦理学理论。

（4）美德论：是关于道德品质的学说，主要研究做人应具备的品格。护理伦理学中的美德论是关于护理人员在工作中应该具备的职业道德品质，以及怎样具备这种道德品质。它是一般美德论的特殊表现和具体应用，对医疗护理实践发挥着重要的作用。主要内容包括：善良仁爱，忠诚真实，审慎严谨，敬业进取，公正廉洁等。

（5）人道论：广义上泛指一切主张维护人的尊严、权利和自由，重视人的价值，要求人能得到充分自由发展的思想，属于伦理学的范畴。医学人道主义的内容十分广泛，但核心内容就是尊重患者。

知识点2：护理道德的基本原则　　　　　　　　　　副高：熟悉　正高：掌握

护理道德的基本原则是指护理人员在护理工作中处理人与人之间、个人与社会之间关系时所应遵循的根本指导原则。它统率护理道德规范和范畴，是衡量护理人员道德水平的最高道德标准。

1981年全国第一届医学伦理学学术会议上确立了社会主义医学道德的基本原则，即救死扶伤，防病治病，实行社会主义人道主义，全心全意为人民的健康服务。护理是医学的一部分，医学道德的基本原则自然也适用于护理。

知识点3：护理伦理的具体原则　　　　　　　　　　副高：熟悉　正高：掌握

（1）自主原则：就是尊重患者自主权的原则，即保证患者自己做主、理性地选择诊治决策的伦理原则。自主原则对护理人员的要求：①增强尊重患者自主权的意识。②为患者提供更多医疗相关信息。③帮助和鼓励患者作出恰当的选择。

（2）不伤害原则：是指在护理实践中最大限度地避免给患者带来不应有的任何伤害的伦理原则。不伤害原则对护理人员的要求：①增强以患者为中心的服务意识，坚决杜绝责任性伤害。②恪尽职守，努力防范和减少难免伤害和意外伤害。③伤害无法避免时，两权相重取其轻。

（3）行善原则：是指护理人员对患者实行有利的行为，以促进患者健康，尽可能避免、减少伤害。行善原则对护理人员的要求：①将患者的利益放在第一位。②全面权衡利害得失。

（4）公正原则：护理伦理学上的公正原则是指在医学服务中公平、公正地对待每一位患者的伦理原则。公正原则对护理人员的要求：①与患者平等交往和对患者一视同仁。②资源分配坚持公平优先、兼顾效率的原则。

知识点4：护理道德的基本规范	副高：熟悉　正高：掌握

护理道德规范是指依据一定的护理道德理论和原则而制定的，以调整护理工作中各种人际关系、评价护理行为的准则。国际护士协会在1953年7月国际护士大会上通过的《护士伦理学国际法》就是国际性的护理人员道德规范。我国卫生部1981年10月18日颁发的《中华人民共和国医院工作人员守则和医德规范》及1988年12月15日颁发的《医务人员医德规范及实施办法》也提出了护理人员的道德规范。护理道德规范的要求：①爱岗敬业、自尊自强。②尊重患者、关心患者。③认真负责、技术求精。④热忱服务、乐于奉献。⑤举止端庄、言语文明。⑥互尊互学、团结协作。

知识点5：护理道德的基本范畴	副高：熟悉　正高：掌握

护理道德范畴就是对护理道德的本质属性及关系的概括和反映。

（1）尊重患者的权利：患者的权利是指作为患者可行使的权利和应享受的利益。尊重患者的权利，是护理道德的重要基础之一。患者的权利主要有：①平等享有医疗护理的权利。②知情同意的权利。

（2）义务：护理道德的义务范畴是指护理人员在其职业活动中，对患者、同行、社会应尽的责任，它是依靠人们内心信念、习惯、意志自觉履行的，没有明显的强制作用。护理道德的义务要求有：①热爱护理工作，忠于护理事业。②防病治病，认真为患者进行医疗护理。③为患者进行医疗护理服务应以不讲有无代价、有无报偿为前提。④把对患者个人尽义务同对社会尽义务统一起来。

（3）情感：护理道德情感是指在护理活动中，护理人员对护理领域中各种道德现象的内心体验和自然流露。护理道德情感的内容包括：同情感、责任感、事业感。

（4）良心：护理人员的良心是护理人员在履行对患者和对社会的义务过程中形成的道德责任的自觉认识和自我评价能力，它要求：①护理人员在任何情况下，都忠实于患者，在工作中一丝不苟，具有慎独精神。②护理人员忠于护理事业，具有为护理事业献身的精神。③护理人员忠实于社会，不收取患者的任何礼品，不受贿，自觉维护白衣天使的美好形象。

（5）审慎：护理道德中的审慎是指护理人员在医疗护理行为前的周密思考与行为过程中的谨慎、认真、细心的工作作风。审慎是护理人员对患者和对社会的义务感、责任感、同情心的总体表现。护理道德的审慎要求：①护理诊断要审慎。②护理语言要审慎。③护理技术操作要审慎。

（6）荣誉感：护理人员的荣誉指为患者身心健康贡献自己的智慧和力量并得到社会的认可和赞扬，个人也感到满足与欣慰。护理道德荣誉感的基本要求：①以患者为中心，为患者、社会服务，是护理人员衡量荣誉的标准。②正确处理个人荣誉与集体荣誉的关系。③在荣誉面前保持谦逊。

第三节　护理人际关系的伦理道德

一、护患关系的伦理道德

| 知识点1：护患关系 | 副高：熟悉　正高：掌握 |

护患关系是指在特定的条件下，护理人员通过医疗、护理等活动与患者建立起一定联系的人际关系。护患关系的内容主要表现为技术与非技术两方面。护患关系中的技术关系是指在实际护理措施的决定和实施中，护理人员和患者的相互关系。非技术关系是指护患双方由于社会、心理、教育、经济等多种因素的影响，在实施医学技术过程中所形成的道德、利益、法律、价值等多种内容的关系。

| 知识点2：护患关系的模式 | 副高：熟悉　正高：掌握 |

护患关系的模式是在护理人员与患者的接触中产生的，是根据患者的需要提出来的。1976年，美国学者Szasy和Hollander提出了医患关系的3种模式，这种医患关系模式也同样适用于护理关系。

（1）主动－被动型：是护患关系中最古老的方式。护理人员对患者的护理处于主动的主导地位，而患者则处于完全被动的、接受的从属地位。适用于危重休克、昏迷、失去知觉和意识障碍的患者，以及婴幼儿等某些无法表达自己主观意志的患者，但对于大多数有自主意识的患者不适用。在现代医疗护理中，一般不采用此种模式。

（2）指导－合作型：护患双方在护理活动中都具有主动性。患者的主动是以执行护士的意志为基础，护士的权威在护患关系中仍然起决定性作用，但患者可以充分表达自己的意志和需要，同时对治疗效果提供多种信息。这种护患关系比较融洽，有利于提高诊治效果。比起主动－被动型的护患关系模式，指导－合作型关系前进了一大步，值得提倡和推广。

（3）共同参与型：护患关系是双向的，在医疗、护理的过程中，护理人员与患者具有大致同等的主动性和权利，共同参与护理措施的决策与实施。此时，患者可向医护人员表达自己的治疗效果，从而进一步帮助医护人员作出正确的诊治，提高诊断的准确性、预见性和治疗的有效性，对提高、改善护患关系也会起到积极作用。因此，我们应该大力提倡这种平等合作的护患关系。此种模式多适用于长期慢性疾病患者和受过良好教育的患者，但对于有意识障碍或难以表达自己主观意志的患者则不适用。

| 知识点3：护患关系中的道德要求 | 副高：熟悉　正高：掌握 |

护患关系的道德作用在于协调护理人员与患者的关系，建立指导－合作型、共同参与型

模式，从而提高护理质量。在护患关系中对护理人员提出的道德要求如下。

（1）尊重和爱护患者：①尊重患者的人格。②尊重人的生命价值。③尊重患者平等的医疗护理权利、知情同意的权利、获得有关医疗信息的权利、保守个人秘密的权利和因病免除一定社会责任和义务的权利。

（2）同情与关心患者。

（3）精心与热忱服务。

（4）积极为患者做好健康指导：①常规指导。②疾病指导。③心理指导。

二、护理人员与其他医务人员之间的道德关系

知识点4：护理人员与医生之间的道德关系　　　　　　副高：熟悉　正高：掌握

（1）彼此平等，相互尊重：医护是相互尊重、相互支持、相互配合的平等关系。护理人员在治疗过程中，接触患者的机会最多，对患者的病情比较了解。通过细致观察，护理人员可以及时发现问题，特别是患者的病情变化以及治疗用药效果。医生应该充分信任护理人员，重视护理人员提出的疑问和合理意见，及时修改治疗方案。同时，护理人员也要尊重医生，主动协助医生工作，认真执行医嘱。

（2）团结协作，密切配合：医生的诊疗过程和护理人员的护理过程既有区别又有联系，既有分工又有合作。为了双方共同的服务对象和目标，医生和护理人员之间应团结协作、步调一致、相互了解、相互补充、积极配合，形成融洽的医护关系，为患者提供高效、优质的治疗与护理。

（3）相互制约，彼此监督：维护患者的利益是医护关系最重要的道德原则，医生与护理人员要共同努力保证患者的生命安全，严防差错事故。在诊疗活动中，医生与护理人员应相互制约和监督，坚持批评与自我批评，纠正不良的医疗行为和作风。

知识点5：护理人员之间的道德关系　　　　　　　　副高：熟悉　正高：掌握

护理人员之间建立良好的护际关系，是圆满完成护理任务，提高护理质量的基础。

（1）患者至上，荣辱与共：在护理工作中，护理人员之间的相互联系和交往是以患者为中心的，切忌因为个人利益而影响患者的治疗和护理，同时护理人员要正确对待荣誉、困难与责任，做到同甘共苦、荣辱与共。

（2）尊重对方，维护同行：作为护理人员，不论年龄、资历等，应相互尊重、互相爱护，共同维护同行在患者及家属心目中的形象。

（3）分工负责，团结协作：为提高护理工作的效率，临床护理工作要进行明确分工，各自承担不同的任务和责任。护理人员在承担自己工作任务的同时，还应该相互尊重、相互帮助、密切配合、团结一致，发挥团队协作精神。

（4）相互学习：在学习上应相互鼓励、交流经验共同提高，低年资的护理人员应主动虚心向高年资的护理人员学习其宝贵的护理临床经验和熟练的护理技术，高年资的护理人员应给低年资的护理人员树立良好的榜样，对工作认真负责，并关心、爱护、体贴年轻护理人

员，给予鼓励与肯定。

知识点6：护理人员与医技科室人员的道德关系　　　　副高：熟悉　正高：掌握

护理人员与医技科室人员之间的关系是平等、团结、协作的关系。护理人员应该熟悉各医技科室的工作特点和规律，相互配合、相互支持，为临床提供及时、准确的诊疗依据。遇有疑问时，护理人员应主动沟通联系，澄清问题，而不应让患者代为传达。

知识点7：护理人员与行政、后勤人员之间的道德关系　　　　副高：熟悉　正高：掌握

护理人员要客观反映临床一线的需要，并要求行政人员解决实际问题，但同时要充分理解行政人员的压力和难处，大力支持他们的工作。遇到矛盾应友好协商、相互尊重、相互理解，以最佳的方式解决问题。

护理人员要尊重后勤人员的劳动。护理人员应充分认识后勤人员工作的重要性，尊重后勤人员及其劳动成果，遇到问题及时与他们取得联系，并支持他们工作的顺利完成。同时，后勤人员也应当树立为患者、医护人员、医院全心全意服务的思想，保证后勤工作有效完成。

第四节　临床护理伦理原则

知识点1：基础护理的伦理原则　　　　副高：熟悉　正高：掌握

基础护理伦理是护理人员在实施基础护理的过程中应该遵循的准则和规范。

（1）虚心踏实，安心本职工作：基础护理平凡、琐碎、繁重，却有很强的科学性，基础护理是否到位对患者的康复有很大影响。

（2）细心观察，认真谨慎：基础护理，虽然不像有些技术那么深奥，但是护理工作的对象是人，基础护理的好坏直接影响着患者的健康和生命安危。这就要求护理人员执行每一个技术操作时都要严格遵守操作规程和医院的规章制度，坚守慎独精神，每一步都必须准确无误，保证每个护理技术的安全性，做到认真负责、一丝不苟。

（3）热情服务，文明有礼：基础护理工作繁杂、辛劳，不论有多累，护理人员都应保持精神饱满、热情和蔼、文明礼貌，细心、耐心地为患者服务。

知识点2：整体护理的伦理原则　　　　副高：熟悉　正高：掌握

整体护理是以患者为中心，以现代护理观为指导，以护理程序为基础框架，对患者实施身心整体护理。整体护理的目标是根据患者的生理、心理、社会、文化、精神等多方面的需要，提供适合患者的最佳护理。

（1）以人为本，促进健康：要求护理人员在处理与患者关系时，必须树立"以患者为中

心"的指导思想，把服务对象视为"整体的人"，从患者生物、心理、社会文化的需要出发，根据患者实际需要，主动安排护理措施，全面考虑护理措施。

（2）爱岗敬业、积极主动：整体护理以护理程序为基础，强调自觉运用护理程序对患者进行动态、系统的评价，按照评估、诊断、计划、实施、评价的护理程序，积极发现患者的健康问题，并及时解决。

（3）独立思考、个体化服务：要求护理人员具有独立思考及评判性思维的能力，针对患者的不同特点、文化背景、生活习惯等影响患者健康的诸多因素进行认真、具体的分析，结合患者的身心状况进行综合思考，具体问题具体分析，提出护理诊断，并制订个体化的护理措施，实现恢复和保持患者健康的目的。

（4）刻苦钻研、精益求精：护理人员除了在职业道德、身心健康等方面要达到标准外，在业务水平上要不断完善自我，除了具有过硬的理论知识、娴熟的操作技能、敏锐的病情观察能力、良好的人际沟通能力和协作能力，还要掌握管理学、心理学、社会学等人文社会科学知识。

知识点3：护理管理的伦理原则　　　　　　　　　　**副高：熟悉　正高：掌握**

（1）以患者为中心：随着医学模式的转变和社会对护理保健需求的增加，护理的工作重点从以疾病为中心转变为以患者为中心。同时为适应新的经济体制，医疗服务的模式也逐渐由以医院、医务人员为中心转变为以患者为中心的模式。把患者利益放在首位，患者至上，为患者提供优质护理服务是当前医院护理工作的道德原则。

（2）把护理服务质量放在首位：护理质量管理是为了保证和促进护理服务质量能够达到安全护理、促进患者健康的质量要求所必需的管理，当与其他利益发生矛盾时，应以护理服务质量为优先。

（3）经济效益与社会效益兼顾：护理管理应坚持兼顾经济效益与社会效益的统一，获得经济效益必须以取得社会效益为前提。

（4）以人为本：是指在管理过程中以护理人员为出发点和中心，围绕着激发和调动其主动性、积极性、创造性展开的，以实现护理人员与医院共同发展的一系列管理活动。护理人员是医院管理的客体，同时也是医院实施护理服务的主体。促进护理人员的发展才能从根本上促进护理服务质量的提高。具体的做法是在护理管理中重视护理人员的价值，维护其尊严、权利，实施人性化管理，为其创造良好的工作和发展环境。

知识点4：心理护理的伦理原则　　　　　　　　　　**副高：熟悉　正高：掌握**

（1）高度的同情心：护理人员在面对不同患者的不同行为或不同反应时，要能够站在患者的角度思考问题，充分理解患者，满足患者的心理需求。具体要求包括：①努力促进患者的角色转化。②针对不同个体开展心理护理活动。

（2）高度的事业心：护理事业是一项平凡而又伟大的事业，护理人员应该热爱并忠诚于护理事业，具有高尚的道德情操，刻苦钻研护理科学。一个缺乏事业心的护理人员，是无法胜任护理工作的。

（3）高度的责任感：人与人之间真诚相待、相互信任是进行心理护理的基础和前提，患者信任护理人员，把困扰自己的心理问题，包括自己的秘密和隐私倾诉出来，这些秘密和隐私有时甚至患者的配偶、父母都不知情。因此，护理人员应该以高度的责任感，为患者保守秘密，满足患者在这方面的心理需要。但是，如果护理人员不顾患者的感受，到处张扬或者传播患者的隐私，将会失去患者对其的信任，不但心理护理难以继续进行，而且要负道德甚至是法律责任。

知识点5：门诊护理的伦理原则　　　　　　　　　副高：熟悉　正高：掌握

（1）热情服务，高度负责：患者就诊时往往有紧张、恐惧和焦虑心理，对医院环境、就诊流程不熟悉以及门诊拥挤、嘈杂的环境，使患者容易出现焦虑和情绪波动。这时，就非常需要护理人员精神饱满、端庄大方、热情主动地为患者服务，理解患者的心理需求，耐心细致地解答患者的疑问，密切观察候诊患者的情况，主动询问就诊病因和症状，根据病情做好预检、分诊，细心做好诊查前的各项准备，尽量缩短患者的候诊时间。对需要做检查的患者，要细致地解释检查的目的、方法和注意事项等。

（2）技术过硬，严谨求实：门诊患者多、流量大，在门诊治疗护理时护理人员要严谨认真，严格按照操作规程实施护理，防范工作中的任何疏漏。如对医嘱的正误不确定、药物标签不明确、皮试结果判断可疑时，一定要与其他护理人员查对，确认无误后方可操作。如果患者病情不确定，应留下患者观察病情直至病情稳定方可离开医院。

（3）团结协作，保护隐私：门诊有医生、护理人员、医技、后勤、药房、财务等多个群体为患者提供服务，护理人员要处理好与其他医务人员之间的关系，多交流沟通，尽可能地为患者提供安静、安全、便利、舒适的就医环境。在就诊的过程中，尽可能保护患者隐私，杜绝伤害。

知识点6：急诊科护理的伦理原则　　　　　　　　副高：熟悉　正高：掌握

（1）坚守岗位，时刻准备：急诊科护理人员要牢固树立"时间就是生命"和"抢救黄金时段"的原则。急诊科护理人员要做到急患者之所急，想患者之所想，争分夺秒，尽量缩短从接诊到抢救的时间，全力以赴投入抢救。要求急诊科护理人员坚守岗位和时刻准备着，一旦遇到抢救患者，能够立即投入抢救并应对各种复杂情况的发生，以保证患者的抢救成功。

（2）技术精湛，常备不懈：急诊科护理人员必须苦练基本功，具备扎实的急救理论基础和精湛的技能，掌握最新的急救护理进展，能迅速、准确地完成各项护理操作，有缜密的临床逻辑思维，配合医生为抢救患者赢得时间。除了思想上要常备不懈外，急救物品和器械要按要求做到"五定"（定位、定人、定时、定期消毒、定期检查维修及补充）。

（3）深切同情，周到服务：急诊患者多是突然发病，缺乏思想准备，容易产生紧张、恐惧心理。因此，急诊科护理人员要有痛患者之所痛的深切同情心，理解患者和家属的焦虑与痛苦，给予亲切的关怀和帮助，特别是对自杀、意外伤害的患者不要埋怨和责备。需要护理人员有深切的同情心和周到的照料、耐心的劝导，增强患者生活的希望和信心。遭受意外伤害的患者和家属，往往惊慌失措，容易把不冷静的情绪转嫁到医护人员身上，护理人员要予以谅解，同时沉着冷静并快速地抢救患者，争取最理想的疗效。对待留观患者，特别是意识不清的患者，要加强巡视，像对待住院患者一样给予周到的服务。

（4）灵活主动，尽职尽责：急诊科护理人员要从维护患者的利益出发，灵活主动地处理患者的疾病，尽到自己的责任，不能借口等待医生而耽误患者的病情，要根据患者的病情及时给予心肺复苏、吸氧、洗胃、止血、输液等工作，做好抢救的准备工作。同时，急诊科护理人员还要从社会公益出发，对可疑的患者，要及时与医院值班部门和保卫部门联系，抢救记录要详细、准确、及时。遇到交通事故或者有法律纠纷的患者，要公正地反映病情。

（5）齐心协力，敢担风险：急诊患者的抢救成功，是全体医护人员齐心协力、配合默契的成果。在医护配合上，急诊科护理人员要发挥积极、主动的精神，不怕苦、脏、累，为抢救创造条件，并全力配合医生进行抢救。由于有些急诊患者病情比较复杂，风险也比较大，急诊科护理人员要协调多科室、多专科的协同配合，主动参与抢救，并敢于承担责任。如果科室之间、各专业之间发生互相推诿患者的现象，急诊科护理人员应坚持首诊负责制，同时根据患者的病情请相关科室紧急会诊，以免延误患者的最佳抢救时机。

知识点7：手术室护理的伦理原则　　　　　　　　　副高：熟悉　正高：掌握

手术是外科治疗成败的中心环节，参与手术的护理人员同医生一样肩负着患者生命安危的责任，必须有很高的道德要求。

（1）操作熟练，慎独敬业：手术室很多护理工作需要护理人员单独处理和完成，如洗手护士（器械护士）的手消毒是否合格，手术台上物品是否始终保持无菌；巡回护士的器械物品是否按规定保养等。所以，要求手术室护理人员应培养慎独观念，慎独观念所产生的慎独行为是做好手术室护理工作的关键，这样护理人员才能自觉维护患者利益，严格执行各项规章制度，一丝不苟、保质保量地完成手术。

（2）关心患者，保护隐私：手术室陌生的环境使患者产生紧张和害怕的情绪，对医护人员有生死相托的心情。因此，护理人员应理解、关心患者，言语温和，动作轻柔，耐心指导并帮助患者配合手术。患者对手术中身体的暴露往往感到羞涩，四肢固定也使患者感到害怕，护理人员应理解患者并解释清楚，保护患者的自尊和隐私。手术过程中应密切观察病情并尽量满足患者的需求，使患者在温暖的关心和照顾中安全完成手术。在手术进行中，医护人员要避免谈论与手术无关的话题，对患者的病情不随意议论或者窃窃私语，尤其是对矫形、烧伤、妇科及整形手术等患者，要注意言辞勿损伤患者的自尊心。

（3）团结协作，勇担风险：手术是手术医生、麻醉师、巡回护士、洗手护士等共同完成的一项协作型技术活动。护理人员要从患者的利益出发，一切服从手术全局需要，尊重其他医务工作人员并互相支持、密切配合，及时向家属通报手术进展，手术不顺利时及时与家属保持联系，不仅安慰他们，更要取得家属的理解和配合、支持。手术中一旦出现差错或事故，应实事求是，勇于承担责任，不得推卸责任，也不得包庇隐瞒，应及时采取措施，把患者的损害降到最小。

（4）环境安全，保持安静：安全的手术环境是手术中护理的主要内容，也是手术顺利进行的前提条件。为此，护理人员要严格遵守无菌技术操作规程，并严格监督其他医护人员。抢救物品、药品要准备齐全，位置固定、标签清晰；各种手术器械、电器都要认真检查，确保功能完善和安全运转；氧气充足不漏气，有醒目的标识；保持手术室内清洁，温度、相对湿度符合要求。同时，在手术过程中，护理人员应尽量使用手语与其他医护人员协调工作，说话要轻声，不谈论与手术无关的话题，以保持手术室内的严肃和安静。

知识点8：妇产科护理的伦理原则　　　　　　　　　　副高：熟悉　正高：掌握

（1）认真负责，精益求精：妇产科护理质量的好坏，直接关系到患者本人及其子女的身心健康。为此，妇产科诊断、治疗和护理必须十分谨慎、细致、认真，对待产妇产程的观察记录要详细、及时、准确；疾病检查要细心，用药要谨慎，技术要精湛。产科护理急症多，时间无规律性，患者病情变化急剧，稍一疏忽、拖延及处理不当都可能给母婴、家庭带来严重的影响。所以，要求护理人员有高度的责任感，同时对护理人员的理论知识和技术操作也有较高的要求。护理人员要时刻牢记自身的责任，不怕脏、不怕累，以高度的敬业精神对待每一位患者。患有妇科疾病的患者，尤其是未婚未育的患者，如果治疗或护理操作可能影响到患者的生殖器官或者性功能，更要谨慎抉择，协助医生做好解释工作，尊重患者的自主选择权。

（2）尊重患者，保护隐私：由于妇产科疾病的特点，患者常有一些特殊的心理变化，如月经初潮的神秘与害怕、更年期的急躁和抑郁、涉及隐私部位检查和治疗时的害羞心理等。甚至因为这些心理的影响，不愿意接受检查、治疗或护理，不配合医生和护理人员的操作。护理人员不可训斥或者对患者的要求不予理睬，应充分尊重患者，耐心解释指导，通过有效的沟通表达同情、关心和鼓励，引导患者配合。对待部分未婚先育的女性切忌冷眼相待、嘲笑挖苦，应态度平和、耐心劝导，给予积极的关怀，动之以情引导其反思问题，指导其自我保护。尊重患者还表现在尊重患者对治疗护理措施的知情同意权。例如，避孕方式的选择，护理人员要配合医生介绍各种避孕方法的利弊，帮助其选择合适的避孕方法，尽量减少人工流产和引产的概率，实现生殖健康。又如发现胎儿畸形时，是否继续妊娠、分娩方式的选择，恶性肿瘤患者是否保留生育功能的问题都应该在患者充分知情和理解的情况下，尊重患者的自主选择。

妇产科护理人员在工作中可能会了解到患者的隐私，如患者的会阴部、妊娠及流产次数、婚姻状况、性病史等。保护患者的隐私是法律对护理人员的要求，同时也是获得患者信任并配合的关键。在对隐私部位做护理操作前要特别注意关好门窗，拉上窗帘或者用屏风遮挡，请无关人员暂时回避，以保护患者的隐私。男性护理人员为患者做检查、治疗、护理时，要按要求有女性护理人员或者家属在场，以避免不必要的误会。

（3）关爱患者，心系社会：妇产科患者的心理状况较为复杂，因疾病涉及生殖系统，受传统观念的影响，患者常感到害羞、压抑、恐惧、自责。产妇在分娩过程中，由于对分娩有较大的顾虑，精神过度紧张，常导致生理病理情况发生。因此，护理人员要针对不同的心理反应，关心和体贴患者，适时给予安慰和解释，以解除患者的思想顾虑和心理压力。同时，护理人员应经常观察和评估孕产妇的心理状况，及时发现问题，有针对性地采取护理措施，帮助产妇调节情绪，预防不良心理给胎儿及新生儿的身心发育带来不利影响。妇产科护理人员还要协调好患者的利益与社会利益之间的关系，落实好计划生育政策，禁止进行非医学目的的性别鉴别，不做违反计划生育相关法律法规的事情。

知识点9：儿科护理的伦理原则　　　　　　　　　　副高：熟悉　　正高：掌握

（1）体贴关爱，治病育人：护理对象的特殊性，要求护士要从语言和非语言行为中仔细体会和理解患儿的心理，敏锐地捕捉患儿的心理变化，对待患儿要亲切、态度和蔼，使他们感到家庭般的温暖。对待有异常姿势、步态不稳或者身体缺陷的患儿，不要取笑奚落，避免伤其自尊心，即使是暂时不配合治疗护理，也不要责怪他们。儿童心理处于发育阶段，尚未建立稳定的道德观和价值观，主要通过模仿成人来学习。护理人员的行为和语言是患儿在就医环境中观察的重点，为此护理人员要时刻注意自身的言谈、举止、行为、作风对患儿潜移默化的影响。例如，要言而有信，切忌为了患儿的一时配合而哄骗或者采取恐吓的方法，使其产生恐惧心理，而不配合治疗。因此，护理人员要尽可能耐心，多鼓励，多表扬，保护患儿的自尊心，帮助他们培养诚实、自信、勇敢等优秀品质。

（2）密切观察，审慎护理：由于儿科护理的紧迫性和患儿病情变化可能无法主动呼唤医护人员的特点，要求儿科护理人员密切观察患儿的病情变化，发现啼哭、精神不振等细微变化，慎思明辨，准确判断，及时向医生汇报，积极配合救治，特别是夜班值班不能麻痹大意。通过细心观察患儿的精神状况、生命体征、吸吮能力、大小便性状、啼哭的声音等变化，了解病情变化的征兆，并对观测结果进行认真分析，作出判断，及时给医生提供病情变化的信息，共同采取处理措施，以免病情加重或者延误抢救时机。患儿因为年龄小，自我保护能力差，安全意识不强，易造成意外伤害。护理人员应加强巡视，随时发现可能存在的安全隐患，创造安全、舒适的环境，促进患儿的康复。

（3）精益求精，恪守慎独：患儿的解剖生理与成人有较大的区别，且在治疗过程中配合度差、容易哭闹，儿科护理操作专科性强、难度大。护理人员操作失败时容易引起家属的误解和不满。因此，要求护理人员在实践中要勤学苦练，具备扎实的理论基础和专科护理技能，力求做到操作熟练，技术精益求精。

知识点10：老年患者护理的伦理原则　　　　　　　副高：熟悉　　正高：掌握

（1）体现尊重，鼓励自我护理：老年患者对尊重的要求特别高，加上住院后因为环境陌生、医院规章制度约束等，常使老年人的自尊心受到打击，加之因疾病而产生的焦虑、抑郁和痛苦，而对医护人员有极大的警觉性，尤其是对频繁与自己接触的护理人员的表情、态度和行为观察得十分细致和敏感。护理人员要理解老年人，称呼要显示对他们的尊敬，耐心倾听他们的意见和要求，尽量予以满足，即使无法满足也要耐心诚恳地解释，使他们产生信任感、安全感和温暖感。日常工作也应尊重老年人的生活习惯，人性化地安排各项工作。例如，老年人喜欢早睡早起，各项护理工作尽可能提早完成，避免在夜间打扰患者。此外，尊重老年人的价值观也很重要。护理人员希望老年患者能改掉一些不良的生活习惯，有时采取批评的方式容易引起老年患者的不愉快。护理人员应采取合适的方法说服老人，切忌反复批评。

（2）了解需求，沟通理解：护理人员要多了解老年患者的想法和需求，根据实际情况采取合适的护理措施，尽量满足他们的需求是心理护理成功的关键。同时，老年患者具有反应迟钝、说话啰唆、自控能力差、固执己见等特点，要求护理人员对老年患者宽容理解、关心体贴、耐心地为他们服务。在日常护理过程中护理人员应认真观察老年患者的情绪和行为变化，善于倾听，及时发现心理问题并给予支持和疏导。鼓励家属及其他社会关系参与到护理工作中来，使老年人感受到家庭、社会的支持与温暖。老年人特殊的心理特点直接影响护患沟通的质量。护理人员应熟悉老年人的特点，在沟通过程中耐心、细致，语速合适，语音清晰，语调适中，注意运用非语言沟通技巧，如抚触、微笑。在特别需要老年人理解的问题上重点强调，以保证沟通效果。

（3）细致观察，审慎护理：老年人组织器官衰老，功能退化，感觉迟钝，症状、体征不明显，如对疼痛的反应不敏感，如果不认真观察可能会延迟病情。老年患者的另一特点是多种疾病并存，可能会导致症状体征叠加，使病情变化不易察觉。护理人员要以高度的责任感审慎地护理老年患者，细致地观察病情变化，及时与医生沟通，不放过任何一个疑点或者细微征兆。认真做好床旁交接班，仔细记录病情变化，及时与医生沟通，尤其是夜间值班更要高度警惕。当病情变化时，要积极采取治疗、护理措施。对疗效不明显的危重老年患者，要细致观察其情绪的变化，防止因悲观失望而发生轻生等意外。

知识点11：精神科护理的伦理原则　　　　　　　　　副高：熟悉　正高：掌握

（1）尊重患者：尊重患者的人格和权利，不能因精神疾病患者由病态思维导致的异常举止、粗暴行为而忽视对患者人格的尊重。对患者合理、正当的要求应尽量给予满足；对需要患者配合治疗的措施应尽量给予解释，讲道理；不轻易约束患者，除非治疗需要。

（2）隐私保密：精神科患者病情复杂，由于治疗护理的需要，护理人员需要详细了解患者的个人经历、家庭情况、婚姻状况等诸多涉及个人隐私的资料。对患者的隐私保密是护理人员应当遵循的基本职业道德，是护患之间相互信任的基础，是对患者的尊重，也是对个人人格的尊重。

（3）宽容正直：精神科的患者由于思维情感的紊乱、行为失常，有的患者由于幻觉、妄想的驱使，可能发生言语不敬、毁物伤人的行为，此时护理人员应时刻保持头脑冷静，提醒自己，其言行都是疾病所致，不可冲动回击，以宽大的胸怀善待患者。

（4）恪守慎独：由于精神病患者思维和情感混乱，精神活动失常，不能正确地反映客观事物，甚至有些患者不能对自己的行为负责，也不能对医护人员的行为给予恰当的评价。精神科护理的自觉性特点，要求护理人员树立恪守慎独的观念，无论有无监督，都要按规范程序定时、准确、自觉、主动地完成各项治疗和护理工作，自觉遵守精神病护理规章制度，不能因其是精神病患者而弄虚作假、工作马虎、敷衍塞责。相反，要认真履行道德义务，讲究道德良心，尽职尽责。

（5）保证安全：精神科护理应注重安全性特点，要求精神科护理人员遵守安全管理制度，定期巡视病房，检查病房有无刀、剪刀、绳、带等危险物品，密切观察和了解患者的心理。对兴奋、躁动和冲动的患者，护理人员要沉着冷静、大胆地处理；对电抽搐治疗、胰岛素治疗及进行约束的患者要注意不良反应和防止并发症的发生。严加防范，保证患者的安全。

（6）约束适当：护理人员约束患者，必须是出于控制病情的需要或预防患者本人的自残、伤人等，如果只是因为患者顶撞了护理人员或护理人员的无理要求被患者拒绝，或担心患者打人或伤害自己，便将其约束起来，属于违反职业道德的行为。如在约束过程中导致患者骨折或其他严重后果，属于技术事故。但若有主观上的故意企图，或在保护时报复殴打患者，则属严重的侵权行为。

第五节　临终护理和尸体料理伦理道德

一、临终护理伦理道德

知识点1：临终关怀的概念	副高：熟悉　正高：掌握

临终关怀指由医生、护理人员、心理学家、社会工作者、宗教人员和志愿者等多学科、多方面人员组成的团队提供的对晚期患者及其家属的全面照护，其宗旨是使晚期患者的生活质量得到提高，能够无痛苦、舒适、安详和有尊严地走完人生的最后旅程。同时，使晚期患者家属的身心健康得到保护。

知识点2：临终护理的伦理原则	副高：熟悉　正高：掌握

（1）尊重和维护临终患者的权利和利益：尊重临终患者的自主权，尊重晚期患者和家属的宗教信仰。维护临终患者的各项权利，如平等医疗权、知情同意权、获得医疗信息权、要求隐私保密权等。当临终患者意识清醒、能够自己行使权利时，医护人员要尊重患者的选择。

（2）提高临终患者的生活质量：正确认识和识别临终患者正在经历的心理时期，帮助临终患者正确面对死亡，提高临终患者的生活质量是临终护理的目标之一。及时为患者做好生活护理、心理护理，控制疼痛，给患者提供一个安静、安全、整洁的环境。尊重患者的生活习惯，当患者尚能够自理时，应尽量帮助他们实现自我护理，以增加其自主生活的乐趣，提高生活质量。

（3）尊重临终患者的人格：无论患者是否还有意识，都要维护其个人尊严。尊重临终患者的生命，只要患者存活一天，其生命就有价值，要竭力做好照护工作。

（4）重视临终患者家属，耐心服务：患者家属面对亲人处于濒死状态，心理处于应激时期。护理人员要理解家属此时的心情，合理要求应尽可能满足。尽心尽责照顾好患者，让家属放心。对于未成年或成年的无意识患者的医疗，应重视患者家属的意愿。

二、尸体料理道德

知识点3：尸体料理的概念及其道德意义　　　　副高：熟悉　正高：掌握

尸体料理是对临终患者实施整体护理的最后步骤，也是临终关怀的重要内容之一。做好尸体料理不仅是对死者的尊重，也是对死者家属心灵上的安慰，减轻家属哀痛，体现人道主义精神和崇高的护理职业道德。

知识点4：尸体料理的伦理原则　　　　副高：熟悉　正高：掌握

（1）敬重死者，严肃认真、一丝不苟、尽心料理尸体：在尸体料理时，家属和医护人员应始终保持尊重死者的态度，不随意摆弄、暴露尸体，严肃认真地按照操作规程进行料理。

（2）对他人负责，避免邻里的困扰：为避免患者在医院病房中去世惊扰其他患者，如果条件允许，患者临终前应移至单间或抢救室，以便去世后在此处进行尸体料理。无单间时可使用屏风隔离遮挡。

（3）对社会负责，妥善处置尸体：对于死者的穿戴用物等，应彻底消毒后再做处理。特别是患有传染病的死者，其尸体料理更应该按照严格的隔离消毒常规进行料理，防止传染病的传播，给他人带来危害。

（4）尊重死者遗愿，妥善处理遗嘱遗物：患者在医院去世，医护人员要妥善清点和保管好死者的遗嘱、遗物，及时移交给家属或所在单位领导。

第六节　护理科研伦理

知识点1：护理科研的特点　　　　副高：熟悉　正高：掌握

护理科研是用科学的方法反复地探索、回答和解决护理领域的问题，直接或间接地指导护理实践的过程，是提高人的生活质量和价值的一种护理实践活动。护理科研除了同其他科学研究一样，具有探索性和创新性等一般特点外，还具有实用性、复杂性、多学科性的特点。

知识点2：护理科研的伦理原则　　　　副高：熟悉　正高：掌握

护理科研伦理是科研工作者的行动指南，是保证护理科研沿着健康方向发展的重要条件。护理科研应遵循的伦理原则如下。

（1）科研动机端正：护理科研是为了提高护理服务水平，改善护理服务质量，其目的是为了维护和促进人民群众的身心健康。如果护理科研不是为了上述目的，而是为了个人或小集体的名和利，就违背了护理科研的伦理原则，是决不允许的。

（2）实事求是：尊重科学、实事求是是护理科研最基本的准则。

（3）团结协作：护理科研的复杂性、艰巨性、多学科性决定了光靠个人努力，科研工作很难顺利开展。科研工作者只有坚持团队合作、相互支持、相互帮助，才能不断提高护理科研水平。

知识点3：人体研究护理伦理的相关原则	副高：熟悉 正高：掌握

医学的进步与人体研究密不可分，为了促进人类健康，必须进行人体研究。但是人体研究要符合科学的规律与伦理要求，才能避免给人类带来风险与损害。近几十年来，人体研究中保护受试者的权益越来越受到重视，当人成为研究对象时，其研究方案必须经过伦理委员会的仔细审查，以确保研究对象的权益能够得到最大的保护，避免伤害。

（1）知情同意原则：护理研究的知情同意是指研究对象有权知道关于研究的信息，并且充分理解这些信息，而且可以自由选择是否参与或退出研究。从完整意义上来说知情同意权包括了解权、被告知权、拒绝权和同意权。知情同意权是患者充分行使自主权的前提和基础。为了让研究对象在充分了解的情况下作出选择，研究者应该给予详细说明，包括研究目的、方法、经费来源、任何可能的利益冲突、研究者所属机构、研究的预期收益以及潜在的风险和可能伴随的不便。在确认研究对象已了解研究情况后，研究者才能获取研究对象的知情同意书。

（2）隐私保密原则：研究对象享有隐私权、匿名权、保密权。研究者必须采取有效措施保护受试者研究数据的机密。

（3）避免伤害原则：在人体研究中，应该优先考虑研究对象的健康，其次才考虑科学和社会收益。研究对象有免于受伤害权。保护研究对象免于受到伤害是研究者的主要责任。每个涉及人体对象的研究项目的潜在风险都必须经过评估，凡是可能会对研究对象造成伤害的操作，都应避免。

第二章 护理管理学

第一节 护理管理学概述

一、管理与管理学

知识点1：管理与管理学的概念	副高：熟悉 正高：掌握

（1）管理：是管理者通过计划、组织、人力资源管理、领导、控制等各项职能工作，合理分配、协调组织内部一切可调用资源，与被管理者共同实现组织目标，并取得最大组织效益的动态过程。

（2）管理学：是由社会科学、自然科学和其他学科相互渗透、融合、交叉产生的一门综合性应用科学，主要研究管理活动的基本规律与方法，具有实践性、综合性、社会性的特点。

知识点2：管理的职能	副高：熟悉 正高：掌握

管理职能是管理或管理人员所应发挥的作用或承担的任务，是管理活动内容的理论概括。

（1）计划职能：是指为实现组织管理目标而对未来行动方案进行规划和安排的工作过程。具体而言就是确定做什么、为什么做、谁来做、何时做、何地做和如何做。

（2）组织职能：主要内容包括组织的结构设计、人员配备、医院护理管理的规划与变动、医院护理管理授权等。组织是分配和安排医院护理管理成员之间的工作、权利和资源，实现医院护理管理目标的过程。组织职能使医院护理管理当中的各种关系结构化，从而保证计划得以实施。

（3）人力资源管理职能：是指管理者根据组织内部的人力资源供需状况所进行的人员选择、培训、使用、评价的活动过程，目的是保证组织任务的顺利完成。

（4）领导职能：是指导和督促组织成员去完成任务的一项管理职能，护理管理的领导职能就是管理者带领和指挥护理人员同心协力实现组织目标的过程。领导工作成功的关键在于创造和保持一个良好的工作环境，激励下属努力工作，提高组织工作效率。

（5）控制职能：是为实现组织目标，管理者对被管理者的行为活动进行的规范、监督、调整等管理的过程。控制职能与其他管理职能密切联系，其他职能为控制职能提供了条件，而控制职能则有助于评价其他各职能的优劣，从而推动新一轮的管理活动。

知识点3：管理的对象 　　　　　　　　　　　　　副高：熟悉　正高：掌握

管理对象又称为管理客体，是指管理者实施管理活动的对象。管理对象包括组织中的所有资源，其中人是组织中最重要的管理资源。

（1）人力资源：人是保持组织有效运作的首要资源。如何充分发挥组织中人的主动性、积极性和创造性，提高组织劳动生产率，是当代管理思想的重要组成部分。

（2）财力资源：财力资源是保持组织高速发展的社会生产力的基础，任何组织都可以通过财力资源的有效整合及运用达到提高管理成效的目的。财力资源管理的目标就是通过对组织财力资源的科学管理，做到财尽其力，用有限的财力资源创造更大的社会效益和经济效益。

（3）物力资源：指组织中的有形资产和无形资产，如建筑设施、仪器设备、药品材料、能源、技术等，是人们从事社会实践活动的基础。管理者应根据组织目标和实际情况，根据事物发展的客观规律，对各种物力资源进行合理配置和最佳利用，开源节流，物尽其用。

（4）信息资源：信息资源管理就是对信息的获取、处理、传输、存储、开发等过程实施管理，使信息及时、准确、适时地发挥作用。管理者的主要任务是根据组织目标的要求，建立完善高效的管理信息系统，保证管理层和组织各环节互相沟通、联络组织活动所需的各种信息。

（5）空间资源：主要包括高度资源、环境资源和物质资源。研究和开发空间资源，是为了更好地利用空间资源弥补地球资源不足的缺陷、优化资源配置、提高资源的综合利用水平，以拓宽人类的生存与发展空间。

知识点4：管理的方法 　　　　　　　　　　　　　副高：熟悉　正高：掌握

管理方法是指用于实现管理目的而使用的手段、方式、途径和程序的总和。

（1）行政方法：是指在组织内部以组织的行政权力为依据，运用行政手段，按照行政隶属关系来执行管理职能和实施管理的一种方法。

（2）经济方法：是指以人们对物质利益的需要为基础，按照客观经济规律的要求，运用各种物质利益手段来执行管理职能、实现管理目标的方法。

（3）教育方法：是按照一定的目的和要求对受教育者从德、智、体几个方面施加影响，使受教育者改变行为的一种有计划的活动。

（4）法律方法：是指运用法律规范及类似法律规范性质的各种行为规则进行管理的一种方法。

（5）数量分析方法：是建立在现代系统论、信息论、控制论等科学基础上的一系列数量分析、决策方法。

（6）系统方法：是按照事物本身的系统性把管理或研究对象放在系统的形式中认识和考察的一种方法。

（7）权变方法：是指管理者在面对不同的组织情境时，采用不同的管理方法，该方法强调不存在简单化的或者普遍适用的管理理论和管理方法。

（8）人本方法：是一种在深刻认识到人在社会经济活动中的重要作用基础上，突出人在管理中的地位，实现以人为中心、以谋求人的全面自由发展为终极目的的管理方法。

二、护理管理

知识点5：护理管理的概念	副高：熟悉　正高：掌握

护理管理是指以提高护理质量和工作效率为主要目的的活动过程。世界卫生组织（World Health Organization，WHO）对护理管理的定义是：护理管理是为了提高人们的健康水平，系统地利用护理人员的潜在能力和其他相关人员、设备、环境和社会活动的过程。

知识点6：护理管理学的概念	副高：熟悉　正高：掌握

护理管理学是管理科学在护理管理工作中的具体应用，是在结合护理工作特点的基础上，研究护理管理活动的普遍规律、基本原理与方法的一门科学。

知识点7：护理管理者的概念	副高：熟悉　正高：掌握

护理管理者是从事护理管理活动的人或人群的总称，具体是指那些为实现组织目标而负责对护理资源进行计划、组织、领导和控制的护理人员，其在提升护理人员素质、质量监控和管理、协调工作、人才培养等方面发挥着重要作用。

知识点8：护理管理的内容	副高：熟悉　正高：掌握

（1）护理管理任务：我国护理管理目前主要承担的任务是借鉴国内外先进的管理理论、模式和方法，结合我国医疗改革和护理学科发展现状，建立适用于我国国情的护理管理体系，对护理工作中的人员、技术、设备及信息等进行科学管理，以最终提高护理工作的效率和效果。具体内容包括：研究护理管理的客观规律、原理原则和方法；应用科学化的、有效的管理过程，持续进行护理质量改进；构建和实践临床护理服务内容体系；建立护理服务评估体系；实施护理项目成本核算，实现护理成本管理标准化、系统化、规范化；持续改进临床护理质量，提供高品质的护理服务。根据工作内容不同，护理管理任务可分为护理行政管理、护理业务管理、护理教育管理、护理科研管理。

（2）护理管理研究内容：主要有护理管理模式研究、护理质量管理研究、护理人力资源管理研究、护理经济管理研究、护理信息管理研究、护理文化建设研究、护理管理环境研究。

知识点9：明茨伯格的管理角色模式	副高：熟悉　正高：掌握

（1）人际关系型角色

1）代言者：在处理行政、业务工作中，护士长代表病房参加各种会议，接待来访者等。

2）领导者：需要为组织制定清楚明确的目标及优先次序，这些将作为护理人员工作目标的依据，发挥引导、培育、激励护理人员的功能。

3）联络者：护理管理者在工作中需要不断地与护理人员、上级护理管理者、医师、其他医技人员、患者及家属、后勤等人员进行有效沟通，营造一个良好的工作氛围和利于患者治疗和康复的环境。

（2）信息型角色

1）监察者/监督者：作为护理管理者，应该主动收集各种信息，监督并审核各项护理活动与资料，从不同角度评估护理人员的工作，保证各项工作顺利进行。

2）传播者：作为传播者，护理管理者往往起到上传下达的作用，一方面将上层管理者或外部人员发布的信息，如文件、命令、政策、规章制度等传达给下级护理人员，另一方面还要收集护理工作中的各种信息，并对其进行整理分析，汇报给上层管理者或相关部门、人员。

3）发言人：护理管理者可运用信息提升组织的影响力，把信息传递给单位或组织以外的个人，向外界、公众、护理对象、同行及媒体等发布组织的相关信息，以使组织内外部的人都对组织产生积极反应。

（3）决策型角色

1）创业者：管理者的角色功能体现在需要适应不断变化的环境，能敏锐地抓住机遇，在观念、思想、方法等方面进行创新与改革，如提供新服务、发明新技术、开发新产品等，以谋划和改进组织的现状与未来。

2）协调者：在日常护理工作中，或多或少总会发生一些非预期的问题或变化，如护理人员之间或护患之间的冲突、护理资源损失、突发的危重患者抢救等。护理管理者的任务就是及时有效地处理非预期问题，维持正常的工作秩序与和谐的工作氛围。

3）资源分配者：护理管理者负责并监督护理组织资源的分配系统，结合组织的整体目标及决策，有效利用资金、时间、材料、设备、人力及信息等资源，如根据不同护理单元所承担的工作量及工作难度，评估和计划其所需的人力资源和其他资源，从而保证各项护理工作顺利进行。

4）谈判者：护理管理者常代表组织和其他管理者与组织内外成员进行正式、非正式的协商和谈判，如向上级申请调整护理人员、增添医疗仪器设备、与护理院校商谈临床教学合作方式及法律责任等。

知识点10：霍尔的"成功管理者"角色模式　　　　　　　　副高：熟悉　正高：掌握

霍尔（Holle）和布兰兹勒（Blatchley）提出关于护理"胜任者（competence）"的角色模式。认为护理管理者角色具有以下几个方面的内涵：专业的照顾提供者、组织者、人事管理者、照顾患者的专业管理者、员工的教育者、小组的策划者、人际关系的专家、护理人员的拥护者、变革者、行政主管和领导者。

知识点11：其他有关角色　　　　　　　　　　　　　　　　　副高：熟悉　正高：掌握

（1）护理业务带头人：护理管理者在现代护理理论的学习、推广、运用，新业务、新技术的引进、研发，疑难问题的解决，组织指导抢救，计算机现代管理技术应用等方面均应作为带头人，推动护理事业向前发展。

（2）教育者：病房是患者健康教育最直接的场所，护士长有责任对自己本单元的护理人员进行教育，不断提高护理人员的素质，是护理人员、进修护士、护士学生在护理业务技术方面的指导者和教育者；同时要安排科室护理人员开展患者健康教育项目，对患者及其家属进行护理指导、健康教育。

第二节　管 理 理 论

一、古典管理理论

知识点1：泰勒的科学管理理论　　　　　　　　　　　　　　副高：熟悉　正高：掌握

费雷德里克·泰勒，美国人，是科学管理学派奠基人。

（1）主要观点：①通过动作方式和工作时间对工人工作过程的细节进行科学的观察与分析，制订科学的操作方法，用以规范工人的工作方式。②细致地挑选工人，并对他们进行专门的培训，使其用标准的操作方法进行工作，提高劳动生产效率。③真诚地与工人们合作，确保劳资双方均能从生产效率提高中得到好处。在工资制度上实行差别计件制，根据工人完成工作定额的情况，按不同的工资率计件支付工资，采用刺激性的工资报酬制度来激励工人努力工作。④明确管理者和工人各自的工作和责任，把管理工作称为计划职能，工人劳动称为执行职能。计划职能和执行职能分开，以科学的方法取代经验方法。

（2）主要贡献：有关工作定额方面的时间与动作研究；有关工作能力与工作相适应的人员合理适用研究；有关提高工作效率的工具标准化研究；有关劳资方面的工资制度的研究；有关组织方面的计划与执行部门、职能部门的研究。

（3）科学管理理论在护理管理中的应用：①以科学的研究方法对各项护理业务的改进进行探讨。②各阶层的护理管理者有其特定的职责，各班护理人员也有固定的角色与功能，护士长负责护理单元业务的统筹、规划、控制等事宜。③进行护理人员的甄选、分配、训练和再教育。④部分护理工作标准化。⑤护理管理人员的管理、领导能力训练。⑥建立奖励制度和绩效考核。

知识点2：法约尔的管理过程理论　　　　　　　　　　　　　副高：熟悉　正高：掌握

亨利·法约尔，法国人，作为西方古典管理理论在法国的杰出代表，被称为"现代经营管理之父"。法约尔的管理过程理论主要探求管理的原则，从管理实际出发，建立一套管理的理论，作为管理者的行为准则。

（1）主要观点：①经营和管理是两个不同的概念。②管理有五大职能。③倡导管理教育。④归纳了管理的14项基本原则，即合理的分工、权责的对应、严明的纪律、统一指挥、目标与计划一致、集体利益重于个人利益、公平合理的奖酬原则、权力应予以集中、良好的等级系统状态、良好的工作秩序、对雇员一视同仁、人员的相对稳定、鼓励和发展下属、养成团体意识与合作精神。

（2）主要贡献：①提出管理的"普遍性"。②指出管理理论的"一般性"。③为管理过程学派奠定了理论基础。

（3）管理过程理论在护理管理中的应用：①强调护理管理者必须负责本单位内各项工作的规划、组织、领导、协调与控制等事宜。②有正式的护理管理组织，每一阶层有其职责，每一员工有一主管，每人的权利与责任对等，并将工作进行分工。护理部主任是最高的护理主管，各单位都向护理部制订的目标努力。③护理部及各单位都设有奖惩方法，强调奖罚分明，并设有留任措施，以减少护理人员的流动。④护理工作是团队工作，所以强调团队合作。⑤有一套固定的员工薪资办法，使员工的薪酬公平化。⑥通过制订护理技术手册，使护理技术一致化，并成为正式的工作说明单。

知识点3：韦伯的行政组织理论　　　　　　　　　　　　　副高：熟悉　　正高：掌握

马克斯·韦伯，德国人，他在管理思想方面最大的贡献在于《社会和经济组织理论》一书中提出的理想行政组织体系理论，对后来的管理学发展有着深远的影响，被称为"行政组织理论之父"。

（1）韦伯的行政组织理论的主要观点如下。

1）权利与权威是组织形式的基础。

2）理想行政组织体系的特点：①明确的组织分工，即每一职位都应有明确规定的权利和义务。②自上而下的等级体系，即权职应按照等级原则建立指挥系统。③合理任用人员，即任用人员要通过职务的要求，经过考核和教育训练来执行。④建立职业性的管理人员制度，即管理人员应有固定的薪金和明文规定的升迁制度，并作为一种职业人员去对待。⑤建立严格的、不受各种因素影响的规则和纪律。⑥建立理性的行动准则，即人与人之间的关系只有职位的区别，不应受个人情感的影响，人与人之间相处应具有不偏不倚的态度。

（2）韦伯的行为组织理论的主要贡献：①明确指出合法权力是有效维系组织和确保目标实现的基础。②描述了行政组织的基本特征。③为社会发展提供了一种高效、理性的管理体制。

（3）行为组织理论在护理管理中的应用：①护理部应采用层级结构的方式进行管理，例如三级医院实行护理部主任—科护士长—护士长三级管理制度，有明确的上下级关系，由组织层级和组织结构决定了护理管理者管理权限的大小，因此，必须慎重考虑管理幅度与管理层级。②不同层级的管理者有相应的职责范围，例如护理部主任更多承担本院护理工作发展的规划与战略的制订，帮助科室制订解决具体问题的战术方案；科护士长承上启下，协助护理部主任完成医院护理战略方向和具体实施方案的制订和落实；护士长更多是在科室层面落实完成护理部、科护士长制订的护理工作计划，在科室层面制订完成医院护理工作计划的具体实施方案，并领导护理人员执行，其管理责任与权力是相对的。③奖罚分明，明文规定奖惩制度和执行程序。护理部依据行为组织理论建立护理部组织架构、规范护理职责及工作范围，制订护理常规、人员选聘与晋升制度及护士考核制度等。

二、行为科学理论

知识点4：梅奥的人际关系理论	副高：熟悉　正高：掌握

梅奥，美国行为科学家，原籍澳大利亚，是人际关系理论的创始人。

（1）主要观点：①人是社会人，是受社会和心理因素影响的。②生产的效率主要取决于职工的积极性、职工的家庭和社会生活及组织内部人与人之间的关系。③除了正式的团体和组织外，职工中还存在各种非正式的小团体，并且这种无形的组织有它的情感影响力，能左右其成员的行为活动。④新型的领导能力，应该是提高职工的满足感、善于倾听和沟通职工的意见，使人们的情感和需要发生转变。

（2）主要贡献：①人际关系学说。②发现了霍桑效应。③提出人才是组织发展的原动力。④有效沟通是管理的重要方法。⑤管理者应重视非正式组织对职工的影响。

（3）梅奥的人际关系理论在护理管理中的应用：①护理管理者应该重视人本管理方法，善于建设组织文化和维护科室良好的人际关系，尽量减少粗暴简单的命令式管理，更多采取说服式、参与式或授权式的管理方式，给护理人员提供更多参与决策的机会。②注意科室中非正式组织的存在，通过引导使这些组织的目标与科室工作目标保持一致，当出现目标分歧时，应注意防范非正式组织对科室工作目标的威胁与不良影响。③护理管理者应注重护理组织文化建设，用共同的价值观和目标协调好护理组织内部各方面的利益和关系，发挥组织内的协同作用，激发组织的强大凝聚力，确保组织目标更好地实现。

知识点5：其他行为科学理论	副高：熟悉　正高：掌握

（1）福莱特的管理理论：福莱特是美国管理学家，其观点主要集中在她的《新国家》《创造性的经验》等著作中，其内容可归纳为4点：①通过利益的结合减少冲突。②变服从个人权力为遵循形势规律。③通过协作和控制去达到目标。④领导应以领导者和拥护者的相互影响为基础。

（2）马斯洛的人类需要层次理论：马斯洛提出人有5种需要，是依次要求、依次满足、逐级上升的5个层次，分别是：①生理的需要。②安全的需要。③社会交往（爱和所属）的需要。④自尊和受人尊重的需要。⑤自我实现的需要。当需要未被满足时，就可以成为激励的起点，马斯洛的人类需要层次理论为研究人类行为的产生和发展规律奠定了基础，在国内外管理中得到了广泛的应用。

三、现代管理理论

知识点6：权变管理理论	副高：熟悉　正高：掌握

权变管理理论是西方组织管理学中以具体情况及具体对策的应变思想为基础而形成的一

种管理理论，形成于20世纪60年代末至70年代初。其代表人卢桑斯在1976年出版的《管理导论：一种权变学》是系统论述权变管理理论的代表著作。

（1）主要观点：该理论核心是研究环境与组织之间的关系，确定各种变量的关系类型和结构类型，强调管理要根据组织所处的环境随机应变，不同环境要有相应的管理模式。权变管理理论的精髓在于"变"，关键是管理者能否敏锐地观察到内外环境的变化对组织各方面的影响，从而对管理方式和方法进行创新。

（2）主要贡献：①提出组织应适应环境变化。②指出管理者的管理方式要适应环境变化。

（3）权变管理理论在护理管理中的应用：当前医院环境和护理服务环境受到内外部环境变化的影响，这里既包括社会环境，如日益严重的老龄化，也包括卫生政策与改革的影响，如医疗卫生体制改革。护理管理者应随内外部环境的需要和要求变化而选择最佳的管理模式，提高自身的领导力，能够随机应变，做到因时制宜、因地制宜、因人制宜和因势制宜。在新形势下，护理管理者应对管理模式和手段大胆革新，提高管理效率。

知识点7：系统管理理论　　　　　　　　　　　　副高：熟悉　正高：掌握

系统管理理论学派提倡将管理的对象视为系统，从系统的整体性出发进行管理活动。代表人物是美国的弗理蒙特·卡斯特、罗森茨威克。主要著作有《系统理论与管理》和《组织与管理：系统与权变方法》等。

（1）主要观点：①管理系统是一个由人、财、物、信息等要素构成的有机整体，各要素之间相互影响、相互作用，领导人员的责任在于保持各要素间的动态平衡和相对稳定。②管理系统是一个开放式系统，与外界环境有着密切的联系，管理人员在制订计划时应考虑市场、服务和盈利。③管理系统是一个输入、输出系统，输入的是人力、物质、信息和时间等要素，输出的是产品、服务和盈利。

（2）主要贡献：①指出系统论在管理学中具有普遍意义。②明确了管理的整体性及其各部分的相互关系。

（3）系统管理理论在护理管理中的应用：为护理管理人员提供了独到见解，打开了新的思想领域，在护理管理中应用很广泛，护理组织系统内的人员组成、层级结构、职务权责的分界，以及各种护理活动，如使用护理计划、患者分类、人力规划、排班、护理品质改进等都是系统管理理论的应用。

知识点8：西蒙的管理决策理论　　　　　　　　　副高：熟悉　正高：掌握

赫伯特·西蒙是管理决策理论的主要代表人物，是美国管理学家和社会科学家，他著有大量论著，对决策过程进行了深入的讨论，形成了系统的决策过程理论。

（1）主要观点：①管理就是决策。②决策分为程序化决策和非程序化决策。③不同类型的决策需要不同的决策技术。

（2）主要贡献：该理论突出了决策在管理中的作用，系统阐述了决策的原理，强调了决策者的作用。

（3）管理决策理论在护理管理中的应用：在护理管理的计划、组织、人员管理、领导和控制职能中，处处需要护理管理者作出决策。

知识点9：数量管理理论	副高：熟悉 正高：掌握

数量管理理论学派，又称为管理科学学派或计量管理学派，该学派正式成立始于1939年，源于英国曼彻斯特大学教授布莱克特领导的运筹学小组。该学派认为，解决复杂系统的管理决策问题，可以用计算机作为工具来寻求最佳计划方案，以达到目标。

数量管理理论学派具有如下特征：①以决策为主要着眼点，通过数学分析求得最优决策。②以经济效果标准作为评价的依据。③依靠数学模型和计算机作为处理和解决问题的方法和手段。

知识点10：学习型组织理论	副高：熟悉 正高：掌握

学习型组织理论认为学习型组织是通过培养整个组织的学习气氛、充分发挥员工的创造性思维能力而建立起来的一种有机的、高度柔性的、扁平的、符合人性的、能持续发展的组织。该理论的代表人物是美国的彼得·圣吉。

知识点11：组织变革理论	副高：熟悉 正高：掌握

组织变革理论是指运用行为科学和相关管理方法，对组织的权利结构、组织规模、沟通渠道、角色设定、组织与其他组织之间的关系，以及对组织成员的观念、态度和行为，成员之间的合作精神等进行有目的、系统的调整和革新，以适应组织内外环境、技术特征和组织任务等方面的变化，提高组织效能。

组织变革理论中最具影响的是库尔特·勒温的计划变革理论，他是该理论的创始人。该理论将变革看作是对组织平衡状态的打破，提出一个包含解冻、变革、再冻结3个步骤的有计划组织变革模型，用以解释和指导如何发动、管理和稳定变革过程。

第三节 计 划 工 作

一、计划概述

知识点1：计划的概念	副高：熟悉 正高：掌握

计划是指工作或行动之前拟定的方案，包括要实现的具体目标、内容、方法和步骤等。

知识点2：计划工作的概念　　　　　　　副高：熟悉　正高：掌握

计划工作的实质就是确定目标和实现目标的途径。因此，要做好计划工作，必须解决"5W1H问题"，即预先决定做什么（What）、论证为什么要做（Why），确定何时做（When）、何地做（Where）、何人做（Who）以及如何做（How）。计划工作的核心是决策，即对未来活动的目标及通向目标的多种途径作出符合客观规律以及当时实际情况的合理抉择。

知识点3：计划的意义　　　　　　　　　副高：熟悉　正高：掌握

（1）有利于减少工作中的失误：通过计划过程，可以预计未来可能的变化，从而制订适应变化的最佳方案，减少工作中的失误。

（2）有利于明确工作目标：计划制订的目标为各级员工指明了组织发展方向，可以使人们的行动对准既定目标。

（3）有利于提高经济效益：计划为下属提供了明确的工作目标及实现目标的最佳途径，提高了工作效率和效益。

（4）有利于控制工作：计划工作为组织活动制订目标、指标、步骤、进度和预期成果，是控制活动的标准和依据。

知识点4：计划的种类　　　　　　　　　副高：熟悉　正高：掌握

（1）按计划的时间划分：①长期计划，又称为规划，时间一般在5年以上。②中期计划，介于长期和短期计划之间，时间一般为1~5年。③短期计划，针对未来较短时间内所做的工作安排，时间一般不超过1年。

（2）按计划的规模划分：①战略性计划，指着眼于组织整体目标和方向的计划，是组织较长时期内的宏伟蓝图，如医院整体发展计划。②战术性计划，指针对组织内部具体工作问题，在较小范围内和较短时间内实施的计划，如护理仪器设备的维护计划等。

（3）按计划的约束程度划分：①指令性计划，由主管部门制订，以指令的形式下达给执行单位，规定出计划的方法和步骤，要求严格遵照执行的具有强制性的计划。②指导性计划，由管理层下达各执行单位，需要以宣传教育以及经济调节等手段来引导其执行的计划。

知识点5：计划的内容　　　　　　　　　副高：熟悉　正高：掌握

（1）宗旨：是一个组织或社会赋予它们的基本任务和社会职能，用以回答组织是干什么的以及应该干什么等问题。

（2）目的或任务：是在目的或任务指导下，整个组织所要达到的具体成果。

（3）策略：是一个组织为全面实现目标而对整体行动过程、工作部署及资源进行布置的总纲。

（4）政策：是指组织在决策或处理问题时，指导及沟通思想活动的方针和一般规定。

（5）规程：是根据时间顺序而确定的一系列相互关联的活动，它规定了处理问题的方法、步骤。

（6）规则：是根据具体情况，是否采取某个特殊的或特定的行动所做的规定。

（7）规划：是一个综合性计划，包括目标、政策、程序、规则、任务分配、步骤、资源分配以及为完成既定方针所需的其他要素。

（8）预算：又称数字化的计划，是用具体数字表示预期结果的报表。

知识点6：计划的步骤　　　　　　　　　　　　　　　副高：熟悉　正高：掌握

（1）评估形势：首先应将系统看作一个整体，通过适当的社会调查，获取相关信息资料，进行评估分析。评估的内容包括：①市场，即社会需求。②社会竞争。③服务对象的需求。④组织资源，即组织内部的优势和劣势。

（2）确定目标：计划工作的第二步是为组织及其所属的下级单位或个人确定计划工作的目标。目标应包括时间、空间、数量三要素。确定的目标通常应具有以下特点：①能指导组织内部资源最合理的分配。②能充分发挥组织成员的积极性和潜力。③能达到组织经营活动的最佳效果。④能促进组织内部团结，提高组织成员整体素质，对外享有良好的声誉。

（3）考虑制订计划的前提条件：计划工作的第三步是确定一些关键性的计划前提条件。组织的外部前提条件指整个社会的政策、法令、经济、技术、人口等；组织的内部前提条件指组织内部的政策、人力、技术力量、物资、经费等。

（4）发展可选方案：经资源评估和调查，可根据目标提出备选方案。发展可选方案应考虑：①方案与组织目标的相关程度。②可预测的投入与效益之比。③公众的接受程度。④下属的接受程度。⑤时间因素。

（5）比较各种方案：先考察可选方案的优缺点，再按照前提和目标来权衡，以此对各个方案进行评价。

（6）选定方案：经过对多种方案的利弊权衡，选择最优或最满意的方案。

（7）制定辅助计划：选定方案后，一般要派生计划以辅助和扶持该方案，也就是主计划下的分计划，是主计划的基础，只有派生计划完成了，主计划才有保证。

（8）编制预算：把计划和决策转变成预算的形式，使计划数字化。

知识点7：计划在护理管理中的应用　　　　　　　　　副高：熟悉　正高：掌握

（1）护理安全质量及服务计划：是围绕保障患者安全、提高护理专业能力和服务水平、提升护理质量方面的计划。如医疗护理服务行动改善计划、优质护理服务计划、患者及陪护管理计划、降低不良事件发生率计划、质量控制计划、应急突发事件及风险应对计划等。

（2）护士管理计划：主要是为了实现目标所必需的优质人力资源计划，以及促进专业发展、学科建设等方面的计划。如护理人员的留用、继续教育、晋升晋级、考评、奖惩计划、中长期专科护士培养计划、人才梯队建设计划等。

（3）预算计划：包括人力预算、物资预算、日常护理运转预算、教育经费预算、科研经费预算等。

二、目标管理

知识点8：目标管理的概念	副高：熟悉 正高：掌握

目标管理又称成果管理，是由组织的员工共同参与制订具体的、可行的且能够客观衡量效果的目标，在工作中进行自我控制，努力实现工作目标，并以共同制订的目标为依据来检查和评价目标达到情况的一种管理方法。

知识点9：目标管理的特点	副高：熟悉 正高：掌握

（1）员工参与管理。
（2）以自我管理为中心。
（3）强调自我评价。
（4）重视成果。

知识点10：目标管理的基本程序	副高：熟悉 正高：掌握

（1）计划阶段：①制定高层管理目标。②重新审议组织结构和职责分工。③确定下级和个人的分目标。④协议授权。
（2）执行阶段：①咨询指导。②调节平衡。③反馈控制。
（3）检查评价：①考评成果。②奖惩兑现。③总结经验。

知识点11：目标管理在护理管理中的应用	副高：熟悉 正高：掌握

（1）护理人员的自我管理能力。
（2）护理组织的价值理念。
（3）护理高层领导的重视。
（4）实施前的宣传教育。
（5）目标设置的合理性。
（6）管理体系的控制。

三、项目管理

知识点12：项目管理的概念及要素	副高：熟悉 正高：掌握

项目管理是通过项目相关人员的合作，把各种资源应用于项目，以实现项目目标并满足相关人员的需求。项目管理的基本要素包括：项目、项目相关人员、资源、目标、需求。

知识点13：项目管理的过程　　　　　　　　　　　　　副高：熟悉　正高：掌握

（1）项目的提出和选择：首先根据临床工作提出需要，然后进行项目识别，即根据实际需求，明确做什么项目可以满足需求。项目选择是在综合分析多种因素，对项目设想进行比较、筛选、研究后，最终付诸实践的过程。这个过程包括3个阶段：①项目构思的产生和选择。②明确项目目标和项目定义。③评估项目的可行性。

（2）项目的确定和启动：针对拟定的项目，以书面形式说明项目目标、项目必要性、可产生的效益、需要投入的资源等，以申报相关部门批准。

（3）项目的计划和制订：项目计划是项目组织根据项目目标对项目实施工作的各项活动作出的周密安排。项目计划围绕项目目标系统地确定项目任务、安排任务进度、编制完成任务所需的资源预算等，从而保证项目能够在合理的工期内，用尽可能低的成本和尽可能高的质量完成。

（4）项目的执行和实施：通过项目实施准备进行计划核实和签署，执行项目，开展工作。建立项目管理组织机构，负责组织工作及协调项目内各子系统和项目内外的关系和衔接，以保障项目的顺利实施和完成。项目管理者应定期了解项目进展情况并提供项目进展报告。

（5）项目的追踪和控制：为保证项目按照计划完成，必须对项目进行控制。项目控制过程包括项目管理者制订项目控制目标，建立项目绩效考核标准，根据项目进展状况对比目标计划，衡量实际工作状况，获取偏差信息，分析偏差产生的成因和趋势，研究纠偏对策并采取适当的纠偏措施。项目控制是跟踪实际绩效，持续监测项目进度和分析项目进展情况，根据需要重新计划的过程。项目控制方式包括前馈控制（事先控制）、过程控制（现场控制）和反馈控制（事后控制）。控制的内容包括进度控制、费用控制及质量控制等。

知识点14：项目管理在护理管理中的应用　　　　　　副高：熟悉　正高：掌握

（1）项目与科室护理的关系：科室护理工作可以看作若干个项目。①项目是一项有待完成的任务，有特定的环境和要求。②要在一定的组织机构内，利用有限的资源（人力、物力、财力等），在规定的时间内完成任务。③任务要满足一定性能、质量、数量、技术指标等要求，如科室护理工作质量。

（2）全过程管理和控制：对科室护理工作要进行全过程管理，将管理和控制的观念深入到年度计划、日常护理和医疗、采购、库房、人员培训等各项工作。按照项目管理计划，全面提高护理管理的质量和水平，达到提高经济效益和社会效益的目的。

（3）量化管理：①工作目标到位，即根据年度护理计划，把所有护理工作量化为总目标和阶段目标。②绩效考核到位，即对护理管理的阶段目标及时考查评价，并反馈于管理活动。③改进措施到位，即针对反馈的护理问题及时进行改进。

（4）创新体制：加强护理管理信息反馈和经验总结工作，促进护理管理经验的积累和技术的不断提高。

（5）重视积累：护理管理工作的发展，建立在完整的护理资料和不断总结完善的护理管理技术积累基础上。建立完善的护理资料管理制度，加强护理资料和护理管理技术的积累，不仅要完善护理资料的收集工作，更要强调护理资料的整理和加工。

四、时间管理

知识点15：时间管理的概念	副高：熟悉 正高：掌握

时间管理是指在时间消耗相等的情况下，为提高时间利用率和有效性而进行的一系列活动，包括对时间进行有效的计划和分配，以保证重要工作的顺利完成，并能及时处理突发事件或紧急变化。

知识点16：时间管理的基本程序	副高：熟悉 正高：掌握

（1）评估：包括评估时间利用情况、评估管理者浪费时间的情况以及评估个人的最佳工作时间。

（2）计划：①制订具体工作目标及重点。②选择有效利用时间的方法与策略。③列出时间安排表。

（3）实施：实施时间计划时应注意如下几点。①集中精力。②学会一次性处理或即时处理。③关注他人时间。④有效控制干扰。⑤提高沟通技巧。⑥处理好书面工作。

（4）评价：应评价时间安排是否合理有效，活动主次是否分明，有无时间浪费情况。

知识点17：时间管理的方法	副高：熟悉 正高：掌握

（1）ABC时间管理法：美国管理学家莱金（Lakein）建议为了提高时间的利用率，每个人都需要确定今后5年、今后半年及现阶段要达到的目标。人们应该将其各阶段目标分为ABC 3个等级，A级为最重要且必须完成的目标，B级为较重要很想完成的目标。C级为不太重要可以暂时搁置的目标。

（2）四象限时间管理法：按照重要性和紧迫性把事情分成2个维度，一方面按重要性排序，另一方面按紧迫性排序，然后把所有事情纳入4个象限，按照顺序灵活而有序地安排工作。

（3）记录统计法：通过记录和总结每天的时间消耗情况，以判断时间耗费的整体情况和浪费状况，分析时间浪费的原因，采取适当的措施节约时间。

知识点18：时间管理在护理管理中的应用	副高：熟悉 正高：掌握

（1）强化时间管理概念：对护理管理者进行教育培训，强化其时间管理的理念，树立管理时间和执行工作计划的自觉性，使其学会运用时间管理的方式方法，提高时间管理的能力，并能自如应用于临床工作中。定期组织临床护理人员学习时间管理的理念，听取护理人员对时间管理的认识及看法。

（2）明确分工，合理划分临床工作：提高护理管理者的管理水平，为每一个护理班组配备充足的护理人员，更好地服务于临床。将每个护理人员按职务、职称、专业特长等进行分工并明确职责以提高工作效率。制订灵活的工作计划及相应的应急措施，当工作计划发生变化时可根据应急措施从容动态调整工作。

（3）保持时间利用的相对连续性：护理管理者在工作前要有明确的工作目标，加强自我控制能力，工作时要精力集中，尽量减少电话及来访者的干扰，对自己分外的工作及不符合个人专业或职务的工作，应巧妙地果断地说"不"，不要因此过多地浪费时间。

（4）善于授权与任用助手：护理管理者要善于发现人才，用人所长，合理授权，防止事必躬亲，从繁忙的事务中解放出来。调动护理人员的潜力与积极性，根据各个护理人员的特点，适当分配病房管理工作，这样做一方面使自己处于时间上的主动和主导位置，另一方面容易激发下属的积极性。同时，可以选择一个好的助手帮助管理，以应付头绪繁多的管理工作，从而达到事半功倍的效果。

（5）工作环境有序化：保持工作环境的整洁，让办公室物品有序摆放，工作用具及档案资料分类放置，标记醒目，这样才能提高工作效率，保证工作计划完成，有效节约时间。

五、管理决策

知识点19：管理决策的概念	副高：熟悉　正高：掌握

管理决策是为了实现预期目标，借助一定的手段和方法，从若干个备选方案中选择合理方案的分析判断过程。

知识点20：管理决策的类型	副高：熟悉　正高：掌握

（1）根据决策所涉及的问题划分：可分为程序化决策与非程序化决策。
（2）根据环境因素的可控程度划分：可分为确定型决策、风险型决策及不确定型决策。
（3）根据决策的主体划分：可分为集体决策与个人决策。
（4）根据决策的重要性划分：可分为战略决策和战术决策。

知识点21：管理决策的原则	副高：熟悉　正高：掌握

（1）信息真实全面：正确的信息才能得出科学、审慎的决策结果。
（2）明确决策目标：应明确组织要解决的问题及整体目标，并且组织中的每一项决策应围绕整体目标开展，才能作出符合实际的决策。
（3）对比择优：对至少2个以上的可行方案进行选择和比较，针对各种影响因素及不可控因素进行权衡，择优选择。
（4）综合评价可行性：对决策方案进行综合评价及可行性研究。

知识点22：管理决策的程序　　　　　　　　　副高：熟悉　正高：掌握

（1）识别问题：管理者首先要界定现存和需要解决的问题，识别问题就是对事物进行分析以找到问题所在。

（2）分析问题，确定目标：需要决策的问题确认后，要分析和确定与决策相关的因素，通过认识问题、分解问题、明确差距、分析变化和寻找原因，根据现存和可能的条件、重要程度、优先顺序确定决策目标。

（3）拟定备选方案：决策者从多角度审视问题，并使用决策技术和方法列出尽可能多的备选方案。

（4）分析和评价备选方案：决策者通过分析每种方案的价值、优势、劣势、预期结果、可操作性、技术合理性、环境适应性、资源达成的可行性等，评判各方案可能出现的问题、不确定性、困难、风险，运用定量分析和定性分析的方法，综合权衡判断，对各种方案进行排序，提出取舍意见，确定以最低代价、最短时间、最优效果来实现既定目标的最佳方案。

（5）选择方案：在获取足够的信息，并认真判断和思考分析的基础上，管理者要作出决策过程中的最后选择，即选择最佳方案。

（6）实施方案：应用目标管理方法把方案落实到位，并建立方案进展反馈报告制度，有问题及时进行调整。

（7）评价方案：最后要对决策的方案进行评价，不断修订方案以减少和消除目标的不确定性，对偏离既定目标的方案及时调整，对无法实现目标的方案，要重新拟定并实施。

知识点23：管理决策在护理管理中的应用　　　　　副高：熟悉　正高：掌握

在决策的每一个步骤及整个过程中，为实现决策方案需要运用各种科学手段和技术。护理管理者可选择应用的决策方法及技术包括：头脑风暴法、德尔菲法、专家会议法、名义群体法，互动群体法、问卷法、观察法、访谈法、调查法及文献调查等。

第四节　组织工作

知识点1：组织的概念及基本要素　　　　　　　副高：熟悉　正高：掌握

管理学中的组织是指按照一定目的、程序和规则组成的多层次、多岗位以及具有相应人员隶属关系的权责角色结构，它是职、责、权、利四位一体的机构。组织有3种特点：①组织有共同的目标。②组织有不同层次的分工协作。③组织有相应的权利和责任。

组织的基本要素包括：资源、精神、时机及任务。

知识点2：组织的分类　　　　　　　　　　　　副高：熟悉　正高：掌握

（1）正式组织：为了实现组织的目标而按一定程序建立具有明确职责和协作关系的

群体。

（2）非正式组织：组织成员在情感相投的基础上，有共同的兴趣爱好而形成的小群体。其重要功能是满足个人需要，自觉地进行相互帮助。

知识点3：组织结构的基本类型　　　　　　　　　　　　副高：熟悉　正高：掌握

（1）直线型组织结构：其特点是组织系统职权从组织上层流向组织基层。

优点：①结构简单，命令统一。②责权明确。③联系便捷，易于适应环境变化。④管理成本低。

缺点：①有违专业化分工的原则。②权力过分集中，易导致权力的滥用。

（2）职能型组织结构：其特点是采用按职能分工实行专业化管理办法代替直线型全能管理者，各职能部门在分管业务范围内直接指挥下属。

优点：①管理工作分工较细。②由于吸收专家参与管理，可减轻上层管理者的负担。

缺点：①多头领导，不利于组织的集中领导和统一指挥。②各职能机构往往不能很好配合。③过分强调专业化。

（3）直线－参谋型组织结构：其特点是吸收了上述2种结构的优点，设置2套系统，一套是直线指挥系统，另一套是参谋系统。

优点：①直线主管人员有相应的职能机构和人员作为参谋和助手，能进行更有效的管理。②可满足现代组织活动所需的统一指挥和实行严格责任制的要求。

缺点：①部门间沟通少，协调工作较多。②容易发生直线领导和职能部门之间的职权冲突。③整个组织的适应性较差，反应不灵敏。

（4）分部制组织结构：其特点是在高层管理者之下，按地区或特征设置若干分部，实行"集中政策，分散经营"的集中领导下的分权管理。

优点：①有利于高层管理者集中精力做好全局及战略决策。②有利于发挥事业部管理的主动权。

缺点：①职能机构重叠。②分权不当容易导致各分部独立，损伤组织整体利益。③各分部横向联系和协调较难。

（5）委员会：是执行某方面管理职能并以集体活动为主要特征的组织形式。

（6）其他组织结构：如团队结构、网络结构、无边界组织等。

知识点4：组织设计的概念　　　　　　　　　　　　　　副高：熟悉　正高：掌握

组织设计是指管理者将组织内各要素进行合理组合，建立和实施一种特定组织结构的过程。组织设计是有效管理的必备手段之一。

知识点5：组织设计的原则　　　　　　　　　　　　　　副高：熟悉　正高：掌握

（1）目标明确原则。

（2）统一指挥原则。

（3）分工协作原则。

（4）层幅适当原则。

（5）责权一致原则。

（6）稳定性与适应性相结合原则。

知识点6：组织设计的要求	副高：熟悉　正高：掌握

（1）精简：注意避免机构重叠，头重脚轻，人浮于事。

（2）统一：组织内的权力应相对集中，实施"一元化管理"。

（3）高效：应使各部门、各环节、组织成员组合成高效的结构形式。

知识点7：组织设计的步骤	副高：熟悉　正高：掌握

（1）确立组织目标。

（2）划分业务工作。

（3）提出组织结构的基本框架。

（4）确定职责和权限。

（5）设计组织的运作方式。

（6）决定人员配备。

（7）形成组织结构。

（8）调整组织结构。

知识点8：卫生组织	副高：熟悉　正高：掌握

卫生组织是指以促进、恢复和维护人群健康为基本目的的机构。包括直接提供卫生服务的组织、具有直接管理卫生职能的卫生行政组织以及第三方卫生组织等。

（1）国际卫生组织：包括联合国世界卫生组织、红十字会与红新月会国际联合会、联合国儿童基金会、国际护士会等。

（2）我国卫生组织：我国卫生组织体系是以行政体制建立为基础，在不同行政地区设置不同层次、规模的卫生组织，是实现卫生工作既定目标的组织保证。按其性质和职能可分为3类：卫生行政组织、卫生服务组织和社会卫生组织。

知识点9：我国医院组织系统	副高：熟悉　正高：掌握

（1）医院病床的编设：医院病床的数量决定医院的规模和收治患者的能力，但不能代表医院业务水平的高低。根据医院分级管理标准，医院病床编设的原则为：一级医院病床数不少于20张；二级医院病床数不少于100张；三级医院病床数不少于500张。医院管理实践

证明医院的病床编设应适度，二级综合医院病床设在100~500张为宜，病床太少影响专科的发展；三级综合医院病床编设在500张以上，但也不宜太多，以适合各专科病床的编设比例，有利于医疗、教学和科研工作的开展。医院病床的编设需要由当地卫生行政主管部门根据对医院的业务发展规划和本地区人群医疗服务需要，充分论证后申报上级卫生行政部门审定。调整编设需要考虑医院承担的任务、医院特色及社会需求、病床使用情况及实际效益。

（2）医院组织机构：医院组织机构包括党群组织系统、行政管理组织系统、临床业务组织系统、护理组织系统、医技组织系统。不同级别的医院在机构的设置和规模上有所不同，党群组织系统主要包括党委（党总支、支部）、党委办公室、工会、共青团、妇女、宣传、统战、纪检、监察等部门；医技组织系统主要包括药剂、检验、放射、理疗、超声、心电图、放射性核素、中心实验室、营养等部门。

在大型医院的组织系统中，为进一步做好协调和联系各部门的工作，也可增设某些管理系统，如专家委员会、教授委员会等以专家为主的智囊团组织，为医院领导决策起到参谋作用，或协调各职能部门的工作。这些组织机构可采取兼职或相应机构兼容的形式，不一定独立设置，以达到精简增效的目的。

知识点10：医院护理组织系统　　　　　　　　　　　　　　　　副高：熟悉　　正高：掌握

（1）医院护理管理组织架构：根据卫生部发布的《关于加强护理工作领导，理顺管理体制的意见》的规定，要求县及县以上医院都要设立护理部，实行院长领导下的护理部主任负责制。根据医院的功能与任务，建立独立完善的护理管理体系，三级医院实行院长（分管副院长）领导下的护理部主任、科护士长、护士长三级负责制；二级医院可实行三级负责制或护理部主任或总护士长、护士长二级负责制。护理部主任或总护士长由院长聘任，副主任由主任提名，院长聘任。护理部主任全面负责医院护理工作，各科主任与护士长是专业合作关系。一般30~50张病床的病区或拥有5名护士以上的独立护理单元设护士长1名。护理任务重、人员多的护理单元，可增设副护士长1名。

（2）护理部的职能：护理部是医院内部机构设置中的一个中层技术和行政职能部门。在院长或主管护理的副院长领导下，负责全院护理管理工作。它与行政、医务、教学、科研、后勤管理等职能部门并列，相互配合，共同完成医院各项任务。护理部的管理职能包括：①制定并落实医院护理工作长远规划、年工作计划及培训计划。②设定护理岗位，制订和实施人力资源调配方案。③培养选拔护理管理人员，组织和参与护士考试、考核、录用、职称晋升工作。④建立健全护理工作制度、各级各类和各岗位护士职责等。⑤建立健全护理质量管理体系，负责全院护理质量督导和评价，实施护理质量持续改进，不断提高护理质量。⑥组织疑难病例护理会诊、查房危重患者抢救护理。⑦制定科学、规范化的疾病护理常规、护理技术操作规程、护理工作关键流程、护理质量评价标准等。⑧配合医院业务用房建筑设计和装饰布局的审核。⑨参与护理设施、相关耗材的购置考察与审定工作。⑩安排和落实各项护理教学计划。⑪对护理新业务、新技术进行管理，积极开展护理科研。⑫对医院护理工作实施信息化动态管理等，将占医院总人数1/3的护理人员组织管理起来，确保完成护理工作任务并不断提高护理工作质量，协调护理工作和医院的其他工作。

第五节　人力资源管理

| 知识点1：护理人力资源管理的概念 | 副高：熟悉　正高：掌握 |

护理人力资源管理是管理部门以实现以患者为中心的护理服务目标为核心，从经济学角度来指导和实施护理人力与护理岗位匹配的管理活动过程。

| 知识点2：护理人力资源管理的目标 | 副高：熟悉　正高：掌握 |

（1）人与事的匹配：即人的素质与工作要求相匹配。护理人力资源管理应为医院提供训练有素的护理人员，并把合适的人安排在合适的岗位，做到事得其人、人适其事、人尽其才、事尽其功，使医院的护理服务更有成效。

（2）人与人的匹配：即人与人合理搭配，协调合作，使护理组织的结构合理，护理人员的优势互补，提高工作效率和管理效率。

（3）人与物的匹配：即护理人员的需求和贡献与工作报酬相匹配，护理人员的能力与劳动工具和物质条件相匹配，使得酬适其需、人尽其才、物尽其用，最大限度发挥激励作用，实现医院护理人力资源的可持续发展。

| 知识点3：护理人力资源管理的内容 | 副高：熟悉　正高：掌握 |

（1）人力资源规划：包括医院护理人力资源总体规划和子系统规划。

（2）招聘：是组织吸引足够数量具备应聘条件的个体并与具体工作岗位匹配的过程。

（3）培训与开发：护理人员培训是根据组织和人员两方面的共同需要，采取多种方式对人员进行培训，是人力资源管理的重要工作内容，对帮助护理人员在工作岗位上保持理想的职业态度、知识水平、业务技能和工作能力，高效率完成护理工作任务，促进个人职业的全面发展和自我实现具有积极的现实意义。护理人员开发的主要工作内容包括：分析护理人力资源现状，有效利用护理人力资源；按照护理人员个人需求采取不同的激励措施；为护理人员提供个人发展空间，充分发挥护理人员职业成长的主观能动性，使护理人员职业潜力达到最大化发展；稳定高素质护理人员队伍；引导护理人员将个人发展目标与医院的发展目标相结合。

（4）绩效管理：是指根据各岗位职责，对相应岗位人员的工作作出评价，不仅注重最终的组织目标实现和绩效达成情况，更重视管理过程中对护理人员的指导和反馈，以提高护理人员个人和部门工作的整体效力。绩效管理的结果是组织和部门管理人员对护理人员作出奖惩、培训、调整、升迁、离退、解雇等人事决策的重要依据。

（5）薪酬管理：是指在组织内建立合理的护理人员薪酬管理制度及管理机制，根据各级护理人员的岗位、资历、工作能力、工作表现和绩效等因素制订科学合理、具有吸引力的个人工资和奖金的分配措施。此外，采取有效措施为护理人员提供健康、安全的工作环境，按照国家劳动政策提供相应的医疗保险、养老保险、劳动保护和福利也是人力资源管理的内容。

（6）员工关系管理：主要内容包括员工参与管理、员工的满意度测量、员工流动管理、组织文化建设、争议处理机制、员工援助计划等。它所关注的重点是如何妥善处理好组织和员工之间的关系来确保组织目标的实现和长期发展。

知识点4：护理人员编设的原则	副高：熟悉　正高：掌握

（1）满足患者护理需要原则：患者的护理需要，是编设护理人员数量与结构的主要依据。

（2）合理结构原则：合理编设护理人员，主要体现在护理人员群体的结构比例，包括从事行政管理、教学科研与临床护理人员的比例，不同学历和专业技术职称的比例。

（3）优化组合原则：对护理人员进行优化、合理组合，使不同年龄阶段、个性、特长的护理人员充分发挥个人潜能，做到各尽所长、优势互补。

（4）经济效能原则：护理管理者在编设和使用护理人员时，应在保证优质、高效的基础上减少人力成本的投入。

（5）动态调整原则：护理人员的编设应不断吸引具有新观念、新知识、新技术的护理人员，并在用人的同时加强对护理人员的规范化培训和继续教育，以适应医院发展的需要。

知识点5：影响护理人员编设的因素	副高：熟悉　正高：掌握

（1）工作量和工作质量：工作量主要受床位数、床位使用率、床位周转率等因素影响。工作质量与护理业务范围的广度和技术难度有关，不同类型与级别的医院、不同护理方式、不同护理级别患者所要求的护理质量标准也不同。

（2）人员素质：人员数量与人员素质密切相关，使用技术、品德、心理素质较高的护理人员，编设可以少而精，且有利于提高工作质量和效率。

（3）人员构成比例和管理水平：医院内各类人员的比例、护理系统的管理水平以及与其他部门的相互协调，直接影响护理工作的效果和对护理人员的编设。

（4）工作条件：不同地区、不同自然条件的医院，以及医院的建筑、布局、配备和自动化设备等均是影响人员编设的因素。

（5）政策法规：一些政策法规，如公休日、产假、病事假、教育培训等方面的政策法规，也可影响护理人员的编设。

（6）社会因素：医院在社会中的地位、医疗保险制度和护理对象的经济状况、社会背景等，都会影响护理人员的编设。

知识点6：护理人员编设的计算法	副高：熟悉　正高：掌握

（1）实际工作量计算法：是根据医院各科室工作岗位的实际工作量，员工的工作效率、

工作班次、出勤率为依据，确定人员编制的方法。这种方法适用于住院部医疗技术人员的定编，并与床位的多少及床位的使用率有关。

（2）比例定员计算法：是指根据服务者（医疗技术人员）与被服务者（患者）的数量及比例或者不同职系、职级员工的比例确定人员编制的方法。

知识点7：护理人员排班的基本原则	副高：熟悉 正高：掌握

（1）以患者需要为中心，确保24小时连续护理。

（2）掌握工作规律，保持各班工作量均衡。

（3）人员结构合理，确保患者安全。

（4）保持公平原则，适当照顾护理人员的特殊需求。

（5）有效运用人力资源，充分发挥个人专长。

知识点8：护理人员排班的类型	副高：熟悉 正高：掌握

（1）集权式排班：排班者为护理部主任或科护士长，主要由护理管理者决定排班方案。其优点为管理者掌握全部护理人力，可依各部门工作需要，灵活调配合适人员；缺点是对护理人员的个别需要照顾少，会降低工作满意度。

（2）分权式排班：排班者为病区护士长。其优点是管理者能根据本部门的人力需求状况进行有效安排，并能照顾护理人员的个别需要；缺点是无法调派其他病区的人力，且排班花费的时间较多。

（3）自我排班：由病区护理人员自己排班，可激励护理人员的自主性，提高工作满意度。优点：①提高护理人员的积极性。②促进团体凝聚力的提高。③护士长与护理人员关系融洽。④节省排班时间。缺点与分权式排班类似。

知识点9：影响排班的因素	副高：熟悉 正高：掌握

（1）医院政策：排班与人员编设数量、群体结构组成情况密切相关，受医院相关政策影响。

（2）护理人员素质：护理人员的受教育层次、工作能力、临床经验等均是排班时需考虑的因素。

（3）护理分工方式：不同的护理分工方式，人力需求和排班方法也不同。

（4）部门的特殊需求：监护病房、手术室、急诊等护理单元各有其工作的特殊性，人员需求量和排班方法也与普通病区不同。

（5）工作时段的特点：每天24小时的护理工作量不同，白班工作负荷最重，小夜班、大夜班依次减轻，人员安排也由多到少。

（6）排班方法：各医院因机构、政策、人力配备、工作目标和管理方式不同，排班的方法也不同。

| 知识点10：排班的方法 | 副高：熟悉　正高：掌握 |

（1）每天三班制排班法：将一天的24小时分为3个基本班次，按照早班、小夜班、大夜班等进行安排，每班工作8小时，一般由7~8名护士进行轮班。

1）单人三班制：每班只安排1名护士，早、晚配备帮班，适当安排白班，责任护士与早班、小夜班及大夜班护士之间进行患者、病情及物品交接，主要适用于患者数量和危重程度变化不大、夜班工作量较少的病区。

2）双人三班制：每班安排2名护士，适当安排白班，责任护士与早班、夜班之间进行患者、病情及物品交接，主要适用于危重患者多、护理工作量大、专科性强（如心血管内科、神经内科、脑外科等）的病区。

（2）每天两班制排班法：将一天的24小时分为2个基本班次，按白班、夜班排班，每班安排1位或多名护士，工作12小时，同时上下班，由6~8名护士进行轮换，必要时增加白班人数，白班与夜班之间进行患者、病情及物品交接。主要适用于重症监护病房、急诊等。

| 知识点11：护理人员的培训 | 副高：熟悉　正高：掌握 |

（1）新护士的岗前培训：①岗前培训内容包括公共部分与专科部分。公共部分包括医院简介、医院组织体系、有关规章制度等。专科部分包括熟悉本科室环境、人员结构、各类人员职责等。②培训方式包括集中式、分散式、集中与分散相结合3种。③培训方法包括讲授、视听、练习、实地参观、临床带教。

（2）临床护士的规范化培训：①培训内容包括政治思想、职业素质、医德医风、临床操作技能、专业理论知识、外语。②培训时间依据大学本科、专科、中专3个不同学历层次分别设定。③培训方式包括医院院内培训方法和院外培训。

| 知识点12：护理人员的继续教育 | 副高：熟悉　正高：掌握 |

继续护理学教育是继护士的规范化培训之后，以学习新理论、新知识、新技术和新方法为主的一种终生性护理学教育。

（1）学分授予：继续护理学教育实行学分制，分为Ⅰ类学分和Ⅱ类学分。

（2）学分制管理：护理技术人员每年参加继续护理学教育的最低学分为25学分。

第六节　管理沟通与冲突

一、护理管理活动中的沟通方法与技巧

| 知识点1：发布指令的技巧 | 副高：熟悉　正高：掌握 |

护理管理者在指导下属工作时，发布指令是最重要的、最有效的领导方式。指令内容应

与实现护理工作目标密切关联。指令带有强制性，隐含有自上而下的管理层次关系，要求下属在一定环境下执行或停止某项任务。指令可有一般或具体、书面或口头、正式和非正式等类型。

（1）指令发布前的技巧：①在发布指令前应广泛听取各方面的意见，避免指令不恰当。②指令必须简洁、清晰、明了，便于下属理解。③确定发布对象。由于每个人的特征、能力不同，能够承担的工作也有所不同，因此，应明确指令发布的合适对象。

（2）确保指令有效传达的技巧：①让下属复述指令，确定下属理解指令。②如果有需要，在发布指令时向下属做示范。例如，病区护士长想规范某护理操作流程，可先在病区做示范以便护理人员了解掌握。③把握指令传达的关键环节，经常检查是否有遗漏和误解，使管理工作处在一个最佳状态。

（3）下属对指令的不同态度的应对技巧：①认同。当下属认同指令时，可以适当授权，激励其工作积极性。②不关心。当下属对指令持无所谓态度时，不要责备，了解下属关注的利益重心，引导下属将个人的利益和组织的目标相结合。③反对。当下属反对指令时，应积极沟通或对其进行训导，若无法改变其反对态度，可以考虑将工作分配给他人。

知识点2：组织会议的技巧　　　　　　　　　　　副高：熟悉　正高：掌握

（1）会议前准备的技巧：①明确会议目的、时间、地点、主持人、参会人员、讨论内容、议程、预测可能出现的问题及对策等。②提前通知参会人员会议的主要议题或将相关资料分发给参会人员，使其做好充分的参会准备。③会议组织方应提前准备好会议讨论稿或相关材料，以便参会人员开会时能进行高效讨论。④准备好必要的仪器设备（如电脑、投影仪等），并做好与本次会议相关的信息收集等。

（2）组织会议的技巧：①主持人应使用参与型领导方式，营造民主的气氛，调动参会者的积极性，鼓励大家发表意见，允许有不同意见的人表达自己的想法。②连续性的讨论会议应回顾上次会议情况，保持会议连贯性。③控制会议中出现的干扰因素，应围绕会议主题，集中解决主要问题，避免会议讨论偏离主题。例如，讨论如何激励护理人员的会议可能会偏离主题讨论到护理人员地位、护患冲突等问题，组织者应及时将讨论拉回主题。④会议结束时，应尽量达成结论性意见。对不能立即得出结论的问题，应明确再次讨论的时间和拟解决的办法。⑤会议应做好记录并妥善保存，以便后期查阅。

知识点3：个别谈话的技巧　　　　　　　　　　　副高：熟悉　正高：掌握

（1）个别谈话前准备的技巧：①选择适宜的谈话环境。②选择合适的谈话方式。③选择适当的谈话时机。

（2）个别谈话过程中的技巧：①积极倾听。②激发谈话愿望。③抓住主要问题。④适时反馈。⑤善于把握沉默。⑥保持良好、冷静的情绪。

知识点4：护理查房的技巧　　　　　　　　　　　副高：熟悉　正高：掌握

（1）护理查房前准备的技巧：①明确本次查房的目的、时间、地点、参加人员、主讲人、患者、记录人员、查房程序等。②应选择合适的患者，并得到患者的允许和配合，必要时请家属参加。③查房前主讲人做好充分准备（病历、相关疾病及护理知识），并为参加查房者推荐有关参考资料。

（2）护理查房过程中的技巧：①查房内容应以患者为中心。②床边查房时间不宜过长，要避免在床前对患者进行过多评论及不必要的检查。③需要对患者回避的内容，应选择合适的地点进行。④参加查房人员不宜过多，人员多少应根据查房目的决定，可以灵活掌握。⑤查房过程中，主讲人进行护理报告，主持人应引导讨论方向，调动参加者参与讨论的积极性，并在查房结束时作出总结与评价。⑥护理查房应做好记录并妥善保存。

二、护理管理中的冲突与处理

知识点5：护理人员之间的冲突与处理　　　　　　副高：熟悉　正高：掌握

（1）护理人员之间冲突形成的原因：①医疗保健及护理队伍中存在一定等级结构，如正式编制的护理人员较合同护理人员，年资较长的护理人员较新护理人员都具有一定的优越感，容易造成权力滥用或分配不均，引起内部的不满、敌意等。②在工作中感知到不被信任、不被尊重和缺乏交流也易引起冲突。护理人员工作压力大，如果没有互相信任、互相尊重、沟通顺畅的和谐工作环境，容易产生不满和冲突。③由于护理人员之间常有一些利益上的冲突，如奖酬分配、晋升、学习机会等，也容易引发矛盾。

（2）护理人员之间的冲突管理：①充分认识冲突在组织内部的不可避免性，同时要认识到不是所有的冲突都是破坏性的，要允许在自己团队中存在一定程度的分歧。②确认在本单位内长期抱怨、经常与人发生冲突的人，找出令其不满的原因并着手解决。③护理人员之间发生冲突，护理管理者应设法让当事者站在对方的角度看待问题，增强同理心，加强彼此的沟通和理解，帮助他们自行处理冲突。同时，要让护理人员们知道护理管理者相信其具备解决分歧的能力。④在处理护理人员之间发生的冲突时，要坚持信任和公正的原则。

知识点6：护理人员与患者之间的冲突与处理　　　　副高：熟悉　正高：掌握

（1）护理人员与患者之间冲突形成的原因：①患者对医疗护理期望值过高，对护理工作的不理解。②由于沟通不良（包括护理人员态度不合理），加之部分护理人员的技术操作水平欠缺、临床经验不足，增加了患者的痛苦而导致冲突。③由于医院规章制度不完善，人员配备不足以及护理人员承担着一些容易引起冲突的非护理工作（如催费等），也加剧了护患冲突的可能。

（2）护理人员与患者之间的冲突管理：①做好调解工作，避免矛盾升级。②深入调查，尊重事实。③强化以患者为中心的服务意识，不断规范服务行为，有效地减少护患冲突的发生。④加强护理人员的安全意识教育，探索维护医护人员安全的管理机制。提高护患冲突的综合管理水平，及时采取有效的防范措施化解冲突。

| 知识点7：护理人员与医生之间的冲突与处理 | 副高：熟悉　正高：掌握 |

（1）护理人员与医生之间冲突形成的原因：由于医护双方各自所处的地位、环境、利益、工作性质和内容、受教育程度及道德修养的不同，在治疗和护理患者的活动中，对一些问题和行为的看法和要求有所不同，从而导致双方在一些问题上产生冲突，造成医护关系的不和谐，影响医疗护理质量。

（2）护理人员与医生之间的冲突管理：护理管理者在处理护理人员与医生之间的冲突时，应注意与科主任共同合作，鼓励医护人员加强沟通，理解、尊重、支持、信任对方，尽可能满足彼此的角色期待，营造科室内良好的团队氛围。在排班时注意综合考虑护理人员与医生的个性特征，合理进行人员搭配，避免冲突的发生，促进团队的和谐共建。

第七节　控 制 工 作

医院感染
护理

一、控制工作概述

| 知识点1：控制的概念、意义及在管理中的作用 | 副高：熟悉　正高：掌握 |

（1）控制的概念：按照既定的目标和标准，对组织活动进行衡量、监督、检查和评价，发现偏差，采取纠正措施，使工作按原定的计划进行，或适当地调整计划，使组织目标得以实现的活动过程。

（2）控制的意义：护理管理者对下属的工作进行监督和检查，衡量是否按照既定的标准、计划、目标和方向运行。如果发生偏差就要分析其原因，提出指导，进行改进，或采取纠偏措施，使实际工作符合原有的计划和目标，或调整目标和计划等，以确保护理组织计划和目标的实现。

（3）控制在管理中的作用：①对执行计划的保障作用。②在管理各项职能中的关键作用。

| 知识点2：控制的类型 | 副高：熟悉　正高：掌握 |

控制工作按照不同的标准，可以划分为不同的类型：①按照控制点位置可分为前馈控制、过程控制和反馈控制。②按照控制活动的性质可分为预防性控制和更正性控制。③按照控制手段可分为直接控制和间接控制。④按照控制的方式可分为正式组织控制、群体控制和自我控制。⑤按照实施控制的来源可分为内部控制和外部控制。

| 知识点3：控制的功能 | 副高：熟悉　正高：掌握 |

（1）限制偏差积累：护理工作中出现偏差在很大程度上是不可避免的，但如果管理者

不能及时获取偏差信息并采取有效的纠偏措施，减少偏差的积累，就会带来严重的后果。例如，在护理安全管理过程中，如果忽视护理人员培训和一些关键环节的控制，就会给患者生命造成不可挽回的损失。只有关注细节，防微杜渐，注重关联，控制全局，才能确保患者安全。

（2）适应环境变化：需要建立有效的控制系统帮助管理者预测和识别组织内外部环境的变化，并对由此带来的机会和威胁作出反应。这种监测越有效，持续时间越长，组织对环境变化的适应能力就越强，组织在激烈变化的环境中生存和发展的可能性就越大。

知识点4：控制的原则　　　　　　　　　　　　副高：熟悉　正高：掌握

（1）与计划一致的原则。
（2）组织机构健全的原则。
（3）控制关键问题的原则。
（4）例外情况的原则。
（5）控制趋势的原则。
（6）灵活控制的原则。
（7）经济控制的原则。

二、控制方法

知识点5：控制对象　　　　　　　　　　　　　副高：熟悉　正高：掌握

（1）人员：对人员进行控制最常见、最简明的方法是直接巡视，评估员工的表现，发现问题马上进行纠正。对人员的控制可以分为硬控制（职务设计、岗位管理、直接监督、绩效评估、劳务报酬等）和软控制（职业培训、继续教育、组织文化建设等）。

（2）财务：对护理管理者来说，主要的工作是进行护理预算和护理成本控制。

（3）作业：对护理工作而言，作业是指护理人员为患者提供各项护理服务的过程。作业控制就是通过对护理服务过程的控制来评价并提高护理服务的效率和效果，从而提高医疗服务质量。护理工作中常用的作业控制有护理技术控制、护理质量控制、医疗护理所用材料及药品购买控制、库存控制等。

（4）信息：护理信息系统包括护理业务管理、行政管理、科研教学3个信息系统。护理业务管理系统又分为患者信息系统、医嘱管理系统和护理病例管理系统等。

（5）组织的总体绩效：是指组织在某一时期内任务完成的数量、质量、效率及盈利情况。

知识点6：控制过程　　　　　　　　　　　　　副高：熟悉　正高：掌握

（1）建立控制标准：①确立控制对象。②选择控制关键点。③确定控制标准。
（2）衡量偏差信息：①确定适宜的衡量方式。②建立有效的信息反馈系统。③检验标准的客观性和有效性。

（3）评价并纠正偏差：①评价偏差及其严重程度。②找出偏差产生的主要原因。③明确纠偏措施的实施对象。④选择适当的纠偏措施。

知识点7：控制技术	副高：熟悉　正高：掌握

（1）目标控制：在护理管理控制工作中，目标控制方法只需向护理人员输入目标信息，让他们明白自己努力的方向，而对具体的行动方案，护理人员则有相当大的弹性，他们可以根据工作中的具体情况来决定，能够充分发挥主观能动性。

（2）质量控制：使各项护理工作达到质量规定的标准，以满足广大服务对象的健康需求。

（3）人事管理控制：对护理人员的管理控制最常用的方法是直接巡视和系统的、周期性的考核评估。

（4）组织文化与团体控制：通过护理人员内化价值观和规范，进而由这些价值观和规范约束指导他们的行为。

（5）预算控制：通过制订各项工作的财务支出标准，对照该定量标准进行比较和衡量，并纠正偏差，以确保经营财务目标的实现。

（6）审计控制：对组织中的经营活动和财务记录的准确性和有效性进行检查、检测和审核。随着审计的发展，审计控制已经广泛应用到医疗卫生服务行业的专业技术质量的评价和控制之中。

三、控制在护理管理中的应用

知识点8：护理成本控制的概念	副高：熟悉　正高：掌握

护理成本控制是按照既定的成本目标，对构成护理成本的一切耗费进行严格计算、考核和监督，及时发现偏差，并采取有效措施纠正，使成本被控制在预定的目标范围之内的管理行为。

知识点9：护理成本构成分析	副高：熟悉　正高：掌握

（1）工资：在实际工作中常常采用以下几种方法来控制护理人力成本。①成立支援护理人员库。②实施兼职制或部分工时制。③聘用辅助人员。④应用患者分类系统。⑤简化工作，优化流程。

（2）仪器与设备：对仪器和设备等固定资产，需要着重从以下几个方面加强管理。①实施仪器设备分类管理，使用人员应认真填写仪器设备使用情况记录，遵守仪器设备的更新年限。②建立仪器设备档案，记载机器的购进、安装时间，使用年限，故障及维修保养情况等。③制作仪器设备操作程序卡，将其悬挂在仪器设备上。使用时，必须先进行相关培训，了解器械的性能，熟悉故障的排除方法，严格遵守操作规程；使用后，及时进行清洁、消毒，妥善保管。④制作仪器设备维护保养卡，将其悬挂在仪器设备上，由专人负责进行日常自我检查、维护与保养，各级管理人员定期抽查是否落实。⑤检修和维护仪器设备性能，器材科或生产商根据仪器设备的性能定期检查、保养、维修，保持性能良好。⑥建立仪器设备清点登记本，对仪器设备做到专管共用，借出物品必须办理登记手续。

（3）供应物品：指各护理单元从设备处、总务处或供应室领出的所有消耗性物品，如床单、被套、输液器和注射器等。护理管理者应实施信息化管理，记录耗材领用量，核查领取和使用是否相符。每月清库，对所有耗材的使用做到心中有数，防止丢失。减少库存成本，提高库存周转效率，杜绝供应物品的过期和浪费。

（4）其他人力成本：有些成本既非经常支出性成本（如耗材），也非资本性成本，而是预期发生的支出成本，如奖金、在职进修培训费用、护理学术交流费用、慰问金等。虽然这类成本不完全是由护理管理者来核算的，但护理管理者应该了解它们的支付方式，这样有利于有效调派人员，培养护理专业人员，促进护理学术交流，降低护理人员的离职率。

知识点10：护理成本控制方法　　　　　　　　　副高：熟悉　正高：掌握

（1）编制护理预算：①收集信息。包括环境评估，目标、任务评估，项目的优先性等。②进行各部分预算。护理的预算主要是护理人力资源的预算、护理培训经费的预算、护理学术交流经费的预算、护理奖励经费的预算、护理仪器设备购置的预算等。③协商和修订。④评估。包括反馈并进行差异分析。

（2）进行成本核算：护理成本核算是对护理服务过程的人力、物力和财力进行控制，有效配置有限护理资源的过程。护理成本核算方法包括：①项目法。以护理项目为对象，归集与分配费用来核算成本的方法。②床日成本核算法。护理费用的核算包含在平均的床日成本中，护理成本与住院时间直接相关的一种护理成本核算方法。③相对严重度测算法。将患者的病情严重程度与护理资源的利用情况相联系的成本核算方法。④患者分类法。以患者分类系统为基础，测算护理需求或工作量的成本核算方法。根据患者病情判断护理需要，计算护理点数及护理时数，确定护理成本和收费标准。⑤病种分类法。以病种为成本计算对象，归集与分配费用，计算出每一病种所需护理照顾成本的方法。⑥综合法。结合患者分类法及病种分类法，应用计算机技术建立相应护理需求的标准并实施护理，来决定患者的护理成本。

（3）开展成本分析：①成本与收费的比较分析。②实际成本与标准成本的比较分析。③成本内部构成分析。④量本利分析。⑤护理成本的效益分析。⑥护理成本的效果分析。⑦护理成本的效用分析。

（4）进行成本监督和管理：护理成本监督和管理可采用多种方法。①厉行节约，从小事做起（如胶布、注射器、棉签、纱布等），看似极小、极普通的用物，日积月累的浪费会造成很大的损失。②灵活机动调整护理人力，做到科学编配、合理排班。③建立耗材的请领、定期清点、使用登记、交接制度，减少其库存，每月或每周进行评价。④对仪器设备做到专管共用，定期检查、维修。⑤鼓励护理人员提出节约成本的建议。⑥实行零缺陷管理，提倡一次把事情做对、做好，减少护理缺陷、差错、事故的发生，防范护理纠纷，减少意外赔偿费用。

四、护理安全管理

知识点11：护理安全管理的概念　　　　　副高：熟悉　正高：掌握

护理安全管理是指以创建安全的工作场所为目的，主动实施一系列与安全以及职业健康相关的各种行动措施与工作程序。它包括患者安全管理和护理人员职业防护，是护理质量管理的重要内容，也是医院安全管理的一个重要内容。

知识点12：患者的常见安全问题　　　　　副高：熟悉　正高：掌握

（1）医院感染控制问题：在医院内，最易感染的部位分别为消化道、呼吸道、切口、泌尿道。

（2）环境安全问题：包括患者床单位的安全，安全用水、用气、用电，消防安全，医院内患者的活动安全，医院内公共设施安全，医院辐射环境安全，不可控突发事件，如地震等。

（3）用药安全问题：合理规范用药、正确实施给药、关注药物配伍禁忌、药品质量及有效期管理、用药观察等各个环节都与患者安全密切相关。

（4）设备器具的安全问题：常见问题包括质量问题、违法违规重复使用、缺乏有效监管、人为恣意扩大使用的适应证、医疗设备缺乏维护和定期保养等。

（5）违背法律和护理规程问题：医疗护理的相关法律法规、护理技术规范和操作流程以及医院内的各项规章制度都是每一位护理人员开展护理服务的标准和指南，必须严格执行。

知识点13：患者安全管理的策略　　　　　副高：熟悉　正高：掌握

（1）营造患者安全文化：是指医疗机构为实现患者安全而形成的员工共同的态度、信念、价值观及行为方式。鼓励医务人员报告患者安全问题，提供必要的安全相关信息，在一种相互信任的氛围中，使医疗工作协同促进。

（2）健全护理安全管理体系：①需要成立护理部—科护士长—区护士长三级护理质量安全管理结构。明确制定"部—科—区"的职责和工作标准。②各级管理者需要采取科学的质量管理方法，如PDCA循环、质量管理圈活动等，从而持续改善患者的护理质量安全问题。③建立和完善医护团队的沟通机制，加强护患沟通管理，严格落实各项患者安全的规章制度，使患者安全管理工作落到实处。

（3）进行护理风险预警评估：应先明确护理风险，然后各级管理者从各自的角度及职责任务出发，对人员、物品、器械、环境、制度流程等各方面的风险进行具体分析，评估其风险的严重程度和发生频率，确定风险级别，做好预警，并制订有效的防范措施。

（4）加强安全教育和培训：患者安全管理是一个持续不断地教育和干预过程。除了护理人员的学习和培训外，还需要针对患者及家属开展不同形式的安全教育。

（5）应用患者安全技术：①个人数字化辅助设备。②条形码系统。③全自动口服药品摆药机。④计算机医生工作站和护理人员工作站。⑤各类报警技术。⑥患者监护系统。

（6）进行护理安全事件分析：预防或杜绝类似错误问题的再次发生。常用的方法有根本原因分析和重大事件稽查。

（7）实施《患者安全目标》。

知识点14：护理人员安全的威胁因素	副高：熟悉 正高：掌握

（1）生物危险因素：如接触各种耐药菌、病毒。

（2）化学危险因素：如抗癌药配制过程中液体渗漏。

（3）物理危险因素：如针刺伤和各种锐器刺伤。

（4）环境与设备危险因素：如医院暴力、设备对人体的放射性损伤。

（5）身心危险因素：如工作量大导致压力过大、作息紊乱等。

知识点15：护理人员安全管理的策略	副高：熟悉 正高：掌握

（1）营造以人为本的医院文化：正确处理成本控制与护理人员职业安全防护的关系，合理配备护理人员，积极采取各种有效的预防措施，努力提供符合职业安全要求的设备、器材和工作环境，使护理人员健康安全地工作。

（2）建立护理人员安全健康指引：指导护理人员减少不安全职业暴露，进行职业安全防护和科学应对。

（3）加强职业安全防护相关培训。

（4）建立护理职业防护管理机制。

第八节　护理质量管理

一、护理质量管理概述

知识点1：护理质量管理的概念	副高：熟悉 正高：掌握

护理质量管理是指按照护理质量形成的过程和规律，对构成护理质量的各要素进行计划、组织、协调和控制，以保证护理工作达到规定的标准和满足服务对象需要的活动过程。

知识点2：护理质量管理基本原则	副高：熟悉 正高：掌握

（1）以患者为中心原则。

（2）预防为主原则。

（3）全员参与原则。

（4）基于事实的决策方法原则。

（5）持续改进原则。

知识点3：制订护理质量管理标准的步骤　　　　　　副高：熟悉　正高：掌握

（1）调查研究，收集资料：即调查国内外有关标准资料、标准对象的历史现状、有关科研成果、实践经验和技术数据统计资料，以及有关的意见和要求等。

（2）拟定初稿，讨论验证：在对资料综合分析的基础上，拟定标准的初稿。初稿完成后提交有关人员讨论、修改，然后在试行的基础上加以补充、修订。

（3）报批审定，公布实行：将拟定的标准交决策机构审批，然后颁布实行。

二、护理质量管理模式

知识点4：PDCA循环管理的概念　　　　　　副高：熟悉　正高：掌握

PDCA循环管理就是按照计划（plan）、执行（do）、检查（check）、处理（action）4个阶段来进行质量管理，并循环进行下去的一种管理工作程序，由美国质量管理专家戴明（Deming）提出，又称戴明循环。

知识点5：PDCA循环管理的步骤　　　　　　副高：熟悉　正高：掌握

（1）计划阶段：计划阶段包括制订质量方针、目标、措施和管理项目等计划活动。这一阶段包括了PDCA循环管理的前4个步骤：①调查分析质量现状，找出存在的问题。②分析调查产生质量问题的原因。③找出影响质量的主要因素。④针对主要原因，拟定对策、计划和措施。

（2）执行阶段：是PDCA循环管理的第五步。是指按照拟定的质量目标、计划、措施具体组织实施和执行。

（3）检查阶段：是PDCA循环管理的第六步。这一步将执行结果与预定目标进行对比，检查计划目标的执行情况。在此阶段，应对每一项阶段性实施结果进行全面检查，注意发现新问题、总结经验、分析失败原因，以指导下一阶段的工作。

（4）处理阶段：包括PDCA循环管理的第七步和第八步。第七步为总结经验教训，将成功的经验形成标准，将失败的教训进行总结和整理，记录在案，以防再次发生类似事件。第八步是将不成功和遗留的问题转入下一循环中去解决。

知识点6：PDCA循环管理的特点　　　　　　副高：熟悉　正高：掌握

（1）大环套小环，互相促进：整个医院是一个大的PDCA循环，护理部是其中一个中心PDCA循环，各护理单位如病区、手术室等又是小的PDCA循环。大环套小环，直至把任务落实到每个人；反过来小环保大环，从而推动质量管理不断提高。

（2）阶梯式运行，每转动一周就提高一步：PDCA 4个阶段周而复始地运转，每循环一圈就要使质量水平和管理水平提高一步，呈阶梯式上升。PDCA循环的关键在于处理阶段，因为该阶段需要总结经验、肯定成绩、纠正失误、找出差距，避免在下一循环中重犯错误。

| 知识点7：QUACERS模式 | 副高：熟悉　正高：掌握 |

QUACERS模式即质量保证、成本效益、危机管理和员工需要模式，该模式重视护理质量管理的4个方向，并确保均衡发展：①做好患者照顾的质量保证。②有效掌握医疗护理照顾的成本效益。③做好患者和护理人员的安全措施。④满足护理人员的需求，如晋升、涨薪、学习与发展等。

三、护理质量控制的内容

| 知识点8：基础护理管理 | 副高：熟悉　正高：掌握 |

基础护理管理即对基础护理工作质量进行监督、检查、协调和控制。基础护理质量是医院等级评审的内容之一，是衡量医院管理和护理质量的重要标志之一。

（1）基础护理管理的内容：①一般护理技术管理，包括患者出、入院处置，各种床单位的准备，患者的清洁与卫生护理，生命体征测量，各种注射的穿刺技术，无菌技术，给药法，护理文件书写等管理。②常用抢救技术管理，主要包括给氧、吸痰、洗胃、止血包扎法、骨折固定、心电监护、心内注射、胸外心脏按压、人工呼吸机的使用等管理。

（2）基础护理管理的措施：①加强对护理人员的教育，不断提高对基础护理技术重要性的认识。②制订基础护理操作规程。③通过训练和考核使护理人员熟练掌握每项技术的操作规程，实现操作规范化，提高效率和质量。④建立健全质量监控制度，并认真组织落实。

| 知识点9：专科护理管理 | 副高：熟悉　正高：掌握 |

专科护理是指临床各专科特有的基础护理知识和技术。

（1）专科护理管理的内容：①疾病护理，包括各种专科疾病护理，如心肌梗死、脑血管疾病、糖尿病等，以及各种手术患者的护理技术。②专科一般诊疗技术，包括各种功能试验、专项治疗护理技术，如机械通气患者气道护理技术、泪道冲洗技术等。

（2）专科护理管理的措施：①制订专科疾病护理技术常规。②护理部应结合实际制订专科护理技术培训计划，并保证计划落实，提高专科护理技术水平。

| 知识点10：新业务、新技术管理 | 副高：熟悉　正高：掌握 |

（1）新业务、新技术的论证：对拟引进和开展的新业务、新技术，开展前应进行查新和系统论证，详细了解原理、使用范围、效果等，以保证其先进性。

（2）建立审批制度：护理新业务、新技术的开展必须建立一整套严格的审批制度，以利于培训学习和推广应用。

（3）选择应用对象：选择的对象应具备开展新业务、新技术的基本条件。

（4）建立资料档案：开展新业务、新技术的资料应及时进行整理并分类存档。

（5）总结经验不断改进：在开展新业务、新技术的过程中，要不断总结经验，反复实践，在实践中创新。

知识点11：护理信息管理　　　　　　　　　　副高：熟悉　正高：掌握

（1）护理信息管理的内容：①护理信息收集。可以从院内采集，如护理工作的各种报表，其他辅助科室的统计数字等，也可从院外收集，如护理学杂志、学术交流会议等。②护理信息处理。在收集护理信息的基础上，通过对信息的加工、整理、分析等，做到去粗取精、去伪存真，从而有利于信息的传递、储存和利用。

（2）护理信息管理的措施：①护理部应组织护理人员学习护理信息管理的有关知识和制度，加强对护理信息管理重要性的认识，自觉参与护理信息管理。②护理部应健全垂直护理信息管理体系，做到分级管理，实行护士—护士长—科护士长—护理部主任负责制。③加强护理人员的专业知识、新业务、新技术的学习，提高护理人员对信息的收集、分析、判断和紧急处理能力。④各级护理管理人员应及时传递、反馈信息，经常检查和督促信息管理工作。

知识点12：预防护理缺陷的管理　　　　　　　　副高：熟悉　正高：掌握

护理缺陷一般指在护理活动中发生技术、服务、管理等方面的不完善或过失。它是影响医疗、护理质量的重要因素。常见的护理缺陷如下。

（1）违反护理规范、常规：①药物名称、剂量查对失误。②患者姓名、床号查对失误。

（2）执行医嘱不当：①执行医嘱前没有进行查对，或查对后由于专业知识有限未发现错误，盲目执行有问题的医嘱。②未按要求执行医嘱。

（3）工作不认真，缺乏责任感：①护理人员责任心不强。②语言不严谨。③护理记录有疏漏。

（4）护理管理不善：①抢救设备、药品管理不善，贻误抢救时机。②疏于对护理人员的业务培训和技术考核。③护理人员法律知识缺乏、法律责任意识不强。

四、护理质量评价与持续改进

知识点13：护理人员的质量评价　　　　　　　　副高：熟悉　正高：掌握

（1）基本素质评价：①从政治素质、业务素质、职业素质3个方面来综合评定基本素质。②从平时医德表现及业务行为评价其政治素质及职业素质。③从技术考核成绩、理论测试等项目来考核业务素质。

（2）行为过程评价：主要是对护理活动的过程质量进行评价。考核护理人员在护理全过程的各个环节是否体现以患者为中心的思想，是否贯彻患者至上的服务宗旨。

（3）行为结果评价：结果质量是对护理服务结果的评价。护理人员的质量评价内容多为定性资料，如护理工作和服务态度满意率、护理人员年终考核合格率等，以求获得较全面的护理人员服务质量评价结果。

（4）综合评价：即将几方面的标准综合起来进行评价，凡与护理人员工作结果有关的活动都可结合在内。

知识点14：临床护理活动的质量评价　　　　　副高：熟悉　正高：掌握

（1）基础质量评价：即要素质量评价，主要着眼于评价执行护理工作的基本条件，包括组织机构、设施、仪器设备以及护理人员素质等。

（2）环节质量评价

1）评价主要内容：①开展整体护理的情况，是否应用护理程序组织临床护理活动。②心理护理及健康教育音像资料的数量及质量。③执行医嘱准确率、临时医嘱执行是否及时。④观察病情及治疗反应，是否动态地修改护理计划，表格记录情况。⑤是否以患者为中心，开展主动护理。⑥与后勤及医技部门的协调情况。

2）常用评价指标：①护理技术操作合格率。②基础护理合格率。③特级护理、一级护理合格率。④护理表格书写合格率。⑤一人一针一管执行率。⑥常规器械消毒灭菌合格率。

（3）终末质量评价：评价对象是护理活动的最终效果，指对每个或成批患者最后的护理结果进行质量评价。

知识点15：护理质量评价的方法　　　　　　　副高：熟悉　正高：掌握

（1）建立质量管理机构：我国医院一般是在护理部下设立质量管理委员会。质量管理委员会一般是由主管护理的副院长或护理部主任领导，各科室护士长参与，分项（如护理理论、临床护理、文件书写等）或分片（如门诊、手术室等）检查评价。院外评价机构经常由上级卫生行政部门组成，并联合各医院评价组织对医院工作进行评价，其中护理评审组负责评审护理工作质量。

（2）加强信息管理：应注意获取和应用信息，对各种信息进行集中、比较、筛选、分析，从中找出影响质量的各种不同因素，再从整体出发，结合客观条件作出指令，然后进行反馈管理。

（3）采用数理统计方法发现问题：建立反映护理工作数量、质量的统计指标体系，使质量评价更具有科学性。

（4）常用的评价方式：同级评价、上级评价、下级评价、服务对象评价（满意度）、随机抽样评价等。

（5）评价的时间：可以定期，也可以不定期。定期检查评价可按月、季度、半年或1年进行，由护理部统一组织全面检查评价；不定期检查评价主要是各级护理人员、质量管理人员深入实际，随时按质量管理的标准进行检查评价。

知识点16：临床护理服务评价的注意事项　　　副高：熟悉　正高：掌握

（1）标准恰当：制订的标准恰当，评价方法科学适用。

（2）防止偏倚：由于评价人员个人的原因，易使评价结果发生偏倚，应对此加以克服。

（3）提高能力：为增加评价的准确性，需提高评价人员的能力，必要时进行培训，学习评价标准、方法，以确保评价结果的准确性、客观性。

（4）积累资料：积累完整、准确的记录以及有关资料，既节省时间，便于查找，又能保证评价的准确性。

（5）重视反馈：评价会议前准备要充分，会议中应解决关键问题，注意效果，以达到评价目的。评价结果应及时、正确地反馈给被评价者。

（6）加强训练：按照标准加强对护理人员的指导。

第三章　护理心理学

第一节　护理心理学概述

知识点1：心理护理的概念　　　　　　　　　　副高：熟悉　正高：掌握

心理护理的概念有广义和狭义之分。广义的心理护理是指护理人员以良好的医德和服务态度，赢得患者的信赖与合作，使患者树立与疾病做斗争的信心和决心，早日康复。狭义的心理护理是指护理人员在护理过程中应用心理学方法，通过人际交往，以行为影响、改变患者的认知，帮助患者获得最适宜身心状态的过程。

知识点2：心理护理与心理治疗的异同　　　　　副高：熟悉　正高：掌握

心理护理与心理治疗是既有联系又有区别的不同概念。

（1）心理护理：侧重精神健康人群的心理健康，强调对身心疾病、躯体疾病而无明显精神疾病的患者及健康人群提供心理健康的指导或干预。

（2）心理治疗：侧重神经症、人格障碍等精神异常患者的诊治研究，主张运用心理学的理论和技术协同精神医学专业治疗精神障碍患者。

知识点3：心理护理在整体护理中的作用　　　　副高：熟悉　正高：掌握

（1）心理护理是整体护理的核心成分：个体心理状态的优劣对其自身健康有直接、决定性的影响。通过心理护理，给护理对象以良好的心理支持，鼓励他们以积极的心态战胜疾病或超越死亡，预防或减少其身心健康方面的损害，从而确保整体护理目标得以顺利实现。

（2）整体护理促进了心理护理的深入发展：心理护理要适应、支持或改革人的生命过程，帮助个人适应内外环境，使人的生命潜能得到发挥。整体护理等新型护理模式为心理护理的开展提供了条件和机遇。随着整体护理的不断发展，心理护理的理论体系将进一步完善，心理护理的实践模式也将更为优化。

知识点4：心理护理的原则　　　　　　　　　　副高：熟悉　正高：掌握

（1）服务性原则：心理护理是护理工作的一部分，同其他护理工作一样具有服务性。

（2）交往性原则：心理护理是在护理人员与患者交往过程中完成的，交往有利于医疗护理工作的顺利进行，可以帮助患者保持良好的心理状态。

（3）针对性原则：患者在疾病的不同阶段可能会出现不同的心理状态，应根据患者的具体情况采取有针对性的对策。

（4）个体化原则：由于每个人先天素质、后天教育和训练、生活方式、社会经历等方面的差异，形成了自己独特的个性心理，护理人员应根据每位患者对疾病的认知、情绪以及行为等方面的心理反应，采取针对性的护理措施，对患者实施个体化的心理护理。

（5）启迪原则：应用心理学的知识及原理，启发患者表达自己内心的愿望，发泄心理压力，并与患者一起讨论所面临的问题，使患者在护理人员的启发下自由选择自己所采取的措施。

（6）自我护理（自理）原则：护理人员应帮助、启发和指导患者尽可能地进行自我护理。心理护理中的自理原则体现在2个方面：①通过心理护理消除患者的心理依赖感，使患者达到最大限度的自理。②自理是心理健康的标志之一，鼓励患者在生活各个方面自理，以促进其心理健康。

（7）心身整体原则：人是一个整体，躯体上的痛苦和不适，会影响到患者的心理状态，不良的心境也会加重躯体的不适感。

（8）支持原则：人在患病时，需要护理人员在心理护理过程中给予支持，并要求护理人员对患者家属及相关人员进行教育和指导，使他们也能及时为患者提供适当的心理支持。

（9）动态与应变原则：心理护理应遵循疾病发生、发展和转归的规律，把握好患者在疾病各阶段出现的心理反应，及时调整心理护理措施，灵活有效地运用心理学的知识与技能。

知识点5：心理护理的基本要素	副高：熟悉 正高：掌握

心理护理的基本要素，是指对心理护理的科学性、有效性具有决定性影响的关键因素，主要包括4个成分，即护理人员、患者、心理学理论和技术、患者的心理问题。心理护理的基本要素是启动心理护理运转系统的前提条件，这些要素相互依存、彼此相扣，其中任何环节的空缺，都会导致整个系统的运转失灵。

心理护理基本要素的作用：①护理人员积极的职业心态是优化心理护理氛围的关键。②患者的密切合作是有效实施心理护理的基础。③心理学理论和技术是科学实施心理护理的指南。④患者心理问题的准确评估是选择心理护理对策的前提。

知识点6：心理护理的作用	副高：熟悉 正高：掌握

（1）帮助患者接受患者的角色，以良好的心态对待疾病。

（2）密切的护患交往，使护理人员取得患者的信任。

（3）使患者熟悉医院环境，安心住院，积极配合诊治。

（4）帮助患者减轻或消除负性情绪。

（5）可使患者学会自我护理，早日身心康复。

第二节　临床心理评估

知识点1：心理评估的概念及意义　　　　　　　　　副高：熟悉　正高：掌握

　　心理评估是应用心理学的理论和方法对个体某一心理现象进行全面、深入的客观描述。当为临床医学目的所用时，称为临床心理评估。护理人员对患者进行心理评估是心理护理程序的第一步，其意义有：①为医生提供患者的基础信息。②对临床干预过程中的各种心理表现实施监测和提供信息反馈。③对疾病进行评估。④为康复者提供健康指导。

知识点2：心理评估的方法　　　　　　　　　　　　副高：熟悉　正高：掌握

　　（1）调查法：借助于各种问卷、调查表和晤谈等方式，了解被评估者心理特征的一种研究方法。调查方式可以采用一般询问、调查表或问卷、电话和信函方式进行。例如，可通过查阅患者既往就医资料，或者联系与其相关的人员进行调查，如亲人、朋友、同事等，通过这种方法，了解其近况或最近一段时间的心理变化，为临床诊断提供资料。

　　（2）观察法：评估者通过对被评估者的可观察行为表现，进行有目的、有计划地观察和记录而进行的评估。观察的途径可以是直接观察或间接观察，属于定性和半定量的评估方法。通过对患者个别或代表性的行为实施直接或间接观察，推论其行为活动所反映的心理特征。如定性，肚子疼；定量，疼的程度。

　　（3）访谈法：评估者与被评估者通过面对面谈话的方式进行评估。分为结构式访谈、半结构式访谈和非结构式访谈。是一种临床心理学家或医护人员通过与患者谈话，了解患者心理异常的情况和性质以及产生的原因，以达到诊断目的的方法。

　　（4）心理测验法：依据心理学的原理和技术，对人的心理现象或行为进行数量化测量，从而确定心理现象在性质和程度上的差异。通过各种心理测验可以客观地对患者的心理状态、认知过程、情绪、意志、个性特征等方面进行评估。

知识点3：常用的心理测验与评定量表　　　　　　　副高：熟悉　正高：掌握

　　（1）智力测验：智商（intelligence quotient，IQ）是智力的量化单位，分为比率智商和离差智商。①比率智商：也称年龄智商，它是以一个人的年龄为参照尺度对智力进行测量，适用于16岁以下的未成年人。其计算公式是：智商＝智力年龄（MA）/实际年龄（CA）×100。②离差智商：是通用的智商计算方法，表示被试者成绩偏离同年龄组平均成绩的数量（以标准差为单位）。每个年龄组IQ的均值为100，标准差为15。计算公式：IQ＝（X－M）/SD+100。式中：X为被试者实得分数，M为被试者所在年龄组的平均数，SD为该年龄组分数的标准差。

　　国际上通用的智力量表有比奈量表、韦氏量表和考夫曼（Kaufman）儿童能力成套测验等。在临床医学中最常用的是韦氏量表。韦氏量表包括成人、儿童及幼儿3个年龄版本。

（2）人格测验：人格测验主要是对人格进行特征或划分类型的描述，没有量化单位。人格测验在临床中主要应用于诊断、咨询和心理治疗。临床中常用的人格量表有明尼苏达多相人格调查表（MMPI）、艾森克人格（个性）问卷（EPQ）、十六项人格因素问卷（16PF）、洛夏墨迹测验和主题统觉测验等。

（3）评定量表：常用的临床评定量表有简易精神状态检查表（MMSE）、症状自评量表（SCL-90）、汉密尔顿（Hamilton）抑郁量表（HAMD）、Hamilton焦虑量表（HAMA）和阿肯巴克（Achenbach）儿童行为量表（CBCL）等。

第三节 患者的心理护理

知识点1：患者角色的概念 副高：熟悉 正高：掌握

与医疗卫生系统发生关系，经医生检查证实确实患有某种疾病、伴有疾病行为、寻求医疗帮助的社会人群称为患者角色。

知识点2：患者角色的特征 副高：熟悉 正高：掌握

（1）患者可以从常态的社会角色中解脱出来，并根据疾病的性质和严重程度，相对减轻或免除其原有的社会责任和义务。

（2）患者对陷入疾病状态是没有责任的。

（3）患者应该努力使自己痊愈，有接受治疗、努力康复的义务。

（4）患者应求得有效的帮助，并在治疗中积极配合，主要是寻求医生的诊治与医生合作。

知识点3：患者角色的心理需求 副高：熟悉 正高：掌握

（1）需要尊重：医护人员要充分尊重患者的人格，使患者感到被尊重，这对患者的康复有积极意义。

（2）需要接纳和关心：医护人员应帮助患者尽快融入新的群体之中，主动和患者沟通，消除病友之间的陌生感，让患者在温馨和谐的人际氛围中感到温暖，树立战胜疾病的信心，情绪稳定，减少孤独和自卑心理，在宽松的环境下安心养病，接受治疗。

（3）需要信息：患者需要得到来自医院、社会、家庭等方面的信息和情感支持。提供这些信息不仅可以消除患者的疑虑，还可以避免其产生消极情绪。

（4）需要安全：人在病情严重时，特别关注自身安全。因此，医护人员对患者实施诊治、护理措施时，要向患者详细解释说明每项工作的具体内容，消除其顾虑心理，增强安全感，给患者营造安全、可靠、放心的医疗环境。

（5）需要和谐环境、适度活动和刺激：患者不仅需要宽松和谐的医疗环境，需要安静舒适的医院生活，同时还需要适当的活动刺激，以调节和改善自己的心境。医务人员可根据医院的实际情况，提供必要的获得刺激的条件，可以组织和安排有新鲜感的娱乐活动。

知识点4：儿童患者的心理与心理护理　　　　　　　　　　副高：熟悉　正高：掌握

儿童患者的突出特点是年龄小，对疾病缺乏深刻认识，心理活动多随活动情境改变而迅速变化。他们注意力转移较快，情感外露、单纯，情绪表达直接，因此只要依据其心理活动特点进行护理，即可引导他们适应新的环境。儿童患者常见的心理活动特点如下。

（1）分离性焦虑：儿童从出生时起就在母爱的呵护下形成了对周围环境的安全感和信赖感。一旦因病情需要而必须住院，儿童大都会恐惧、焦虑和不安，经常哭闹、拒食及不服药。心理学家认为，人体间的接触和抚摸是婴儿天生的需求。在医院里，护理人员的轻拍、抚摸及搂抱，会使患儿产生安全感，减轻焦虑心理。

（2）情绪反应强烈：由于儿童患者病情急、变化快，又不善于表达，哭闹是最为突出的情绪变化，常常用哭声代表一切。所以要求护理人员有高度的责任感，经常巡视病房，善于从细微变化中发现问题，采取措施，防止突然事件发生。

（3）恐惧：住院后，患儿离开了父母的陪伴，加之陌生的环境、面孔和诊疗措施，易产生生疏感。表现为紧张、惶恐不安、沉闷、执拗、不合作、哭闹不止。为消除患儿恐惧心理，护理人员要对其多加鼓励，不要训斥和恐吓，要成为患儿的贴心人。病房应有玩具，护理人员可带领患儿游戏玩耍。给患儿注射治疗时，要利用儿童注意力易被转移及喜欢表扬鼓励等特点，尽量减轻他们的疼痛感。

知识点5：青年患者的心理与心理护理　　　　　　　　　　副高：熟悉　正高：掌握

青年患者的心理特点主要表现在对工作、前途、恋爱、婚姻、学业等方面的心理顾虑。

（1）否认：疾病初期患者只是猜疑，存在侥幸心理，甚至不相信医生的诊断，否认自己患病。有的患者表现为不在意，有的患者会上网搜索查询，希望找到自己没有患病的证据。护理人员不必强迫患者放弃否认，立即面对现实，因为大多数患者的否认过程会自然消失。护理人员可以用严谨的工作态度，告知患者各种检查结果，肯定诊断的正确性，激发患者的遵医行为，主动配合治疗。

（2）担心：患者担心疾病耽误自己的学习和工作，对自己恋爱、婚姻、生活和前途有不利的影响。有的青年不愿意把自己的病情告诉自己的同事或同学。护理人员要针对青年患者的不同心理状态，实事求是地将病情及转归告诉他们，引导他们正确处理个人问题，消除其对疾病的错误认识，并帮助解决一些实际问题，使其坚定战胜疾病的信心，主动配合治疗。同时，有计划地组织开展娱乐活动，丰富文化生活，使患者身心愉快，早日康复。

（3）紧张急躁：部分青年人一旦承认自己患病，就会变得紧张急躁，希望能迅速好转，事事询问：为什么打这个针、吃这个药？病程需多长？有无后遗症等。护理人员应体谅和理解患者，耐心细致地做好解释工作，帮助患者树立对疾病的科学态度。

（4）情绪强烈：青年人情绪特点是强烈而不稳定。可因病情稍有好转而盲目乐观，往往不再认真执行医疗护理计划，不按时吃药。但患者如果得知病程较长或有后遗症，就会自暴自弃、悲观失望，情感变得异常抑郁而捉摸不定。由于疾病的巨大挫折，他们会出现严重的精神紧张和焦虑，甚至导致理智失控，产生自杀念头，发生难以想象的后果。护理人员要采取有效的心理支持方法，帮助患者减轻压力，树立信心，降低焦虑。对症状严重的患者，要予以关注，做好相应的心理护理。

知识点6：中年患者的心理与心理护理　　　　　　　副高：熟悉　　正高：掌握

中年人的社会角色比较突出，既是家庭的支柱，又是社会的中坚力量，这个时期患病，患者的心理压力较大。

（1）恐惧、焦虑：当他们受到疾病折磨时，心情沉重，心理活动尤为复杂，他们担心家庭经济生活，牵挂着老人的赡养和子女的教育，又惦念着自身事业的发展和个人成就等。对中年患者的心理护理，一方面要劝导他们真正接纳疾病并认真对待疾病；另一方面要使患者认识到，治疗疾病是当务之急，身体恢复健康是家庭和事业的根本。

（2）孤独、寂寞：患者患病之前多为家庭生活的支柱、工作的主力，但患病时间一长就容易心理失衡。患者希望得到亲人的安慰、朋友的帮助、同事的关心，使其不感到孤独、寂寞。对中年患者的心理护理要动员其家庭和工作单位，妥善安排患者所牵挂的人和事，尽量减少其在养病治病时的后顾之忧。此外，可以利用中年人世界观已经成熟稳定，对现实具有评价和判断的能力，对挫折的承受力比较强等特点，鼓励他们充分发挥主观能动性，配合医护人员治疗。

知识点7：老年患者的心理与心理护理　　　　　　　副高：熟悉　　正高：掌握

老年人一旦患病，健康受到威胁，加之退休后产生的失落感，其心理反应较为强烈。

（1）恐惧：老年人患病后多较悲观，情绪低落，对疾病的治愈缺乏信心，有时可因怕出现并发症，担心无人照料，表现出明显的焦虑。当病情加重时，老年患者对死亡的恐惧心理越发强烈，因而出现怕死、恐惧、易激惹等负性情绪反应。护理人员要理解老年人的心情，细心照顾他们，讲解一些关于疾病的基本知识，如病因、临床表现、治疗、护理及预防知识，同时根据病情鼓励老年人适当做一些活动，做到医患配合，使身体尽快康复。

（2）孤独：老年人一般都有慢性疾病或老年性疾病，所以当某种疾病较重而就医时，他们对病情多持悲观态度，心理上突出表现为孤独感。护理人员在临床护理工作中，应多与患者沟通，了解患者需要，根据其个体特点给予关心和鼓励，同时要劝说家人多来探望，减少老人的孤独感。

（3）自尊心理：老年人有很强的自尊心，希望得到家人、社会、医院的重视与尊重。有的老年人即使患病后生活自理能力下降，也不愿意麻烦他人。因此护理人员对老年患者的意见要尽可能听取和采纳，对他们的称呼须有尊敬之意，谈话要不怕麻烦，声音要大些。要尽量尊重老年人的生活习惯，同时要主动巡视病房，多关心问候，了解患者的需求，取得信赖。

（4）抑郁：当患病较重时，由于对病情缺乏了解，老年患者易出现恐惧、焦虑的心理，由于过度紧张引起心理上的消极状态，造成心情抑郁。患者入院后，护理人员应主动热情地迎接他们，耐心、温和、细致地做好入院宣教，采取不同方式与患者交流，增强患者的信任感，消除其焦虑、恐惧心理。

知识点8：疾病初期患者的心理护理　　　　　　　　　副高：熟悉　正高：掌握

患病初期患者的心理特点：否认与侥幸；抱怨与负罪感；恐惧与忧心忡忡；轻视或满足。护理人员应尽快了解和确定患者的心理特点，有针对性地做好心理护理。心理护理的重点是给予较多的心理支持，协助患者正确认识和对待病情，减少患者的紧张情绪，满足合理需求，使之初步适应医院环境，建立良好的护患关系，配合治疗和护理。及时进行心理支持和疏导，指导患者提高认知和应对能力，帮助患者尽快进入角色，解除负罪感，正视疾病，积极配合治疗和护理。

知识点9：疾病发展期患者的心理护理　　　　　　　　副高：熟悉　正高：掌握

经过一段时间的诊断、治疗和护理，多数患者的病情明确，且日趋稳定和好转，患者的心理反应较前缓和。慢性疾病患者可因病情较长、反复发作，导致情绪不稳。此期加强心理护理有利于增强治疗效果，缩短病程。重点是保持良好的护患关系，加强与患者的沟通，调节患者的不良情绪，继续协助进行患者的生活护理，关心患者的起居，鼓励其适当活动。及时将病情好转的信息反馈给患者，消除患者的顾虑，增强其战胜疾病的信心，沟通过程中注意应用积极暗示性语言，鼓励患者为早日康复作出努力，提醒患者的亲友在探视时话题不宜集中在病情。可利用间歇或专门时间开设健康教育讲座，宣传相关疾病的知识，说明疾病的演变过程，减轻患者的心理压力。

知识点10：疾病恢复期患者的心理护理　　　　　　　副高：熟悉　正高：掌握

恢复期患者的心理由于病情变化、文化程度、个性特征、经济状况等因素，表现多种多样，此期的护理重点是提供支持和咨询，帮助患者恢复自主生活，提高适应能力，恢复社会角色功能，使患者从心理、身体和社会三方面获得全面康复。①提供信息和知识：加强健康教育，说明疾病的转归，介绍出院后自我护理、保健常识、康复方法，使患者正确领会出院后如何服药、巩固疗效、加强功能锻炼，以减轻因出院而产生的焦虑。②心理支持与疏导：鼓励患者参与制订康复计划，克服依赖性，尽快适应病后生活。对不能恢复病前状况的患者，给予精神上的安慰和疏导，帮助他们面对现实，减轻焦虑，建立乐观的生活态度，做情绪的主人。③自理行为塑造：运用强化理论，通过赞扬的方式强化患者的自理行为。以奖励的方式消退依赖行为，给予正性行为强化，指导患者在力所能及的范围内承担生活的责任，做力所能及的工作，提高适应生活及社会的能力。④协助认知治疗：对遗留残障、悲观绝望的抑郁患者，特别是烧伤毁容或肢体残缺的年轻未婚者，协助医生实施认知疗法，帮助患者建立正确的认知方式，正确面对目前的健康状态。

知识点 11：临终患者的心理护理　　　　　　副高：熟悉　正高：掌握

护理人员在面对临终患者时，要根据患者所处的不同阶段，给予相应的心理护理，协助患者走向人生的终点。一般认为，对临终患者进行护理时，应当努力达到以下护理目标。①使患者尽可能享受最后的时光，与亲人相伴，感受家庭的温暖和幸福。②帮助患者尽可能完成未完成的工作或愿望，使患者临终前感到人生无憾，并获得最后的乐趣和满足。③采取有效措施控制患者的疼痛，尽可能减少患者的痛苦和烦恼。④尊重患者的愿望，让患者有尊严地离开人世。

第四节　患者的心理健康教育

知识点 1：患者心理健康教育的概念　　　　　　副高：熟悉　正高：掌握

患者心理健康教育是指以医院为基地，以患者为对象，通过有目的、有计划、有评价的教育过程，使患者认识社会心理因素与疾病发生、发展和转归的关系，改变不利于健康的思维、观念和行为，建立良好的心理防御机制和应对方式，促进身心健康。

知识点 2：心理健康教育的作用　　　　　　副高：熟悉　正高：掌握

心理健康教育的作用：①心理健康教育是患者健康教育的重要组成部分。②心理健康教育为护理人员实施心理护理提供了方法。③心理健康教育是激发患者潜能的推进器。

知识点 3：心理疾病患者的心理健康教育内容　　　　　　副高：熟悉　正高：掌握

（1）帮助患者认识影响健康的心理社会因素。①外部因素：生活事件、社会支持与慢性应激性刺激。②内部因素：个体易患性和应对方式。

（2）帮助患者减少负性事件对其的影响。

（3）帮助有不良应对方式的患者建立积极的心理防御机制。

（4）帮助无助的患者建立良好的心理社会支持系统。

知识点 4：心身疾病患者的心理健康教育内容　　　　　　副高：熟悉　正高：掌握

（1）心身疾病的主要患病特点：①在患者的躯体上可以查出器质性病变或病理生理过程。②由情绪和人格因素引起的。③该病的躯体变化与正常心理反应时的生理变化相同，但更为强烈和持久。④本病不是神经症和精神病。

（2）心身疾病患者心理健康教育要点：①帮助患者认识心身疾病的特点，有助于增强患者的防病意识，减少心理因素对机体的不利影响。②帮助患者认识心身疾病的常见症状。③帮助患者明确心身疾病治疗的要点。

知识点5：躯体疾病患者的心理健康教育内容　　　　副高：熟悉　正高：掌握

（1）躯体疾病患者的反应：包括疼痛反应、感知过敏反应、躯体转移性反应、过度防御反应。这些反应可在各类躯体疾病中出现，但有的症状十分隐匿。因此护理人员能够及时发现和处理躯体疾病伴随的心理反应，是进行心理健康教育时的重要任务。

（2）躯体疾病患者的心理健康教育要点：①帮助患者认识躯体障碍对心理活动的影响。②帮助患者认识躯体疾病引起的心理行为异常现象，如意识障碍、认知障碍、行为异常。

知识点6：康复患者的心理健康教育内容　　　　副高：熟悉　正高：掌握

现代康复观强调全面的康复，除机体康复外，还注重心理康复和重返社会。心理康复的过程就是将患者在患病期间出现的心理紊乱现象调整到心理平衡状态，促进患者向着全面康复的方向发展。

康复患者的心理健康教育内容主要有：①促进患者的心理健康，使其达到全面康复的水平。②减少不良心理因素对康复过程的影响，提高患者对执行康复计划的依从性。其目的是使患者充分认识心理康复对促进康复和重返社会的意义和作用，积极调整因躯体疾病引起的心理紊乱状态，以积极的心态主动进行康复治疗。

知识点7：心理健康的概念及标准　　　　副高：熟悉　正高：掌握

心理健康是指在身体、智能以及情感上与他人的心理健康不相矛盾的范围内，将个人的心境发展成最佳状态。心理健康的一般标准：智力正常、情绪稳定、意志健全、人格统一、人际关系和谐、与社会的进步与发展协调一致、心理特点符合年龄特点。

知识点8：心理健康促进的概念及原则　　　　副高：熟悉　正高：掌握

（1）心理健康促进的概念：是指提高人们心理耐受性和适应水平，预防心理障碍的发生；提高社会识别、理解精神疾病的水平，减少精神疾病的复发。

（2）心理健康促进的原则：①认识自己，悦纳自己。②面对现实，适应环境。③结交知己，与人为善。④挫折磨砺，积极进取。

第五节　护理人员心理素养与心理健康

知识点1：护理人员应具备的心理素养　　　　副高：熟悉　正高：掌握

护理人员应具备的心理素养，从广义来说，就是要医德高尚、大公无私、全心全意为患者服务。从狭义来说，护理人员的心理素养则主要体现在情感、能力、意志、兴趣、气质和性格等几个方面。

（1）情感：一名优秀的护理人员，不但要善于保持良好的情感鼓励患者，同时也要学会控制自己的不良情绪，以免带给患者消极的影响和暗示。对不同疾病、心理状态的患者，恰当地运用表情、肢体动作、语言等，是护理人员应该掌握的艺术。

（2）能力：能力是人能够顺利地完成某种活动所必需的主观条件，是直接影响活动效率，并使活动顺利完成的个性心理特征。护理人员需要具备的能力有：①敏锐的观察力。②准确的记忆力。③丰富的想象力。④独立的思维力。⑤善于沟通的能力。⑥良好的社会适应能力。⑦娴熟的操作能力。⑧自学能力。⑨科研能力。

（3）意志：护理人员完成任务的明确目的和力求达到这一目的的坚定意志，是克服困难的内在动力。这种坚定的意志表现在精力和毅力方面，即能够精神饱满地从事护理工作，坚持长期努力，遇到困难时仍勇往直前，抢救患者时争分夺秒，夜以继日，不顾疲劳，战胜困难，完成任务。此外，护理人员沉着、自制、耐心和坚韧的意志品质也会对患者产生正面影响。

（4）兴趣：作为护理人员，应在广泛兴趣的基础上，突出一种中心兴趣，这样的兴趣才有深度。护理人员的中心兴趣应当是与事业和信念相结合的护理工作。这种兴趣不仅促使他们更好地关心患者、研究患者的需要、解决患者的疾苦，而且促使他们去刻苦钻研、努力创新。同时，还应使兴趣保持长期稳定，持之以恒。

（5）品质和品格：护理人员在工作实践中应具有热情、开朗、耐心、充满朝气、自制、镇静等良好的品质。一名合格的护理人员应该具有认真负责、热情理智、勤奋坚毅、耐心细致、灵活果断、沉着镇定、吃苦耐劳等良好的品格。

| 知识点2：护理人员心理素养的培养 | 副高：熟悉　正高：掌握 |

（1）树立职业理想，培养职业兴趣。

（2）学习相关知识：护理是一门以人为研究对象的工作，要想取得良好的护理效果，除了学习自然科学外，还必须学习社会学、伦理学、人际关系学、心理学等相关知识。

（3）加强实践锻炼：护理人员通过各种活动有意识地培养、锻炼自身心理素质。

（4）加强自身修养：护理人员应加强自身修养，培养稳定的情绪、良好的性格、坚强的意志、敏锐的观察力以及良好的沟通能力。

| 知识点3：护理人员心理健康的维护 | 副高：熟悉　正高：掌握 |

（1）加强护理人员的社会支持。

（2）提高护理人员的心理调适能力。

（3）营造人性化的工作环境，解除护理人员的心理压力。

（4）养成良好的生活习惯。

（5）建立心理疏导机构。

第四章 社区护理学

第一节 社区护理学概述

一、社区

| 知识点1：社区的概念 | 副高：熟悉 正高：掌握 |

20世纪30年代，我国著名社会学家费孝通先生将"社区"一词引入我国，并根据我国的特点将其定义为：社区是若干社会群体（家族、氏族）或社会组织（机关、团体）聚集在某一地域所形成的生活上相互关联的大集体。

| 知识点2：社区的构成要素 | 副高：熟悉 正高：掌握 |

尽管世界各国对社区的解释和分类有所不同，但对社区的主要构成要素已基本达成共识。社区的基本构成要素应包括如下几项。

（1）人群：一定数量的人群是社区的主体，是构成社区的第一要素。

（2）地域：相对共同的地理区域是社区存在和发展的前提，是构成社区的重要条件。

（3）生活服务设施：基本的生活服务设施不仅是社区人群生存的基本条件，也是联系社区人群的纽带。

（4）文化背景及生活方式：相对共同的文化背景和生活方式是社区人群相互沟通、联系的基础。

（5）生活制度及管理机构：相应的生活制度和管理机构是维持社区秩序的基本保障，也是构成"大集体"的必要条件。

人群和地域是构成社区的最基本要素；在此基础之上，生活服务设施、文化背景及生活方式、生活制度及管理机构是社区人群相互联系的纽带。

| 知识点3：社区的基本功能 | 副高：熟悉 正高：掌握 |

（1）空间功能：社区为人们的生存和发展提供了空间。没有该空间，人们就无法生存、繁衍，更无法发展。因此，空间功能是社区的最基本、最主要的功能之一。

（2）连接功能：社区在为人们提供空间的基础上，将具有不同文化背景、生活方式、人生观和价值观的个人、家庭、团体聚集在一起，提供彼此沟通、交流、共同参与社区活动、相互援助的机会，从而将居民密切联系起来，构成一个小社会。

（3）社会化功能：社区不仅将具有不同文化背景、生活方式的居民联系在一起，还通过不断的社会化过程，相互影响，逐步形成社区的风土人情、人生观和价值观。

（4）控制功能：社区通过各种规章制度、道德规范有效地维持社区的秩序，保护社区居民的安全。

（5）传播功能：社区因拥有密集的人口，从而成为文化源、知识源、技术源、信息源，为传播提供了条件。各种信息在社区内外，以多种方式迅速传播、辐射，为人们及社区发展打下了基础。

（6）援助功能：社区对妇女、儿童、老年人等特殊人群及处于疾病或经济困难中的弱势群体，能提供帮助和支援。

二、社区卫生服务

知识点4：社区卫生服务的概念	副高：熟悉　正高：掌握

社区卫生服务是指社区内的卫生机构及相关部门根据社区内存在的主要卫生问题，合理使用社区的资源和适宜技术，主动为社区居民提供的基本卫生服务。社区卫生服务是以人群健康为中心、家庭为单位、社区为范围、需求为导向，以妇女、儿童、老年人、慢性疾病患者、残疾人等为重点，以解决社区主要卫生问题、满足基本卫生服务需求为目的，融预防、医疗、保健、康复、健康教育、计划生育技术服务等为一体的，有效、经济、方便、综合、连续的基层卫生服务。

知识点5：社区卫生服务的服务对象	副高：熟悉　正高：掌握

社区卫生服务面向整个社区，其服务对象为社区全体居民。

（1）健康人群：是社区卫生服务的主要对象之一。

（2）亚健康人群：是指没有任何疾病或明显的疾病，但呈现出机体活力、反应能力及适应能力下降的人群。

（3）高危人群：是指明显存在某些有害健康因素的人群，其疾病发生的概率明显高于其他人群。高危人群包括高危家庭的成员和存在明显危险因素的人群。

（4）重点保健人群：重点保健人群是指由于各种原因需要得到特殊保健的人群，如妇女、儿童、老年人等。

（5）患者群：社区患者群主要由居家且患有各种疾病的患者构成，主要包括常见病、多发病和慢性疾病患者等。

（6）残疾人群：社区残疾人群主要包括居家且因损伤和疾病导致的功能障碍者或先天发育不良者。

知识点6：社区卫生服务的工作内容　　　　　副高：熟悉　正高：掌握

（1）预防服务：根据服务对象的特点和需求，提供有针对性的预防服务。

（2）医疗服务：提供有效、经济、方便的基本医疗服务。主要包括：①常见病、多发病的诊断、治疗服务。②急重症患者的救护和转诊服务。③慢性疾病患者、恢复期患者的治疗服务。

（3）保健服务：向社区重点保健人群提供相应的保健服务。①妇女的围婚期、围生期、围绝经期的保健服务。②新生儿、婴幼儿、学龄前儿童、学龄期儿童及青少年的保健服务。③老年人的保健服务。

（4）康复服务：向慢性疾病患者、残疾人提供康复服务。

（5）健康教育：开展各种内容和形式的健康教育。

（6）计划生育技术服务：提供计划生育基本政策的宣传、技术咨询和指导等服务。

知识点7：社区卫生服务的特点　　　　　　　副高：熟悉　正高：掌握

（1）公益性：社区卫生服务除基本医疗服务外，其他康复等服务均属于公共卫生服务范围。

（2）主动性：社区卫生服务以家庭为单位，以主动性服务、上门服务为主要方式服务于社区居民。

（3）全面性：社区卫生服务以社区全体居民为服务对象。除患病人群外，健康、亚健康、残疾人群等均为社区卫生服务的对象。

（4）综合性：社区卫生服务是多位一体的服务。除基本医疗服务外，社区卫生服务的内容还包括预防、保健、康复、健康教育及计划生育技术指导等服务。

（5）连续性：社区卫生服务始于生命的准备阶段直至生命结束，覆盖生命的各个周期以及疾病发生、发展的全过程。社区卫生服务不因某一健康问题的解决而终止，而是根据生命各周期及疾病各阶段的特点及需求，提供具有针对性的服务。

（6）可及性：社区卫生服务从服务内容、时间、价格及地点等方面更加贴近社区居民的需求。社区卫生服务具备"六位一体"的服务内容、适宜的技术，且毗邻社区，可以为社区居民提供基本医疗服务、基本药品，不仅使用方便，而且也在社区居民可承受范围内。

三、社区护理

知识点8：社区护理的概念　　　　　　　　　副高：熟悉　正高：掌握

社区护理是将公共卫生学及护理学理论相结合，用以促进和维护社区人群健康的一门综合学科。社区护理以健康为中心，以社区人群为对象，以促进和维护社区人群健康为目标。

知识点9：社区护理服务的内容　　　　　　　副高：熟悉　正高：掌握

（1）社区保健服务：是指向社区各类不同年龄阶段的人群提供身心保健服务，其重点人群为妇女、儿童和老年人。

（2）社区慢性身心疾病患者的管理：是指向社区的所有慢性疾病、传染病及精神疾病的患者提供他们所需要的护理及管理服务。

（3）社区急、重症患者的转诊服务：是指帮助无法在社区进行适当护理或管理的急、重症患者转入适当的医疗机构，以得到及时、必要的救治。

（4）社区临终服务：是指向社区的临终患者及其家属提供其所需要的各类身心服务，以帮助患者走完人生的最后一步，同时尽量减少对家庭其他成员的影响。

（5）社区健康教育：是指以促进和维护居民健康为目标，向社区各类人群提供有计划、有组织、有评价的健康教育活动，从而提高居民对健康的认识，养成健康的生活方式，最终提高其健康水平。

（6）社区康复服务：是指向社区残障者提供康复护理服务，以帮助他们改善健康状况，恢复功能。

知识点10：社区护理服务的特点　　副高：熟悉　正高：掌握

（1）以促进和维护健康为中心。
（2）面向整个社区人群。
（3）社区护理人员具有高度的自主性。
（4）社区护理人员必须和其他相关人员密切合作。

知识点11：社区护理的发展过程　　副高：熟悉　正高：掌握

社区护理起源于西方国家，是由家庭护理、地段护理及公共卫生护理逐步发展、演变而成的。追溯社区护理发展的历史，可将其发展过程划分为4个阶段，即家庭护理阶段、地段护理阶段、公共卫生护理阶段和社区护理阶段（表1-4-1）。

表1-4-1　社区护理的发展过程

阶　段	护理对象	护理类型	护理内容
家庭护理	贫困患者	以个体为导向	医疗护理
地段护理	贫困患者	以个体为导向	医疗护理
公共卫生护理	有需求的民众	以家庭为导向	医疗护理及预防保健
社区护理	社区居民	以人群为导向	健康促进及疾病预防

知识点12：社区护理人员的角色　　副高：熟悉　正高：掌握

（1）照顾者：向社区居民提供各种照顾，包括生活照顾及医疗照顾。
（2）教导者：向社区居民提供各种教育指导服务，对象包括患者及其家属、健康人群。

（3）咨询者：向社区居民提供有关卫生保健及疾病防治咨询服务，解答居民的疑问和难题。

（4）管理者：根据社区的具体情况及居民的需求，设计、组织各种有益于健康促进和健康维护的活动。

（5）协调者：协调社区内各类人群的关系，包括社医卫生服务机构内各类卫生服务人员的关系、卫生服务人员与居民或社区管理者的关系等。

（6）研究者：社区护理人员不仅要向社区居民提供各种卫生保健服务，同时还要注意观察、探讨、研究与护理及社区护理相关的问题，为护理学科的发展及社区护理的不断完善贡献自己的力量。

| 知识点13：社区护理人员的能力 | 副高：熟悉　正高：掌握 |

社区护理的工作范围、社区护理人员的职责角色对社区护理人员的能力提出了更高的要求，因此社区护理人员不仅要具备一般护理人员所应具备的基本护理能力，还要具有以下7种能力：①人际交往、沟通能力。②综合护理能力。③独立判断、解决问题的能力。④预见能力。⑤组织、管理能力。⑥调研、科研能力。⑦自我防护能力。

第二节　社区健康教育

| 知识点1：社区健康教育的概念 | 副高：熟悉　正高：掌握 |

社区健康教育是以社区为基本单位，以社区人群为教育对象，以促进居民健康为目标，有计划、有组织、有评价的健康教育活动。社区健康教育的目的是挖掘个人、家庭、社区以及社会的保健潜力，从而促进健康，减少残障。

| 知识点2：社区健康教育的对象 | 副高：熟悉　正高：掌握 |

社区健康教育应面向社区的全体居民。在进行社区健康教育时，为了使健康教育的内容更加有针对性，可将社区居民分为4类。

（1）健康人群：健康人群一般在社区中所占的比例最大，他们由各个年龄段的人群所组成。

（2）高危人群：主要是指那些目前尚健康，但本身存在某些致病的生物因素（包括个体遗传因素，如高血压、糖尿病、乳腺癌等疾病的家族史）或不良行为及生活习惯（如高盐、高糖、高脂饮食，吸烟、酗酒等）的人群。

（3）患者群：患者群包括各种急、慢性疾病的患者。这类人群可根据其疾病的分期分为4类，即临床期患者、恢复期患者、残障期患者及临终患者。

（4）患者家属及照顾者：患者家属及照顾者与患者接触时间最长，他们中部分人往往因长期护理而产生心理上和躯体上的疲惫，甚至厌倦。因此，对他们进行健康教育是十分必要的。

知识点3：社区健康教育的评估	副高：熟悉 正高：掌握

社区健康教育的评估即社区健康教育者或社区护理人员通过各种方式收集有关健康教育对象的资料，为开展健康教育提供依据。在实际评估中，可以从以下6个方面收集有关教育对象的资料：生理，心理，生活方式，学习能力，生活、学习及社会环境，医疗卫生服务。

知识点4：社区健康教育的诊断	副高：熟悉 正高：掌握

社区健康教育的诊断是指社区健康教育者或社区护理人员根据已收集的资料，进行认真分析，从而确定教育对象现存或潜在的健康问题及相关因素。社区健康教育诊断可以分6步进行：①列出教育对象现存或潜在的健康问题。②选出可通过健康教育解决或改善的健康问题。③分析健康问题对教育对象健康所构成威胁的程度。④分析开展健康教育所具备的能力及资源。⑤找出与健康问题相关的行为因素及环境因素和促进教育对象改变行为的相关因素。⑥确定健康教育的首要问题。

知识点5：制订健康教育计划	副高：熟悉 正高：掌握

在制订计划时，一定要以教育对象为中心。计划的内容应包括以下几点：①社区健康教育的内容、目的及长、短期目标。②实施社区健康教育的时间、地点。③对接受社区健康教育者的培训方案。④社区健康教育教材的选择或编写。⑤开展社区健康教育的形式。⑥社区健康教育的评价方式。

知识点6：社区健康教育的实施	副高：熟悉 正高：掌握

在具体实施社区健康教育的过程中应注意做好以下几项工作：①与领导层沟通，以得到社区基层领导及管理者的支持。②协调社会各界力量，创造执行计划的良好内、外环境。③认真做好健康教育者的培训。④培养典型，以点带面。⑤不断调查研究，探索新的教育形式和方法。⑥及时总结、交流、推广优秀经验。

知识点7：社区健康教育的评价	副高：熟悉 正高：掌握

社区健康教育的评价是对社区健康教育活动进行全面监测、核查和控制，是保证社区健康教育计划设计、实施成功的关键措施。社区健康教育评价可以分为以下3种。

（1）即时评价：是指在进行健康教育时，教育者应通过教育对象的不同反馈形式，如面部表情、提问等，及时修改教育方式及方法。

（2）阶段评价：是指在健康教育的过程中，教育者应定期对照计划检查教育进度及效果。

（3）效果评价：是指在健康教育结束时，教育者应对照计划对教育活动进行全面检查、总结。

第三节　社区家庭护理

一、概述

| 知识点1：家庭的概念 | 副高：熟悉　正高：掌握 |

不同的社会制度、宗教信仰和时代背景，赋予家庭不同的内涵。传统的家庭定义：家庭是由2个或2个以上人员，通过婚姻、血缘或收养关系组成社会生活的基本单位。

家庭作为一个系统，一个人类生活的基本单位，婚姻、血缘和经济供养是组成家庭的3个基本要素，是维护家庭稳定的三大支柱。

| 知识点2：家庭的类型 | 副高：熟悉　正高：掌握 |

（1）核心家庭：是指由已婚夫妇和未婚子女或收养子女两代人组成的家庭。核心家庭已成为我国主要的家庭类型。核心家庭的特点是人数少、结构简单，家庭内只有一个权力和活动中心，家庭成员间容易沟通、相处。

（2）主干家庭：又称直系家庭。主干家庭是指由父母、有孩子的已婚子女三代人所组成的家庭。在我国，主干家庭曾为主要家庭类型，但随着社会的发展，此家庭类型已不再占主导地位。主干家庭的特点是家庭内不仅有一个主要的权力和活动中心，还有一个权力和活动的次中心存在。

（3）联合家庭：指包括父母、已婚子女、未婚子女、孙子女、外孙子女、曾孙子女等几代居住在一起的家庭。联合家庭的特点是人数多、结构复杂，家庭内存在一个主要的权力和活动中心与多个权力和活动的次中心。

（4）单亲家庭：是指由离异、丧偶或未婚的单身父亲或母亲及其子女或领养子女组成的家庭。单亲家庭的特点是人数少、结构简单，家庭内只有一个权力和活动中心，但可能会受其他关系的影响。此外，经济来源相对不足。

（5）重组家庭：指夫妇双方至少有一人已经历过一次婚姻，并可有一个或多个前次婚姻的子女及夫妇重组后的共同子女。重组家庭的特点是人数相对较多、结构复杂。

（6）丁克家庭：是指由夫妇两人组成的无子女家庭。丁克家庭的特点是人数少、结构简单。

| 知识点3：家庭的功能 | 副高：熟悉　正高：掌握 |

（1）情感功能：满足家庭成员的情感需求是家庭的基本功能之一。家庭成员之间通过彼

此相互理解、关心和情感支持，缓解和消除社会生活带来的烦恼、压力，从而维持稳定、和谐的心理状态，使成员体会到家庭的归属感和安全感。

（2）经济功能：满足成员的衣、食、住、行、教育、娱乐等基本需求，同样是家庭的基本功能。

（3）生育功能：繁衍、养育下一代、赡养老年人是家庭的主要功能。通过生育子女、供养照顾老年人，从而达到延续人类社会的目的。

（4）社会化功能：家庭还有帮助年幼成员从"生物人"逐步向"社会人"转化的功能。家庭是年幼成员学习语言、知识、社会规范及社会行为标志的主要场所，家庭为年幼成员提供适应社会的经验。

（5）健康照顾功能：促进和维护成员的健康是家庭的基本功能。家庭不仅有保护、促进成员健康的功能，更有在成员患病时提供各种所需照顾和支持的功能。

知识点4：家庭对健康的影响　　　　　　　　　　　副高：熟悉　正高：掌握

（1）遗传：生物遗传是影响人类健康与疾病的重要因素之一。人的身高、体形、性格、心理状态等均受遗传因素的影响。一些疾病，如高血压、冠状动脉粥样硬化性心脏病（冠心病）、糖尿病、乳腺癌等，也与遗传因素有密切的关系。

（2）生长发育：作为儿童生长的基本环境，家庭通过喂养、教育、行为培养等方式直接或间接地影响着儿童生理、心理的生长发育。

（3）疾病发生、发展及传播：家庭的健康观念、防病意识、就医和遵医行为、生活和卫生习惯直接影响疾病在家庭中的发生、发展及传播。

（4）康复与死亡：家庭中某一成员患病后，其他成员对其重视、关心、照顾及经济支持的程度将影响这一成员身体的结局，可能康复或疾病加重，甚至死亡。

知识点5：健康家庭的特征　　　　　　　　　　　　副高：熟悉　正高：掌握

（1）良好的沟通：家庭成员之间以开放坦诚的沟通方式表达意愿，分享彼此的感受、理想、价值观，相互关心。

（2）良好的生活方式：为家庭成员创建安全的居家环境，安排合理的营养、休闲环境、运动方案，保持平衡的心态。

（3）帮助成员成长：家庭为其成员提供教育、支持和足够的空间，满足成员生理、心理、社会和人文的需要，维持良好的功能，提供成长的机会。

（4）适时调整角色：家庭成员的角色不是固定不变的，当家庭发生变故或情况有变化，对角色分工就需要家庭成员共同商讨并做适当调整。

（5）正视问题：家庭在不同的发展阶段，会有不同的发展任务，出现不同的问题。家庭成员应积极面对，负起责任，解决、处理争议或问题，妥善化解矛盾或冲突，及时寻求社区资源的帮助，运用社区资源满足家庭成员的需要。

（6）与社区保持联系：经常与社区沟通，不与社区脱节，关心社区的发展。

二、家庭访视

知识点6：家庭访视的概念　　　　　　　　　　　　副高：熟悉　　正高：掌握

家庭访视（简称家访）是为了促进和维持个体和家庭的健康，在服务对象家庭环境里，提供的护理服务活动。它是提供社区卫生服务的重要渠道，是开展社区护理服务的主要方式。

知识点7：家庭访视的程序　　　　　　　　　　　　副高：熟悉　　正高：掌握

（1）访视前阶段：为了确保家庭访视的效果和效率，社区护理人员在访视前应做好充分的准备，包括人员的准备、物品的准备等。

1）确定访视对象：在面对诸多访视对象时，社区护理人员应合理安排访视顺序，优先考虑访视那些可能会影响群体健康、病情严重可能会导致死亡或留有后遗症的对象，如急性传染病患者、冠心病患者等。

2）设计访视路线：在设计访视路线时，社区护理人员应将新生儿、产妇等重点保健对象放在前面，将传染病患者放在后面，以免引起交叉感染。

3）联系访视对象：确定访视路线后，社区护理人员应提前与访视对象或家属取得联系，告知访视时间、目的及内容，并指导他们做好相应的准备。

4）准备访视物品：社区护理人员应根据访视对象的特点、需求，准备好访视物品。

5）告知访视安排：在访视前，社区护理人员应将访视安排、路线告知社区卫生服务中心（站）的同事。

（2）访视阶段：该阶段社区护理人员应针对访视对象的特点和需求重点做好以下几项工作：①通过与访视对象、家属、照顾者交流沟通，建立相互信任。②全面评估访视对象的身心健康、家庭环境等情况。③针对访视对象的需求，提供相应的护理服务，并进行记录。④解答访视对象、家属、照顾者的有关问题，并给予指导。⑤在结束访视前，根据需要与访视对象、家属、照顾者预约下次访视时间。

（3）访视后阶段：访视结束后，社区护理人员应回到社区卫生服务中心（站）将访视物品进行整理，妥善处理医疗废弃物，并对访视活动进行评价、总结。

知识点8：家庭访视的注意事项　　　　　　　　　　副高：熟悉　　正高：掌握

（1）尊重访视对象、家属和照顾者，并充分调动他们的积极性，共同参与护理活动。

（2）严格遵守家庭访视管理规定和护理技术操作程序，确保访视对象的安全。

（3）访视护理人员应穿着得体，尽量着工作服，携带有效身份证件，勿佩戴贵重首饰或携带大量现金。

（4）访视途中或访视过程中如遇突发事件，应沉重镇静，当局面难以控制时，应在提供紧急护理后立即离开现场并寻求帮助，必要时应报警。

（5）若需紧急或临时增加访视对象时，社区护理人员应先报告社区卫生服务中心（站），征得同意后方可提供访视服务。

第四节　社区重点人群保健

一、社区儿童保健

| 知识点1：新生儿家庭访视 | 副高：熟悉　正高：掌握 |

根据新生儿及产妇的健康情况，社区护理人员一般对新生儿进行3~4次家庭访视，分别为初访、周访、半月访和满月访。社区护理人员在每次访视前应根据访视内容做好充分准备。在访视过程中，通过详细询问、仔细观察和检查，了解新生儿的健康状况，耐心解答家长的问题并给予针对性的指导，认真填写新生儿访视卡。访视结束前，社区护理人员应与家长预约好下次访视的时间。每次新生儿家庭访视的时间和主要内容如下。

（1）初访：初访一般在新生儿出生后3天，或在新生儿出院后24小时（一般不超过72小时）进行。作为第一次访视，社区护理人员应在全面了解新生儿情况的基础上，对家长进行指导。其重点内容包括：①一般情况、面色、呼吸、体重、身高、体温、吸吮能力等。②出生前、出生时及出生后情况。产妇情况、分娩方式、出生时体重和身高、是否接种卡介苗和乙肝疫苗、喂养情况等。③居室环境。温度、相对湿度、通风状况、卫生状况等。④特别情况。检查有无黄疸、脐部感染、出血等。

（2）周访：一般在新生儿出生后5~7天进行。社区护理人员在进行新生儿周访时，除了解新生儿的一般情况、喂养情况外，应重点检查新生儿脐带是否脱落。对于脐带已脱落的新生儿，应检查其脐窝是否正常。

（3）半月访：一般在新生儿出生后10~14天进行。社区护理人员在此次访视中，不仅要了解新生儿的一般情况、喂养情况，还应重点完成以下任务：①检查生理性黄疸是否消退。②判断生理性体重下降的恢复情况。③根据新生儿具体情况，指导家长为新生儿补充维生素K的方法。

（4）满月访：一般在新生儿出生后27~28天进行。作为最后一次新生儿家庭访视，社区护理人员应对新生儿进行全面体格检查，对家长给予相应的指导，并指导家长继续进行婴幼儿生长发育的监测和定期健康检查。访视结束后，社区护理人员应对新生儿访视做小结。

| 知识点2：预防接种 | 副高：熟悉　正高：掌握 |

预防接种可提高小儿特异性免疫力，是预防传染病的关键措施。社区护理人员应当为辖区内儿童建立预防接种卡，并严格按照免疫程序，及时通知需要进行接种的儿童家长，以保证预防接种工作的顺利进行。

知识点3：饮食指导　　　　　　　　　　　　　　　　　　副高：熟悉　正高：掌握

（1）母乳喂养：母乳是婴儿，尤其是6个月以下婴儿最适宜的食物，其营养成分合理、易消化吸收，且经济、便捷又卫生，故应大力提倡母乳喂养。

（2）混合喂养：是指母乳量不足，需添加其他乳品或代乳品的喂养方式，但母乳次数不应少于3次/天，以防母乳量减少。

（3）人工喂养：人工喂养应注意哺喂前检查奶嘴孔大小（以奶瓶盛水倒置，水连续滴出为宜）和奶液的温度（滴几滴在手腕内侧，不烫即可）。哺喂后应将小儿抱起拍背，并将奶具清洗干净，煮沸消毒。

（4）辅食的添加：应遵循由少到多、由稀到稠、由细到粗的原则。

知识点4：口腔保健　　　　　　　　　　　　　　　　　　副高：熟悉　正高：掌握

（1）预防乳牙龋：指导孕妇在妊娠期间应注意补充钙、磷。小儿出生后，在小儿乳牙尚未萌出时应养成饭后漱口的习惯。自前牙萌出开始，每天要给小儿清洁口腔，用消毒纱布或脱脂棉轻擦牙面，清除食物残渣和菌斑。婴幼儿睡前不要含奶嘴、吃甜食。幼儿可开始学习刷牙。

乳牙龋的预防关键在小儿父母。社区护理人员应对小儿父母大力宣传口腔卫生知识，指导家长正确的护牙方法并帮助家长培养小儿正确的口腔卫生习惯。

（2）刷牙：正确的刷牙方法是上下刷，并且要将牙齿的3个面均刷到，尤其是咬合面要仔细清洁。每天至少于早晚各刷牙1次，每次不少于3分钟。此外，每餐后应及时漱口，以防牙菌斑的形成。为提高洁齿效果，还应同时配合使用牙线、保健牙刷及含氟牙膏。

（3）控制糖的摄入：儿童应控制餐间摄取甜食，可以用水果之类的食品代替。睡前也应避免食用甜食。

二、社区青少年保健

知识点5：饮食营养指导　　　　　　　　　　　　　　　　副高：熟悉　正高：掌握

（1）饮食结构要合理。
（2）养成良好的饮食习惯。
（3）重视早餐及课间加餐。
（4）养成良好的饮食卫生习惯。

知识点6：青少年生长发育检测与评价　　　　　　　　　　副高：熟悉　正高：掌握

青少年正处于生长发育的重要阶段，社区护理人员要通过定期体检来评价青少年生长发育的情况，以便有针对性地进行健康促进、预防保健、疾病治疗和康复。检查内容包括形态测量、功能测量、素质检查和性发育检查。社区护理人员与学校合作，根据实际情况对学生的生长发育检测项目进行选择性检查。对青少年生长发育的评价应包括形态、功能、智力发育，发育速度及各项发育指标间的关系3个方面。可使用指数法、离差法、相关法及发育年龄评价法等进行情况说明。

三、社区妇女保健

| 知识点7：围婚期妇女保健与护理 | 副高：熟悉　正高：掌握 |

妇女从婚前择偶、确定婚姻对象到婚后妊娠前为止的阶段，称为围婚期。社区护理人员不仅要为所辖范围内围婚期妇女进行婚前检查，评估夫妻双方的身体、心理和社会状态，还要指导并协助妇女做好妊娠前准备，指导其选择正确的避孕方法。

| 知识点8：妊娠期妇女保健与护理 | 副高：熟悉　正高：掌握 |

（1）指导孕妇摄取合理均衡的营养。应注意避免摄入以下种类的食物：高脂肪食物、油炸食品和刺激性食物，添加防腐剂、色素的食物，高盐、高糖食物。同时，还应注意钙、磷、铁、碘、锌等元素及各种维生素的补充，以防止新生儿营养不良、畸形的发生。

（2）有早孕反应时，可采取少量多餐的饮食方式。

（3）指导孕妇进行乳房自我护理。

（4）指导孕妇进行自我监护的方法。社区护理人员要教会孕妇和家属数胎动。指导家属掌握听胎心的方法，每天定时听胎心并记录，胎心率过快或过慢均属异常。

（5）在妊娠晚期，孕妇休息时可采取左侧卧位。

（6）临产前最好停止性生活，避免发生产后感染。

（7）产前教育。根据不同的妊娠阶段，社区护理人员应组织孕妇及其家属学习妊娠、胎儿发育、分娩、产后的有关知识、注意事项和各种检查、治疗、护理及服药的必要性，以防止并发症的发生。

（8）复诊。社区护理人员要告知孕妇在妊娠12周之前的初诊过后，坚持进行妊娠期复诊，以保证母儿健康。复诊时间为：妊娠12~28周每4周检查1次；妊娠28~36周每2周检查1次；妊娠36周后每周检查1次。

社区护理人员应了解本社区每个孕妇的身体情况，有意识地将高危孕妇与正常孕妇分开。对存在高危因素的孕妇及有各种妊娠并发症的孕妇要进行重点监护，不受一般复诊时间的限制，及时诊治，争取及早做好高危因素的转化。

| 知识点9：围绝经期妇女保健与护理 | 副高：熟悉　正高：掌握 |

（1）社区护理人员应当根据不同妇女的具体表现为其提供有针对性的指导，例如指导月经量过多者适当补铁，为预防泌尿生殖道感染可用1∶5000的高锰酸钾溶液坐浴，对于进行雌激素替代治疗的妇女要指导其正确用药。

（2）对妇女提供健康教育：社区护理人员通过家庭访视与妇女交谈，建立互相信任的关系，使其能充分宣泄自己的情绪并表达机体的不适。社区护理人员可通过交谈使妇女了解到绝经期是正常的生理阶段，以解除其不必要的顾虑，同时指导妇女进行适当的体育锻炼以缓解不适。

（3）对家属提供健康教育：社区护理人员应当让妇女家人也具备有关围绝经期的知识，使他们能谅解妇女出现的急躁、忧郁等消极情绪，避免发生冲突，协助妇女度过困难时期。

四、社区老年保健

| 知识点10：社区老年保健的原则 | 副高：熟悉　正高：掌握 |

（1）以促进和维护老年人健康为目标。
（2）以社区老年人群为对象。
（3）提供综合性服务。
（4）充分发挥个体和家庭的作用。

| 知识点11：社区老年保健的内容 | 副高：熟悉　正高：掌握 |

（1）自我保健：自我保健是指个人自发的卫生活动，并作出与卫生有关的决定。老年人自我保健主要是指老年人提高自我观察、预防、护理及急救的意识和基本技能，从而达到预防疾病、促进和维护健康的目的。

1）自我观察：老年人应注意自身情况的变化，特别是生命体征的变化，如体温、脉搏、血压等。患慢性疾病的老年人还应密切观察自身病情的变化，如疼痛的部位、性质的改变等，以防延误病情。

2）自我预防：老年人应自觉建立合理饮食、休息及锻炼等生活方式，保持良好的心理状态，同时应定期进行体格检查。

3）自我护理：老年人应具备基本的自我照顾、自我调节及自我保护能力。患慢性疾病的老年人还应掌握基本的自我治疗、护理能力，如安全用药、自己注射胰岛素等。

4）自我急救：老年人应熟知急救电话号码，外出时随身携带自制急救卡，包括姓名、血型、主要疾病的诊断、定点医院、联系电话等信息，患有心血管疾病的老年人还应随身携带急救盒，备有硝酸甘油等药物。

（2）家庭保健：是指以家庭为单位，以促进家庭及其成员健康为目的的卫生保健实践活动。

家庭是老年人生活的基本环境、是感情的主要依托，老年人健康的促进和维护与家庭密切相连。因此，家庭成员应针对老年人的特点和需求，关心、理解老年人，为其营造安全、健康的生活环境。

（3）社区保健：是指社区卫生服务机构针对社区各类居民的生理、心理特点及需求，提供相应的保健服务，以促进和维护社区人群的健康。

第五章 护理健康教育学

第一节 护理健康教育学概述

| 知识点1：健康教育的概念 | 副高：熟悉 正高：掌握 |

健康教育是通过信息传播和行为干预，帮助个人和群体掌握卫生保健知识、树立健康观念、充分利用医疗卫生资源、自觉采纳健康生活行为和生活方式的教育活动与过程。

| 知识点2：护理健康教育学的概念 | 副高：熟悉 正高：掌握 |

护理健康教育学是护理学与健康教育学相结合的一门综合应用学科，它以患者及其家属为研究对象，利用护理学和健康教育学的基本理论和基本方法，通过对患者及其家属进行有目的、有计划、有评价的教育活动，提高患者自我保健和自我护理能力，达到预防疾病、保持健康、促进健康、建立健康行为、提高生活质量的目的。

| 知识点3：健康教育与卫生宣教的区别 | 副高：熟悉 正高：掌握 |

健康教育不同于传统的卫生宣教，其主要区别如下。

（1）健康教育不是简单的、单一方向的信息传播，而是既有调查研究又有计划、组织、评价的系统干预活动。

（2）健康教育的目标是改善对象的健康相关行为，从而防治疾病，增进健康。

（3）健康教育在融合医学科学、行为科学、传播学、管理科学等学科理论知识的基础上，已初步形成了自己的理论和方法体系。

| 知识点4：健康促进的概念 | 副高：熟悉 正高：掌握 |

世界卫生组织（WHO）将健康促进定义为是促使人们维护和提高他们自身健康的过程，是协调人类与环境的战略，它规定了个人与社会对健康各自所负的责任。

| 知识点5：健康促进的基本策略 | 副高：熟悉 正高：掌握 |

《渥太华宣言》明确了健康促进的3个基本策略，即倡导、赋权与协调。

（1）倡导：支持社会各界对健康措施的认同和卫生部门调整服务方向，激发社会的关注和群众的参与，从而创造有利健康的社会经济、文化与环境条件。

（2）赋权：使群众获得控制影响心身健康的决策和行为的能力，从而有助于保障人人享有卫生保健及资源的平等机会；使社区的集体行动能更大程度地影响、控制与社区健康和生活质量有关的因素。

（3）协调：协调个人、社区、卫生机构、社会经济部门、政府和非政府组织等在健康促进中的利益和行动，组成强大的联盟与社会支持体系，共同努力实现健康目标。

第二节　健康相关行为

知识点1：影响健康行为的因素　　　　副高：熟悉　正高：掌握

（1）倾向因素：倾向因素是产生某种行为的动机或愿望，或是诱发产生某种行为的因素，包括知识、态度、信念及价值观。倾向行为是产生行为的"引子"或"促动力"，即动机直接影响行为的发生、发展。健康教育的重要任务是促进个体或群体形成动机，自愿改变不健康行为。

（2）促成因素：是指促使行为或愿望得以实现的因素，即实现健康行为所必需的技术、物质基础、社会力量等，如卫生机构的可及性、家庭收入、健康保险、政策、法律法规等。因此除了教育之外，还应该为人群提供卫生服务并创造行为改变所需要的条件。

（3）强化因素：多指对个体行为有直接影响的人，如有关的保健者、教师、长辈、领导等。强化因素是存在于行为后强化（或减弱）某种行为的因素，如奖励或惩罚以使某种行为得以巩固或增强、淡化或消除。强化因素的积极与否取决于相关人物的态度和行为。

知识点2：促进健康的行为类型　　　　副高：熟悉　正高：掌握

（1）日常健康行为：指日常生活中有益于健康的行为，如合理营养、充足睡眠、适量运动等。

（2）避开有害环境行为：指避免暴露于自然环境和社会环境中有健康危险因素的行为，如离开污染环境、积极应对各种紧张生活事件等。

（3）戒除不良嗜好行为：指自觉抵制、戒除不良嗜好的行为，如戒烟、不酗酒、不滥用药物等。

（4）预警行为：指对可能发生的危害健康事件的预防性行为及在事故发生后正确处置的行为，如驾车时使用安全带、事故发生后的自救和他救行为等。

（5）保健行为：指有效、合理利用卫生资源，维护自身健康的行为，如定期体检、预防接种、患病后及时就医、遵医嘱等行为。

知识点3：危害健康的行为类型　　　　　副高：熟悉　正高：掌握

（1）日常危害健康行为：指日常生活、职业活动中危害健康的行为、习惯，如吸烟、酗酒、缺乏体育锻炼等。

（2）致病性行为模式：指可导致特异性疾病发生的行为模式，如A型行为模式与冠心病的发生密切相关，C型行为模式与肿瘤的发生有关等。

（3）不良疾病行为：指个体从感知到自身患病到疾病康复过程中所表现出来的不利于疾病治疗和健康恢复的行为，如瞒病、恐病、讳疾忌医、不遵医嘱等。

（4）违规行为：指违反法律法规、道德规范并危害健康的行为，如滥用药物、性乱等。

第三节　健康传播的方法与技巧

知识点1：传播的概念　　　　　　　　　副高：熟悉　正高：掌握

传播是一种社会性传递信息的行为，是个体之间、集体之间以及个体与集体之间交换、传递新闻、事实、意见的信息过程。

知识点2：传播的要素　　　　　　　　　副高：熟悉　正高：掌握

（1）传播者：是传播行为的引发者，即在传播过程中信息的主动发出者。在社会传播过程中，传播者可以是个体，也可以是群体或组织。

（2）受传者：信息的接受者和反应者，传播者的作用对象。同样，受传者可以是个人、群体或组织。大量的受传者称为受众。

（3）信息：泛指人类社会传播的一切内容。健康信息是指与人的健康有关的信息，泛指一切有关人的身体、心理、社会适应能力的知识、技术、观念和行为模式。

（4）传播媒介：又称传播渠道，是信息的载体，也是将传播过程中各种要素相互联系起来的纽带。

（5）传播效果：是传播对人的行为产生的有效结果。具体指受传者接受信息后，在知识、情感、态度、行为等方面发生的变化，通常意味着传播活动在多大程度上实现了传播者的意图或目的。

知识点3：传播的分类　　　　　　　　　副高：熟悉　正高：掌握

（1）人际传播：又称亲身传播，是指人与人之间面对面直接的信息交流，是个体之间的相互沟通。人际传播建立在人际关系的基础，是共享信息最基本的传播形式。

（2）群体传播：是指组织以外的小群体（非组织群体）的传播活动。

（3）大众传播：是指职业性传播机构通过广播、电视、电影、报刊、书籍等大众传播媒介向范围广泛、为数众多的社会人群传递信息的过程。

（4）组织传播：是指组织之间、组织内部成员之间的信息交流活动，是有组织、有领导地进行的有一定规模的信息传播。现代社会中，组织传播已发展成为一个独立的研究领域，即公共关系学。

（5）自我传播：又称人内传播，是指个体接受外界信息后，在头脑中进行信息加工处理的过程。

知识点4：健康传播的概念　　　　　　　　　　副高：熟悉　　正高：掌握

健康传播是指通过各种渠道，运用各种传播媒介和方法，为维护和促进人类健康而收集、制作、传递、分享健康信息的过程。

知识点5：健康传播的特点　　　　　　　　　　副高：熟悉　　正高：掌握

（1）健康传播传递的是健康信息：健康信息泛指一切有关人的健康知识、概念、技术、技能和行为模式。

（2）健康传播具有明确的目的性：以健康为中心，健康传播通过改变个体和群体的知识、态度、行为，以达到有利于健康方向转化的目的。

（3）健康传播的过程具有复合性：健康传播多表现为多级传播、多种途径传播及多次反馈。

（4）健康传播对传播者有特殊素质要求：健康传播者属于专门的技术人才，有其特定的素质要求。

知识点6：人际传播的特点　　　　　　　　　　副高：熟悉　　正高：掌握

人际传播是信息在个体与个体之间的传播，其主要形式是面对面的传播。其主要特点包括以下3点。

（1）是全身心的传播：在人际传播过程中，无论是传播者还是受传者均要用多种感官来传递和接受信息，如语言、动态体语、情感等，因此是全身心的传播。

（2）以个体化信息为主：在人际传播过程中，情感信息的交流占重要地位。

（3）反馈及时：在人际传播过程中，传播者可以及时了解受传者对信息的理解和接受程度，从而根据受传者的需求和特点及时调整传播的策略、交流的方式及内容。

知识点7：常用的人际传播形式　　　　　　　　副高：熟悉　　正高：掌握

（1）咨询：针对咨询者的健康问题，答疑解难，帮助其澄清观念、作出决策。

（2）交谈：通过与健康教育对象面对面交流，传递健康信息和健康知识，帮助其改变相关态度。

（3）劝服：针对健康教育对象存在的健康问题，说服其改变不正确的健康态度、信念及行为习惯。

（4）指导：通过向健康教育对象传授相关的知识和技术，使其学习、掌握自我保健的技能。

知识点8：人际传播的技巧——谈话技巧　　　　　　副高：熟悉　正高：掌握

（1）内容明确：一次谈话围绕一个主题，避免涉及内容过广。

（2）重点突出：重点内容应适当重复，以加强健康教育对象的理解和记忆。

（3）语速适当：谈话的速度要适中，适当停顿，给健康教育对象思考、提问的机会。

（4）注意反馈：交谈中，注意观察健康教育对象的表情、动作等非语言表现形式，以及时了解健康教育对象的理解程度。

知识点9：人际传播的技巧——提问技巧　　　　　　副高：熟悉　正高：掌握

（1）封闭式提问：封闭式提问的问题比较具体，对方用简短、确切的语言即可作出回答，如"是"或"不是""好"或"不好""5年""40岁"等。适用于收集简明的事实性资料。

（2）开放式提问：开放式提问的问题比较笼统，旨在诱发对方说出自己的感觉、认识、态度和想法。适用于了解对方真实的情况。

（3）探索式提问：又称探究式提问。探索式提问的问题为探索究竟、追究原因的问题，如"为什么"，以了解对方某一问题、认识或行为产生的原因。适用于对某一问题的深入了解。

（4）偏向式提问：又称诱导式提问。偏向式提问的问题中包含着提问者的观点，以暗示对方作出提问者想要得到的答案，如"你今天感觉好多了吧？"适用于提示对方注意某事的场合。

（5）复合式提问：复合式提问的问题为两种或两种以上类型的问题结合在一起的问题，如"你是在哪里做的检查？检查结果如何？"此种提问易使回答者感到困惑，不知如何回答，故应避免使用。

知识点10：人际传播的技巧——倾听技巧　　　　　　副高：熟悉　正高：掌握

（1）集中精力：在倾听的过程中，要专心，不要轻易转移自己的注意力，做到"倾心细听"。

（2）及时反馈：双目注视对方，积极参与，及时反馈，表明对对方的理解和关注。

知识点11：人际传播的技巧——反馈技巧　　　　　　副高：熟悉　正高：掌握

（1）肯定性反馈：对对方的正确言行表示赞同和支持时，应适时插入"是的""很好"

等肯定性语言或点头、微笑等非语言形式予以肯定，以鼓励对方。

（2）否定性反馈：当发现对方有不正确的言行时，应先肯定对方值得肯定的一面，然后以建议的方式指出问题所在，使对方保持心理上的平衡，易于接受批评和建议。

（3）模糊性反馈：当需要暂时回避对方某些敏感问题或难以回答的问题时，可作出无明确态度和立场的反应，如"是吗""哦"等。

知识点12：人际传播的技巧——非语言传播技巧　　　　副高：熟悉　正高：掌握

（1）动态体语：即通过无言的动作传情达意，如以注视对方的眼神表示专心倾听；以点头的动作表示对对方的理解和同情；以手势强调某事的重要性等。

（2）仪表形象：即通过适当的仪表服饰、体态、姿势，表示举止稳重，有助于对方的信任、接近。

（3）同类语言：即通过适当变化语音、语调、节奏及鼻音、喉音等辅助性发音，以引起对方的注意或调解气氛。

（4）时空语：即在人际交往中利用时间、环境、设施和交往气氛所产生的语义来传递信息。

知识点13：群体传播的特点　　　　副高：熟悉　正高：掌握

（1）信息传播在小群体成员之间进行，是一种双向性的直接传播。

（2）群体传播在群体意识的形成中起重要作用。群体意识越强，群体的凝聚力就越强，越有利于群体目标的实现。

（3）在群体交流中形成的一致性意见会产生一种群体倾向，这种群体压力能够改变群体中个别人的不同意见，从而产生从众行为。

（4）群体中的"舆论领袖"对人们的认知和行为改变具有引导作用，往往是开展健康传播的切入点。

知识点14：小组讨论的步骤　　　　副高：熟悉　正高：掌握

（1）明确讨论主题：讨论前应首先拟定讨论提纲。讨论提纲包括讨论目的、讨论的问题、内容及预期达到的目标。

（2）组成小组：根据讨论的主题，选择相关的人员组成小组，小组讨论的人数一般以6～10人为宜。

（3）选择时间和地点：根据讨论小组人员的特点及讨论时间的长短选择讨论的时间和地点。讨论时间一般控制在1小时左右，讨论地点应选择小组成员感觉舒适、方便的地方。

（4）排列座位：座位的排列同样是保证小组讨论成功的重要因素。座位应围成圆形或马蹄形，以利于参与者面对面地交谈。

知识点15：主持小组讨论的技巧　　　　　　　副高：熟悉　正高：掌握

（1）热情接待：主持人应提前到达会场，对每一位前来参加小组讨论的人表示欢迎。

（2）说好"开场白"：主持人可以自我介绍、介绍讨论的目的和主题为开场白。开场白应通俗易懂、简单明了，使每一位与会者明确讨论的重要性及自身的作用。

（3）建立融洽的关系：开场白后，可请每一位与会者进行自我介绍，以增强与会者之间的相互了解，建立和谐、融洽的关系。

（4）鼓励发言：主持人应以各种方式鼓励大家发言，对发言踊跃者给予适当的肯定性反馈。

（5）打破僵局：当讨论出现沉默不语时，主持人可通过播放短小视频、提出可引发争论的开放式问题，或以个别提问、点名等方式打破僵局。

（6）控制局面：当出现讨论偏离主题、争论激烈或因某个人健谈而形成"一言堂"时，主持人应采取及时提醒、婉转引导、礼貌插话等方式控制讨论的局面。

（7）结束讨论：讨论结束时，主持人应对讨论的问题进行小结，并向与会者表示感谢。

第四节　健康教育程序

知识点1：健康教育需求的评估　　　　　　　副高：熟悉　正高：掌握

（1）学习能力评估：包括患者的年龄、视力、听力、记忆力、反应速度、疾病状态等。通过评估，护理人员可以确定患者有无学习能力及其强弱，以指导制订学习计划。

（2）心理状况评估：重点评估患者对疾病的心理适应情况和对学习能力的认知能力。护理人员应及时发现患者的不良心理因素，有针对性地开展心理健康教育，提高患者对疾病的适应能力和对学习的认知能力，为学习创造良好的心理条件。

（3）社会文化背景评估：重点评估患者的生活方式，因为生活方式将决定其如何看待住院生活和学习。评估的内容包括患者的职业、文化程度、经济情况、住房条件、居住地区（农村、城市）、饮食习惯、烟酒嗜好、运动情况、性生活等。此外患者的价值观和信仰也会影响其对疾病的看法和态度。

（4）学习态度评估：护理人员可通过对患者的直接提问和行为观察，来判断患者的学习态度，及时发现和纠正患者对学习的消极态度。

（5）既往学习经历评估：重点询问患者既往有无住院史，住院时是否接受过健康教育；教育的效果如何；对个体行为的影响是积极的还是消极的；以往是否阅读过与其疾病有关的资料；是否认识与其有相同疾病的患者等。了解患者既往的学习经历，可以帮助护理人员进行有针对性的健康教育。此外，护理人员还应注意消除以往学习经历给患者造成的消极影响，帮助患者转变观念、树立信心。

（6）学习准备评估：重点是评估患者及其家属参与学习的情况，如患者的身体状况是否允许其参与学习，家属是否准备参与学习；患者的自我护理能力如何；患者家属能否承担督促患者建立健康行为和进行家庭护理的责任等。

（7）学习需求评估：重点评估患者在入院时、手术前、手术后、特殊检查、治疗前、出院前的学习需求。了解患者需求最直接的方法是向患者提问，通过患者的回答便可判断出患者知识的缺乏程度，确定患者的学习需求。

知识点2：评估健康教育需求的方法　　　　副高：熟悉　正高：掌握

（1）直接评估法：指通过与患者直接接触、询问获得资料的方法。

（2）间接评估法：指通过阅读患者病历、分析病史及其影响因素获得资料的方法。

2种方法相辅相成，重要的是在接触患者时仔细倾听，同时也可以通过观察对方态度、反应和表情来收集所需的资料。

知识点3：确定健康教育目标　　　　副高：熟悉　正高：掌握

患者健康教育的目标应由护理人员与患者或家属共同制订，这样可使患者及家属积极主动投入教学活动中。制订目标时，应从学习需求评估的资料中获得，了解患者缺乏哪些知识、技能，患者的文化程度和学习能力等，根据患者的学习能力和学习需求确定健康教育目标。目标应由简到繁、循序渐进、分期进行。

知识点4：制订健康教育计划　　　　副高：熟悉　正高：掌握

（1）健康教育时间：从患者进入医院到离开医院期间，均为健康教育的时间。

（2）健康教育场所：患者健康教育应在适宜的场所进行，以免患者或家属感到不安或尴尬。

（3）健康教育内容：应该根据患者的具体情况确定，确保其针对性。

（4）健康教育人员：患者健康教育是一个完整的教育系统，医院内的工作人员应根据患者和家属的需求，提供相应的健康教育。

（5）健康教育方法及工具：根据患者的特点，选择适当的教育方法和工具，以增强教育的效果。

知识点5：实施健康教育计划　　　　副高：熟悉　正高：掌握

（1）创造轻松愉快的学习环境，因人、因时、因地、因需灵活安排教育时间，尽可能让患者及家属参与教学活动。

（2）保护患者的隐私，注重信息的双向传播。

（3）避免使用医学术语，尽可能用通俗易懂的语言进行教学，重点内容要适当重复。

（4）采取多种教育方法和方式，兼顾患者的特点，有针对性地指导学习，所教内容应与患者的需求和健康目标相关，应允许患者尽可能按自己的速度学习。

知识点6：效果评价的内容 　　　　　　　　　　　副高：熟悉　正高：掌握

（1）评价教育需求：评价以往对患者教育需求的评估是否准确、完整。

（2）评价教育方法：教育方法是否恰当、教育者是否称职、教材是否适宜。

（3）评价教育目标的实现程度：目标有不同的层次，前一层次的目标往往是下一层次目标的基础。评价时，应参照计划目标，在教育的不同阶段进行相应的评价。

第六章 护理研究

第一节 护理研究概述

| 知识点1：护理研究的概念 | 副高：熟悉 正高：掌握 |

护理研究是用科学的方法反复探索护理领域的问题，并用以直接或间接地指导护理实践的过程。

| 知识点2：护理研究的基本过程 | 副高：熟悉 正高：掌握 |

护理研究的基本过程遵循普遍性的研究规律，强调在现有知识的指导下，对尚未研究或尚未深入研究的护理现象和护理问题进行系统探究。护理研究的基本过程包括：①提出研究问题，形成研究目标，构建研究假设。②检索文献，分析现况和趋势，明确理论或概念框架。③确定研究对象，明确研究场所。④选择研究设计，构建研究的技术路线、明确研究工具。⑤收集资料。⑥分析资料。⑦撰写论文；研究结果的推广和应用。

| 知识点3：护理研究中应遵循的伦理原则 | 副高：熟悉 正高：掌握 |

（1）尊重人的尊严的原则：在研究中，研究对象有自主决定权、隐私权、匿名权和保密权。该原则要求研究者在实施研究前必须征得研究对象的知情同意。

（2）有益的原则：指研究者应使研究对象免于遭受不适或伤害。研究者开展研究前应谨慎评估研究的益处和风险，并最大可能地将风险减小到最低水平。

（3）公正的原则：该原则指研究对象有得到公平治疗的权利，其内容主要包括两方面，即公平选择研究对象和公平对待研究对象。

第二节 护理研究设计

一、实验性研究

| 知识点1：实验性研究的概念 | 副高：熟悉 正高：掌握 |

实验性研究又称流行病学实验或干预性研究，是研究者采用随机分组、设立对照及控制

或干预某些因素的研究方法。

知识点2：实验性研究的要素　　　　　　　　副高：熟悉　正高：掌握

在复杂的临床护理研究中，为了避免研究结果受若干已知或未知偏倚因素的干扰，使研究结果真实可靠，经得起临床实践的检验，实验性研究必须具备以下3个要素。

（1）干预：又称操纵，是指研究者根据研究目的对研究对象施加人为的处理因素。干预是实验性研究和非实验性研究的根本区别。

（2）设立对照：又称控制，在实验性研究中，除了干预对研究结果产生影响外，还有一些干预因素也会对结果产生影响，设立对照就是为了控制实验中非干预因素的影响。常用的设立对照的方法有自身对照、组间对照、配对对照等。

（3）随机化：是指随机抽样和随机分组，即从目标人群中随机地选择样本，并且将这些被选择研究对象随机地分到试验组和对照组中。目的是使试验组和对照组能在均衡条件下进行比较，使样本更具有代表性。

知识点3：随机对照试验　　　　　　　　　　副高：熟悉　正高：掌握

随机对照试验是采用随机分配的方法，将合格的研究对象分别分配到试验组和对照组，然后接受相应的干预措施，在一致的条件下或环境中，同步地进行研究和观察干预效果，并用客观的效应指标对实验结果进行科学的测量和评价。

知识点4：半随机对照试验　　　　　　　　　副高：熟悉　正高：掌握

半随机对照试验又称准随机对照试验，与随机对照试验的区别是研究对象的分配方式不同，是按半随机分配方式，如按研究对象的生日、住院日或住院号等的末位数字为奇数或偶数，将研究对象分配到试验组或对照组，接受相应的干预措施与对照措施。半随机对照试验由于分配方式的关系，容易受选择性偏倚的影响，造成基线不平衡，其结果的真实性与可靠性不及随机对照试验。

知识点5：不对等随机对照试验　　　　　　　副高：熟悉　正高：掌握

由于样本来源和研究经费有限，研究者希望尽快获得结果，将研究对象按一定比例（通常为2∶1或3∶2）随机分配入试验组或对照组。此种方法称为不对等随机对照试验，该方法检验效能较低。

知识点6：整群随机对照试验　　　　　　　　副高：熟悉　正高：掌握

整群随机对照试验是指以一个家庭、一对夫妇、一个小组甚至一个乡镇等作为随机分配单位，将其随机分配到试验组或对照组，分别接受相应的措施，进行研究。整群随机对照试验在设计上与一般随机对照试验一样，不同之处在于因随机分配的单位不同，导致样本含量的计算和结果的分析方法有所差异。该方法所需样本含量较大。

二、类实验性研究

知识点7：类实验性研究的概念　　　　　　　　　　　　　副高：熟悉　正高：掌握

类实验性研究又称半实验性研究，与实验性研究的区别是设计内容缺少按随机原则分组或没有设对照组，或两个条件都不具备，但一定有对研究对象的护理干预内容。由于在实际对人的研究中，很难进行完全的实验性研究，特别要达到随机分组比较困难，因此，类实验性研究在护理研究中比较实用。

知识点8：不对等对照组设计　　　　　　　　　　　　　　副高：熟悉　正高：掌握

该设计包括干预措施和2组或2组以上的研究对象，这些研究对象为非随机分组，进行实验前和实验后测量或只进行实验后测量。

知识点9：自身实验前后对照设计　　　　　　　　　　　　副高：熟悉　正高：掌握

该设计是类实验性研究中最简单的一种设计方法。同一研究对象接受前后2个阶段、2种不同处理措施，然后对其效果进行比较。这种设计方法既没有对照组，也没有随机分组，只有实验组。

知识点10：时间连续性设计　　　　　　　　　　　　　　　副高：熟悉　正高：掌握

是自身实验前后对照设计的一种改进。当自身变量的稳定性无法确定时，可以应用时间连续性设计，在干预前后进行多次观察与测量。

三、非实验性研究

知识点11：非实验性研究的概念　　　　　　　　　　　　　副高：熟悉　正高：掌握

非实验性研究是指研究设计内容对研究对象不施加任何护理干预和处理的研究方法。研究结果可用来描述和比较各变量的状况，为护理研究最常用的一种研究方法。

知识点12：描述性研究　　　　　　　　　　　　　　　　　副高：熟悉　正高：掌握

描述性研究是在一个特定领域获得研究对象有关特征的研究。目的是通过观察、记录和描述，了解研究对象在自然状态下的特征。通过描述性研究，可以了解疾病、健康或事件的基本分布特征，为进行相关性研究和实验性研究提供基础。描述性研究设计中常见的有现况调查和纵向研究等方法。

知识点13：相关性研究　　　　　　　　　　副高：熟悉　正高：掌握

相关性研究是探索变量之间关系的研究。它与描述性研究相一致的是在研究中没有任何人为的施加因素，不同点是相关性研究要有几个比较明确的观察变量，以便探究所观察的变量间是否有关系。相关性研究比描述性研究有更多的探索病因的作用，可为进一步的类实验性研究或实验性研究提供基础。

知识点14：比较性研究　　　　　　　　　　副高：熟悉　正高：掌握

比较性研究是在自然状态下，对2种或2种以上不同的事物、现象、行为或人群的异同进行比较的研究方法。比较性研究同描述性研究的区别在于，描述性研究是对一种现象的描述，而比较性研究是针对已经存在差异的至少2种不同的事、人或现象进行分析比较的研究。根据其研究目的，可以将比较性研究分为病例对照研究和队列研究。

第三节　质性研究

知识点1：质性研究的概念　　　　　　　　　副高：熟悉　正高：掌握

质性研究又称质的研究、定性研究，是对某种现象在特定情形下的特征、方式、含义进行观察、记录、分析、解释的过程。质性研究以研究者本人为研究工具，在自然情景下采用多种资料收集方法对社会现象进行整体性探究，使用归纳法分析资料，通过与研究对象互动对其行为和意义建构获得解释性理解。质性研究对事物或现象进行整体的、深入的、层层相扣的研究，它通过揭示事物内涵认识事物，被较多地用于社会学、人类学、管理学、心理学以及护理学等领域。

知识点2：质性研究的方法学分类　　　　　　副高：熟悉　正高：掌握

（1）现象学研究法：是一种观察特定现象，分析该现象的内在成分和外在成分，把其中的重要因素提炼出来，并探讨各要素之间及各要素与周围情景之间关系的一种质性研究方法。现象学研究法是以Husserl和Heidegger的哲学为基础，研究参与者生活经验的方法论，目的在于描述人们的亲身经历，用归纳、描述的方法来捕捉研究对象的真实体验。

（2）扎根理论研究：又称根基理论研究，在20世纪60年代由社会学家Glaser和Strauss提出，强调通过系统地收集资料，同时分析资料，进而产生理论的过程。其主要目的是对现实中的现象进行深入解释。该方法以社会学中的符号互动论为基础，研究社会过程和社会结构，以及社会发展和演化过程。

| 知识点3：质性研究在护理领域中的应用 | 副高：熟悉　正高：掌握 |

在护理领域，许多护理现象可以用质性研究方法探讨：①人们对应激状态和其适应过程的体验，如化疗的癌症患者在住院期间的情感体验。②护理决策过程，如患者出院过程中护士的行为。③护士与患者之间的互动关系，如护士与患者之间沟通方式的研究。④影响护理实践的环境因素，如中国文化背景下的患者照护需求和家属的照护行为。

第四节　收集资料的方法

| 知识点1：资料收集的概念 | 副高：熟悉　正高：掌握 |

资料收集是指收集研究问题相关信息和测量研究变量的过程，是一个系统的有计划的过程。它是回答研究问题、证实研究假设的重要步骤。收集的资料要求准确、真实。

| 知识点2：设计资料收集方案前应考虑的问题 | 副高：熟悉　正高：掌握 |

（1）研究目的：明确的研究问题和目的是决定资料收集方法的关键因素。

（2）研究设计复杂性：分析研究设计复杂性，细化研究步骤是制定收集资料方案的重要步骤。

（3）研究可利用资源：在考虑研究设计的复杂性时，研究者应考虑研究成本，包括人力、物力、财力。

（4）研究对象特点：研究对象的受教育程度、语言能力、听力、视力及体力，是否为弱势人群，文化背景等都会影响资料收集方案的实施。

（5）是否存在霍桑效应：霍桑效应是指若研究对象意识到他们正参与研究，则会或多或少地改变自己的行为和反应状态。

| 知识点3：问卷调查法 | 副高：熟悉　正高：掌握 |

问卷调查法是指研究者通过书面形式直接从研究对象处获取研究资料的方法。研究者将所希望获取的资料以书面形式写出，分发给研究对象，通过文字向研究对象收集资料。问卷法是调查研究中最常选用的方法，常用的问卷有公认的量表或研究者自行设计的问卷2种类型。

| 知识点4：访谈法 | 副高：熟悉　正高：掌握 |

访谈法是指研究者通过与研究对象进行面对面、有目的的会谈，直接从研究对象处获取资料的方法。访谈法是一种口头形式的自陈法，一般可收集到较深入的资料，它是护理研究中常用的一种收集资料的方法。根据研究人员是否有访谈格式，访谈法可分为结构式访谈、

半结构式访谈和非结构式访谈。

| 知识点5：观察法 | 副高：熟悉　正高：掌握 |

观察法是研究者通过对事物或现象仔细观看和认真考察，以获得第一手资料的方法。可观察的现象包括个人特征和情形、活动型态、语言性沟通行为、非语言性沟通行为、护理技术熟练程度、环境特征等。观察法适合于不容易测量的情形。

| 知识点6：生物医学测量法 | 副高：熟悉　正高：掌握 |

生物医学测量法是通过使用特别的仪器设备和技术，获得研究对象生理、生化资料，如血压、血气、血氧饱和度等。生物医学测量法在护理研究中的应用主要有：①评价护理干预效果。②测量患者的生理功能。③改进标本采集方法。④基因检测。

| 知识点7：档案记录收集法 | 副高：熟悉　正高：掌握 |

档案记录收集法是通过查阅有关记录和档案而获得研究资料的一种方法。资料可来源于医院、学校、行政管理部门等机构的有关记录和档案资料。常见的类型有疾病报告，医疗、护理服务工作记录，健康检查资料，专题疾病的调查等。进行档案资料的收集者都必须遵守职业道德，尊重、保护当事人的隐私权。

第五节　抽样方法

| 知识点1：总体的概念 | 副高：熟悉　正高：掌握 |

总体是根据研究目的确定的同质观察单位的全体，更确切地说，是具有相同性质的所有个体的某种观察值（变量值）的集合，总体所包含的范围随研究目的的不同而改变。

| 知识点2：样本的概念 | 副高：熟悉　正高：掌握 |

样本是指从总体中随机抽取的部分观察单位，其研究变量的实测值构成了样本。

| 知识点3：误差的概念 | 副高：熟悉　正高：掌握 |

误差是指收集的原始数据及其统计指标与真实情况之间的差别。常见的误差产生原因为偏倚和随机误差。在护理研究中常由于观察或研究方法本身的问题，导致研究者的观察结果偏离真实情况，造成误差。

知识点4：抽样过程　　　　　　　　　　　　　　　　副高：熟悉　正高：掌握

（1）明确总体：根据护理研究的目的界定恰当的研究总体，这是研究的关键环节。

（2）确定抽样框：在抽样之前，总体应划分成抽样单位，抽样单位互不重叠而且能集合成总体，总体中的每个个体只属于一个抽样单位。

（3）选择合适的样本量：根据相应的研究目的、方法、要求和相关资料确定研究所需要的合适的样本量。

（4）确定抽样方法抽取样本：当样本确定后，应确定抽样方法并实施抽样。抽样方法应根据研究对象的人群特征来进行选择。

知识点5：抽样原则　　　　　　　　　　　　　　　　副高：熟悉　正高：掌握

（1）保证样本的可靠性：指确定样本中每一观察单位来自同质总体，如研究对象为患者，则需要对研究对象规定明确的诊断标准、纳入标准和排除标准。

（2）抽取有代表性的标本：指样本能充分反映总体的特征，要求样本必须满足2条原则：①抽样要遵循随机化原则。②足够的样本含量。

知识点6：概率抽样　　　　　　　　　　　　　　　　副高：熟悉　正高：掌握

概率抽样是用随机的方法抽取样本，使总体中每一个研究个体都有相同的概率被抽中。最常用的概率抽样方法有单纯随机抽样、分层抽样、整群抽样和系统抽样。

知识点7：非概率抽样　　　　　　　　　　　　　　　副高：熟悉　正高：掌握

非概率抽样是指抽样时没有采取随机抽样的方法，不是总体中的每一个研究个体都有机会被择入样本。非概率抽样主要有4种方法：方便抽样、定额抽样、目的抽样和滚雪球抽样。

第六节　研究工具性能的测定

知识点1：信度的概念　　　　　　　　　　　　　　　副高：熟悉　正高：掌握

信度是指使用某研究工具获得结果的一致程度或准确程度。当使用同一研究工具重复测量某一研究对象时所得结果的一致程度越高，则该工具的信度就越高。同时，越能准确反映研究对象真实情况的工具，其信度也就越高。稳定性、内在一致性和等同性是信度的3个主要特征。

知识点2：信度的测量方法 副高：熟悉 正高：掌握

（1）重测信度：常用来表示研究工具稳定性的大小，即指用同一工具2次或多次测定同一研究对象，所得结果的一致程度。一致程度越高，相关系数越趋近于1，则说明研究工具的稳定性越好，重测信度也就越高。

（2）折半信度、Cronbach α系数与KR-20值：此3种方法均可用来反映研究工具的内在一致性。内在一致性是指组成研究工具的各项目之间的同质性或内在相关性，内在相关性越大或同质性越好，说明组成研究工具的各项目都在一致地测量同一问题或指标，也说明工具的内在一致性越好、信度越高。内在一致性的测量多用于某些问卷和量表的信度测试等。

知识点3：效度的概念 副高：熟悉 正高：掌握

效度是指某一研究工具能真正反映它所期望研究的概念的程度。反映期望研究的概念的程度越高，效度越好。可以用表面效度、内容效度、结构效度、效标关联效度等来反映一个研究工具的效度。

知识点4：内容效度的测定 副高：熟悉 正高：掌握

内容效度是根据理论基础及实践经验对工具是否包括足够的项目且有恰当的内容分配比例所作出的判断。内容效度需建立在大量文献查阅、工作经验以及综合分析、判断的基础之上，多由有关专家委员会进行评议。专家人数最低不少于3人，最多不超过10人，5人较为合适。专家的选择应与研究工具所涉及的领域相关。

知识点5：效标关联效度的测定 副高：熟悉 正高：掌握

效标关联效度侧重反映的是研究工具与其他测量标准之间的相关关系，而未体现研究工具与其所测量概念的相符程度。相关系数越高，表示研究工具的效度越好。效标关联效度可分为同时效度和预测效度2种。同时效度是指研究工具与现有标准之间的相关。预测效度是指测量工具作为未来情况预测指标的有效程度。二者主要区别是时间上的差异。

知识点6：结构效度的测定 副高：熟悉 正高：掌握

结构效度是最具理论形式的效度，是指研究工具能够反映所要研究的概念的事实。结构效度反映的是工具与其所依据的理论或概念框架的相结合程度，概念越抽象就越难建立结构效度，同时也越不适宜使用效标关联效度进行评价。因此结构效度的重点在于了解工具的内在属性，而不是关心使用工具后所测得的结果。它主要回答"该工具到底在测量什么？""使用该工具能否测量出想研究的抽象概念？"这类问题。

第七节 护理研究的临床应用

| 知识点1：护理科研论文的撰写 | 副高：熟悉 正高：掌握 |

护理科研论文是指以护理科学及与之有关的现代科学知识为理论指导，经过研究设计，通过实验与临床观察或现场调查后，将所得的第一手资料经过归纳性分析、统计处理等一系列的思维活动后写成的具有一定创新性的文章。全球医学科研论文撰写遵循的共同写作格式一般包括以下几部分：①题目。②作者署名和单位。③摘要和关键词。④正文，包括前言、研究对象与方法、结果、讨论及致谢。⑤参考文献。

| 知识点2：护理个案研究论文的撰写 | 副高：熟悉 正高：掌握 |

个案研究是针对个案护理的资料进行研究，了解资料的内涵，探讨未知领域或对新措施、新理论进行深入分析，写出论文的过程。个案研究属于质性研究的一种。个案研究可以对单个病例个体化护理的经验和问题进行研究，总结护理人员做过的工作和从中得出的经验或体验。同时也可以通过对个案护理中罕见事件的观察或对反常规事件的研究，重新认识原有的理论，并提出新的观点和见解。为揭示事物的内在规律和本质提供新的线索和参考依据。

个案研究论文的撰写格式主要按护理程序思路进行资料组织和论文写作。个案研究论文主要由文题、作者署名、摘要、关键词、正文和参考文献几部分内容组成。

| 知识点3：护理经验论文的撰写 | 副高：熟悉 正高：掌握 |

护理经验论文是护理人员将其对某一护理问题通过长期的护理实践积累而总结出来的护理经验和体会写成论文的过程，为进一步深入地探讨某一方面的临床护理问题提供参考和线索。该类论文选题广泛，内容丰富。经验要具体、有的放矢、针对性强，既可写成功的经验，也可写失败的教训。把病例阐述和讨论糅合在一起，既可总结多年护理工作概况和护理教学实践的体会，也可总结某种疾病的护理方法或效果的具体经验体会。护理经验论文不受固定格式约束，篇幅可长可短，短的可就单个问题进行讨论，长的可将阐述的问题及经验分几个标题讨论，也可抓住一两个关键性问题进行重点分析讨论。

护理经验论文主要包括题目、作者和单位、摘要、关键词、正文和参考文献等部分。护理经验论文的正文部分又由前言、临床资料与方法、护理效果、讨论与分析等几部分组成。

| 知识点4：护理综述论文的撰写 | 副高：熟悉 正高：掌握 |

护理综述论文是护理论文的一种特殊体裁，是对特定护理主题在特定时间和领域内的情报资料的综合叙述，是作者在阅读大量原始文献后，对文献中提出的或探讨的某些护理问题

的进展情况，通过将各种资料归纳、总结、对比、分析和评价，加上自己的观点而写成的一种专题性的学术论文。

根据综述内容及写作的目的，一般有以下几种分类方法。①按照时间划分：回顾性综述、现状性综述、前瞻性综述。②按作者是否参与意见划分：归纳性综述、评论性综述。③按内容划分：动态性综述、成就性综述、争鸣性综述。

知识点5：护理案例报告的撰写　　　　　　　　　副高：熟悉　正高：掌握

案例报告是通过对临床实践中特殊事件的研究，总结工作过程中的经验和体会，探索疾病在医护工作中的个性特征和共性规律。护理案例报告是护理论文中较为常见的一种论文形式，有利于交流经验、积累资料，获得一些新观点、新知识，并可为进一步研究提供依据。

案例报告包括题目、作者署名、摘要、关键词、前言、案例介绍/临床资料、主体、小结和参考文献。

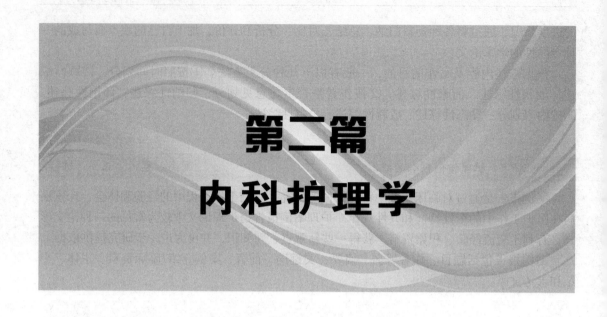

第二篇
内科护理学

第一章　呼吸系统疾病患者的护理

第一节　概　　述

（1）呼吸道：以环状软骨为界将呼吸道分为上、下呼吸道。

1）上呼吸道：由鼻、咽、喉构成。鼻对吸入气体有加温、湿化和净化作用，可将空气加温至37℃左右，并达到95%的相对湿度，使进入肺部的气体适合人体的生理需求。咽是呼吸道与消化道的共同通路，在咽喉处有一块软骨——会厌软骨，吸气时，会厌软骨静止不动，让空气进入气管，吞咽时会厌软骨将喉关闭，对防止食物及口腔分泌物误入呼吸道起重要作用。喉由甲状软骨和环状软骨（内含声带）等构成，环甲膜在声带下方，连接甲状软骨和环状软骨，是喉梗阻时进行环甲膜穿刺的部位。

2）下呼吸道：环状软骨以下的气管和支气管为下呼吸道，是气体的传导通道。气管向下逐渐分级，气管逐级分支到肺泡共23级，气管在隆凸处分为左、右主支气管（1级）。右主支气管较左主支气管粗、短而陡直，因此异物及吸入性病变（如肺脓肿）多发生在右侧，气管插管过深也易误入右主支气管。主支气管向下逐渐分支为肺叶支气管（2级）、肺段支气管（3级）直至终末细支气管（16级）均为传导气道，呼吸性细支气管（17级）以下直到肺泡囊，为气体交换场所。

3）呼吸道的组织结构：气管和支气管壁均由黏膜、黏膜下层和外膜层构成。①黏膜：

黏膜表层几乎全部由纤毛柱状上皮细胞构成，在细胞顶端有指向管腔的纤毛以同一频率向咽侧摆动，起清除呼吸道内的分泌物和异物的作用。纤毛柱状上皮细胞间的杯状细胞与黏液腺一起分泌黏液，黏液分泌不足或分泌过量均会影响纤毛运动功能。纤毛运动能力减弱可导致呼吸道防御功能下降。②黏膜下层：全为疏松结缔组织层，含有黏液腺和黏液浆液腺。黏液腺的分泌除缘于直接刺激外，还可由迷走神经反射诱发。有慢性炎症时，可使杯状细胞和黏液腺增生和肥大，使黏膜下层增厚、黏液分泌增多、黏稠度增加。③外膜层：由软骨、结缔组织和平滑肌组成。在气管部，软骨呈"C"字形软骨缺口部有平滑肌和结缔组织连接。软骨的作用在于支撑呼吸道使之不易陷闭。自支气管以下，随着支气管树的不断分支，外层的软骨间断变为不规则的软骨片，并且越来越稀少，黏膜上皮逐渐变薄，而且上皮下出现越来越丰富的平滑肌，这些平滑肌的收缩和痉挛是支气管哮喘发作时下呼吸道阻塞的重要原因。

（2）肺和肺泡：成年人的肺泡有3亿～4亿个，肺泡上皮细胞有Ⅰ型细胞和Ⅱ型细胞。Ⅰ型细胞占肺泡表面积的95%，是气体交换的主要场所。较少的Ⅱ型细胞分泌表面活性物质而降低肺泡表面张力，防止肺萎陷。肺泡巨噬细胞是肺内游离的细胞。它不但可以吞噬侵入肺的粒子，参与肺的防御和免疫，而且还能分泌大量的生物活性物质，维持肺和机体正常的生理活动。

（3）肺的血液循环：肺有肺循环、支气管循环双重血液供应。

1）肺循环：由肺动脉-肺毛细血管-肺静脉组成，称为功能血管。肺循环可执行气体交换功能，其血液来自右心室，具有低压力、低阻力、大流量（等于心排血量）的特点。

2）支气管循环：由支气管动脉和静脉组成，是肺、气道、胸膜等的营养血管。

（4）胸膜和胸膜腔：胸膜腔是一个由脏层胸膜和壁层胸膜构成的密闭潜在腔隙，腔内有少量浆液将2层胸膜黏附在一起，具有润滑作用。病变累及胸膜时可引起胸痛，因为壁层胸膜有感觉神经分布。

（5）肺的呼吸功能

1）肺通气：指肺与外环境之间的气体交换。临床常用以下指标来衡量肺的通气功能：①每分通气量。②肺泡通气量。

2）肺换气：指肺泡与肺毛细血管血液之间通过呼吸膜以弥散方式进行的气体交换。正常的肺换气功能有赖于空气通过肺泡膜的有效弥散，充足的肺泡通气量和肺血流量、恰当的通气/血流比例以及呼吸膜两侧的气体分压差可确保肺泡膜的有效弥散。

（6）呼吸系统的防御功能

1）气道的防御作用：主要有以下3个防御机制。①物理防御机制：通过对致病因子的沉积、滞留和气道黏液-纤毛运载系统的作用完成。②生物防御机制：同肠道内的正常菌群一样，上呼吸道的正常菌群对机体也是一种防御机制。③神经防御机制：主要是由有害因子刺激鼻黏膜、喉及气管时产生咳嗽反射、喷嚏和支气管收缩等完成，从而将异物或微生物排出体外。

2）气道-肺泡的防御作用：广泛分布于气道上皮、血管、肺泡间质、胸膜等处的淋巴细胞、淋巴样组织、淋巴结等具有免疫功能的组织，通过细胞免疫和体液免疫发挥防御作用，以清除侵入的有害物质。

3）肺泡的防御作用：①肺泡巨噬细胞。肺泡中有大量的巨噬细胞，它在清除肺泡、肺间质及细支气管的颗粒中起重要作用。②肺泡表面活性物质。研究表明肺泡表面活性物质有增强防御功能的作用。

（7）呼吸的调节：机体可通过呼吸中枢、神经反射和化学反射完成对呼吸的调节，以达到提供足够的氧气、排出二氧化碳及稳定内环境酸碱度的目的。

知识点2：呼吸系统疾病的辅助检查　　　　副高：熟练掌握　正高：熟练掌握

（1）血液检查。
（2）抗原皮肤试验。
（3）痰液检查。
（4）胸腔积液检查和胸膜活检。
（5）影像学检查。
（6）纤维支气管镜和胸腔镜活检。
（7）放射性核素扫描。
（8）肺活体组织检查。
（9）呼吸功能测定及血气分析。

知识点3：呼吸系统疾病患者的评估　　　　副高：熟练掌握　正高：熟练掌握

（1）健康史：发病情况、生活史和家族史。

1）患病及治疗经过：①患病经过。了解患者患病的起始时间、主要症状及伴随症状，如咳嗽、咳痰、呼吸困难、咯血、胸痛等的表现及其特点；询问有无诱因、症状加剧和缓解的相关因素或规律性等。②诊治经过。询问患者曾做过何种检查，结果如何；曾用药物的名称或种类、用法、末次用药的时间，是否为医生处方后用药及用药后症状改善情况；哮喘患者是否会正确使用吸入性药物等；患病期间有无采取特殊治疗方法，如慢性阻塞性肺疾病患者的长期氧疗。③目前状况。患病对患者日常生活及自理能力造成的影响，如夜间频繁咳嗽、咳痰可影响睡眠质量；剧烈咳嗽易造成老年妇女压力性尿失禁；呼吸困难可影响患者日常进食、休息及排泄，甚至使生活自理能力下降。④相关病史。与呼吸系统疾病有关的疾病史，如过敏性疾病、麻疹、百日咳及心血管系统疾病等。

2）生活史与家族史：①个人史。出生地和居住地环境情况、生活条件、工作环境。重点询问居住地是否长期处在污染环境中，如矿区。家庭、工作环境中是否有被动吸烟的情况，近期有无相关的传染病接触史。②生活方式。了解患者日常生活、工作、学习、睡眠等是否规律。患者日常的活动量及活动耐力，能否胜任目前的工作，患病后角色功能、社会交往、性功能等是否发生改变。如慢性阻塞性肺疾病患者逐渐丧失工作能力，可能影响家庭经济来源，甚至影响到日常生活的自理能力。③吸烟史。吸烟与呼吸系统疾病关系密切。应询问吸烟史、吸烟量及是否已戒烟或准备戒烟。吸烟量以"包/年"为单位，计算方法为每天吸烟包数×年数。

（2）身体状况

1）咳嗽与咳痰：咳嗽是一种保护性反射动作，通过咳嗽可以清除呼吸道分泌物和进入呼吸道内的异物。咳嗽也有一定的危害性，例如长期、频繁的咳嗽可使胸膜腔内压增高，影响静脉血回流，每一次咳嗽动作都对肺泡产生一次压力性冲击作用，剧烈的咳嗽常可引起呼吸肌疼痛。咳嗽是呼吸系统疾病最常见的症状之一。咳嗽无痰或痰量甚少，称为干性咳嗽；有痰则称湿性咳嗽，也称咳痰。痰可分为黏液性、浆液性、黏液脓性、脓性、血性等。

2）肺源性呼吸困难：指患者主观感觉空气不足、呼吸费力，客观表现为呼吸活动用力并伴有呼吸频率、深度与节律的异常。肺源性呼吸困难是由于呼吸系统疾病引起的通气、换气功能障碍导致缺氧和/或二氧化碳潴留而引起的。临床有3种类型（表2-1-1）。

表2-1-1　呼吸系统疾病临床表现

类　型	表　现	常见原因
吸气性呼吸困难	吸气时间延长，吸气显著困难，重者出现"三凹征"	喉头水肿、痉挛、气管异物、肿瘤或受压引起的上呼吸道机械梗阻
呼气性呼吸困难	呼气费力，呼气时间延长，常伴有哮鸣音	支气管哮喘、喘息型慢性支气管炎、慢性阻塞性肺气肿
混合性呼吸困难	吸气与呼气均感费力，呼吸频率增快，呼吸变浅，常伴有呼吸音异常，可有病理性呼吸音	重症肺炎、重症肺结核、大量胸腔积液和气胸

3）咯血：指喉以下呼吸道或肺组织出血经口咯出。根据咯血量多少临床分为痰中带血、少量咯血（<100ml/d）、中等量咯血（100～500ml/d）和大量咯血（>500ml/d或1次咯血量在300～500ml）。呼吸系统疾病常见的咯血原因是支气管扩张、肺结核、支气管肺癌、肺脓肿等。

4）胸痛：主要由胸部疾病，少数由其他部位的病变所致。常见于支气管炎、肺炎、肺癌、胸膜炎、自发性气胸、胸膜肿瘤等。注意胸痛的起病情况、部位、性质、持续时间、影响因素和伴随症状等。

（3）心理-社会状况：①对疾病的认识。患者对疾病的发生、病程、预后及健康保健是否了解。如慢性支气管炎患者对影响疾病发生、发展知识的了解情况，肺结核患者对疾病转归的了解等。②心理状况。持续存在咳嗽、胸痛、呼吸困难等症状，可能使患者产生不良情绪反应，大量咯血可造成患者的恐惧心理。因呼吸功能损害引起工作及活动能力下降可产生自卑、抑郁等心理。③社会支持系统。应了解患者的家庭组成、经济状况、教育背景等基本情况，还应询问患者的主要照顾者对患者所患疾病的认识及对患者的关怀和支持程度。明确医疗费用的来源或医疗负担水平及出院后继续就医的条件，包括居住地有无比较完备的初级卫生服务等资源。

第二节　呼吸衰竭

知识点1：呼吸衰竭的概念　　　　　　　　　　副高：熟练掌握　　正高：熟练掌握

呼吸衰竭是指各种原因引起呼吸功能严重损害，以致在静息状态下亦不能进行有效的气体交换，造成机体缺氧伴（或不伴）高碳酸血症，因而产生一系列病理生理改变的临床综合征。危重时如不及时处理，会产生多脏器功能损害，甚至死亡。于海平面正常大气压、静息状态时，呼吸室内空气，动脉血氧分压（PaO_2）<60mmHg伴（或不伴）二氧化碳分压（$PaCO_2$）>50mmHg，即可诊断为呼吸衰竭。

知识点2：呼吸衰竭的病因　　　　　　　　　　　　　副高：熟悉　　正高：熟悉

呼吸系统疾病如严重呼吸系统感染、急性呼吸道阻塞性病变、重度或危重哮喘、各种原因引起的急性肺水肿、肺血管疾病、胸廓外伤或手术损伤、自发性气胸和急剧增加的胸腔积液，导致通气和/或换气障碍；急性颅内感染、颅脑外伤、脑血管病变（脑出血、脑梗死）等直接或间接抑制呼吸中枢；脊髓灰质炎、重症肌无力、有机磷中毒及颈椎外伤等损伤神经-肌肉传导系统，引起通气不足。上述各种原因均可造成呼吸衰竭。

知识点3：呼吸衰竭的发病机制　　　　　　　　　　　副高：熟悉　　正高：熟悉

各种病因引起的肺通气不足、弥散障碍、通气/血流比例失调、肺内动-静脉解剖分流增加和氧耗增加，使通气和/或换气过程发生障碍，导致呼吸衰竭。

（1）肺通气不足：肺泡通气量减少会引起肺泡氧分压下降，二氧化碳分压上升。气道阻力增加、呼吸驱动力弱、无效腔气量增加均可导致通气不足。

（2）弥散障碍：氧弥散能力仅为二氧化碳的1/20，故在弥散障碍时易产生单纯缺氧。见于呼吸膜增厚（如肺水肿、肺间质病变）和面积减少（如肺不张、肺实变），或肺毛细血管血量不足（肺气肿）及血液氧合速率减慢（贫血）等。

（3）通气/血流比例失调：肺泡的通气与灌注周围毛细血管血流的比例必须协调，才能保证有效的气体交换。正常两者之比为0.8。通气/血流比例>0.8，可引起肺有效循环血量减少，生理死腔增加，即为无效腔效应；通气/血流比例<0.8，可使肺动脉的混合静脉血未经充分氧合进入肺静脉，形成动静脉样分流。通气/血流比例失调，产生缺氧，而无二氧化碳潴留。

（4）肺内动-静脉解剖分流增加：由于肺部病变如肺泡萎陷、肺不张、肺水肿、肺炎实变均可引起肺动-静脉脉样分流增加，使静脉血没有接触肺泡进行气体交换，直接进入肺静脉。

（5）机体氧耗增加：氧耗量增加是加重缺氧的原因之一，发热、寒战、呼吸困难和抽搐均将增加氧耗量。

知识点4：呼吸衰竭的分类　　　　　　　　　　副高：熟悉　正高：熟悉

（1）按动脉血气分析分类：①低氧血症型呼吸衰竭：又称Ⅰ型呼吸衰竭，无CO_2潴留。血气分析特点：$PaO_2 < 60mmHg$，$PaCO_2$降低或正常，见于肺换气功能障碍，如严重肺部感染性疾病、间质性肺疾病、急性肺栓塞等。②高碳酸血症型呼吸衰竭：又称Ⅱ型呼吸衰竭，既有缺氧，又有CO_2潴留，血气分析特点为：$PaO_2 < 60mmHg$，$PaCO_2 > 50mmHg$，系肺泡通气不足所致。若伴有换气功能障碍，则低氧血症更为严重，如慢性阻塞性肺疾病。

（2）按发病急缓分类：①急性呼吸衰竭。由于多种突发致病因素，如严重肺疾病、创伤、休克、电击、急性气道阻塞等，使通气或换气功能迅速出现严重障碍，在短时间内发展为呼吸衰竭。因机体不能很快代偿，如不及时抢救，将危及患者生命。②慢性呼吸衰竭。由于呼吸和神经肌肉系统的慢性疾病可使呼吸功能损害逐渐加重，经过较长时间发展为呼吸衰竭。缺氧和CO_2潴留逐渐加重，在早期机体可代偿适应，多能耐受轻工作及日常活动，此时称为代偿性慢性呼吸衰竭。若在此基础上并发呼吸系统感染或气道痉挛等，可出现急性加重，在短时间内PaO_2明显下降、$PaCO_2$明显升高，则称为慢性呼吸衰竭急性加重，其临床情况兼有急性呼吸衰竭的特点。

（3）按发病机制分类：①通气性呼吸衰竭。又称泵衰竭，驱动或调控呼吸运动的中枢神经系统、外周神经系统、神经肌肉组织以及胸廓统称为呼吸泵，因其功能障碍引起的呼吸衰竭称为泵衰竭。通常泵衰竭主要引起通气功能障碍，表现为高碳酸血症型呼吸衰竭。②换气性呼吸衰竭。又称肺衰竭，气道阻塞、肺组织和肺血管病变造成的呼吸衰竭称为肺衰竭。肺实质和肺血管病变常引起换气功能障碍，表现为低氧血症型呼吸衰竭。严重的气道阻塞性疾病影响通气功能，造成高碳酸血症型呼吸衰竭。

知识点5：呼吸衰竭的临床表现　　　　　　　　副高：熟练掌握　正高：熟练掌握

除引起呼吸衰竭的原发病的表现外，呼吸衰竭的临床表现以缺氧与CO_2潴留所致的多脏器功能紊乱的表现为主。

（1）呼吸困难：胸闷、憋气、呼吸费力、喘息等是患者最常见的主诉。呼吸频率、节律和幅度均可发生变化。上呼吸道梗阻呈吸气性呼吸困难，伴"三凹征"，同时伴有干咳及高调吸气相哮鸣音。慢性阻塞性肺疾病为呼气性呼吸困难，出现点头或提肩呼吸等伴有辅助呼吸肌参与呼吸运动的体征。肺实质炎症、胸廓运动受限时，表现为混合性呼吸困难，即吸气和呼气同样费力，呼吸浅快。严重者CO_2麻醉可引起呼吸停止。中枢性呼吸衰竭呈现潮式、间歇或抽泣样呼吸。

（2）发绀：以低氧血症为主，是呼吸衰竭的典型表现，因血中还原血红蛋白增加所致。$SaO_2 < 85\%$时可在血流丰富的口唇、指甲等处出现发绀。因通气不足或通气/血流比例失调所引起的发绀，吸氧数分钟后口唇可转红。

（3）精神、神经症状：急性缺氧可出现精神错乱、躁狂、昏迷、抽搐等症状。慢性缺氧可出现智力或定向障碍。轻度CO_2潴留表现为多汗、烦躁、白天嗜睡、夜间失眠等兴奋症状。随着CO_2潴留的加重导致CO_2麻醉发生肺性脑病，则表现神志淡漠，甚至谵妄、间歇抽搐、扑翼样震颤、视神经盘水肿、昏睡、昏迷等，重者可因肺水肿、脑疝、累及脑干时抑制呼吸而死亡。

（4）血液循环系统症状：早期心率增快、血压升高，因脑血管扩张可产生搏动性头痛；晚期严重缺氧，酸中毒时，可引起循环衰竭、血压下降、心率缓慢、心律失常、心脏停搏。CO_2潴留出现皮肤潮红、湿暖多汗；慢性缺氧和CO_2潴留可引起肺动脉高压，发生右心衰竭，出现体循环淤血体征。

（5）其他器官、系统损害：严重呼吸衰竭对肝、肾功能和消化系统都有影响。如上消化道出血、黄疸、谷丙转氨酶（GPT）水平升高、蛋白尿、红细胞尿、尿素氮升高，上述症状随着缺氧和CO_2潴留的纠正可消失。

知识点6：呼吸衰竭的辅助检查　　　　　　　副高：熟练掌握　正高：熟练掌握

（1）动脉血气分析：呼吸衰竭的诊断标准是在海平面、标准大气压、静息状态、呼吸空气条件下，动脉血氧分压（PaO_2）＜60mmHg，伴或不伴有二氧化碳分压（$PaCO_2$）＞50mmHg。单纯的PaO_2＜60mmHg为低氧血症型呼吸衰竭；若伴$PaCO_2$＞50mmHg，则为高碳酸血症型呼吸衰竭。

（2）肺功能检测：肺功能有助于判断原发疾病的种类和严重程度。

（3）肺部影像学检查：包括X线胸片、肺部CT和放射性核素肺通气/灌注扫描等有助于分析呼吸衰竭的原因。

（4）纤维支气管镜检查：可以明确大气道情况和取得病理学证据。

知识点7：呼吸衰竭的治疗要点　　　　　　　　　副高：熟悉　正高：熟悉

（1）保持呼吸道通畅：是纠正缺氧和CO_2潴留的先决条件。①清除呼吸道分泌物。②使用支气管解痉药，必要时使用糖皮质激素以缓解支气管痉挛。③病情危重者建立人工气道，以方便吸痰和进行机械通气治疗。

（2）氧疗：急性呼吸衰竭患者应使PaO_2维持在正常范围附近；慢性缺氧患者使PaO_2＞60mmHg或SaO_2＞90%，一般状态较差的患者尽量使PaO_2＞80mmHg。常用的给氧方法为鼻导管、鼻塞、面罩、气管内机械给氧。为缺氧不伴CO_2潴留的患者进行氧疗时，应给予高浓度吸氧（＞35%）。缺氧伴明显CO_2潴留的氧疗原则为低浓度（35%）持续给氧。慢性呼吸衰竭患者由于高碳酸血症，其呼吸中枢化学感受器对CO_2反应性差，呼吸的维持主要靠低氧血症对颈动脉窦、主动脉体化学感受器的兴奋作用。低流量给氧，既可解除严重缺氧，而缺氧又未完全纠正，仍能刺激外周化学感受器，维持对通气的刺激作用。

（3）增加通气量、减少CO_2潴留：①呼吸兴奋剂的使用。包括尼可刹米、洛贝林等。②机械通气。对于严重呼吸衰竭患者，机械通气是抢救生命的主要治疗措施。

（4）病因治疗：在解决呼吸衰竭本身造成危害的同时，须针对不同病因采取适当的治疗措施，这是治疗呼吸衰竭的根本所在。感染是慢性呼吸衰竭急性加重的常见诱因，且呼吸衰竭常继发感染，因此，需根据病原菌进行积极抗感染治疗。

（5）一般支持疗法：包括纠正酸碱平衡失调和电解质紊乱、加强液体管理、维持血细胞比容、保证充足的营养及能量供给等。呼吸性酸中毒的发生多为慢性过程，机体常以增加碱储备来代偿，当呼吸性酸中毒纠正后，原已增加的碱储备会使pH升高，对机体造成严重危害。因此，在纠正呼吸性酸中毒的同时需给予盐酸精氨酸和氯化钾，以防止代谢性碱中毒的发生。

（6）重要脏器功能的监测与支持：重症患者需转入重症监护病房（ICU）进行积极抢救和监测，预防和治疗肺动脉高压、肺源性心脏病、肺性脑病、肾功能不全和消化道功能障碍，尤其要注意预防多器官功能障碍综合征（MODS）的发生。

知识点8：呼吸衰竭的护理评估　　　　　　　副高：熟练掌握　正高：熟练掌握

（1）致病因素：询问患者或家属是否有导致慢性呼吸系统疾病的病史，如慢性阻塞性肺疾病、重症肺结核、肺间质纤维化等；是否有胸部的损伤及神经或肌肉等病变。

（2）身体状况

1）呼吸困难：是最早、最突出的表现，表现为呼吸浅快，出现"三凹征"，合并CO_2麻醉时，则出现浅慢呼吸或潮式呼吸。

2）发绀：是缺氧的主要表现。当$SaO_2 < 90\%$或$PaO_2 < 50mmHg$时，可在口唇、指甲、舌等处出现发绀。

3）精神、神经症状：注意力不集中、定向力障碍、烦躁、精神错乱，后期表现躁动、抽搐、昏迷。慢性缺氧多表现为智力和定向力障碍。有CO_2潴留时常表现出兴奋状态，CO_2潴留严重者可发生肺性脑病。

4）血液循环系统：早期血压升高，心率加快；晚期血压下降，心率减慢、心律失常甚至心脏停搏。

5）其他：严重呼吸衰竭对肝、肾功能和消化系统都有影响，可有消化道出血，尿少，尿素氮水平升高，肌酐清除率下降，肾衰竭。

（3）心理-社会状况：呼吸衰竭患者常因呼吸困难产生焦虑或恐惧反应。由于治疗的需要，患者可能需要接受气管插管或气管切开，进行机械通气，患者因此焦虑情绪加重。各种监测及治疗仪器也会加重患者的心理负担。

知识点9：呼吸衰竭的护理诊断　　　　　　　副高：熟练掌握　正高：熟练掌握

（1）气体交换受损：与肺换气功能障碍有关。

（2）清理呼吸道无效：与呼吸道分泌物黏稠、积聚有关。

（3）有感染加重的危险：与长期使用呼吸机有关。

（4）有皮肤完整性受损的危险：与长期卧床有关。

（5）营养失调——低于机体需要量：与摄入不足有关。

（6）语言沟通障碍：与人工气道建立影响患者说话有关。

（7）恐惧：与病情危重有关。

（8）低效性呼吸型态：与肺的顺应性降低、呼吸肌疲劳、气道阻力增加、不能维持自主呼吸，气道分泌物过多有关。

（9）自理能力缺陷：与长期患病、反复急性发作致身体虚弱有关。

（10）潜在并发症：肺性脑病、消化道出血、心力衰竭、休克等。

知识点10：呼吸衰竭的生活护理	副高：熟练掌握　正高：熟练掌握

（1）提供安静、整洁、舒适的环境。

（2）给予高蛋白、高热量、维生素丰富、易消化的饮食，少量多餐。

（3）控制探视人员，防止交叉感染。

（4）急性发作时，护理人员应保持镇静，减轻患者焦虑情绪。缓解期时患者可进行适量活动，护理人员应协助适应生活，根据身体情况，做到自我照顾和正常的社会活动。

（5）咳痰患者应加强口腔护理，保持口腔清洁。

（6）长期卧床患者应预防压疮发生，及时更换体位及床单位，骨隆突部位予以按摩或以软枕垫起。

知识点11：呼吸衰竭引起呼吸困难的护理	副高：熟练掌握　正高：熟练掌握

教会患者有效咳嗽、咳痰方法，鼓励患者咳痰，每日饮水1500～2000ml，雾化吸入。对年老体弱、咳痰费力的患者，采取翻身、拍背排痰的方法。对意识不清及咳痰无力的患者，可经口或经鼻吸痰。

知识点12：呼吸衰竭氧疗的护理	副高：熟练掌握　正高：熟练掌握

不同类型的呼吸衰竭，给予不同的吸氧方式和氧浓度。低氧血症型呼吸衰竭者，应提高氧浓度，一般可给予高浓度的氧（＞35%），使PaO_2＞60mmHg或SaO_2＞90%；高碳酸血症型呼吸衰竭者，以低浓度持续给氧为原则，或以血气分析结果调节氧流量。吸氧方法可用鼻导管、鼻塞或面罩等。应严密观察吸氧效果，如果呼吸困难缓解，心率下降，发绀减轻，表示吸氧有效；如呼吸过缓，意识障碍加重，表示CO_2潴留加剧。应报告医生，并准备呼吸兴奋药和辅助呼吸设备等抢救物品。

知识点13：呼吸衰竭机械通气的护理	副高：熟练掌握　正高：熟练掌握

（1）机械通气治疗的准备：①准备好清洁、功能完好的呼吸机、供氧设备。②接模拟肺，按病情需要和医生的要求设置好通气参数。③向意识清醒的患者解释使用呼吸机的重要意义，指导患者如何配合。

（2）机械通气治疗中的病情监测与护理：监测目的是了解机械通气的效果，预防并及时发现、处理可能发生的并发症。①呼吸：监测有无自主呼吸，自主呼吸与呼吸机是否同步，呼吸的频率、节律、幅度、类型及两侧呼吸运动的对称性。开始时应每隔30～60分钟听诊肺部，观察两侧呼吸音性质，有无啰音。②心率、血压：机械通气开始20～30分钟可出现血压轻度下降，若通气压力过高或通气量过大，会出现血压明显或持续下降伴心率增快，应及时通知医生处理。③意识状态：意识障碍程度减轻，表明通气状况改善；若有烦躁不安、自主呼吸与呼吸机不同步，多为通气不足。④皮肤、黏膜及周围循环状况：注意皮肤的色泽、弹性、温度及完整性。皮肤潮红、多汗和浅表静脉充盈，提示仍有CO_2潴留；皮肤湿冷、苍白可能是低血压、休克；皮下气肿、颈静脉充盈，常与气胸、气管切开有关。⑤腹部胀气及肠鸣音情况：面罩机械通气，人机配合欠佳，患者吞入过多的气体；气管插管或气管切开套管气囊漏气，气体反流入胃内，可引起腹胀；肠鸣音减弱还应警惕低钾血症。⑥体温：发热常提示有感染。⑦液体出入量：准确记录24小时出入量，尤其是尿量变化。呕吐咖啡色胃内容物或出现黑便，要警惕应激性溃疡引起上消化道出血。⑧痰液：仔细观察痰液的色、质、量和黏稠度。

（3）气道的护理

1）加强气道的湿化：①蒸汽加温湿化，吸入气的温度在35～37℃，不可超过40℃。注意湿化罐内只能加无菌蒸馏水，禁用生理盐水或加入药物，因为溶质不蒸发，将在罐内形成沉淀。②直接向气管内滴入生理盐水或蒸馏水，每次注入液体量在3～5ml，每20～60分钟1次，气道湿化液每日总量为300～500ml。③雾化吸入。

2）人工气道患者痰液的吸引：严重缺氧者在吸引前应适当增加氧浓度和通气量。吸引时应注意无菌操作，避免产生肺部感染、支气管黏膜损伤以及支气管痉挛等不良后果。

（4）预防感染与防止意外：①妥善固定气管插管或气管切开套管，防止移位、脱出和阻塞。②气管套囊充气适当，应用最小压力充气技术，既不让导管四周漏气，又使气管黏膜表面所承受的压力最小，气囊压力不宜超过15mmHg。气囊应定时放气，放气时，先抽吸气道内的分泌物，再缓慢抽吸囊内气体，尽量减轻套囊压力下降对气管黏膜产生的刺激。③及时倾倒呼吸机管道中的积水，防止误吸入气管内。④做好气管切开处的皮肤护理。⑤定期进行翻身叩背，防止压疮，促进痰液引流。⑥做好口腔护理和留置导尿、胃肠减压的护理。

（5）改善营养状态：供给足够的热量，可采用鼻饲、全胃肠外营养方法。

（6）心理-社会支持：给予精神鼓励，增强患者战胜疾病的信心和改善通气效果。

（7）停机前后的护理：此阶段从准备停机开始，直到完全停机、拔除气管插管后的一段时间。应按步骤有序撤机，注意循序渐进，并帮助患者树立信心。

抽取胸腔积液送检，明确其性质，协助诊断。排尽胸腔内积液或积气，以缓解压迫症状，避免胸膜粘连增厚。向胸腔内注射药物，协助治疗。

知识点14：呼吸衰竭酸碱失衡和电解质紊乱的护理

副高：熟练掌握　　正高：熟练掌握

呼吸性酸中毒为呼吸衰竭最基本和最常见的酸碱紊乱类型。以改善肺泡通气量为主，包括有效控制感染、祛痰平喘、合理用氧、正确使用呼吸兴奋药及机械通气来改善通气，促进二氧化碳排出。水和电解质紊乱以低钾、低钠、低氯最为常见。慢性呼吸衰竭可因低盐饮食、水潴留、应用利尿药等造成低钠，应注意预防。

| 知识点15：呼吸衰竭的用药护理 | 副高：熟练掌握　正高：熟练掌握 |

（1）按医嘱正确给药，并密切观察不良反应：①茶碱类、β_2受体激动药等药物，能松弛支气管平滑肌，改善通气功能，减少呼吸道阻力，缓解呼吸困难。指导、教会患者正确使用支气管解痉气雾剂，减轻支气管痉挛。②呼吸兴奋药如尼可刹米，能改善通气，减轻CO_2潴留。使用此类药时应注意保持呼吸道通畅，原因是呼吸中枢兴奋药可在改善通气的同时增强呼吸功能，增加氧耗量和二氧化碳的产生量。所以，静脉滴注时速度不宜过快，并适当提高吸入氧浓度，及时观察患者神志以及呼吸频率、幅度的变化，若出现恶心、呕吐、烦躁、面色潮红、肌肉颤动、皮肤瘙痒等现象，应减慢滴速并及时通知医生减量，严重者应及时停药。③高碳酸血症型呼吸衰竭患者常因呼吸困难，痰液稠且多等导致夜间失眠，缺氧或CO_2潴留引起烦躁不安，所以护士在执行医嘱时应结合临床表现给予判断，以防止导致呼吸抑制的严重后果。故高碳酸血症型呼吸衰竭患者禁用对呼吸有抑制作用的药物，如吗啡等；慎用其他镇静药，如地西泮等。

（2）按医嘱正确使用抗生素，以控制肺部感染。密切注意观察疗效与不良反应。

| 知识点16：呼吸衰竭的病情观察 | 副高：熟练掌握　正高：熟练掌握 |

（1）注意观察呼吸频率、节律、深度的变化。
（2）评估意识状态及神经、精神症状，观察有无肺性脑病的表现。
（3）昏迷患者应评估瞳孔、肌张力、腱反射及病理反射。
（4）准确记录每小时出入量，尤其是尿量变化。合理安排输液速度。

| 知识点17：呼吸衰竭的心理护理 | 副高：熟练掌握　正高：熟练掌握 |

呼吸衰竭患者由于病情严重及经济上的困难往往容易产生焦虑、恐惧等消极心理，因此从护理上应该重视患者心理情绪的变化，积极采用语言及非语言的方式跟患者进行沟通，了解患者的心理及需求，提供必要的帮助。同时加强与患者家属之间的沟通，使家属能适应患者疾病带来的压力，能理解和支持患者，从而减轻患者的消极情绪，提高生命质量，延长生命时间。

| 知识点18：呼吸衰竭的健康指导 | 副高：熟练掌握　正高：熟练掌握 |

（1）讲解疾病的康复知识。
（2）鼓励进行呼吸运动锻炼，教会患者有效咳嗽、咳痰技术，如缩唇呼吸、腹式呼吸、体位引流、拍背等方法。
（3）遵医嘱正确用药，熟悉药物的用法、剂量和注意事项等。

（4）教会家庭氧疗的方法，告之注意事项。

（5）指导患者制订合理的活动与休息计划，教会其减少氧耗量的活动与休息方法。

（6）增强体质，避免各种引起呼吸衰竭的诱因：①鼓励患者进行耐寒锻炼和呼吸功能锻炼，如用冷水洗脸等，以提高呼吸道抗感染能力。②指导患者合理安排膳食，加强营养，达到改善体质的目的。③避免吸入刺激性气体，劝告吸烟患者戒烟。④避免劳累、情绪激动等不良因素刺激。⑤嘱患者少去人群拥挤的地方，尽量避免与呼吸道感染者接触，减少感染的机会。

第三节　肺　炎

　肺炎

| 知识点1：肺炎的概念 | 副高：熟练掌握　正高：熟练掌握 |

肺炎是指终末气道、肺泡和肺间质的炎症，可由病原微生物、理化因素、免疫损伤、过敏及药物所致。肺炎是呼吸系统的常见病。

| 知识点2：肺炎的病因和分类 | 副高：熟悉　正高：熟悉 |

以感染最为常见，如细菌、病毒、真菌、寄生虫等，其他亦有理化、免疫损伤、过敏及药物等因素。

（1）按病因分类：①细菌性肺炎。是最常见的肺炎，病原菌为肺炎链球菌、金黄色葡萄球菌、甲型溶血性链球菌等需氧革兰阳性球菌；肺炎克雷伯菌、流感嗜血杆菌、铜绿假单胞菌等需氧革兰阴性杆菌；棒状杆菌、梭形杆菌等厌氧杆菌。②非典型病原体所致肺炎。如支原体、军团菌和衣原体等感染引起。③病毒性肺炎。由冠状病毒、腺病毒、呼吸道合胞病毒、流感病毒等引起。④真菌性肺炎。由白念珠菌、曲菌、放线菌等引起。⑤其他病原体所致肺炎。由立克次体、弓形虫、原虫（如卡氏肺囊虫）、寄生虫（如肺包虫、肺吸虫）等引起。⑥理化因素所致肺炎。如放射性肺炎、化学性肺炎等，吸入胃酸、刺激性气体、液体等化学物质可引起化学性肺炎。

（2）按患病环境分类：①社区获得性肺炎（CAP）。是指在医院外罹患的感染性肺实质炎症，包括有明确潜伏期的病原体感染，而在入院后平均潜伏期内发病的肺炎。传播途径为吸入飞沫、空气或血源传播。肺炎链球菌仍为最主要的病原体，非典型病原体所致肺炎占比逐渐增加，耐药菌普遍。②医院获得性肺炎（HAP）。指患者在入院时既不存在，也不处于潜伏期，而是在住院48小时后发生的感染，也包括出院后48小时内发生的肺炎。其中以呼吸机相关肺炎最为多见。误吸口咽部定植菌是医院获得性肺炎最主要的发病机制。常见病原体为铜绿假单胞菌、大肠埃希菌、肺炎克雷伯菌、金黄色葡萄球菌、肺炎链球菌、流感嗜血杆菌等。除了医院，在老年护理院和慢性病护理院生活的人群肺炎易感性亦高，临床特征和病因学分布介于社区获得性肺炎和医院获得性肺炎之间，可按医院获得性肺炎处理。

（3）按解剖分类：①大叶性肺炎。又称肺泡性肺炎，致病菌多为肺炎链球菌。病原体先在肺泡引起炎症，经肺泡间孔（Cohn孔）向其他肺泡扩散，致使病变累及部分肺段或整个肺段、肺叶。典型表现为肺实质炎症，通常不累及支气管。②小叶性肺炎。又称支气管性肺炎，致病菌有肺炎链球菌、葡萄球菌、病毒、肺炎支原体、军团菌等。病变起于支气管或细支气管，继而累及终末细支气管和肺泡。X线胸片显示病灶融合成不规则的片状或大片状阴影，边缘模糊、密度深浅不一，且不受肺叶和肺段限制，区别于大叶性肺炎。③间质性肺炎。可由细菌、支原体、衣原体、病毒或肺孢子菌等引起。是以肺间质为主的炎症，病变主要累及支气管壁及其周围组织。由于病变在肺间质，呼吸道症状较轻，异常体征较少。X线胸片通常显示弥漫性浸润性阴影，可呈毛玻璃、斑片或网格状影等，有时还可见结节、囊状影等。

一、肺炎链球菌肺炎

| 知识点3：肺炎链球菌肺炎的概念 | 副高：熟悉　正高：熟悉 |

肺炎链球菌肺炎是由肺炎链球菌引起的肺炎，约占院外感染肺炎的一半。

| 知识点4：肺炎链球菌肺炎的病因及发病机制 | 副高：熟悉　正高：熟悉 |

肺炎链球菌在健康人鼻咽部可寄殖，但一般情况下不致病。高分子多糖体荚膜对组织的侵袭作用导致其具有致病力。整个病理变化过程经历充血期、红色肝变样期、灰色肝变样期和消散期。当全身抵抗力低下时，特别是上呼吸道感染后，呼吸道防御功能受损而发病。受寒、淋雨、过劳、酒醉、长期卧床等均可使全身免疫功能降低，而易致肺部感染。

| 知识点5：肺炎链球菌肺炎的临床表现 | 副高：熟练掌握　正高：熟练掌握 |

（1）症状：起病急骤，有寒战、高热（呈稽留热）、胸痛、呼吸困难、咳嗽、咳痰。一般初为刺激性干咳，咳少量黏液痰，典型者痰液可呈铁锈色。少数患者可出现恶心、呕吐、腹胀等，严重患者可出现神志模糊、烦躁、嗜睡、昏迷等神经精神症状。

（2）体征：常见口唇热性疱疹，严重者可有发绀、心率增快，有时心律不齐。早期肺部无明显异常体征。肺实变时，触觉语颤增强，叩诊浊音，听诊闻及支气管肺泡呼吸音或管状呼吸音等肺实变体征。消散期可闻及湿啰音。

（3）并发症：严重败血症或毒血症者可并发感染性休克。胸膜炎、脓胸、心包炎、心肌炎等并发症已不多见。

| 知识点6：肺炎链球菌肺炎的辅助检查 | 副高：熟练掌握　正高：熟练掌握 |

（1）血白细胞总数增多和中性粒细胞比例升高，常伴核左移或细胞质内有毒性颗粒。
（2）痰涂片或培养可见肺炎链球菌。
（3）X线胸片可见肺病变部呈大片均匀、致密阴影，局限于一叶或一肺段。

知识点7：肺炎链球菌肺炎的治疗要点　　　　副高：熟悉　正高：熟悉

（1）抗菌药治疗：一旦诊断应立即进行抗生素治疗。疗程一般为5～7天。首选药物为青霉素，所用剂量和途径视病情严重程度及有无并发症而定。

（2）支持治疗及对症治疗：①卧床休息，进食富有营养及维生素的流质或半流质饮食，多饮水。②有低氧血症或发绀时应吸氧，若呼吸衰竭进行性加重，应给予呼吸机辅助通气。③腹胀、鼓肠时可用腹部热敷和肛管排气。④烦躁不安、谵妄者可用地西泮5mg肌内注射或水合氯醛1.0～1.5g保留灌肠，禁用抑制呼吸的镇静药。⑤有感染性休克者行抗休克治疗。⑥如体温3天后不降或降而复升时，考虑并发症或其他疾病存在的可能。

知识点8：肺炎链球菌肺炎的护理评估　　　　副高：熟练掌握　正高：熟练掌握

（1）健康史：了解患病及治疗经过，询问与本病发生相关的因素，有无淋雨、受寒、醉酒、劳累等诱因，生活环境是否拥挤，有无上呼吸道感染史、慢性基础疾病，是否吸烟及吸烟量等。目前病情与一般状况：确定患者现存的主要症状，有无寒战、高热、咳嗽、胸痛等，患病后日常活动与休息、饮食、排便情况。

（2）身体状况：有无生命体征异常，如体温升高、血压下降、呼吸频率和节律等。注意观察患者意识状态，有无嗜睡、烦躁等。

（3）心理-社会状况：本病起病急骤、高热，应观察患者有无焦虑等情绪。评估患者及家属对疾病的认识程度。

知识点9：肺炎链球菌肺炎的护理诊断　　　　副高：熟练掌握　正高：熟练掌握

（1）体温过高：与致病菌引起肺部感染有关。

（2）清理呼吸道无效：与肺部炎症、痰液黏稠、疲乏有关。

（3）潜在并发症：感染性休克。

知识点10：肺炎链球菌肺炎的护理措施　　　　副高：熟练掌握　正高：熟练掌握

（1）休息：患者应卧床休息，以减少耗氧量，缓解头痛、肌肉酸痛等症状。

（2）饮食：提供足够高热量、蛋白质和维生素的饮食，多饮水（2～3L/d）。

（3）病情观察：监测患者生命体征，并做好记录。

（4）高热护理：高热时宜采用乙醇擦浴等物理降温，以逐渐降温为宜。

（5）用药护理：遵医嘱及时使用抗生素，观察疗效和副作用。

（6）排痰措施：鼓励患者有效咳嗽，清除呼吸道分泌物。对年老体弱、痰液黏稠者予翻身、拍背、雾化吸入、应用祛痰药等协助排痰。

（7）感染性休克的护理

1）密切观察病情：发现患者神志不清、烦躁、发绀、四肢厥冷、心动过速、尿量减少、血压降低等休克征象，应立即抢救并通知医生。

2）感染性休克抢救配合：①体位和吸氧。取仰卧中凹位，抬高头胸部20°、抬高下肢约30°，高流量吸氧，维持动脉血氧分压在60mmHg以上。②补充血容量。尽快建立2条静脉通道，遵医嘱给予低分子右旋糖酐或平衡盐溶液，以维持有效血容量。③血管活性药。输入多巴胺、间羟胺应根据血压随时调整滴速，维持收缩压在90~100mmHg，保证重要器官的血液供应。④控制感染。联合使用广谱抗生素。⑤纠正水、电解质和酸碱失衡。

| 知识点11：肺炎链球菌肺炎的健康指导 | 副高：熟练掌握 正高：熟练掌握 |

（1）疾病预防指导，避免淋雨、受寒、疲劳、醉酒、上呼吸道感染等诱因。加强体育锻炼，提高机体抵抗力，改善呼吸功能，减少呼吸系统疾病的发生。

（2）向患者及其家属讲解疾病相关知识，使其了解本病的病因和诱因。指导患者遵医嘱用药，定期随访。

二、军团菌肺炎

| 知识点12：军团菌肺炎的概念 | 副高：熟悉 正高：熟悉 |

军团菌肺炎是由军团杆菌引起的一种以肺炎为主的全身性疾病，又称军团病，1976年被确认。

| 知识点13：军团菌肺炎的病因及流行病学特点 | 副高：熟悉 正高：熟悉 |

军团菌有多种，其中嗜肺军团菌是引起肺炎的重要菌种。该菌存在于水和土壤中，常经供水系统、空调和雾化吸入而进入人体，引起呼吸道感染，可呈小的暴发流行，但常侵及老年人、患有慢性病或免疫受损者。夏季或初秋为多发季节。

| 知识点14：军团菌肺炎的临床表现 | 副高：熟练掌握 正高：熟练掌握 |

（1）潜伏期：可流行或散在发病，可有2~10天的潜伏期。

（2）表现：发热、寒战、咳嗽、肌肉痛、乏力或胸痛、恶心、呕吐、腹泻、神经精神症状，严重者可有肾衰竭。

（3）体征：呼吸困难，相对缓脉，可出现肺实变体征及两肺闻及干、湿啰音。累及胸膜时有胸腔积液体征。

| 知识点15：军团菌肺炎的辅助检查 | 副高：熟练掌握 正高：熟练掌握 |

（1）白细胞总数多大于$10×10^9$/L，中性粒细胞核左移，红细胞沉降率增快。

（2）动脉血气分析可提示低氧血症。

（3）支气管抽吸物、胸腔积液、支气管肺泡灌洗液做吉姆萨（Giemsa）染色可以查见细胞内的军团菌，应用聚合酶链反应（PCR）技术扩增该菌基因片段，能够快速诊断。

（4）血军团菌抗体检测，如恢复期较急性期增高4倍以上，达1∶128以上或一次达1∶256以上为阳性，有诊断意义。

（5）X线胸片显示肺炎早期为斑片状浸润阴影，继而出现肺实变，下叶较多见，单侧或双侧。严重者可伴有空洞、胸腔积液或肺脓肿。病变吸收较一般肺炎慢，有滞后于临床表现的特征，有效治疗2周后明显吸收，1～2个月消散，也可能延迟至数月。

| 知识点16：军团菌肺炎的治疗要点 | 副高：熟悉　正高：熟悉 |

治疗首选红霉素，每天1～2g，分4次口服，重症以静脉给药，用药2～3周。必要时可加用利福平或多西环素，疗程在3周以上，否则易复发。

| 知识点17：军团菌肺炎的护理评估 | 副高：熟练掌握　正高：熟练掌握 |

（1）病史评估：了解患病及治疗经过，有无上呼吸道感染史、慢性基础疾病，是否吸烟及吸烟量，是否长期使用激素、免疫抑制剂等。了解患者有无发热、寒战、咳嗽、咳痰、腹痛、恶心、呕吐、腹泻等，患病后日常活动与休息、饮食、排便情况。

（2）身体评估：评估患者生命体征，如体温、血压、呼吸频率和节律等。注意观察患者的意识状态。

（3）心理-社会状况评估：该病病程长，且病情较重，应评估患者及家属是否具备相关疾病知识，心理情况，有无焦虑、抑郁等情绪。

| 知识点18：军团菌肺炎的护理诊断 | 副高：熟练掌握　正高：熟练掌握 |

（1）体温过高：与肺部感染有关。
（2）清理呼吸道无效：与气道分泌物多、痰液黏稠、胸痛、咳嗽无力等有关。
（3）潜在并发症：感染性休克。

| 知识点19：军团菌肺炎的一般护理措施 | 副高：熟练掌握　正高：熟练掌握 |

卧床休息，给予高热量、丰富维生素的流质或半流质饮食，鼓励患者多食新鲜水果，多饮水。

| 知识点20：军团菌肺炎的心理护理措施 | 副高：熟练掌握　正高：熟练掌握 |

军团菌肺炎患者病程长，病情较重，又缺乏疾病知识，因此患者心理压力大，护理人员应加强心理护理，做好患者的入院介绍和疾病知识宣教，从而取得患者的信任和配合。

知识点21：军团菌肺炎的药物护理措施 　　　副高：熟练掌握　正高：熟练掌握

红霉素是治疗军团菌肺炎的必备药物，其对血管刺激性大、胃肠道反应重，应加强用药护理。

（1）红霉素应先用注射用水稀释后再加入5%葡萄糖溶液中静脉滴注，以保证疗效。

（2）为减少刺激，药液不宜过浓，一般0.50～0.75g红霉素加入5%葡萄糖溶液500ml中静脉滴注，速度不宜过快（30滴/分）。

（3）选择大血管穿刺，每天更换注射部位，确保针头在血管内，一旦外渗立即停止滴注，采用50%硫酸镁或金黄散湿敷以避免局部坏死。

（4）静脉滴注红霉素前给予甲氧氯普胺以减轻症状，对于恶心、呕吐患者，帮助其坐起或侧卧，头偏向一侧以防误吸。

（5）及时做好环境清洁，减少不良刺激。

（6）合用利福平治疗时，应指导患者早餐前1小时服用，不宜与茶、牛奶、豆浆、米汤等同时服用。

（7）注意定期复查肝功能并加用保肝药。

知识点22：军团菌肺炎高热的护理措施 　　　副高：熟练掌握　正高：熟练掌握

密切观察患者体温变化，体温高于39℃时，给予物理降温，采用温水擦浴或乙醇擦浴，同时头部置冰袋降温，也可用冰水灌肠。必要时可用吲哚美辛栓或药物降温。落实基础护理，保持患者舒适。

知识点23：军团菌肺炎咳痰的护理措施 　　　副高：熟练掌握　正高：熟练掌握

（1）密切观察患者的咳嗽、咳痰情况，注意患者排痰的量、痰液颜色、黏稠度及排痰难易程度。

（2）向患者及家长说明有效咳嗽排痰的重要性，指导患者有效咳嗽。

（3）加强翻身拍背。

（4）对于痰液黏稠、咳嗽困难患者，遵医嘱给予雾化吸入和祛痰药以稀释痰液，促进痰液排出和炎症吸收，确保呼吸道通畅。

知识点24：军团菌肺炎的健康指导 　　　副高：熟练掌握　正高：熟练掌握

（1）为预防该病应避免上呼吸道感染。加强体育锻炼，增加营养。长期卧床患者应注意经常改变体位、翻身、拍背、随时咳出气道内痰液。

（2）对患者及家属进行本病相关知识的教育，使其了解本病病因。指导患者遵医嘱用药及相关注意事项，定期随访，出现高热、心率增快、咳嗽、咳痰、胸痛等症状及时就诊。

三、革兰阴性杆菌肺炎

知识点25：革兰阴性杆菌肺炎的概念　　　副高：熟悉　正高：熟悉

革兰阴性杆菌通常指由肠杆菌、假单胞菌和其他需氧、非需氧的革兰阴性杆菌引起的肺部炎症。包括铜绿假单胞菌、流感嗜血杆菌、大肠埃希菌等，均为需氧菌，也是医院内获得性肺炎的常见致病菌。肺部革兰阴性杆菌感染的共同点是肺实变或病变融合，易形成多发性脓肿，双侧肺叶均可受累。

知识点26：革兰阴性杆菌肺炎的病因及发病机制　　　副高：熟悉　正高：熟悉

病理改变多为小叶性肺炎或小叶融合性肺炎，常发生在双侧。80%患者有基础病，并发症较多见，预后较差。发病可有以下方式：①吸入口咽部的定植菌或胃内容物。②吸入外源性含有病原菌的气溶胶。③经其他感染灶通过血行传播播散至呼吸道。

知识点27：革兰阴性杆菌肺炎的临床表现　　　副高：熟练掌握　正高：熟练掌握

常存在基础疾病，肺部感染的表现常被掩盖，大部分患者有发热、咳嗽、咳痰（绿色脓痰者见于铜绿假单胞菌感染）、咳脓性痰（暗胶冻样稠痰者见于克雷伯菌肺炎）。

知识点28：革兰阴性杆菌肺炎的辅助检查　　　副高：熟练掌握　正高：熟练掌握

（1）X线胸片表现为两肺多发的、小叶斑片状病灶，可融合呈大片状阴影，病变区可见小脓肿或空洞。

（2）白细胞计数可增多或正常，但中性粒细胞比例升高及核左移。

知识点29：革兰阴性杆菌肺炎的治疗要点　　　副高：熟悉　正高：熟悉

除营养支持、补充水分、痰液引流外，尽可能做细菌药物敏感试验，选用有效抗生素。应采用剂量大、疗程长的联合用药治疗，静脉滴注为主，雾化吸入为辅，支原体经口、鼻的分泌物在空气中传播，可引起散在的呼吸道感染或小流行。

知识点30：革兰阴性杆菌肺炎的护理评估　　　副高：熟练掌握　正高：熟练掌握

（1）健康史：了解患病及治疗经过，有无上呼吸道感染史，有无慢性阻塞性肺疾病、糖尿病等慢性基础疾病，是否吸烟及吸烟量，是否长期使用激素、免疫抑制剂等，患者有无发热、咳嗽、咳痰等。患病后日常活动与休息、饮食、排便情况。

（2）身体状况：有无生命体征异常，如呼吸频率和节律、血压、体温等，判断患者意识情况，有无烦躁、嗜睡、表情淡漠等意识障碍。

（3）心理-社会状况：本病好发于有基础疾病的患者，长期治疗会影响家庭生活。评估时应注意患者的心理状态，有无焦虑、抑郁、悲观等情绪。评估患者及家属对疾病的认识程度。

知识点31：革兰阴性杆菌肺炎的护理诊断   副高：熟练掌握   正高：熟练掌握

（1）体温过高：与肺部感染有关。

（2）清理呼吸道无效：与气道分泌物多、痰液黏稠、咳嗽无力等有关。

（3）潜在并发症：感染性休克。

知识点32：革兰阴性杆菌肺炎的护理措施   副高：熟练掌握   正高：熟练掌握

（1）一般护理：急性期患者应卧床休息，安置舒适卧位，常采用半卧位或头抬高30°～45°。鼓励患者进食高热量、含维生素丰富、易消化的食物，以增强机体抵抗力。

（2）咳嗽排痰护理：采取叩背、翻身、引流和深呼吸相结合的方法，对于卧床患者，可采用物理治疗——体位引流。根据X线胸片证实的肺部感染区域决定需要引流的体位。通过深呼吸、自行咳嗽、体位引流和胸背部叩击等措施促使痰液排出。根据痰液细菌培养及药敏试验结果选用敏感抗生素，通过祛痰药、平喘药等雾化吸入，以稀化痰液，促进痰液排出。

（3）口腔护理：加强口腔护理以减少口腔内定植菌吸入。对于病情较轻者协助其漱口，口腔护理时注意动作轻柔，防止损伤黏膜。及时处理口腔黏膜溃疡，并根据黏膜溃疡分泌物细菌培养结果选用合适的漱口液。

（4）发热护理：密切观察患者体温热型变化。如体温超过39℃，给予物理降温，必要时遵医嘱给予药物降温。注意观察患者面色、呼吸、脉搏、血压，防止体温骤降而引起虚脱。降温后30分钟复测体温。鼓励患者多饮水，加强基础护理，确保患者舒适。

（5）预防交叉感染：革兰阴性杆菌肺炎大多属于院内感染，故控制和预防院内交叉感染非常重要。应按照耐药菌感染管理要求严格落实床旁隔离。加强病房管理，尽量同病原菌的患者安置在同一病室。严格控制探视人员，严格执行无菌操作原则，落实手卫生制度，所有物品、医疗器械做到"一人一用一换"，落实终末消毒。加强病室通风换气，落实物品、仪器设备和地面等每8小时消毒液擦拭制度等。有条件的患者，住单间、负压病房，安排专门护士，可有效控制交叉感染发生。

（6）心理护理：评估患者的心理状态，给予针对性心理护理，帮助其树立战胜疾病的信心，以最佳的心理状态配合治疗和护理。

知识点33：革兰阴性杆菌肺炎的健康指导   副高：熟练掌握   正高：熟练掌握

（1）疾病预防指导：避免酗酒、过度劳累等。加强体育锻炼，提高机体抵抗力，改善呼吸功能，减少呼吸系统疾病的发生。

（2）疾病知识指导：向患者及家属讲解本病的相关知识，教会患者有效咳嗽，及时排出呼吸道分泌物。指导患有慢性基础疾病、年老体弱患者的家属经常为患者翻身、叩背，促进痰液排出。指导患者及家属遵医嘱用药，定期随访。

四、肺炎支原体肺炎

知识点34：肺炎支原体肺炎的概念	副高：熟练掌握　正高：熟练掌握

肺炎支原体肺炎是由肺炎支原体引起的呼吸道和肺组织的炎症。

知识点35：肺炎支原体肺炎的病因及发病机制	副高：熟悉　正高：熟悉

支原体经口、鼻的分泌物在空气中传播，常于秋冬季节发病。健康人经吸入后感染，发病前2～3天至病愈数周，可在呼吸道分泌物中发现肺炎支原体，其致病性可能是患者对支原体或其代谢产物的变态反应所致。感染潜伏期一般为2～3周。患者中儿童和青年人居多，婴儿有间质性肺炎时应考虑肺炎支原体肺炎的可能性。

知识点36：肺炎支原体肺炎的临床表现	副高：熟练掌握　正高：熟练掌握

起病缓慢，有咽痛、咳嗽、畏寒、发热、头痛、乏力、肌肉痛等症状。咳嗽逐渐加剧，呈阵发性刺激性呛咳，咳黏液痰，偶有血丝。由于支原体常在支气管纤毛上皮之间生长，不易清除，故可使咳嗽顽固而持久。半数病例无症状。发热可持续2～3周，体温正常后仍可有咳嗽。体征多不明显，与X线胸片表现不相称。可有肺部干、湿啰音，无管状呼吸音。

知识点37：肺炎支原体肺炎的辅助检查	副高：熟练掌握　正高：熟练掌握

（1）白细胞计数多正常或稍增多，可有红细胞沉降率增快。

（2）血清学检查是确诊肺炎支原体感染最常用的检测手段。目前应用单克隆抗体、聚合酶链反应及DNA等，可以早期快速诊断。

（3）X线胸片呈多种形态的浸润影，节段性分布，以肺下野多见，有的从肺门附近向外伸展。

知识点38：肺炎支原体肺炎的治疗要点	副高：熟悉　正高：熟悉

早期使用适当的抗生素可以减轻症状，缩短疗程至7～10天。肺炎支原体肺炎可在3～4周自行好转。首选红霉素0.3g，每日4次。红霉素静脉滴注速度不宜过快，浓度不宜过高，以免引起疼痛及静脉炎。用药疗程不少于10天，本病预后一般较好。对剧烈呛咳者，应适当给予镇咳药。

知识点39：肺炎支原体肺炎的护理评估　　　　副高：熟练掌握　正高：熟练掌握

（1）健康史：了解患病及治疗经过，患者有无咽痛、咳嗽、发热、头痛、乏力、肌肉痛等症状，是否吸烟及吸烟量，患病后日常活动与休息、饮食、排便情况。

（2）身体评估：有无生命体征异常，如体温升高、呼吸频率和节律异常等。

（3）心理－社会状况：本病咳嗽逐渐加剧，为阵发性刺激性呛咳，咳嗽顽固而持久，应评估患者有无焦虑等情绪，以及患者和家属对本病的认识程度。

知识点40：肺炎支原体肺炎的护理诊断　　　　副高：熟练掌握　正高：熟练掌握

（1）体温过高：与肺部感染有关。

（2）疼痛（胸痛）：与持续咳嗽有关。

知识点41：肺炎支原体肺炎的护理措施　　　　副高：熟练掌握　正高：熟练掌握

（1）一般护理：患者应卧床休息，注意保暖，取舒适体位，一般采用头高位或半卧位。给予易消化、营养丰富食物及足够液体，注意少食多餐。保持病房内空气流通。因肺炎支原体一般通过飞沫传播，传染源为患者及恢复期带菌者，注意将急性期与恢复期患者分开收治。

（2）心理护理：肺炎支原体肺炎病程较长，应向患者及家属做好解释，最大限度地消除其恐惧和焦虑，使其保持良好的心理与情绪状态，接受并配合治疗。

（3）保持呼吸道通畅：肺炎支原体肺炎患者多数咳嗽较重，初期干咳，继而咳白色黏痰。应加强口腔护理，及时协助患者清除口鼻腔分泌物，经常给予翻身拍背，鼓励患者自行咳嗽以促进分泌物排出。对于痰液黏稠不易咳出者，可遵医嘱给予雾化吸入、祛痰药等稀化痰液，促进肺部炎症吸收，必要时给予吸痰。对严重喘憋者给予支气管解痉药。频繁、剧烈咳嗽者，遵医嘱适当给予镇静药及镇咳药。

（4）高热护理：对持续高热患者，应警惕有无惊厥征象，可给予物理降温（头部冷敷、乙醇擦浴等）与药物降温方式为患者降温。应鼓励患者多饮水以补充体内水分。对体温不升者应给予保暖。

（5）观察用药反应及护理：肺炎支原体肺炎首选红霉素治疗。由于红霉素对胃肠刺激较大，易引起胃部不适、恶心、呕吐、腹痛，故嘱患者多进食，补充维生素以减轻胃肠道反应，口服蒙脱石散保护胃黏膜。腹痛者可以通过热敷或轻揉腹部减轻不适。加强静脉通路维护，注意缓慢滴注以防发生血栓性静脉炎，必要时给予局部热敷，保护血管，减少疼痛。如滴注过程中发生药物热和出现荨麻疹等变态反应，应立即给予对症处理。

（6）病情观察：密切观察患者生命体征变化，神志、尿量与肤色，警惕患者有无喘憋、发绀等，一旦出现烦躁、嗜睡、反复惊厥、腹泻、呕吐等并发症，应及时通知医生配合处理。

知识点42：肺炎支原体肺炎的健康指导　　副高：熟练掌握　正高：熟练掌握

向患者及其家属讲解疾病相关知识，指导其加强体育锻炼，提高自身体质，改善呼吸功能，以减少呼吸系统疾病的发生。

第四节　肺　结　核

知识点1：肺结核的概念　　副高：熟练掌握　正高：熟练掌握

肺结核是结核分枝杆菌引起的肺部慢性传染性疾病。结核分枝杆菌可侵及全身多个脏器，但以肺部最为常见。

知识点2：结核分枝杆菌的概述　　副高：熟悉　正高：熟悉

结核分枝杆菌因其涂片染色具有抗酸性，又称为抗酸杆菌。

（1）特点：结核分枝杆菌为需氧菌，生长缓慢，其菌体成分复杂，主要是类脂质、蛋白质和多糖，对外界理化因素的抵抗力较强。在阴湿环境下能生存5个月以上，但在阳光下暴晒2小时，紫外线照射10～20分钟即可被杀死。湿热对结核分枝杆菌杀伤力强，煮沸1分钟即可杀死，所以煮沸消毒与高压消毒是最有效的消毒方法。70%乙醇接触2分钟亦可杀菌。将痰吐在纸上直接焚烧是最简易的灭菌方法。

（2）分型：结核分枝杆菌分为人型、牛型、鼠型等种类。引起人类结核病的主要为人型结核分枝杆菌和牛型结核分枝杆菌。

知识点3：肺结核的临床类型　　副高：熟练掌握　正高：熟练掌握

（1）原发型肺结核：病灶通常位于肺上叶底部、中叶或下叶上部等肺通气较大部位，引起淋巴结炎及淋巴管炎。肺部的原发病灶、淋巴管炎及局部淋巴结炎统称肺原发复合征。

（2）血行播散型肺结核：含急性血行播散型肺结核及亚急性、慢性血行播散型肺结核。

（3）浸润型肺结核：是肺结核中最常见的一种类型，多见于成年患者。

（4）慢性纤维空洞型肺结核：肺结核未及时发现或治疗不当，空洞长期不愈，空洞壁增厚，病灶出现广泛纤维化，成为慢性纤维空洞型肺结核。痰中常有结核分枝杆菌，为结核病的重要传染源。

（5）结核性胸膜炎：当机体处于高敏状态时，结核分枝杆菌侵入胸膜腔可引起渗出性胸膜炎，除出现全身中毒症状外，还有胸痛和呼吸困难。

知识点4：肺结核的感染途径　　副高：熟练掌握　正高：熟练掌握

肺结核主要通过呼吸道传播。飞沫感染是最常见的方式。传染源主要是排菌的肺结核患者，尤其是痰涂片阳性、未经治疗者。经消化道和皮肤等途径传播现已罕见。感染后结核病的发生、发展与转归取决于入侵的结核分枝杆菌的数量、毒力及人体免疫力、变态反应的强弱。

知识点5：肺结核的发病机制	副高：熟悉　正高：熟悉

吸入肺泡的结核分枝杆菌可被吞噬细胞吞噬和杀灭。当结核分枝杆菌数量多或毒力强时，因其大量繁殖导致肺泡吞噬细胞溶解、破裂，释放出的结核分枝杆菌可再感染其他吞噬细胞和局部组织。经吞噬细胞处理的结核分枝杆菌特异性抗原传递给T淋巴细胞使之致敏，机体可产生2种形式的免疫反应，即细胞介导的免疫反应和Ⅳ型变态反应，对结核病的发病、演变及转归起着决定性的作用。

（1）细胞介导免疫反应：是机体获得抗结核免疫力最主要的免疫反应。当致敏的$CD4^+T$细胞再次受到抗原刺激而激活，产生、释放氧化酶和多种细胞因子，如IL-2、IL-6、INF-γ等，与TNF-α共同作用加强对病灶中结核分枝杆菌的杀灭作用。当$CD8^+T$细胞溶解已吞噬结核分枝杆菌和受抗原作用的吞噬细胞时，可导致宿主细胞和组织破坏，并同时伴有结核分枝杆菌的释放与扩散。

（2）Ⅳ型变态反应：是机体再次感染结核分枝杆菌后对细菌及其产物（结核蛋白及脂质D）产生的一种超常免疫反应。人体感染结核分枝杆菌后仅5%发病为原发型肺结核；5%的人在免疫力低时发病称为继发型肺结核；90%的人终身不发病。初次感染的结核分枝杆菌潜伏于淋巴结处，或随菌血症到全身脏器潜伏，成为肺外结核发病的来源。

知识点6：肺结核的病理变化	副高：熟悉　正高：熟悉

结核病的基本病理变化是渗出、增生（结核结节形成）和干酪样坏死。渗出性病变通常出现于结核炎症的早期或机体抵抗力低下，菌量多，毒力强或变态反应强时，主要表现为浆液性或浆液纤维素性炎。病变早期以中性粒细胞浸润为主，后被巨噬细胞取代；增生性病变多发生于病变恢复阶段，多在菌量较少而机体抵抗力较强时发生，典型的改变是形成结核结节，为结核病的特征性病变；干酪样坏死病变常发生于机体抵抗力降低或菌量过多、变态反应过于强烈时，干酪坏死组织发生液化经支气管排出形成空洞，其内含有大量结核分枝杆菌，肉眼下见病灶呈黄灰色，质松而脆，状似干酪，故称干酪样坏死。由于结核病的病理过程特点是破坏与修复常同时进行，故上述3种病理变化可同时存在于一个病灶中，多以某一病变为主，且可相互转化。

知识点7：肺结核的临床症状	副高：熟练掌握　正高：熟练掌握

（1）呼吸系统

1）咳嗽、咳痰：是肺结核最常见的症状。咳嗽较轻，多为干咳或少量白色黏液痰。有空洞形成时痰量增多；合并细菌感染时，痰呈脓性且量增多；合并厌氧菌感染时有大量脓臭痰；合并支气管结核时表现为刺激性咳嗽。

2）咯血：多为整口鲜血或痰中带血，大血管破裂或空洞内动脉瘤破裂时可有大咯血。

3）胸痛：结核累及胸膜时可出现胸痛，随运动、呼吸加重。

4）呼吸困难：多见于干酪样肺炎和大量胸腔积液患者。

（2）全身症状：发热为最常见症状，多为午后潮热，部分患者有倦怠、乏力、盗汗、食欲缺乏和体重减轻等。

（3）并发症：可并发气胸、脓胸、支气管内膜狭窄、支气管扩张症、肺不张、肺曲菌病、慢性肺源性心脏病。结核分枝杆菌随血行播散可并发淋巴结、脑膜、骨及泌尿生殖器官等肺外结核。

知识点8：肺结核的临床体征　　　副高：熟练掌握　　正高：熟练掌握

（1）早期轻微病变者可无阳性体征。

（2）在肺尖或肩胛间区可有阳性体征：听诊浊音、呼吸音降低、湿啰音。

（3）胸膜增厚、肺不张、胸腔积液时有相应体征。

知识点9：肺结核的结核分枝杆菌检查　　　副高：熟练掌握　　正高：熟练掌握

结核分枝杆菌检查是确诊肺结核的特异依据。痰培养则更精确，且可鉴定菌型，做药物敏感试验。痰培养阳性表明其病灶是开放性的，具有传染性。

知识点10：肺结核的影像学检查　　　副高：熟练掌握　　正高：熟练掌握

（1）胸部X线检查是诊断、分型、指导治疗及了解病情变化的主要依据。X线胸片可见斑点状、密度较高、边缘清楚的结节影，或云雾状、密度较淡、边界模糊的渗出灶或环形透光的空洞。

（2）胸部CT检查能发现微小或隐蔽性病变，了解病变范围及组成，为诊断提供依据，帮助鉴别肺病变。

知识点11：肺结核的结核菌素试验　　　副高：熟练掌握　　正高：熟练掌握

目前多采用的结核菌素为纯蛋白衍生物（PPD），常取0.1ml结核菌素稀释液在前臂掌侧做皮内注射，注射后48～72小时测皮肤硬结直径，＜5mm为阴性，5～9mm为弱阳性，10～19mm为阳性，＞20mm或局部有水疱、坏死为强阳性。

我国城市中成年居民的结核分枝杆菌感染率高，用5IU结核菌素进行试验，阳性仅表示有结核分枝杆菌感染，并不一定患病。用1IU结核菌素试验呈强阳性，常提示体内有活动性结核病灶。结核菌素试验对婴幼儿的诊断价值比成人高，因为年龄越小，自然感染率越低。

成人结核菌素试验阳性仅表示接种过卡介苗或受过结核分枝杆菌感染，并不表示一定患病；结核菌素试验阴性说明机体没有结核分枝杆菌感染，还见于：①初染结核分枝杆菌4～8周，机体内变态反应尚未完全建立。②严重结核病和危重患者，由于免疫力下降和变态反应暂时受抑制，结核菌素试验可暂时呈阴性，待病情好转可转为阳性。③机体免疫功能低下或受抑制时，如应用糖皮质激素、免疫抑制剂、肿瘤及营养不良者和老年体弱者，结核菌素反应可暂时消失，亦可表现为阴性。老年人结核菌素反应也常为阴性。

知识点12：肺结核的其他检查　　　　　　　　　　　副高：熟练掌握　正高：熟练掌握

急性活动性肺结核患者白细胞计数可在正常范围或轻度增多。严重病例可有贫血，红细胞沉降率增快、白细胞计数减少或类白血病反应。纤维支气管镜对诊断和鉴别诊断有重要价值，浅表淋巴结活检也对结核病鉴别诊断有帮助。

知识点13：肺结核的化学治疗原则　　　　　　　　　　　副高：熟悉　正高：熟悉

早期、规律、全程、适量、联合。整个治疗方案分为强化和巩固2个阶段。

（1）早期：对所有检出和确诊者应立即予以化学治疗，有利于迅速发挥药物的早期杀菌作用，促使病变吸收和减少传染性。

（2）规律：严格按照医嘱要求规律用药，不漏服，不停服，以避免耐药性产生。

（3）全程：保证完成规定的治疗期是提高治愈率和减少复发率的重要措施。

（4）适量：药物剂量过低不能达到有效的血药浓度，影响疗效和易产生耐药性，剂量过大易产生药物不良反应。

（5）联合：同时采用多种抗结核药治疗，可提高疗效，又可以通过交叉杀菌作用减少或防止耐药性的产生。

知识点14：常用抗结核病药　　　　　　　　　　　　　副高：熟悉　正高：熟悉

（1）异烟肼：是单一抗结核药中杀菌力，特别是早期杀菌力最强者。可以口服，不良反应少。口服后，吸收快，易渗入组织并通过血脑屏障，杀灭细胞内外代谢活跃或静止的结核分枝杆菌。成人剂量300mg、顿服。本药常规剂量很少发生不良反应，偶见周围神经炎、中枢神经系统中毒、肝损害等。

（2）利福平：常与异烟肼联合应用。成人每日1次，空腹口服450～600mg。本药不良反应轻微，除消化道不适、流感综合征外，偶有短暂性肝功能损害。

（3）吡嗪酰胺：能杀灭吞噬细胞内、酸性环境中的结核分枝杆菌。剂量：每日1.5g，分3次口服。偶见高尿酸血症、关节痛、胃肠不适及肝功能损害等不良反应。

（4）乙胺丁醇：对结核分枝杆菌有抑菌作用，不良反应甚少为其优点，偶有胃肠不适。剂量过大时可引起球后神经炎、视力减退、视野缩小、中心盲点等，一旦停药多能恢复。

（5）链霉素：对结核分枝杆菌有杀菌作用，剂量：成人每日肌内注射1g（50岁以上或肾功能减退者可用0.50～0.75g）。间歇疗法为每周2次，每次肌内注射1g。链霉素主要不良反应为第Ⅷ对脑神经损害，表现为眩晕、耳鸣、耳聋，严重者应及时停药，肾功能严重受损者不宜使用。

知识点15：肺结核的化疗方法　　　　　　　　　　副高：熟悉　正高：熟悉

（1）短程疗法：化疗疗程从常规12～18个月缩短至6～9个月（短程疗法），该方案包括异烟肼和利福平2种杀菌药。

（2）间歇疗法：结核分枝杆菌与药物接触数小时后，常延缓数天生长，在结核分枝杆菌重新生长繁殖前再次投以高剂量药物，可使细菌持续受抑制直至最终被消灭。在开始化疗的1～3个月，每天用药（强化阶段），以后每周3次间歇用药（巩固阶段），也可全程间歇治疗。

（3）化疗方案：分为初治和复治。

1）初治方案：初治涂片检查为阳性的病例，不论其培养是否为阳性，均可用以异烟肼（H）、利福平（R）、吡嗪酰胺（Z）组合为基础的6个月短程化疗方案。痰结核分枝杆菌检查常很快转阴，疗程短，便于随访管理。

2）复治方案：初治化疗不合理，结核分枝杆菌产生继发耐药，痰结核分枝杆菌检查持续阳性，病变迁延反复。复治病例应选择联合使用敏感药物。

知识点16：肺结核的护理评估　　　　　　　　　　副高：熟练掌握　正高：熟练掌握

（1）健康史：评估患者的生活条件、生活环境，与肺结核患者有无接触史。

（2）身体状况：评估患者体温、脉搏、呼吸和血压状况；评估患者有无咳嗽、咳痰、胸痛、咯血等症状；有无全身中毒症状，如乏力、午后低热、食欲缺乏、体重减轻和夜间盗汗等。大咯血时患者出现情绪紧张、面色灰暗、胸闷气促、咯血不畅，往往是窒息先兆，应引起警惕。咯血时注意患者呼吸次数、深度、节律、有无呼吸困难，两侧呼吸音有无改变。还要注意观察患者有无面色、脉搏、心律、神志等情况变化。

（3）心理-社会状况：咯血前患者情绪常不稳定，坐卧不安、胸闷等。一旦咯血，不论咯血多少，患者均可有神情紧张，呼吸、心率增快。反复咯血者常烦躁不安、焦虑，甚至恐慌，咯血一时不易终止，促使病情加重。

知识点17：肺结核的护理诊断　　　　　　　　　　副高：熟练掌握　正高：熟练掌握

（1）知识缺乏：缺乏肺结核病防治知识。

（2）营养失调——低于机体需要量：与机体消耗增加、食欲缺乏有关。

（3）活动无耐力：与活动性肺结核、机体消耗增加有关。

（4）发热：与结核分枝杆菌感染有关。

（5）潜在并发症：咯血、窒息、呼吸衰竭、气胸、胸腔积液等。

知识点18：肺结核的一般护理措施　　　副高：熟练掌握　正高：熟练掌握

制订合理的休息与活动计划：①肺结核活动期或咯血时，以卧床休息为主，可适当离床活动。②大咯血患者绝对卧床休息。③恢复期可适当增加户外活动，如散步、做保健操、打太极拳等，加强体质锻炼，提高机体的抗病能力。④部分轻症患者在坚持化疗的同时，可进行正常工作，但应避免劳累和重体力劳动。⑤保证充足的睡眠和休息，劳逸结合。⑥保持环境安静、整洁、舒适，使患者心情愉悦。

知识点19：肺结核的用药护理措施　　　副高：熟练掌握　正高：熟练掌握

（1）向患者强调坚持、规律、合理抗结核的重要性。
（2）督促患者按医嘱服药。
（3）观察抗结核药的不良反应：肝、肾功能损害等。

知识点20：肺结核的消毒隔离措施　　　副高：熟练掌握　正高：熟练掌握

（1）痰涂片阳性者住院治疗，进行呼吸道隔离。
（2）禁止随地吐痰，患者痰液须经灭菌处理。

知识点21：肺结核咯血的护理措施　　　副高：熟练掌握　正高：熟练掌握

（1）病情观察：观察患者咯血的量、颜色、性质及出血的速度。监测意识、生命体征变化、严密观察患者有无烦躁不安。

（2）休息与卧位：小量咯血者应静卧休息；大量咯血者绝对卧床休息，取平卧位时头偏向一侧，或取患侧卧位，有利于健侧肺的通气功能。尽量少搬动患者，以减少肺活动度。

（3）咯血时的护理：①守护并安慰患者，消除精神紧张。嘱患者轻轻将气管内的积血咯出。②指导患者咯血时勿屏气，以免诱发喉头痉挛，血液引流不畅易形成血块，导致窒息。③密切观察有无窒息的征象，如胸闷、呼吸困难、唇甲发绀、面色苍白、冷汗淋漓、烦躁不安等。如有窒息征象，立即取头低脚高体位，轻拍背部，迅速排出气道和口咽部的血块，必要时用机械吸引，并做好气管插管、气管切开等准备，以解除呼吸道阻塞。④高浓度吸氧。⑤对极度紧张、咳嗽剧烈者，遵医嘱给予小剂量镇静药、镇咳药。但对年老体弱、肺功能不全者慎用强镇咳药，以免抑制咳嗽反射和呼吸中枢，使血块不能咯出而发生窒息。⑥咯血过多，应配血备用，做好抢救准备。⑦咯血时要防止阻塞性肺不张、休克等并发症。

（4）使用垂体后叶素的护理：垂体后叶素可收缩小动脉，减少肺血流量，从而减轻咯血。因其易引起子宫、肠管平滑肌和冠状动脉收缩，故冠心病、高血压患者及孕妇禁用。静脉滴注时速度勿过快，以免引起恶心、便意、心悸、面色苍白等不良反应。

（5）饮食与排便的护理：①大量咯血者暂禁食，少量咯血者进少量流质饮食，多饮水。②多食富含纤维素饮食，以保持排便通畅，避免排便时腹压增加而引起再度咯血。

知识点22：肺结核的饮食护理措施　　　　　副高：熟练掌握　正高：熟练掌握

（1）因蛋白质除产生热量外，还能增加机体的抗病能力及机体修复能力。建议每日蛋白质摄入量为1.5～2.0g/kg。

（2）每天摄入一定量的新鲜蔬菜和水果以补充维生素，食物中的维生素C有减轻血管渗透性的作用，可以保证渗出病灶的吸收；B族维生素对神经系统及胃肠神经有调节作用。

（3）为增加进食的兴趣及促进消化液的分泌，注意食物合理搭配，保证色、香、味俱佳，保证摄入足够的营养。

（4）创造一个整洁、安静、舒适的进餐环境，消除疼痛、焦虑等干扰因素，去除不良因素，使患者在轻松、愉快的气氛中享受进食的乐趣。必要时遵医嘱经静脉补充足够的营养。

（5）患者如无心、肾功能障碍，应补充足够的水分，鼓励患者多饮水，每日1.5～2.0L，既保证机体代谢的需要，又有利于体内毒素的排泄。

知识点23：肺结核的心理护理措施　　　　　副高：熟练掌握　正高：熟练掌握

加强对患者及家属的心理咨询和卫生宣传，使之了解只有坚持合理、全程化疗，才可完全康复。帮助患者增进机体免疫功能，树立信心，尽快适应环境，消除焦虑、紧张心理，充分调动人体内在的自身康复能力，使患者积极配合治疗，处于接受治疗的最佳心理状态。

知识点24：肺结核的健康指导　　　　　副高：熟练掌握　正高：熟练掌握

（1）早期发现患者并做好登记管理，及时给予合理化疗和良好护理。让患者独居一室，进行呼吸道隔离，室内保持良好通风，每日用紫外线照射消毒，或用1‰过氧乙酸1～2ml加入空气清洁剂做空气喷雾消毒。

（2）加强结核病的预防与宣传，如注意个人卫生，不可面对他人打喷嚏或咳嗽，严禁随地吐痰。在打喷嚏或咳嗽时用双层纸巾遮住口鼻，纸巾用后焚烧，痰液须经灭菌处理。

（3）给未受过结核分枝杆菌感染的新生儿、儿童及青少年接种卡介苗，使人体产生对结核分枝杆菌的获得性免疫力，减轻感染后的发病与病情。

（4）为预防传染，餐具、痰杯应煮沸消毒或用消毒液浸泡消毒，同桌用餐时使用公筷。

（5）被褥、书籍在烈日下暴晒6小时以上。

（6）外出时应戴口罩。密切接触者应去医院进行有关检查。

第五节　肺　癌

知识点1：肺癌的概念　　　　　副高：熟练掌握　正高：熟练掌握

原发性支气管肺癌简称肺癌，是常见的肺部原发性恶性肿瘤，起源于支气管黏膜或腺体，常伴有区域性淋巴结和血行转移。

| 知识点2：肺癌的病因 | 副高：熟悉　正高：熟悉 |

（1）吸烟：研究表明吸烟是肺癌最主要的危险因素，吸烟可明显增加肺癌的发病风险，重度吸烟者的肺癌发病风险可较正常人增加10倍甚至20倍以上，两者存在明显的量效关系。

（2）职业暴露：工作场所致癌物的暴露对肺癌发病率的增加亦有重要作用，据统计，职业性接触所引起的肺癌占肺癌总数的5%～20%。

（3）大气污染和环境污染：全球范围内肺癌发病率均呈上升趋势，除吸烟外，大气和环境污染也是重要原因之一。

（4）饮食营养：越来越多的研究报道认为，饮食营养因素与肺癌的发病相关。高脂、低蔬菜水果饮食增加了肺癌发病的危险。

（5）遗传因素：个体基因的差异或缺陷决定了不同个体对致癌物的易感性不同。

| 知识点3：肺癌的病理学 | 副高：熟悉　正高：掌握 |

肺癌绝大多数起源于支气管黏膜上皮，极少来自肺泡上皮，因而肺癌主要为支气管肺癌。肺癌的病变部位为右肺多于左肺，上叶多于下叶。

（1）肉眼分型：依据解剖学位置和形态常可分为中央型肺癌、周围型肺癌和肺泡细胞癌3种。①中央型肺癌：肿瘤发生于总支气管、肺叶和段支气管，出现支气管阻塞征象，呈现段、叶局限性气肿或不张，肺不张伴有肺门淋巴结肿大时呈现倒S状影像，是中央型肺癌特别是右上叶中央型肺癌的典型征象。继发感染时可出现阻塞性肺炎和肺脓肿等征象。②周围型肺癌：肿瘤发生于肺段以下支气管，早期为局限性小斑片状阴影，也可呈结节状、球状或网状阴影。肿瘤周边可有毛刺、切迹和分叶。③肺泡细胞癌：有结节型和弥漫型2种表现。结节型与周围型肺癌类似。弥漫型为两肺大小不等的结节状播散病灶，随病情发展，可见肺炎样片状影或支气管充气征。

（2）组织学分型：临床上较常见的肺癌类型为鳞状细胞癌、腺癌、大细胞癌和小细胞癌4种。

1）鳞状细胞癌：占肺癌40%以上，是最常见的类型。大多由近肺门处较大支气管黏膜上皮细胞经鳞状化生癌变而成。最常发生的部位是段支气管，其次为肺叶支气管，肉眼下多呈中央型。

2）腺癌：占肺癌的25%～30%。大多数腺癌是周围型，肿块直径多在4cm以上。腺癌可分为腺泡癌、乳头状癌、细支气管肺泡癌和有黏液形成的实体癌4种亚型，其中绝大多数是乳头状腺癌。

3）大细胞癌：由多形性、胞质丰富的大细胞组成，约占肺癌的15%。此癌好发于肺的周围部分或肺膜下，与支气管无关。部分大细胞肺癌具有神经内分泌功能。

4）小细胞癌：来源于支气管黏膜的基底细胞或储备细胞，其特点是生长迅速和早期转移。小细胞肺癌是肺癌中恶性程度最高的一种，占肺癌的10%～20%。世界卫生组织（WHO）将小细胞肺癌分为燕麦细胞型、中间型和混合型3种亚型。

知识点4：肺癌的扩散和转移 副高：掌握 正高：掌握

（1）直接扩散：中央型肺癌穿过支气管壁后，可直接向肺内组织浸润与生长，亦可浸润支气管周围淋巴结，以及心包、心脏、大血管、食管、膈肌、喉返神经等。周围型肺癌常沿支气管或肺泡增殖，癌肿容易侵犯胸膜、胸壁、肋骨及膈肌。

（2）淋巴转移：是肺癌转移的常见途径，癌细胞经支气管和肺血管周围的淋巴管，先侵入邻近的肺段或肺叶支气管周围的淋巴结，然后根据肺癌所在部位，到达肺门或气管隆嵴下淋巴结，再侵入纵隔和气管旁淋巴结，最后累及锁骨上前斜角肌淋巴结。纵隔和气管旁以及颈部淋巴结转移一般发生在肺癌同侧，但也可以发生在对侧，即交叉转移。肺癌侵犯胸壁或膈肌后，可向腋下或上腹部主动脉旁淋巴结转移。

（3）血行转移：是肺癌的晚期表现。小细胞癌和腺癌的血行转移较鳞状细胞癌更常见。通常癌细胞直接侵入肺静脉，然后经左心随大循环血流而转移到全身各处器官，常见的有肝、骨骼、脑、肾上腺等。也可通过血液发生肺内转移。

知识点5：肺癌原发灶引起的症状 副高：熟练掌握 正高：掌握

（1）咳嗽：为最常见的临床症状，主要是由于肿瘤侵袭支气管黏膜而引起的刺激性咳嗽，为一种保护性非自主反射，目的是为了清除呼吸道异物和分泌物。60%的患者以咳嗽为首发症状，80%患者有咳嗽症状。晚期由于支气管狭窄引起咳嗽加重，可带有金属音调。

（2）咯血或痰中带血：常表现为间断性或持续性、反复少量的痰中带血或少量咯血。持续时间不一，一般较短，仅数日，但也有达数月者。中央型肺癌咯血较常见，周围型肺癌在肿瘤较小时很少见咯血，但当肿瘤增大到一定程度后，由于肿瘤中心缺血坏死引起出血，也会出现咯血症状。

（3）胸痛：为肿瘤侵犯胸膜、肋骨、胸壁及其他组织所致。肺癌早期可有不定时的胸闷、胸部不规则的隐痛和钝痛，用力、体位改变、咳嗽和深呼吸时患侧胸痛症状越加明显。

（4）呼吸困难：研究表明，肺癌中50%～60%患者存在呼吸困难，约10%以呼吸困难为首发症状。多见于中央型肺癌，尤其是肺功能较差者。呼吸困难程度因病情严重程度和耐受能力不同而异。

（5）发热：①癌性发热，肿瘤坏死组织被机体吸收所致，抗感染药治疗无效，有效的抗肿瘤治疗后可以退热。②炎性发热，某一肺段或肺叶支气管开口的阻塞或管腔受压迫，引起的相应肺段或肺叶的阻塞性肺炎或肺不张引起的发热，多在38℃左右，抗感染治疗虽有效，但常反复发作。

（6）喘鸣：常为管腔内肿瘤或异物阻塞，以及管壁被管外肿大的纵隔淋巴结或侵犯纵隔的肿瘤压迫引起的管腔狭窄。喘鸣一般为间歇性，不受咳嗽影响。

（7）体重下降：肺癌晚期由于感染、疼痛等影响食欲及睡眠，肿瘤生长及其所产生的各种毒素引起身体消耗增加而导致患者体重下降，最终形成恶病质。

知识点6：肺癌局部扩展引起的症状　　　　　　副高：熟练掌握　正高：掌握

（1）吞咽困难：多为下叶肿瘤，并且淋巴结可向前浸润气管、向后浸润食管形成气管-食管瘘，可反复发生吸入性肺炎。

（2）声音嘶哑：由于肺癌转移至纵隔淋巴结或癌肿直接侵犯该侧喉返神经，造成患侧声带麻痹。

（3）膈肌麻痹：表现为胸闷、气促，患侧肺下界上移，呼气时膈肌出现矛盾运动（吸气时膈肌上升，呼气时膈肌下降）。

（4）胸腔积液或心包积液：表现为胸部叩诊浊音，心脏浊音界扩大，穿刺抽液行细胞学检查可确诊。

（5）上腔静脉综合征（SVCS）：表现为气促、上肢和头颈部水肿，颈静脉怒张，胸壁皮肤见红色或青紫色毛细血管扩张，阻塞发展迅速还可以导致脑水肿而出现头痛、嗜睡、意识障碍等。

（6）霍纳（Horner）综合征：表现为患侧颜面无汗和发红，患侧眼球内陷、上睑下垂、眼裂狭窄、瞳孔缩小等。

（7）Pancoast综合征：为肺尖发生的支气管肺癌并侵犯肺上沟部，引起肩部和上胸壁疼痛等一系列临床综合征。多为低度恶性鳞状细胞癌，生长缓慢，晚期才出现转移。

知识点7：肺癌远处转移引起的症状　　　　　　副高：熟练掌握　正高：掌握

（1）中枢神经系统转移：向脑、脑膜和脊髓转移，主要表现为颅内高压症状。

（2）骨转移：易转移至肋骨、脊椎和骨盆，表现为局部疼痛，压痛、叩击痛，骨质破坏还可导致病理性骨折。

（3）肝转移：可有食欲缺乏、肝区疼痛、肝大、黄疸和腹水等，患者多于短期内死亡。

（4）肾及肾上腺转移：肺癌胸外转移中肾转移可出现血尿；肾上腺转移也较常见，导致原发性慢性肾上腺皮质功能减退症。患者多于短期内死亡。

知识点8：肺癌的痰脱落细胞学检查　　　　　　副高：熟练掌握　正高：熟练掌握

可用于肺癌的诊断及早期筛查，方法简便无痛苦，阳性率达80%以上，可确定肿瘤的组织学类型。但由于该法假阴性率高（20%~60%），并有一定的假阳性率（约2%），且不能定位，故在临床应用中有一定局限性。

知识点9：肺癌的影像学检查　　　　　　副高：熟练掌握　正高：熟练掌握

（1）胸部X线：最基本、应用最广泛的影像学检查方法，包括透视、正侧位X线胸片等，可肺部阴影。

（2）计算机断层扫描（CT）：目前已经作为手术和放疗前估计肿瘤大小和侵犯程度的常

规方法。CT图像清晰，能发现普通X线不易发现的较隐蔽的病灶，能清楚显示病变形态和累及范围，能检查有无淋巴结及远处转移，同时可行CT引导下穿刺活检。

（3）磁共振成像（MRI）：利用生物组织对中等波长电磁波的吸收来成像，能从横截位、冠状位和矢状位等多个位置对病灶进行观察，可增加对胸部疾病诊断及对肺门区肿瘤和血管的区别能力。

（4）正电子发射断层成像（PET）：是目前唯一利用影像学方法进行体内组织功能、代谢和受体显像的技术。不仅能反映人体解剖结构改变，还可以提供体内功能代谢信息，从分子水平揭示疾病发病机制和治疗效应。通过PET可发现早期原发性肺癌和转移灶，并且可以判断手术是否达到根治以及术后是否有转移或者复发。在判断肿瘤分期及疗效方面，PET优于现有的任何影像学检查。

| 知识点10：肺癌的有创检查 | 副高：熟练掌握　正高：熟练掌握 |

（1）纤维支气管镜检查：管径细，可弯曲，易插入肺叶、段和亚段支气管，直接观察肿块，并且能够取得病理组织进行活检，还能直接对病灶进行处理，已成为确诊肺癌最重要的手段。

（2）胸腔镜检查：适用于肺部肿块，经纤维支气管镜或经皮肺穿刺活检未能得到组织学诊断，且不能耐受开胸手术的患者。其优点在于直观、准确，并可做活检。

（3）纵隔镜检查：是一种用于上纵隔探查和活检的方法，由于其具有高度的敏感性和特异性，在国外被广泛应用于肺癌的术前分期。

（4）经胸壁穿刺活检：在CT引导下，以细针穿刺肺部，用活检组织做病理学或细胞学检查。此方法用于周围型肺癌、＞1cm的肺部病灶以及不能耐受支气管镜检查或开胸活检的患者，阳性率可达80%。

（5）转移病灶活检：已有颈部、锁骨上、腋下及全身其他部位肿块或结节的患者，可行肿块切除活检，以明确病理类型及转移情况，为选择治疗方案提供依据。

| 知识点11：肺癌的治疗要点 | 副高：熟悉　正高：熟悉 |

根据患者的机体状况、肿瘤的病理类型、侵犯的范围和发展趋势来综合治疗。合理地、有计划地应用现有的治疗手段，最大限度地提高治愈率和患者的生活质量。

（1）化学药物治疗（化疗）：化疗是治疗小细胞肺癌的主要方法。

（2）手术治疗：非小细胞肺癌Ⅰ期、Ⅱ期患者应行以治愈为目标的手术切除治疗。

（3）放射治疗（放疗）：射线对癌细胞有杀伤作用，放疗可分为根治性和姑息性2种。

（4）其他局部治疗：经支气管动脉和/或肋间动脉灌注加栓塞治疗。

| 知识点12：肺癌的护理评估 | 副高：熟练掌握　正高：熟练掌握 |

（1）健康史：应充分了解患者健康状况，有无长期大量吸烟及毒性化学物质接触史，了

解患者是否从事接触石棉、砷、铬、煤焦油等工作，是否有慢性肺病等疾病史。了解患者家庭中有无肺部疾病、肺癌或其他肿瘤患者。

（2）身体状况：评估患者是否出现刺激性干咳、痰中带血、血痰、间断少量咯血；有无呼吸困难、发绀、杵状指（趾）；有无肿瘤压迫、侵犯邻近器官组织引起与受累组织相关征象，如持续性、剧烈胸痛等。

（3）心理－社会状况：在确诊前患者往往会产生揣测、焦虑不安等心情，而确诊后则因为疾病恶劣，表现出惊恐、愤怒甚至沮丧等心理反应，随着病情的发展，治疗效果若是欠佳，加之药物副作用大，患者会产生绝望心理。因此应根据患者年龄、职业、文化、性格等进行评估，并采取针对性的护理。

知识点13：肺癌的护理诊断　　　　　副高：熟练掌握　正高：熟练掌握

（1）气体交换受损：与肺组织病变、肿瘤阻塞支气管、手术、麻醉、肺膨胀不全、呼吸道分泌物滞留等有关。

（2）疼痛：与癌细胞浸润、肿瘤压迫或转移有关。

（3）营养失调——低于机体需要量：与癌肿致机体过度消耗，压迫食管致吞咽困难，化疗反应致食欲缺乏、摄入量不足有关。

（4）潜在并发症：化疗药物不良反应、放射性食管炎、放射性肺炎。

知识点14：肺癌疼痛的护理措施　　　　副高：熟练掌握　正高：熟练掌握

（1）采取各种护理措施减轻疼痛，减少可诱发和加重疼痛的因素：①提供舒适安静的环境，保证患者得到充分休息。②小心搬动患者，防止用力不当引起病变部位疼痛。③指导、协助胸痛患者用手或枕头护住胸部以减轻疼痛。

（2）药物镇痛：按医嘱用药，遵循用药原则，把握好用药的阶段，严格掌握用药剂量，密切观察病情和镇痛效果，警惕药物不良反应。

（3）物理治疗：如按摩、针灸、经皮肤电刺激镇痛穴位或局部冷敷等，以降低疼痛的敏感性。

知识点15：肺癌致营养失调的护理措施　　副高：熟练掌握　正高：熟练掌握

（1）有吞咽困难者应给予流质饮食，进食宜慢，取半卧位以免发生吸入性肺炎或呛咳，甚至窒息。病情危重者应采取喂食、鼻饲，或静脉输入脂肪乳剂、复方氨基酸和含电解质的液体。

（2）必要时酌情输全血、血浆或白蛋白，增强机体抗病能力。

知识点16：肺癌皮肤相关护理措施　　　　　副高：熟练掌握　正高：熟练掌握

（1）在皮肤照射部位涂上的标志在照射后切勿擦去，该部位忌贴胶布，忌用碘酊、红汞涂擦。洗澡时，不用肥皂或搓擦，亦不用化妆品涂擦，因其可加重放疗皮肤的反应。

（2）患者宜穿宽松柔软衣服，防止摩擦。避免阳光照射或冷热刺激。局部避免搔抓、压迫。如有渗出性皮炎可暴露，局部涂抹有收敛、保护作用的鱼肝油软膏。

（3）协助患者取舒适体位，保持床单平整、洁净，经常变换体位，以防局部组织长期受压而致压疮或发生感染。

知识点17：肺癌的用药护理措施　　　　　　副高：熟练掌握　正高：熟练掌握

（1）化疗药物不仅杀伤癌细胞，对机体正常的白细胞也有杀伤和抑制作用。应注意观察骨髓抑制情况，每周检查 $1 \sim 2$ 次血白细胞总数，白细胞总数降至 $3.5 \times 10^9/L$ 时应及时报告医生。白细胞总数降至 $1 \times 10^9/L$ 时，遵医嘱输白细胞及使用抗生素以预防感染，并做好保护性隔离。

（2）化疗期间饮食宜少量多餐，避免粗糙、过热、酸、辣刺激性食物，以防损伤胃肠黏膜。化疗前、后2小时避免进餐。

（3）化疗后患者常出现口干、口腔pH下降，易致牙周病和口腔真菌感染，需要进行口腔护理。不吃硬食物，用软毛牙刷刷牙，并常用盐水或复方硼砂溶液漱口，以避免口腔黏膜损伤。

（4）因化疗药物刺激性强，疗程长，要注意保护和合理使用静脉血管。

（5）对由于药物不良作用使皮肤干燥、色素沉着、脱发和甲床变形者，应向患者做好解释，并给予安慰，以消除其思想顾虑。

知识点18：肺癌的心理护理措施　　　　　　副高：熟练掌握　正高：熟练掌握

（1）多与患者交谈，耐心倾听，鼓励患者表达自己的感受，解答并提供有益的信息，调节患者的情绪，使患者以积极的心态面对疾病。

（2）确诊后，根据患者的心理承受能力和家属的意见，决定是否告知患者病情真实情况。

（3）确诊后，帮助患者正确评估所面临的情况，鼓励患者及家属积极参与治疗和护理计划的决策过程，让患者了解病情及治疗方案。

知识点19：肺癌的健康指导　　　　　　　　副高：熟练掌握　正高：熟练掌握

（1）环境：保持休养环境安静、舒适，室内保持适宜的温湿度，每日上、下午各开窗通风至少半小时，以保持空气新鲜。根据天气变化增减衣服，不要在空气污浊的场所停留，避免吸入二手烟，尽量避免感冒。

（2）饮食：饮食宜清淡、新鲜、富含营养、易于消化。不吃或少吃辛辣刺激的食物，禁烟酒。

（3）活动：术后保持适当的活动，每日坚持进行低强度的有氧锻炼，如散步、打太极等，多做深呼吸运动，锻炼心肺功能。注意保持乐观开朗的心态，充分调动身体内部的抗病机制。

（4）其他：术后切口周围可能会出现疼痛或麻木，属于正常反应，随时间推移，症状会逐渐减轻或消失，不影响活动。出院后3个月复查，如有不适，随时就诊。

第二章 循环系统疾病患者的护理

第一节 概 述

知识点1：循环系统的结构与功能　　　　　副高：熟悉　正高：熟悉

循环系统由心脏、血管和调节血液循环的神经、体液组成。其主要功能是为全身各组织器官运输血液、在内分泌腺和靶器官之间传递激素，通过血液将氧气、营养物质输送到组织，并将组织代谢产生的废物和二氧化碳运走，以保证人体新陈代谢的正常进行，维持机体内部理化环境的相对稳定。

知识点2：心脏的解剖结构　　　　　　　　　副高：熟悉　正高：掌握

（1）心脏是一个中空的肌性器官，外形似前后略扁的圆锥体，位于胸腔中纵隔内，其2/3部分居人体左侧，1/3部分在右侧。内部分为左、右心房和左、右心室4个腔。左、右心房之间为房间隔，左、右心室之间为室间隔。左心房和左心室之间有2个瓣叶，称为二尖瓣，右心房和右心室之间为3个瓣叶，称为三尖瓣，两侧瓣膜均有腱索与心室乳头肌相连。左、右心室与大血管之间亦有瓣膜相通，左心室与主动脉之间的瓣膜称为主动脉瓣，右心室与肺动脉之间的瓣膜称为肺动脉瓣。心尖部位于左前下方，主要由左心室构成，而心底部位于右后上方，由大动脉、大静脉组成。

（2）心壁可分为3层：心内膜、心肌和心外膜（心脏的脏层）。

（3）心包由心脏的脏层和壁层以及它们之间的心包腔组成，心包腔内有少量的浆液，在心脏收缩、舒张时起润滑作用。

知识点3：心脏的传导系统　　　　　　　　　副高：熟悉　正高：掌握

心脏传导系统由负责正常冲动形成与冲动传导的特殊心肌细胞组成。包括窦房结、结间束、房室结、希氏束、左右束支及其分支和浦肯野纤维网。本系统能节律地发放冲动，并将冲动迅速传至普通心肌使之兴奋而收缩，其中窦房结具有最高的自律性。

知识点4：心脏的血液供应　　　　　　　　　副高：熟悉　正高：掌握

心脏本身的血供主要来自冠状动脉，起源于主动脉根部，其大分支分布于心肌表面，小分支进入心肌，经毛细血管网汇集成心脏静脉，最后形成冠状静脉窦进入右心房。

知识点5：血管 副高：熟悉 正高：掌握

　　血管是循环系统运输血液的管道，包括动脉、毛细血管和静脉。动脉管壁含有较多的肌纤维和弹力纤维，具有一定的张力和弹性，并能在各种血管活性物质的作用下收缩和舒张，改变外周血管的阻力，又称阻力血管，将血液从心脏向组织输送。毛细血管连接小动脉和小静脉，在组织中呈网状分布，管壁仅由一层内皮细胞和少量纤维组织构成，是血液和组织进行物质交换的场所，提供氧、激素、酶、维生素和其他营养物质，运走代谢产物和二氧化碳，故毛细血管又称功能血管。静脉将血液从组织汇入心脏，管壁较薄、管腔较大，能容纳大量血液，又称容量血管。阻力血管和容量血管对维持和调节心功能有重要作用。

知识点6：调节循环系统的神经、体液因素 副高：熟悉 正高：掌握

　　（1）调节循环系统的神经因素：调节循环系统的神经有2组，即交感神经和副交感神经。当交感神经兴奋时，通过肾上腺素能α受体和β$_1$受体，可使心率加快，心肌收缩力增强，外周血管收缩，血管阻力增加，血压升高；当副交感神经兴奋时，通过乙酰胆碱受体，可使心率减慢，心肌收缩力减弱，外周血管扩张，血管阻力减小，血压下降。

　　（2）调节循环系统的体液因素：如肾素-血管紧张素-醛固酮系统（RAAS）、血管内皮因子、电解质、某些激素和代谢产物等。肾素-血管紧张素-醛固酮系统的主要功能是调节和维持人体血压、水、电解质的平衡，以及人体内环境的相对稳定。血管内皮细胞生成的内皮素、血管收缩因子等具有收缩血管作用；内皮细胞生成的前列环素、一氧化氮等具有扩张血管作用。这2类物质的平衡对维持正常的循环功能起重要作用。

知识点7：循环系统疾病的辅助检查 副高：熟练掌握 正高：熟练掌握

　　（1）血液检查：包括血常规、电解质、血脂、血糖、脑钠肽、心肌坏死标志物、肝肾功能、血培养、血气分析等。

　　（2）心电图：包括常规心电图、24小时动态心电图、心电图运动试验、遥测心电图、食管心电图、起搏电生理、心室晚电位和心率变异性分析等。

　　（3）动态血压监测（ABPM）：采用特殊血压测量和记录装置，在一定时间内间隔测量并记录24小时的血压，以了解不同生理状态下血压的波动变化。正常人24小时血压白天高、夜间低，血压值分布趋势图呈勺形。部分高血压患者的血压趋势图呈非勺形或反勺形。动态血压监测对轻型高血压、阵发性高血压和假性高血压的检查非常有意义，还可用来评价降压药的疗效，观察最大降压作用和最小降压作用，出现的时间和作用强度的比值，这些指标，有助于选择合理的药物剂量和用法，以维持平稳的降压效果。

　　（4）心脏影像学检查

　　1）超声心电图：包括M型超声心动图、二维超声心动图、彩色多普勒超声心动图、经

食管超声心动图、冠状动脉内超声等。这些检查可用于了解心脏结构、心内或大血管内血流方向和速度、心瓣膜的形态和活动度、瓣口面积、心室收缩和舒张功能、左心房血栓、粥样硬化斑块的性质等情况。

2）X线胸片：可显示心脏、大血管的大小、外形、位置和轮廓，能观察心脏与毗邻器官的关系和肺内血管的变化。

3）心脏CT：常规CT主要用于观察心脏结构、心肌、心包和大血管的改变。近年来，冠状动脉CT造影（CTA）发展迅速，逐渐成为评估冠状动脉粥样硬化的有效无创成像方法，是筛选和诊断冠心病的重要手段。

4）心脏MRI：对心肌病、心包疾病、主动脉瘤、主动脉夹层及大动脉炎的诊断具有较大价值。采用延迟增强技术可定量测定心肌瘢痕面积，识别存活心肌。

5）放射性核素检查：目前临床上应用较多的是心肌灌注显像和正电子发射断层成像（PET）。心肌各部位放射性物质聚集的多少与该部位冠状动脉血液灌注量呈正相关，局部心肌缺血、细胞坏死及瘢痕形成表现为放射性稀疏区或缺损，运动或药物负荷可提高诊断的敏感性。主要用于评价心肌缺血的范围和严重程度，了解冠状动脉血流和侧支循环情况，检测存活心肌等。

（5）心导管术和血管造影：经外周动、静脉血管，采用经皮穿刺技术，在X线透视下，将特制的导管送入右心或左心系统或分支血管内，可测量不同部位的压力、血氧饱和度，测定心功能，记录心内局部电活动或注射造影剂显示心脏和血管图像，可获得准确的诊断资料。

知识点8：循环系统疾病的护理评估 　　　　副高：熟练掌握　　正高：熟练掌握

（1）健康史。①患病经过。②生活史和家族史。

（2）身体状况

1）心源性呼吸困难：又称气促或气急，是由于各种原因的心脏疾病引发左心功能不全时，导致患者在休息或较轻的体力活动中自我感觉到的呼吸异常。心源性呼吸困难常有3种表现形式。①劳力性呼吸困难：是最早出现，也是病情最轻的一种呼吸困难，其特点是在体力活动时发生或加重，休息后缓解或消失。劳力性呼吸困难是由于体力活动时，回心血量增加，导致肺淤血加重。②阵发性夜间呼吸困难：常发生在夜间，于睡眠中突然因憋气而惊醒，并被迫坐起，呼吸深快，重者可有哮鸣音，称为心源性哮喘，重症者可发展成急性肺水肿。③端坐呼吸：心功能不全后期，患者休息时也有呼吸困难，不能平卧，被迫采取坐位或半坐卧位以减轻呼吸困难，称为端坐呼吸。

2）心前区疼痛：因各种理化因素刺激了支配心脏、主动脉或肋间神经的传入纤维，引起心前区或胸骨后疼痛。心绞痛、心肌梗死是引起心前区疼痛最常见的原因。

3）心悸：是指患者心脏跳动的不适感。常见病因有心律失常，如心动过速、心动过缓、期前收缩等；心脏搏动增强，如各种器质性心血管疾病（二尖瓣、主动脉瓣关闭不全等）及全身性疾病（如甲状腺功能亢进症、贫血、低热、低血糖反应）；心血管神经症等。

4）心源性水肿：是由于充血性心力衰竭等原因引起体循环系统静脉淤血，使组织间隙积聚过多液体。心源性水肿的特点为从身体下垂部位开始，以踝内侧、胫前部明显，可呈凹陷性，逐渐波及全身，久病卧床者出现背部、骶尾部及会阴部水肿。

5）晕厥：是指暂时性广泛脑组织缺血、缺氧引起的急剧而短暂的可逆性意识丧失。一般脑血流中断2～4秒即可产生黑矇；中断5～10秒可出现意识丧失；超过10秒则除意识丧失外，还可出现抽搐。这类由于心排血量突然下降而产生的晕厥称阿－斯综合征。

知识点9：心血管疾病的分类	副高：熟悉　正高：掌握

（1）按病因分类：根据致病因素可将心血管病分为先天性和后天性2类。先天性心血管病为心脏、大血管在胚胎期发育异常所致，病变可累及心脏各组织和大血管，如动脉导管未闭、房间隔缺损、室间隔缺损、法洛四联症等。后天性心血管病为出生后心脏、大血管受外界因素或机体内在因素作用而致病，如冠状动脉粥样硬化性心脏病、风湿性心脏瓣膜病、原发性高血压、肺源性心脏病、感染性心脏病、甲状腺功能亢进性心脏病、贫血性心脏病、营养代谢性心脏病、心血管神经症等。

（2）按病理解剖分类：①心内膜病，如心内膜炎，弹性纤维组织增生、心瓣膜脱垂、黏液样变性等导致的瓣膜狭窄或关闭不全。②心肌病，如心肌炎、变性、肥厚、缺血、坏死等导致心脏扩大，心肌收缩力下降。③心包疾病，如心包炎、心包积液、心包缺损等。④大血管疾病，如动脉粥样硬化、动脉瘤、中膜囊样变性、血管炎症、血栓形成、栓塞等。⑤各组织结构的先天性畸形。

（3）按病理生理分类：按不同心血管病引起的病理生理变化可分为心力衰竭、心律失常、心源性休克、心脏压塞等。

冠状动脉粥样
硬化性心脏病2

第二节　冠状动脉粥样硬化性心脏病

冠状动脉粥样
硬化性心脏病1

冠状动脉粥样
硬化性心脏病3

知识点1：冠状动脉粥样硬化性心脏病的概述	副高：熟悉　正高：熟悉

冠状动脉粥样硬化性心脏病简称冠心病，是指冠状动脉粥样硬化使血管腔狭窄、阻塞和/或因冠状动脉功能性改变（痉挛）导致心肌缺血、缺氧或坏死而引起的心脏病。冠心病是动脉粥样硬化导致器官病变的最常见类型，也是严重危害人类健康的常见病。

知识点2：冠状动脉粥样硬化性心脏病的病因	副高：熟悉　正高：熟悉

本病的病因尚不明确，目前认为多种因素作用于不同环节导致冠状动脉粥样硬化，这些因素被称为危险因素。

（1）主要的危险因素：①年龄和性别。本病多见于40岁以上人群，男性多于女性，女性在更年期前发病率较低，更年期后发病率明显上升。②血脂异常。总胆固醇、甘油三酯、低密度脂蛋白或极低密度脂蛋白过高、高密度脂蛋白过低等脂质代谢异常是动脉粥样硬化最重要的危险因素。③高血压。60%～70%的冠状动脉粥样硬化患者有高血压，收缩压和舒张压升高都与本病关系密切。④糖尿病。患病风险比正常人高2～5倍，且动脉硬化进展迅速。⑤吸烟。吸烟可造成动脉壁氧含量不足，促进动脉粥样硬化的形成，吸烟者患病率比不吸烟者高2～6倍。

（2）次要的危险因素：肥胖，缺乏体力活动，遗传因素，A型性格，进食过多的动物脂肪、糖和钠盐等。

（3）近年来发现的危险因素：血中同型半胱氨酸升高、胰岛素抵抗增强、血中纤维蛋白原及某些凝血因子增多、病毒及衣原体感染等。

知识点3：冠状动脉粥样硬化性心脏病的临床分型　　　　　副高：熟悉　正高：熟悉

根据病理解剖和病理生理变化的不同，本病有不同的临床分型。分为五大类：无症状心肌缺血、心绞痛、心肌梗死、缺血性心肌病、猝死。近年倾向于将本病分为急性冠状动脉综合征（ACS）和慢性冠状动脉病（CAD）或称慢性缺血综合征（CIS）两大类。前者包括不稳定型心绞痛、非ST段抬高型心肌梗死、ST段抬高型心肌梗死和冠心病猝死；后者包括稳定型心绞痛、冠状动脉正常的心绞痛、无症状性心肌缺血和缺血性心力衰竭。

一、心绞痛

（一）稳定型心绞痛

知识点4：稳定型心绞痛的概念　　　　　副高：熟练掌握　正高：熟练掌握

稳定型心绞痛亦称劳力性心绞痛，是在冠状动脉狭窄的基础上，由于心肌急剧的、暂时的缺血与缺氧所引起的，以发作性胸痛或胸部不适为主要表现的临床综合征。患者多40岁以上，男性多于女性。情绪激动、劳累、饱餐、受凉等为发作诱因。

知识点5：稳定型心绞痛的病因及发病机制　　　　　副高：熟悉　正高：熟悉

最基本的原因是冠状动脉粥样硬化引起管腔狭窄和/或痉挛，限制了血流通过量的增加，当心脏负荷突然增加，或冠状动脉自发性痉挛时，心肌供血不足，引起心绞痛发作。

知识点6：稳定型心绞痛的症状　　　　　副高：熟练掌握　正高：熟练掌握

阵发性胸痛或心前区不适是典型的心绞痛的特点。

（1）疼痛部位：主要在胸骨体中上段、胸骨后，也可波及心前区，甚至整个前胸，边界表达不清。可放射至左肩、左臂内侧，甚至可达左手环指和小指，也可向上放射至颈、咽部和下颌部，还可放射至上腹部，甚至下腹部。

（2）疼痛性质：常为压迫、发闷、紧缩感，也可为烧灼感，偶可伴有濒死、恐惧感。患者可因疼痛而被迫停止原来的活动，直至症状缓解。

（3）持续时间：疼痛常逐渐加重，持续3～5分钟。

（4）缓解方式：休息或含服硝酸甘油后几分钟内缓解。

（5）发作频率：发作频率不固定，可数天或数周发作1次，也可1天内多次发作。

（6）诱发因素：常因体力劳动或情绪激动而诱发，也可在饱餐、寒冷、吸烟、心动过速时发病。

知识点7：稳定型心绞痛的体征	副高：熟练掌握 正高：熟练掌握

平时一般无异常体征。发作时可有心率增快，暂时血压升高，面色苍白、表情焦虑、皮肤冷或出汗。有时出现第三心音或第四心音奔马律，也可有心尖部暂时性收缩期杂音，出现交替脉。

知识点8：稳定型心绞痛的辅助检查	副高：熟练掌握 正高：熟练掌握

（1）实验室检查：血糖和血脂检查可以了解冠心病危险因素；胸痛明显的患者需要查血清心肌损伤标志物，包括心肌肌钙蛋白、肌酸激酶（CK）和肌酸激酶同工酶（CK-MB）。

（2）心电图：约有半数患者静息心电图为正常，也可能有陈旧性心肌梗死的改变。亦可出现非特异性ST段和T波异常。心绞痛发作时常可出现暂时性心肌缺血性ST段压低，有时出现T波倒置，偶见ST段抬高。心电图运动试验、24小时动态心电图检查以及心电图连续监测可明显提高缺血性心电图的检出率，目前已作为常规的检查项目。

（3）超声心动图：缓解期可无异常表现，心绞痛发作时可发现节段性室壁运动异常，可有一过性心室收缩、舒张功能障碍的表现。

超声心动图负荷试验是诊断冠心病的方法之一，敏感性和特异性高于心电图运动试验，可以识别心肌缺血的范围和程度。

（4）冠状动脉造影：选择性冠状动脉造影可使左、右冠状动脉及其主要分支得到清楚的显影，发现各支动脉狭窄性病变的部位并估计其程度。一般认为，管腔直径减少75%以上会严重影响冠脉血供，减少50%～70%也具有一定临床意义。本检查具有确诊价值，并对选择治疗方案及判断预后极为重要。目前已成为确诊冠心病的主要检查手段。

（5）放射性核素：放射性铊心肌显像所示灌注缺损提示心肌血流供血不足或消失区域，对心肌缺血诊断极有价值。如同时兼作心电图运动试验，则能大大提高诊断的阳性率；放射性核素99m锝心腔内血池显影，可测定左心室射血分数，显示室壁局部运动障碍；正电子发射断层心肌显像除可判断心肌的血流灌注情况外，还可了解心肌的代谢情况，并可通过对心肌血流灌注与代谢显像的匹配分析准确评估心肌的活力。

知识点9：稳定型心绞痛的治疗要点	副高：熟悉 正高：熟悉

（1）心绞痛发作期治疗：即刻休息，硝酸酯类药物是终止心绞痛发作最有效、作用最快的药物。

（2）缓解期治疗：去除诱因，使用硝酸酯制剂、β受体阻断药，可减慢心率、降低心肌收缩力、减少耗氧量而预防心绞痛的发作。钙通道阻滞药可抑制钙离子进入心肌细胞，扩张冠状动脉和周围血管。预防发作可使用抑制血小板聚集的药物。

（3）其他治疗：经皮冠状动脉腔内成形术（PTCA）、冠状动脉旁路移植术（CABG）。

知识点10：稳定型心绞痛的护理评估　　　　副高：熟练掌握　　正高：熟练掌握

（1）病史：了解患者是否摄入过多热量、脂类，是否吸烟、情绪激动，是否有高血压、糖尿病、高脂血症及冠心病家族史等。

（2）身体评估：以发作性胸痛为主要的临床表现，是护士对患者进行评估的重点，应详细了解患者疼痛的部位、性质、诱发因素、持续时间及缓解方式。多数患者常无阳性体征。心绞痛发作时可见心率加快、血压升高、面色苍白、出冷汗。心脏听诊可有第三心音或第四心音奔马律。

（3）心理-社会评估：由于心绞痛发作时患者有濒死感，尤其是病情反复、频繁发作者，易产生焦虑，甚至恐惧的心理反应。

知识点11：稳定型心绞痛的护理诊断　　　　副高：熟练掌握　　正高：熟练掌握

（1）疼痛：心前区痛与心肌缺血有关。
（2）活动无耐力：与心绞痛的发作影响活动有关。
（3）知识缺乏：缺乏有关冠心病的知识。

知识点12：稳定型心绞痛的护理措施　　　　副高：熟练掌握　　正高：熟练掌握

（1）一般护理：发作时应立即休息，同时舌下含服硝酸甘油。缓解期可适当活动，避免剧烈运动，保持情绪稳定。适当运动有利于冠状动脉侧支循环的建立，提高患者的活动耐力。可根据患者的活动能力制订合理的活动计划，鼓励患者参加适当的体力劳动和体育锻炼，最大活动量以不发生心绞痛症状为度，并注意避免竞赛活动和屏气用力动作，避免精神过度紧张以及长时间工作。秋、冬季外出应注意保暖。对吸烟患者应鼓励戒烟，以免加重心肌缺氧。

（2）病情观察：了解患者发生心绞痛的诱因，发作时疼痛的部位、性质、持续时间、缓解方式、伴随症状等。发作时应尽可能描记心电图，以明确心肌供血情况。如症状发生变化应警惕急性心肌梗死的发生。

（3）用药护理：应用硝酸甘油时，嘱咐患者舌下含服，或嚼碎后含服，应在舌下保留一些唾液，以利于药物迅速溶解而吸收。含药后应平卧，以防低血压的发生。服用硝酸酯类药物后常有头胀、面红、头晕、心悸等血管扩张的表现，一般持续用药数天后可自行好转。对于心绞痛发作频繁或含服硝酸甘油效果不好的患者，可静脉滴注硝酸甘油，但应注意滴速，需监测血压、心率变化，以免造成血压降低。青光眼、低血压者禁用。

（4）饮食护理：给予低热量、低脂肪、低胆固醇、少糖、少盐、适量蛋白质、维生素丰富的饮食，宜少食多餐，不饮浓茶、咖啡，避免辛辣、刺激性食物。

知识点13：稳定型心绞痛的健康指导　　　　　　副高：熟练掌握　　正高：熟练掌握

（1）饮食指导：告诉患者宜摄入低热量、低动物脂肪、低胆固醇、少糖、少盐、适量蛋白质食物，饮食中应有适量的纤维素和丰富的维生素，宜少食多餐，不宜过饱，不饮浓茶、咖啡，避免辛辣、刺激性食物。肥胖者控制体重。

（2）预防疼痛：寒冷可使冠状动脉收缩，加重心肌缺血，故冬季外出应注意保暖。告诉患者洗澡不要在饱餐或饥饿时进行，洗澡时水温不要过冷或过热，时间不宜过长，不要锁门，以防意外。有吸烟习惯的患者应戒烟，因为吸烟产生的一氧化碳可影响氧合，加重心肌缺氧，引发心绞痛。

（3）活动与休息：合理安排活动和休息，缓解期可适当活动，但应避免剧烈运动（如快速爬楼梯、追赶汽车），保持情绪稳定，避免过劳。

（4）定期复查：定期检查心电图、血脂、血糖情况，积极治疗高血压，控制血糖和血脂。如出现不适、疼痛加重，用药效果不好，应到医院就诊。

（5）按医嘱服药：平时要随身携带保健药盒（内有保存在深色瓶中的硝酸甘油等药物）以备急用，并注意定期更换。学会自我监测药物的不良反应，自测脉率、血压，密切观察心率、血压的变化，如发现心动过缓应到医院调整药物。

（二）不稳定型心绞痛

知识点14：不稳定型心绞痛的概述　　　　　　　　　副高：熟悉　　正高：熟悉

不稳定型心绞痛是除稳定型心绞痛以外的由心肌缺血引起的缺血性胸痛的统称。常表现为静息状态下发生心绞痛或原有稳定型心绞痛的恶化、加重。

知识点15：不稳定型心绞痛的病因及发病机制　　　　副高：熟悉　　正高：熟悉

不稳定型心绞痛的基本病因也是冠状动脉粥样硬化，与稳定型心绞痛的差别主要是冠状动脉内不稳定的粥样硬化斑块继发病理改变，如斑块内出血、斑块纤维帽出现裂隙、表面有血小板聚集和/或刺激冠状动脉痉挛，使局部的心肌血流量明显下降，导致缺血性心绞痛，虽然也可因劳力负荷诱发，但劳力负荷终止后胸痛并不能缓解。

少数不稳定型心绞痛患者心绞痛发作有明确的诱发因素，称为继发性不稳定型心绞痛，可有以下3种情况。①冠状动脉血流减少：低血压。②心肌氧耗增加：感染、甲状腺功能亢进、心律失常。③血液携氧能力下降：贫血、低氧血症。

知识点16：不稳定型心绞痛的临床表现　　　　　　　副高：熟悉　　正高：熟悉

（1）症状：不稳定型心绞痛的胸痛或胸部不适性质与稳定型心绞痛相似，但具有以下特点之一：①原有稳定型心绞痛在1个月内疼痛发作的频率增加、疼痛程度更为剧烈、持续时间延长、诱因发生改变，硝酸酯类药物缓解作用减弱。②1~2个月之内新发生的较轻负荷所诱发的心绞痛。③休息状态下、夜间发作心绞痛或较轻微活动即可诱发，发作时表现有ST段抬高的变异型心绞痛。

（2）体征：心尖部可闻及一过性第三心音或第四心音，左心衰竭时可见心尖部抬举样搏动，以及由于二尖瓣反流引起的一过性收缩期杂音，不具有特异性。

知识点17：不稳定型心绞痛的辅助检查　　　　　副高：熟悉　正高：熟悉

（1）常规心电图：大多数患者胸痛发作时有一过性ST段压低或抬高、T波低平或倒置，常呈短暂性，随心绞痛缓解而完全或部分消失。如果ST-T改变持续6小时以上，则提示非Q波性心肌梗死。ST-T亦可无改变。

（2）动态心电图：连续24小时以上的心电图监测，多数患者均有无症状性心肌缺血的心电图改变。对不稳定型心绞痛预后的判断，动态心电图较常规心电图更为敏感。动态心电图不仅有助于检出心肌缺血的动态变化，还可用于不稳定型心绞痛患者常规抗心绞痛药物治疗的评估和决策，以及作为是否需要进行冠状动脉造影和血管重建术的参考指标。

（3）运动心电图：适用于症状已稳定或消失的患者，常用于判断不稳定型心绞痛的预后。

（4）超声心动图：可显示短暂性室壁运动异常。室壁运动异常呈持久性者，提示预后不良。

（5）放射性核素心肌显像检查：可确定心肌缺血的部位。^{201}TI心肌显像示静息时心肌缺血区放射性稀疏或缺失，提示心肌处于血流低灌注状态。

（6）冠状动脉造影：多数患者有2支或以上的冠状动脉病变，其中约半数为3支冠状动脉病变，但新近发作的心绞痛和无心肌梗死或慢性稳定型心绞痛病史的患者，则以单支冠状动脉病变者居多。冠状动脉病变较严重，斑块破裂和/或部分血栓溶解，多表现为偏心型狭窄。

知识点18：不稳定型心绞痛的治疗要点　　　　　副高：熟悉　正高：熟悉

（1）一般处理：卧床休息，24小时心电监护，有呼吸困难、发绀者应给氧。如有必要应重复检测心肌坏死标志物。

（2）缓解疼痛：不稳定型心绞痛患者单次含服或喷雾吸入硝酸酯制剂往往不能缓解症状，一般建议每隔5分钟1次，共用3次，然后再用硝酸甘油持续静脉滴注或微量泵输注，以10μg/min开始，每3~5分钟增加10μg/min，直至症状缓解或出现血压下降。

无低血压等禁忌证者，应及早开始用β受体阻断药。少数情况下，如伴血压明显升高、心率增快者可静脉滴注艾司洛尔，也可用非二氢吡啶类钙通道阻滞药。

（3）抗凝（栓）：为减少冠状动脉内凝血，应立即口服阿司匹林325mg并静脉注射肝素，如果阿司匹林不能耐受或禁忌，可用噻氯匹定250mg，每日2次，或氯吡格雷75mg/d代替，应用噻氯匹定时需定期监测白细胞分类计数，因有引起中性粒细胞减少的危险。

（4）冠状动脉血管重建治疗。

（5）其他治疗：病情稳定后继续抗凝和调脂治疗，特别是应用他汀类药物以促使斑块稳定。

| 知识点19：不稳定型心绞痛的护理措施 | 副高：熟悉　正高：熟悉 |

（1）胸痛的护理：不稳定型心绞痛患者应卧床休息，遵医嘱给予止痛药治疗，观察镇痛效果和药物不良反应，在抗凝（栓）治疗过程中严密观察有无出血等药物不良反应。

（2）心肌梗死的护理：严密心电监护，根据疼痛持续的时间、有无诱因、心电图改变、心肌标志物变化动态判断病情危险程度。对于高危患者，需备好抢救器材与药品或做好血管重建的准备，警惕病情演变为急性心肌梗死。

二、急性心肌梗死

| 知识点20：急性心肌梗死的概念 | 副高：熟练掌握　正高：熟练掌握 |

急性心肌梗死是在冠状动脉硬化的基础上，冠状动脉血供急剧减少或中断，使相应的心肌发生严重持久的缺血导致心肌坏死。临床表现为持久的胸前区疼痛、发热、血白细胞计数增多、血清心肌坏死标志物水平升高和心电图进行变化，还可发生心律失常、休克或心力衰竭三大并发症，亦属于急性冠状动脉综合征的严重类型。

| 知识点21：急性心肌梗死的病因与发病机制 | 副高：熟悉　正高：熟悉 |

最基本的病因是冠状动脉粥样硬化。一旦管腔狭窄部位斑块增大、破裂出血、血栓形成或出现冠状动脉持续痉挛，使管腔完全闭塞，且侧支循环未充分建立，心肌严重缺血超过1小时即可发生心肌梗死。

| 知识点22：急性心肌梗死的先兆表现 | 副高：熟练掌握　正高：熟练掌握 |

50%以上的患者发病数日或数周前有胸闷、心悸、乏力、恶心、大汗、烦躁、血压波动、心律失常、心绞痛等前驱症状。以新发生的心绞痛，或原有心绞痛发作频繁且程度加重、持续时间变长、服用硝酸甘油效果不好为常见。

| 知识点23：急性心肌梗死的症状 | 副高：熟练掌握　正高：熟练掌握 |

（1）疼痛：为最早出现、最突出的症状，其性质和部位与心绞痛相似，但程度更剧烈、难以忍受，伴有烦躁、大汗、恐惧、濒死感，多无明显的诱因，疼痛可持续数小时或数天，经休息和含服硝酸甘油无效。

（2）全身症状：有发热，由于坏死组织吸收引起，多在1周内恢复正常。

（3）胃肠道症状：疼痛剧烈时常伴有恶心、呕吐和上腹胀痛。

（4）心律失常：发生于75%~95%的患者，是急性心肌梗死患者死亡的主要原因。

（5）休克：主要为心源性休克，常于心肌梗死后数小时至1周内发生。

（6）心力衰竭：主要为急性左心衰竭，右心室心肌梗死者可一开始即出现右心衰竭表现，伴血压下降。

知识点24：急性心肌梗死的体征　　　副高：熟练掌握　　正高：熟练掌握

（1）心脏体征：心脏浊音界可正常或轻中度增大；心率多增快，也可减慢；心尖部第一心音减弱，可闻及第四心音奔马律；部分患者在心尖部可闻及粗糙的收缩期杂音或喀喇音，为二尖瓣乳头肌功能失调或断裂所致；10%~20%患者在起病2~3天出现心包摩擦音，为反应性纤维性心包炎所致。

（2）血压：除急性心肌梗死早期血压可一过性升高外，几乎所有患者都有明显的血压下降。原有高血压患者，血压可降至正常以下。

（3）其他：当伴有心律失常、休克或心力衰竭时可出现相应的体征。

知识点25：急性心肌梗死的并发症　　　副高：熟练掌握　　正高：熟练掌握

（1）乳头肌功能失调或断裂：二尖瓣乳头肌因缺血、坏死等使收缩功能发生障碍，造成不同程度的二尖瓣脱垂及关闭不全。轻者可以随着心肌血供的改善恢复，重者可严重损害左心功能而发生急性肺水肿，在数日内死亡。

（2）心室壁瘤：主要见于左心室，较大的室壁瘤查体时可有左侧心界扩大，心尖搏动较广泛。X线、超声心动图、左心室造影可见心室局部搏动减弱或有反常搏动，心电图示ST段弓背样抬高。室壁瘤可导致左心衰竭、心律失常、栓塞等。

（3）栓塞：见于起病后1~2周，如为左心室附壁血栓脱落所致，则引起脑、肾、脾或四肢等动脉栓塞。若由下肢静脉血栓脱落所致，则产生肺动脉栓塞。

（4）心脏破裂：少见，常在起病一周内出现，多为心室游离壁破裂造成心包积血引起急性心脏压塞而猝死，偶有室间隔破裂造成穿孔引起心力衰竭或休克而在数日内死亡。

（5）心肌梗死后综合征：于心肌梗死后数周至数月内发生，表现为心包炎、胸膜炎或肺炎，有发热、胸痛等症状，可能是机体对坏死物质的变态反应。

知识点26：急性心肌梗死的辅助检查　　　副高：熟练掌握　　正高：熟练掌握

（1）心电图

1）特征性改变：病理性Q波，ST段呈弓背向上明显抬高及T波倒置。

2）动态性改变：抬高的ST段可在数日至2周内逐渐回到基线水平；T波倒置加深呈冠状，此后逐渐变浅、平坦，部分可恢复直立；Q波大多永久存在。

（2）实验室检查

1）血液检查：常见白细胞总数增多，红细胞沉降率增快，可持续1～3周。

2）血清心肌酶学检查：肌酸磷酸激酶、肌酸磷酸激酶同工酶、乳酸脱氢酶等水平升高。

3）心肌肌钙蛋白I或肌钙蛋白T的出现和升高被认为是反映急性心肌梗死更具敏感性和特异性的生化指标。

（3）超声心电图：M型超声可了解心室壁的运动和左心室功能，为诊断室壁瘤和乳头肌功能失调，临床治疗及判断预后提供重要依据。

知识点27：急性心肌梗死的治疗要点　　　　　副高：熟悉　正高：熟悉

保护心脏功能，挽救濒死心肌，防止梗死面积扩大，及时处理各种并发症。

（1）一般治疗：休息、吸氧和持续心电、血压、呼吸监测。

（2）解除疼痛：吗啡、哌替啶注射，硝酸甘油含服，建立静脉通路后持续静脉滴注。

（3）心肌再灌注

1）溶栓疗法：在起病6小时以内使用纤溶酶原激活剂溶解冠状动脉内的血栓，使闭塞的冠状动脉再通，使心肌得到再灌注。常用的药物有尿激酶、链激酶和重组组织型纤溶酶原激活剂。

2）急诊PTCA或支架植入术。

（4）消除心律失常：心肌梗死后的恶性心律失常易引起猝死，一旦发现必须及时处理。

（5）控制休克：补充血容量，应用升压药和血管扩张药，纠正酸中毒和保护肾功能。也可行主动脉内球囊反搏术（IABP），急诊PTCA或CABG。

（6）治疗心力衰竭：应用吗啡、利尿药、血管扩张药减轻左心室前、后负荷。急性心肌梗死发生后24小时内应尽量避免使用洋地黄制剂。

（7）其他治疗：应用抗凝疗法、β受体阻滞药和极化液疗法。

知识点28：急性心肌梗死的护理评估　　　　　副高：熟练掌握　正高：熟练掌握

（1）病史：评估患者有无冠心病的危险因素。此次胸痛的特征，与以往心绞痛发作相比有无变化，尤其是程度，部位，持续时间等，有无消化道症状、心律失常、休克、心力衰竭等。由于剧烈的疼痛可使患者产生濒死感，入院后的监护及限制活动等也可使患者产生恐惧和焦虑，因此要做好心理评估。

（2）身体评估：主要检查生命体征、心律、心率、心音变化，有无奔马律、心脏杂音及肺部啰音等。

知识点29：急性心肌梗死的护理诊断　　　　　副高：熟练掌握　正高：熟练掌握

（1）疼痛：与心肌缺血坏死有关。

（2）恐惧：与剧烈疼痛造成的濒死感有关。

（3）活动无耐力：与心功能下降有关。

（4）有便秘的危险：与长时间卧床和排便习惯改变有关。

（5）潜在并发症：心律失常、心源性休克、猝死。

知识点30：急性心肌梗死的护理措施　　　　　副高：熟练掌握　正高：熟练掌握

（1）镇痛：遵医嘱给予吗啡或哌替啶镇痛，给予硝酸甘油或硝酸异山梨酯舌下含化，烦躁不安者可肌内注射地西泮，并及时询问患者疼痛及其伴随症状的变化情况，注意有无呼吸抑制、脉搏加快等不良反应，随时监测血压的变化。

（2）休息：包括精神和体力的休息。疼痛时应绝对卧床休息，保持环境安静，限制探视，减少干扰。

（3）给氧：间断或持续吸氧。

（4）心理护理：允许患者表达自己的感受，尊重、倾听患者，帮助患者树立战胜疾病的勇气，理解并鼓励患者表达恐惧。

（5）改善活动耐力：保证身心休息，减少心肌耗氧。急性期绝对卧床休息，第1～3天绝对卧床休息；第4～7天卧床休息，但可做深呼吸及伸屈腿，如无并发症，可坐起；第2周可以在床边活动；第3周可以陪同患者离床活动。预防给药，保证睡眠。

（6）防止便秘：摄水量为1500ml/d，多食富含纤维素的食物，必要时给予缓泻药。强调预防便秘的重要性。

（7）病情观察：观察心率、心律和血压的变化，发现心律失常、猝死和休克的征兆，及时通知医生处理。

知识点31：急性心肌梗死健康指导　　　　　　副高：熟练掌握　正高：熟练掌握

（1）养成良好生活习惯：调整生活方式，缓解压力，克服不良情绪，避免饱餐、寒冷刺激。洗澡时应注意不在饱餐和饥饿时洗，水温和体温相当，时间不宜过长，卫生间不上锁，必要时有人陪同。

（2）积极治疗危险因素：积极治疗高血压、高血脂、糖尿病，控制体重于正常范围，戒烟酒。自觉落实二级预防措施。

（3）按时服药：了解所服药的作用、不良反应，随身带药物和保健卡。按时服药、定期复查，终身随诊。

（4）合理饮食：食用低热量、低脂、低胆固醇的饮食，以维持正常体重为度。清淡饮食，少量多餐。避免大量刺激性食品。多食含纤维素和果胶的食物。

（5）康复指导：根据心脏功能评估并制订安全的运动处方，让患者主动参与到心功能康复当中。

第三节 原发性高血压

知识点1：高血压概述　　　　　　　　　　　**副高：熟练掌握　正高：熟练掌握**

　　高血压是以体循环动脉压升高为主要特征，可伴有心、脑、肾等器官的功能或器质性损害的心血管综合征，可分为原发性高血压和继发性高血压。前者原因不明；后者是由某些确定疾病或病因引起的血压升高，占高血压患者的5%～10%。高血压是最常见的慢性病之一，也是心脑血管病最主要的危险因素，可导致脑卒中、心肌梗死、心力衰竭及慢性肾病等并发症，严重影响患者的生存质量。

知识点2：高血压分类和定义　　　　　　　　　　　　**副高：熟悉　正高：熟悉**

　　高血压被定义为在未使用降压药的情况下，非同日3次诊室测量血压，收缩压≥140mmHg和/或舒张压≥90mmHg。若患者既往有高血压史，目前正在使用降压药，血压虽然低于140/90mmHg，仍应诊断为高血压。根据血压升高水平，进一步将高血压分为1～3级，见表2-2-1。

表2-2-1　血压水平定义和分级

分　类	收缩压（mmHg）		舒张压（mmHg）
正常血压	＜120 和		＜80
正常高值	120～139	和/或	80～89
高血压	≥140	和/或	≥90
1级高血压（轻度）	140～159	和/或	90～99
2级高血压（中度）	160～179	和/或	100～109
3级高血压（重度）	≥180	和/或	≥110
单纯收缩期高血压	≥140	和	＜90

　　注：当收缩压和舒张压分属于不同级别时，以较高的分级为准。

　　根据血压升高水平、其他心血管危险因素、靶器官损害和伴发的临床疾病，将高血压患者分为低危、中危、高危和很高危4个层次，见表2-2-2。

表2-2-2　高血压患者心血管风险水平分层标准

其他危险因素和病史	血压（mmHg）		
	1级高血压	2级高血压	3级高血压
无	低危	中危	高危

续 表

其他危险因素和病史	血压（mmHg）		
	1级高血压	2级高血压	3级高血压
1~2个其他危险因素	中危	中危	很高危
≥3个其他危险因素或靶器官损害	高危	高危	很高危
临床并发症或合并糖尿病	很高危	很高危	很高危

知识点3：原发性高血压的病因 副高：熟悉 正高：熟悉

（1）遗传因素：原发性高血压有明显的家族聚集性，父母均有高血压，子女发病率高达46%，约60%高血压患者有高血压家族史。高血压的遗传可能存在主要基因显性遗传和多基因关联遗传2种方式。在遗传表型上，不仅血压升高发生率体现遗传性，而且在血压升高程度、并发症发生以及其他有关因素（如肥胖）方面，也有遗传性。

（2）环境因素：①饮食。摄入钠盐较多导致对盐敏感的人可有血压升高，且摄入盐越多，血压水平和患病率越高；钾的摄入与血压呈负相关；部分研究者认为低钙饮食与高血压发生有关；高蛋白质、饱和脂肪酸、饱和脂肪酸/多不饱和脂肪酸比值较高物质摄入也是血压升高的因素；饮酒量与血压水平，尤其与收缩压水平呈线性相关，每天饮酒量超过50ml的患者，发病率明显提高。②精神应激。长期精神过度紧张、焦虑或长期在噪声、视觉刺激的环境下，可引起高血压，可能与大脑皮质兴奋与抑制的平衡失调有关，以致交感神经兴奋性增强，儿茶酚胺类介质释放增加，使小动脉收缩。同时交感神经兴奋促使肾素释放增多，均促进和维持血压升高。③吸烟：可使交感神经末梢释放去甲肾上腺素增加，使血压升高，同时，吸烟所引发的氧化应激可通过损害一氧化氮介导的血管舒张引发血压升高。

（3）其他因素：超重或肥胖是血压升高的重要危险因素，腹型肥胖者容易发生高血压。50%的睡眠呼吸暂停综合征患者患有高血压，且血压升高程度与疾病病程和严重程度有关。此外，口服避孕药、麻黄碱、肾上腺皮质激素等也可使血压升高，且血压升高发生率及程度与服用时间长短有关。

知识点4：原发性高血压的发病机制 副高：熟悉 正高：熟悉

（1）神经机制：各种原因使大脑皮质下神经中枢功能发生变化，神经递质浓度与活性异常，包括去甲肾上腺素、肾上腺素、多巴胺、神经肽Y、5-羟色胺、血管加压素、脑啡肽、脑钠肽和中枢肾素-血管紧张素系统，最终可使交感神经系统活性亢进，血浆儿茶酚胺浓度升高，外周血管阻力升高而导致血压上升。

（2）肾脏机制：各种原因如交感神经兴奋性升高，使肾血管阻力增加；肾小球结构微小病变；肾排钠激素分泌减少或机体其他器官排钠激素分泌异常等，均可引起肾性水、钠潴留和血容量增加，机体为避免心排血量增多，导致外周血管阻力升高，可使血压升高。

（3）激素机制：肾素-血管紧张素-醛固酮系统失调，使肾小球球旁细胞分泌肾素增加，激活血管紧张素系统，使肾上腺髓质分泌去甲肾上腺素增多，导致小动脉平滑肌收缩，外周阻力增加，交感神经冲动增加，醛固酮分泌增加，导致水钠潴留。以上均可使血压升高。

（4）血管机制：大动脉、小动脉结构和功能的变化在高血压发病中发挥着重要作用。血管内皮细胞通过生成、激活和释放各种血管活性物质，如一氧化氮（NO）、前列环素（PGI2）、内皮素（ET-1）、内皮源缩血管因子（EDCF）等，调节心血管功能；年龄增长及各种心血管危险因素，如血脂异常、血糖升高、吸烟、高同型半胱氨酸血症等，导致血管内皮细胞功能异常，影响动脉弹性；阻力小动脉结构和功能改变，影响外周压力反射点的位置或反射波强度，对脉压增大起重要作用。

（5）胰岛素抵抗：是指由于各种原因，肌肉、脂肪、肝脏对胰岛素敏感性下降，使胰岛素促进葡萄糖摄取和利用的效率下降，产生胰岛素抵抗或者胰岛素不敏感。机体为了克服胰岛素抵抗，代偿性分泌过多胰岛素，导致高胰岛素血症。约50%原发性高血压患者存在胰岛素抵抗，尤其在肥胖、甘油三酯高、高血压及糖耐量减退同时并存的四联症患者中最为明显。

知识点5：原发性高血压的临床表现　　　　　副高：熟练掌握　　正高：掌握

（1）症状：原发性高血压通常起病缓慢，早期常无症状，可多年自觉良好而偶于体格检查时发现血压升高，少数患者则在发生心、脑、肾等并发症后才被发现。高血压患者可有头晕、头痛、颈项板紧、疲劳、心悸、耳鸣等症状，也可出现视物模糊、鼻出血等较重症状，典型的高血压头痛在血压下降后即可消失。高血压患者可以同时合并其他原因的头痛，往往与血压水平无关，如精神焦虑性头痛、偏头痛、青光眼等。如果突然发生严重头晕与眩晕，要注意可能是脑血管病或者降压过度、直立性低血压。高血压患者还可以出现受累器官的症状，如胸闷、气短、心绞痛、多尿等。另外，有些症状可能是降压药的不良反应所致。

（2）体征：高血压体征一般较少，周围血管搏动、血管杂音、心脏杂音等是重点检查的项目。较常见并应重视的部位是颈部、背部两侧肋脊角、上腹部脐两侧、腰部肋脊处的血管杂音。心脏听诊可闻及主动脉瓣区第二心音亢进、主动脉瓣区收缩期杂音或收缩早期喀喇音。

（3）并发症：①高血压危象。在高血压早期与晚期均可发生，主要表现有头痛、烦躁、眩晕、心悸、气急、视物模糊、恶心、呕吐等症状，同时可伴有动脉痉挛和累及靶器官缺血的症状。②高血压脑病。重症高血压患者易发生，临床表现以脑病症状和体征为特点，严重者可有头痛、呕吐、意识障碍、精神错乱、抽搐，甚至昏迷。③脑血管病。包括短暂性脑缺血发作、脑出血、脑血栓、腔隙性脑梗死等。④心力衰竭。⑤肾衰竭。

知识点6：原发性高血压的辅助检查　　　　　副高：熟练掌握　　正高：熟练掌握

（1）基本项目：血液生化（钠、钾、空腹血糖、总胆固醇、甘油三酯、高密度脂蛋白胆固醇、低密度脂蛋白胆固醇和尿酸、肌酐）；全血细胞计数、血红蛋白和血细胞比容；尿液分析（蛋白、糖和尿沉渣镜检）；心电图。

（2）推荐项目：24小时动态血压监测、超声心动图、颈动脉超声、餐后2小时血糖、血同型半胱氨酸、尿白蛋白定量（糖尿病患者必查项目）、尿蛋白定量（用于尿常规检查蛋白阳性者）、眼底、胸部X线检查、脉搏波传导速度以及踝臂血压指数等。

（3）选择项目：对怀疑为继发性高血压患者，根据需要可以分别选择以下检查项目，血浆肾素活性，血、尿醛固酮，血、尿皮质醇，血肾上腺素及去甲肾上腺素，血、尿儿茶酚胺，动脉造影，肾和肾上腺超声，CT或MRI，睡眠呼吸监测等。对有并发症的高血压患者，进行相应的心、脑和肾检查。

| 知识点7：原发性高血压的治疗要点 | 副高：熟悉　正高：熟悉 |

（1）治疗目的与原则：原发性高血压目前没有根治方法。降压治疗的最终目的是减少高血压患者心、脑血管病的发生率和死亡率。高血压治疗原则如下。

1）治疗性生活方式干预：①减轻体重。②减少钠盐摄入。③补充钾盐。④减少脂肪摄入。⑤戒烟限酒。⑥增加运动。⑦减轻精神压力，保持心态平衡。⑧必要时补充叶酸制剂。

2）降压药治疗对象：①高血压2级或以上患者。②高血压合并糖尿病，或者已经有心、脑、肾靶器官损害或并发症患者。③血压持续升高，改善生活方式后血压仍未获得有效控制者。高危和很高危患者必须使用降压药强化治疗。

3）血压控制目标值：在患者能耐受的情况下，逐步降压达标，一般高血压患者，应将血压降至140/90mmHg以下；老年（≥65岁）高血压患者，血压应降至＜150/90mmHg，如果能耐受，可进一步降至＜140/90mmHg；一般糖尿病或慢性肾病患者的血压目标可以再适当降低。

4）多重心血管危险因素协同控制：在治疗高血压的同时，应干预所有其他可逆性心血管危险因素、靶器官损害以及各种并存的临床情况。

（2）降压药治疗

1）降压药应用基本原则：使用降压药应遵循以下4个原则。①小剂量开始。②优先选择长效制剂。③联合用药。④个体化。

2）降压药种类：目前常用降压药物有5类：利尿药、β受体阻断药、钙通道阻滞药（CCB）、血管紧张素转换酶抑制剂（ACEI）和血管紧张素Ⅱ受体阻断药（ARB）。

3）降压治疗方案：大多数无并发症的患者可单独或联合使用噻嗪类利尿药、β受体阻断药、CCB、ACEI和ARB，治疗应从小剂量开始。临床实际使用时，患者合并心血管危险因素、靶器官损害、并发症、降压疗效、不良反应以及药物费用等，都可能影响降压药的具体选择。目前认为，2级高血压患者在开始时就可以采用2种降压药联合治疗，联合治疗有利于血压较快达到目标值，也利于减少不良反应。

联合治疗应采用不同降压机制的药物，我国临床主要推荐应用优化联合治疗方案是ACEI/ARB＋二氢吡啶类CCB；ARB/ACEI＋噻嗪类利尿药；二氢吡啶类CCB＋噻嗪类利尿药；二氢吡啶类CCB＋β受体阻断药。次要推荐使用的联合治疗方案是利尿药＋β受体阻断药；α受体阻断药＋β受体阻断药；二氢吡啶类CCB＋保钾利尿药；噻嗪类利尿药＋保钾利尿药。3种降压药联合治疗一般必须包含利尿药。采用合理的治疗方案和良好的治疗依从性，一般可使患者在治疗3～6个月内达到血压控制目标值。对于有并发症的患者，降压药和治疗方案选择应该个体化。

知识点8：原发性高血压的护理评估　　　　副高：熟练掌握　正高：熟练掌握

（1）病史评估：询问发现血压升高的时间、血压水平及治疗情况；了解有无家族病史及家庭饮食习惯；了解有无其他合并症，如糖尿病、高脂血症、冠心病等；评估心、脑、肾等重要脏器受损情况。

（2）身体状况：注意生命体征、意识及精神状况，评估有无血压骤高、骤低或持续升高、头痛、头晕、晕厥等伴随症状及体征；了解有无夜尿增多、视力减退、活动乏力等症状。

（3）心理-社会状况评估：评估有无工作压力重，精神紧张，家庭、社会压力大，人际关系、经济负担等因素存在。

知识点9：原发性高血压的护理诊断　　　　副高：熟练掌握　正高：熟练掌握

（1）疼痛：头痛与高血压脑血管痉挛有关。
（2）活动无耐力：与并发心力衰竭有关。
（3）有受伤的危险：与头晕和视物模糊有关。
（4）潜在并发症：心力衰竭、脑血管意外、肾衰竭。

知识点10：原发性高血压的护理措施　　　　副高：熟练掌握　正高：熟练掌握

（1）休息：轻度高血压可通过调整生活节奏、保证休息和睡眠而恢复正常。故高血压初期可不限制一般的体力活动，避免重体力活动，保证足够的睡眠。血压较高、症状较多或有并发症的患者应卧床休息。

（2）用药护理：本病需长期服药。

1）提高患者用药依从性，不得自行增减和撤换药物。

2）某些降压药可导致直立性低血压，指导患者在改变体位时要动作缓慢，当出现头晕、视物模糊时，立即平卧。

3）用药一般从小剂量开始，可联合数种药物，以增强疗效，减少不良反应，应根据血压的变化，遵医嘱调整剂量。

4）降压不宜过快、过低，尤其老年人，可因血压过低而影响脑部供血。

5）应用硝普钠需注意避光使用，调节速度需在严密监测血压情况下进行，连续使用一般不超过5天，以免引起硫氰酸中毒。注意要防止药物外渗引起局部组织反应。

6）并发症护理：高血压脑血管意外患者应取半卧位，避免活动、稳定情绪、遵医嘱给予镇静药。建立静脉通路，血压高时首选硝普钠静脉滴注治疗。

发生心力衰竭时应给予吸氧，4～6L/min；急性肺水肿时20%～30%乙醇湿化吸氧，6～8L/min。

知识点11：原发性高血压的健康指导 　　　　副高：熟练掌握　正高：熟练掌握

（1）限制钠摄入：钠摄入＜6g/d，可减少水钠潴留，减轻心脏负荷，降低外周阻力，达到降低血压，改善心功能的目的。

（2）减轻体重：血压与体重指数呈正相关，特别是向心性肥胖，可使血容量增加，内分泌失调，是高血压的重要危险因素，应限制患者每日摄入总热量，以达到控制和减轻体重的目的。

（3）运动：运动时（如跑步、行走、游泳）收缩压升高，伴心排血量增多和心率增快，但舒张压不升高，一段时间后，静息血压下降，心排血量和心率增加的幅度下降。

（4）坚持合理服药：服药时间因人而异，指导患者阅读药物说明书，注意药物不良反应，并教会患者自己观察用药后的反应。

（5）避免诱因：①避免情绪激动、精神紧张、劳累、精神创伤等可使交感神经兴奋的因素，因其可使血压上升，故应指导患者自己控制情绪，调整生活节奏。②寒冷可使血管收缩，血压升高，冬天外出时注意保暖。③保持排便通畅，避免剧烈运动和用力咳嗽，以防回心血骤增而发生脑血管意外。④生活环境应安静，避免噪声刺激和引起精神过度兴奋的活动。

（6）行为安全：避免突然改变体位，不用过热的水洗澡和蒸汽浴，禁止长时间站立。

（7）指导患者学会观察技能：自测血压，每日定时、定位测量血压，定期随诊复查。出现病情变化如胸痛、水肿、鼻出血、血压突然升高、心悸、剧烈头痛、视物模糊、恶心、呕吐、肢体麻木、偏瘫、嗜睡、昏迷等症状立即就医。

第四节　心力衰竭

知识点1：心力衰竭的概念 　　　　副高：熟练掌握　正高：熟练掌握

心力衰竭简称心衰，是由于各种心脏结构或功能异常致使心脏的收缩功能和/或舒张功能发生障碍，不能将静脉回心血量充分排出心脏，导致静脉系统血液淤积、动脉系统血液灌注不足，从而引起心脏循环障碍的一组临床综合征。其主要临床表现为肺循环淤血及体循环淤血，即被动性充血，故又称为充血性心力衰竭。心衰按发作急缓可分为急性心衰和慢性心衰；按发生部位可分为左心衰、右心衰和全心衰；按心功能障碍性质可分为收缩性心力衰竭和舒张性心力衰竭。

一、慢性心力衰竭

知识点2：慢性心力衰竭的概念 　　　　副高：熟练掌握　正高：熟练掌握

在原有慢性心脏疾病基础上逐渐出现心衰症状、体征的为慢性心力衰竭。慢性心力衰竭是心血管疾病的终末期表现和最主要的死因。在我国，引起慢性心力衰竭的病因以冠心病居首，其次为高血压，而风湿性心脏瓣膜病比例则下降。

| 知识点3：慢性心力衰竭的基本病因 | 副高：熟悉　正高：熟悉 |

（1）原发性心肌损害：包括缺血性心肌损害等，如冠心病心肌缺血和/或心肌梗死，心肌炎和心肌病；心肌代谢障碍性疾病，如糖尿病心肌病，维生素B_1缺乏性心脏病及心肌淀粉样变性。

（2）心脏负荷过重：包括心脏前负荷（容量负荷）和后负荷（压力负荷）过重。①容量负荷过重：如二尖瓣、主动脉瓣关闭不全；先天性心脏病，如房室间隔缺损、动脉导管未闭。此外，伴有全身血容量增多或循环血量增多的疾病如慢性贫血、甲状腺功能亢进症、围生期心肌病等。②压力负荷过重：左心室压力负荷过重，常见于高血压、主动脉瓣狭窄；右心室压力负荷过重，常见于肺动脉高压、肺动脉瓣狭窄、肺栓塞。

（3）心室舒张受限：见于缩窄性心包炎、肥厚型心肌病。

| 知识点4：慢性心力衰竭的基本诱因 | 副高：熟悉　正高：熟悉 |

（1）感染：以呼吸系统感染多见。

（2）心律失常：心房颤动等快速心律失常多见。

（3）生理或心理压力过大。

（4）妊娠和分娩。

（5）血容量增加。

（6）其他：如洋地黄治疗不当，或合并甲状腺功能亢进、贫血等疾病。

| 知识点5：慢性心力衰竭的发病机制 | 副高：熟悉　正高：熟悉 |

慢性心力衰竭的发病机制过程复杂，心脏功能大致经过代偿期和失代偿期。

（1）心力衰竭代偿期：心脏受损初始引起机体短期的适应性和代偿性反应，启动了Frank-Starling机制，增加心脏的前负荷，使回心血量增加，心室舒张末期容积增加，心室扩大，心肌收缩力增强，而维持心排血量的基本正常或相对正常。

机体的适应性和代偿性的反应，激活交感神经体液系统，交感神经兴奋性增强，增强心肌收缩力并提高心率，以增加心脏排血量，但同时机体周围血管收缩，增加了心脏后负荷，心肌增厚，心率加快，心肌耗氧量加大。

心脏功能下降，心排血量降低、肾素-血管紧张素-醛固酮系统也被激活，代偿性增加血管阻力和水钠潴留，以维持灌注压；交感神经兴奋性增加，同时激活神经内分泌细胞因子如心房钠尿肽、血管加压素、缓激肽等，参与调节血管舒缩，排钠利尿，对抗由于交感神经兴奋和肾素-血管紧张素-醛固酮系统激活造成的水钠潴留效应。在多因素作用下共同维持机体血压稳定，保证了重要脏器的灌注。

（2）心力衰竭失代偿期：长期、持续的交感神经和肾素－血管紧张素－醛固酮系统兴奋，多种内源性的神经激素和细胞因子的激活与失衡，造成继发心肌损害，持续性心脏扩大、心肌肥厚，使心肌耗氧量增加，加重心肌的损伤。神经内分泌系统活性不断增加，加重血流动力学紊乱，损伤心肌细胞，导致心排血量不足，出现心力衰竭症状。

| 知识点6：左心衰竭的症状 | 副高：熟练掌握　正高：熟练掌握 |

左心衰竭临床上较常见，是指左心室代偿功能不全而发生的，以肺循环淤血为特征的心力衰竭。

（1）呼吸困难：心力衰竭的基本表现。最早出现的是劳力性呼吸困难，特点为体力活动时出现呼吸困难，经休息后缓解。系因体力活动使回心血量增加，左心房压力升高，加重了肺淤血。最典型的是阵发性夜间呼吸困难，特点为在夜间睡眠过程中突然感到憋气、气急而惊醒，并被迫坐起，呼吸深快，重者可有哮鸣音，称之为心源性哮喘。大多数于端坐位休息后逐渐缓解。其原因为夜间平卧使回心血量增加致肺淤血加重，夜间迷走神经张力增高致小支气管收缩，膈肌抬高致肺活量减少。严重者可发生急性肺水肿。晚期出现端坐呼吸的特点为患者在静息状态下仍感觉呼吸困难，不能平卧，被迫采取高枕卧位、半坐卧位，甚至还需双腿下垂。因平卧时肺淤血更加严重，且平卧时膈肌上抬使呼吸更为困难所致。

（2）咳嗽、咳痰和咯血：咳嗽于早期即可发生，常发生在夜间，痰呈白色泡沫样，如发生急性肺水肿，则咳大量粉红色泡沫样痰，为肺泡和支气管淤血所致。

（3）低心排血量症状：由于心排血量降低，患者常感倦怠、乏力，脑缺氧导致头昏、失眠、嗜睡、烦躁等精神症状。

（4）少尿及肾功能损害症状：严重左心衰竭时血液进行再分配，首先是肾血流量明显减少，患者可出现少尿。长期慢性肾血流量减少可出现血尿素氮、肌酐升高并可伴有肾功能不全的相应症状。

| 知识点7：左心衰竭的体征 | 副高：熟练掌握　正高：熟练掌握 |

（1）肺部湿啰音：由于肺毛细血管内压升高，液体可渗到肺泡出现湿啰音，随着病情由轻到重，啰音可从局限于肺底至全肺。特点为啰音位于患者身体的低垂部位。

（2）心脏体征：除原发心脏病固有体征外，慢性左心衰竭的患者一般会有心脏扩大、肺动脉瓣听诊区第二心音亢进及舒张期奔马律。

| 知识点8：右心衰竭的症状和体征 | 副高：熟练掌握　正高：熟练掌握 |

右心衰竭是以体循环淤血为主要特征的心力衰竭，临床上多见于肺源性心脏病、先天性心脏病、高血压、冠心病等。

（1）症状：①消化道症状。腹胀、食欲缺乏、恶心、呕吐是右心衰竭最常见的表现，系因胃肠道及肝脏淤血所致。②劳力性呼吸困难。右心衰竭有明显的体循环淤血时可出现呼吸困难。

（2）体征：①水肿。首先出现于身体的低垂部位，常为可压陷性及对称性，严重者可出现胸腔积液，均由体静脉压升高所致。②颈静脉征。颈静脉搏动增强、充盈、怒张是右心衰竭的最主要体征，肝颈静脉反流征阳性则更具特征性。③肝大。一般发生在皮下水肿之前，肝因淤血而增大，伴压痛，持续慢性右心衰竭可致心源性肝硬化，晚期可发生黄疸、大量腹水及肝功能受损。④心脏体征。除原有心脏病的固有体征外，右心衰竭可因右心室扩大而出现三尖瓣关闭不全的反流性杂音。

| 知识点9：全心衰竭的症状和体征 | 副高：熟练掌握　正高：熟练掌握 |

（1）症状：先有左心力衰竭症状，随后出现右心力衰竭症状，由于右心排血量下降能减轻肺淤血或肺水肿，故左心力衰竭症状可随右心力衰竭症状出现而减轻。

（2）体征：既有左心力衰竭体征又有右心力衰竭体征，全心衰竭时，由于右心力衰竭的存在，左心力衰竭的体征可因肺淤血或水肿的减轻而减轻。

| 知识点10：心功能的评估 | 副高：掌握　正高：掌握 |

（1）美国纽约心脏病协会（NYHA）心功能分级：NYHA于1928年提出的一项分级方案，按诱发心衰症状的活动程度将心功能分为4级，见表2-2-3。

表2-2-3　NYHA心功能分级

心功能分级	特　点
Ⅰ级	体力活动不受限，日常活动不出现心悸、气短、乏力、心绞痛
Ⅱ级	体力活动轻度受限，休息时无症状，一般日常活动即可出现心悸、气短、乏力、心绞痛
Ⅲ级	体力活动明显受限，低于日常活动量即可出现上述症状
Ⅳ级	不能从事任何体力活动，休息时也有症状，活动后明显加重

（2）心力衰竭分期：由美国心脏病学会及美国心脏协会（ACC/AHA）于2001年提出，是以心衰相关的危险因素、心脏的器质性及功能性改变、心衰的症状等为依据将心衰分为2个阶段和4个等级，见表2-2-4。

表2-2-4　心力衰竭分期

心力衰竭分期	依据及特点
A期（前心衰阶段）	无心脏结构或功能异常，也无心衰症状体征，但有发生心衰的高危因素如高血压、冠心病、代谢综合征等
B期（前心衰阶段）	已发展成结构性心脏病，如左心室肥厚、无症状性心脏瓣膜病，但从无心衰症状体征

续　表

心力衰竭分期	依据及特点
C期（心衰阶段）	已有结构性心脏病，且目前或既往有心衰症状体征
D期（心衰阶段）	有进行性结构性心脏病，虽经积极的内科治疗，休息时仍有症状，因心衰反复住院，需要特殊干预

（3）6分钟步行试验：要求患者在6分钟之内在平直走廊里尽可能地快走，测定其所步行的距离：＜150m为重度心衰；150～450m为中度心衰；＞450m为轻度心衰。该评估方法通过评定慢性心衰患者的运动耐力评价心衰严重程度和疗效，简单易行，安全方便。

知识点11：慢性心力衰竭的辅助检查　　　　副高：熟练掌握　正高：熟练掌握

（1）X线检查：①心影的大小、形态可为病因诊断提供重要依据，根据心脏扩大的程度和动态改变，间接反映心功能状态。②肺门血管影增强是早期肺静脉压升高的主要表现，肺动脉压力升高可见右下肺动脉增宽。肺间质水肿可使肺野模糊。Kerley B线是在肺野外侧清晰可见的水平线状影，是肺小叶间隔内积液的表现，也是慢性肺淤血的特征性表现。

（2）超声心动图：比X线检查更能准确地提供各心腔大小变化及心瓣膜结构情况。左心室射血分数（LVEF）可反映心脏收缩功能，正常左心室射血分数＞50%，左心室射血分数≤40%为收缩期心力衰竭诊断标准，提示收缩功能障碍。

应用多普勒超声是临床上最实用的判断心室舒张功能的方法，E峰是心室舒张早期心室充盈速度的最大值，A峰是心室舒张末期心室充盈的最大值，正常人E/A的比值不小于1.2，中青年应更大，舒张功能不全时E/A值降低。

（3）有创性血流动力学检查：常用于重症心力衰竭患者，可直接反映左心功能。对急性重症心衰患者必要时在床边进行漂浮导管检查，可测算肺毛细血管楔嵌压（PCWP）和心排血量（CO），心脏指数（CI）、中心静脉压（CVP）。

（4）放射性核素检查：帮助判断心室腔大小，反映左心室射血分数值和左心室最大充盈速率。

（5）血液检查：血浆脑钠肽（BNP）和氨基末端B型利钠肽前体（NT-pro BNP）测定的价值近年来已经被广泛接受，成为心衰患者的重要检查之一，有助于心衰的诊断与鉴别诊断，判断心衰严重程度、疗效及预后。未经治疗的患者若BNP水平正常可基本排除心衰诊断，已接受治疗者BNP水平高则提示预后差。但很多疾病均可导致BNP升高，因此，其特异性不高。其他检查，如血常规、肝肾功能、电解质、血糖、血脂等亦很重要。

（6）心－肺吸氧运动试验：在运动状态下测定患者对运动的耐受量，更能说明心脏的功能状态。本试验仅适用于慢性稳定性心力衰竭患者。进行该试验可测得2项数据：①最大耗氧量，即运动量虽继续增加，耗氧量已达峰值不再增加时的值，表明此时心排血量已不能按需要继续增加。心功能正常时，此值应＞20ml/（min·kg）。轻度至中度心功能受损时为（16～20）ml/（min·kg），中度至重度损害时为（10～15）ml/（min·kg），极重度损害时则＜10ml/（min·kg）。②无氧阈值，即患者呼气中CO_2的增长超过了氧耗量的增长，标志着无氧代谢的出现，此值越低说明心功能越差。

知识点12：慢性心力衰竭减轻心脏负担的措施　　　　副高：熟悉　　正高：熟悉

（1）休息：限制体力和心理活动，减轻心脏负荷，是心力衰竭时对患者的基本治疗方法。

（2）饮食：控制饮食中钠盐的摄入量，如使用利尿药可不必过严，控制在＜5g/d为宜。水肿明显时应限制水的摄入量。

（3）吸氧：给予持续氧气吸入，流量2～4L/min，增加血氧饱和度，改善呼吸困难。

（4）利尿药应用：利尿药可排除体内潴留的体液，减轻心脏前负荷，改善心功能。常用的利尿药有排钾利尿药和保钾利尿药。

（5）血管扩张药应用：通过扩张小动脉，减轻心脏后负荷；通过扩张小静脉，减轻心脏前负荷。

知识点13：慢性心力衰竭增强心肌收缩力的措施　　　　副高：熟悉　　正高：熟悉

强心药具有正性肌力作用，适用于治疗以收缩功能异常为特征的心力衰竭，对由于心腔扩大引起的低心排血量心力衰竭，尤其伴快速心律失常的患者作用最佳。

（1）洋地黄类药物：本类药物具有正性肌力作用和减慢心率作用，在增加心肌收缩力的同时，不增加心肌耗氧量，是临床最常用的强心药。

1）洋地黄类药物的适应证：充血性心力衰竭，尤其对伴有心房颤动和心室率增快的心力衰竭，对室上性心动过速、心房颤动和心房扑动有效。

2）洋地黄类药物的禁忌证：洋地黄中毒或过量为绝对禁忌证，急性心肌梗死24小时内、严重房室传导阻滞、肥厚型梗阻性心肌病患者不宜使用。

3）洋地黄类制剂：地高辛、毛花苷C、毒毛花苷K、洋地黄毒苷。

4）洋地黄类药物不良反应：洋地黄类药物的治疗剂量和中毒剂量接近，易发生中毒。急性心肌梗死、急性心肌炎引起的心肌损害、低血钾、严重缺氧、肾衰竭、老年人等对洋地黄较敏感，使用时应严密观察患者的不良反应。常见不良反应如下。①胃肠道反应：食欲缺乏、恶心、呕吐等。②心血管系统反应：是洋地黄类药物较严重的不良反应，常出现各种心律失常，以室性期前收缩二联律最常见，还可有室上性心动过过速伴房室传导阻滞、房室传导阻滞、窦性心动过缓等，长期心房颤动患者使用洋地黄后心律变得规则，心电图ST段出现鱼钩样改变，应注意有发生洋地黄中毒的危险。③神经系统反应：头痛、头晕、视物模糊、黄绿色视等。

5）洋地黄类药物不良反应的处理：①停用洋地黄类药。②停用排钾利尿药。③补充钾盐。④纠正心律失常。⑤对缓慢心律失常，可使用阿托品0.5～1.0mg治疗。

（2）非洋地黄类正性肌力药物：①肾上腺素受体激动药：如多巴胺及多巴酚丁胺。②磷酸二酯酶抑制剂：如氨力农及米力农。

（3）β受体阻断药的应用。

（4）抗肾素-血管紧张素系统相关药物的应用：如血管紧张素转换酶抑制剂及抗醛固酮制剂。

知识点14：慢性心力衰竭的病因治疗　　　　　副高：熟悉　正高：熟悉

（1）基本病因治疗：对有损心肌的疾病应早期进行有效治疗，如高血压、冠心病、糖尿病、代谢综合征等；心血管畸形、心瓣膜病力争在发生心力衰竭之前进行介入或外科手术治疗。对于一些病因不明的疾病亦应早期干预，如原发性扩张型心肌病，以延缓心室重构。

（2）诱因治疗：积极消除诱因，最常见的诱因是感染，特别是呼吸道感染，积极应用针对性抗生素控制感染。心律失常特别是心房颤动是引起心力衰竭的常见诱因，对于心房颤动伴心室率增快要积极控制，及时复律。纠正贫血、控制高血压等均可防止心力衰竭发生和/或加重。

知识点15：慢性心力衰竭的护理评估　　　　副高：熟练掌握　正高：熟练掌握

（1）病史评估：详细询问患者起病情况，了解有无感染，过度劳累、情绪激动等诱因。有无活动后心悸、气促或休息状态下的呼吸困难，若有劳力性呼吸困难，还需了解患者产生呼吸困难的活动类型和轻重程度，如步行、爬楼、洗澡等，以帮助判断患者的心功能。询问患者有无咳嗽、咳痰，有无夜间阵发性呼吸困难。对于右心衰竭的患者，应注意了解患者是否有恶心、呕吐、食欲缺乏、腹胀、体重增加及身体低垂部位水肿等情况。了解患者既往的健康状况，评估有无引起心力衰竭的基础疾病，如冠心病、风湿性心脏病、心肌病等。

（2）身体评估

1）左心衰竭：评估患者有无活动后心悸、气促，有无夜间阵发性呼吸困难，有无咳嗽、咳痰、咯血等症状；了解患者有无心脏扩大及心脏杂音。应注意患者的心理反应，了解其心理压力的来源。

2）右心衰竭：了解患者有无上腹部不适和食欲缺乏等右心衰竭的早期表现；评估有无肝大、水肿、腹水、颈静脉怒张等特征。

3）全心衰竭：了解患者有无左心衰竭和右心衰竭的症状、体征；评估心力衰竭的基础疾病，扩张型心肌病及各种心脏病的晚期往往会出现全心力衰竭表现。

（3）日常生活型态评估：了解患者的饮食习惯，是否喜爱咸食、腊制品及发酵食品，是否吸烟、嗜酒、爱喝浓茶、咖啡等。了解患者的睡眠情况及排便情况，是否有便秘。评估患者的日常活动情况，是否为活动过度导致的心力衰竭。

（4）心理-社会评估：长期的疾病折磨和心力衰竭的反复出现，使患者生活能力降低，生活上需有他人照顾，反复住院治疗造成的经济负担，常使患者陷于焦虑不安、内疚、恐惧、绝望之中。家属和亲人也可因长期照顾患者而身心俱疲。

知识点16：慢性心力衰竭的护理诊断　　　　副高：熟练掌握　正高：熟练掌握

（1）气体交换受损：与左心衰竭致肺循环淤血有关。

（2）体液过多：与右心衰竭致体循环淤血、水钠潴留、低蛋白血症有关。

（3）活动无耐力：与心排血量下降有关。

（4）潜在并发症：洋地黄中毒。

知识点17：慢性心力衰竭的护理措施　　　　副高：熟练掌握　正高：熟练掌握

（1）病情观察：①观察水肿情况。注意观察水肿的消长情况，每日测量并记录体重，准确记录液体出入量。②保持呼吸道通畅。监测患者呼吸困难的程度、发绀情况、肺部啰音的变化以及血气分析和血氧饱和度等变化，根据缺氧的轻重程度调节氧流量和给氧方式。③注意水、电解质变化及酸碱平衡情况。低钾血症可出现乏力、腹胀、心悸、心电图出现U波增高及心律失常，并可诱发洋地黄中毒。少数因肾功能减退，补钾过多而致高血钾，严重者可引起心搏骤停。低钠血症表现为乏力、食欲缺乏、恶心、呕吐、嗜睡等症状。如出现上述症状，要及时通报医生给予检查、纠正。

（2）休息与活动：休息的方式和时间应根据患者心功能的情况安排。心功能Ⅰ级者应避免重体力劳动；Ⅱ级者休息应充分，可增加午睡时间及夜间睡眠时间；Ⅲ级者以卧床休息为主，但允许患者慢慢下床进行排尿、排便等活动；Ⅳ级者则需绝对卧床休息。对于长期卧床的患者应鼓励其经常变换体位，进行深呼吸和四肢主动、被动活动以防止并发症。当病情好转后，鼓励患者尽早做适量的活动，防止因长期卧床导致的静脉血栓、肺栓塞、便秘和压疮的发生。在活动中要监测有无呼吸困难、胸痛、心悸、疲劳等症状，如有不适应停止活动，并以此作为限制最大活动量的指征。

（3）吸氧：仅用于存在低氧血症时，根据缺氧程度调节氧流量，使患者$SaO_2 \geqslant 95\%$。

（4）饮食：应少量多餐，进食清淡、易消化的食物以免加重消化道水肿。告诉患者及家属低盐饮食的重要性。钠摄入量 $< 2g/d$。伴低蛋白血症者可静脉补充白蛋白。心衰伴营养不良风险者应给予营养支持。

（5）用药护理

1）利尿药：利尿药的应用时间以早晨或日间为宜，避免夜间排尿过频而影响患者的休息。应用保钾利尿药需注意有无胃肠道反应、嗜睡、乏力、皮疹、高血钾等不良反应。监测血钾及有无乏力、腹胀、肠鸣音减弱等低钾血症的表现，同时多补充含钾丰富的食物，必要时遵医嘱补充钾盐。口服补钾宜在饭后或将水剂与果汁同饮，静脉补钾时每500ml液体中氯化钾含量不宜超过1.5g。

2）洋地黄类药物：①给药要求。严格遵医嘱给药，发药前要测量患者脉搏1min，当脉搏<60次/分或节律不规则时，应暂停服药并通知医生。静脉给药时务必稀释后缓慢静注，并同时监测心率、心律及心电图变化。②遵守禁忌：注意不与奎尼丁、普罗帕酮、维拉帕米、钙剂、胺碘酮等药物合用，以免降低洋地黄类药物肾脏排泄率，增加药物毒性。③用药后观察。应严密观察患者用药后毒性反应，监测血清地高辛浓度。④毒性反应的处理。立即

停用洋地黄类药、排钾利尿药，积极补充钾盐，快速纠正心律失常，血钾低者快速补钾，不低者可应用利多卡因等治疗，但一般禁用电复律，防止发生室颤。对缓慢心律失常，可使用阿托品0.5～1.0mg皮下或静脉注射治疗，一般不用安置临时起搏器。

3）血管紧张素转换酶抑制剂（ACEI）：其主要不良反应包括干咳、低血压和头晕、肾损害、高钾血症、血管神经性水肿等。在用药期间需监测血压，避免体位的突然改变，监测血钾水平和肾功能。若患者出现不能耐受的咳嗽或血管神经性水肿应停止用药。

4）β受体阻断药：主要不良反应有液体潴留（可表现为体重增加）和心衰恶化、心动过缓和低血压等，应注意监测心率和血压，当患者心率低于50次/分或低血压时，应停止用药并及时报告医生。

（6）输液的护理：根据患者液体出入情况及用药要求，控制输液量和速度，以防诱发急性肺水肿。避免输注氯化钠溶液。

（7）皮肤的护理：保持床褥清洁、柔软、平整、干燥，严重水肿者可使用气垫床。定时协助或指导患者变换体位，膝部及踝部、足跟处可垫软枕以减轻局部压力。使用便盆时动作轻巧，勿强行推、拉，防止擦伤皮肤。嘱患者穿柔软、宽松的衣服。用热水袋保暖时水温不宜太高，防止烫伤。心衰患者常因呼吸困难而被迫采取半卧位或端坐位，最易发生压疮的部位是骶尾部，可用减压敷料保护局部皮肤，并保持会阴部清洁干燥。

知识点18：慢性心力衰竭的健康指导　　　　　　副高：熟练掌握　　正高：熟练掌握

（1）治疗病因、预防诱因：指导患者积极治疗原发心血管疾病，注意避免各种诱发心力衰竭的因素，如呼吸道感染、过度劳累和情绪激动、钠盐摄入过多、输液过多过快等。育龄妇女注意避孕，要在医生的指导下妊娠和分娩。

（2）饮食要求：饮食要清淡、易消化、富营养，避免饮食过饱，少食多餐。戒烟、酒，多食蔬菜、水果，防止便秘。

（3）合理安排活动与休息：根据心功能的情况，安排适当体力活动，以利于提高心脏储备力，提高活动耐力，同时也帮助改善心理状态和生活质量。但避免重体力劳动，建议患者进行散步、打太极拳等运动，掌握活动量，以不出现心悸、气促为度，保证充分睡眠。

（4）服药要求：指导患者遵照医嘱按时服药，不要随意增减药物，帮助患者认识所服药物的注意事项，如出现不良反应及时就医。

（5）坚持诊治：慢性心力衰竭治疗过程是终身治疗，应嘱患者定期门诊复诊，防止病情发展。

（6）家属教育：帮助家属认识疾病和了解目前治疗方法，教育其要给予患者积极心理支持和生活帮助，使患者树立战胜疾病信心，保持情绪稳定。

二、急性心力衰竭

知识点19：急性心力衰竭的概念　　　　　　　　副高：熟练掌握　　正高：熟练掌握

急性心力衰竭系指心力衰竭急性发作和/或加重的一种临床综合征。急性右心衰竭即急性肺源性心脏病，较少见，主要为大块肺梗死引起。急性左心衰竭在临床比较常见，以急性肺水肿或心源性休克为主要表现，属临床急危重症。

知识点20：急性心力衰竭的类型　　　　副高：熟悉　正高：熟悉

（1）临床分类

1）急性左心衰竭：急性发作或加重时心肌收缩力明显降低、心脏负荷加重，造成急性心排血量骤降、肺循环压力突然升高、周围循环阻力增加，出现急性肺淤血、肺水肿并可伴组织器官灌注不足和心源性休克的临床综合征。包括慢性心衰急性失代偿、急性冠脉综合征、高血压急症、急性心瓣膜功能障碍、急性重症心肌炎、围生期心肌病和严重心律失常。

2）急性右心衰竭：右心室心肌收缩力急剧下降或右心室的前后负荷突然加重，引起右心排血量急剧降低的临床综合征，常由右心室梗死、急性大面积肺栓塞、右心瓣膜病所致。

（2）按严重程度分类：Killip分级适用于评价急性心肌梗死时心力衰竭的严重程度。

1）Ⅰ级：无心力衰竭的临床症状与体征。

2）Ⅱ级：有心力衰竭的临床症状与体征。肺部50%以下肺野为湿啰音，心脏第三心音奔马律。

3）Ⅲ级：严重的心力衰竭临床症状与体征。严重肺水肿，肺部50%以上肺野为湿啰音。

4）Ⅳ级：心源性休克。

知识点21：急性心力衰竭的病因与发病机制　　　　副高：熟悉　正高：熟悉

急性广泛心肌梗死、高血压急症、严重心律失常、输液过多过快等原因，使心脏收缩力突然严重减弱，心排血量急剧减少或左心室瓣膜性急性反流，左心室舒张末压力迅速升高，肺静脉回流不畅，导致肺静脉压快速升高，肺毛细血管压随之升高，使血管内液体渗入到肺间质和肺泡内，形成急性肺水肿。

知识点22：急性心力衰竭的临床表现　　　　副高：熟练掌握　正高：熟练掌握

突发严重呼吸困难为特征性表现，呼吸频率在30～50次/分，患者被迫采取坐位，两腿下垂，双臂支撑以助呼吸，极度烦躁不安、大汗淋漓、口唇发绀、面色苍白。同时频繁咳嗽、咳大量粉红色泡沫痰。病情极重者可以出现意识模糊。

早期血压可以升高，随病情不缓解血压可降低直至休克。听诊可有心音减弱，心率增快，心尖部可闻及舒张期奔马律，两肺满布湿啰音和哮鸣音。

知识点23：急性心力衰竭的辅助检查　　　　副高：熟练掌握　正高：熟练掌握

（1）漂浮导管检查：根据动脉血压及肺小动脉楔压（PCWP）的变化判断病情，调整用药。

（2）胸部X线检查：早期间质水肿时，上肺静脉充盈、肺门血管影模糊、小叶间隔增厚。肺水肿时表现为蝶形肺门，严重肺水肿时，为弥漫满肺的大片阴影。

知识点24：急性心力衰竭的治疗要点 副高：熟悉 正高：熟悉

（1）体位：为减少静脉回流，置患者于两腿下垂坐位或半坐位。

（2）吸氧：高流量（6～8L/min）吸氧，乙醇（20%～30%）湿化，降低肺泡内泡沫的表面张力，使泡沫破裂，改善通气。

（3）镇静：吗啡具有镇静作用和扩张静脉及小动脉作用，皮下注射或静脉注射吗啡3～5mg可减轻患者烦躁不安，减少心脏负担。必要时每间隔15分钟重复1次，共2～3次。老年患者可减量或改为肌内注射。

（4）强心药：以毛花苷C 0.4mg或毒毛花苷K 0.25mg缓慢静脉注射，应注意洋地黄中毒。

（5）利尿药：静脉注射呋塞米20～40mg，4小时后可重复1次。

（6）血管扩张药：①硝普钠缓慢静脉滴注，一般从小剂量0.3μg/（kg·min）开始，酌情逐渐增加剂量至5μg/（kg·min）。药液应现配现用，避光滴注，控制滴速，并严密监测血压。②硝酸甘油静脉点滴，可扩张小静脉，降低回心血量。一般从10μg/min开始，每10分钟调整1次，每次增加5～10μg。用药过程中应密切观察血压变化。

（7）平喘：静脉推注氨茶碱0.25g，可缓解支气管痉挛，并有一定的正性肌力及扩张血管、利尿作用。

知识点25：急性心力衰竭的护理评估 副高：熟练掌握 正高：熟练掌握

（1）病史：评估急性发作的诱因，了解患者的既往健康状况。评估有无引起心力衰竭的基础疾病，如冠心病、风湿性心脏病、心肌病。

（2）身体：评估有无急性肺水肿的体征。了解呼吸困难、端坐呼吸、频繁咳嗽、咳大量粉红色泡沫样痰是否为突发严重。有无面色青灰、口唇发绀、大汗淋漓、皮肤湿冷、心源性休克和意识障碍。

（3）心理-社会状况：评估因急性发作后而有窒息感，导致患者极度烦躁不安、恐惧，应注重患者的心理反应，了解心理压力的原因。患者亲属可因患者病情急性加重而出现恐惧、慌乱、不理解，也可因为长期照顾患者而身心疲惫，失落感增强。

知识点26：急性心力衰竭的护理诊断 副高：熟练掌握 正高：熟练掌握

（1）气体交换受损：与肺水肿有关。
（2）焦虑：与病程长，丧失劳动能力有关。
（3）清理呼吸道无效：与肺淤血、呼吸道内有大量泡沫有关。
（4）潜在并发症：心源性休克、呼吸道感染、下肢静脉血栓形成。

知识点27：急性心力衰竭的护理措施　　　　副高：熟练掌握　正高：熟练掌握

（1）保证休息：立即协助患者取半卧位或坐位休息，双腿下垂，以减少回心血量，减轻心脏前负荷。注意加强皮肤护理，防止因被迫体位而发生皮肤损伤。

（2）吸氧：一般吸氧流量为6～8L/min，加入20%～30%乙醇湿化，使肺泡内的泡沫表面张力降低而破裂，增加气体交换的面积，改善通气。要观察呼吸情况，随时评估呼吸困难改善的程度。

（3）饮食：给予高营养、高热量、少盐、易消化清淡饮食，少量多餐，避免食用产气食物。

（4）病情观察

1）病情早期观察：注意早期心力衰竭表现，一旦出现劳力性呼吸困难或夜间阵发性呼吸困难，心率增快、失眠、烦躁、尿量减少等症状，应及时与医生联系，并加强观察。若迅速发生极度烦躁不安、大汗淋漓、口唇发绀等表现，同时有胸闷、咳嗽、呼吸困难、发绀、咳大量白色或粉红色泡沫痰，应警惕发生急性肺水肿，立即配合医生实施抢救。

2）保持呼吸道通畅：严密观察患者呼吸频率、深度，观察患者的咳嗽情况，痰液的性质和量，协助患者咳嗽、排痰，保持呼吸道通畅。

3）防止心源性休克：观察患者意识、精神状态，观察患者血压、心率的变化及皮肤颜色、温度变化。

4）防止病情发展：观察肺部啰音的变化，监测血气分析结果。控制静脉输液速度，一般为每分钟20～30滴。对安置漂浮导管者，严密监测血流动力学指标的变化。严格交接班。

5）准确记录液体出入量：每天摄入液体量一般宜在1500ml以内，不超过2000ml。保持每天出入量负平衡约500ml，严重肺水肿者液体负平衡为1000～2000ml/d，甚至可达3000～5000ml/d，以减少水钠潴留，缓解症状。若肺淤血、水肿明显消退，应减少液体负平衡量，逐步过渡到出入量大体平衡。在负平衡下应注意防止低血容量、低血钾和低血钠等。

（5）心理护理：患者常伴有濒死感，焦虑和恐惧，应加强床旁监护，给予安慰及心理支持，以增加战胜疾病信心。医护人员抢救时要保持镇静，忙而不乱，操作熟练，以增加患者的信任和安全感。避免在患者面前议论病情，以免引起误会，加剧患者的恐惧。必要时可留亲属陪伴患者。

（6）用药护理：应用吗啡时注意有无呼吸抑制、心动过缓；用利尿药要准确记录尿量，注意水、电解质和酸碱平衡情况；用血管扩张药要注意输液速度、监测血压变化；用硝普钠应现用现配，避光滴注，有条件者可用输液泵控制滴速；洋地黄制剂静脉使用时要稀释，推注速度宜缓慢，同时观察心电图变化。

知识点28：急性心力衰竭的健康指导　　　　副高：熟练掌握　正高：熟练掌握

（1）采取低热量、易消化饮食，少食多餐，晚餐不宜过饱，以免发生夜间左心功能不全。适当限制水分，以免增加循环血量，加重心脏负担。服用利尿药，引起尿量多时多吃红枣、橘子、香蕉、韭菜等含钾高的食物，适当补钾。

（2）保证充足的睡眠，协助日常生活，根据心功能情况指导活动，避免长期卧床发生静脉血栓、直立性低血压。

（3）继续治疗，合理安排工作、生活，尽量避免诱因。

第五节 心律失常

知识点1：心律失常的概述	副高：熟悉　正高：熟悉

正常情况下，心脏以一定范围的频率发生有规律的搏动，这种搏动的冲动起源于窦房结，以一定的顺序和速率传导至心房和心室，协调心脏各部位同步收缩、形成1次心搏，周而复始，为正常节律。心律失常是指心脏冲动的频率、节律、起源部位、传导速度或激动次序的异常。其可见于生理情况，更多见于病理性状态，包括心脏本身疾病和非心脏疾病。

知识点2：心律失常的病因	副高：熟悉　正高：熟悉

心律失常的病因可分为遗传性和后天获得性。

（1）遗传性心律失常：多为基因突变导致的离子通道病，使得心肌细胞离子流发生异常。目前已经明确的遗传性心律失常包括长QT间期综合征、短QT间期综合征、Brugada综合征、儿茶酚胺敏感性室性心动过速、早期复极综合征等，部分心房颤动和预激综合征患者也具有基因突变位点。此外，进行性心脏传导疾病、肥厚型心肌病、致心律失常型心肌病和左室致密化不全等心肌病，以及特发性室颤、心律失常猝死综合征和婴儿不明原因猝死等也与遗传因素有关。

（2）后天获得性心律失常：生理性因素如运动、情绪变化等可引起交感神经兴奋而产生快速型心律失常，或因睡眠等迷走神经兴奋而发生缓慢型心律失常；病理性因素又可分为心脏本身、全身性和其他器官障碍的因素。心脏本身的因素主要为各种器质性心脏病，包括冠心病、高血压性心脏病、风湿性心脏病、瓣膜病、心肌病、心肌炎和先天性心脏病等；全身性因素包括药物毒性作用、各种原因的酸碱平衡及电解质紊乱、神经与体液调节功能失调等。交感与副交感神经系统两者张力平衡时心电稳定，而当平衡失调时容易发生心律失常。心脏以外的其他器官在发生功能性或结构性改变时亦可诱发心律失常，如甲状腺功能亢进贫血、重度感染、脑卒中等。此外，胸部手术（尤其是心脏手术）、麻醉过程、心导管检查、各种心脏介入性治疗及药物与毒素（如河豚素）等均可诱发心律失常。

知识点3：心律失常的分类	副高：熟悉　正高：熟悉

心律失常按发生部位分为室上性心律失常（包括窦性、房性、房室交界性）和室性心律失常两大类；按发生时心率的快慢，分为快速型心律失常与缓慢型心律失常两大类；按发生机制分为冲动形成异常和冲动传导异常两大类。

（1）冲动形成异常

1）窦性心律失常：①窦性心动过速。②窦性心动过缓。③窦性心律不齐。④窦性停搏。

2）异位心律：①被动性异位心律，逸搏及逸搏心律（房性、房室交界区性、室性）。②主动性异位心律，期前收缩（房性房室交界区性、室性），阵发性心动过速（房性、房室交界区性、房室折返性、室性）与非阵发性心动过速，心房扑动、心房颤动，心室扑动、心室颤动。

（2）冲动传导异常

1）干扰及干扰性房室分离：常为生理性。

2）心脏传导阻滞：窦房阻滞、房内阻滞、房室阻滞（一度、二度、三度房室阻滞），室内阻滞（左束支、右束支和分支阻滞）。

3）折返性心律阵发性心动过速（常见房室结折返、房室折返和心室内折返）。

4）房室间传导途径异常预激综合征。

（3）冲动形成异常与冲动传导异常并存：反复心律和并行心律等。

（4）人工心脏起搏参与的心律：包括DDD（R）和VVI（R）起搏器所具有的时间周期、起搏、感知与自身心律的相互影响等。

知识点4：心律失常的发病机制　　　　　　　　副高：熟悉　正高：熟悉

心律失常有多种不同机制，如折返、异常自律性、后除极触发激动等，心律失常的主要电生理机制包括冲动形成异常、冲动传导异常以及二者并存。

（1）冲动形成异常

1）正常自律性状态：窦房结、结间束、冠状窦口周围、房室结的远端和希氏束－浦肯野系统的心肌细胞均有自律性。自主神经系统兴奋性改变或心脏传导系统的内在病变，均可导致原有正常自律性的心肌细胞发放不适当的冲动，如窦性心律失常、逸搏心律。

2）异常自律性状态：正常情况下心房、心室肌细胞是无自律性的快反应细胞，由于病变使膜电位降低 $-60 \sim -50$ mV时，使其出现异常自律性，而原本有自律性的快反应细胞（浦肯野纤维）的自律性也增高。异常自律性的出现可引起心律失常，如房性或室性快速型心律失常。

3）后除极触发激动：当出现局部儿茶酚胺浓度升高、低血钾、高血钙、洋地黄中毒及心肌缺血再灌注时，心房、心室与希氏束－浦肯野组织在动作电位后可产生除极活动，被称为后除极。若后除极的振幅增高并抵达阈值，便可引起反复激动，可导致持续性快速性心律失常。

（2）冲动传导异常：折返是所有快速型心律失常最常见的发病机制，传导异常是产生折返的基本条件。传导异常包括：①心脏2个或多个部位的传导性与应激性各不相同，相互连接形成1个有效的折返环路。②折返环的2支应激性不同，其中一条通道形成单向传导阻滞，另一通道传导缓慢，使原先发生阻滞的通道有足够时间恢复兴奋性。③原先阻滞的通道再次激动，从而完成1次折返激动。冲动在环内反复循环，从而产生持续而快速的心律失常。

一、窦性心律失常

正常窦性心律的冲动起源于窦房结，窦性心率的频率为60~100次/分。凡是由于窦房结自律性改变而引起的心律失常称为窦性心律失常。心电图显示窦性心律的P波在Ⅰ、Ⅱ、aVF导联直立，aVR导联倒置；PR间期为0.12~0.20秒。根据心电图及临床表现分为窦性心动过速、窦性心动过缓、窦性停搏以及病态窦房结综合征。

（一）窦性心动过速

成人窦性心律的频率超过100次/分，称为窦性心动过速。窦性心动过速通常逐渐开始与终止，其频率大多在100~150次/分，偶有高达200次/分。刺激迷走神经可使其频率逐渐降低，停止刺激后又加速至原先水平。

窦性心动过速的发生主要与交感神经兴奋及迷走神经张力减低有关。

（1）生理因素：正常人的体力活动、情绪激动、饱餐、饮浓茶、饮咖啡、吸烟、饮酒等，使交感神经兴奋、心率加快。

（2）病理因素：常见于心力衰竭、甲状腺功能亢进症、急性心肌梗死、休克、急性心肌炎，其他器质性心脏病及贫血、发热、感染、缺氧、自主神经功能紊乱等。

（1）症状和体征：①心悸或出汗、头晕、眼花、乏力，或有原发疾病的表现。②可诱发其他心律失常或心绞痛。

（2）心电图表现：窦性P波规律出现，频率>100次/分，PP间期<0.6秒。

窦性心动过速的治疗应针对病因治疗和去除诱发因素，如治疗心力衰竭、纠正贫血、控制甲状腺功能亢进症等。必要时单用或联合应用β受体阻断药、非二氢吡啶类钙通道阻滞药（如地尔硫䓬）。若上述药物无效或不能耐受，可选用窦房结内向电流If抑制剂伊伐布雷定。药物无效而症状显著者可考虑导管消融改良窦房结功能。

（二）窦性心动过缓

| 知识点10：窦性心动过缓的概述 | 副高：熟悉　正高：熟悉 |

成人窦性心律的频率低于60次/分，称为窦性心动过缓。窦性心动过缓常同时伴发窦性心律失常的出现。

| 知识点11：窦性心动过缓的病因 | 副高：熟悉　正高：熟悉 |

窦性心动过缓的发生系由于窦房结起搏细胞4相上升速度减慢、最大舒张期电位负值增大阈电位水平上移等，使窦房结自律性强度降低所致。大多通过神经（主要为迷走神经兴奋）、体液机制经心脏外神经而起作用，或是直接作用于窦房结而引起窦性心动过缓。

常见于健康的青年人、运动员、睡眠状态，窦房结病变、急性下壁心肌梗死亦常发生窦性心动过缓。其他原因包括颅内疾患、严重缺氧、甲状腺功能减退、阻塞性黄疸，以及应用β受体阻断药、非二氢吡啶类钙通道阻滞药、洋地黄、胺碘酮或拟胆碱药等。

| 知识点12：窦性心动过缓的临床表现 | 副高：掌握　正高：掌握 |

（1）症状和体征：多无自觉症状，当心率过缓出现心排血量不足时，患者可有胸闷、头晕，甚至晕厥等症状。

（2）心电图表现：①窦性P波，频率<60次/分，一般不低于40次/分。24小时动态心电图窦性心搏<8万次。②PR间期，0.12～0.25秒。③QRS波正常。

| 知识点13：窦性心动过缓的治疗要点 | 副高：掌握　正高：掌握 |

（1）窦性心动过缓若心率不低于50次/分，无症状者，无须治疗。

（2）若心率低于40次/分，且出现症状者可用提高心率药物（如阿托品、麻黄碱或异丙肾上腺素）。

（3）显著窦性心动过缓伴窦性停搏且出现晕厥者可考虑安装人工心脏起搏器。

（三）窦性停搏

| 知识点14：窦性停搏的概述 | 副高：熟悉　正高：熟悉 |

窦性停搏又称窦性静止，是指窦房结在一个不同长短的时间内不能产生冲动，以致不能激动心房或整个心脏。心电图表现为比正常PP间期显著长的时间内无P波发生或P波与QRS波群均不出现，长的PP间期与基本的窦性PP间期无倍数关系。长时间的窦性停搏后，低位的潜在起搏点，如房室交界区或心室可发出单个逸搏或出现逸搏性心律控制心室。一旦窦

性停搏时间过长而无逸搏，患者可发生头晕、黑曚、晕厥，严重者可发生阿-斯综合征甚至死亡。

| 知识点15：窦性停搏的病因 | 副高：熟悉 正高：熟悉 |

迷走神经张力增高或颈动脉窦过敏均可发生窦性停搏。此外，急性心肌梗死，窦房结变性与纤维化，脑血管意外等病变，应用洋地黄类药物，奎尼丁、钾盐、乙酰胆碱等药物亦可引起窦性停搏。

| 知识点16：窦性停搏的临床表现 | 副高：掌握 正高：掌握 |

（1）症状和体征：过长时间的窦性停搏可令患者出现晕眩、黑曚或短暂意识障碍，严重者甚至发生抽搐。

（2）心电图表现：①在正常窦性心律中，突然出现显著的长间歇。②长间歇中无P-QRS-T波群出现。③长间歇的PP间期与正常的窦性PP间期不成倍数。④在长的PP间期后，可出现逸搏或逸搏心律，以房室交接区性逸搏或逸搏心律较常见，室性或房性逸搏较少见。⑤凡遇逸搏心律这一单一心律时，应考虑持久性原发性窦性停搏的可能。

| 知识点17：窦性停搏的治疗要点 | 副高：掌握 正高：掌握 |

（1）对症治疗：停搏时间较短时可无症状，时间较长时可发生心脑综合征，应及时抢救。

（2）安装起搏器：晕厥反复发作者可安装人工心脏起搏器。

（3）注射钙剂：钙离子有助于恢复细胞膜的兴奋性，尤其是对心电图P波消失、QRS波增宽者效果显著。

（4）应用异丙肾上腺素：作用于心脏β受体，提高窦房结的自律性，对抗高钾血症对窦房结的抑制作用。

（四）病态窦房结综合征

| 知识点18：病态窦房结综合征的概述 | 副高：熟悉 正高：熟悉 |

病态窦房结综合征（SSS）是由窦房结及其邻近组织病变引起窦房结起搏功能和/或窦房结传导障碍，从而产生多种心律失常和临床症状的一组综合征。

| 知识点19：病态窦房结综合征的病因 | 副高：熟悉 正高：熟悉 |

众多病变，如硬化与退行性变、淀粉样变性、甲状腺功能减退、纤维化与脂肪浸润等均可损害窦房结，导致窦房结起搏与窦房传导功能障碍。窦房结周围神经和心房肌的病变、窦房结动脉供血减少、迷走神经张力增高、某些抗心律失常药物抑制窦房结功能，亦可导致其

功能障碍。心肌病、冠心病等引起窦房结供血不足、炎性浸润等损害，从而导致病态窦房结综合征的发生。

知识点20：病态窦房结综合征的临床表现　　　　副高：掌握　正高：掌握

临床表现轻重不一，可呈间歇发作。多以心率减慢所致脑、心、肾等脏器供血不足尤其是脑供血不足症状为主。轻者乏力、头昏、眼花、失眠、记忆力差、反应迟钝或易激惹等。严重者可引起短暂黑朦、近乎晕厥、晕厥或阿-斯综合征。严重心动过缓或心动过速除引起心悸外，还可加重原有心脏病症状，引起心力衰竭或心绞痛。心排血量过低严重影响肾脏等脏器灌注还可致尿少、消化不良等症状。

知识点21：病态窦房结综合征的心电图特征　　　　副高：掌握　正高：掌握

（1）持续而显著的窦性心动过缓（50次/分以下）。
（2）窦性停搏与窦房传导阻滞。
（3）窦房传导阻滞与房室传导阻滞并存。
（4）心动过缓-心动过速综合征（慢-快综合征），指心动过缓与房性快速性心律失常（如房性心动过速、心房扑动、心房颤动）交替发作。
（5）房室交界区性逸搏心律等。

知识点22：病态窦房结综合征的治疗要点　　　　副高：掌握　正高：掌握

无症状者不必治疗，仅定期随诊观察；有症状者首先接受起搏器治疗。慢-快综合征患者心动过速发作时，单独应用抗心律失常药物可能加重心动过缓，应用起搏治疗后，患者仍有心动过速发作，则可联合应用抗心律失常药物。

二、房性心律失常

（一）房性期前收缩

知识点23：房性期前收缩的概述　　　　副高：熟悉　正高：熟悉

房性期前收缩是指激动起源于窦房结以外心房任何部位的一种主动性异位心律。正常成人进行24小时心电监测，约60%有房性期前收缩发生。

知识点24：房性期前收缩的病因　　　　副高：熟悉　正高：熟悉

各种器质性心脏病患者均可发生房性期前收缩，并可能是快速性房性心律失常出现的先兆。电解质紊乱、应用某些药物（如洋地黄、普鲁卡因胺、肾上腺素、异丙肾上腺素、锑剂及各种麻醉剂等）亦可引起期前收缩。另外，健康人在过度劳累、情绪激动、大量吸烟饮酒、饮浓茶、摄入咖啡因等也可引起期前收缩。

知识点25：房性期前收缩的临床表现及心电图特征　　　　副高：掌握　正高：掌握

（1）症状与体征：患者一般无明显症状，频发房性期前收缩者可感胸闷、心悸、头晕、乏力。

（2）心电图特征：①P波提前发生，与窦性P波形态不同。②PR间期＞120毫秒。③QRS波群呈室上性，部分可有室内差异性传导。④多为不完全代偿间歇。如发生在舒张早期，适逢房室结尚未脱离前次搏动的不应期，可产生传导中断，无QRS波发生（被称为阻滞的或未下传的房性期前收缩）或缓慢传导（下传的PR间期延长）现象。

知识点26：房性期前收缩的治疗要点　　　　　　　　　　副高：掌握　正高：掌握

房性期前收缩通常无须治疗。吸烟、饮酒与咖啡均可诱发房性期前收缩，应劝导患者戒除或减量。当有明显症状或因房性期前收缩触发室上性心动过速时，应给予药物如β受体阻断药、普罗帕酮等治疗。

（二）房性心动过速

知识点27：房性心动过速的概述　　　　　　　　　　　　副高：熟悉　正高：熟悉

房性心动过速简称房速，是指起源于心房且无须房室结参与维持的心动过速。根据发病机制与心电图特征的不同可分为自律性房速、折返性房速和紊乱性房速3种。自律性房速与折返性房速常可伴有房室传导阻滞。

知识点28：房性心动过速的病因　　　　　　　　　　　　副高：熟悉　正高：熟悉

大多数伴有房室传导阻滞的阵发性心动过速因自律性增高引起。心肌梗死、慢性肺部疾病、大量饮酒以及各种代谢障碍均可为致病原因。洋地黄中毒特别在低血钾时易发生这种心律失常。心外科手术或导管消融术后所导致的手术瘢痕也可以引起房性心动过速。个别见于无器质性心脏病的儿童或青少年。

知识点29：房性心动过速的临床表现　　　　　　　　　　副高：掌握　正高：掌握

（1）症状和体征：自律性房速患者可表现为心悸、头晕、胸痛、憋气、乏力等症状，有些患者可能无任何症状。合并器质性心脏病的患者甚至可表现为晕厥、心肌缺血或肺水肿等。症状发作呈短暂、间歇或持续发生。当房室传导比率发生变动时，听诊心律不恒定，第一心音强度变化。颈静脉见到α波数目超过听诊心搏次数。

（2）心电图表现

1）自律性房速：①心房率通常为150~200次/分。②P波形态与窦性者不同。③常出现二度Ⅰ型或二度Ⅱ型房室传导阻滞，呈现2∶1房室传导者常见，但心动过速不受影响。④P波之间等电位线仍存在。⑤刺激迷走神经不能终止心动过速，仅加重房室传导阻滞。⑥发作开始时心率逐渐加速。

2）折返性房速：心电图显示P波与窦性者形态不同，PR间期通常延长。

3）紊乱性房速：①通常有3种或3种以上形态各异的P波，PR间期各不相同。②心房率100~130次/分。③大多数P波能下传心室，但部分P波因过早发生而受阻，心室律不规则，最终可能发展为心房颤动。

知识点30：房性心动过速的治疗要点　　　　副高：掌握　　正高：掌握

房速处理主要取决于心室率的快慢及患者的血流动力学情况。若心室率不太快且无严重的血流动力学障碍，不必紧急处理。若心室率达140次/分以上，由洋地黄中毒所致或临床上有严重充血性心力衰竭或休克征象，应进行紧急治疗。其处理方法如下。

（1）病因与诱因治疗：肺部疾病患者应纠正低氧血症、控制感染等治疗。如洋地黄引起者，需立即停用洋地黄，并纠正可能伴随的电解质紊乱，特别要警惕低钾血症，必要时选用利多卡因、β受体阻断药和普罗帕酮等。

（2）控制心室率：可选用β受体阻断药、非二氢吡啶类钙通道阻滞药和洋地黄以减慢心室率。

（3）转复窦性心律：可用ⅠA类、ⅠC类或Ⅲ类（胺碘酮、伊布利特等）抗心律失常药转复窦性心律，血流动力学不稳定者宜立即行直流电复律。

（三）心房扑动

知识点31：心房扑动的概述　　　　　　副高：熟悉　　正高：熟悉

心房扑动简称房扑，是指快速、规则的心房电活动，是介于房性心动过速和心房颤动之间的快速性心律失常。在心电图上表现为大小相等、频率快而规则（心房率一般在240~340次/分）、无等电位线的心房扑动波。心房扑动的发生常提示合并有器质性心脏病。

知识点32：心房扑动的病因　　　　　　副高：熟悉　　正高：熟悉

（1）绝大多数发生在有器质性心脏病的患者，其中以风湿性二尖瓣病变、冠心病和风湿性心脏病最为常见。

（2）亦可见于原发性心肌病、甲状腺功能亢进、慢性缩窄性心包炎和其他病因的心脏病。

（3）低温麻醉、胸腔和心脏手术后、急性感染及脑血管意外也可引起。

知识点33：心房扑动的发病机制　　　　　　　　副高：熟悉　正高：熟悉

（1）异常自律性：心房内1个异位起搏点以高频率反复发出冲动，发出的冲动如有规律，即形成心房扑动。若发出的冲动不规则，或心房内多个异位起搏点同时活动，互相竞争，则形成心房颤动。

（2）环行运动或多处微型折返学说：由于生理或病理原因使心房肌不应期长短差别显著时，冲动在房内传导可呈规则或不规则的微型环形折返，分别引起心房扑动和心房颤动。

知识点34：心房扑动的临床表现　　　　　　　　副高：掌握　正高：掌握

（1）轻者可无明显不适，或仅有心悸、乏力。

（2）严重者可有头晕、晕厥、心绞痛或心功能不全，少数患者可因心房内血栓形成脱落而引起脑栓塞。

（3）心室率规则，140～160次/分；伴不规则房室传导阻滞时，心室率可较慢，且不规则。

知识点35：心房扑动的心电图表现　　　　　　　　副高：掌握　正高：掌握

（1）心房活动呈现规律的锯齿状扑动波，称F波。扑动波之间的等电位线消失，在Ⅱ、Ⅲ、aVF或V_1导联最明显。典型房扑的心房率通常为250～300次/分。

（2）心室律规则或不规则，取决于房室传导是否恒定，不规则的心室律系由于传导比率发生变化所致。

（3）QRS波群形态多正常，但当伴有室内差异传导或原有束支传导阻滞者，QRS波群可增宽、形态异常。

知识点36：心房扑动的治疗要点　　　　　　　　副高：掌握　正高：掌握

（1）纠正心房扑动的药物治疗：减慢心室率的药物包括β受体阻断药钙通道阻滞药（维拉帕米、地尔硫草）或洋地黄制剂（地高辛、毛花苷C）。转复房扑并预防复发的药物包括ⅠA类、ⅠC类和Ⅲ类（伊布利特、多非利特和胺碘酮）抗心律失常药。伊布利特用于新发房扑复律治疗，禁用于严重器质性心脏病、QT间期延长和窦房结功能障碍者，多非利特亦可选用。应用ⅠA类和ⅠC类药物复律前应先控制心室率，避免因房扑频率减慢后房室传导加快而导致心室率增加，但合并冠心病、充血性心力衰竭的房扑患者，应用ⅠA类与ⅠC类药物容易导致严重室性心律失常，故应选用胺碘酮。长期维持窦性心律可选用胺碘酮、多非利特或索他洛尔等药物。

（2）纠正心房扑动的非药物治疗：终止房扑最有效的方法是直流电复律。食管调搏也是转复房扑的有效方法，尤其适用于服用大量洋地黄制剂患者。导管消融可根治房扑，因房扑的药物疗效有限，对于症状明显或引起血流动力学不稳定的房扑，应选用导管消融治疗。

（3）抗凝治疗：持续性心房扑动的患者发生血栓栓塞的风险明显增高，应给予抗凝治疗。

（四）心房颤动

| 知识点37：心房颤动的概述 | 副高：熟悉　正高：熟悉 |

心房颤动简称房颤，是指规则有序的心房电活动丧失，代之以快速无序的颤动波，是严重的心房电活动紊乱。心房无序的颤动即失去了有效的收缩与舒张，心房泵血功能恶化或丧失，加之房室结对快速心房激动的递减传导，引起心室极不规则的反应。房颤是临床上最常见的心律失常之一，随年龄增长其发生率增加。

| 知识点38：心房颤动的病因 | 副高：熟悉　正高：熟悉 |

房颤常发生于原有心血管疾病者，如冠心病、高血压性心脏病、风湿性心脏瓣膜病、甲状腺功能亢进性心脏病、缩窄性心包炎、心肌病、感染性心内膜炎及慢性肺源性心脏病等。正常人可在情绪激动、手术后、运动或急性乙醇中毒时发生房颤。房颤发生于无心脏病变的中青年，称孤立性房颤。

| 知识点39：心房颤动的发病机制 | 副高：熟悉　正高：熟悉 |

（1）异常自律性：心房内1个异位起搏点以高频率反复发出冲动，发出的冲动如有规律，即形成心房扑动，如发出的冲动不规则，或心房内多个异位起搏点同时活动，互相竞争，则形成心房颤动。

（2）环行运动或多处微型折返学说：由于生理或病理原因使心房肌不应期长短差别显著时，冲动在房内传导可呈规则或不规则的微型环形折返，分别引起心房扑动和心房颤动。

| 知识点40：心房颤动的临床表现 | 副高：掌握　正高：掌握 |

（1）症状：可有心悸、胸闷与惊慌。心室率接近正常且无器质性心脏病的患者，可无明显症状。但发生在有器质性心脏病的患者，尤其是心室率快而心功能较差时，可使心搏量明显降低、冠状循环及脑部血供减少，导致急性心力衰竭、休克、晕厥或心绞痛发作。风湿性心脏病二尖瓣狭窄患者，大多在并发心房扑动或心房颤动后，活动耐量明显降低，并发生心力衰竭，严重者可引起急性肺水肿。心房扑动或心房颤动发生后还易引起房内血栓形成，部分血栓脱落可引起体循环动脉栓塞，临床上以脑栓塞最为常见，常导致死亡或病残。

（2）体征：心房颤动发生时心律完全不规则，心音强弱不等；心室率多有增快，120～180次/分。当心室率低于90次/分或高于150次/分时，节律不规则可不明显。心排血量减少时不能引起桡动脉搏动，因而产生脉搏短绌（脉搏次数少于心搏次数），心率越快则脉短绌越明显。

知识点41：心房颤动的心电图表现　　　　　　　　副高：掌握　正高：掌握

（1）P波消失，代之以大小不等、形态不一、间隔不均匀的颤动波，称f波，频率在350～600次/分。

（2）RR间期极不规则，心室率通常在100～160次/分。

（3）QRS波群形态一般正常，当心室率过快，伴有室内差异性传导时QRS波群增宽变形。

知识点42：心房颤动的治疗要点　　　　　　　　副高：掌握　正高：掌握

心房颤动治疗强调长期综合管理，即在治疗原发疾病和诱发因素基础上，积极预防血栓栓塞、转复并维持窦性心律及控制心室率。

（1）抗凝治疗：房颤患者的栓塞发生率较高，因此，抗凝治疗是房颤治疗的重要内容。华法林是房颤抗凝治疗的有效药物。口服华法林，使凝血酶原时间国际标准化比值（INR）维持在2.0～3.0，能安全而有效地预防脑卒中发生。房颤持续不超过24小时，复律前无须进行抗凝治疗。否则应在复律前接受华法林有效抗凝治疗3周，待成功复律后继续治疗3～4周，或行食管超声心动图除外心房血栓后再行复律，复律成功后仍需华法林有效抗凝治疗4周。紧急复律治疗可选用静脉注射肝素或皮下注射低分子量肝素抗凝。新型口服抗凝药物（NOACs）如达比加群酯、利伐沙班、阿哌沙班等目前主要用于非瓣膜性房颤的抗凝治疗。

（2）转复并维持窦性心律：将房颤转复为窦性心律的方法包括药物复律、电复律及导管消融治疗。

（3）控制心室率：控制心室率的药物包括β受体阻断药、钙通道阻滞药、洋地黄制剂和某些抗心律失常药物（如胺碘酮、决奈达隆），可单用或者联合应用，但应注意这些药物的禁忌证。

三、室性心律失常

知识点43：室性心律失常的概述　　　　　　　　副高：熟悉　正高：熟悉

室性心律失常指起源于心室的心律失常，包括室性期前收缩（室早）、室性心动过速（室速）、心室颤动（室颤）等。

（一）室性期前收缩

知识点44：室性期前收缩的概述　　　　　　　　副高：熟悉　正高：熟悉

室性期前收缩，又称室性早搏，简称室早，是指在窦性激动尚未到达之前，自心室中某一起搏点提前发生激动，引起心室肌除极的心搏，是一种最常见的心律失常。

知识点45：室性期前收缩的病因　　　　　　副高：熟悉　　正高：熟悉

（1）自主神经系统功能失调：此系室性期前收缩最常见的原因之一。当自主神经功能失调时，不论是迷走神经兴奋，还是交感神经兴奋，均可使心肌的快、慢纤维的兴奋性失去均衡，可使不应期和传导速度发生改变，引发折返性室性期前收缩。儿茶酚胺分泌过多使心室自律细胞自律性增高，导致室性期前收缩等。过量的烟、酒、茶、咖啡等的摄入，精神过度紧张、过度疲劳、长期失眠、进食过饱、神经衰弱、自主神经功能紊乱，更年期等因素亦与室性期前收缩的发生有关。

（2）器质性心脏病：室性期前收缩也多见于器质性因素，如缺血性心肌病、冠心病、肺心病、风湿性心脏瓣膜病、甲状腺功能亢进性心脏病等。各种病因的心肌炎、心肌病，心力衰竭等，无论是急性弥漫性心肌病变，还是局灶性病变，均可因缺血、缺氧、炎症损害等导致异位节律点兴奋性增高或影响心肌纤维不应期或传导速度，引起室性期前收缩。

（3）电解质紊乱：低血钾易引起自律性增高，可出现房性期前收缩、室性期前收缩、室性及室上性心动过速及房室传导阻滞。

（4）药物：室性期前收缩在洋地黄中毒性心律失常中最多见。

知识点46：室性期前收缩的临床表现　　　　副高：掌握　　正高：掌握

室性期前收缩常无特异性症状，且是否有症状或症状的轻重程度与期前收缩的频发程度无直接相关。患者一般表现为心悸、"停跳"感，类似电梯快速升降的失重感或代偿间歇后有力的心脏搏动，可伴有头晕、乏力、胸闷等症状。严重器质性心脏疾病者，长时间频发室性期前收缩可产生心绞痛、低血压或心衰等。听诊时，室性期前收缩后出现较长的停歇，且室性期前收缩的第二心音强度减弱，仅能听到第一心音。桡动脉搏动减弱或消失。

知识点47：室性期前收缩的心电图特征　　　副高：掌握　　正高：掌握

（1）提前发生的QRS波群，时限通常超过0.12秒，宽大畸形，ST段随T波移位，T波的方向与QRS波群主波方向相反。

（2）室性期前收缩与其前面的窦性搏动之间期（称为配对间期）恒定。

（3）室性期前收缩后出现完全性代偿间歇。

（4）室性期前收缩的类型：室性期前收缩可孤立或规律出现。二联律是指每个窦性搏动后跟随1个室性期前收缩；三联律是每2个正常搏动后出现1个室性期前收缩，如此类推。连续发生2个室性期前收缩称为连发室性期前收缩，连续3个或以上室性期前收缩称室性心动过速。

（5）室性并行心律：心室的异位起搏点规律地自行发放冲动，并能防止窦房结冲动入侵。其心电图表现为：①异位室性搏动与窦性搏动的配对间期不恒定。②长的2个异位搏动之间距,是最短的2个异位搏动间期的整倍数。③当主导心律的冲动下传与心室异位起搏点的冲动几乎同时抵达心室,可产生室性融合波,其形态介于以上2种QRS波群形态之间。

(1)对于无器质性心脏病的患者,室性期前收缩不会增加其发生心脏性死亡的危险性,如无明显症状,可不必使用药物治疗。如有明显症状,应向患者说明其良性预后,减轻焦虑,避免诱发因素。药物宜选用β受体阻断药、美西律、普罗帕酮等。

(2)对于急性心肌梗死并发室性期前收缩者,目前不主张预防性应用利多卡因等抗心律失常药物,若患者发生窦性心动过速与室性期前收缩,早期应用β受体阻断药可能减少心室颤动的危险。

(3)心肌梗死后或心肌病患者常伴室性期前收缩,应避免使用Ⅰ类抗心律失常药物,因其本身有致心律失常作用,虽能有效减少室性期前收缩,但总死亡率和猝死的风险反而增加。目前认为用胺碘酮治疗有效,其致心律失常作用甚低。β受体阻断药对室性期前收缩的疗效不显著,但能降低心肌梗死后猝死发生率、再梗死率和总死亡率。

(4)急性肺水肿或严重心力衰竭并发室性期前收缩,治疗应针对改善血流动力学障碍,同时注意有无洋地黄中毒或电解质紊乱(低钾、低镁)。

(5)部分无器质性心脏病的频发室性期前收缩患者可选择射频消融术治疗。

(二)室性心动过速

室性心动过速简称室速是指起源于希氏束分叉处以下的3个或3个以上宽大畸形QRS波组成的心动过速。按室速发作时QRS波群的形态,可将其分为单形性室速、多形性室速和双向性室速。按室速发作时的持续时间和血流动力学改变,可将其分为非持续性室速(发作持续时间短于30秒,能自行终止)、持续性室速(发作持续时间超过30秒,需药物或电复律方能终止)、无休止性室速(室速不间断反复发作,其间可有窦性心律,但大部分时间为室速)。

(1)器质性心脏病引起的室性心动过速:①各种类型的冠心病,如急性心肌梗死、陈旧性心肌梗死、心绞痛或无痛性心肌缺血。②原发性心肌病、扩张型心肌病、肥厚型心肌病和限制性心肌病均。③二尖瓣脱垂,室性心动过速起源于乳肌和瓣环,常因牵张引起,多为单室性心动过速。多形性室速多由自律性增高或触发活动所致。④心肌炎是室性心动过速的常见原因。此外,高血压性心脏病、心脏瓣膜病、先天性心脏病也可引起不同程度的室性心动过速。

（2）无器质性心脏病伴室性心动过速：①电解质紊乱和酸碱平衡紊乱，如低钾血症、高钾血症、低镁血症和酸中毒常引起室性心动过速，若合并有器质性心脏病则更易发生。②药物及毒性作用，洋地黄类药物，抗心源性药物奎尼丁，交感胺类药物，青霉素过敏。③特发性室性心动过速是指无明显器质性心脏病患者的室性心动过速。

知识点51：室性心动过速的临床表现 　　　　　副高：掌握　正高：掌握

（1）轻者可无自觉症状或仅有心悸、胸闷、乏力、头晕、出汗。

（2）重者可有发绀、气促、晕厥、低血压、休克、急性心力衰竭、心绞痛，甚至衍变为心室颤动而猝死。

（3）快而略不规则的心律，心率多在120～200次/分，心尖区第一心音强度不等，可有第一心音分裂，颈静脉搏动与心搏可不一致，偶可见"大炮波"。

知识点52：室性心动过速的心电图特征 　　　　副高：掌握　正高：掌握

（1）3个或以上的室性期前收缩连续出现。

（2）QRS波群形态畸形，时限超过0.12秒，ST-T波方向与QRS波群主方向相反。

（3）心室率通常为100～250次/分，心律规律，但亦可不规律。

（4）心房独立活动，P波与QRS波群无固定关系，形成室房分离，偶尔个别或者所有心室激动逆传夺获心房。

（5）通常发作突然开始。

（6）心室夺获与室性融合波：室速发作时少数室上性冲动可下传心室，产生心室夺获，表现为在P波之后，突前发生1次正常的QRS波群。

知识点53：室性心动过速治疗要点 　　　　　副高：掌握　正高：掌握

（1）终止室性心动过速发作：无显著血流动力学障碍的室速，可选用利多卡因、β受体阻断药或胺碘酮静脉注射，但经中心静脉用药会引起低血压，因此，用药时要严密监测生命体征。如患者已发生低血压、休克、心绞痛、充血性心力衰竭或脑血流灌注不足等症状，应迅速施行电复律。复律成功后可静脉应用胺碘酮、利多卡因等，以防止室速短时间内复发。洋地黄中毒引起的室速不宜用电复律，应给予药物治疗。

（2）预防复发：积极寻找和治疗诱发及维持室速的可逆性病变，如缺血、低血压及低血钾等。治疗充血性心力衰竭有助于减少室速发作。窦性心动过缓或房室传导阻滞时，心室率过于缓慢，亦可导致室性心律失常的发生，可给予阿托品治疗或应用人工心脏起搏。急性心肌缺血合并室速的患者，首选冠脉血运重建，也可应用β受体阻断药预防室性心律失常。如果室速频繁发作，且不能被电复律有效控制，可静脉应用胺碘酮。经完全血运重建和最佳药物治疗后，仍反复发作室速或电风暴者，可植入心律转复除颤器（ICD）。ICD植入治疗亦可应用于持续性多形性室速及遗传性心律失常综合征患者。药物治疗后仍反复发作单形性室速或ICD植入后反复电击的患者可考虑导管消融术治疗。

（三）心室扑动与心室颤动

| 知识点54：心室扑动与心室颤动的概述 | 副高：熟悉　正高：熟悉 |

心室扑动与心室颤动，简称室扑与室颤。为致命性心律失常。心室扑动和心室颤动分别为心室肌快而微弱的收缩或不协调的快速乱颤，其结果是心脏无排血，心音和脉搏消失，心、脑等器官和周围组织血液灌注停止，阿-斯综合征发作和猝死。

心室颤动是导致心源性猝死的严重心律失常，也是临终前循环衰竭的心律改变；而心室扑动则为心室颤动的前奏。

| 知识点55：心室扑动与心室颤动的病因 | 副高：熟悉　正高：熟悉 |

（1）冠心病，尤其是发生不稳定型心绞痛、急性心肌梗死、心功能不全和/或室壁瘤以及急性心肌梗死后6个月内的患者。

（2）原发性扩张型和肥厚型心肌病。

（3）瓣膜病，尤其是主动脉瓣狭窄或关闭不全合并心绞痛或心功能不全的患者。

（4）洋地黄药物过量。

| 知识点56：心室扑动与心室颤动的临床表现及心电图特征 | 副高：掌握　正高：掌握 |

（1）临床表现：包括突发意识丧失、抽搐、呼吸不规则或停止甚至死亡。触诊大动脉搏动消失、听诊心音消失、血压无法测到。

（2）心电图特征：心室扑动呈正弦波图形，波幅大而规则，频率为150～300次/分，有时难以与室速鉴别。心室颤动的波形、振幅及频率均极不规则，无法辨认QRS波群、ST段与T波。

| 知识点57：心室扑动与心室颤动的治疗要点 | 副高：掌握　正高：掌握 |

室颤可致心脏停搏，一旦发生立即做非同步直流电除颤，同时胸外心脏按压及人工呼吸，保持呼吸道通畅，迅速建立静脉通路，给予复苏和抗心律失常药物等进行抢救。

四、心脏传导阻滞

| 知识点58：心脏传导阻滞的概述 | 副高：熟悉　正高：熟悉 |

冲动在心脏传导系统的任何部位传导时均可发生减慢或阻滞。若发生在窦房结与心房之间，称为窦房传导阻滞；发生在心房与心室之间，称为房室传导阻滞；位于心房内，称为房内传导阻滞；位于心室内，称为室内传导阻滞。按传导阻滞的严重程度，通常将其分为3

度。一度传导阻滞的传导时间延长，但全部冲动仍能传导。二度传导阻滞分为2型，即莫氏Ⅰ型（文氏型）和莫氏Ⅱ型。莫氏Ⅰ型阻滞表现为传导时间进行性延长，直至一次冲动不能传导；莫氏Ⅱ型阻滞表现为间歇出现的传导阻滞。三度传导阻滞又称完全性传导阻滞，此时全部冲动不能被传导。

（一）房室传导阻滞

知识点59：房室传导阻滞的病因　　　　　　　　　　副高：熟悉　正高：熟悉

（1）部分健康的成年人、儿童及运动员可发生一度或二度Ⅰ型房室阻滞，可能与静息时迷走神经张力增高有关。

（2）其他导致房室阻滞的原因有：冠心病、急性心肌梗死、冠状动脉痉挛、心肌炎、心内膜炎、多发性肌炎、心肌病、急性风湿热、主动脉瓣狭窄伴钙化、心脏肿瘤（特别是心包间皮瘤）、先天性心血管病、原发性高血压、心脏手术损伤，也可见于电解质紊乱（如高钾血症）、药物中毒（如洋地黄）、黏液性水肿及心脏浸润性病变（如淀粉样变、结节病或硬皮病）等。

（3）老年持续性房室传导阻滞以原因不明的传导系统退行性变多见，如Lev病（心脏纤维支架的钙化与硬化）。

知识点60：房室传导阻滞的临床表现　　　　　　　　副高：掌握　正高：掌握

（1）一度房室传导阻滞：患者通常无症状，听诊第一心音强度减弱。

（2）二度房室阻滞：患者可有心悸与心搏脱漏，二度Ⅰ型房室阻滞患者第一心音强度逐渐减弱并有心搏脱漏，二度Ⅱ型房室传导阻滞患者亦有间歇性心搏脱漏，但第一心音强度恒定。

（3）三度房室阻滞：是一种严重的心律失常，临床症状取决于心室率的快慢与伴随病变，症状包括疲乏、头晕、晕厥、心绞痛、心衰等。若心室率过慢导致脑缺血，患者可出现暂时性意识丧失，甚至抽搐，即阿-斯综合征，严重者可猝死。听诊第一心音强度经常变化，间或听到响亮清晰的第一心音（大炮音）。如心房与心室同时收缩，颈静脉出现巨大的a波。

知识点61：房室传导阻滞的心电图特征　　　　　　　副高：掌握　正高：掌握

（1）一度房室传导阻滞：每个心房冲动都能传导至心室，但PR间期超过0.20秒。无QRS波脱落。

（2）二度房室传导阻滞：莫氏Ⅰ型特征为PR间期逐次延长直至P波不能下传，RR间期逐次缩短直至心脱漏。莫氏Ⅱ型的特征为心室脱漏前PR间期固定。

（3）三度房室传导阻滞：特征为PP间期和RR间期基本规则，P波与QRS波群之间无固定关系。

| 知识点62：房室传导阻滞的治疗要点 | 副高：掌握　正高：掌握 |

（1）应针对不同的病因进行治疗。一度房室传导阻滞与二度Ⅰ型房室传导阻滞心室率不太慢者，无须特殊治疗。二度Ⅱ型房室传导阻滞与三度房室传导阻滞，如心室率显著缓慢，伴有明显症状或血流动力学障碍，甚至阿-斯综合征发作者，应给予起搏治疗。

（2）阿托品（0.5～2.0mg，静脉注射）可提高房室传导阻滞的心率，适用于阻滞位于房室结的患者。异丙肾上腺素（每分钟1～4μg静脉滴注）适用于任何部位的房室传导阻滞。

（二）室内传导阻滞

| 知识点63：室内传导阻滞的概述 | 副高：熟悉　正高：熟悉 |

室内传导阻滞又称室内阻滞，是指希氏束分叉以下部位的传导阻滞。室内传导系统由右束支、左前分支和左后分支3部分组成。室内传导系统的病变可波及单支、双支或三支。

| 知识点64：室内传导阻滞的病因 | 副高：熟悉　正高：熟悉 |

右束支阻滞较为常见，常发生于风湿性心脏瓣膜病、高血压性心脏病、冠心病、心肌疾病、先天性心脏病，也可发生于大面积肺梗死，此外无器质性疾病的正常人也可发生右束支传导阻滞。

左束支阻滞常发生于慢性心力衰竭、急性心肌梗死、高血压性心脏病、心肌疾病、风湿性心脏瓣膜病、梅毒性心脏病、急性感染，奎尼丁与普鲁卡因胺中毒等。左前分支阻滞较为常见，左后分支阻滞较为少见。

| 知识点65：室内传导阻滞的临床表现 | 副高：熟悉　正高：熟悉 |

单支、双支阻滞通常无临床症状。偶可听到第一心音、第二心音分裂。完全性三分支阻滞的临床表现与完全性房室阻滞相同。

| 知识点66：室内传导阻滞的心电图特征 | 副高：熟悉　正高：熟悉 |

（1）右束支传导阻滞：QRS波时限≥0.12秒；V_1、V_2导联呈rsR'，R'粗钝；V_5、V_6导联呈qRS型，S波宽阔；T波与QRS波主波方向相反。不完全性右束支传导阻滞波形与完全右束支阻滞波形相似，但是QRS波时限＜0.12秒。

（2）左束支传导阻滞：QRS波时限≥0.12秒；V_5、V_6导联R波宽大，顶部有切迹或粗钝，前方无q波，T波与QRS波主波方向相反；V_1、V_2导联呈宽阔的QS型或rS型。不完全性左束支传导阻滞波形与上述波形相似，但是QRS波时限＜0.12秒。

知识点67：室内传导阻滞的治疗要点　　　　　　　副高：熟悉　正高：熟悉

慢性单侧束支阻滞的患者如无症状，无须接受治疗。双分支与不完全性三分支阻滞有可能进展为完全性房室阻滞，应密切观察与随访。急性前壁心肌梗死发生双分支、三分支阻滞，或慢性双分支、三分支阻滞，伴有晕厥或阿-斯综合征发作者，则应及早考虑心脏起搏治疗。

五、心律失常患者的护理

知识点68：心律失常患者的护理评估　　　　　　　副高：熟悉　正高：掌握

（1）了解有无基础心脏病，如冠心病、高血压、心瓣膜病等；了解心律失常发作有无诱发因素，如精神紧张、过度劳累、饮酒、浓茶、咖啡等。

（2）评估心律失常发作时的临床表现，如心悸、胸闷、乏力、头晕、黑矇、晕厥等，患者的意识状态以及循环变化等。

（3）评估患者的心电图检查及其他辅助结果，确定其心律失常的类型；评估心律失常发作的频率、持续时间及对患者日常生活的影响。

（4）评估患者的心理-社会状况，如有无因心律失常发作导致的胸闷、心悸、头晕等不适而引起患者紧张、焦虑，有无因心绞痛、晕厥等引起患者恐惧、担忧等。

知识点69：心律失常患者的护理诊断　　　　　　　副高：熟悉　正高：熟悉

（1）活动无耐力：与心律失常导致心排血量减少、组织脏器供血不足有关。
（2）焦虑：与心律失常反复发作，疗效不佳，缺乏相应的知识有关。
（3）有受伤的危险：与心律失常所致的晕厥有关。
（4）潜在并发症：心力衰竭、脑栓塞、猝死。

知识点70：心律失常患者的一般护理措施　　　　　副高：熟练掌握　正高：熟练掌握

（1）休息与活动：症状轻微者应注意劳逸结合，避免劳累及感染，可维持正常工作和生活，根据情况适当参加运动，改善自主神经功能。影响心排血功能、症状明显的心律失常患者应卧床休息，协助其完成日常生活。

（2）饮食护理：宜选择低脂、易消化、富营养的饮食，少量多餐，不宜过饱，避免吸烟、酗酒，食用刺激性或含咖啡因的饮料和食物，保证纤维素的摄入，防止便秘。

知识点71：心律失常患者的病情观察　　　　　　　副高：熟练掌握　正高：熟练掌握

密切观察脉搏、呼吸、血压、心率、心律，以及神志、面色等变化。严重心律失常患者应持续心电监护，一旦发现频发、多源、成对或R-on-T现象的室性期前收缩、室性心动过速、二度房室传导阻滞或三度房室传导阻滞、窦性停搏等有猝死危险的心律失常，应立即报告医生，采取积极措施处理。一旦发现猝死表现如意识突然丧失、抽搐、大动脉搏动消失、呼吸停止，应立即进行抢救，如胸外按压、人工呼吸、电复律或安装临时起搏器等。

知识点72：心律失常患者的抢救配合措施　　　副高：熟练掌握　正高：熟练掌握

对于高危患者，应留置静脉导管，准备好抗心律失常药物及其他抢救药物、除颤器、临时起搏器、心电监护仪等，做好随时抢救的准备。

知识点73：心律失常患者的用药护理措施　　　副高：熟练掌握　正高：熟练掌握

严格按照医嘱按时按量给予抗心律失常药物，静脉注射时速度宜慢（腺苷除外），一般5～15分钟内注射完成，静脉滴注药物时尽量用输液泵调节速度。胺碘酮静脉用药易引起静脉炎，应选择大血管。配制药物浓度不宜过高，严密观察穿刺局部情况，谨防药物外渗。用药期间应观察患者意识和生命体征，必要时监测心电图、血压，如有明显血压下降、心率减慢或不规则、心电图示QT间期延长时须暂停给药，并报告医生处理。

知识点74：心律失常患者的心理护理措施　　　副高：熟练掌握　正高：熟练掌握

理解患者的不安和担忧，鼓励患者说出其焦虑情绪并耐心倾听，进行必要的解释，耐心解答有关疾病的问题。指导患者使用放松术，经常巡视病房，了解患者的需要，帮助其解决问题。鼓励家属给予患者更多关爱，给予情感上的支持。

知识点75：心律失常患者的健康指导　　　　　副高：掌握　正高：掌握

（1）疾病知识指导：向患者及家属讲解心律失常的常见病因、诱因及防治知识。嘱患者注意劳逸结合，生活规律，保证充足的休息与睡眠，保持乐观、稳定的情绪。戒烟酒，避免摄入刺激性食物如咖啡、浓茶等，避免饱餐。避免感染。低钾血症易诱发室性期前收缩或室性心动过速，应注意预防、监测与纠正。心动过缓患者应避免排便时过度屏气，以免兴奋迷走神经而加重心动过缓。

（2）用药指导与病情监测：说明按医嘱服抗心律失常药物的重要性，不可自行减量、停药或擅自改用其他药物。教给患者自测脉搏的方法以利于自我监测病情。告诉患者药物可能出现的不良反应，嘱有异常时及时就诊。对反复发生严重心律失常危及生命者，教会家属心肺复苏术以备应急。

第六节 病毒性心肌炎

| 知识点1：病毒性心肌炎的概念 | 副高：熟练掌握　正高：熟练掌握 |

病毒性心肌炎是病毒感染引起的心肌局限性或弥漫性炎症性病变。病毒性心肌炎可以发生在任何年龄段，以儿童、青少年多见。一般发病率以夏季最高，冬季最少。但在居住条件拥挤的地区和国家，病毒性心肌炎发生的季节性不明显。

| 知识点2：病毒性心肌炎的病因及发病机制 | 副高：熟悉　正高：熟悉 |

多种病毒均可引起心肌炎，以引起肠道和呼吸道感染的各种病毒最常见，如柯萨奇病毒、埃可病毒、脊髓灰质炎病毒、流感病毒和疱疹病毒，尤其是柯萨奇B组病毒。急性期以病毒直接侵犯心肌为主，慢性期免疫反应可能是发病的主要机制。

| 知识点3：病毒性心肌炎的临床表现 | 副高：熟练掌握　正高：熟练掌握 |

（1）症状：病前1～3周患者常有发热、疲倦、呕吐、腹泻等呼吸道或肠道感染病史。轻者可无症状，多数患者可有疲乏、胸闷、心悸、心前区隐痛等心肌受累的表现。重症者可发生严重心律失常、心力衰竭、心源性休克，甚至猝死。

（2）体征：可有与体温不成比例的心动过速、各种心律失常。听诊可有第一心音低钝、心尖区可闻及舒张期奔马律，有交替脉。也可有水肿、颈静脉怒张、肺部湿啰音、心脏扩大。

| 知识点4：病毒性心肌炎的辅助检查 | 副高：熟练掌握　正高：熟练掌握 |

（1）实验室检查：血清学检查肌酸激酶（CK）、谷草转氨酶（GOT）、乳酸脱氢酶（LDH）升高，白细胞计数增多，红细胞沉降率加快，C反应蛋白水平升高。血清病毒中和抗体、血凝抑制抗体或补体结合抗体需反复测定，发病后3周间的2次血清抗体效价呈4倍增高。

（2）X线检查：心影扩大或正常。

（3）心电图：多有ST-T改变，R波降低，病理性Q波以及各种心律失常，特别是房室传导阻滞、室性期前收缩。

（4）超声心动图检查：可示左心室壁弥漫性（或局限性）收缩幅度降低，左心室增大等。

| 知识点5：病毒性心肌炎的治疗要点 | 副高：熟悉　正高：熟悉 |

（1）一般治疗：急性期卧床休息，注意补充蛋白质、维生素等营养食物。

（2）药物治疗：使用改善心肌营养与代谢的药物如大剂量维生素C、ATP、辅酶A、极化液、复方丹参等。

（3）对症治疗：主要是针对心力衰竭、心律失常等情况进行治疗。如心力衰竭可使用利尿药、血管紧张素转换酶抑制剂、血管扩张药等；频发期前收缩或快速心律失常可使用抗心律失常药物；高度房室传导阻滞、快速室性心律失常或窦房结功能损害，并出现晕厥、低血压时可安装临时心脏起搏器。

| 知识点6：病毒性心肌炎的护理诊断 | 副高：熟练掌握 | 正高：熟练掌握 |

（1）活动无耐力：与病毒心肌炎引起的心肌细胞受损并发心律失常或心力衰竭有关。
（2）心前区疼痛：与心肌受损有关。
（3）潜在并发症：心律失常、心力衰竭。

| 知识点7：病毒性心肌炎的护理措施 | 副高：熟练掌握 | 正高：熟练掌握 |

（1）创造良好的休养环境：保持环境安静，限制探视，减少不必要的干扰，保证患者充分的休息和睡眠。

（2）休息与活动：应反复向患者解释急性期卧床休息可减轻心脏负荷，减少心肌耗氧，有利于心功能的恢复，防止病情恶化或转为慢性病程。急性期需绝对卧床休息3天，第4天可进行关节主动运动，坐位洗漱，进餐；第2周可扶床站立，室内走动；第3周可楼道内走动，上下1层楼。

（3）活动中监测：病情稳定后，与患者及家属一起制订并实施每日活动计划，严密监测活动时心率、心律、血压变化，若活动后出现胸闷、心悸、呼吸困难、心律失常等，应停止活动，以此作为限制最大活动量的指征。

（4）饮食护理：为患者准备易消化、富含蛋白质和维生素的食物，多吃新鲜蔬菜和水果。禁烟、酒，禁饮浓茶、咖啡。当患者出现心功能不全时，给予低热量饮食和低盐饮食。

（5）病毒性心肌炎患者可发生心力衰竭，应指导患者尽量避免呼吸道感染、剧烈运动、情绪激动、饱餐、妊娠、寒冷、用力排便等诱发因素。

（6）病毒性心肌炎患者半数以上可出现各种类型的心律失常，故急性期应进行心电监护，注意心率、心律、心电图变化，同时准备好抢救仪器及药物，一旦发生严重心律失常，立即遵医嘱给予抗心律失常药物，或配合医生进行临时起搏、电复律等。

| 知识点8：病毒性心肌炎的健康指导 | 副高：熟练掌握 | 正高：熟练掌握 |

（1）注意休息，1年内避免重体力劳动。
（2）指导患者尽量避免呼吸道感染、剧烈运动、情绪激动、饱餐、妊娠、寒冷、用力排便等诱因。
（3）要食用高蛋白质、富含维生素和易消化的食物，多食新鲜蔬菜、水果等富含维生素C的食物。
（4）坚持药物治疗，定期随访。

第三章 消化系统疾病患者的护理

第一节 概 述

消化系统由消化管和消化腺两部分组成。消化管是一条起自口腔延续为咽、食管、胃、小肠、大肠，终于肛门的很长的肌性管道。消化腺包括小消化腺和大消化腺2种。小消化腺散在消化管各部的管壁内，大消化腺有3对唾液腺（腮腺、下颌下腺、舌下腺）、肝和胰，它们均借助导管，将分泌物排入消化管内。消化系统的主要生理功能是摄取、转运和消化食物、吸收营养和排泄废物。肝脏是体内物质代谢最重要的器官。胃肠道的运动、分泌功能受神经内分泌调节。胃的主要功能为暂时贮存食物，通过胃蠕动和胃液混合形成食糜，并促进胃内容物进入十二指肠。小肠的功能是消化和吸收。大肠的主要功能是吸收水和盐类，并为消化后的食物残渣提供暂时贮存的场所。此外，消化系统还具有免疫功能。

（1）食管：长约25cm，有3个生理性狭窄部，是食管癌的好发部位。

（2）胃：是消化道中最膨大的部位，分为贲门、胃底、胃体和幽门4部分。胃壁分为黏膜层、黏膜下层、肌层和浆膜层4层，黏膜层主要由3种细胞组成。①壁细胞：分泌盐酸和内因子。②主细胞：分泌胃蛋白酶原。③黏液细胞：主要分泌碱性黏液。胃的主要功能是暂时储存食物，并将初步消化的食糜缓慢推进至十二指肠。一餐混合性食物从胃排空需4~6小时。

（3）小肠：是消化、吸收食物的主要场所，由十二指肠、空肠和回肠组成。十二指肠与空肠连接处被屈氏韧带固定，屈氏韧带是上、下消化道的分界线。回肠末端是小肠最窄部分，常因异物或病变而发生梗阻。

（4）大肠：由盲肠、结肠及直肠组成。大肠的主要功能是吸收水和电解质，并为消化后的食物残渣提供暂时的贮存场所。大肠内含有的多种细菌可对食物残渣和植物纤维起到一定的分解作用并能合成B族维生素、维生素K等营养物质。大肠最终将食物残渣浓缩成大便排出体外。

（5）肝：是人体最大的消化腺和维持生命的重要器官。有如下功能：①生成胆汁。②糖代谢。③蛋白质代谢。④脂肪代谢。⑤解毒保护作用。⑥其他。

（6）胆：胆囊的作用是浓缩胆汁并调节胆汁，胆管的作用是运输和排泄胆汁。

（7）胰腺：既是外分泌腺又是内分泌腺。外分泌腺可分泌胰液，这是人体主要的消化液。内分泌腺主要是胰岛组织中的胰岛α细胞（胰岛A细胞）、胰岛β细胞（胰岛B细胞），分别分泌胰高血糖素和胰岛素，参与糖代谢。

知识点3：胃肠的神经内分泌调节	副高：熟悉　正高：掌握

（1）胃肠的神经调节：神经系统对胃肠功能的调节是通过外来的自主神经和位于消化管壁内的壁内神经丛2个系统相互协调、统一而完成的。自主神经包括交感神经和副交感神经，其中副交感神经对消化功能的影响较大。除口腔、咽、食管上段及肛门外括约肌受躯体运动神经支配外，消化系统的其他部位均受交感神经和副交感神经双重支配。

（2）胃肠激素：从胃到大肠的黏膜层内散在分布数十种内分泌细胞，这些细胞分泌的激素统称为胃肠激素。胃肠激素对消化器官的作用主要有：①调节消化腺的分泌和消化道的运动。②调节其他激素的释放。如抑胃肽，除对胃运动和分泌有抑制作用外，在血糖升高时可刺激胰岛素的分泌。③刺激消化系统组织的代谢和生长，即营养作用。

知识点4：胃肠道的免疫结构与功能	副高：熟悉　正高：熟悉

胃肠道的免疫结构包括肠道集合淋巴结、上皮内淋巴细胞、黏膜固有层淋巴细胞，构成胃肠道相关淋巴样组织（GALT）。胃肠道黏膜表面的生理结构和黏膜内的免疫细胞构成黏膜屏障，是肠道免疫系统抵抗肠道病原体感染的第一道防线，在黏膜表面接触病原微生物和有害物质时，起着抵御病原体侵入肠壁和维持人体正常防御功能的作用。肠系膜淋巴结和肝为肠道免疫系统的第二道防线，可对抗经肠壁进入淋巴管和血管的抗原。肠道免疫功能紊乱可导致肠道炎症，如炎性肠病等。

知识点5：消化系统疾病的临床表现	副高：熟练掌握　正高：熟练掌握

（1）恶心、呕吐：常见于胃、十二指肠、肠道疾病及肝、胆、胰腺疾病，呕吐频繁且量大者可引起水电解质紊乱、代谢性碱中毒。长期呕吐不能进食者可导致营养不良。

（2）腹胀：是腹部的一部分或全腹部胀满。胃肠道内存在过量气体是引起腹胀的主要原因。此外，患者有腹水或腹部肿瘤时也可有腹胀。

（3）腹痛：消化系统的器官、组织发生功能性或器质性病变可引起腹痛。腹痛常分为急性、慢性。急性腹痛常见于：①脏器炎症，如急性胃肠炎、急性胰腺炎、急性胆囊炎、急性阑尾炎等。②空腔脏器扭曲、梗死，如肠粘连，扭转、肿瘤等引起的肠梗阻。③脏器破裂、穿孔，如肝、脾破裂，胃、十二指肠穿孔等。慢性腹痛多见于消化性溃疡、腹腔脏器慢性炎症（如溃疡性结肠炎、肝炎等），以及胃癌、肝癌等腹部肿瘤。

（4）腹泻：引起腹泻的原因有：①肠黏膜的炎症、溃疡。其特点是大便含水量大，并有脓、血或黏液，多伴有腹痛、发热。②肠道内水溶性物质吸收障碍，肠蠕动加快而发生腹泻。特点是大便中常含有不消化食物、泡沫及恶臭，多不伴腹痛，禁食后腹泻可缓解。③胃肠道内水和电解质分泌过多或吸收抑制。特点是水样便、量大，大便无脓血、黏液。急性腹泻可在短时间内使机体丢失大量水分及电解质，引起水、电解质紊乱和代谢性酸中毒，长期慢性腹泻则易导致营养不良。

（5）呕血与黑便：消化道大量出血时，胃内或反流入胃内的血液经口呕出为呕血。血液经过肠道时，在肠道细菌作用下，血液中的铁变成硫化铁而呈黑色，即黑便。呕血与黑便是上消化道出血的特征性表现。呕血一般都伴有黑便，但黑便不一定伴有呕血。消化性溃疡出血、食管－胃底静脉曲张破裂出血、胃黏膜病变及胃癌出血是为常见的引起呕血和黑便的疾病。每日出血量大于5ml时，大便隐血试验阳性；出血量达50ml时，可产生黑便；胃内积血量达250～300ml时，可引起呕血。

（6）黄疸：因胆色素代谢障碍，血液中胆红素浓度升高，渗入组织，尤其是巩膜、黏膜和皮肤，染成黄色所致。正常血清总胆红素为3.42～17.10μmol/L，超过34.2μmol/L时，临床上即可观察到黄疸。消化系统疾病引起的黄疸常见于：①肝炎、肝硬化、肝癌引起的肝细胞性黄疸。②胆道阻塞性疾病，如炎性水肿、结石、肿瘤等引起的阻塞性黄疸。

知识点6：消化系统疾病的辅助检查 　　　　　副高：熟练掌握　　正高：熟练掌握

（1）大便检查。
（2）血液、尿液检查。
（3）腹水检查。
（4）内镜检查及活体组织检查。
（5）脱落细胞学检查。
（6）X线检查。
（7）CT检查。

知识点7：消化系统疾病患者的健康史 　　　　　副高：熟练掌握　　正高：熟练掌握

（1）患病及治疗经过。
（2）生活史和家族史。

第二节 肝 硬 化

知识点1：肝硬化的概念 　　　　　副高：熟练掌握　　正高：熟练掌握

肝硬化是一种或多种致病因素长期或反复作用于肝，造成以肝细胞坏死、肝组织弥漫性纤维化、假小叶和再生结节形成为特征的慢性肝病。临床早期症状不明显，后期主要表现为肝功能损害和门静脉高压，可有多系统受累，晚期可出现上消化道出血、肝性脑病、继发感染等严重并发症。

知识点2：肝硬化的病因 副高：熟悉 正高：熟悉

（1）病毒性肝炎：通常由慢性病毒性肝炎逐渐发展而来，主要见于乙型、丙型和丁型肝炎病毒重叠感染。而甲型、戊型病毒性肝炎不演变为肝硬化。

（2）酒精中毒：长期大量酗酒，乙醇、乙醛（乙醇中间代谢产物）的毒性作用引起酒精性肝炎，可逐渐发展为酒精性肝硬化。

（3）血吸虫病：长期或反复感染血吸虫病者，虫卵沉积在肝汇管区，引起纤维组织增生，导致肝纤维化和肝门静脉高压症。

（4）胆汁淤积：肝外胆管阻塞或肝内胆汁淤积持续存在时，可引起原发性或继发性胆汁性肝硬化。

（5）循环障碍：慢性充血性心力衰竭、缩窄性心包炎等可致肝长期淤血，肝细胞缺氧、坏死和纤维组织增生，逐渐发展为肝硬化。

（6）其他：慢性炎性肠病、长期营养不良可引起肝细胞脂肪变性和坏死。某些代谢障碍疾病可引起代谢产物沉积在肝，也损害肝细胞，久之可发展为肝硬化。长期反复接触化学毒物如四氯化碳、磷、砷等，可引起中毒性肝炎，最终演变为肝硬化。

知识点3：肝硬化的发病机制及病理 副高：掌握 正高：掌握

在各种致病因素作用下，肝经历慢性炎症、脂肪样变性、肝细胞减少、弥漫性纤维化及肝内外血管增殖，逐渐发展为肝硬化。

肝细胞可以下列3种方式消亡：①变性、坏死。②变性、凋亡。③逐渐丧失其上皮特征，转化为间质细胞，即上皮-间质转化。正常成年人肝细胞平均生命周期为200～300天，缓慢更新，但肝叶部分切除后，肝呈现强大的再生能力。在慢性炎症和药物损伤等条件下，成年人受损肝细胞难以再生。

炎症等致病因素激活肝星形细胞，使其增殖和移行，胶原合成增加、降解减少，沉积于窦周隙，间隙增宽。汇管区和肝包膜的纤维束向肝小叶中央静脉延伸扩展，这些纤维间隔包绕再生结节或将残留肝小叶重新分割，改建成为假小叶，形成典型的肝硬化组织病理特点。

肝纤维化发展的同时，伴有显著的肝内外血管异常增殖。肝内血管增殖使肝窦内皮细胞窗孔变小，数量减少，肝窦内皮细胞间的缝隙消失，基底膜形成，称为肝窦毛细血管化，致使：①肝窦狭窄、血流受阻，肝窦内物质穿过肝窦壁到肝细胞的转运受阻，肝细胞缺氧、养料供给障碍，肝细胞表面绒毛消失，肝细胞功能减退、变性、转化为间质细胞、凋亡增加甚或死亡。②肝内血管阻力增加，门静脉压力升高，在血管内皮生长因子（VEGF）及血小板衍化生长因子B（PDGF-B）的正反馈作用下，进一步促进肝内外血管增殖，门静脉高压持续进展。肝内门静脉、肝静脉和肝动脉3个血管系之间失去正常关系，出现交通吻合支等。肝外血管增殖，门静脉属支血容量增加，加重门静脉高压，导致食管-胃底静脉曲张、脾大、门静脉高压性胃肠病等并发症。

知识点4：肝硬化代偿期的临床表现　　　　　　副高：熟练掌握　　正高：熟练掌握

症状轻，缺乏特异性，早期以乏力、食欲缺乏较突出，经休息或治疗后稍缓解。可有轻度肝大，质偏硬，轻压痛，轻、中度脾大。肝功能正常或轻度异常。

知识点5：肝硬化失代偿期肝功能减退的临床表现

副高：熟练掌握　　正高：熟练掌握

（1）全身表现：全身营养差，消瘦、乏力、精神不振、皮肤干燥、面色灰暗，可有低热及水肿。

（2）消化道症状：食欲缺乏、畏食、上腹饱胀不适、恶心、呕吐等，对脂肪和蛋白耐受性差，可致腹泻。半数以上患者有黄疸。

（3）出血倾向和贫血：轻者有鼻出血、牙龈出血、紫癜；重者可有胃肠道出血，常有不同程度贫血，与肝合成凝血因子减少、胃肠失血、脾功能亢进有关。

（4）内分泌失调：主要有雌激素增多，雄激素减少。男性患者表现为乳房发育、毛发脱落、性欲减退、睾丸萎缩等；女性患者有月经失调、闭经、不孕等。部分患者出现肝掌、蜘蛛痣。

知识点6：肝硬化失代偿期门静脉高压的临床表现

副高：熟练掌握　　正高：熟练掌握

（1）脾大、脾功能亢进：脾大是肝硬化门静脉高压较早出现的体征。脾静脉回流阻力增加及门静脉压力逆传到脾，使脾被动淤血性增大，脾组织和脾内纤维组织增生。此外，肠道抗原物质经门体侧支循环进入体循环，被脾摄取，抗原刺激脾单核-巨噬细胞增生，脾功能亢进，外周血呈不同程度血小板计数及白细胞计数减少，增生性贫血，易并发感染及出血。

（2）侧支循环建立与开放：①食管和胃底静脉曲张。②腹壁静脉曲张。③痔静脉扩张。

（3）腹水：是晚期肝硬化最突出的表现。轻者腹胀，大量腹水时腹部隆起，状如蛙腹，可引起呼吸困难、心悸和脐疝。腹水形成与下列因素有关：①门静脉高压。②血浆白蛋白降低。③肝淋巴液生成过多。④抗利尿激素及继发性醛固酮增多引起水钠重吸收增多。⑤有效循环血容量不足致肾血流量减少，肾小球滤过率降低。

知识点7：肝硬化的辅助检查　　　　　　副高：熟练掌握　　正高：熟练掌握

（1）血常规：代偿期多正常，失代偿期常有不同程度的贫血。当脾功能亢进时，红细胞、白细胞、血小板计数均可减少。

（2）肝功能：失代偿期转氨酶水平升高，白蛋白水平降低，球蛋白水平升高，凝血酶原时间延长。

（3）腹水检查：一般为漏出液。若合并原发性腹膜炎，可为渗出液。

（4）影像学检查：①X线钡餐检查。食管静脉曲张者钡剂在黏膜上分布不均，显示虫蚀样或蚯蚓状充盈缺损，纵行黏膜皱襞增宽。②B超检查。显示肝脾大小、门静脉高压、腹水。肝早期增大，晚期萎缩，肝实质回声增强、不规则、反射不均。门静脉高压症时可见脾大、门静脉直径增宽、侧支血管存在，有腹水时可见液性暗区。③CT和MRI检查。可显示肝、脾、肝内门静脉、肝静脉、侧支血管形态改变、腹水。

（5）尿常规：代偿期正常，并发肝肾综合征时可有管型尿、蛋白尿及血尿，黄疸时尿胆红素阳性。

（6）免疫学检查：IgG水平升高。半数以上患者T淋巴细胞低于正常，部分患者体内出现自身抗体如抗核抗体。

（7）内镜：可观察食管、胃底静脉有无曲张及曲张的程度和范围，比X线检查更为直观和明确。并发上消化道出血者，不仅能通过急诊内镜明确出血原因和部位，还可同时进行止血治疗。

（8）肝活检：在B超引导下行肝穿刺活检具有确诊价值，尤其适用于代偿期肝硬化的早期诊断。

知识点8：肝硬化的治疗要点　　　　　　　　　　　　　　　副高：熟悉　正高：熟悉

对于代偿期肝硬化患者，治疗旨在延缓肝功能失代偿、预防肝细胞肝癌，争取逆转病变；对于失代偿期患者，则以改善肝功能，治疗并发症、延缓或减少对肝移植需求为目标。

（1）去除或减轻病因：根据早期肝硬化的特殊病因给予治疗。血吸虫病患者在疾病的早期采用较为彻底的治疗，可使肝功能改善、脾缩小。动物实验证实经早期治疗能逆转或中止血吸虫感染所致的肝纤维化。酒精性肝病及药物性肝病，应中止饮酒及停用中毒药物。

（2）慎用肝损伤药物：避免不必要、疗效不明确的药物，减轻肝代谢负担。

（3）维持肠内营养：肝硬化时若碳水化合物供能不足，机体将消耗蛋白质供能，加重肝代谢负担。肝硬化常有消化不良，应进食易消化的食物，以碳水化合物为主，蛋白质摄入量以患者可耐受为宜，辅以多种维生素，可给予胰酶助消化。对食欲缺乏、食物不耐受者，可予预消化的、蛋白质已水解为小肽段的肠内营养剂。肝衰竭或有肝性脑病先兆时，应减少蛋白质的摄入。

（4）保护肝细胞：胆汁淤积时，微创手术解除胆道梗阻，可避免对肝功能的进一步损伤。由于胆汁中鹅去氧胆酸的双亲性，当与细胞膜持续接触，可溶解细胞膜。可口服熊去氧胆酸降低肝内鹅去氧胆酸的比例，减少其对肝细胞膜的破坏，也可使用腺苷蛋氨酸等。

（5）腹水的治疗

1）限制钠、水摄入：氯化钠摄入宜＜2.0g/d，摄入水量＜100m/d，如有低钠血症，则应限制在500ml以内。

2）利尿：常联合使用保钾及排钾利尿药，即螺内酯联合呋塞米。一般开始用螺内酯60mg/d加呋塞米20mg/d，逐渐增加至螺内酯120mg/d加呋塞米40mg/d。效果不明显时可按比例逐渐加大药量，但螺内酯不超过400mg/d，呋塞米不超过160mg/d，腹水消退时逐渐减量。

3）提高血浆胶体渗透压：定期输注血浆、新鲜血或白蛋白，不仅有助于促进腹水消退，也利于改善机体一般状况和肝功能。

4）难治性腹水的治疗：①大量放腹水者，输注白蛋白。患者如无感染、上消化道出血、肝性脑病等并发症，肝代偿功能尚可、凝血功能正常，可选用此法。一般每放腹水1000ml，输注白蛋白8～10g，该方法缓解症状时间短，但易诱发肝肾综合征、肝性脑病。②经颈静脉肝内门体分流术（TIPS）：是通过介入手段经颈静脉放置导管，建立肝静脉与肝内门静脉分支间的分流通道，以降低门静脉系统压力，减少腹水生成。

（6）手术治疗：治疗门静脉高压的各种分流、断流及限流术随着内镜及介入微创技术的应用，已较少应用。由于TIPS综合技术具有微创、精准、可重复和有效等优点，在细致的药物治疗配合下，已从以往肝移植前的过渡性治疗方式逐渐成为有效延长生存期的治疗方法。肝移植是对终末期肝硬化治疗的最佳选择。

知识点9：肝硬化的护理评估　　　　　副高：熟练掌握　正高：熟练掌握

（1）健康史：询问本病的有关病因，如有无肝炎、心力衰竭、胆道疾病病史、输血史及家族遗传性疾病史；有无长期接触化学毒物、使用肝损伤药物、嗜酒，其用量和持续时间；有无慢性肠道感染、消化不良、黄疸、出血史。目前饮食及消化情况。有无食欲缺乏、恶心、呕吐、腹胀、腹痛，呕吐物和大便的性状及颜色。患病后日常休息及活动量。

（2）身体状况：注意观察患者的精神状态，有无肝性脑病的前驱表现。是否消瘦，有无水肿。有无肝病面容、黄染、出血点、蜘蛛痣、肝掌、腹壁静脉显露或怒张。观察呼吸的频率和节律，有无呼吸困难和发绀。有无腹水、腹膜刺激征等。有无尿量减少、尿色异常。

（3）心理-社会状况：本病为慢性经过，病情逐渐发展加重，长期治疗影响家庭生活，患者逐渐丧失工作能力。评估时注意患者的心理状态，有无行为改变，有无焦虑、抑郁、悲观等情绪。评估患者及家属对疾病的认识程度、家庭经济情况。

知识点10：肝硬化的护理诊断　　　　　副高：熟练掌握　正高：熟练掌握

（1）营养失调（低于机体需要量）：与严重肝功能损害、摄入量不足有关。
（2）体液过多：与门静脉高压、血浆胶体渗透压下降有关。
（3）有皮肤受损的危险：与营养不良、水肿、皮肤干燥、瘙痒、长期卧床有关。
（4）有感染的危险：与机体抵抗力低下、门静脉侧支循环开放等因素有关。
（5）焦虑：与担心疾病预后及经济负担有关。
（6）潜在并发症：上消化道出血、肝性脑病。

知识点11：肝硬化的基础护理措施　　　　　副高：熟练掌握　正高：熟练掌握

（1）休息：代偿期应适当减少活动，可参加轻工作；失代偿期应以卧床休息为主。大量腹水者可取半卧位，使膈肌下降，减轻呼吸困难。

（2）饮食：给予高热量、高蛋白质、高维生素、易消化食物。肝功能损害显著或有肝性脑病先兆时，应限制或禁食蛋白质。腹水者应限盐或无盐饮食，避免进食粗糙、坚硬食物，禁酒、禁用肝损害药物。

（3）心理护理：肝硬化是一种慢性病，症状不易改善，出现腹水后，一般预后较差，患者及家属易产生悲观情绪。护理人员应予以理解、同情和关心，鼓励患者倾诉并耐心解答所提出问题，向患者、家属说明治疗、护理有可能使病情趋于稳定，保持身心休息有利于治疗，教会其配合治疗的方法。

知识点12：肝硬化的对症护理措施　　　　副高：熟练掌握　正高：熟练掌握

（1）病情观察：定时测量生命体征、监测尿量，有无呕血及黑便，性格行为有无异常。若出现异常，应及时报告医生，以便及时处理。

（2）皮肤护理：每日可用温水轻轻擦浴，保持皮肤清洁，衣着宜宽大柔软，经常更换体位，骨隆突处可用棉垫或气圈垫起，以防发生压疮。

（3）避免腹压突然增加：剧烈咳嗽、用力排便可使腹腔压力增加，易诱发曲张静脉破裂出血，同时便秘可诱发肝性脑病，应积极治疗咳嗽及便秘。

（4）腹腔穿刺放腹水的护理：术前向患者解释治疗目的、操作过程及配合方法，测量体重、腹围、生命体征，排空膀胱以免误伤。术中及术后监测血压、脉搏、呼吸，了解患者有无不适。术后用无菌敷料覆盖穿刺部位，缚紧腹带，以防止腹腔穿刺后腹内压骤降。记录抽出腹水的量、颜色（混浊或清亮），将标本及时送检。

知识点13：肝硬化的健康指导　　　　副高：熟练掌握　正高：熟练掌握

（1）宣传酗酒的危害，教育病毒性肝炎患者积极接受治疗，避免发生肝硬化。

（2）讲解疾病的知识、自我护理方法，依病情安排休息和活动、合理的营养，保持愉快的心情，生活起居有规律，做好个人卫生，预防感染。

（3）定期门诊复查，坚持治疗，按医生处方用药，避免随意加用药物，以免加重肝负担。

（4）教会患者及家属识别肝硬化常见并发症，例如当患者出现性格、行为改变等可能为肝性脑病的前驱症状，有呕血、黑便时可能为上消化道出血，应及时就诊。

第三节　原发性肝癌

知识点1：原发性肝癌的概念　　　　副高：熟练掌握　正高：熟练掌握

原发性肝癌简称肝癌，是指由肝细胞或肝内胆管上皮细胞发生的恶性肿瘤。原发性肝癌是我国常见的恶性肿瘤之一，其病死率在消化系统恶性肿瘤中居第三位，仅次于胃癌和食管癌。其发病率有上升趋势。发病年龄40～50岁为多见，男性多于女性。

知识点2：原发性肝癌的病因 　　　　　　　　　　副高：熟悉　正高：熟悉

原发性肝癌的病因和发病机制至今尚未确定。目前认为与肝炎病毒、黄曲霉毒素、饮水污染、嗜酒、遗传等因素有关。

（1）病毒性肝炎：乙型肝炎病毒与肝癌的发病有关。近年来发现，丙型肝炎亦与肝癌的发病有关。其致癌机制还不够明确，可能与引起肝细胞反复的损害和增生、激活癌基因等有关。

（2）肝硬化：原发性肝癌合并肝硬化者占50%～90%，病理检查发现肝癌合并肝硬化多为乙型肝炎后大结节性肝硬化，肝细胞恶化在肝细胞再生过程中发生，丙型肝炎发展成肝硬化的比例并不低于乙型肝炎。

（3）食物和饮水：黄曲霉毒素代谢产物黄曲霉毒素B_1有很强的致癌作用，流行病学调查发现粮油、食品受黄曲霉毒素B_1污染严重的地区，肝癌发病率也相应增高，提示黄曲霉毒素可能是某些地区肝癌发病率高的原因。此外，长期进食含亚硝胺的食物、食物中缺乏微量元素、饮用藻类毒素污染的水等，均与肝癌的发生密切相关。

（4）其他因素：某些化学物质如亚硝胺类、偶氮芥类、有机氯农药等均是可疑的致癌物，硒缺乏、遗传因素、嗜酒也是肝癌的重要危险因素，华支睾吸虫感染可引起胆管细胞癌。

知识点3：原发性肝癌的病理 　　　　　　　　　　副高：熟悉　正高：熟悉

（1）分型

1）大体病理分型：按大体形态分型可分为以下3型。①块状型：最多见，癌块直径在5cm以上，可分为单块、多块或融合块3个亚型。质硬，膨胀性生长，可见包膜。此型肿瘤中心易坏死、液化及出血，位于肝包膜附近者，肿瘤易破裂，导致腹腔内出血及直接播散。②结节型：直径一般不超过5cm，可分为单结节、多结节和融合结节3个亚型。孤立的直径小于3cm的癌结节或相邻2个癌结节直径之和小于3cm者称为小肝癌。③弥漫型：最少见，米粒至黄豆大小的癌结节分布于整个肝而与肝硬化不易区别。

2）组织病理分型：按组织学分型可分为以下3型。①肝细胞型：占肝癌的90%，癌细胞由肝细胞发展而来，大多伴有肝硬化。②胆管细胞型：少见，由胆管细胞发展而来。③混合型：上述2型同时存在，此型更少见。

（2）转移途径

1）肝内转移：肝内血行转移发生最早、最常见，是肝癌切除术后早期复发的主要原因，肝癌容易侵犯门静脉而形成癌栓，脱落后在肝内引起多发性转移灶。

2）肝外转移：①血行转移。常转移至肺，其他部位有脑、肾上腺、肾及骨骼等，甚至可见肝静脉中癌栓蔓延至下腔静脉及右心房。②淋巴转移。常见肝门淋巴结转移，也可转移至胰、脾、主动脉旁及锁骨上淋巴结。③种植转移。少见，从肝表面脱落的癌细胞可种植在腹膜、横膈、盆腔等处，引起血性腹水、胸腔积液。女性可见卵巢转移。

知识点4：原发性肝癌的临床表现 　　　　　副高：熟练掌握　正高：熟练掌握

（1）症状：①肝区疼痛。为最常见的首发症状，多呈持续性钝痛或胀痛。若肿瘤侵犯膈肌，疼痛可放射至右肩或右背部，如肿瘤生长缓慢，则无或仅有轻微钝痛。当肝表面癌结节包膜下出血或向腹腔破溃，可表现为突然发生的剧烈肝区疼痛或腹痛。②胃肠道及全身症状。食欲缺乏、腹胀、乏力、消瘦、发热等。③转移灶症状。肝癌可向肺、骨、胸腔等处转移。肺或胸腔转移以咯血、气短为主。骨转移有局部压痛或神经受压症状。脑转移则有头痛、呕吐和神经定位性体征。④其他症状。由于癌肿本身代谢异常，可引起低血糖、红细胞增多症、高血钙、高血脂等，称伴癌综合征。对肝大伴有以上表现者，应警惕肝癌的存在。

（2）体征：①肝大。为最常见的体征，肝呈进行性增大，肝质地坚硬，表面凹凸不平，有大小不等的结节或巨块，边缘钝而不整齐，有不同程度的压痛。若肝癌突出于右肋弓下或剑突下，上腹可呈现局部隆起或饱满；若癌肿位于膈面，则主要表现为膈抬高而肝下缘不下移。②黄疸。晚期可出现，因肝细胞损害、癌肿压迫或侵袭肝门附近的胆管，或癌组织和血块脱落引起胆道梗阻所致。③肝硬化表现。转移灶体征、浅表淋巴结肿大、胸腔积液等。

知识点5：原发性肝癌的并发症 　　　　　　　　副高：掌握　正高：掌握

（1）肝性脑病：是原发性肝癌终末期最严重并发症。

（2）上消化道出血：约占肝癌死亡原因的15%。出血与以下因素有关：①食管-胃底静脉曲张破裂出血。②门静脉高压性胃病合并凝血功能障碍而有广泛出血，大量出血常诱发肝性脑病。

（3）肝癌结节破裂出血：大量出血可致休克，少量出血则表现为血性腹水。

（4）继发感染：本病患者在长期消耗或因放射、化学治疗而致白细胞计数减少的情况下，抵抗力减弱，加之长期卧床等因素，容易并发各种感染，如肺炎、败血症、肠道感染等。

知识点6：原发性肝癌的辅助检查 　　　　　副高：熟练掌握　正高：熟练掌握

（1）甲胎蛋白（AFP）测定：AFP对肝癌的诊断特异性较高，若AFP＞400μg/L，持续4周以上，或AFP＞200μg/L，持续8周以上并能够排除妊娠、活动性肝病以及生殖腺来源肿瘤，肝癌诊断即可成立。

（2）血液酶学检查：肝癌患者血清中γ-谷氨酰转肽酶、碱性磷酸酶和乳酸脱氢酶同工酶等可高于正常。

（3）影像学检查

1）超声显像：B超是目前肝癌筛查的首选检查方法。可显示肿瘤的大小、形态、所在部位，是目前有较好定位价值的非侵入性检查方法。

2）CT：CT是肝癌诊断的重要手段，为临床疑诊肝癌者和确诊为肝癌拟行手术治疗者的常规检查。螺旋CT增强扫描使CT检查肝癌的敏感性进一步提高，分辨率高，可检出直径

1cm以下的早期肝癌。

3）MRI：能清楚显示肝细胞癌内部结构特征，常应用于临床怀疑肝癌而CT未能发现病灶，或病灶性质不能确定时。

4）选择性肝动脉造影：是肝癌诊断的重要补充手段，通常用于临床怀疑肝癌存在，而普通的影像学检查不能发现肝癌病灶的情况下。

（3）肝活组织检查：在B超或CT引导下细针穿刺癌结节行组织学检查，是确诊肝癌最可靠的方法。因其有出血或癌肿针道转移的风险，上述非侵入性检查未能确诊者可视情况考虑应用。

知识点7：原发性肝癌的治疗要点　　　　　　　　　　副高：熟悉　　正高：熟悉

随着诊疗技术的提高，高危人群的普查和随访，早期肝癌和小肝癌的检出率和手术根治切除率逐年提高，加上手术方法的改进以及多种治疗措施的综合应用，肝癌的治疗效果有了一定提高。

（1）手术治疗：手术切除是目前治疗原发性肝癌的最好方法。诊断明确者应及早手术，术中如发现肿瘤已不适合手术者，应选择肝动脉插管进行局部化疗或肝血管阻断术，也可采用瘤内局部无水乙醇注射、氩氮刀、射频、微波凝固等，手术结扎肝动脉和插管局部化疗效果较好。

（2）经导管动脉化疗栓塞（TACE）：对肝癌有较好疗效，可提高患者3年生存率，是肝癌非手术治疗的首选方法。

（3）放射治疗：原发性肝癌对放射治疗不甚敏感，近年来由于定位方法和放射能源的改进疗效有所提高。

（4）全身化疗：适用于有肝外转移者或肝内播散严重者。肝动脉插管局部化疗优于全身化疗。

（5）生物和免疫治疗：在上述治疗的基础上，应用生物和免疫治疗可起巩固和增强疗效的作用。

（6）中医治疗：采用辨证施治、攻补兼施的方法，治则为活血化瘀、软坚散结、清热解毒等。中药与其他治疗相结合，以扶正、健脾、滋阴为主，改善症状，调动机体免疫功能，减少不良反应，提高疗效。

知识点8：原发性肝癌的护理评估　　　　　　　　　　副高：熟练掌握　　正高：熟练掌握

（1）健康史及相关因素：包括家族中有无肝癌发病者，初步判断肝癌的发生时间，有无对生活质量的影响，发病特点。

1）一般情况：患者的年龄、性别、职业、婚姻状况、营养状况等，尤其注意与现患疾病相关的病史和药物应用情况及过敏史、手术史、家族史、遗传病史和女性患者生育史等。

2）发病特点：患者有无上腹痛、疼痛程度，是否有食欲缺乏及消瘦。

3）相关因素：家族中有无肝癌发病者，是否有病毒性肝炎。

（2）身体状况

1）局部：肿块位置、大小，肿块有无触痛、活动度情况。

2）全身：重要脏器功能状况，有无转移灶的表现及恶病质。

3）辅助检查：心、肺、肾功能检查，肝功能储备检查，肝、胆影像学检查。

知识点9：原发性肝癌的护理诊断　　　　副高：熟练掌握　正高：熟练掌握

（1）疼痛：肝区疼痛与肝癌增长致肝包膜张力增大，肝癌转移至其他组织有关。

（2）体液过多——腹水：与肝癌所致的门静脉高压、低蛋白血症、水钠潴留有关。

（3）潜在并发症：肝性脑病、上消化道出血、继发感染。

（4）营养失调——低于机体需要量：与肝癌所致的食欲缺乏、恶心、呕吐及腹胀有关。

（5）有感染的危险：与长期消耗及化疗、放疗而致白细胞计数减少、抵抗力减弱有关。

知识点10：原发性肝癌的术前护理措施　　　副高：熟练掌握　正高：熟练掌握

（1）心理护理：绝大多数肝癌患者发现即为晚期、多有乙肝病史和腹水体征等，因而有不同程度的恐惧、愤怒、抑郁、焦虑、孤独等心理障碍，对健康极为不利。因此，实行全面的身心护理意义重大。护士应掌握心理护理有关知识和基本方法，从整体护理观念出发护理患者，多与患者接触，了解病情及患者各种心理变化，进行针对性指导，给患者精神、心理上的支持，使其尽快解脱心理负担，树立战胜疾病的信心，维持机体的正常功能状态，提高自身免疫功能，巩固治疗所取得的效果。

（2）提高患者对手术的耐受能力：在确定诊断和手术适应证的同时，要全面了解患者的各项检查结果。由于多数患者合并肝硬化，可伴有低蛋白血症或凝血功能障碍。补充蛋白质及改善凝血功能，提高机体对手术的耐受力，预防并发症，加快手术后的康复。同时术前应给予抗生素，预防或控制感染。

（3）呼吸道准备：术前戒烟可减少呼吸道刺激和分泌物形成。训练患者做深呼吸和有效咳嗽，即深呼吸后再咳嗽，将痰液咳出，以改善或增加肺通气。

（4）皮肤准备：术前备皮是清除手术区域皮肤的毛发和污垢，避免切口感染的重要措施。术前一日进行手术区域的皮肤准备，操作应仔细，切勿割伤皮肤，并注意清洁脐部，必要时用松节油去除油脂性污垢。

（5）胃肠道准备：术前一日进流质饮食，当晚8时开始禁食，术前4~6小时禁饮水，术前日晚进行灌肠。

知识点11：原发性肝癌的术后护理措施　　　副高：熟练掌握　正高：熟练掌握

（1）一般护理：①密切观察有无出血情况。②安置合适体位和协助患者活动。③密切观察有无感染征象。④对肝功能不良伴腹水者，积极保肝治疗，严格控制水和钠盐的摄入量，准确记录24小时出入量。每天观察、记录体重及腹围。

（2）患者术后清醒返回病房后，给予去枕平卧位，头偏向一侧；麻醉完全清醒后若病情允许，可取半卧位，以降低切口张力，以利于呼吸和引流。为防止术后肝断面出血，一般不鼓励患者早期活动。术后24小时内应平卧休息，避免剧烈咳嗽。

（3）术后给予持续低流量吸氧1～2天，接受半肝以上切除者，间歇给氧3～4天。

（4）病情观察：密切观察患者的心、肺、肾、肝等重要器官的功能变化，生命体征和血清学指标变化。

（5）密切观察伤口有无渗血，一旦发现，应观察出血量、速度、血压、脉搏，如有休克征象，应及时报告医生，及时进行处理。除药物止血外，必要时准备手术止血。

（6）引流管的护理：术后患者留置腹腔引流管、胃管、尿管，活动、翻身时要避免引流管打折、受压、扭曲、脱出等。保持引流管通畅，定时挤压引流管，避免因引流不畅而造成感染，应每日更换引流袋以防感染。

（7）引流液的观察：术后引流液的观察是重点，每日记录和观察引流液的颜色、性质和量，如在短时间内引流出大量血性液体，应警惕发生继发性大出血的可能，同时密切监测血压和脉搏的变化，发现异常及时报告医生给予处理。若引流液含有胆汁，应考虑胆漏。

（8）体液平衡的护理：准确记录24小时出入量。监测水、电解质，保持内环境稳定。

（9）术后并发症护理

1）腹腔内出血：术后密切监测血压、脉搏及腹腔引流液的性质及量，做好记录，发现异常立即报告医生，按医嘱正确使用止血药，必要时输血。

2）低蛋白血症：密切注意血浆白蛋白水平，隔日查白蛋白及总蛋白含量。注意监测患者腹围及体重。大量输入白蛋白时，注意患者有无不良反应。

3）肝功能衰竭：观察患者神志情况，如有嗜睡、烦躁不安等肝性脑病前驱症状，应严密观察其血氨的变化。

4）胆瘘：观察腹腔引流液的性质，术后早期可有少量胆汁自肝断面渗出，沿腹腔引流管或腹壁伤口溢出胆汁样液体。胆汁瘘多发生于术后5～10天，表现为发热、右上腹痛、腹肌紧张及腹膜刺激征。应保持引流管引流通畅，做好观察和记录，胆汁渗漏量较少，可在2周左右停止，发生胆漏，应配合医生给予充分引流、防治感染和营养支持。

5）膈下脓肿：术后注意观察患者体温、脉搏、血常规和腹部情况。如手术后3天体温持续不降、白细胞计数增多、腹胀，应考虑为膈下感染，立即报告医生进行处理。遵医嘱进行抗生素治疗并给予营养支持，以增强其机体的抵抗力。

知识点12：原发性肝癌的健康指导　　　　　　副高：熟练掌握　　正高：熟练掌握

（1）疾病预防指导：积极宣传和普及肝癌的预防知识。注意饮食和饮水卫生，做好粮食保管，防霉去毒，改进饮用水质，减少与各种有害物质的接触，是预防肿瘤的关键。接种肝炎疫苗，预防肝炎。对肝癌高发区定期进行普查，以预防肝癌发生和早期诊治肝癌。

（2）疾病知识指导：指导患者生活规律，注意劳逸结合，避免情绪剧烈波动和劳累。指导患者保持乐观情绪，建立健康的生活方式，有条件者可参加社会性抗癌组织活动，增加精神支持，以提高机体抗癌能力。指导患者合理进食，饮食以高蛋白、适当热量、多种维生素为宜。避免摄入高脂、高热量和刺激性食物，戒烟、酒，避免加重肝负担，减轻对肝的损害。如有肝性脑病倾向，应减少蛋白质摄入。

（3）用药指导：指导患者按医嘱服药，了解药物的主要不良反应，忌服有肝损害的药物，定期随访。

第四节　慢性胃炎

胃炎

知识点1：胃炎的概述　　　　　　　　　　　　　　　副高：熟悉　正高：熟悉

胃炎指任何病因引起的胃黏膜炎症，常伴有上皮损伤和细胞再生，是最常见的消化系统疾病之一。按临床发病缓急和病程长短，一般将胃炎分为急性和慢性两大类。

知识点2：慢性胃炎的概念　　　　　　　　　　　副高：熟练掌握　正高：熟练掌握

慢性胃炎指各种病因所致胃黏膜的慢性非特异性炎症。慢性胃炎的分类方法很多，我国采用的是国际上新悉尼系统的分类方法，根据病理组织学改变和病变在胃的部位，结合可能病因，将慢性胃炎分为浅表性、萎缩性和特殊类型三大类。慢性浅表性胃炎是指不伴有黏膜萎缩、病变仅局限于黏膜层，以淋巴细胞和浆细胞的黏膜浸润为主，幽门螺杆菌感染是这类慢性胃炎的主要病因。慢性萎缩性胃炎是指胃黏膜发生萎缩性改变，伴有肠上皮化生。慢性萎缩性胃炎又可再分为多灶萎缩性胃炎和自身免疫性胃炎两大类，前者以胃窦为主，相当于以往命名的B型胃炎，多由幽门螺杆菌感染引起慢性浅表性胃炎发展而来；后者病变主要位于胃体部，相当于以往命名的A型胃炎，由自身免疫性疾病引起。

知识点3：慢性胃炎的病因及发病机制　　　　　　　　　副高：熟悉　正高：熟悉

（1）幽门螺杆菌感染：目前认为幽门螺杆菌感染是慢性胃炎主要的病因。

（2）饮食和环境因素：长期幽门螺杆菌感染增加了胃黏膜对环境因素损害的易感性；饮食中高盐和缺乏新鲜蔬菜及水果可导致胃黏膜萎缩、肠化生以及胃癌的发生。

（3）自身免疫：胃体萎缩为主的慢性胃炎患者血清中常能检测出壁细胞抗体和内因子抗体，尤其是伴有恶性贫血的患者检出率相当高。

（4）其他因素：机械性、温度性、化学性、放射性和生物性因子，如长期摄食粗糙与刺激性食物、酗酒、长期服用非甾体抗炎药或其他损伤胃黏膜的药物、鼻咽部存在慢性感染灶等。

知识点4：慢性胃炎的病理　　　　　　　　　　　　　　　副高：熟悉　正高：熟悉

慢性胃炎病理变化是胃黏膜损伤和修复这对矛盾作用的结果，组织学上表现为炎症、萎缩、化生及异型增生。炎症表现为黏膜层以淋巴细胞和浆细胞为主的慢性炎症细胞浸润。当有中性粒细胞浸润，显示有活动性炎症，称为慢性活动性胃炎，多提示存在幽门螺杆菌感染。慢性炎症过程出现胃黏膜固有腺体数量减少甚至消失，胃黏膜变薄，并常伴肠化生，即胃黏膜萎缩。慢性胃炎进一步发展，胃上皮或化生的肠上皮在再生过程中发育异常，可形成异型增生，又称不典型增生，异型增生被认为是胃癌的癌前病变。

不同类型胃炎上述病理改变在胃内的分布不同。幽门螺杆菌引起的慢性胃炎，炎症弥漫性分布，但以胃窦为重；多灶萎缩性胃炎的萎缩和肠化生呈多灶性分布，多起始于胃角小弯，逐渐波及胃窦，继而胃体；自身免疫性胃炎，萎缩和肠化生主要局限在胃体。

知识点5：慢性胃炎的临床表现　　　　副高：熟练掌握　正高：熟练掌握

（1）症状：大多数慢性胃炎患者无任何症状。有症状者主要表现为非特异性消化不良症状，如上腹部隐痛、进食后上腹部饱胀、食欲缺乏、反酸、嗳气、呕吐等。少数患者有呕血与黑便，自身免疫性胃炎可出现明显食欲缺乏和体重减轻，常伴贫血。

（2）体征：本病多无明显体征，有时可有上腹部轻压痛，自身免疫性胃炎严重时可有舌炎和贫血的相应体征。

知识点6：慢性胃炎的辅助检查　　　　　　副高：熟练掌握　正高：熟练掌握

（1）胃镜及活组织检查：为最可靠的确诊方法。通过胃镜在直视下观察黏膜病损，并可取活组织进行病理检查，明确病变类型，还可以检测幽门螺杆菌。

（2）胃液分析：多灶萎缩性胃炎患者大致正常，自身免疫性胃炎患者胃酸明显减少或缺乏。

（3）血清学检查：自身免疫性胃炎患者血清抗壁细胞抗体和内因子抗体呈阳性，血清促胃液素水平多升高；多灶萎缩性胃炎患者血清抗壁细胞抗体多呈阴性，血清促胃液素水平下降。

（4）幽门螺杆菌检查：常用方法有涂片、培养、尿素酶测定等。

知识点7：慢性胃炎的治疗要点　　　　　　　　副高：熟悉　正高：熟悉

（1）消除或削弱攻击因子

1）根除幽门螺杆菌治疗：适用于幽门螺杆菌感染的慢性胃炎。常采用三联疗法为主的治疗，即1种质子泵抑制药或1种胶体铋剂加上2种抗生素（如阿莫西林、克拉霉素、呋喃唑酮、甲硝唑等选2种）。

2）抑酸或抗酸治疗：适用于有胃黏膜糜烂或以胃烧灼感、反酸、上腹饥饿痛等症状为主者，根据病情或症状严重程度，选用抑酸或抗酸药。

3）针对胆汁反流、服用非甾体抗炎药等做相关治疗处理。

（2）增强胃黏膜防御：适用于有胃黏膜糜烂出血或症状明显者，药物包括兼有杀菌作用的胶体铋剂，兼有抗酸和胆盐吸收的硫糖铝等。

（3）促进动力药：可加速胃排空，适用于上腹饱胀、早饱等症状为主者。

（4）中医中药：辨证施治，可与西药联合应用。

（5）其他：应用抗抑郁药、镇静药。适用于睡眠差、有精神因素者。

知识点8：慢性胃炎的护理评估　　　　　　副高：熟练掌握　　正高：熟练掌握

（1）健康史

1）评估既往疾病史、手术史、用药史、饮食习惯、烟酒嗜好、营养状况、最近劳累程度等。

2）评估此次发病的原因、心理状况、家庭支持情况及家族史。

3）评估常见消化性溃疡的病因：幽门螺杆菌感染，使用非甾体抗炎药，胃酸增多，胃蛋白酶自身消化，遗传因素，胃及十二指肠运动异常，应激紧张，烟酒嗜好等。

（2）身体状况

1）评估面色、有无休克征象：急性大量出血一般表现为头晕、心悸、乏力，突然起立发生晕厥、口渴、肢体湿冷、心率加快、血压偏低等。休克时表现为烦躁不安或意识不清、面色苍白、四肢湿冷、口唇发绀、呼吸急促等，血压下降、脉压变小、心率加快、尿量减少等。

2）鉴别胃炎疼痛与溃疡疼痛，询问疼痛的性质、程度及部位。

知识点9：慢性胃炎的护理诊断　　　　　　副高：熟练掌握　　正高：熟练掌握

（1）疼痛：腹痛，与胃黏膜慢性炎症有关。

（2）营养失调——低于机体需要量：与食欲缺乏、消化吸收不良有关。

（3）活动无耐力：与自身免疫性胃炎致恶性贫血有关。

（4）知识缺乏：缺乏对慢性胃炎病因和防治知识的了解。

知识点10：慢性胃炎的护理措施　　　　　　副高：熟练掌握　　正高：熟练掌握

（1）休息：慢性胃炎急性发作时患者需卧床休息，恢复期患者生活要有规律，避免过度劳累，要注意劳逸结合。

（2）饮食护理：给予患者易消化的软食，并通过少食多餐减轻胃部不适，避免食用过凉、过热、刺激性食物，以免增加上腹部疼痛。对食欲缺乏的患者要指导患者及家属改善烹饪技术，使食物色、香、味俱全，增加患者的食欲。胃酸缺乏者应将食物完全煮熟后食用，有利于消化吸收。

（3）疼痛的护理：减轻患者的紧张情绪、分散注意力可减轻疼痛。用热水袋热敷上腹部，以解除痉挛，缓解疼痛。借助中医针灸疗法缓解疼痛。

（4）用药护理：在遵医嘱予根治幽门螺杆菌感染及其他给药过程中，应注意观察药物的疗效及不良反应。①胶体铋剂：枸橼酸铋钾（CBS）在酸性环境中可起作用，宜在餐前半小时服用。服用CBS过程中可使牙齿、舌变黑，应用吸管吸入。部分患者服药后，可出现便秘和黑便，应注意与并发上消化道出血的黑便表现相鉴别（CBS引起的黑便在停药后可自行消失）。少数患者可有恶心、一过性血清转氨酶升高等，极少出现急性肾衰竭。②抗菌药：服用阿莫西林前，应询问患者有无青霉素过敏史，使用前应遵医嘱予青霉素皮试，使用过程中注意有无迟发性过敏反应，如皮疹等。甲硝唑可引起恶心、呕吐等胃肠道反应，应在餐后半小时服用，并可遵医嘱用甲氧氯普胺、维生素B_{12}等拮抗。

（5）心理护理：及时评估患者的心理状态，细心讲解慢性胃炎的相关知识。部分患者因反复发作、病情迁延，担心癌变，应给予解释，说明通过积极治疗、定期复查可以避免或及时发现，以解除患者的思想负担。讲解不良情绪对本疾病有负面影响，指导患者保持良好心态，采用适当的方法缓解生活中的心理压力。

知识点11：慢性胃炎的健康指导　　　　　副高：熟练掌握　正高：熟练掌握

（1）劳逸结合，适当锻炼身体，保持情绪乐观，提高免疫力和抗病能力。

（2）饮食规律、少食多餐、软食为主，应细嚼慢咽，忌暴饮暴食、刺激性食物。戒烟酒，少饮浓茶、咖啡及过热和粗糙食物。胃酸过低和有胆汁反流者，宜多吃瘦肉、禽肉、鱼、奶类等高蛋白低脂肪饮食。

（3）避免服用对胃有刺激性的药物（如水杨酸钠、吲哚美辛、保泰松和阿司匹林等）。

（4）嗜烟酒者与患者、家属一起制订戒烟酒的计划并督促执行。

（5）经胃镜检查肠上皮化生和不典型增生者，应定期门诊随访，积极治疗。

第四章 泌尿系统疾病患者的护理

第一节 概 述

知识点1：肾的解剖结构　　　　　　　副高：熟练掌握　正高：熟练掌握

肾位于腹膜后脊柱两旁，约平第11胸椎到第3腰椎之间，左右各1个，形似蚕豆。从肾的横切面看，肾实质分外层皮质、内层髓质两部分。皮质由肾小体及肾小管曲部构成，髓质由髓袢和集合管构成。

肾单位是肾结构与功能的基本单位。每个肾约有100万个肾单位，肾单位包括肾小体和肾小管两部分。肾小体由肾小球和肾小囊构成。肾小球为肾单位的起始部分，包括入球小动脉、毛细血管丛、出球小动脉及系膜组织。系膜组织充填于毛细血管间，由系膜细胞和基质组成，起支架、调节毛细血管血流、修补基质以及清除异物和代谢产物的作用。系膜细胞异常增生、系膜基质增多及免疫球蛋白沉积是某些肾小球疾病的病理基础。肾小囊包绕肾小球，分为脏层、壁层2层，其间为肾小囊腔，与近曲小管相通。肾小管分为近端小管、细段和远端小管，近、远端小管又分为曲部和直部2段，近、远端小管的直部和细段组成U字形的肾小管袢。远端小管最后汇入集合管。集合管汇集尿液流经肾乳头至肾盏并最终至输尿管。肾小管在其管腔侧和基底膜侧分布着不同的转运蛋白，是水和溶质定向转运的结构和物质基础。

肾小球旁器位于肾小球的血管极，由致密斑、球旁细胞、极周细胞、球外系膜细胞构成。球旁细胞由出入球小动脉平滑肌细胞在血管极处衍化为上皮样细胞。致密斑细胞呈高柱状，由远端小管接近血管极时，紧靠肾小球一侧的上皮细胞分化而来。致密斑位于入球小动脉与出球小动脉形成的交角里，感受流经肾小管液中的Na^+浓度，并通过调节球旁颗粒细胞释放肾素，从而调节入球小动脉的血管张力，以此来调节肾小球滤过率，此过程称为管－球反馈。

知识点2：肾的生理功能　　　　　　　副高：熟练掌握　正高：熟练掌握

（1）肾小球的滤过功能：除血细胞和大分子蛋白质外，几乎所有的血浆成分均可通过滤过膜进入肾小囊，形成与血浆几乎等渗的原尿，即肾小球滤过液。

（2）肾小管和集合管的重吸收与排泄功能：①近曲小管。原尿中全部葡萄糖、氨基酸90%的HCO_3^-，约70%的水、NaCl被重吸收。②髓袢。在降支，Na^+由肾间质向降支腔内扩散，水向间质渗出，尿液浓缩呈高渗状态；在升支，Na^+、Cl^-被重吸收，而水、尿素的通透性很低，尿液呈低渗状态。③远曲小管和集合管。尿素在抗利尿激素作用下，扩散到髓质而进入髓袢升支，水被重吸收。肾小管和集合管排泌 K^+、H^+、NH_3 等。

（3）肾脏的内分泌功能：分泌的激素分为血管活性激素（包括肾素、前列腺素族、激肽类等）、非血管活性激素（红细胞生成素等）。

1）肾素：主要由肾小球球旁细胞分泌，有升血压作用。

2）激肽释放酶：由近曲小管分泌，作用于髓质部的间质细胞及集合管上皮细胞，产生前列腺素，二者均可扩张血管，使血压下降。

3）前列腺素（PG）：主要由髓质间质细胞分泌。PGE_2、PGA_2 能扩张肾血管，降低血压。

4）促红细胞生成素：主要由肾小球旁器产生，促进红细胞的生成。

5）1α-羟化酶：肾皮质可产生 1α-羟化酶，从而使 25-羟维生素D转化为有活性的 1,25-二羟维生素 D_3，从而调节钙、磷代谢。

知识点3：泌尿系统疾病的辅助检查 　　　副高：熟练掌握　正高：熟练掌握

（1）尿液检查：①一般性状检查，包括尿量、颜色、性状、气味、酸碱度及比重等。②生化检查，包括蛋白质、葡萄糖等。③尿沉渣有形成分显微镜检查，包括细胞、管型和细菌等检查。

（2）肾功能检查：①肾小球滤过功能。评价肾小球滤过功能主要是检测肾小球滤过率。②肾小管功能测定。包括近端和远端肾小管功能测定。检查近端肾小管功能常用尿 β_2 微球蛋白和 α_1 微球蛋白测定。检查远端小管功能常采用尿浓缩稀释试验和尿渗量（尿渗透压）测定。

（3）肾病免疫学检查：许多原发性肾病与免疫炎症反应有关，故免疫学检查有助于疾病类型及病因的判断。常用的检查项目包括血清补体成分测定（血清总补体、补体C3等）、血清抗链球菌溶血素"O"的测定。血清抗链球菌溶血素"O"效价升高对肾小球肾炎的诊断有重要价值。

（4）肾穿刺活组织检查：有助于确定肾病的病理类型，对协助肾实质疾病的诊断、指导治疗及判断预后有重要意义。

（5）肾影像学检查：可了解泌尿系统器官的形态、位置、功能及有无占位性病变，以协助诊断。常用的检查项目包括腹部平片、静脉肾盂造影及逆行肾盂造影、肾血管造影、膀胱镜检查、B超、CT、MRI、放射性核素检查等。

知识点4：泌尿系统疾病的护理评估 　　　副高：熟练掌握　正高：熟练掌握

（1）健康史

1）患病经过：应详细询问起病时间、起病急缓、有无明显诱因、有无相关的疾病病史和家族史、患病后的主要症状及其特点。

2）检查及治疗经过：了解患者曾做过哪些检查及其结果。了解其治疗的经过、效果以及是否遵医嘱治疗。了解目前用药情况，包括药物种类、剂量、用法，有无药物过敏史。

3）目前的主要不适及病情变化：询问目前最突出的症状及其变化，了解患者食欲、睡眠、体重等方面有无改变。

（2）常见症状、体征

1）水肿：①肾炎性水肿。肾小球滤过率下降，肾小管重吸收功能正常，产生水肿。水肿常为全身性，以眼睑、头皮等组织疏松处显著。②肾病性水肿。大量蛋白尿造成低蛋白血症，血浆胶体渗透压下降而产生水肿。水肿严重，多由下肢开始。血容量常减少，可无高血压。

2）高血压：①容量依赖型，多见，由水钠潴留引起。②肾素依赖型，少见，由肾素–醛固酮系统被激活所致。

3）尿异常：①尿量异常。正常尿量为 $1000 \sim 2000ml/24h$。尿量 $< 400ml/24h$ 为少尿；尿量 $> 2500ml/24h$ 为多尿；尿量 $< 100ml/24h$ 为无尿；夜间尿量持续 $> 750ml$，为夜尿增多。②蛋白尿。正常人蛋白质排泄 $\leq 100mg/d$，若 $> 150mg/d$，则称为蛋白尿。肾小球性蛋白尿多由于肾小球滤过膜通透性改变及负电荷丧失，以分子量小的白蛋白为主；肾小管性蛋白尿为蛋白质重吸收发生障碍，小分子蛋白（β_2 微球蛋白、溶菌酶、核糖核酸酶等）从尿中排出，但蛋白质总量 $< 2g/d$；功能性蛋白尿是因高热、剧烈运动、直立体位、急性疾病等发生的蛋白尿，一般为一过性；溢出性蛋白尿，血中低分子异常蛋白增多，不能被肾小管全部吸收所致。③血尿。正常人尿每高倍视野不超过3个红细胞，Addis 计数1小时尿红细胞数 < 10 万或12小时排出的红细胞应小于50万。若超过，可见尿呈洗肉水样，称为血尿。④白细胞尿、脓尿。新鲜尿液尿沉渣检查白细胞 > 5 个/HP，1小时尿白细胞计数 > 40 万或12小时尿白细胞计数 > 100 万时为白细胞尿或脓尿。⑤管型尿。发热或运动后可有少量透明及颗粒管型。白细胞管型是活动性肾盂肾炎标志；红细胞管型提示急性肾小球肾炎活动期；上皮细胞管型可见于肾小管坏死；蜡样管型见于慢性肾衰。

4）尿路刺激征：有尿频、尿急、尿痛等尿路刺激征，可伴脓尿或菌尿等。

5）肾区痛：常为胀痛或隐痛。若输尿管内结石、血块等移行时，会出现肾绞痛。

（3）心理–社会状况

1）疾病知识：评估患者对所患疾病的性质、过程、预后、防治等各方面知识的了解程度。

2）心理状态：了解患者的情绪和精神状态，有无紧张、焦虑、抑郁、绝望等负性情绪及其程度。

3）患病对日常生活、学习或工作的影响：许多泌尿系统疾病的康复需要患者卧床休息，减少体力活动，故需详细评估患者患病后的日常活动、社会活动有无改变及其程度。

4）社会支持：了解患者的家庭成员组成、家庭经济状况、家属对患者所患疾病的认知以及家属对患者的关心和支持程度。

（4）生活史

1）生活方式：了解患者的日常生活是否规律，工作是否紧张，有无过度劳累；是否进行规律锻炼；是否注意个人卫生，经常更换内衣裤和清洗会阴部等。

2）饮食方式：询问患者平时的饮食习惯及食欲，包括每天摄取的食物品种、量、口味以及有无特殊嗜好如喜食较咸食物等。询问患者每天液体的摄入量及种类。

第二节 肾盂肾炎

知识点1：肾盂肾炎的概念　　　　　　　　副高：熟练掌握　正高：熟练掌握

肾盂肾炎是尿路感染中的一种重要临床类型，是细菌（极少数为真菌、病毒、原虫等）直接引起的肾盂、肾盏和肾实质的感染性炎症。本病好发于女性。临床上将本病分为急性或慢性2型。

知识点2：肾盂肾炎的病因　　　　　　　　　　副高：熟悉　正高：熟悉

肾盂肾炎为细菌直接引起的感染性肾病变，致病菌以肠道细菌最多，大肠埃希菌占60%～80%，其次依次为副大肠埃希菌、变形杆菌、葡萄球菌、链球菌、产碱杆菌、铜绿假单胞菌等，偶见厌氧菌、真菌、病毒和原虫感染。

知识点3：肾盂肾炎的发病机制　　　　　　　　副高：熟悉　正高：熟悉

（1）感染途径：①上行感染，最常见。②血行感染，较少见。细菌由体内慢性感染病灶（如慢性扁桃体炎、鼻窦炎、龋齿、皮肤感染等）侵入血流，到达肾引起肾盂肾炎，称为血行感染。③淋巴管感染，更少见。④直接感染，外伤或肾周器官发生感染时，该处细菌偶可直接侵入引起感染。

（2）易感因素：正常情况下，尿道口周围有细菌寄居或侵入肾，但并不引起肾盂肾炎。这与机体的自卫能力有关，主要表现为：①经常性的排尿可将细菌冲出体外。②尿路黏膜分泌有机酸、IgG、IgA，吞噬细胞的作用，男性排泄前列腺液于后尿道，均有杀菌作用。③尿液pH低，含有高浓度尿酸及有机酸。尿液呈低张或高张，不利于细菌生长。④尿路上皮细胞可分泌黏蛋白，涂布于尿路黏膜表面，构成防止细菌入侵的保护层。

知识点4：肾盂肾炎的临床表现　　　　　　　　副高：熟练掌握　正高：熟练掌握

（1）急性肾盂肾炎：可发生于各年龄段，育龄女性最多见。临床表现与感染程度有关，通常起病较急。①全身症状：发热、寒战、头痛、全身酸痛、恶心、呕吐等，体温多在38.0℃以上，多为弛张热，也可呈稽留热或间歇热。部分患者出现革兰阴性杆菌败血症。②泌尿系统症状：尿频、尿急、尿痛、排尿困难、下腹部疼痛、腰痛等。腰痛程度不一，多为钝痛或酸痛。部分患者下尿路症状不典型或缺如。③体格检查：除发热、心动过速和全身肌肉压痛外，还可发现一侧或两侧肋脊角或输尿管点压痛和/或肾区叩击痛。

（2）慢性肾盂肾炎：临床表现复杂，全身及泌尿系统局部表现均可不典型。50%以上的患者可有急性肾盂肾炎病史，后出现程度不同的低热、间歇性尿频、排尿不适、腰部酸痛及肾小管功能受损表现，如夜尿增多、低比重尿等。病情持续可发展为慢性肾衰竭。急性发作时患者症状明显，类似急性肾盂肾炎。

知识点5：肾盂肾炎的并发症　　　　　　　　副高：熟练掌握　正高：熟练掌握

（1）肾乳头坏死：指肾乳头及其邻近肾髓质缺血性坏死，常发生于伴有糖尿病或尿路梗阻的肾盂肾炎，为其严重并发症。主要表现为寒战、高热、剧烈腰痛或腹痛和血尿等，可同时伴发革兰阴性杆菌败血症和/或急性肾衰竭。当有坏死组织脱落以尿中排出，阻塞输尿管时可发生肾绞痛。

（2）肾周围脓肿：为严重肾盂肾炎直接扩展而致，多有糖尿病、尿路结石等易感因素。致病菌常为革兰阴性杆菌，尤其是大肠埃希菌。除原有症状加剧外，常出现明显的单侧腰痛，且在向健侧弯腰时疼痛加剧。超声波、腹部X线、CT等检查有助于诊断。

知识点6：肾盂肾炎的辅助检查　　　　　　　副高：熟练掌握　正高：熟练掌握

（1）尿常规和细胞计数：镜检尿白细胞计数明显增多，见白细胞管型。红细胞计数增多，可有肉眼血尿。白细胞计数$\geq 8 \times 10^6$/L为白细胞尿（脓尿）。尿蛋白常为阴性或微量，一般< 2.0g/d。

（2）血常规：急性肾盂肾炎血白细胞计数增多和中性粒细胞比例升高，并有中性粒细胞核左移。红细胞沉降率可增快。慢性期红细胞计数减少和血红蛋白水平轻度降低。

（3）肾功能：慢性肾盂肾炎肾功能受损时可出现肾小球滤过率下降，血肌酐升高等。

（4）尿细菌学检查：临床意义为尿含菌量$\geq 10^5$/ml，即为有意义的细菌尿。膀胱穿刺尿定性培养有细菌生长也提示菌尿。

（5）尿沉渣镜检细菌：清洁中段尿的未染色的沉渣用高倍镜找细菌，如平均每视野≥ 20个细菌，即为有意义的细菌尿。

（6）影像学检查：影像学检查如B超、腹部X线、静脉肾盂造影（IVP）、排尿期膀胱输尿管反流造影、逆行性肾盂造影等，目的是为了解尿路情况，及时发现有无尿路结石、梗阻、反流、畸形等导致尿路感染反复发作的因素。尿路感染急性期不宜做静脉肾盂造影，可做B超检查。

知识点7：肾盂肾炎的治疗要点　　　　　　　　副高：熟悉　正高：熟悉

（1）一般治疗：急性期注意休息，多饮水、勤排尿。发热者给予易消化、高热量、富含维生素饮食。膀胱刺激征和血尿明显者，可口服碳酸氢钠片1g，1天3次，以碱化尿液、缓解症状、抑制细菌生长、避免形成血凝块，对应用磺胺类抗生素者还可以增强药物的抗菌活性并避免尿路结晶形成。尿路感染反复发作者应积极寻找病因，及时去除诱发因素。

（2）抗感染治疗：用药原则如下。①选用致病菌敏感的抗生素，无病原学结果前，一般首选对革兰阴性杆菌有效的抗生素，尤其是首发。治疗3天症状无改善，应按药敏结果调整用药。②抗生素在尿和肾内的浓度要高。③选用肾毒性小，不良反应少的抗生素。④单一药物治疗失败、严重感染、混合感染、耐药菌株出现时应联合用药。⑤不同类型的尿路感染治疗时间不同。

肾盂肾炎首次发生的急性肾盂肾炎的致病菌80%为大肠埃希菌，在留取尿细菌检查标本后应立即开始治疗，首选对革兰阴性杆菌有效的药物。72小时显效者无须换药，否则应按药敏结果更改抗生素。

（3）疗效评定：①治愈症状消失，尿细菌学检查为阴性，疗程结束后2周、6周复查仍为阴性。②治疗失败后尿细菌学检查为阳性，或治疗后为阳性，但2周或6周复查时转为阳性，且为同一种菌株。

知识点8：肾盂肾炎的护理评估　　　　副高：熟练掌握　正高：熟练掌握

（1）健康史：询问疾病的起始时间、急缓和主要症状。如有无寒战、高热、全身酸痛等，有无尿频、尿急、尿痛等膀胱刺激症状，有无腰痛或肾区不适。患病后日常休息、饮食等情况。

（2）身体状况：有无生命体征异常，如体温升高、血压下降等；有无肋脊角压痛和/或叩击痛；有无脓尿和血尿等。

（3）心理-社会状况：了解患者的情绪和精神状态，有无紧张、焦虑等负性情绪。了解患者及家属对疾病相关知识的认知程度。

知识点9：肾盂肾炎的护理诊断　　　　副高：熟练掌握　正高：熟练掌握

（1）疼痛——腰痛：与肾炎症致肾包膜牵拉有关。
（2）体温过高——发热：与细菌感染有关。
（3）排尿异常——尿频、尿急、尿痛：与膀胱炎症刺激有关。
（4）知识缺乏：缺乏疾病防治知识。

知识点10：肾盂肾炎的护理措施　　　　副高：熟练掌握　正高：熟练掌握

（1）饮食护理：轻症者进清淡、富含营养饮食。发热、全身症状明显者，应予流质或半流质饮食，消化道症状严重者可静脉补液，同时注意口腔护理，必要时遵医嘱用止吐药。尽量多饮水，每日入量＞2500ml。

（2）保证休息和睡眠：急性发作期第1周应卧床休息，给患者提供安静、舒适的休息环境，尽量集中完成各项治疗、操作，避免过多干扰患者。加强生活护理，及时更换汗湿衣被。慢性肾盂肾炎一般不宜从事重体力活动。

（3）心理护理：本病发病急，患者对疾病认识不足出现焦虑与紧张情绪。应尽量多关心患者、巡视患者，及时询问患者的需要并予以解决。

（4）密切观察病情：监测体温变化并做好记录，高热者可用冷敷、温水、乙醇擦浴等，注意观察和记录降温效果。如高热持续不退或体温更加升高且腰痛加剧应考虑发生肾周脓肿、肾乳头坏死等并发症，应及时报告医生并协助处理。

（5）遵医嘱使用抗生素：向患者解释有关药物的作用、用法、疗程、注意事项等。口服磺胺类药物要多饮水和同服碳酸氢钠等碱化药，增强疗效、减少磺胺结晶所致结石等。

（6）肾区疼痛护理：卧床休息，指导患者采用屈曲位，避免站立或坐位，因为肾下移受到牵拉，可加重疼痛。炎症控制后疼痛消失。

（7）尿路刺激征护理：病情允许时嘱患者多饮水，分散患者的注意力，如听音乐、与人交谈等，避免情绪紧张。做好患者皮肤的护理。

（8）尿细菌学检查的护理：向患者解释检查的意义和方法。尿细菌定量培养注意事项：①在使用抗生素之前或停用抗生素5天后留取标本。②留取标本时严格无菌操作，充分清洁外阴（男性包皮），消毒尿道口。③留取清晨第一次的中段尿（尿液在膀胱6~8小时），在1小时内送细菌培养，或冷藏保存。④尿标本中勿混入消毒药液和/或患者的分泌物（如女性白带）等。

| 知识点11：肾盂肾炎的健康指导 | 副高：熟练掌握　正高：熟练掌握 |

（1）注意个人清洁卫生：尤其会阴部及肛周皮肤的清洁，特别是女性月经期、产褥期，女婴尿布卫生。不穿紧身裤，环境保持居室空气新鲜，不到人群密集的场所，避免受凉、感冒、劳累和剧烈活动。

（2）避免诱因：注意劳逸结合，坚持体育运动，增强机体的抵抗力。

（3）心理疏导：应保持豁达开朗的心态，树立疾病治疗的信心。

（4）饮食护理：鼓励患者进食高热量、高维生素、适量优质蛋白质和脂肪的低盐饮食。

（5）多饮水、勤排尿：是最简便而有效的预防尿路感染的措施。

（6）嘱患者定期门诊随访，并告知尿液检查的内容、方法和注意事项。

第五章　血液及造血系统疾病患者的护理

第一节　概　述

知识点1：血液及造血系统疾病的结构和功能　　　　副高：熟练掌握　正高：熟练掌握

　　血液系统由血液和造血器官及其组织所组成。造血器官和组织包括骨髓、脾、肝、淋巴结以及分布在全身各处的淋巴组织和单核-巨噬细胞系统。胚胎早期，肝、脾为机体主要的造血器官；胚胎后期至出生后，骨髓成为主要的造血器官，但若机体需要，如慢性溶血，已经停止造血的肝、脾可部分恢复其造血功能，成为髓外造血的主要场所。血液组织是一种结缔组织。成人的血液约占体重的1/13，相对密度为1.050～1.060，血浆具有比较恒定的酸碱度，pH为7.35～7.45，渗透压为303.7mmol/L。血液由血浆及悬浮在其中的红细胞、白细胞、血小板3种有形细胞成分组成。造血器官是能够生成并支持造血细胞分化、发育、成熟的组织器官。造血器官生成各种血细胞的过程称为造血。造血根据阶段不同可分为胚胎期造血和出生后造血。

知识点2：血液病的分类　　　　　　　　　　　　　副高：熟悉　正高：熟悉

　　（1）红细胞疾病：如缺铁性贫血、巨幼细胞性贫血、溶血性贫血、真性红细胞增多症等。

　　（2）粒细胞疾病：如粒细胞缺乏症、类白血病反应等。

　　（3）单核细胞和吞噬细胞疾病：如单核细胞增多症、组织细胞增多症等。

　　（4）淋巴细胞和浆细胞疾病：如各类淋巴瘤，急、慢性髓系白血病，浆细胞病、多发性骨髓瘤等。

　　（5）造血干细胞疾病：如再生障碍性贫血、阵发性睡眠性血红蛋白尿（PNH）、骨髓增生异常综合征（MDS）、急性髓系白血病、慢性髓系白血病等。

　　（6）脾功能亢进。

　　（7）出血性及血栓性疾病：如血管性紫癜、血小板减少性紫癜、凝血功能障碍性疾病、弥散性血管内凝血（DIC）以及易栓塞症和血栓性疾病等。

知识点3：血液及造血系统疾病的护理评估　　　　　副高：熟练掌握　正高：熟练掌握

（1）健康史

1）患病情况及治疗经过：了解患者的患病情况及治疗经过，有助于作出相关疾病及其病情轻重和预后的初步判断。

2）既往史、家族史及个人史：主要了解与血液病相关的疾病史以及可能影响患者康复和治疗效果的相关病史，同时还需了解家族中有无类似疾病或相关病史。

（2）症状评估

1）贫血：是血液系统疾病患者最常见的症状，引起贫血常见的原因为红细胞生成减少、破坏过多及失血。常见的疾病有缺铁性贫血、巨幼细胞贫血、溶血性贫血、再生障碍性贫血、恶性肿瘤及出血性疾病大量出血时。轻度贫血多无症状，中度以上贫血常出现头晕、耳鸣、乏力、活动后心悸、气短等。贫血若为逐渐发生，机体能逐渐适应低氧状况，虽然贫血严重，但患者自觉症状可以相对较轻，生活仍然可以自理。若贫血发展迅速，患者常表现极度乏力，甚至生活不能自理。

2）出血或出血倾向：是指机体自发性多部位出血和/或血管受损后出血不止。常见原因是血小板减少、血管脆性增加、血浆中凝血因子减少及循环血液中抗凝物质增加而导致出血。引起出血的常见疾病有特发性血小板减少性紫癜、过敏性紫癜、白血病、再生障碍性贫血、血友病等。出血部位可遍及全身，以皮肤黏膜瘀点、瘀斑、鼻腔、牙龈和眼底出血多见，重者出现关节腔反复出血，可使骨质破坏，关节僵硬、畸形，甚至导致残疾。严重者可因出现内脏出血及颅内出血而危及生命。

3）继发感染：发热是继发感染最常见的症状。血液病患者容易发生感染，多由于成熟的粒细胞减少、营养不良以及机体免疫力降低而引起。常见疾病有白血病、再生障碍性贫血、淋巴瘤等。常见感染部位为口腔黏膜、咽、扁桃体、肺部、泌尿道以及肛周皮肤，严重时可发生败血症。故感染也是血液病患者死亡的重要原因之一。

4）骨、关节疼痛：肿瘤细胞在骨髓内过度的增生或关节浸润，导致骨髓腔或关节腔内张力过高，可伴局部甚至全身多关节疼痛、骨质破坏、轻微外伤即骨折，甚至发生自发性病理性多处骨折或骨骼变形。这种情况尤其多见于多发性骨髓瘤患者。

（3）心理-社会状况

1）心理状况：了解患者的性格特征（外向或内向），对疾病治疗与康复的态度（乐观或悲观）及其行为表现倾向。了解患者工作或学习情况以及患病对患者日常工作与生活的影响，是否存在角色适应不良和应对无效。

2）社会支持状况：了解患者的家庭成员组成、经济状况、相互关系，家庭成员对患者所患疾病的认识程度以及对患者的关心和支持程度。此外，还需了解患者的工作单位或现有条件所能提供的帮助和支持，有无基本的医疗保障，了解患者出院后继续就医的条件，居住地的初级卫生保健或社区保健设施等。

第二节　慢性髓系白血病

知识点1：白血病的概述　　　　　　　　　　　　副高：熟悉　正高：熟悉

白血病是一类造血干细胞的恶性克隆性疾病。其克隆中白血病细胞因为增殖失控、分化障碍、凋亡受阻，而停滞在细胞发育的不同阶段。在骨髓和其他造血组织中，白血病细胞大量增殖累积，并浸润其他非造血组织和器官，而正常造血功能受抑制，以外周血中出现形态各异、为数不等的幼稚细胞为特征。

知识点2：白血病的分类　　　　　　　　　　　　副高：熟悉　正高：熟悉

（1）按病程和白血病细胞的成熟度分类：①急性白血病。起病快，进展快，病程短，仅为数月。细胞分化停滞在较早阶段，骨髓和外周血中以原始和早期幼稚细胞为主。②慢性白血病。起病缓，进展慢，病程长，可达数年。细胞分化停留在较慢阶段。骨髓和外周血中多为粒细胞和成熟淋巴细胞。

（2）按白细胞计数分类：多数患者白细胞计数增多，超过 $10 \times 10^9/L$，称为白细胞增多性白血病；若超过 $100 \times 10^9/L$，称为高白细胞性白血病；部分患者白细胞计数在正常水平或减少，称为白细胞不增多性白血病。

知识点3：慢性白血病的分类　　　　　　　　　　副高：熟悉　正高：熟悉

慢性白血病按受累细胞类型分为慢性髓系白血病（CML）、慢性淋巴细胞白血病及少见类型的白血病，如幼淋巴细胞白血病及毛细胞白血病等。

知识点4：慢性髓系白血病的概念　　　　　　　副高：熟练掌握　正高：熟练掌握

慢性髓系白血病俗称慢粒细胞白血病，其特点为病程发展缓慢，外周血粒细胞显著增多并有不成熟性，脾大。在受累的细胞系中，可找到Ph染色体和/或 *BCR-ABL* 融合基因。CML分为慢性期（CP）、加速期（AP）和急变期（BP/BC），患者多因急性变而死亡。本病各年龄组均可发病，好发于中年人。

知识点5：慢性髓系白血病的临床表现　　　　　副高：熟练掌握　正高：熟练掌握

（1）慢性期：起病缓慢，一般持续1～4年，早期常无自觉症状。随着病情的发展，患者可出现乏力、低热、多汗或盗汗、体重减轻等代谢亢进的症状，由于脾大而自觉有左上腹坠胀感。常以巨脾为最显著体征，往往就医时已达脐或脐以下、质地坚实、平滑、无压痛。如果发生脾梗死，则脾区压痛明显，并有摩擦音。肝大较少见。部分患者胸骨中下段压痛。当白细胞计数显著增多时，可有眼底充血及出血。白细胞计数极度增多时，可发生白细胞淤滞症。

（2）加速期：发病后1～4年约80%患者可进入加速期，主要表现为不明原因高热、体重下降、虚弱、脾迅速增大、骨、关节痛以及逐渐出现的贫血、出血。白血病细胞对原来有效的药物产生耐药。

（3）急变期：进入加速期后几个月或1～2年即进入急变期，多数为急性粒细胞变，20%～30%为淋巴细胞变。

知识点6：慢性髓系白血病的辅助检查　　　　副高：熟练掌握　正高：熟练掌握

（1）外周血常规：可见各阶段的中性粒细胞，以中幼粒、晚幼粒细胞和杆状粒细胞为主，常＞20×10^9/L，晚期最高可达100×10^9/L。嗜酸性粒细胞和嗜碱性粒细胞增多，出现血小板减少和贫血时提示病情恶化。

（2）骨髓常规：增生明显或极度活跃。以粒细胞为主，其中中性中幼粒、晚幼粒细胞和杆状粒细胞明显增多，原粒细胞＜10%。巨核细胞正常或增多，随病情进展而减少。

（3）染色体检查：Ph染色体，t（9；22）（q34；q11）是慢性白血病的特征性标志。

知识点7：慢性髓系白血病的治疗要点　　　　　　　副高：熟悉　正高：熟悉

（1）化学药物治疗：羟基脲为慢性髓系白血病初始治疗的基础药物。白消安现基本作为干细胞移植前预处理用药。

（2）干扰素治疗：可使部分患者达到细胞遗传学反应。在伊马替尼问世前是CML的一线治疗，现在无条件使用伊马替尼的患者仍可使用。

（3）伊马替尼治疗：为酪氨酸激酶抑制剂，现是CML各期药物治疗首选药物。伊马替尼治疗已经显示出其卓越的疗效。

（4）异基因造血干细胞移植：是目前普遍认可的根治性标准治疗。骨髓移植应在CML慢性期，待血常规及体征控制后尽早进行。常规移植患者年龄以45岁以下为宜，人类白细胞抗原（HLA）相合同胞间移植后患者3～5年无病存活率为60%～80%。无血缘关系供者移植长期无病存活率为35%～57%。此类移植风险大，主要原因为移植物抗宿主病（GVHD）和相关感染。自从伊马替尼问世后，国际骨髓移植登记组数据显示CML干细胞移植数量明显下降。

知识点8：慢性髓系白血病的护理评估　　　　副高：熟练掌握　正高：熟练掌握

（1）健康史：评估患者是否有不明原因的持续性白细胞计数增多。

（2）身体状况：评估患者是否有乏力、低热、多汗或盗汗、体重减轻等代谢亢进的症状；评估患者是否有进行性体重下降、骨骼疼痛；评估患者贫血和出血情况。

（3）心理-社会状况：评估时应注意患者对自己所患疾病的了解程度及其心理承受能力，以往的住院经验，所获得的心理支持。家庭成员及亲友对疾病的认识，对患者的态度，家庭应对能力，以及家庭经济情况、有无医疗保障等。

知识点9：慢性髓系白血病的护理诊断　　　　副高：熟练掌握　正高：熟练掌握

（1）预感性悲哀：与担心疾病恶性程度及预后有关。

（2）体温异常——体温过高：与机体抵抗力下降、合并感染，或者与本病进展有关。

（3）照顾者角色困难：与疾病致家庭意见冲突及经济条件等有关。

（4）舒适的改变：与本病引起骨痛、脾大、脾栓塞引起的疼痛、淋巴结肿大压迫等因素有关。

（5）活动无耐力：头晕、乏力、面色苍白，与贫血、组织缺氧有关。

（6）潜在并发症：出血、感染、贫血、本病浸润。

（7）低效性呼吸型态：与抵抗力降低引起肺部感染及肿大淋巴结压迫有关。

（8）知识缺乏：缺乏与疾病相关的知识。

（9）营养失调——低于机体需要量：与放、化疗致恶心、呕吐、食欲缺乏及疾病导致高消耗状态等因素有关。

知识点10：慢性髓系白血病的病情观察	副高：熟练掌握　正高：熟练掌握

（1）观察体温及血压变化，发热时，要询问患者有无伴随症状如畏寒、寒战，有无咽痛及肛周不适等症状，体温达38.5℃及以上时可予温水擦浴或冰块物理降温，及时有效执行医嘱，并观察降温效果。血压降低时，要密切观察患者神志变化，保证输液通畅、治疗有效进行，观察尿量，防治休克。

（2）脾大患者每日测量脾大小及质地，若患者突感剧烈腹痛、腹肌紧张，甚至出现休克症状时，应警惕有无脾栓塞、脾破裂的可能，一旦出现上述症状，应立即通知医生进行相应处理。

（3）定期检测血常规，以便了解病情的发展及药物治疗的效果，及时调整药物剂量。

（4）观察化疗的不良反应，予以心理支持，并及时处理。

知识点11：慢性髓系白血病疼痛的护理	副高：熟练掌握　正高：熟练掌握

（1）脾大引起腹胀腹痛时，应指导患者卧床休息，减少活动，可取左侧卧位，以使疼痛部位局限，注意保护脾区安全，防止脾破裂发生。

（2）指导患者少食多餐，饮水也分少量多次进行，以减轻腹胀。

（3）患者突然出现剧烈腹痛、腹肌紧张，甚至出现面色苍白、高热、脉搏细速、血压低等休克症状时，应立即建立静脉输液通道，通知医生，进行抗休克治疗及应用抗生素进行抗感染治疗。

知识点12：慢性髓系白血病贫血的护理	副高：熟练掌握　正高：熟练掌握

（1）保证充足的休息及睡眠，减少活动。贫血严重的患者改变体位，如坐起或起立时动作应缓慢，由人扶持协助，防止突然体位改变发生晕厥而摔伤。

（2）严重贫血、血红蛋白＜60g/L时应尽量卧床休息，必要时予以氧气吸入，并做好生活护理，遵医嘱输注红细胞悬液。

（3）老年患者、耐受力较差的患者或贫血较重需要长期输血治疗的患者，若患者血红蛋白＞60g/L，但已出现明显的心悸、气促、头昏、耳鸣、面色苍白等贫血症状，也应积极采取输血治疗，以提高患者的生活质量。

知识点 13：慢性髓系白血病出血的护理　　　　　副高：熟练掌握　　正高：熟练掌握

观察患者有无皮肤黏膜出血加重及头痛、意识障碍、瞳孔不等大及颅内出血表现。观察穿刺部位止血情况。明显消化道、泌尿生殖道及呼吸道出血时估计出血量，发生咯血时避免发生窒息。当血小板计数<$20×10^9$/L 时，应指导患者绝对卧床休息，并做好生活护理。

知识点 14：慢性髓系白血病感染的护理　　　　　副高：熟练掌握　　正高：熟练掌握

（1）病室保持整洁，空气流通。定时进行空气和地面消毒，维持环境清洁，调节适宜的温度和湿度，定时开窗通风换气。避免或减少探视。定期进行室内空气及患者常用器具的细菌培养，监测环境的洁净度。定时洗澡、更衣及更换床上罩单，重症患者进行床上擦浴，保持皮肤清洁。必要外出检查时，戴口罩预防呼吸道感染。对于接受超大剂量化疗、免疫抑制剂治疗、干细胞移植治疗期间的患者，必要时采用保护性隔离护理，移居单间或空气层流洁净病房，实施全环境保护。

（2）保持口腔及皮肤清洁卫生，预防感染。于进餐前后、睡前晨起用生理盐水漱口，睡前晨起应用软毛刷刷牙。定期洗澡更衣，勤剪指甲，女性患者应注意会阴部清洁，经期应增加清洗次数，保持排便通畅，便后坐浴，预防肛周感染。

（3）除体温观察外，注意咽、鼻腔、腋下、外阴、肛门等部位的隐匿感染。

（4）应严格遵守无菌技术操作原则。

（5）保持病室整洁，空气流通。每日进行空气消毒，减少陪伴探视人员，谢绝患有感冒的人员探视。

知识点 15：慢性髓系白血病的药物护理　　　　　副高：熟练掌握　　正高：熟练掌握

（1）向患者讲解药物的作用、不良反应及有关的注意事项，如白消安、羟基脲可引起骨髓抑制，因此需定期复查血常规，另外白消安还可导致皮肤色素沉着、阳痿、停经等。干扰素的不良反应有发热、恶心、食欲缺乏及肝功能异常，应监测体温及定期检测肝功能变化。环磷酰胺、长春新碱、阿糖胞苷、高三尖杉酯碱等易引起恶心、呕吐，应遵医嘱给予止吐药。环磷酰胺可引起出血性膀胱炎和脱发，应密切观察尿色的变化，监测尿常规，注意患者的心理变化，防止因暂时的自我形象改变而影响情绪。伊马替尼可引起腹泻、水肿等不良反应，应嘱餐中服药，水肿明显时，通知医生予以处理，如利尿等治疗。

（2）化疗药物必须现配现用，以免影响疗效，应确保剂量准确。

（3）化疗药物输注时应选择血流丰富的静脉，避开关节、反复穿刺及有瘢痕等静脉，先要用生理盐水建立好输液通道，确保无误后再进行化疗药物的输注。注意保护血管。由于化疗药物刺激性强、疗程长，所以要由远端至近端有次序的选择和保留静脉，每次更换注射部位，静脉穿刺应尽量一针见血，穿刺时不拍打静脉，不挤压皮肤，以避免皮下出血。防止药物外渗，减轻局部刺激。如有外渗，应立即停止滴注，并回抽3～6ml血液，以吸除部分药液，然后拔出针头更换注射部位。外渗局部冷敷后再用25%硫酸镁溶液湿敷，亦可用2%利多卡因溶液＋地塞米松局部做环形封闭，冷敷时注意防止冻伤，观察局部的变化。必要时选用中心静脉或深静脉留置导管。

（4）根据心功能等因素，化疗过程中适当补液，保证尿量。对症处理化疗的不良反应。

知识点16：慢性髓系白血病的饮食护理　　　　副高：熟练掌握　　正高：熟练掌握

（1）给予高蛋白、高维生素、高热量、营养丰富、易消化的饮食。注意饮食卫生，忌生冷及刺激性食物，防止发生肠道感染。口腔溃疡疼痛明显时可予利多卡因漱口液含漱（0.9%氯化钠溶液250ml＋2%利多卡因溶液10～20ml），以减轻疼痛。

（2）化疗期间鼓励患者多饮水，每日2000～3000ml，并遵医嘱给予别嘌醇及碳酸氢钠口服，以碱化、水化尿液，防止化疗期间细胞破坏过多、过快引起的尿酸性肾病。

（3）化疗期间由于药物影响，患者进食少，应给予清淡合乎口味的饮食，注意食物的色、香、味，鼓励患者进食。

（4）血小板减少时，应指导患者进少渣的软食，禁辛辣、生硬、刺激性食物，以防止口腔黏膜损伤引起出血。

知识点17：慢性髓系白血病的安全护理　　　　副高：熟练掌握　　正高：熟练掌握

病区地面应防滑，走廊、厕所墙壁应安装扶手，带轮子的病床应有固定装置，使用期间固定牢靠。床边、桌上不要放置暖水瓶，防止被打翻而烫伤。

知识点18：慢性髓系白血病的心理护理　　　　副高：熟练掌握　　正高：熟练掌握

（1）慢性髓系白血病是一种造血系统的恶性疾病，病程长短不一，不易根治，因此患者容易产生焦虑、恐惧、悲观、失望的情绪，常常会影响疾病的治疗和恢复。

（2）理解、关心患者，向患者及家属介绍本病的相关知识、国内外治疗此病的最新进展及成功病例，正确认识、对待此病。使患者安心配合治疗和护理，达到最佳治疗效果，帮助患者树立战胜疾病的信心。

（3）治疗前向患者解释放、化疗中可能出现的不良反应，消除顾虑，取得配合。

（4）了解患者的社会支持情况，嘱家属、亲友给予支持和鼓励，建立社会支持网。

（5）注意患者的情绪变化，随时予以疏导。

知识点19：慢性髓系白血病的健康指导　　　　副高：熟练掌握　　正高：熟练掌握

（1）疾病知识指导：慢性期病情稳定后可工作和学习，适当锻炼，但不可过劳。生活要有规律，保证充足的休息和睡眠。由于患者体内白血病细胞数量多，基础代谢增加，应给患者提供高热量、高蛋白、高维生素、易消化吸收的饮食。

（2）用药指导：慢性期的患者必须主动配合治疗，以减少急性变的发生。对长期应用α-干扰素和伊马替尼治疗的患者，应注意其不良反应。α-干扰素常见的不良反应为畏寒、发热、疲劳、恶心、头痛、肌肉及骨骼疼痛，肝、肾功能异常，骨髓抑制等，故应定期查肝、肾功能及血常规。伊马替尼常见的不良反应有恶心、呕吐、腹泻、肌肉痉挛、水肿、皮疹，但一般症状较轻微，还可出现粒细胞缺乏、血小板减少和贫血，严重者需减量或暂时停药，故应定期查血常规。

（3）病情监测指导：出现贫血加重、发热、腹部剧烈疼痛，尤其是腹部受撞击可疑脾破裂时，应立即到医院检查。

第三节　过敏性紫癜

知识点1：过敏性紫癜的概念　　　　　副高：熟练掌握　正高：熟练掌握

过敏性紫癜是一种常见的血管变态反应性疾病，因机体对某些致敏物质产生变态反应，导致毛细血管脆性及通透性增加，血液外渗，产生皮肤瘀点、紫癜，黏膜及某些器官出血。可同时伴发血管神经性水肿、荨麻疹等其他过敏表现。本病多见于青少年，男性发病略多于女性，春、秋季发病较多。

知识点2：过敏性紫癜的病因与发病机制　　　　副高：熟悉　正高：熟悉

（1）病因：本病可由下列多种因素引起。①感染：最常见的细菌感染是乙型溶血性链球菌，可有上呼吸道感染和急性扁桃体炎。病毒感染多见于发疹性病毒，如麻疹、水痘、风疹病毒等。寄生虫感染以蛔虫感染多见。②食物：主要是机体对某些动物性食物中的蛋白质过敏所致（如鱼、虾、蟹、蛋、鸡及乳类等）。③药物：包括抗生素类（如青霉素、链霉素、红霉素、氯霉素以及头孢菌素类）、解热镇痛类（如水杨酸类、保泰松、吲哚美辛及奎宁类等）和其他类（如磺胺类、异烟肼、阿托品、噻嗪类利尿药等）药物。④其他：寒冷刺激、花粉、尘埃、昆虫咬伤、疫苗接种等。

（2）发病机制：目前认为是免疫介导的一种全身血管炎症。因各种致敏原作为抗原或半抗原（与体内蛋白质结合构成抗原），刺激浆细胞产生抗体（主要为IgG），结合后形成抗原抗体复合物，其小分子部分属可溶性，在血液中可以沉积于血管内膜，引起一系列变态反应而发生血管炎症反应，除累及皮肤、黏膜小动脉和血管外，还可累及肠道、肾和关节腔的小血管。

知识点3：过敏性紫癜的临床表现　　　　　副高：熟练掌握　正高：熟练掌握

多为急性起病，发病前1~3周常有低热、咽痛、上呼吸道感染及全身不适等症状，继之出现典型的临床表现。根据受累部位及临床表现的不同，可分为下列5种类型。

（1）单纯型（紫癜型）：为最常见的类型。主要表现为皮肤瘀点、紫癜，局限于四肢，尤其是下肢及臀部，极少累及躯干。紫癜常成批反复发生、对称分布，可同时伴发皮肤水肿、荨麻疹。紫癜大小不等，初呈深红色，按之不褪色，可融合成片，形成瘀斑，数日内逐渐变成紫色、黄褐色、淡黄色，经7～14天逐渐消退。

（2）腹型：除皮肤瘀点、紫癜外，因消化道黏膜及腹膜脏层毛细血管受累而产生一系列消化道症状及体征（如恶心、呕吐、腹泻及黏液便、便血等）。其中腹痛最为常见，常为阵发性绞痛，多位于脐周、下腹或全腹，发作时可因腹肌紧张及明显压痛、肠鸣音亢进而误诊为外科急腹症。对于幼儿可因肠壁水肿、蠕动增强等而致肠套叠。腹部症状、体征多与皮肤紫癜同时出现，偶可发生于紫癜之前。

（3）关节型：除皮肤紫癜外，关节可有轻微疼痛至明显的红、肿、痛及活动障碍。多发生于膝、踝、肘、腕等大关节，呈游走性、反复性发作，经数日而愈，不遗留关节畸形。

（4）肾型：过敏性紫癜肾炎的病情最为严重。在皮肤紫癜的基础上，因肾小球毛细血管祥炎症反应而出现血尿、蛋白尿及管型尿，偶见水肿、高血压及肾衰竭等表现。肾损害多发生于紫癜出现后1周，亦可延迟出现。多在3～4周内恢复，少数病例因反复发作而演变为慢性肾炎或肾病综合征。

（5）混合型：皮肤紫癜合并上述2种以上临床表现。

（6）其他：本病少数患者还可因病变累及眼、脑及脑膜血管而出现视神经萎缩、虹膜炎、视网膜出血及水肿，以及中枢神经系统相关症状、体征。

知识点4：过敏性紫癜的辅助检查　　　　　　　副高：熟练掌握　　正高：熟练掌握

本病缺乏特异性实验室检查。

（1）尿常规：肾型或混合型可有血尿、蛋白尿、管型尿。

（2）血小板计数、功能及凝血相关检查：除出血时间（BT）可能延长外，其他均为正常。

（3）肾功能检查：肾型及合并肾型表现的混合型，可有程度不等的肾功能受损，如血尿素氮水平升高、内生肌酐清除率下降等。

（4）毛细血管脆性试验：半数以上呈阳性，毛细血管镜可见毛细血管扩张、扭曲及渗出性炎症反应。

（5）消化道出血者大便隐血试验呈阳性。

知识点5：过敏性紫癜的治疗要点　　　　　　　　　副高：熟悉　　正高：熟悉

（1）消除致病因素：防治感染，清除局部病灶（如扁桃体炎等），驱除肠道寄生虫，避免摄入可能致敏的食物及药物等。

（2）一般治疗：①抗组胺药，盐酸异丙嗪、氯苯那敏、阿司咪唑、去氯羟嗪、西咪替丁及静脉注射钙剂等。②改善血管通透性药物：维生素C、曲克芦丁、卡巴克络等。

（3）糖皮质激素：有抑制抗原抗体反应、减轻炎症渗出、改善血管通透性等作用。一般用泼尼松30mg/d，顿服或分次口服。重症者可用氢化可的松100~200mg/d，或地塞米松5~15mg/d，静脉滴注，症状减轻后改口服。糖皮质激素疗程一般不超过30天，肾型者可酌情延长。

（4）对症治疗：腹痛较重者可予阿托品或山莨菪碱（654-2）口服或皮下注射；关节痛者可酌情用镇痛药；呕吐严重者可用止吐药；伴发呕血、血便者，可用奥美拉唑等治疗。

（5）其他：如上述治疗效果不佳或近期内反复发作者，可酌情使用以下方式。①免疫抑制剂：如硫唑嘌呤、环孢素、环磷酰胺等。②抗凝疗法：适用于肾型患者，初以肝素钠100~200U/（kg·d）静脉滴注或低分子肝素皮下注射，4周后改用华法林4~15mg/d，2周后改用维持量2~5mg/d，2~3个月。③中医中药：以凉血、解毒、活血化瘀为主，适用于慢性反复发作或肾型患者。

知识点6：过敏性紫癜的护理评估　　副高：熟练掌握　正高：熟练掌握

（1）健康史：①询问患者是否有感染病史，如上呼吸道感染、猩红热及其他局灶性感染，病毒感染以及肠道寄生虫感染等。②询问患者是否对某些动物性食物中的蛋白质过敏。③询问患者是否有药物过敏史，如抗生素类、磺胺类、异烟肼、阿托品、噻嗪类利尿药、解热镇痛药及奎宁类等。④询问患者是否有寒冷刺激、花粉、尘埃、昆虫咬伤、疫苗接种等。

（2）身体状况：评估患者是否有发热、咽痛、乏力及食欲缺乏等症状；评估患者皮肤瘀点、紫癜情况；评估患者腹痛情况；评估患者是否出现关节肿胀、疼痛、压痛和功能障碍；评估患者血尿、蛋白尿、管型尿等情况；评估患者是否有视神经萎缩、虹膜炎、视网膜出血等症状。

（3）心理-社会状况：评估患者对疾病的认识，是否有紧张、恐惧情绪。给患者讲述疾病的相关知识，说明本病为变态反应性疾病，消除变应原，可避免再次发作，尽量消除患者的思想负担。

知识点7：过敏性紫癜的护理诊断　　副高：熟练掌握　正高：熟练掌握

（1）有出血的危险：与血管通透性和血管脆性增加有关。
（2）舒适度改变——疼痛：与腹型及关节型过敏性紫癜有关。
（3）组织完整性受损：与血管通透性和血管脆性增加有关。
（4）有肾功能损害的危险：与肾型过敏性紫癜有关。
（5）知识缺乏：缺乏与疾病相关的知识。

知识点8：过敏性紫癜的一般护理措施　　副高：熟练掌握　正高：熟练掌握

（1）注意观察紫癜形态、分布及消长情况，穿刺检查后注意观察渗血情况。
（2）关节过敏性紫癜者应注意观察关节红、肿、热、痛情况，减少关节活动。

（3）腹型紫癜注意观察血便和腹泻等情况，及时测量血压、脉搏，注意有无肠鸣音减弱或增强，要警惕肠穿孔的发生。

（4）肾型紫癜注意观察尿色、尿量及尿液化验检查的结果，以及有无水肿、高血压等。

（5）注意观察意识状态，有异常变化时，及时通知医生。

知识点9：过敏性紫癜的饮食护理措施　　副高：熟练掌握　　正高：熟练掌握

嘱患者除了注意避免过敏性食物的摄入外，发作期可根据病情选择清淡、少刺激、易消化的软食或半流质饮食。若有消化道出血，应避免过热食物，必要时须禁食。

知识点10：过敏性紫癜的心理护理措施　　副高：熟练掌握　　正高：熟练掌握

（1）理解、关心患者，向患者及家属介绍本病的相关知识，使患者放下心理负担，安心配合治疗和护理。

（2）治疗前向患者解释用药的重要性及可能出现的不良反应，消除顾虑，取得配合。

（3）当患者出现疼痛时要安慰患者，注意观察患者的情绪变化，随时予以疏导。

知识点11：过敏性紫癜的生活护理措施　　副高：熟练掌握　　正高：熟练掌握

（1）指导患者在急性期多卧床休息。

（2）保持皮肤的清洁与干燥，如有瘙痒禁止用手抓挠，避免损伤皮肤引起出血、感染。保持床单平整，着棉质内衣，使用温热水洗浴，禁止使用化学制剂清洁皮肤。水肿患者应定时翻身，避免压疮发生。

（3）在关节肿痛时，指导患者减少关节活动，忌冷、热敷，协助患者将受累关节安置于功能位，注意保暖。

（4）患者出现腹痛时，可采用屈膝平卧位，以减轻疼痛。

（5）腹泻或血便时要加强肛周护理，每次便后及时使用温热水清洗肛周，避免出现肛周感染。

（6）预防感冒，避免接触感染患者。

知识点12：过敏性紫癜的用药护理措施　　副高：熟练掌握　　正高：熟练掌握

（1）使用肾上腺糖皮质激素治疗时要告知患者用药的不良反应，如向心性肥胖、多毛、痤疮样皮疹、感染、消化道溃疡等，增加患者的依从性，避免由于患者自行停药而引起复发。

（2）应用抗组胺药时可能会引起发困，指导患者休息；应用环磷酰胺时可能会引起骨髓抑制和出血性膀胱炎，指导患者多饮水，预防感染，观察尿液的颜色；使用钙剂时要预防心动过速，注意观察患者的心率变化。

知识点13：过敏性紫癜的健康指导 　　副高：熟练掌握　正高：熟练掌握

（1）给患者讲述疾病相关知识，说明本病为变态反应性疾病，常见因素为感染、花粉、药物及食物过敏等，应积极寻找变应原，发现可疑因素，避免再次接触。

（2）注意休息，避免劳累。

（3）经常参加体育锻炼增强体质，预防感冒；积极清除感染灶，防止上呼吸道感染。

（4）尽可能找出变应原，去除可能的变应原。

（5）急性期和出血多时应限制患者活动。

（6）控制和预防感染，在有明确的感染或感染灶时选用敏感的抗生素，但应避免盲目地预防性使用抗生素。

（7）注意饮食，饮食宜清淡，注意营养和饮食卫生，避免不洁食物，饭前洗手，预防肠道寄生虫感染。禁食生葱、生蒜、辣椒、酒类等刺激性食物，肉类、海鲜、鸡蛋、牛奶等高动物蛋白食物，饮料、小食品等方便食品。

第四节　造血干细胞移植患者的护理

知识点1：造血干细胞移植的概念 　　副高：熟练掌握　正高：熟练掌握

造血细胞包括造血干细胞（HSC）和祖细胞。造血干细胞是指具有自我复制及自我更新能力的干细胞，可以分化为各种造血细胞及免疫细胞。造血干细胞除存在于骨髓外，外周血、脐带血中亦有少量。造血干细胞具有增殖、多向分化及自我更新能力，可维持终身持续造血。造血干细胞移植（HSCT）是指对患者进行全身照射、化疗和免疫抑制预处理后，将正常供体或自体的造血干细胞经血管输注给患者，使之重建正常的造血和免疫功能。

知识点2：造血干细胞移植的分类 　　副高：熟悉　正高：熟悉

（1）按造血干细胞取自健康供体还是患者本身，HSCT被分为异体HSCT和自体HSCT。异体HSCT又分为异基因移植和同基因移植。后者指遗传基因完全相同的同卵孪生间的移植，供受者间不存在移植物被排斥和移植物抗宿主病（GVHD）等免疫学问题。

（2）按造血干细胞采集自骨髓、外周血或脐带血可分为骨髓移植、外周血干细胞移植（PBSCT）和脐血移植。其中PBSCT具有采集HSC较简便、供体无须住院且痛苦少、受者HSC植入率高、造血重建快、住院时间短等特点，为目前临床上最常用的方法之一，逐步取代了骨髓移植。

（3）按供受者有无血缘关系可分为有血缘移植和无血缘移植。

（4）按人白细胞抗原配型相合的程度，分为HLA相合、部分相合和单倍型相合移植。

一、骨髓移植

| 知识点3：骨髓移植的概述 | 副高：熟悉　正高：熟悉 |

　　骨髓移植（BMT）是最早应用于临床的造血干细胞移植，指机体接受超剂量的化疗和放疗后，将异体或自体的骨髓植入体内，重建造血和免疫功能。目前已广泛应用于恶性及非恶性疾病的治疗。

| 知识点4：骨髓移植的分类 | 副高：熟悉　正高：熟悉 |

　　（1）同基因骨髓移植（syn-BMT）：在人类仅指单卵双胎间的移植，供、受者基因完全相同，无排斥和移植物抗宿主病发生，也不需要移植前免疫抑制。

　　（2）异基因骨髓移植（allo-BMT）：系将非单卵双生的他人骨髓移植入受者体内，使其生长繁殖。

　　（3）自体骨髓移植（auto-BMT）：系将患者能重建正常造血的自体骨髓抽取冷冻保存，待患者接受超剂量化疗或放疗后再回输给患者，以重建自身造血功能。

| 知识点5：骨髓移植前准备及护理 | 副高：熟练掌握　正高：熟练掌握 |

　　（1）供者的准备：allo-BMT供者身体健康，年龄在8～60岁，无严重的心、肝、肾及骨髓疾病，无活动性乙型肝炎、丙型肝炎及巨细胞病毒（CMV）感染。供、受者抽血做人类白细胞抗原（HLA）配型，混合淋巴细胞培养，选择HLA相合者。为确保供者的安全，移植前2周对供者进行自体循环采血600～800ml，供采髓时回输给供者，可避免各种血源性传染病的发生。另外，循环采血可刺激骨髓造血干细胞的生长。外周血造血干细胞移植时，常应用粒系集落刺激因子作为动员剂，使外周血中造血干细胞的数量增加。

　　（2）受者的准备

　　1）心理护理：了解患者及家属对所患疾病及BMT的认识程度，说明BMT治疗的重要意义，入住无菌层流室的重要性，介绍无菌室内制度、环境，讲解BMT的方法、步骤和可能出现的并发症，如何配合每天的治疗和护理工作。

　　2）全面身体检查：移植前复查血常规、骨髓象、血生化、肝肾功能、心电图等，清除感染灶，特别要注意观察口腔、肛门等处有无病灶。

　　3）体表准备及眼、耳、鼻、口腔、会阴部消毒：入室前1～2天，剃去全身毛发，修剪指（趾）甲，当天清洁灌肠，淋浴后用1∶2000氯己定液药浴30分钟，更换无菌衣裤、拖鞋方可进入无菌层流室。

　　4）肠道消毒：入室前3天开始口服肠道不吸收的抗生素，如新霉素、小檗碱、复方新诺明及制霉菌素等进行肠道消毒，进无菌饮食。

　　5）锁骨下静脉插管：以保证化疗、输骨髓、输液及静脉营养。

　　6）预处理：移植前14天以内的放、化疗称为预处理。其目的是杀灭肿瘤细胞或白血病细胞；抑制免疫反应，减少排斥；腾空骨髓造血龛，以利植入。

（3）无菌层流病房的准备：用不同浓度的消毒液擦拭室内天花板、墙壁、地面、家具，用0.8%的过氧乙酸按30ml/m³，进行喷雾消毒，密闭24小时，进行第2次喷雾，密闭30分钟后开机通风，并进行空气细菌培养以监测消毒效果。

知识点6：骨髓移植术中的护理 　　　　　　副高：熟练掌握　正高：熟练掌握

（1）骨髓液的采集：在无菌条件下先予供者行硬膜外麻醉，依所需骨髓量的不同，1个或多个部位抽取骨髓，采髓部位为两侧髂前、髂后上棘，必要时加采胸骨。经无菌不锈钢网清除内含血凝块，装入血袋。

（2）骨髓的回输：预处理结束后间隔一定时间即可经静脉插管回输骨髓液。①异体骨髓的回输：输注前悬挂15～30分钟；应用抗过敏药，如异丙嗪25mg肌内注射、地塞米松3～5mg静脉注射，呋塞米20mg静脉注射，以利尿、预防肺水肿。速度宜慢，观察15～20分钟无反应再调整滴速，约100滴/分，30分钟内将300ml骨髓输完，为防肺脂肪栓塞的发生每袋骨髓液输至最后5ml时弃去。另建一通路输注鱼精蛋白以中和骨髓液中的肝素，或根据骨髓输完后所用肝素总量，准确计算中和肝素所需鱼精蛋白的用量，再予以输注，输注速度不宜快，以免出现低血压、心动过速和呼吸困难等。②自体骨髓的回输：一般于采集后72小时内，4℃保存的骨髓在室温放置0.5～1.0小时复常温后输注。

知识点7：骨髓移植术后的护理 　　　　　　　　　副高：熟悉　正高：熟悉

（1）预防感染：在BMT过程中，由于超剂量的放疗和化疗，以及为预防移植物抗宿主病应用的免疫抑制剂，可使患者骨髓造血功能及免疫功能受到严重损害，粒细胞可降至零，机体免疫力极度低下。预处理后口腔和其他黏膜受损，锁骨下静脉导管的留置，使机体的天然屏障受到破坏，故易发生感染。感染的预防和控制是移植成败的关键，因此，必须对患者实行全方位保护。

（2）预防出血：骨髓移植后血小板减少，如血小板计数＜20×10⁹/L，应嘱患者减少活动，进软质食物，保持排便通畅，每天监测血常规，注意血小板计数，密切观察皮肤有无出血点、瘀斑，有无鼻出血、牙龈出血，注意尿、大便及痰液的颜色，有无颅内出血的征象，必要时输注浓缩血小板。

（3）移植物抗宿主病的护理：供者骨髓造血干细胞含有免疫活性细胞，主要为T淋巴细胞，可与受者组织发生免疫反应，导致组织损伤，称为GVHD。分为急、慢性2型，发生在10天之内的又称超急性GVHD；一般3个月以内发生的为急性GVHD，主要表现为皮肤红色斑丘疹、腹泻、肝功能异常等；3个月以后发生的为慢性GVHD，可为局限性硬斑或全身性硬皮病，肝功能异常，口腔、眼干燥，呼吸困难等。GVHD轻者可治愈，重者可导致死亡。具体护理如下。①用药护理：GVHD预防重于治疗。常规于移植前一天开始每天静脉滴注环孢素2.5mg/kg，持续1个月，以后改为每天口服6mg/kg，至6个月。环孢素有肾毒性，还可引起高血压、糖耐量异常、多毛、牙龈增生、震颤等，应用前要做好解释，用药过程中及时复查肝、肾功能，注意血压、尿量变化。应用大剂量肾上腺皮质激素可诱发感染和消化道溃疡出血，应注意体温变化、大便性状。联合应用抗胸腺球蛋白（ATG）或抗淋巴细胞球蛋白（ALG）时，应注意有无变态反应。②病情观察及护理：急性GVHD易发生在移植后20天左右，白细胞计数逐渐回升时，要注意观察耳后、手掌、脚心等部位的皮肤改变，以便及时发现、及时处理，以免延误治疗。首先出现的是皮疹，皮疹严重或发生表皮坏死、皮肤剥脱和水疱形成时，应保持皮肤、床单位清洁，每日温水擦浴，衣物质地柔软，以防出血、感染。腹泻者注意观察排便次数及量，记录出入量，加强肛周护理，防止感染。患者应进少渣、清淡、半流质饮食，以防加重腹痛，诱发肠梗阻。注意皮肤、巩膜有无黄染，及时报告医生。

（4）肝静脉闭塞病：是一种以肝内小静脉纤维性闭塞为主要病理改变的疾病。表现为体重增加、肝区疼痛、肝大、腹水、黄疸等。多认为由于预处理时大剂量化疗药物损伤肝细胞和血管内皮细胞，造成局部高凝状态，使肝静脉受阻而发生。遵医嘱应用小剂量肝素、前列腺素 E 可预防该病的发生。移植后注意每天称体重，必要时测量腹围，观察有无上述症状出现。

知识点8：骨髓移植的护理诊断　　　　　　　副高：熟练掌握　正高：熟练掌握

（1）知识缺乏：与不了解造血干细胞移植的程序、并发症及移植前后的护理有关。

（2）自理能力缺陷：与大剂量的放、化疗后的不良反应，严重并发症，无菌居住层流病室活动受限有关。

（3）排便异常——腹泻：与放、化疗不良反应，抗生素的应用，感染及肠道移植物抗宿主病有关。

（4）口腔黏膜完整性受损：与放、化疗不良反应，病毒感染，移植物抗宿主病，对口腔护理的重要性缺乏了解有关。

（5）有皮肤完整性受损的危险：与移植后并发症有关。

（6）排尿异常：血尿与大剂量使用环磷酰胺、移植物抗宿主病、病毒等因素相关，也与出血性膀胱炎有关。

（7）潜在并发症：出血、感染。

（8）营养失调——低于机体需要量：与放、化疗不良反应，肠道移植物抗宿主病，感染发热导致机体代谢增加有关。

（9）缺乏娱乐活动：与骨髓抑制时无菌层流室居住时间长、空间小、娱乐方式少有关。

知识点9：骨髓移植的健康指导　　　　　　　副高：熟练掌握　正高：熟练掌握

（1）休息与活动指导：①指导患者适当做一些简单活动，并保持健康积极向上的心态。②随着疾病的恢复，可以适当进行体育锻炼，并逐渐增加活动量。③HSCT后1～2年不宜从事重体力劳动。④保证足够睡眠，充分休息。

（2）饮食指导：①清淡、营养，易消化饮食。②食欲好转后提供高热量、富含维生素食物。③限制辛辣、刺激性强、坚硬食物。④多饮水，每日应＞2000ml。⑤进无菌饮食，进食食物需经微波炉消毒灭菌。

（3）服药指导：①遵医嘱坚持用药。②讲解药物的剂量、用法及用药后可能出现的不良反应等。③合理用药的目的。④应定期检测药物浓度。

（4）预防感染：①减少探视，少去公共场所，避免接触易感人群。②避免接触家畜和动物的分泌物。③指导家属如何保持房间清洁，床上用品定时清洗、晾晒。④注意经常洗手，注意个人卫生，保持皮肤清洁，注意保暖，避免着凉。⑤注意口腔、肛周、会阴部的清洁卫生。

（5）预防出血：①患者勿过度活动。②勿用牙签剔牙，注意物品的清洁消毒。③勿食过硬、带刺食物。④保持排便通畅。

（6）病情观察：①了解血常规的正常值，患者应遵医嘱查血常规，每周1～2次，直至检查结果恢复正常。②识别感染的症状与体征，如有无咳嗽、咳痰，有无发热。③皮肤的变化，皮肤有无黄染、出血点、皮疹出现。④有无腹痛、腹泻出现。⑤排便、排尿的颜色是否正常。⑥遵医嘱按时服药，定期复查，如出现咳嗽、发热、腹泻、皮疹等不适时及时就诊。

二、外周血干细胞移植

知识点10：外周血干细胞移植的概述　　　　副高：熟练掌握　　正高：熟练掌握

外周血干细胞移植即周围造血干细胞移植，是使用造血干细胞动员剂促使干细胞从骨髓组织释放入血，体外采集后替代骨髓造血干细胞进行移植。包括自体外周血造血干细胞移植和异基因外周血造血干细胞移植。

知识点11：造血干细胞动员　　　　　　　　副高：熟练掌握　　正高：熟练掌握

（1）自体外周血造血干细胞移植：一般采用化疗联合造血细胞生长因子作为动员剂，用环磷酰胺$1.0～1.5g/m^2$，阿糖胞苷$1～2g/m^2$，白细胞计数减少至最低开始回升时，使用粒细胞集落刺激因子（G-CSF）每日$3～5\mu g/kg$，皮下注射，连续3～5天。

（2）异基因外周血造血干细胞移植：单用造血细胞生长因子（C-CSF或GM-CSF）$10\mu g/（kg·d）$，皮下注射，连用4～5天。

知识点12：造血干细胞采集　　　　　　　　副高：熟练掌握　　正高：熟练掌握

采用血细胞分离机分离干细胞采集程序，循环血量10 000～14 000ml，连续2天，每次采集2小时，用G-CSF $5\mu g/kg$，皮下注射。

知识点13：外周血造血干细胞输注的护理　　副高：熟练掌握　　正高：熟练掌握

（1）自体外周血造血干细胞的回输：为减少因冷冻剂或细胞破坏所引起的变态反应，回输前15～20分钟应用抗过敏药；冷冻保存的造血干细胞需在床旁以38.5～40.0℃恒温水迅速复温融化。解冻融化后的干细胞应立即用无滤网输液器从静脉导管输入，同时另一路静脉输入等量鱼精蛋白以中和肝素。回输过程中为防止外周血干细胞中混有红细胞而引起的血红蛋白尿，需同时静脉滴注5%碳酸氢钠和生理盐水、呋塞米和甘露醇，以维持足够的尿量，直至血红蛋白尿消失。此外，在患者能够耐受的情况下，应在15分钟内回输1袋外周血干细胞，回输2袋外周血干细胞之间需用生理盐水冲管，以清洗输血管道。

（2）异基因外周血造血干细胞输注：异基因外周血造血干细胞移植，同异体骨髓移植一样，患者预处理后，再采集供体的外周血造血干细胞，采集后可立即输注给受者。但输注前先将造血干细胞50～100ml加生理盐水稀释到200ml。其他与自体外周血造血干细胞回输相同。

第六章　内分泌代谢性疾病患者的护理

第一节　概　　述

内分泌系统由人体内分泌腺及一些具有内分泌功能的脏器、组织及细胞组成。其主要功能是释放激素，调节人体的生长、发育等生命现象，维持人体内环境的相对稳定性。

（1）激素：是由内分泌细胞分泌的有机化学物质，通过各种方式到达靶器官或组织，在体内传递各种有用的生理信息，调节身体各器官发挥正常作用。根据其化学特性可分为4类：肽类激素（如胰岛素）、氨基酸类激素（如甲状腺素）、胺类激素（如肾上腺素）、类固醇类激素（如糖皮质激素）。

1）激素分泌方式：①内分泌。激素分泌后进入血液循环，经血液循环运输至人体的各种靶组织而发挥生理作用。②旁分泌。激素分泌后不进入血液循环，仅（或主要）通过细胞外液扩散而作用于邻近细胞。③自分泌。激素原位作用于产生该激素的细胞，甚至可以不释放，直接在合成激素的细胞内即发挥作用。④胞内分泌。在细胞质合成的激素直接运送至细胞核而影响靶基因的表达。⑤神经分泌。激素由神经细胞分泌，沿神经轴突运送至所支配的组织，调节靶细胞激素的合成和分泌。

2）激素的降解与转化：激素通过血液、淋巴液和细胞外液转运到靶细胞发挥作用，并经肝、肾和靶细胞代谢降解而灭活。激素水平是否能够保持动态平衡，决定于激素的分泌、在血液中与蛋白质的结合及最终降解，其中主要的决定因素是激素的生成和分泌率。

3）激素的作用机制：激素要发挥作用，首先必须转变为具有活性的激素，如甲状腺素（T_4）转变为三碘甲状腺原氨酸（T_3），以便与其特异性受体结合。根据激素受体所在部位不同，有2种不同的作用机制。①与靶细胞膜受体结合：以该机制为信号转导方式的激素主要包括肽类激素、儿茶酚胺及一些类固醇激素。②作用于核转录因子：以该机制为信号转导方式的激素主要包括类固醇类激素和甲状腺激素。

（2）内分泌腺和激素分泌细胞：人体的内分泌腺主要包括几种：①下丘脑和神经垂体。②松果体。③腺垂体。④甲状腺。⑤甲状旁腺。⑥胰岛和胰岛外的激素分泌细胞。⑦肾上腺。⑧性腺。激素分泌细胞主要分布在心血管、胃肠、肾上腺髓质、脂肪组织、脑等部位，它们分泌的激素辅助神经系统将信息物质传递到全身各靶器官，发挥其对细胞的生物作用。

知识点2：内分泌系统的调节　　　　　　　　　　　　　副高：熟悉　正高：熟悉

（1）神经系统与内分泌系统的相互调节：下丘脑既是内分泌腺体又是神经系统重要组成部分，既可以接受神经系统刺激，又可分泌激素调节内分泌系统的活动，在内分泌系统和神经系统间起到重要的桥梁作用。下丘脑与垂体之间构成一个下丘脑-垂体-靶腺轴。内分泌系统直接由下丘脑所调控，以调整周围内分泌腺和靶组织。而下丘脑、垂体与靶腺之间又存在反馈调节，如垂体激素可通过血液、脑脊液或垂体门脉系统的逆向血液与扩散作用，反馈抑制相应的下丘脑激素分泌，以保持激素分泌在正常范围内。反馈控制是内分泌系统的主要调节机制，使相距较远的腺体之间相互联系、彼此配合，保持机体内环境的稳定，维持正常的生理状态。

（2）免疫系统和内分泌系统的相互影响：内分泌系统、免疫系统和神经系统之间可通过相同的肽类激素和共有的受体相互作用，形成一个完整的调节环路。①神经-内分泌系统调控着免疫功能，淋巴细胞膜表面有多种神经递质及激素的受体，神经-内分泌系统通过其递质或激素与淋巴细胞膜表面受体结合，介导免疫系统的调节。②神经-内分泌系统细胞膜上有免疫反应产物的受体，免疫系统可通过细胞因子对其功能产生影响。

知识点3：内分泌代谢性疾病患者的护理评估　　　副高：熟练掌握　正高：熟练掌握

（1）健康史

1）患病及治疗经过：①患病经过。详细了解患者患病的起始时间、有无诱因、发病的缓急、主要症状及其特点。评估患者有无进食或营养异常，有无排泄功能异常和体力减退等。还要评估患者有无失眠、嗜睡、记忆力下降、注意力不集中、畏寒、手足抽搐、四肢感觉异常或麻痹等。②既往检查、治疗经过及效果。评估患者是否遵从医嘱治疗，用药及治疗效果，目前使用药物的种类、剂量、用法、疗程，有无冠心病、高血压等相关疾病。

2）生活史及家族史：①生活史。了解患者的出生地及生活环境。评估婚姻状况及生育情况，了解患者是否有性功能异常等问题。日常生活是否规律，有无烟酒嗜好、特殊的饮食喜好或禁忌，每天进食情况。②家族史。许多内分泌与代谢性疾病有家族倾向性，如甲状腺疾病、糖尿病、肥胖症等，应询问患者家族中有无类似疾病的发生。

（2）身体状况：评估是否有身体外形的改变，如巨人症、垂体性侏儒症、呆小症等。库欣综合征者可表现为向心性肥胖、满月脸、水牛背。肾上腺皮质疾病患者可表现为皮肤黏膜色素沉着等。评估是否存在进食或营养异常，表现亢进或减退、营养不良或肥胖。

（3）心理-社会状况：糖尿病和甲状腺功能亢进症本身常伴有精神兴奋、情绪不稳定、易激怒或情绪淡漠、抑郁、失眠等，而慢性病程和长期治疗又常引起焦虑、性格改变、应对能力下降、社交障碍、体像紊乱等心理社会功能失调。护士应注意评估患者患病后的精神、心理变化，患病对日常生活、学习或工作、家庭的影响，是否适应患者角色转变。患者对疾病的性质、发展过程、预后及防治知识的认知程度。

第二节　糖　尿　病

知识点1：糖尿病的概念　　　　　　　　　　副高：熟练掌握　正高：熟练掌握

糖尿病（DM）是由遗传和环境因素共同作用而引起的胰岛素分泌缺陷和/或作用缺陷所致的以慢性高血糖为特征的代谢综合征，同时伴有脂肪、蛋白质、水、电解质、碳水化合物等代谢紊乱。

知识点2：糖尿病的分型　　　　　　　　　　副高：熟练掌握　正高：熟练掌握

（1）1型糖尿病（胰岛素依赖型糖尿病）：是指由于胰岛β细胞（胰岛B细胞）破坏导致的胰岛素分泌绝对不足。分为免疫介导性和特发性。

（2）2型糖尿病（非胰岛素依赖型糖尿病）：由于胰岛素进行性分泌不足和胰岛素抵抗引起。

（3）其他特殊类型糖尿病：指病因已明确，如胰腺炎、库欣综合征、糖皮质激素、巨细胞病毒感染等引起的高血糖状态。

（4）妊娠糖尿病：指妊娠过程中初次发生或发现的糖尿病或糖耐量降低，不包括孕前已诊断糖尿病的患者。一般在妊娠后期发生，分娩后大部分可恢复正常。

知识点3：糖尿病的病因　　　　　　　　　　副高：熟悉　正高：熟悉

（1）遗传因素：不论1型糖尿病或2型糖尿病，目前认为均与遗传因素有关，有家族性。1型糖尿病与某些特殊人类白细胞抗原（HLA）类型有关。2型糖尿病具有更强的遗传倾向，目前一致认为是多基因疾病。

（2）病毒感染：是最重要的因素之一，病毒感染可直接损伤胰岛组织引起糖尿病，也可损伤胰岛组织后，诱发自身免疫反应，进一步损伤胰岛组织引起糖尿病。与1型糖尿病发病有关的病毒有脑炎、心肌炎病毒，腮腺炎病毒，风疹病毒，柯萨奇B_4病毒，巨细胞病毒等。

（3）自身免疫：细胞免疫和体液免疫在1型糖尿病发病中起重要作用。目前发现80%新发病的1型糖尿病患者循环血液中有多种胰岛细胞自身抗体。

知识点4：糖尿病的病理　　　　　　　　　　副高：熟悉　正高：熟悉

糖尿病患者发生高血糖的机制主要是胰岛素分泌和活性不足，使葡萄糖利用减少和肝糖输出增多所致。而在糖尿病发生发展过程中出现的高血糖和脂代谢紊乱可进一步降低胰岛素敏感性和损伤胰岛β细胞功能，分别称为葡萄糖毒性和脂毒性，是糖尿病发病机制中最重要的获得性因素。因脂代谢紊乱，脂蛋白酯酶活性降低，血液循环中血游离脂肪酸（FFA）浓度过高及非脂肪细胞（主要是肌细胞、肝细胞、胰岛β细胞）内脂质含量过多，导致胰岛素抵抗的发生，以及引起胰岛β细胞的脂性凋亡和分泌胰岛素功能缺陷。

知识点5：糖尿病的典型症状及体征　　　　　副高：熟练掌握　正高：熟练掌握

（1）典型症状：出现糖、蛋白质、脂肪代谢紊乱综合征，以"三多一少"（多饮、多食、多尿和体重减轻）为其特征性表现。①多尿、多饮：由于血糖升高引起渗透性利尿作用，患者每日尿量常在2～3L或以上，继而因口渴而多饮。②多食：因失糖、糖分未能充分利用，机体能量缺乏，食欲常亢进，易有饥饿感。③体重下降：由于机体不能利用葡萄糖，蛋白质和脂肪消耗增加，引起体重减轻、消瘦、疲乏。④其他症状：有四肢酸痛无力、麻木、腰痛、性欲减退、阳痿、不育、月经失调、外阴瘙痒、精神萎靡等。

（2）体征：应评估患者的精神神志、体重、面色、心率、心律、呼吸的变化，并注意观察视力有无减弱、有无水肿和高血压、足部有无感染或溃疡、有无肢端感觉异常、肌张力及肌力有无减弱等。

知识点6：糖尿病的急慢性并发症　　　　　　副高：熟练掌握　正高：熟练掌握

（1）急性并发症：①糖尿病酮症酸中毒（DKA），是指在各种诱因影响下胰岛素严重不足，引起糖、脂肪、蛋白质及水、电解质和酸碱平衡失调，以高血糖、高血酮和代谢性酸中毒为主要表现的临床综合征。②高渗性非酮症糖尿病昏迷（HNC），是因高血糖引起的以血浆渗透压增高、严重脱水和进行性意识障碍为主要表现的临床综合征。多见于老年人，好发年龄50～70岁，约2/3的患者无糖尿病病史或仅有轻度症状。本病病情重，病死率高。③感染，糖尿病患者常反复发生疖、痈等皮肤化脓性感染，严重时可致败血症或脓毒败血症。

（2）慢性并发症：①心血管病变，其中冠心病、脑血管意外是糖尿病患者的主要死亡原因。②肾脏病变，1型糖尿病患者的首位死因则是肾衰竭。③神经病变，以周围神经病变为常见，后期累及运动神经。④眼部病变，除视网膜微血管病变外，糖尿病还可引起白内障、青光眼、屈光改变、虹膜睫状体病变、黄斑病等，导致视力减退、失明。⑤糖尿病足，指由于糖尿病患者下肢远端神经异常和不同程度的周围血管病变，引起足部感染、溃疡和/或深层组织破坏，是糖尿病患者截肢致残的主要原因。

知识点7：糖尿病的辅助检查　　　　　　　　副高：熟练掌握　正高：熟练掌握

（1）尿糖测定：大多采用葡萄糖氧化酶法，测定的是尿葡萄糖，尿糖阳性是诊断糖尿病的重要线索。尿糖阳性只提示血糖值超过肾糖阈（大约10mmol/L），因而尿糖阴性不能排除糖尿病可能。如并发肾脏疾病时，肾糖阈升高，虽然血糖升高，但尿糖阴性；而妊娠期肾糖阈降低时，虽然血糖正常，尿糖可阳性。

（2）血糖测定：血糖测定的方法有：①静脉血浆葡萄糖测定，常用于糖尿病的诊断和筛查。②毛细血管血葡萄糖测定，常用于作为糖尿病患者药物调整的依据。③24小时动态血糖测定，常用于糖尿病患者的自我管理，或者帮助患者或医护人员分析，评估患者血糖控制情况，从而制定有效的健康管理方案。

（3）口服葡萄糖耐量试验（OGTT）：适用于可疑糖尿病或血糖值高于正常范围而又未达到糖尿病诊断标准者。试验于清晨进行，禁食至少10小时。试验日晨空腹取血后成人口服葡萄糖水（75g葡萄糖粉溶于250ml水中），在5分钟内服下。服后30分钟、60分钟、120分钟和180分钟时取静脉血测血糖。

（4）糖化血红蛋白测定：可反映糖尿病患者近2~3个月血糖总的水平，也为糖尿病患者近期病情监测的指标。

（5）血浆胰岛素和C肽释放试验：临床意义主要是反映基础和葡萄糖介导的胰岛素释放功能。其中C肽不受血清中胰岛素抗体和外源性胰岛素影响。其他检测胰岛β细胞功能的方法包括静脉注射葡萄糖－胰岛素释放试验和葡萄糖钳夹试验，可了解胰岛素释放第一时相；胰高血糖素-C肽刺激试验和精氨酸刺激试验可了解非葡萄糖介导的胰岛素分泌功能等。

知识点8：糖尿病的治疗要点　　　　　　　　　　副高：熟悉　　正高：熟悉

早期、长期、综合、个体化治疗的原则。治疗目标不仅是纠正代谢紊乱，消除症状，防止或延缓并发症，维持健康与劳动（学习）能力，保障儿童生长发育，延长寿命，降低病死率。

（1）饮食治疗：是糖尿病的一项基础治疗，必须严格执行并长期坚持。饮食治疗可帮助1型糖尿病患者控制高血糖、防止低血糖发生，保证未成年人的正常生长发育。帮助2型糖尿病患者减轻体重，改善高血糖、高血压和脂代谢紊乱，延缓并发症的发生，减少降血糖药的使用剂量。

（2）运动治疗：适当的运动可以使糖尿病患者减轻体重，增加胰岛素敏感性，促进糖的利用，改善血糖、血脂水平。

（3）口服药物治疗

1）促胰岛素分泌剂：①磺脲类。通过作用于胰岛β细胞表面的受体，促进胰岛素释放，从而发挥降糖作用。由于磺脲类药物是通过促进胰岛素的分泌发挥作用，所以只适用于胰岛β细胞尚有一定功能的2型糖尿病患者，不适用于1型糖尿病患者，而且当磺脲类降糖药物使用剂量过大或进食不规律时，容易发生低血糖，严重者可以发生低血糖昏迷，尤其是在老年患者中。常用的有格列本脲、格列吡嗪、格列吡嗪控释片、格列齐特、格列喹酮、格列美脲等。治疗应从小剂量开始，根据血糖逐渐增加剂量。②非磺脲类。主要是格列奈类药物，常用的有瑞格列奈和那格列奈。③DPP-4抑制剂。内源性GLP-1迅速被DPP-4降解而失活，因此可通过抑制DPP-4活性而减少GLP-1的失活，提高内源性GLP-1水平。常见的有西格列汀、沙格列汀、维格列汀、利格列汀和阿格列汀。

2）增加胰岛素敏感性药物：①双胍类。此类药物具有减少肝输出葡萄糖的能力，并能帮助肌肉细胞、脂肪细胞和肝从血液中吸收更多的葡萄糖，从而降低血糖水平，是2型糖尿病患者控制高血糖的一线药物和药物联合中的基本用药，并可能有助于延缓或改善糖尿病心血管并发症。常用药物有二甲双胍和格华止。②噻唑烷二酮。主要作用是增强靶组织对胰岛素的敏感性，明显减轻胰岛素抵抗。可单独或与其他降糖药物合用治疗2型糖尿病，尤其是肥胖、胰岛素抵抗明显者。常见有罗格列酮和吡格列酮2种。

3）α葡萄糖苷酶抑制剂：通过抑制小肠α葡萄糖苷酶来延迟各种多糖在肠道的吸收，可降低餐后高血糖。常用药物为阿卡波糖。

（4）胰岛素治疗：注意低血糖反应和低血糖后的反应性高血糖。

1）适应证：①1型糖尿病。②各种严重的糖尿病伴急、慢性并发症或处于应激状态，如急性感染、创伤、手术前后、妊娠和分娩。③2型糖尿病经饮食、运动、口服降糖药治疗后血糖控制不满意者，胰岛β细胞功能明显减退者，新诊断并伴有明显高血糖者，无明显诱因出现体重显著下降者。④新发病且与1型糖尿病鉴别困难的消瘦糖尿病患者。

2）制剂类型：胰岛素制剂一般为皮下或静脉注射。

3）使用原则：胰岛素治疗应在综合治疗的基础上使用。胰岛素剂量取决于血糖水平、胰岛β细胞功能缺陷程度、胰岛素抵抗程度、饮食和运动状况等。一般从小剂量开始，根据血糖水平逐渐调整，力求模拟生理性胰岛素分泌模式。

（5）酮症酸中毒的治疗：大量补液，补充小剂量胰岛素，注意补钾，慎重补碱。

（6）胰腺和胰岛细胞移植：治疗对象主要为1型糖尿病患者。目前尚局限于伴终末期肾病的患者，或经胰岛素强化治疗仍难达到控制目标且反复发生严重代谢紊乱者。但供体的来源、免疫抑制剂的长期应用、移植后的效果等使该治疗方法受到限制，尚处在临床前实验阶段。

知识点9：糖尿病的护理评估　　　　　　　副高：熟练掌握　正高：熟练掌握

（1）健康史：评估患者的患病与治疗经过，详细询问有无糖尿病家族史、巨大胎儿史等；评估患者起病的时间、主要症状的特点及演变；评估患者有无糖尿病神经、血管受损的表现；评估患者起病后的血糖检测及目前用药或胰岛素使用情况等。

（2）身体状况：评估患者是否有代谢紊乱综合征。在对患者进行评估时，患者多有多食、多饮、多尿、体重减轻、伤口愈合不良、经常感染等主诉，应详细询问其生活方式、饮食习惯、食量，有无糖尿病家族史，体重，妊娠次数。有糖尿病慢性并发症者心血管、神经系统等检查可见异常。酮症酸中毒者呼吸深大伴脱水体征和意识改变。另外，1型糖尿病与2型糖尿病的病因不同，在进行评估时应予以区别。患者还可出现皮肤瘙痒，尤其是外阴瘙痒。高血糖还可使眼房水、晶体渗透压改变，引起屈光改变。

（3）心理-社会状况：由于本病为终身性疾病，漫长的病程及多器官、多组织结构和功能障碍对患者身心产生的压力易使患者产生焦虑、抑郁等情绪，对疾病缺乏信心，或对疾病抱无所谓的态度而不予重视，以致不能有效地应对该病。社会环境如患者的亲属、同事等对患者的反应和支持是关系到患者能否适应该病的重要影响因素，应予以评估。

知识点10：糖尿病的护理诊断　　　　　　　副高：熟练掌握　正高：熟练掌握

（1）营养失调——低于（高于）机体需要量：与糖尿病患者胰岛素分泌或作用缺陷引起糖、蛋白质、脂肪代谢紊乱有关。

（2）有感染的危险：与血糖升高、脂代谢紊乱、营养不良、微循环障碍等因素有关。

（3）潜在并发症：酮症酸中毒、高渗高血糖综合征、糖尿病足、低血糖。

知识点11：糖尿病的护理措施	副高：熟练掌握　正高：熟练掌握

（1）饮食护理：①计算标准体重［理想体重（kg）＝身高（cm）-105］，制订总热量，合理分配。②定时进食，控制总热量，限制甜食。③监测体重。④保持排便通畅。

（2）运动治疗的护理：①运动锻炼方式首选有氧运动。②运动量适中，运动时要避免恶劣天气，随身携带糖果。③餐后1小时运动较好，不易发生低血糖。④运动后仔细检查双脚，发现红肿、水疱、感染等要及时处理。⑤通过运动减轻体重应缓慢进行，以每周400g为宜。

（3）用药护理：①口服降糖药治疗时，应告知患者要按时按剂量服药，不可随意增量或减量。可通过观察血糖、糖化血红蛋白等评价药物疗效，应观察有无低血糖反应。②胰岛素治疗的护理：准确执行医嘱；掌握注射时间、注射部位和方法；注意观察和处理胰岛素不良反应，主要是低血糖反应（进食含糖食物，静脉推注50%葡萄糖）；定期监测尿糖、血糖变化。

（4）预防感染：①预防上呼吸道感染。注意保暖，避免与肺炎、上呼吸道感染、肺结核等呼吸道感染患者接触。②预防泌尿道感染。勤用温水清洗外阴部并擦干，防止和减少瘙痒和湿疹的发生。因自主神经功能紊乱造成的尿潴留，可采用膀胱区热敷、按摩和人工诱导等方法排尿。导尿时应严格执行无菌技术。

（5）皮肤护理：保持皮肤的清洁，勤洗澡、勤换衣，洗澡时水温不可过热，香皂选用中性为宜，内衣以棉质、宽松、透气为好。皮肤瘙痒的患者嘱其不要搔抓皮肤。

知识点12：糖尿病的健康指导	副高：熟练掌握　正高：熟练掌握

（1）向患者介绍糖尿病防治的基本知识，指导高危人群积极预防和控制危险因素，如改变不健康的生活方式、不吸烟饮酒、少吃盐、合理膳食、积极参加适当的运动锻炼、减少肥胖等，均可降低2型糖尿病的发生。

（2）介绍糖尿病饮食配制的具体要求和措施，运动锻炼的方式和注意事项。指导患者平时注意个人卫生，生活规律，学会足部护理的方法。

（3）通过教育，使患者及家属认识到糖尿病是终身疾病，治疗需持之以恒。指导家属关心和帮助患者，协助患者遵守饮食计划，并给予精神支持和生活照顾。指导患者学会尿糖测定，以及便携式血糖计的使用，并能正确地判断检查结果，告之血糖控制的标准。使用胰岛素的患者应学会消毒方法、注射方法、胰岛素剂量计算方法和保存方法。

（4）介绍口服降糖药的不良反应和低血糖反应的症状，指导患者及家属尽早识别病情变化及其并发症的发生，如发生低血糖反应立即进食糖类食物或饮料，并休息10~15分钟，如低血糖反应持续发作，应及时就诊，并定期门诊复查。

（5）随身携带患者识别卡，以便患者发生病情变化时及时得到救治。

甲状腺功能
亢进症

第三节　甲状腺功能亢进症

知识点1：甲状腺功能亢进症的概念　　　　　副高：熟练掌握　正高：熟练掌握

甲状腺功能亢进症（简称甲亢），是各种原因引起甲状腺激素（TH）分泌过多所致的一组临床综合征。临床上以高代谢综合征（多食、消瘦、心悸等）、甲状腺肿大、眼征和自主神经系统失常为其特征性表现。

知识点2：甲状腺功能亢进症的病因　　　　　　　　副高：熟悉　正高：熟悉

（1）遗传因素：本病有明显的遗传倾向，并与一定的人类白细胞抗原（HLA）类型有关。

（2）免疫因素：患者血清中可检出甲状腺特异性抗体，即促甲状腺激素（TSH）受体抗体（TRAb）以及其他自身抗体，以及患者的外周血及甲状腺内T淋巴细胞增多，均证实本病为自身免疫性疾病，并与细胞免疫有关。

（3）环境因素：当感染、创伤、精神刺激等应激因素破坏机体免疫稳定性，可使有遗传性免疫监护和调节功能缺陷者发病。

知识点3：甲状腺功能亢进症的临床表现　　　　　副高：熟练掌握　正高：熟练掌握

多数起病缓慢，少数在感染或精神创伤等应激后急性起病。典型表现有高代谢综合征、甲状腺肿及眼征。老年患者和小儿患者表现多不典型。

（1）甲状腺毒症表现：①高代谢综合征。由于TH分泌增多导致交感神经兴奋性增高和新陈代谢加速，患者常有疲乏无力、多汗、怕热、低热（甲状腺危象时可有高热），糖耐量异常或糖尿病加重，负氮平衡，体重下降，尿钙、磷等排出量增多等。②精神神经系统。多言好动、紧张焦虑、焦虑易怒、失眠不安、注意力不集中、记忆力减退、腱反射亢进等，伸舌或双手向前平举时有细微震颤。③心血管系统。心悸、胸闷气短，严重者可发生甲亢性心脏病。④消化系统。多出现食欲亢进，肠蠕动加快，腹泻，排便次数增多。可出现肝大，肝功能异常，转氨酶升高，偶伴黄疸。⑤肌肉与骨骼系统。主要表现为甲亢性肌病、肌无力及肌萎缩，多见于肩胛与骨盆带近躯体肌群。周期性麻痹多见于青年男性患者，重症肌无力可以发生在甲亢前、后，或同时起病。甲亢也可影响骨骼脱钙而发生骨质疏松。⑥生殖系统。女性常有月经稀少，周期延长，甚至闭经。男性可出现阳痿，偶见乳腺发育。⑦造血系统。外周血淋巴细胞比例升高，单核细胞增多，白细胞总数减少。血小板寿命缩短，可伴发血小板减少性紫癜或贫血。⑧皮肤、毛发及肢端表现。皮肤温暖湿润，颜面潮红。部分患者色素减退，出现毛发脱落、白癜风或斑秃。少数伴杵状指、软组织肿胀，指（趾）甲和甲床分离，称为指端粗厚症。⑨甲状腺危象。是甲状腺毒症急性加重的一个综合征，多发生于甲亢较重而未给予治疗或治疗不充分的患者。

（2）甲状腺肿：多数患者有不同程度的弥漫性、对称性甲状腺肿大，质地中等、无压痛，随吞咽上下移动。肿大程度与甲亢病情轻重无明显关系。左右叶上下极可有震颤，常可听到收缩期吹风样或连续性收缩期增强的血管杂音，为诊断本病的重要体征。

（3）眼征：突眼为重要而较特异的体征之一，多与甲亢同时发生。按病变程度可分为单纯性突眼和浸润性突眼。

1）单纯性突眼：①轻度突眼，突眼度在18mm以内。②瞬目减少或凝视（Stellwag征），眼神炯炯发亮。③上睑挛缩，眼裂增宽（Dalrymple征），向前平视时，角膜上缘外露。④上睑移动滞缓（von Graefe征），双眼向下看时，上睑不能随眼球下落，显现白色巩膜。⑤Joffroy征，向上看时，前额皮肤不能皱起。⑥两眼内聚减退或不能（Mobius征），两眼看近物时，眼球辐辏不良。

2）浸润性突眼：较少见，除上述眼征更明显外，往往伴有眼睑肿胀肥厚，结膜充血水肿。眶内软组织肿胀、增生和眼肌的明显病变使眼球明显突出（有时可达30mm），活动受限。患者诉眼内异物感、眼部胀痛、畏光、流泪、复视、斜视、视野缩小及视力下降等。严重者眼球固定，且左右突眼程度不等。

（4）特殊类型格雷夫斯（Graves）病：T_3型甲状腺毒症、淡漠型甲亢、亚临床型甲亢、妊娠期甲亢。

知识点4：甲状腺功能亢进症的辅助检查　　　　　副高：熟练掌握　正高：熟练掌握

（1）血清甲状腺素测定：甲亢时血清总T_3、总T_4及游离T_3游离T_4水平均升高。游离T_3，游离T_4是临床诊断甲亢的首选指标。

（2）促甲状腺素测定：垂体TSH的分泌由于T_3、T_4水平的升高而受到抑制，明显降低。血清TSH浓度的变化是反映甲状腺功能最敏感的指标。目前敏感TSH测定即sTSH成为筛查甲亢的第一线指标，使得诊断亚临床甲亢成为可能。

（3）甲状腺摄^{131}I率：增高且高峰前移。本方法现主要用于甲状腺毒症病因的鉴别，甲状腺功能亢进类型的甲状腺毒症^{131}I摄取率升高，非甲状腺功能亢进类型的甲状腺毒症^{131}I摄取率降低。

（4）甲状腺自身抗体测定：甲状腺自身抗体、甲状腺受体抗体（TRAb）或甲状腺兴奋性抗体（TSAb）阳性有助于格雷夫斯病的早期诊断、判断病情活动和复发，还可作为治疗停药的重要指标。

（5）T_3抑制试验：先测基础摄^{131}I率，后口服一定剂量T_3后再做摄^{131}I率，甲亢时不受抑制，而单纯性甲状腺肿者受抑制。此试验可作为甲亢与单纯性甲状腺肿的鉴别。

（6）影像学检查：B超、放射性核素扫描、眼部CT和MRI等有助于甲状腺、异位甲状腺肿和球后病变性质的诊断。

知识点5：甲状腺功能亢进症的治疗要点　　　　　　　　副高：熟悉　正高：熟悉

（1）一般治疗：适当休息和各种支持疗法。

（2）甲状腺功能亢进症的治疗：①抗甲状腺药物治疗，常用药物包括硫脲类（甲硫氧嘧啶及丙硫氧嘧啶）和咪唑类（甲巯咪唑及卡比马唑）。主要适用于病情轻，甲状腺轻、中度肿大以及孕妇或合并严重心、肝、肾病等不宜手术者等。②其他药物治疗，复方碘（仅用于术前准备和甲状腺危象）、β受体阻断药。③放射性^{131}I治疗。④手术治疗。

（3）甲状腺危象的防治：避免和去除诱因，积极治疗甲亢是预防甲状腺危象的关键，尤其是防治感染和做好充分的术前准备工作。一旦发生需积极抢救。

1）抑制TH合成：首选丙硫氧嘧啶（PTU），首次剂量500～1000mg，口服或胃管注入；以后每4小时给予PTU 250mg，待症状缓解后改用一般治疗剂量。

2）抑制TH释放：服PTU 1小时后再加用复方碘口服溶液5滴（0.25ml或者250mg），每6小时1次，或碘化钠0.5～1.0g加入5%葡萄糖盐水中静脉滴注12～24小时，以后视病情酌减，一般使用3～7天停药。

3）β受体阻断药：普萘洛尔60～80mg/d，每4小时口服1次，或1mg经稀释后缓慢静脉注射。

4）糖皮质激素：氢氢化可的松300mg首次静脉滴注，以后每次100mg，每8小时1次。

5）降低TH浓度：上述治疗效果不满意时，可选用血液透析、腹膜透析或血浆置换等措施，迅速降低血浆TH浓度。

6）对症支持治疗：监测心、脑、肾功能；纠正水、电解质和酸碱平衡紊乱；降温、给氧、防治感染；积极治疗各种并发症。

（4）浸润性突眼的防治：①保护眼睛，防治角膜炎和结膜炎。适量使用利尿药减轻球后水肿。②早期选用免疫抑制剂。③应用甲状腺制剂可与抗甲状腺药物同服。④球后放射或手术治疗。⑤使用抗甲状腺药物控制高代谢综合征。

| 知识点6：甲状腺功能亢进症的护理评估 | 副高：熟练掌握　正高：熟练掌握 |

（1）健康史：询问患者患病的起始时间，主要症状及其特点，如有无疲乏无力、怕热、多汗、低热、多食、消瘦、急躁易怒、排便次数增多，以及心悸、胸闷、气短等表现；有无精神刺激、感染、创伤等诱发因素存在；患病后的检查治疗经过，用药情况。了解有无家族史。女性患者应了解月经史、生育史。

（2）身体状况

1）一般状态：①生命体征，观察有无体温升高、脉搏增快、脉压增加等表现。②意识精神状态，观察患者有无兴奋易怒、失眠不安等。③营养状况，评估患者有无消瘦、体重下降、贫血等营养状况改变。

2）皮肤、黏膜：观察皮肤是否湿润、多汗，以手掌明显。

3）眼征：观察和测量突眼度，评估有无眼球突出、睑裂增宽等表现，有无视力疲劳、畏光、复视、视力减退、视野变小。角膜有无溃疡。

4）甲状腺：了解甲状腺肿大程度，是否呈弥漫性、对称性肿大，有无震颤和血管杂音。

5）心脏、血管：有无心尖搏动位置变化、搏动增强、心率增快、心尖部收缩期杂音、心律失常等。有无周围血管征。

6）骨骼肌肉：是否有肌无力、肌萎缩和杵状指等。

（3）心理-社会状况：评估患者患病后对日常生活的影响，是否有睡眠、活动量及活动耐力的改变。甲亢患者因神经过敏、急躁易怒，易与家人或同事发生争执，导致人际关系紧张。评估患者的心理状态，有无焦虑、恐惧、多疑等心理变化。注意患者及家属对疾病知识的了解程度。患者所在社区的医疗保健服务情况。

知识点7：甲状腺功能亢进症的护理诊断　　　　　　副高：熟练掌握　正高：熟练掌握

（1）营养失调——低于机体需要量：与基础代谢率升高导致代谢需求大于摄入有关。

（2）活动无耐力：与蛋白质分解增加、甲状腺毒症性心脏病、肌无力等有关。

（3）个人应对无效：与性格及情绪改变有关。

（4）自我形象紊乱：与甲状腺肿大、突眼等症状有关。

（5）潜在并发症：甲状腺危象。

知识点8：甲状腺功能亢进症的护理措施　　　　　　副高：熟练掌握　正高：熟练掌握

（1）病情观察：密切观察患者的高代谢症状群、甲状腺肿和眼征的动态变化，尤其要观察有无甲亢危象的征兆。

（2）避免各种刺激：避免强光和噪声等刺激，保持病室安静，注意休息。

（3）饮食护理：给予高热量、高蛋白、高维生素饮食，并注意补充失去的水分，忌浓茶、咖啡等。

（4）症状护理：保持皮肤清洁舒适。有突眼者，应加强眼部护理。

（5）药物护理：遵医嘱用药，并注意观察药物的疗效及其副作用，警惕粒细胞缺乏，定期复查血常规。需长期用药，嘱患者不要任意间断、变更药物剂量或停药。

（6）预防甲状腺危象

1）避免诱因：指导患者进行自我心理调整，避免感染、严重精神刺激、创伤等诱发因素。

2）病情监测：观察生命体征和神志变化。若原有甲亢症状加重，并出现发热（体温＞39℃）、严重乏力、烦躁、多汗、心悸、心率＞140次/分、食欲缺乏、恶心、呕吐、腹泻、脱水等，应警惕甲状腺危象发生，立即报告医生并协助处理。

3）紧急处理配合：①立即吸氧。绝对卧床休息，呼吸困难时取半卧位，立即给予吸氧。②及时准确给药。迅速建立静脉通路。遵医嘱使用PTU、复方碘溶液、β受体阻断药、氢化可的松等药物。严格掌握碘剂的剂量，并观察中毒或过敏反应。准备好抢救药物，如镇静药、血管活性药、强心药等。③密切观察病情变化。定时测量生命体征，准确记录24小时出入量，观察神志的变化。

4）对症护理：体温过高者给予冰敷或乙醇擦浴降温。躁动不安者使用床档保护患者安全。昏迷者加强皮肤、口腔护理，定时翻身，防止压疮、肺炎的发生。腹泻严重者应注意肛周护理，预防肛周感染。

（7）浸润性突眼的护理：①经常点眼药，防止干燥、外伤及感染，外出戴墨镜或用眼罩，以避免强光、风沙及灰尘的刺激。睡前涂抗生素眼膏，并覆盖纱布或眼罩。②高枕卧位和限制钠盐摄入可减轻球后水肿，改善眼部症状。③定期眼科角膜检查以防角膜溃疡造成失明。

（8）心理护理：多与患者沟通，树立其战胜疾病的信心。

知识点9：甲状腺功能亢进症的健康指导　　　　　副高：熟练掌握　正高：熟练掌握

（1）指导患者保持身心愉快，避免精神刺激和过度劳累。

（2）指导患者每日清晨卧床时自测脉搏，定期测量体重。脉搏减慢、体重增加是治疗有效的重要标志。

（3）告知患者有关甲亢的用药知识，指导患者学会自我护理。指导患者上衣领不宜过紧，避免压迫肿大的甲状腺，严禁用手挤压甲状腺以免甲状腺激素分泌过多，加重病情。

（4）向患者解释长期服药的重要性，指导患者按时服药，定期到医院复查，如服用抗甲状腺药物者应每周查血常规1次，每隔1～2个月进行甲状腺功能测定。讲解使用甲状腺素抑制药的注意事项，如需定期检查甲状腺的大小、基础代谢率、体重、脉压、脉率，密切注意体温的变化，观察咽部有无感染，如出现高热、恶心、呕吐、腹泻、突眼加重等应及时就诊。

（5）妊娠期甲亢患者，在妊娠期间及产后力争在对母亲及胎儿无影响的情况下，使甲状腺恢复正常，妊娠期不宜用放射性^{131}I和手术治疗，抗甲状腺药物的剂量也不宜过大，由于甲状腺药物可从乳汁分泌，产后如需继续服用，则不宜哺乳。

第七章　风湿性疾病患者的护理

第一节　概　述

知识点1：风湿性疾病的概念　　　　　副高：熟练掌握　正高：熟练掌握

风湿性疾病简称风湿病，是指一组影响骨、关节及其周围软组织，并以内科治疗为主的疾病。风湿性疾病可分为以关节损害为主的关节病和不限于关节损害的系统性疾病，前者如类风湿关节炎（RA）等，后者如系统性红斑狼疮（SLE）等。

知识点2：风湿性疾病的分类　　　　　　　　副高：熟悉　正高：熟悉

（1）弥漫性结缔组织病：类风湿关节炎、红斑狼疮、硬皮病、多发性肌炎、皮肌炎、重叠综合征、血管炎病等。

（2）脊柱关节病：强直性脊柱炎、反应性关节炎、炎性肠病性关节炎、银屑病关节炎、未分化脊柱关节病等。

（3）退行性变：骨关节炎（原发性、继发性）。

（4）代谢和内分泌相关的风湿病：痛风、假性痛风、马方综合征、免疫缺陷病等。

（5）感染相关的风湿病：化脓性关节炎、反应性关节炎、风湿热等。

（6）肿瘤相关的风湿病：①原发性（滑膜瘤、滑膜肉瘤等）。②继发性（多发性骨髓瘤、转移瘤等）。

（7）神经血管疾病：神经性关节病、压迫性神经病变（周围神经受压、神经根受压等）、雷诺病等。

（8）骨及软骨病变：骨质疏松、骨软化、肥大性骨关节病、弥漫性原发性骨肥厚、骨炎等。

（9）非关节性风湿病：关节周围病变、椎间盘病变、特发性腰痛、其他疼痛综合征（如精神性风湿病）等。

（10）其他有关节症状的疾病：周期性风湿病、间歇性关节积液、药物相关的风湿综合征、慢性活动性肝炎等。

知识点3：风湿性疾病的病因、临床特点　　　副高：熟悉　正高：熟悉

（1）风湿性疾病病因复杂，主要与感染、免疫、代谢、内分泌、环境、遗传、肿瘤等因

素有关。

（2）风湿性疾病的临床特点具有以下规律。①呈发作与缓解相交替的慢性病程：如系统性红斑狼疮、类风湿关节炎、痛风等，都是病程长、病情反复，多次发作可造成相应脏器和局部组织的严重损害。②异质性：同一疾病其临床表现个体差异很大，以SLE为例，有的以皮肤损害为主，出现典型蝶形红斑；有的无皮肤损害却有明显狼疮性肾炎的表现，甚至发生肾衰竭。治疗效果有较大的个体差异，不同患者对抗风湿药的耐受量、疗效及不良反应等都可有较大差异。③免疫学异常或生化改变：风湿病患者常有免疫学或生化检查的异常，如类风湿关节炎患者类风湿因子（RF）多呈阳性，系统性红斑狼疮患者抗dsDNA抗体阳性，痛风患者血尿酸水平升高等，是相关疾病临床诊断、病情判断和预后估计的重要依据。

知识点4：风湿性疾病患者的症状评估　　　　　副高：熟练掌握　正高：熟练掌握

（1）关节疼痛与肿胀：疼痛常是关节受累的首发症状，也是风湿病患者就诊的主要原因。不同疾病关节疼痛的部位和性质有所不同。评估的内容如下。①疼痛起病情况：评估关节疼痛的发病年龄、起病特点、缓慢发生还是急骤发病、游走性疼痛还是固定的疼痛等。②疼痛的部位：是大关节还是小关节；单个关节还是多个关节；是否对称性分布等。③疼痛的形式：发作性还是持续性，是否可逆；是否有晨僵、晨僵持续的时间。④疼痛的严重程度与活动的关系：是否有影响关节活动。⑤其他伴随的症状：如长期低热、乏力、皮疹、蛋白尿、血尿等。⑥关节肿胀、活动受限程度，以及是否有压痛等症状。

（2）关节僵硬与活动受限：僵硬是指患者晨起以前，或患者没有活动的一段静止时间内，当开始活动时出现的一种关节局部不适、不灵活感，又称晨僵。①评估关节僵硬与活动受限发生情况，发生的时间、部位、持续时间、缓解方式、是突发的还是渐进的。②评估僵硬关节的分布、活动受限的程度、有无关节畸形。③评估患者的肌力，是否伴有肌萎缩。④评估有无血栓性静脉炎、腓肠肌疼痛、局部肿胀、温度升高等。⑤评估患者的生活自理能力、安全性。

（3）皮肤损害：风湿病常见的皮肤损害有皮疹、红斑、水肿、溃疡等，多由血管炎性反应引起。系统性红斑狼疮的特征性皮肤损害为面部蝶形红斑，口腔、鼻黏膜受损可表现为溃疡或糜烂。类风湿关节炎的皮肤损害可见皮下结节，呈对称分布，质硬无压痛。皮肌炎患者的皮损为对称性眼睑、眼眶周围紫红色斑疹及实质性水肿。①评估皮肤损害的起始时间、演变特点。②评估皮肤损害的部位、形态、面积、色泽、温度。③评估口腔、鼻、指尖和肢体的溃疡。④评估皮下结节的分布、质地、活动度以及有否压痛等。

知识点5：风湿性疾病患者的病史及心理－社会状况评估

**　　　　　　　　　　　　　　　　　　　副高：熟练掌握　正高：熟练掌握**

（1）发病及治疗过程

1）发病过程：应详细询问患者发病的时间，起病急缓，有无明显诱因，主要症状及其特点。

2）既往就医情况：是否经过正规治疗，效果如何，进行过何种检查，结果如何，目前服用药物情况，包括药物种类、剂量、用法，有无不良反应等。既往有无特殊的药物使用史，如普鲁卡因胺、异烟肼、氯丙嗪、甲基多巴等，因这些药物与系统性红斑狼疮的发生关系密切。

3）目前的主要临床表现及病情变化：如关节疼痛、肿胀、活动障碍，是否呈进行性加重；一般情况如体重、营养状况、食欲、睡眠及大小便有无异常等。

（2）生活史与家族史：询问出生地、年龄、职业、工作环境等与发病密切相关的因素，如长期生活工作在寒冷、阴暗、潮湿环境中者，类风湿关节炎的患病率较高。询问患者亲属中是否有类似疾病的发生。

（3）心理-社会状况

1）疾病影响：患者日常生活、工作是否因患病受到影响。如系统性红斑狼疮常因疾病反复发作，长期不愈，并有关节疼痛、活动受限或脏器功能受损，使患者的生活、工作或学习受到影响。

2）患者对疾病认知情况：患者对疾病的性质、过程、预后及防治知识的了解程度。

3）心理状态评估：如有无敏感、多疑、易激惹、性格幼稚化、焦虑、抑郁、偏执和悲观等心理反应及其程度。

4）社会支持系统：评估患者的家庭结构、经济状况，文化、教育背景，亲属对患者所患疾病的认识和态度，对患者的关心和支持程度。患者单位所能提供的支持。出院后的继续就医条件，以及社区所能提供的医疗服务等。

第二节 系统性红斑狼疮

知识点1：系统性红斑狼疮的概念　　　　　　副高：熟练掌握　正高：熟练掌握

系统性红斑狼疮（SLE）是一种慢性自身免疫性疾病，由于体内有大量致病性自身抗体和免疫复合物，造成组织损伤，临床可以出现多个系统和脏器损害的症状，以青年女性多见。

知识点2：系统性红斑狼疮的病因及发病机制　　　　副高：熟悉　正高：熟悉

确切原因尚不清楚，可能与遗传、雌激素、环境等多种因素互相综合作用引起机体免疫调节功能紊乱有关。

（1）遗传因素：SLE是一种多基因遗传性疾病。SLE的遗传至少需要4个基因的参与。不同基因有缺陷的共同作用，导致明显的特异反应堆，产生各种病理过程和不同的临床表现。

（2）内分泌因素：可能与下列性激素异常有关：①雌激素水平及其代谢异常。②雌激素受体的含量。③催乳素和生长激素的含量。

（3）感染：SLE患者的血清病毒抗体效价高于健康人，其体内存在的内源性抗反转录病毒，可产生大量的自身抗体，引发SLE。

（4）物理因素：紫外线照射可诱发皮肤损害或使原有的皮损加剧，并能使某些局限性盘状红斑狼疮发展为系统型。日常饮食成分对SLE诱发有不可忽视的作用，如无鳞鱼、干咸海产品及烟熏食物、苜蓿等。

（5）药物：引起药物性狼疮的药品按化学结构可分成以下4类。①芳香胺类：普鲁卡因胺、磺胺嘧啶和β受体阻断药等。②肼类：肼苯达嗪和异烟肼等。③巯基化合物：青霉胺、甲状腺药物等。④苯类：苯妥英钠等抗惊厥药等。

（6）免疫异常：具有SLE遗传素质的人，在上述各种因素作用下使机体正常的自身免疫机制破坏，产生多种免疫异常。常见的有：①B淋巴细胞功能亢进。②T淋巴细胞失平衡。③细胞因子表达异常。④淋巴细胞凋亡异常。

知识点3：系统性红斑狼疮的病理　　　　　　　　副高：熟悉　　正高：熟悉

SLE的病理形态因累及部位不同而异。本病的基本病理变化为炎症反应和血管异常，它可以出现在身体任何器官。中小血管因免疫复合物（IC）沉积或抗体直接侵袭而出现管壁的炎症和坏死，继发血栓使管腔变窄，导致局部组织缺血和功能障碍。受损器官的特征性改变有：①苏木紫小体，是由于细胞核受抗体作用变性为嗜酸性团块，为诊断SLE的特征性依据。②洋葱皮样病变，即小动脉周围有显著向心性纤维组织增生，尤以脾中央动脉为明显。心瓣膜的结缔组织反复发生纤维蛋白样变性而形成赘生物。心包、心肌、肺、神经系统等亦可出现上述基本病理变化。③狼疮性肾炎（LN），肾活组织免疫荧光及电镜检查，几乎均可发现位于肾小球、肾小管-间质和血管等部位具有特征性的病理改变。LN患者典型的肾小球免疫病理表现为IgG、IgA、IgM，补体C3、C4、Clq和纤维蛋白均呈高强度沉积于系膜区和毛细血管壁，称为"满堂亮"。

知识点4：系统性红斑狼疮的临床表现　　　　副高：熟练掌握　　正高：熟练掌握

SLE临床表现多种多样，变化多端。其起病可为暴发性、急性或隐匿性。早期可仅侵犯1~2个器官，表现不典型，容易误诊，以后可侵犯多个器官，而使临床表现复杂多样。多数患者病程呈缓解与复发交替，终身带病。

（1）全身症状：活动期患者大多有全身症状。大部分患者在病程中有各种热型的发热。此外，全身不适、乏力、食欲缺乏、体重减轻等亦常见。其中约90%患者出现发热，热型不一，以低、中度热多见，偶有高热。发热应除外感染因素，尤其是在免疫抑制剂治疗中出现的发热。

（2）皮肤损害：80%患者可见。典型者鼻面部有蝶形红斑，表面光滑，有时可见鳞屑，病情缓解期红斑可消退，留有棕黑色色素沉着。手掌大、小鱼际，指（趾）端周围有红斑、斑丘疹及紫斑等。可见脱发。黏膜损害通常与SLE活动有关，可累及全身各处的黏膜，但多发生在口腔及唇部，可见白斑、糜烂或溃疡。

（3）关节肌肉疼痛：85%患者在病程中伴有关节痛，多为对称性、游走性，一般不引起关节畸形，最受累的关节为近端指间关节、腕、膝及踝关节，部分病例可发生无菌性缺血性骨坏死，股骨头最常累及，其次为肱骨头、胫骨头等。少数患者可有肌痛、肌炎。

（4）内脏损害：几乎所有患者都有肾受累，表现为肾炎或肾病综合征。晚期发生肾衰竭，是SLE死亡的常见原因。大多数SLE患者可出现呼吸系统、心血管系统、消化系统、神经系统的损害，如胸膜炎、心包炎、血栓性静脉炎、急腹症、慢性贫血、眼底出血、蛛网膜下腔出血、偏瘫、昏迷等。

知识点5：系统性红斑狼疮的辅助检查　　　　　　副高：熟练掌握　正高：熟练掌握

（1）一般检查：血常规可表现为全血细胞减少、白细胞减少或血小板减少。蛋白尿、血尿及各种管型尿。红细胞沉降率在SLE活动期增快，而缓解期可降至正常。肝、肾功能异常等。

（2）狼疮（LE）细胞检查：从外周血中找LE细胞。

（3）抗核抗体试验：抗核抗体是指一组对细胞核或细胞质内核酸和核蛋白的自身抗体。是目前最佳的SLE筛选试验，本试验已代替了狼疮细胞检查。

（4）皮肤狼疮带试验：SLE患者呈阳性反应。

（5）血清补体测定：SLE患者血清补体C3减少。

（6）毛细血管镜检查：SLE患者指甲皱和舌尖微循环中可见多种微循环障碍。

知识点6：系统性红斑狼疮的治疗要点　　　　　　　　　　副高：熟悉　正高：熟悉

SLE目前尚不能根治，但合理治疗后可以缓解，尤其是早期患者。治疗原则是急性期积极用药诱导缓解，控制病情活动；缓解后，给予维持性缓解治疗。

（1）一般治疗：①活动期患者卧床休息。②积极控制感染。③避免日晒。

（2）非甾体抗炎药：均为口服药，主要用于发热、关节和肌肉酸痛而无明显血液病变的轻症患者，常用的有阿司匹林、吲哚美辛、布洛芬等。

（3）抗疟药：氯喹主治红斑狼疮的皮肤损害，若体内蓄积可影响视网膜，需要定期做眼底检查。

（4）糖皮质激素：是治疗SLE的首选药物，可显著抑制炎症反应，抑制抗原抗体反应。诱导缓解期，可先试用泼尼松0.5～1.0mg/（kg·d），晨起顿服，病情稳定后2周或疗程6周内，开始以每1～2周减10%的速度缓慢减量。若病情允许，以10mg/d泼尼松小剂量长期维持治疗。对于有重要脏器急性进行性损伤时（如肺泡出血、NP-SLE的癫痫发作或明显精神症状、严重溶血性贫血等），可采用激素冲击治疗，即用甲泼尼龙500～1000mg，溶于5%葡萄糖250ml中，缓慢静脉滴注，每天1次，连用3～5天为1个疗程，如需要可于1～2周后重复使用，可较快控制病情活动，达到诱导缓解。由于用药量大，应严密观察药物的不良反应。

（5）免疫抑制剂：加用免疫抑制剂有利于更好地控制SLE活动，减少SLE暴发，以及减少激素的剂量和不良反应。有重要脏器受累的SLE患者，诱导缓解期首选环磷酰胺

（CTX）或霉酚酸酯（MMF）治疗，如无明显不良反应，至少应用6个月以上。在维持治疗中，根据病情选择1～2种免疫抑制剂长期维持。目前认为羟氯喹（HCQ）应作为SLE的背景治疗，可全程长期应用。

（6）大剂量静脉输注免疫球蛋白：是一项强有力的辅助治疗措施，适用于狼疮危象、激素或免疫治疗无效、合并全身严重感染的患者，有急救作用，赢得抢救时间。

（7）血浆置换疗法：其原理是除去特异性自身抗体、免疫复合物、非特异性炎症介质，如补体、纤维蛋白原等。

（8）中草药：雷公藤对狼疮肾炎有一定疗效。

知识点7：系统性红斑狼疮的护理评估　　副高：熟练掌握　正高：熟练掌握

（1）健康史：询问与本病有关的病因及诱因，如有无病毒感染、妊娠、日光过敏、药物、精神刺激等，家族遗传性疾病史。了解患者发病时间、病程及病情变化，有无发热、乏力、体重下降等；有无食欲缺乏、呕吐、腹痛、腹泻等；有无颜面水肿、肉眼血尿及尿量减少；有无头痛、意识障碍及神经系统损害；有无咳嗽、呼吸困难；患者皮疹出现的时间及变化情况，有无关节和肌肉疼痛等。

（2）身体状况：患者生命体征有无异常，观察患者精神状态，有无面部蝶形红斑及其他皮疹、口腔溃疡；有无关节畸形及功能障碍；有无水肿、高血压、尿量减少等。

（3）心理-社会状况：本病反复发作，并因关节疼痛、活动受限和脏器功能受损而影响患者正常的生活、工作，长期治疗造成沉重的经济负担。注意患者的心理状态，有无焦虑、抑郁等情绪。了解患者及家属对疾病的认识程度及家庭经济状况。

知识点8：系统性红斑狼疮的护理诊断　　副高：熟练掌握　正高：熟练掌握

（1）皮肤完整性受损：与疾病所致的血管炎性反应有关。

（2）疼痛——慢性关节疼痛：与自身免疫有关。

（3）口腔黏膜改变：与自身免疫反应、长期使用激素等因素有关。

（4）焦虑：与病情反复发作、迁延不愈、面容毁损及多脏器功能损害等有关。

（5）潜在并发症：慢性肾衰竭。

知识点9：系统性红斑狼疮的护理措施　　副高：熟练掌握　正高：熟练掌握

（1）避免诱发因素：避免紫外线照射和日光浴、刺激性物质接触皮肤，如碱性肥皂、染发烫发剂、头发定型剂等，避免食用可诱发或加重本病的药物和食物。

（2）休息：合理安排休息与活动，急性活动期需卧床休息。

（3）营养：根据病情变化调整营养，一般情况给予高蛋白、高营养、富含维生素、少刺激的食物。忌食含有补骨脂素的食物，如芹菜、香菜、无花果等。

（4）心理护理。

（5）皮肤黏膜护理：嘱患者皮肤瘙痒、疼痛时切勿抓挠，必要时予以涂敷止痒药。对破溃皮肤进行伤口护理。加强口腔护理，保持口腔清洁，有口腔溃疡者局部涂以碘甘油等。

（6）关节的护理：嘱咐患者切勿热敷红肿疼痛的关节。关节疼痛剧烈时减少活动。

（7）严密观察病情，保护脏器功能。①一般观察：注意皮肤的温度和颜色，检查有无结节、红斑出现，以观察有无血栓性血管炎或坏死性血管炎发生。②严密观察各系统功能损害情况，发现问题及时对症处理。

（8）药物不良反应的观察及护理

1）糖皮质激素：长期应用者不良反应较多，可引起高血压、水肿、药物性糖尿病、低血钾、继发感染、骨质疏松、精神兴奋及烦躁、失眠。针对以上不良反应，应采取以下护理措施：①于饭后服用药物，遵医嘱同时服用保护胃黏膜的药物。②用药期间给予低盐、高蛋白、含钾丰富的食物。长期用药者应补充钙剂及维生素D，防止骨质疏松及股骨头无菌性坏死。③观察血糖、尿糖，及早发现药物性糖尿病。④观察精神情绪变化，并注意区分是药物不良反应还是疾病本身的症状。⑤预防感染。⑥按时按量服用，嘱患者不要擅自更改剂量及突然停药。

2）免疫抑制剂：主要不良反应有骨髓抑制。针对性护理措施包括：①定期监测血常规。②仔细观察皮肤、口腔黏膜情况，及时处理皮疹及口腔溃疡。③遵医嘱给予辅助药物（如镇静止吐药），以减轻胃肠道不良反应。治疗间歇期及时补充营养。④针对脱发患者，耐心解释脱发与用药的关系，应说明脱发不是永久的，可让其选择假发套或戴帽。

知识点10：系统性红斑狼疮健康指导　　　　副高：熟练掌握　　正高：熟练掌握

系统性红斑狼疮患者早期诊断及有效治疗可使预后得到改善。并发感染、肾衰竭及中枢神经系统病变，是导致患者死亡的主要原因，因此，对患者加强健康宣教及随访非常重要。

（1）指导患者要避免一切可能诱发疾病的因素。告诉患者控制疾病的基本知识，本病虽不易根治，但若能注意避免诱因，认真配合治疗，可延长缓解期，达到长期控制的目的。

（2）指导患者提高生活质量，缓解期应适当锻炼，增强体质，可参加较轻工作，儿童尽可能复学。

（3）指导生育。青年女性在病情平稳、心肾功能正常下可结婚、生育，但应尽可能减少妊娠次数，且不宜服用雌激素类避孕药。妊娠患者应加强随访，停用除肾上腺糖皮质激素外的一切药物，加强围生期母亲和胎儿的观察。哺乳期不宜用大量激素，可选用非甾体抗炎药治疗。

（4）患者需长期用药、定期随访，不可擅自改变药物剂量或突然停药，避免使用肾毒性药物。

第八章　理化因素所致疾病患者的护理

第一节　中毒概述

知识点1：中毒的概念　　　　　　　　　副高：熟练掌握　正高：熟练掌握

某些物质进入人体后，在一定的条件下，与体液、组织相互作用，损害组织，破坏神经及体表的调节功能，使正常生理功能发生严重障碍，引起功能性或器质性病变及一系列代谢紊乱，称为中毒。引起中毒的外来物质称为毒物。

知识点2：中毒的常见特点　　　　　　　　　副高：熟悉　正高：熟悉

（1）病因较明确：分为职业性中毒、生活性中毒。
（2）多与环境有关：人类生活环境或生产环境中有害因素。
（3）有特定的临床表现：根据接触毒物的量和时间不同，将中毒分为急性中毒和慢性中毒。急性中毒常于皮肤黏膜、眼、神经、呼吸、循环、血液、泌尿等器官或系统产生严重的症状，如发绀、惊厥、昏迷、呼吸困难、心律失常、急性肾衰竭等。慢性中毒大多缺乏特异的临床表现，容易漏诊、误诊。
（4）病情危急、变化迅速、需紧急处理。

知识点3：中毒的病因　　　　　　　　　副高：熟练掌握　正高：熟练掌握

（1）职业性中毒：生产过程中与毒物密切接触。
（2）生活性中毒：误食、意外接触、用药过量、自杀或谋害。

知识点4：毒物的吸收、分布、代谢、排泄　　副高：熟练掌握　正高：熟练掌握

（1）吸收：通过呼吸道、消化道、皮肤及黏膜侵入人体。
（2）分布：毒物在体内分布于体液和组织中。毒物蓄积的部位可以是其主要的致毒部位，也可以由毒物蓄积的部位不断释放毒素，作用于其他部位引起毒性损害。影响毒物体内分布的主要因素是毒物与血浆蛋白的结合力、毒物与组织的亲和力，以及毒物通过某些屏障的能力。
（3）代谢：毒物在体内代谢转化的主要场所是肝。通过氧化、还原、水解、结合等作用

进行代谢。大多数毒物经代谢后毒性降低，少数在代谢后毒性反而增加。影响毒物代谢的因素有年龄、性别、毒物进入途径、剂量、肝及其他组织的疾病等。

（4）排泄：毒物排泄的主要途径为肾，其次可经胆道、大肠的黏液排泄。大多数气体和易挥发的毒物吸收后，以原形经呼吸道排出。

知识点5：中毒的临床表现　　　　　　　　副高：熟练掌握　正高：熟练掌握

各种中毒的症状和体征取决于各种毒物的毒理作用和机体的反应性。

（1）神经系统：神经毒物直接作用于中枢神经系统，使脑实质受损，引起急性中毒性脑病。主要表现为不同程度的意识障碍，出现颅内高压症时，表现为频繁呕吐、瞳孔缩小，呼吸脉搏变慢，血压上升，如有脑疝形成，可出现双侧瞳孔不等大，呼吸衰竭等。

（2）呼吸系统：刺激性或腐蚀性气体由呼吸道侵入时，可有咳嗽、声嘶、胸痛、呼吸困难等，严重者可出现中毒性肺水肿。

（3）循环系统：可出现休克、心律失常、心搏骤停等。

（4）消化系统：消化道是毒物侵入人体的主要途径，也是毒物吸收和排泄的主要场所。中毒时可出现口腔炎、急性胃炎、中毒性肝病。

（5）血液系统：可表现为溶血性贫血、白细胞计数减少、出血。

（6）泌尿系统：可表现为急性肾衰竭，常见于中毒性肾小管坏死、肾缺血、肾小管堵塞。

（7）皮肤黏膜症状：因毒物不同可引起不同的皮肤黏膜的发绀、变色、损害。一氧化碳中毒，皮肤黏膜呈樱桃红色；毒物烧伤可见皮肤呈腐蚀性损害；硝酸烧伤呈黄色等。

（8）瞳孔症状：阿托品类中毒的患者瞳孔扩大；有机磷农药、吗啡中毒的患者瞳孔缩小。

知识点6：中毒的治疗要点　　　　　　　　　　副高：熟悉　正高：熟悉

（1）迅速确定是否中毒及其中毒程度。

（2）立即处理危及生命的情况：对已经出现的危及生命的症状及时进行抢救。

（3）有效排毒：①清除毒物。②促进已吸收毒物排出。③阻止毒物的吸收。

（4）特殊解毒剂的应用。

（5）积极的支持疗法：常用的方法有高压氧治疗；肾上腺皮质激素治疗；呼吸机辅助呼吸等。

知识点7：中毒的护理诊断　　　　　　　　副高：熟练掌握　正高：熟练掌握

（1）急性意识障碍：与中毒引起神经细胞或轴索损害有关。

（2）气体交换受损：与呼吸困难有关。

知识点8：中毒的护理措施　　　　　　　　　**副高：熟练掌握　正高：熟练掌握**

（1）快速脱离中毒环境，对症处理：经呼吸道吸入毒物者，立即脱离现场，加强通气，积极吸氧。经消化道摄入毒物者，采取催吐、洗胃、灌肠、导泻措施。经皮肤黏膜沾染毒物者，用清水彻底冲洗。

（2）迅速恢复与维持患者基本生命体征：保持气道通畅，吸氧。快速建立有效静脉通道。休克者给予仰卧中凹位，头偏向一侧。

（3）备好解毒药和其他抢救药物。

（4）密切观察患者意识、瞳孔、生命体征的变化及药物疗效和不良反应。观察患者中毒症状、程度、病情特征，做好记录，发现问题及时向医生报告。同时密切观察患者呕吐物、排泄物的性状，必要时留取标本做毒物鉴定。

（5）加强生活和心理护理：口服腐蚀毒物者加强口腔护理，意识不清、惊厥者专人护理。抢救同时注意对患者及家属进行心理安慰和疏导。

急性一氧
化碳中毒

第二节　急性一氧化碳中毒

知识点1：急性一氧化碳中毒的概念　　　　　　**副高：熟练掌握　正高：熟练掌握**

在生产和生活中，含碳物质燃烧不完全，可产生一氧化碳（CO）。吸入过量一氧化碳可致全身组织缺氧，最终发生脑水肿和中毒性脑病，常产生神经系统严重损伤，甚至造成死亡。

知识点2：急性一氧化碳中毒的病因及发病机制　　　　**副高：熟悉　正高：熟悉**

（1）病因：职业性中毒，如煤气、炼钢、炼焦、烧窑等生产过程中煤气管道漏气；生活性中毒，如家庭室内使用煤炉取暖及煤气加热淋浴器因通风不良均可造成一氧化碳中毒。

（2）发病机制：CO经呼吸道进入血液，与红细胞内血红蛋白结合形成碳氧血红蛋白。由于CO与血红蛋白的亲和力比氧与血红蛋白亲和力大240倍，同时碳氧血红蛋白的解离比氧合血红蛋白的解离速度慢3600倍，易造成碳氧血红蛋白在体内的蓄积。碳氧血红蛋白不能携氧，从而导致组织和细胞缺氧。此外，CO还可抑制细胞色素氧化酶，影响细胞呼吸。CO中毒时，脑、心对缺氧最敏感，常最先受损。

知识点3：急性一氧化碳中毒的临床表现　　　　　**副高：熟练掌握　正高：熟练掌握**

根据临床症状严重程度及血液中碳氧血红蛋白的含量，可将急性CO中毒分为轻、中、重度。

（1）轻度中毒：患者可出现搏动性剧烈头痛、头晕、恶心、呕吐、无力、嗜睡、心悸、耳鸣、意识模糊等。如及时脱离中毒环境，吸入新鲜空气，症状可迅速消失。

（2）中度中毒：除上述症状加重外，常出现浅昏迷，患者面色潮红、口唇呈樱桃红色、脉快、多汗。如能及时脱离中毒环境，经积极抢救，于数小时后可清醒，一般无明显的并发症。

（3）重度中毒：患者出现深昏迷、抽搐、呼吸困难、呼吸浅而快、面色苍白、四肢湿冷、全身大汗、血压下降。最后可因脑水肿、呼吸循环衰竭而危及生命。并发症发生率高。

（4）迟发性脑病：急性CO中毒患者在清醒后，经过2～60天的假愈期，可出现迟发性脑病症状，如幻听、幻视、抑郁、烦躁等精神症状，痴呆、震颤麻痹综合征、肢体瘫痪、失明、失语或继发性癫痫等。

知识点4：急性一氧化碳中毒的辅助检查　　　　　副高：熟练掌握　正高：熟练掌握

（1）血液碳氧血红蛋白测定：是重要的诊断和分度指标，但注意采血后及时送检，否则数小时后碳氧血红蛋白会逐渐消失。结果判定：轻度中毒时为10%～20%，中度中毒时可高于30%，重度中毒时可高于50%。

（2）脑电图检查：可见弥漫性低波幅慢波，与缺氧性脑病进展相平行。

（3）头部CT检查：脑水肿时可见脑部有病理性密度减低区。

知识点5：急性一氧化碳中毒的治疗要点　　　　　　副高：熟悉　正高：熟悉

（1）立即脱离中毒环境：将患者转移到空气新鲜处，注意保暖，保持呼吸道通畅。

（2）纠正缺氧：吸氧可加速碳氧血红蛋白解离，促进一氧化碳排出。轻、中度中毒患者可用面罩或鼻导管高流量吸氧，5～10L/min；严重中毒患者给予高压氧治疗，增加血液中溶解氧，提高动脉血氧分压，迅速纠正组织缺氧。

（3）对症治疗：①防治脑水肿。严重中毒后24～48小时是脑水肿发展的高峰，应及时用20%甘露醇静脉滴注，也可应用呋塞米、肾上腺皮质激素降低颅内压、减轻脑水肿。②控制高热和惊厥。采用物理降温，必要时可用冬眠药物。有频繁抽搐者，首选地西泮静脉注射。③促进脑细胞代谢。常用药物有三磷腺苷、细胞色素C、辅酶A和大剂量维生素C、B族维生素等。④防治并发症及迟发性脑病。昏迷期间保持呼吸道通畅，预防肺炎和压疮。

知识点6：急性一氧化碳中毒的护理评估　　　　　副高：熟练掌握　正高：熟练掌握

（1）健康史：询问患者吸入一氧化碳的时间，有无头痛、头晕、恶心、呕吐、心悸和四肢无力等，有无胸闷、气短、呼吸困难等。询问患者中毒前的健康状况，如有无心、脑血管病及中毒时体力活动等。

（2）身体状况：患者生命体征有无异常，观察患者精神状态，注意神志变化。有无脑水肿、肺水肿、呼吸衰竭、上消化道出血、休克和严重的心肌损害、心律失常等。

（3）心理-社会状况：评估患者对疾病知识的了解程度，中毒后有无焦虑、恐惧等情绪，家庭成员对一氧化碳中毒者的态度等。

| 知识点7：急性一氧化碳中毒的护理诊断 | 副高：熟练掌握　正高：熟练掌握 |

（1）疼痛：与一氧化碳引起脑缺氧有关。
（2）急性意识障碍：与一氧化碳中毒有关。
（3）潜在并发症：迟发性脑病。
（4）知识缺乏：缺乏对一氧化碳中毒的认识。

| 知识点8：急性一氧化碳中毒的护理措施 | 副高：熟练掌握　正高：熟练掌握 |

（1）昏迷者要防止舌后坠，使颈部伸展，保持呼吸道通畅。应迅速用鼻导管给高浓度氧（60%），流量8~10L/min，有条件可用高压氧舱治疗。呼吸停止者应做人工呼吸，必要时做气管切开。
（2）惊厥者用镇静药如地西泮等，注意口内放置开口器或压舌板，严防舌咬伤。高热者给予物理降温。
（3）鼻饲营养应为高热量、维生素丰富的食物。做好口腔、皮肤护理，定时翻身拍背，以防压疮和肺部感染。
（4）清醒后仍要休息2周，并向患者及家属解释可能发生迟发性脑病及其病因，使其主动配合。

| 知识点9：急性一氧化碳中毒的健康指导 | 副高：熟练掌握　正高：熟练掌握 |

（1）加强预防一氧化碳中毒的宣传。居室用火炉要装烟囱，保持室内通风。
（2）厂矿要认真执行安全操作规程，煤气管道要维修，应有专人负责矿井空气中一氧化碳浓度的检测和报警，进入高浓度一氧化碳的环境，要戴好一氧化碳防毒面具，系好安全带。我国规定车间空气中一氧化碳最高容许浓度为30mg/m³。

第三节　有机磷农药中毒

| 知识点1：有机磷农药中毒的概念 | 副高：熟练掌握　正高：熟练掌握 |

有机磷农药对人畜的毒性作用主要是对乙酰胆碱酯酶的抑制，使乙酰胆碱不能水解而蓄积，使胆碱能神经受到持续冲动，出现先兴奋后衰竭的一系列毒蕈碱样、烟碱样和中枢神经系统等症状。重者可因昏迷和呼吸衰竭而死亡。

| 知识点2：有机磷农药中毒的病因及发病机制 | 副高：熟悉　正高：熟悉 |

（1）病因：①职业性中毒。多为在生产农药或使用药物过程中违反操作规程或防护不周。②生活性中毒。误服、自杀、他杀或食用被杀虫剂污染的食物均可引起中毒。

（2）中毒机制：有机磷类属脂溶性物质，可经消化道、皮肤黏膜及呼吸道被机体所吸收。吸收后6～12小时血中浓度达到最高值，24小时内通过肾由尿排泄，48小时后完全排除到体外。有机磷在体内主要经历分解和氧化2种过程，氧化产物毒性增强，而分解产物毒性降低。其中毒机制为：有机磷进入体内，迅速与胆碱酯酶结合，形成稳定的磷酰化胆碱酯酶，抑制胆碱酯酶活性，导致乙酰胆碱大量蓄积，引起一系列以乙酰胆碱为传导介质的神经包括交感神经和副交感神经过度兴奋的临床表现。

知识点3：有机磷农药中毒全身中毒损害的临床表现

副高：熟练掌握　正高：熟练掌握

急性中毒发病时间与有机磷农药毒性大小、剂量及侵入时间密切相关。一般经皮肤吸收，症状常在接触2～6小时内出现。自呼吸道吸入和口服者症状发生较快，可在10分钟至2小时内出现症状。通常发病愈早，病情愈重。临床分为3级：①轻度中毒，有头晕、头痛、恶心、呕吐、多汗、胸闷、视物模糊、无力、瞳孔缩小。②中度中毒，除上述症状外，还有肌纤维颤动、瞳孔明显缩小、轻度呼吸困难、流涎、腹痛、腹泻、步态蹒跚，意识清晰。③重度中毒，除上述表现外，并出现昏迷、肺水肿、呼吸麻痹、脑水肿。

（1）毒蕈碱样症状：出现最早，主要是副交感神经末梢兴奋所致，表现为腺体分泌增加及平滑肌痉挛。消化道和呼吸道症状比较突出，如恶心、呕吐、腹痛、腹泻、流涎、支气管痉挛及分泌物增多、胸闷、咳嗽、呼吸困难、发绀等。严重时发生肺水肿。还可引起尿便失禁、心率减慢、瞳孔缩小、视物模糊、流泪、流涕及流涎，严重者口吐白沫、大汗淋漓。

（2）烟碱样症状：主要是横纹肌运动神经兴奋，表现为肌纤维颤动，常先自小肌群如眼睑、面部、舌肌开始，逐渐发展至四肢、全身肌肉抽搐，患者常有全身紧缩或压迫感，后期出现肌力减退和瘫痪，如发生呼吸肌麻痹可诱发呼吸衰竭。

（3）中枢神经系统症状：早期可有头晕、头痛、倦怠无力，逐渐出现烦躁不安、谵妄、抽搐及昏迷。严重时可发生呼吸中枢衰竭或脑水肿而死亡。

急性中毒多无后遗症，在急性严重中毒症状消失后2～3周，极少数患者可发生迟发性神经病，主要表现为下肢瘫痪、四肢肌肉萎缩等症状。

急性中毒症状缓解后，迟发性神经病发生前，多在急性中毒后24～96小时突然发生死亡，称中间型综合征。

知识点4：有机磷农药中毒局部中毒损害的临床表现

副高：熟练掌握　正高：熟练掌握

对硫磷、内吸磷、美曲膦酯、敌敌畏接触皮肤后可引起过敏性皮炎，皮肤可红肿、出现水疱。眼内溅入有机磷农药可引起结膜充血和瞳孔缩小。

知识点5：有机磷农药中毒的辅助检查　　　　副高：熟练掌握　正高：熟练掌握

（1）全血胆碱酯酶测定：是诊断有机磷农药中毒、中毒程度轻重、疗效判断和预后估计的重要指标。正常人血胆碱酯酶活力值为100%，对于急性中毒者，胆碱酯酶活力值在70～50%为轻度中毒，50%～30%为中度中毒，30%以下为重度中毒。

（2）尿中有机磷代谢产物测定：对硫磷和甲基对硫磷在体内氧化分解生成对硝基酚由尿中排出，而美曲磷脂中毒时在尿中出现三氯乙醇，这些物质均可反映毒物吸收，有助于有机磷农药中毒的诊断。

（3）血、胃内容物、大便中有机磷测定。

知识点6：有机磷农药中毒的治疗要点　　　　　　副高：熟悉　正高：熟悉

（1）迅速清除毒物：立即脱离现场、脱去污染衣物，用肥皂水反复清洗污染皮肤、头发和指甲缝隙部位，禁用热水或乙醇擦洗，以防皮肤血管扩张促进毒物吸收。

口服中毒者用清水、2%碳酸氢钠溶液（美曲磷酯中毒忌用）或1：5000高锰酸钾溶液（对硫磷中毒忌用）反复洗胃，直至洗清无大蒜气味为止，然后再给予硫酸钠导泻。

（2）抗毒药的使用：①抗胆碱药。最常用药物为阿托品。阿托品能阻断乙酰胆碱对副交感神经和中枢神经系统毒蕈碱受体的作用，对减轻、消除毒蕈碱样症状和对抗呼吸中枢抑制有效，但对烟碱样症状和胆碱酯酶活力恢复无效。阿托品用量根据中毒程度而定。轻度中毒可皮下注射阿托品1～2mg，每1～2小时1次；中、重度（包括昏迷）中毒可静脉给药。②胆碱酯酶复能剂。常用有解磷定、氯解磷定和双复磷。此类药物能夺取磷酰化胆碱酯酶中的磷酸基团，使胆碱酯酶恢复活性，解除烟碱样症状。

解磷定和氯解磷定对内吸磷、对硫磷、甲拌磷等中毒疗效好，双复磷对敌敌畏、美曲磷酯中毒疗效较好。此类药物必须注意早期给药、重复给药。中、重度中毒时，阿托品与胆碱酯酶复能剂宜合用，两者有协同效果，此时阿托品用量酌减。

（3）对症治疗：有机磷中毒的死因主要为呼吸衰竭，其原因是肺水肿、呼吸肌瘫痪或呼吸中枢抑制，故维持呼吸功能极其重要。①及时给氧、吸痰、保持呼吸道通畅，必要时气管插管、气管切开或应用人工呼吸机。②防治感染，早期使用抗生素。③输液，加速毒物排出，纠正水、电解质和酸碱失衡，注意防止诱发肺水肿。④危重患者胆碱酯酶活力严重抑制，可输新鲜血或采用换血疗法。

知识点7：有机磷农药中毒的护理评估　　　　副高：熟练掌握　正高：熟练掌握

（1）了解患者中毒的原因，如在生产过程中手套破损、衣服和口罩污染、生产设备密闭不严等，导致药物污染皮肤或吸入呼吸道引起中毒；施药人员喷洒农药时污染皮肤或吸入空气中农药导致中毒；生活中由于误服、故意吞服或饮用被农药污染的水源或食入污染食品等。了解患者有无过敏性皮炎、皮肤水疱或剥脱性皮炎。有无胸闷、气短、恶心、呕吐、腹痛、腹泻，有无大小便失禁，有无头晕、头痛、烦躁不安等。

（2）身体状况：生命体征有无异常，有无头晕、头痛、共济失调、烦躁不安、谵妄、抽搐、严重昏迷。眼部有无结膜充血和瞳孔缩小，有无大汗、流泪和流涎等，有无肌纤维颤动、全身肌肉强直性痉挛等。

（3）心理-社会状况：评估有机磷农药中毒患者有无紧张、恐惧等情绪，对故意吞服有机磷农药的自伤患者评估其心理状态，了解自伤原因，做好心理疏导。评估患者及家属对有机磷农药中毒的认识程度和对相关疾病知识的了解程度。

| 知识点8：有机磷农药中毒的护理诊断 | 副高：熟练掌握　正高：熟练掌握 |

（1）急性意识障碍：与有机磷毒物累及中枢神经系统有关。

（2）气体交换受损：与呼吸道腺体分泌过多、支气管痉挛及肺水肿有关。

（3）低效性呼吸型态：与有机磷农药致肺水肿、呼吸肌麻痹、呼吸中枢受抑制有关。

（4）组织灌注量不足：与严重呕吐、腹泻体液丢失过多有关。

（5）有自伤的危险：与曾有自伤史有关。

（6）知识缺乏：缺乏对有机磷农药毒性认识及防护知识。

| 知识点9：有机磷农药中毒的护理措施 | 副高：熟练掌握　正高：熟练掌握 |

（1）病情观察：定时测量生命体征，观察神志状态、瞳孔大小及肺部啰音、尿量及呼吸难、发绀情况，全血胆碱酯酶活力测定结果，以便及时了解治疗、护理效果。

（2）清除未吸收毒物的护理：洗胃后若保留胃管，注意洗出液体有无蒜臭味，以决定胃管保留时间。喷洒农药中毒者除脱去衣物，用肥皂清洗皮肤外，注意指甲缝隙、头发是否清洗过，若未做需再补做，否则可引起病情反复。

（3）保持呼吸道通畅：昏迷者肩部要垫高，以保持颈部伸展，或头偏一侧，防止舌后坠，定时吸痰。松解紧身内衣，减少呼吸运动的障碍，一旦出现呼吸肌麻痹，应及时报告医生准备人工呼吸机。

（4）吸氧：根据呼吸困难程度调节氧气流量，并给予持续吸氧。

（5）药物治疗的护理：遵医嘱给予阿托品及胆碱酯酶复能药，用药过程中要注意其不良反应，对阿托品化、阿托品中毒的表现应该会区分，怀疑阿托品中毒时应提醒医生，做好给药及药物反应的记录。

（6）预防感染：对昏迷患者要做好口腔、皮肤清洁、定时翻身的护理。吸痰时要注意规范化操作，避免交叉感染。

| 知识点10：有机磷农药中毒的健康指导 | 副高：熟练掌握　正高：熟练掌握 |

（1）普及预防有机磷农药中毒的有关知识：向生产者、使用者，特别是农民宣传相关知识。各类有机磷农药都可通过皮肤、呼吸道、胃肠道吸收进入体内而中毒。喷洒农药时应遵守操作规程，加强个人防护。农药盛具要专用，严禁装食品、牲口饲料等。

有机磷肥厂，生产设备应经常进行检修，防止外溢有机磷化合物。工人应定期体检，测定全血胆碱酯酶活力。

（2）患者出院时应向家属交代，患者需要在家休息2~3周，按时服药不可单独外出，以防发生迟发性神经病。一般无后遗症。

（3）因自杀致中毒者出院时，应嘱患者学习如何对应激原的方法，并争取社会支持。

第九章　传染病患者的护理

第一节　传染病管理与计划免疫

> **知识点1：感染与免疫概念**　　　　　　副高：熟练掌握　　正高：熟练掌握

（1）感染：感染是病原体侵入机体后与人体相互作用、相互斗争的过程。病原体可来自宿主体内或体外。病原体侵入机体并削弱、破坏机体防御功能，有临床症状者即为传染病。

（2）免疫：免疫是指具有抵抗力而不患某种传染病，分为先天性免疫和获得性免疫2种。

> **知识点2：病原体的致病性**　　　　　　副高：熟练掌握　　正高：熟练掌握

（1）侵袭力：指病原体侵入机体并在体内生长、繁殖及扩散的能力。有些病原体可直接侵入机体或借其分泌的酶类破坏机体组织，有些细菌的表面成分可抑制机体的吞噬作用而促使病原体扩散。病毒性病原体常通过与细胞表面的受体结合再进入细胞内。

（2）毒力：是病原体在机体内生长、繁殖、蔓延和扩散的能力。毒力由毒素和其他毒力因子组成。毒素包括内毒素和外毒素；毒力因子包括穿透能力、侵袭能力及溶组织能力等。

（3）数量：在同一种传染病中，入侵病原体的数量一般与致病能力成正比。在不同的传染病中，能引起疾病的最低病原体数量可有较大差异。

（4）变异：病原体在长期进化过程中，受各种环境的影响，当外环境改变影响遗传信息时，可引起一系列代谢变化，其结构、形态、生理特性均发生改变。

> **知识点3：感染过程的表现**　　　　　　副高：熟练掌握　　正高：熟练掌握

（1）病原体被清除：病原体进入人体后，人体通过非特异性免疫或特异性免疫将病原体清除，人体不产生病理变化，也不引起任何临床表现。

（2）隐性感染：又称亚临床感染，是指病原体进入人体后，仅诱导机体产生特异性免疫应答，而不引起或只引起轻微的组织损伤，因此临床上无任何症状、体征，甚至生化改变，只有通过免疫学检查才能发现。大多数传染病以隐性感染最常见。隐性感染后可获得对该传染病的特异性免疫力，病原体也被清除。少数成为无症状携带者，病原体持续存在于体内。

（3）显性感染：又称临床感染，是指病原体进入人体后，不但诱导机体产生免疫应答，而且通过病原体的致病作用或机体的变态反应，导致组织损伤，引起病理改变，出现临床特有的症状、体征。显性感染后的结局各异，多数感染者机体内病原体被完全清除，机体获得特异性免疫力，不易再受感染，如麻疹、甲型肝炎和伤寒等，也有部分感染者由于预后免疫屏障不牢固，可再次发生感染，如细菌性痢疾、阿米巴痢疾等，还有小部分感染者可成为慢性病原携带者。

（4）病原携带状态：指病原体侵入人体后，在人体内生长繁殖并不断排出体外，而人体不出现任何疾病表现的状态。根据携带病原体种类的不同可分为带病毒者、带菌者与带虫者。按其发生在显性感染临床症状出现之前或之后，分别称为潜伏期病原携带者和恢复期病原携带者；若发生于隐性感染之后，则称为无症状病原携带者。携带病原体持续时间短于3个月者称为急性病原携带者，若长于3个月者称为慢性病原携带者。对于乙型肝炎病毒感染，超过6个月才算慢性病原携带者。

（5）潜伏性感染：又称潜在性感染。病原体感染人体后，寄生于机体某个部位，机体的免疫功能使病原体局限而不引起发病，但又不能将病原体完全清除，病原体便可以潜伏于机体内。当机体免疫功能下降时，可导致机体发病，常见于水痘、结核病、疟疾等。潜伏性感染期间，病原体一般不排出体外，故不会成为传染源，这是与病原携带状态不同之处。

上述5种感染的表现形式可在一定条件下相互转化，在不同的传染病中各有侧重。通常隐性感染最常见，病原携带状态次之，显性感染所占比例最低。

知识点4：感染过程中机体的免疫应答反应　　　　副高：熟练掌握　正高：熟练掌握

免疫应答可以是保护机体免受病原体入侵、破坏的保护性免疫应答，也可以是促进病理生理过程及组织损伤的变态反应。病原体入侵机体后是否发病，取决于病原体的致病能力和机体免疫应答的综合作用。

（1）非特异性免疫：是机体对进入体内异物的一种清除反应，通过遗传获得，无抗原特异性，不牵涉对抗原的识别和二次免疫应答的增强。主要表现以下3个方面的功能：天然屏障、吞噬作用、体液因子。①天然屏障：如皮肤、黏膜屏障、血脑屏障、胎盘屏障。②吞噬作用：单核-吞噬细胞系统包括血液中的游走大单核细胞，肝、脾、淋巴结、骨髓中的吞噬细胞，以及各种粒细胞（尤其是中性粒细胞），它们都具有非特异性吞噬功能，可清除机体中的病原体。③体液因子：包括补体、溶菌酶、纤维连接蛋白和各种细胞因子，如白细胞介素1～白细胞介素6、肿瘤坏死因子等，可直接或通过免疫调节作用清除病原体。

（2）特异性免疫：是指由于对抗原特异性识别而产生的免疫。感染和免疫接种均能产生特异性免疫，而且是主动免疫。特异性免疫通常只针对1种传染病，是通过细胞免疫和体液免疫的相互作用而产生的免疫应答，分别由T淋巴细胞与B淋巴细胞介导。

一、传染病管理

知识点5：传染病的基本特征　　　　　　　　　　副高：熟悉　正高：熟悉

（1）有病原体：每种传染病都是由特异性病原体所引起的，包括各种致病微生物和寄生虫，其中以病毒和细菌最常见。

（2）有传染性：病原体由一个宿主体内排出，经一定途径传染给另一个宿主，这种特性称为传染性。

（3）有流行病学特征

1）流行性：在一定条件下，传染病能在人群中广泛传播蔓延的特性称为流行性。按其流行强度和广度可分为：①散发。指在一定地区内某传染病的发病率呈历年一般水平，各病例散在发生，病例间发病时间和地点无明显联系。②流行。指某种传染病的发病率显著高于当地历年发病率数倍（一般3～10倍）。③大流行。指某种传染病在一定时间内迅速蔓延，波及范围广泛，超出国界或洲界。④暴发。指传染病病例的发病时间分布高度集中于短时间之内（通常为该病的潜伏期内），这些病例多由同一传染源或同一传播途径所引起。

2）季节性：指传染病的发病率，在年度内有季节性升高。此与温度、湿度的改变有关。

3）地方性：由于受地理气候等自然因素或人们生活习惯等社会因素的影响，某些传染病仅局限在一定地区内发生，这种传染病称为地方性传染病。

4）外来性：指在国内或地区内原来不存在，而从国外或外地通过外来人口或物品传入的传染病。

（4）感染后免疫：传染病痊愈后，人体对同一种传染病病原体产生不感受性，称为免疫。不同的传染病预后免疫状态有所不同，有的传染病患病1次后可终身免疫，有的还可再感染。再感染：指同一传染病在痊愈后，经过长短不等间隙再度感染，如感冒、细菌性痢疾。重复感染：指疾病尚在进行过程中，同一种病原体再度侵袭而又感染，在蠕虫病（如血吸虫病、肺吸虫病、丝虫病）中较为常见。

知识点6：传染病的临床特征   副高：熟悉　正高：熟悉

（1）病程发展的阶段性：①潜伏期。从病原体侵入人体开始一直到出现临床症状为止的时期称为潜伏期。了解潜伏期有助于传染病的诊断、确定检疫期限和协助流行病学调查。②前驱期。从起病到该病出现明显症状为止的时期称为前驱期。该期症状属于非特异性的全身反应，如头痛、发热、乏力、肌肉酸痛、食欲缺乏等，为许多传染病所共有，持续1～3天。起病急骤者可无此期表现。多数传染病在本期已有较强传染性。③症状明显期：病情由轻到重，为出现该病特征性表现的时期，各症状达到该病的顶峰。之后随机体免疫力的产生，病情减轻进入恢复期。④恢复期。机体免疫力升高，体内病理生理过程基本终止，患者症状及体征逐渐消失的过程。恢复期后若机体功能仍不能恢复正常，称为后遗症期。某些传染病患者进入恢复期后，已稳定退热一段时间，由于潜伏于体内的病原体再度繁殖至一定程度，使初发病的症状再度出现，称为复发。当病情进入恢复期时，体温尚未稳定恢复至正常，又再发热，称为再燃，可能与血中病原体未完全清除有关。

（2）临床类型：根据传染病临床过程的长短可分为急性、亚急性、慢性；根据病情轻重可分为轻型、中型、重型和暴发型；根据临床特征可分为典型与非典型，典型相当于中型或普通型，非典型则可轻可重。

（3）常见症状与体征：许多传染病都可引起发热，发热的同时伴有皮疹和各种毒血症症状，如全身不适、头痛、关节痛等，严重者可有意识障碍，呼吸、循环衰竭等表现，单核-吞噬细胞系统可出现充血、增生等反应，表现为肝、脾大和淋巴结肿大。

知识点7：控制传染源 副高：熟练掌握 正高：熟练掌握

对传染病患者管理必须做到"五早"：早发现、早诊断、早报告、早隔离、早治疗。

（1）早发现、早诊断：建立健全城乡三级医疗卫生防疫网。

（2）早报告：疫情报告和登记制度是控制传染病流行的重要措施，必须严格遵守。

（3）早隔离：①传染病患者或疑似者的管理。将他们隔离于特定场所，与其他患者及健康人分开，便于集中管理、消毒和治疗，以防传染病蔓延。②接触者的管理。接触者采取的防疫措施称为检疫。检疫期限是从最后接触之日算起，相当于该病的最长潜伏期。检疫期间根据情况可预防性服药或预防接种。

（4）早治疗：根据病情的轻重及传染病的种类安排患者居家隔离、治疗或转入传染病医院住院治疗。隔离或治疗期间应做好日常护理（休息、饮食、皮肤黏膜等）、对症护理和心理护理等。

知识点8：切断传播途径 副高：熟悉 正高：熟悉

（1）了解各种传染病的传播途径

1）经呼吸道传播的传染病：麻疹、水痘、腮腺炎、流行性脑脊髓膜炎（流脑）、白喉、百日咳等。

2）经消化道传播的传染病：细菌性痢疾、脊髓灰质炎、肝炎等。

3）经虫媒传播的传染病：流行性乙型脑炎等。

（2）采取相应预防措施

1）呼吸道传染病：房间通换气，必要时空气消毒，流行季节戴口罩。

2）消化道传染病："三管两灭"（管理水源、饮食、大便，灭蚊蝇、蟑螂等）。

知识点9：保护易感人群 副高：熟悉 正高：熟悉

疫苗接种是控制传染病发生和流行的最有效措施。

（1）主动免疫：使易感儿接触特异性抗原，刺激其机体产生特异性抗体，从而产生免疫力。这是预防接种的主要内容，产生抗体的保护作用持续1~5年。为巩固免疫效果，还要适时加强免疫。

（2）被动免疫：给易感儿相应的抗体，可立即获得免疫力，但抗体的保护作用时间较短（约3周），故主要用于应急预防和治疗。

二、计划免疫

知识点10：计划免疫的基本概念 副高：熟练掌握 正高：熟练掌握

计划免疫是根据对传染病疫情监测和人群免疫水平分析，按照科学的免疫程序，有计划进行疫苗接种，以提高人群的免疫水平、达到控制和消灭传染病的目的。

知识点11：计划免疫程序　　　　　　　　　副高：熟练掌握　正高：熟练掌握

按照我国国家卫生健康委员会的规定，婴儿必须在1岁内完成的基础免疫有：卡介苗、乙型肝炎病毒疫苗、脊髓灰质炎三价混合疫苗、百白破混合疫苗、麻疹减毒疫苗。根据流行季节和地区或家长的意愿还可进行流行性乙型脑炎疫苗、流行性脑脊髓膜炎疫苗、甲型肝炎病毒疫苗、水痘疫苗、腮腺炎疫苗、风疹疫苗、流感疫苗、流感嗜血杆菌疫苗、肺炎疫苗、轮状病毒疫苗等的接种。

知识点12：传染病患者的评估　　　　　　　　副高：熟练掌握　正高：熟练掌握

（1）健康史：①起病情况。②以往的检查、治疗经过及效果。③生活史、流行病学史、家族史。

（2）身体状况

1）发热：感染性发热是多数传染病所共有的、最常见、突出的症状。发热过程可分为体温上升期、极期、体温下降期。评估的内容：①热型。②发热过程及持续时间。③伴随症状。

2）发疹：许多传染病在发热的同时伴有发疹，包括皮疹和黏膜疹。①评估皮疹出现的时间。②评估皮疹分布的部位。③评估皮疹的形态：可分为斑丘疹；出血疹，瘀点、瘀斑；疱疹或脓疱疹；荨麻疹。④伴随症状。

3）中毒症状：在病原体及其毒素的作用下，可导致毒血症、菌血症、败血症或脓毒血症，评估患者有无发热、乏力、全身不适、食欲缺乏、头痛、全身肌肉痛、关节痛，以及感染性休克、中毒性脑病等中毒症状。

（3）辅助检查：①常规检查，包括血、尿、大便的常规检查。②病原学检查，是诊断传染病最准确的方法。③免疫学检查，通过患者血清中特异性抗体、抗原的检测，以判断患者是否患有相应的传染病。④其他检查，如X线、超声、CT、脑电图、内镜、活组织检查等。

第二节　病毒性肝炎

知识点1：病毒性肝炎概述　　　　　　　　　副高：熟练掌握　正高：熟练掌握

病毒性肝炎是多种肝炎病毒引起的、以肝脏损害为主要表现的一组全身性传染病，具有传染性强、传播途径复杂、流行广泛、发病率较高等特点。目前按病原学明确分类的有5种：甲型肝炎、乙型肝炎、丙型肝炎、丁型肝炎和戊型肝炎。其中甲型肝炎和戊型肝炎主要表现为急性肝炎，一般不转为慢性，乙型肝炎、丙型肝炎和丁型肝炎主要表现为慢性肝炎并可发展为肝硬化和肝细胞癌。各型病毒性肝炎的临床表现相似，以疲乏、食欲缺乏、厌油、肝功能异常为主，部分病例出现黄疸。

知识点2：甲型肝炎的病原学
副高：熟悉　正高：熟悉

甲型肝炎病毒（HAV）属于嗜肝RNA病毒属仅有的一种，无包膜，呈球形，由32个壳粒组成20面体对称的核衣壳，内含单股线形正链RNA，全基因约含7500个核苷酸。形态与其他小核糖核酸病毒一样。

HAV抵抗力较强，能耐受60℃ 30分钟，室温1周。在干粪中25℃能存活30天。在贝壳类动物、污水、淡水、海水、泥土中能存活数月。100℃ 1分钟才能完全灭活。紫外线（1.1W，0.9cm深）1分钟，3%甲醛25℃ 5分钟均可灭活，70%乙醇25℃ 3分钟可部分灭活。

知识点3：乙型肝炎的病原学
副高：熟悉　正高：熟悉

乙型肝炎病毒（HBV）属嗜肝DNA病毒，有包膜，病毒颗粒为直径42nm的圆球形。在病毒感染者的外周血中还有直径22nm的圆形和管形颗粒。这种颗粒为乙型肝炎表面抗原，没有核酸，无传染性。

HBV对外界环境抵抗力较强，对热、低温、干燥、紫外线及一般浓度的消毒剂均能耐受。在血清中30～32℃可保存6个月，−20℃可保存15年，但煮沸10分钟、65℃ 10小时或高压蒸汽消毒可使之灭活，对0.2%苯扎溴铵及0.5%过氧乙酸敏感。

知识点4：丙型肝炎的病原学
副高：熟悉　正高：熟悉

丙型肝炎病毒（HCV）属于黄病毒科丙型肝炎病毒属。HCV为球形颗粒，直径30～60nm，外有脂质外壳、囊膜和棘突结构，内由核心蛋白及核酸组成核衣壳。HCV基因组为线状单股正链RNA，并具有显著的异质性。在同一患者血液中的HCV相隔数月即可出现变异。目前可将HCV分为6个不同基因型，1型、2型、3型可再分亚型。我国以1型为主，基因分型有助于指导抗病毒治疗。10%氯仿、煮沸、紫外线可使HCV灭活。

知识点5：丁型肝炎的病原学
副高：熟悉　正高：熟悉

丁型肝炎病毒（HDV）是一种缺陷RNA病毒，必须有HBV或其他嗜肝DNA病毒［如土拨鼠肝炎病毒（WHV）］的辅助才能复制、表达抗原及引起肝损害。HDV为直径35～37nm的球形颗粒，内部含HDVAg和基因组HDV RNA，外壳为HBsAg。

知识点6：戊型肝炎的病原学
副高：熟悉　正高：熟悉

戊型肝炎病毒（HEV）属萼状病毒科。免疫电镜下为球形颗粒，直径27～38nm，无包膜，基因组为单股正链RNA。HEV主要在肝细胞内复制，通过胆道排出。

知识点7：病毒性肝炎的传染源　　　　　　　　　　副高：熟悉　正高：熟悉

患者和亚临床感染者都可成为5型肝炎的传染源。甲、戊型肝炎患者从大便中排出病原体。乙、丙、丁型肝炎患者则通过血液和体液而排出病原体。

（1）患者：绝大多数甲型肝炎患者发病呈急性。慢性患者和病毒携带者极少见，作为传染源的可能性极小。患者在发病前2周和起病后1周，从大便中排出病毒的数量最多，传染性最强。急性乙型肝炎患者在我国少见，成人急性患者的传染期从起病前数周开始，并持续于整个急性期。慢性患者和病毒携带者是乙型肝炎的主要传染源，其中以HBeAg、HBV DNA阳性的患者传染性最强。其传染性贯穿于整个病程。黄疸型急性丙型肝炎患者仅占25%，因此，无黄疸型急性患者的流行病学意义更大。急性丙型肝炎患者中50%以上转为慢性，因而慢性患者是丙型肝炎的主要传染源。丁型肝炎患者发生于HBV感染的基础之上，也是以慢性患者与携带者为主。戊型肝炎以急性患者为主。HEV隐性感染者多见于儿童，成人则多表现为显性感染而成为患者。

（2）病毒携带者：只有乙、丙、丁、戊型肝炎病毒和输血传播的肝炎病毒（TTV）存在病毒携带者。

知识点8：病毒性肝炎的传播途径　　　　　　　　　　副高：熟悉　正高：熟悉

（1）粪-口传播：甲、戊型肝炎都以粪-口为主要传播途径。日常生活接触传播是散发性发病的主要传播方式。水和食物的传播，特别是水生贝类如毛蚶等是甲型肝炎暴发流行的主要传播方式。饮用水污染则是戊型肝炎暴发流行的主要传播方式。

（2）体液传播：是HBV、HDV、HCV和HGV的主要传播途径。含有肝炎病毒的体液或血液可通过输血及血制品、非一次性注射器预防接种、药物注射等方式而传播。生活上的密切接触是次要的传播方式。

（3）母婴传播：包括经胎盘、分娩、哺乳、喂养等方式。HCV也可通过母婴传播。

（4）性接触传播：性接触是体液传播的另一种方式，HBV和HCV可通过唾液、精液和阴道分泌物排出，因而性接触也是HBV和HCV的重要传播方式。

知识点9：病毒性肝炎的人群易感性　　　　　　　　　　副高：熟悉　正高：熟悉

人群对各型肝炎普遍易感。甲型肝炎感染后可获得持久免疫力。各型肝炎之间无交叉免疫，故可重复感染。

知识点10：病毒性肝炎的流行性特征　　　　　　　　　　副高：熟悉　正高：熟悉

（1）散发性发病：甲型肝炎散发性发病常见于发展中国家的甲型肝炎高度流行区，其特征为儿童发病率高，多由日常生活接触传播。乙型肝炎的发病也以散发性发病为主，感染与发病表现出明显的家庭聚集现象。家庭聚集现象与母婴传播及日常生活接触传播有关。非经输血传播的丙型肝炎又称为散发性丙型肝炎，由接触和母婴传播所致。在非流行区，戊型肝炎以散发性发病为主，多由日常生活接触所致。

（2）暴发流行：主要由水和食物传播所致，常见于甲、戊型肝炎。

（3）季节分布：在北半球各国，甲型肝炎的发病率有明显的秋、冬季高峰。戊型肝炎也有明显季节性，流行多发生于雨季或洪水后。乙、丙、丁型肝炎主要为慢性经过，季节分布不明显。

（4）地理分布：病毒性肝炎为世界性分布疾病。甲型肝炎地理分布不明显。乙型肝炎的地理分布以热带、非洲、东南亚和中国为高发区。丙型肝炎世界各地感染率无明显差别。丁型肝炎呈全球分布，但以南美洲、中东、巴尔干半岛与地中海为高发区，我国以西南地区感染率较高。戊型肝炎主要流行于亚洲和非洲一些发展中国家。

知识点11：病毒性肝炎的发病机制与病理改变　　　　　副高：熟悉　正高：熟悉

各型病毒性肝炎的发病机制目前尚未完全明了。

（1）甲型肝炎：HAV侵入后引起短暂的病毒血症，继而侵入肝脏，在肝细胞内复制繁殖，病毒由胆道进入肠腔，最后由大便排出。病毒增殖并不直接引起细胞病变，肝细胞损伤机制可能是通过免疫介导引起，如细胞毒性T细胞攻击感染病毒的肝细胞。

（2）乙型肝炎：HBV通过皮肤、黏膜进入机体后，迅速通过血液到达肝脏和其他器官，包括胰腺、胆管、肾小球基膜、血管等肝外组织，HBV在肝外组织中可潜伏下来并导致相应的病理改变和免疫功能改变。

目前认为，HBV并不直接引起明显的肝细胞损伤，肝细胞损伤主要由病毒诱发的免疫反应引起，即机体的免疫反应在清除HBV的过程中造成肝细胞损伤，而乙型肝炎的慢性化则可能与免疫耐受有关。此外，还可能与感染者年龄、遗传因素有关，儿童期感染或某些HLA基因型易出现慢性肝炎。

（3）丙型肝炎：HCV引起肝细胞损伤的机制与HCV的直接致病作用及免疫损伤有关。HCV的直接致病作用可能是急性丙型肝炎中肝细胞损伤的主要原因，而慢性丙型肝炎则以免疫损伤为主。

HCV感染后易慢性化，50%～80%的患者转为慢性。可能机制有：①HCV易变异，从而逃避机体免疫。②HCV在血中的水平很低，容易产生免疫耐受。③HCV具有泛嗜性，不易清除。④免疫细胞可被HCV感染，导致免疫紊乱。

（4）丁型肝炎：HDV的外壳是HBsAg成分，其发病机制类似乙型肝炎，但一般认为HDV对肝细胞有直接致病性。

（5）戊型肝炎：细胞免疫是引起肝细胞损伤的主要原因，同时，病毒进入血液也可导致病毒血症。

除甲、戊型肝炎无慢性肝炎的病理改变以外，其他各型肝炎的病理改变基本相同。其基本病变为肝细胞肿胀、气球样变性或嗜酸性变性，可有点灶状或融合性坏死或凋亡小体，炎性细胞浸润及库普弗细胞增生肥大。慢性病例可见肝纤维增生形成纤维间隔。肝衰竭可见肝细胞大量坏死。

知识点12：病毒性肝炎的病理生理　　　副高：熟悉　正高：熟悉

（1）黄疸：以肝细胞性黄疸为主，其原因有如下。①肝细胞坏死，小胆管破裂导致胆汁反流入血窦。②小胆管受压导致胆汁淤积。③肝细胞膜的通透性增加。④肝细胞对胆红素的摄取、结合、排泄等功能障碍。

（2）肝性脑病：多见于肝衰竭和晚期肝硬化。

（3）出血：肝功能严重受损时，可引起出血。其主要原因有如下。①肝脏合成凝血因子减少。②肝衰竭出现应激性溃疡。③肝硬化伴脾功能亢进导致血小板减少。④弥散性血管内凝血（DIC）导致凝血因子减少和血小板消耗。

（4）腹水：主要见于肝衰竭和失代偿期肝硬化。早期主要与钠潴留有关，后期与门静脉高压、低蛋白血症及肝淋巴液生成增多有关。

（5）肝肾综合征：主要见于肝衰竭和晚期肝硬化。由于肝脏解毒功能下降、并发感染导致内毒素血症、肾血管收缩、肾缺血、有效血容量下降等导致肾小球滤过率下降而发生肾损害，多为功能性，但亦可发展为急性肾损伤。

（6）肝肺综合征：主要见于肝衰竭和肝硬化，可出现肺水肿、间质性肺炎、肺不张、胸腔积液和低氧血症等改变，统称肝肺综合征。根本原因是肺内毛细血管扩张，出现动-静脉分流，影响气体交换功能。

知识点13：病毒性肝炎的临床分型　　　副高：熟练掌握　正高：熟练掌握

甲型肝炎潜伏期为15～45天，常见30天左右；乙型肝炎为28～180天，常见60～90天；丙型肝炎为15～182天，常见40天左右；丁型肝炎重叠感染为3～4周，联合感染为6～12周；戊型肝炎为10～75天，常见40天左右。根据黄疸的有无、病情的轻重和病程的长短，临床上可分为急性肝炎（黄疸型和无黄疸型）、慢性肝炎（迁延性和活动性）、重型肝炎（急性和亚急性）和淤胆型肝炎。

知识点14：急性病毒性肝炎的临床表现　　　副高：熟练掌握　正高：熟练掌握

（1）急性黄疸型肝炎：①黄疸前期。急性起病，疲倦乏力为最常见症状，可有畏寒、发热，常有食欲缺乏、厌油、恶心、呕吐、腹痛、腹胀、腹泻、肠鸣音亢进等消化道症状。于本期末尿色加深，继而巩膜及皮肤先后出现黄染。少数病例以发热、头痛、上呼吸道症状等为主要症状。本期持续1～21天，多为5～7天。②黄疸期。尿色加深，巩膜和皮肤出现黄染，1～3周内黄疸达高峰。部分患者可有一过性大便颜色变浅、皮肤瘙痒、心动过缓等梗阻性黄疸表现。肝大，质软、边缘锐利，有压痛及叩痛。部分病例有轻度脾大。肝功能检查示谷丙转氨酶（GPT）和胆红素水平升高，尿胆红素阳性，本期持续2～6周。③恢复期。症状逐渐消失，黄疸消退，肝、脾回缩，肝功能逐渐恢复正常，本期持续1～2个月。总病程为2～4个月。

（2）急性无黄疸型肝炎：较急性黄疸型肝炎多见。仅表现为乏力、食欲缺乏、腹胀、肝区痛等症状，症状轻且无特征性，不易诊断，常成为重要的传染源。病程大多在3个月内。乙、丙、丁型无黄疸型肝炎患者易转为慢性。

知识点15：慢性病毒性肝炎的临床表现　　　　副高：熟练掌握　正高：熟练掌握

感染肝炎病毒后，症状迁延或反复发作，病程超过6个月即可诊断为慢性肝炎。慢性肝炎仅见于乙、丙、丁型肝炎。根据肝功能损害程度，慢性肝炎可分为以下3种。

（1）轻度慢性肝炎：急性肝炎迁延半年以上，反复出现疲乏、头晕、消化道症状、肝区不适、肝大、压痛，也可有轻度脾大。少数患者可有低热。肝功能显示血清转氨酶反复或持续升高。肝活检仅有轻度肝炎病理改变，也可有轻度纤维组织增生，病程迁延可达数年。病情虽有波动，但总的趋势是逐渐好转直至痊愈。只有少数转为中度慢性肝炎（轻型慢性活动性肝炎）。

（2）中度慢性肝炎：病程超过半年，症状（消化道症状如食欲缺乏、恶心、呕吐、腹胀、腹泻等；神经症状如乏力、萎靡、头晕、失眠及肝区痛等）明显，肝大，质地中等以上，可伴有蜘蛛痣、肝掌、毛细血管扩张或肝病面容，进行性脾大，肝功能持续异常，尤其是血浆蛋白改变，肝脏纤维化指标升高，或伴有肝外器官损害，自身抗体水平持续升高等特征。肝活检有轻型慢性活动性肝炎的病理改变。

（3）重度慢性肝炎：除上述临床表现外，还具有早期肝硬化的肝活检病理改变与临床上代偿期肝硬化的表现。

知识点16：重型病毒性肝炎的临床表现　　　　副高：熟练掌握　正高：熟练掌握

（1）黄疸迅速加深，血清胆红素高于171μmol/L。
（2）肝脏进行性缩小，出现肝臭。
（3）出血倾向，凝血酶原活动度（PTA）低于40%。
（4）迅速出现腹水、中毒性鼓肠。
（5）精神-神经系统症状（肝性脑病）：早期可出现计算能力下降、定向障碍、精神行为异常、烦躁不安、嗜睡和扑翼样震颤等，晚期可发生昏迷，深反射消失。
（6）肝肾综合征：出现少尿甚至无尿，电解质、酸碱平衡紊乱以及血尿素氮升高等。

知识点17：肝衰竭的分型　　　　副高：熟练掌握　正高：熟练掌握

（1）急性肝衰竭：起病较急，早期即出现上述肝衰竭的临床表现。尤其是病后2周内出现Ⅱ度以上肝性脑病、肝脏明显缩小、肝臭等。
（2）亚急性肝衰竭：急性黄疸型肝炎起病15天至26周内出现上述肝衰竭临床表现。肝性脑病多出现在疾病的后期，腹水往往较明显。晚期可有难治性并发症，如脑水肿、消化道大出血、严重感染、电解质紊乱及酸碱平衡失调。此型病程可长达数月，易发展成为坏死后性肝硬化。

（3）慢加急性肝衰竭：在慢性肝病基础上出现的急性肝功能失代偿。

（4）慢性肝衰竭：在慢性肝炎或肝炎后肝硬化基础上发生的肝衰竭。此型主要以同时具有慢性肝病的症状、体征和实验室检查的改变及肝衰竭的临床表现为特点。

知识点18：淤胆型病毒性肝炎	副高：熟练掌握 正高：熟练掌握

淤胆型病毒性肝炎亦称毛细胆管性肝炎，以肝内胆汁淤积为主要表现的一种特殊临床类型。其病程较长，可达2~4个月或更长时间。临床表现类似急性黄疸型肝炎，但自觉症状较轻，黄疸较深且具有以下特点：①"三分离"特征。黄疸深，但消化道症状轻，GPT升高不明显，凝血酶原活动度（PTA）下降不明显。②"梗阻性"特征。在黄疸加深的同时，伴全身皮肤瘙痒，大便颜色变浅或灰白色；血清碱性磷酸酶（ALP）、谷氨酰转移酶（γ-GT）、胆固醇和尿胆红素水平显著升高，尿胆原明显减少或消失。

知识点19：病毒性肝炎的肝功能检查	副高：熟练掌握 正高：熟练掌握

（1）血清酶测定：①血清GPT。在肝功能检测中最为常用。急性黄疸型肝炎GPT水平常明显升高；慢性肝炎时可持续或反复升高；重型肝炎时因大量肝细胞坏死，随黄疸迅速加深反而下降，出现酶-胆分离现象。GPT水平升高时，谷草转氨酶（GOT）也升高。其他血清酶类，如ALP、γ-GT水平在肝炎时也可升高。②血清谷草转氨酶（GOT）。GOT主要存在于肝细胞线粒体内。因此，如果GOT明显升高，提示肝细胞损伤较严重。③γ-GT和ALP（AKP）。二者均是反映胆汁淤积的指标。

（2）胆红素测定：①血清胆红素。血清总胆红素水平可反映肝细胞损伤程度。结合胆红素（DB）的比例对判断黄疸性质有一定参考价值。②尿胆红素和尿胆原。黄疸型肝炎时尿胆红素可呈阳性；急性黄疸型肝炎高峰期或淤胆型肝炎及胆道梗阻时，尿胆原呈阴性。

（3）蛋白质代谢功能检查：肝是蛋白质代谢的重要器官，除了γ-球蛋白外，所有蛋白质均由肝细胞合成。蛋白质含量的变化、蛋白间比值的改变，可提示肝功能损伤的程度。常检测的蛋白为血清白蛋白、总蛋白、球蛋白。当肝功能损害并持续时间较长，因肝脏合成功能不足，可致白蛋白合成减少，而肝解毒功能下降使较多抗原性物质进入血流，刺激免疫系统，产生大量的免疫球蛋白。因此，慢性肝病可出现白蛋白下降、球蛋白升高和白蛋白/球蛋白（A/G）比值下降。

（4）凝血酶原活动度（PTA）检查：PTA与肝脏损害程度成反比，可用于肝衰竭临床诊断及预后判断。肝衰竭PTA常＜40%，PTA越低，预后越差。

（5）血氨浓度检测：若并发肝性脑病，可有血氨升高。

知识点20：甲型肝炎肝炎病毒标志物检测	副高：熟练掌握 正高：熟练掌握

（1）抗HAV-IgM：发病初期即可测出，是HAV近期感染的指标，是确诊甲型肝炎最主

要的标志物。1~2个月后效价和阳性率逐渐下降，3~4个月大部分消失。阳性者可诊断为甲型肝炎（应注意类风湿因子引起假阳性），阴性者可排除甲型肝炎。用于甲型肝炎患者或隐性感染者的早期诊断。

（2）抗HAV-IgG：为保护性抗体，见于甲型肝炎疫苗接种后或既往感染HAV的患者。感染后3~12周出现，6个月时达高峰，可终身存在。是判断人群HAV自然感染强度和甲肝疫苗人群免疫效果的主要指标，主要用于流行病学研究。如抗体效价恢复期较急性期增高＞4倍，可诊断为HAV近期感染。

（3）HAV-RNA：RT-PCR检测血或大便中HAV RNA阳性率低，临床少用。

知识点21：乙型肝炎肝炎病毒标志物检测　　　　　副高：熟练掌握　正高：熟练掌握

（1）表面抗原（HBsAg）：HBsAg阳性见于HBV感染者。HBV感染后3周血中首先出现HBsAg，急性HBV感染可以表现为自限性，但慢性HBV感染者HBsAg阳性可持续多年。HBsAg阴性并不能完全排除HBV的现症感染，因为可能有S基因突变株存在。

（2）表面抗体（HBsAb）：抗体阳性主要见于预防接种乙型肝炎疫苗后或过去感染HBV并产生免疫力的恢复者。

（3）e抗原（HBeAg）：在急性乙型肝炎潜伏期的后期出现，随HBsAg消失而消失。可作为急性乙型肝炎辅助诊断和判断预后的指标，有助于确定乙型肝炎患者、乙型肝炎病毒携带者及孕妇感染乙型肝炎的传染性强弱，还可反映HBV复制。

（4）e抗体（HBeAb）：在HBeAg消失后出现。HBeAb阳性多为病情稳定、预后较好的标志。近年来发现HBeAb阳性而HBV DNA阳性，常提示有前C基因变异，可能与肝炎慢性化有关。

（5）核心抗体（HBcAb）：HBcAb出现于HBsAg出现后的3~5周。当HBsAg已消失，HBsAb尚未出现，只检出HBcAb，此阶段称为窗口期。HBcAb IgM存在于急性期或慢性乙型肝炎急性发作期；HBcAb IgG是过去感染的标志，可保持多年。

（6）核心抗原（HBcAg）：HBcAg主要存在于受感染的肝细胞核内，也存在于血液中Dane颗粒的核心部分。如检测到HBcAg，表明HBV有复制，因检测难度较大，故较少用于临床常规检测。

（7）乙型肝炎病毒脱氧核糖核酸（HBV DNA）：位于HBV的核心部分，是反映HBV感染最直接、最特异和最灵敏的指标。阳性提示HBV的存在、复制，传染性强。HBV DNA定量检测有助于抗病毒治疗病例选择及判断疗效。

知识点22：丙型肝炎肝炎病毒标志物检测　　　　　副高：熟练掌握　正高：熟练掌握

（1）丙型肝炎病毒核糖核酸（HCV RNA）：在病程早期即可出现，是病毒感染和复制的直接标志，定量检测有助于了解病毒复制程度、抗病毒治疗病例选择及疗效的判断。HCV RNA基因分型有助于判断治疗的难易程度及制订抗病毒治疗的个体化方案。

（2）丙型肝炎病毒抗体（抗HCV）：是HCV感染的标记而不是保护性抗体。

抗HCV IgM见于丙型肝炎急性期，治愈后可消失。高效价的抗HCV IgG常提示HCV的现症感染，而低效价的抗HCV IgG可见于丙型肝炎恢复期，甚至治愈后仍可持续存在。

知识点23：丁型肝炎肝炎病毒标志物检测　　　副高：熟练掌握　　正高：熟练掌握

血清或肝组织中的HDVAg和/或HDV RNA阳性有确诊意义。急性HDV感染时，HDVAg仅在血中出现数天，继之出现抗HDV IgM，持续时间也较短。而抗HDV IgG效价增高见于慢性丁型肝炎。

知识点24：戊型肝炎肝炎病毒标志物检测　　　副高：熟练掌握　　正高：熟练掌握

常检测抗HEV IgM及抗HEV IgG。由于抗HEV IgG持续时间不超过1年，两者均可作为近期感染的指标。但因检测方法仍不理想，需结合临床进行判断。发病早期采用RT-PCR可在大便和血中检测HEV RNA，但HEV存在时间短，临床少用。

知识点25：病毒性肝炎肝活体组织检查　　　副高：熟练掌握　　正高：熟练掌握

肝病理检查对肝炎尤其是慢性肝炎的诊断及治疗具有重要诊断价值，不仅可观察肝脏细微变化，还可通过免疫组织化学染色、原位杂交等检测肝组织内病毒标志以及治疗效果等。但肝活检属于有创检查，应用尚不普及。

知识点26：病毒性肝炎其他实验室检查　　　副高：熟练掌握　　正高：熟练掌握

（1）血常规检查：急性病毒性肝炎初期白细胞总数正常或略增多，黄疸期白细胞总数正常或稍有减少，淋巴细胞相对增多，偶可见异型淋巴细胞。重型病毒性肝炎时白细胞总数可增多，红细胞总数减少，血红蛋白水平可下降。肝炎肝硬化伴脾功能亢进者可有血小板、红细胞、白细胞减少的"三少"现象。

（2）尿常规检查：尿胆红素和尿胆原的检测有助于黄疸的鉴别诊断。肝细胞性黄疸时二者均阳性，溶血性黄疸以尿胆原为主，梗阻性黄疸以尿胆红素为主。

（3）超声检查：超声有助于鉴别阻塞性黄疸、脂肪肝及肝内占位性病变。对肝硬化有较高的诊断价值，能反映肝表面变化，门静脉、脾静脉直径，脾大小，胆囊异常变化，腹水等。在重型病毒性肝炎中可动态观察肝脏大小变化等。

知识点27：病毒性肝炎的治疗要点　　　副高：熟悉　　正高：熟悉

病毒性肝炎目前尚缺乏理想、可靠的治疗方法。治疗原则为综合性治疗，以适当休息、合理营养为主，辅以适当药物，避免饮酒、过劳和使用肝损害药物。各型肝炎的治疗根据发病的特点，侧重点有所不同。

知识点28：急性病毒性肝炎的治疗要点　　　　　　　　　副高：熟悉　正高：熟悉

急性病毒性肝炎多为自限性疾病。如无特殊并发症，应以休息、营养等一般治疗为主，避免滥用药物。急性甲、戊型肝炎一般不需抗病毒治疗。成人急性乙型肝炎多数也可以恢复，故不需抗病毒治疗。但急性丙型肝炎的大多数病例都会发展为慢性感染，因此应早期应用干扰素，其近期疗效可达70%。用法：干扰素300万U，皮下注射，隔天1次，疗程3~6个月。

（1）护肝药物：病情轻者口服维生素类、葡醛内酯等。进食少或胃肠症状明显者，如出现呕吐、腹泻，可静脉补充葡萄糖及维生素C等。

（2）中医中药治疗：中医认为黄疸型肝炎由湿热引起，可用清热利湿方药辨证施治。

知识点29：慢性病毒性肝炎的治疗要点　　　　　　　　　副高：熟悉　正高：熟悉

（1）一般治疗：采取动静结合的疗养措施，进食适量蛋白质，避免摄入高热量及含糖量高的饮食。

（2）综合治疗：采取以抗病毒治疗为主的综合治疗，总体目标是最大限度地长期抑制或消除肝炎病毒，减轻肝细胞炎症坏死及肝纤维化，延缓和阻止疾病进展，减少和防止肝失代偿、肝硬化、原发性肝癌及其并发症的发生，从而改善患者的生活质量和延长存活时间。①抗病毒治疗：干扰素α治疗主要有普通干扰素α、聚乙二醇干扰素α；核苷类药物主要包括拉米夫定、阿德福韦酯、替比夫定、恩替卡韦、替诺福韦脂等。②免疫调节治疗：特异性免疫增强剂可使用特异性免疫核糖核酸，非特异性免疫增强剂可选用转移因子、胸腺素或胸腺肽等。③抗肝纤维化：西药中，近来发现促肝细胞生长素有减少纤维化的作用；中药中，初步认为冬虫夏草、菌丝、丹参等对本病有一定疗效。④护肝治疗：维生素类，如复合维生素B；促进解毒功能的药物，如还原型谷胱甘肽（TAD）、葡醛内酯等；促进能量代谢的药物，如肌苷、ATP、辅酶A等；退黄药物，如丹参、茵栀黄等；改善微循环的药物，可通过改善微循环起到退黄的作用，如山莨菪碱、低分子右旋糖酐等；输注白蛋白或血浆。根据血清白蛋白水平定期输注入血清白蛋白和血浆。也可使用山豆根注射液、香菇多糖注射液等。

（3）对症治疗：针对临床症状使用非特异性护肝药包括维生素类（B族维生素，维生素C、维生素E、维生素K等），还原性谷胱甘肽、葡醛内酯、三磷腺苷等；降酶药包括甘草酸苷、垂盆草等；退黄药，如苦黄、腺苷蛋氨酸、门冬氨酸钾镁等。

知识点30：重型病毒性肝炎的治疗要点　　　　　　　　　副高：熟悉　正高：熟悉

以支持、对症治疗为基础的综合治疗，可促进肝细胞再生，预防和治疗并发症，有条件时可采用人工肝支持系统，争取行肝移植。

（1）一般支持疗法：患者应绝对卧床休息，实施重症监护，密切观察病情，防止院内感染。尽可能减少膳食中的蛋白质，以控制肠内氨的来源。可补充足量维生素、输注白蛋白、新鲜血浆或免疫球蛋白。注意维持水、电解质及酸碱平衡和热量供应。

（2）促进肝细胞再生：使用肝细胞生长因子、前列腺素E_1、肝干细胞或干细胞移植等。

（3）并发症防治

1）肝性脑病：①氨中毒的防治。低蛋白饮食，口服诺氟沙星抑制肠道细菌，口服乳果糖，以酸化肠腔减少氨吸收及保持排便通畅，静脉使用醋谷胺或门冬氨酸鸟氨酸降低血氨。②维持氨基酸比例平衡。使用复方氨基酸注射液静脉滴注。③治疗脑水肿。快速滴注20%甘露醇和呋塞米脱水治疗。④恢复正常神经递质。左旋多巴静脉滴注或保留灌肠，可进入大脑转化为多巴胺，取代假性神经递质如羟苯乙醇胺等，起到苏醒作用。⑤低蛋白、低脂饮食。

2）出血：①使用止血药，如静脉滴注垂体后叶素、生长抑素或口服凝血酶、去甲肾上腺素或云南白药。②给予新鲜血浆或凝血因子复合物补充凝血因子。③H_2受体阻断药，如雷尼替丁、法莫替丁等防治消化道出血。④有消化道溃疡者可用奥美拉唑，补充维生素K、维生素C。⑤必要时，内镜下直接止血。⑥出现DIC时，根据情况补充凝血成分，慎用肝素。

3）继发感染：重型肝炎常伴多菌种多部位感染，以肝胆系统感染、原发性腹膜炎、革兰阴性菌感染为多。当使用杀菌力强的广谱抗生素时间过长，易出现二重感染，以真菌感染最为常见。治疗可选用半合成青霉素如哌拉西林，第二代或第三代头孢菌素如头孢西丁、头孢噻肟。有厌氧菌感染时可用甲硝唑。并发真菌感染时应加用氟康唑等抗真菌药。有条件者可加用丙种球蛋白或胸腺肽以提高机体免疫力。

4）肝肾综合征：避免血容量不足及使用肾损害药等诱因。少尿时应增加血容量，可选用低分子右旋糖酐、血浆或白蛋白。使用扩张肾血管药物，如小剂量多巴胺，以增加肾血流量。应用利尿药如呋塞米等。

（4）其他治疗：有条件时可行人工肝治疗、肝移植。

知识点31：病毒性肝炎的护理评估　　　　　副高：熟练掌握　　正高：熟练掌握

（1）健康史：①病史。询问患者的热程、发热程度及体温变化规律；有无食欲缺乏、体重减轻、恶心、呕吐；皮肤黄疸持续的时间、是否进行性加重、有无皮肤瘙痒、瘙痒部位及程度；有无出血的表现；患者神志及精神状态的变化等。②流行病学资料。询问当地有无肝炎流行，有无与肝炎患者密切接触；个人饮食及饮水卫生情况，有无注射、输血及使用血制品，是否进行过肝炎疫苗接种等。

（2）身体状况：①生命体征。注意发热及体温变化情况；有无神志及精神状态的改变，注意扑翼样震颤。②黄染。注意有无巩膜和皮肤黄染、皮肤搔抓痕迹或破损、肝掌和蜘蛛痣。③肝脾。肝脾大小，肝区有无压痛及叩痛，有无腹水。④出血。有无出血表现，如牙龈出血、鼻出血和消化道出血等。

（3）心理-社会状况：患者对肝炎一般知识的了解情况、对预后的认识、对所出现的各种症状的心理反应及表现；患者对患肝炎后住院隔离的认识，有无被歧视、孤独感，是否有意回避他人；患病后对工作、学习、家庭造成影响，家庭经济情况，患者的应对能力；社会支持系统对肝炎的认识及对患者的关心程度等。

知识点32：病毒性肝炎的护理诊断　　　　副高：熟练掌握　正高：熟练掌握

（1）活动无耐力：与肝功能受损、能量代谢障碍有关。

（2）营养失调——低于机体需要量：与食欲缺乏、呕吐、腹泻、消化和吸收功能障碍有关。

（3）焦虑：与隔离治疗、久治不愈、担心预后等有关。

（4）有皮肤完整性受损的危险：与胆盐刺激皮肤神经末梢引起瘙痒搔抓、组织受压有关。

（5）有继发性感染的危险：与患者机体抵抗力下降、长期应用抗生素易合并院内交叉感染有关。

（6）知识缺乏：缺乏肝炎防治和护理知识。

（7）潜在并发症：肝性脑病、出血、感染、肝肾综合征。

知识点33：病毒性肝炎的隔离措施　　　　副高：熟练掌握　正高：熟练掌握

甲型、戊型肝炎进行消化道隔离3～4周，乙型、丙型、丁型肝炎要实行血液、体液隔离。乙型、丁型肝炎急性期应隔离到HBsAg转阴，恢复期仍不转阴者，按HBsAg携带者处理；丙型肝炎急性期隔离至病情稳定。HBsAg携带者需要随诊，可以工作，但禁止献血，不应从事托幼、餐饮工作。为阻断母婴传播，对新生儿最适宜的预防方法是应用乙肝疫苗加高价乙肝免疫球蛋白注射。住院期间，患者餐具应专用，使用一次性注射器，使用的体温表、听诊器等医疗器械要用含氯消毒剂或过氧乙酸消毒，排泄物要用含氯消毒剂消毒后再倾倒。医护人员应做好自我防护，一旦出现针刺伤，立即挤出伤口的血，流动水冲洗，立即注射高价免疫球蛋白，并定期检查。

知识点34：病毒性肝炎休息与活动的护理措施　　　副高：熟练掌握　正高：熟练掌握

急性、慢性肝炎活动期及重型肝炎的患者应绝对卧床休息，减少体力消耗，减轻肝的生理负担，促进身体的恢复。在急性肝炎恢复期可开始进行适量的活动，以不感到疲劳为原则，主要采取散步等活动。慢性肝炎静止期的患者，可从事力所能及的轻工作。

知识点35：病毒性肝炎的饮食护理措施　　　　副高：熟练掌握　正高：熟练掌握

合理的营养、适宜的饮食也是治疗急性肝炎的重要措施。因合理的饮食可以改善患者的营养状况，促进肝细胞恢复及再生，有利于肝功能恢复。急性期肝炎患者消化道症状较明显时，应给予易消化、清淡饮食，但应保证有足够的热量、蛋白质、维生素C，蛋白质每日1.0～1.5g/kg，并多进食水果、蔬菜等含维生素C丰富的食物。随着病情好转，食欲改善，食量增加则应防止营养过剩，对于体重增加较快的患者，应适当控制饮食，最好能维持体重在患病前水平。慢性肝炎患者宜给予合理饮食，需要注意蛋白质的摄入、避免高热量饮食，防止肥胖和脂肪变性。避免高糖饮食以防诱发糖尿病。重型肝炎患者，应给予低脂、低盐、高糖、高维生素、易消化的流质或半流质饮食，限制蛋白质摄入量，每日蛋白质应少于0.5mg/kg，但随病情好转逐渐增加蛋白质饮食。昏迷不能进食者可鼻饲。变换食物品种，增加患者食欲，鼓励患者多进食。进食量不足者应输入10%～25%葡萄糖溶液加适量胰岛素或更高浓度葡萄糖溶液，总液量为1500～2000ml/d。

知识点36：病毒性肝炎的病情观察措施 副高：熟练掌握　正高：熟练掌握

（1）注意观察生命体征变化和肝功能的情况。
（2）对急性肝炎患者还应评估患者的消化道症状、黄疸、尿的颜色。
（3）对慢性肝炎患者应加强评估各种实验室检查的情况。
（4）密切观察重型肝炎患者的精神和意识状况，凝血酶原时间，血小板计数，血红蛋白，24小时尿量，尿常规，尿比重及尿钠，血尿素氮，血肌酐及血清钾、钠水平等。

知识点37：病毒性肝炎的用药护理措施 副高：熟练掌握　正高：熟练掌握

（1）每日观察抗病毒药是否有不良反应，有无流感样症状、骨髓抑制、食欲缺乏等症状，及时对症处理，减轻不良反应。
（2）严格按医嘱执行，不得随意减量或停药。

知识点38：病毒性肝炎的皮肤护理措施 副高：熟练掌握　正高：熟练掌握

保持患者皮肤的清洁，每天可用温水清洗或擦洗，不用有刺激性的肥皂或化妆品。穿棉质宽松内衣裤，勤换洗，并保持床铺的清洁、干燥，以减轻患者的皮肤瘙痒。皮肤瘙痒严重者遵医嘱给予局部或口服的止痒药。嘱患者修剪指甲，用棉布包裹手指，以免抓破皮肤导致出血和感染。

知识点39：病毒性肝炎的心理护理措施 副高：熟练掌握　正高：熟练掌握

急性肝炎患者起病急、病情重，慢性肝炎患者久治不愈，均易产生紧张、焦虑、悲观等不良情绪，使大脑皮质高度紧张，进一步加重乏力等不适，对肝功能恢复极为不利。故应多与患者沟通，告知患者所患肝炎的类型、传播途径、隔离期、隔离措施、消毒方法及其亲属如何进行预防等，指导患者保持豁达、乐观心态，增强其战胜疾病的信心。

知识点40：病毒性肝炎并发症的护理措施 副高：熟练掌握　正高：熟练掌握

（1）肝性脑病：是重型肝炎的严重并发症，要注意观察患者的神经症状改变，早期发现肝性脑病的前驱期症状，及时向医生汇报。对昏迷的患者观察其昏迷程度，定时观察生命体征、瞳孔大小、对光反射等，并保持呼吸道通畅，采取措施减少肠道有毒物质的产生和吸收，注意保持排便通畅，并口服乳果糖或者给予30%食醋灌肠，以保持肠道酸性环境。如有躁动不安者加用床栏保护，防止坠床而发生意外。

（2）出血：观察出血表现，如局部穿刺后出血难止，皮肤瘀点、瘀斑，牙龈出血，鼻出血，呕血，便血等。应密切观察生命体征，注意出血程度，做到早发现，及时处理。监测凝血酶原时间、血小板计数、血型、血红蛋白，必要时配血备用。嘱患者注意避免碰撞、损伤，不要用手挖鼻、用牙签剔牙，不用硬牙刷刷牙，以免诱发出血。

（3）继发感染：常见感染的部位是口腔、肺部、腹腔、肠道及皮肤等，可出现相应的症状及体征。应根据情况采取相应的预防感染措施。

（4）肝肾综合征：是重型肝炎患者死亡的重要原因之一。患者腹围的变化直接反映腹水的严重程度，每天清晨进食前在同一时间内测定腹围的大小，可及时发现腹水变化情况，为治疗提供依据。严格记录24小时出入量，保持水、电解质的平衡，以免盲目输入液体而加重腹水。观察肾功能，及时了解尿常规、血尿素氮、肌酐及血清钾、钠、氯等检测结果，发现异常及时报告医生。对有消化道出血、大量利尿、大量及多次放腹水、严重感染等患者需加强观察，因上述情况易诱发肾衰竭。

知识点41：病毒性肝炎的预防措施　　　　**副高：熟练掌握　　正高：熟练掌握**

（1）控制传染源：对病毒性肝炎急性期患者要进行隔离管理。对甲、戊型肝炎患者的大便要加强管理。乙、丙、丁型肝炎患者的分泌物、排泄物、血液污染物要进行严格消毒处理。

（2）切断传播途径：做好环境卫生和个人卫生，养成良好的卫生习惯，不用他人饮食、洗漱用具，不喝生水，不吃未洗净的蔬菜、水果，饭前便后要洗手，防止病从口入。提倡使用一次性医疗器械。加强血源的监测与管理。

（3）保护易感人群：易感者可接种甲型肝炎疫苗和乙型肝炎疫苗，注射丙种球蛋白和乙型肝炎免疫球蛋白。新生儿在接种乙型肝炎疫苗的同时，可联合注射乙型肝炎免疫球蛋白，提高保护率。目前丙型肝炎尚无疫苗可预防，戊型肝炎疫苗也还在研制阶段。

知识点42：病毒性肝炎的健康指导　　　　**副高：熟练掌握　　正高：熟练掌握**

（1）消毒隔离指导：指导慢性肝炎患者在家里采取相应的隔离措施，如不共用剃须刀等洗漱用品，患者的血液污染床单和衣物应浸泡在漂白剂里30分钟后再洗。HBsAg、HBeAg、HBV DNA、抗HCV和HCV RNA阳性者应禁止献血和从事托幼、餐饮业工作。母亲HBsAg阳性者，新生儿应在出生后立即接种乙型肝炎疫苗，并联合使用高效价乙型肝炎免疫球蛋白。

（2）休息和活动指导：肝功能不正常时应卧床休息，肝功能基本正常后，可适当增加活动，以不感觉疲劳为原则。育龄妇女在疾病的活动期最好避孕，以利肝恢复。症状消失、肝功能正常3个月以上者，可恢复原工作。平时生活应规律，劳逸结合。

（3）饮食指导：患者宜进食高蛋白、富含维生素又能提供足够热量的食物。绝对禁酒。

（4）用药指导：遵照医嘱用药，所有用药必须在医生指导下服用，并保证按时服药，忌滥用药物，以免增加肝负担，阻碍疾病恢复。

（5）随访指导：患者出院后应定期到门诊复查肝功能、B超和病毒复制指标等。

（6）心理指导：正确对待疾病，避免焦虑、愤怒等不良情绪。

第三节　伤　寒

知识点1：伤寒的概念　　　　　副高：熟练掌握　正高：熟练掌握

伤寒是指由伤寒沙门菌引起的急性肠道传染病，基本病理变化是小肠淋巴组织增生、肿胀、坏死，临床特征是持续发热，相对缓脉，神经系统中毒症状（伤寒病容）、脾大、玫瑰疹及白细胞计数减少。少数病例可并发肠出血、肠穿孔、伤寒性肝炎。

知识点2：伤寒的病原学　　　　　　　　副高：熟悉　正高：熟悉

伤寒沙门菌属于沙门菌属中的D群。菌体呈短杆状，长1.0～3.5μm，宽0.5～0.8μm，革兰染色阴性。不产生芽孢，无荚膜，周围有鞭毛，能运动。伤寒沙门菌为需氧和兼性厌氧菌，在普通培养基上能生长，但在含胆汁的培养基中生长更佳。伤寒沙门菌不产生外毒素，菌体裂解时产生的内毒素在发病机制中起重要作用。伤寒沙门菌具有菌体（O）抗原、鞭毛（H）抗原和表面（Vi）抗原，感染机体后可诱导产生相应的抗体，但均为非保护性抗体。伤寒沙门菌在自然界中抵抗力较强，耐低温，在干燥的污物、水和食物中可存活2～3周，在大便中可存活1～2个月，在冰冻环境可维持数月。但对阳光、热、干燥抵抗力较差，加热至60℃15分钟或煮沸后立即死亡。对一般化学消毒剂敏感，5%苯酚5分钟即可杀灭。

知识点3：伤寒的流行病学　　　　　　　　副高：熟悉　正高：熟悉

（1）传染源：为患者和带菌者。带菌者有以下几种。①潜伏期带菌者：伤寒患者从潜伏期末即可从大便排菌。②暂时带菌者：患者起病后2～4周排菌量最多，传染性最强，至恢复期或病愈后排菌停止。③慢性带菌者：排菌超过3个月者。原有胆石症或慢性胆囊炎的患者容易成为慢性带菌者，少数患者可成为终生排菌者。慢性带菌者是伤寒传播和流行的主要传染源。

（2）传播途径：通过消化道传播。通过污水、食物、日常生活接触和苍蝇、蟑螂等媒介而传播。其中食物被污染是主要的传播途径。水和食物污染是暴发流行的主要原因。散发病例的主要传播方式是日常生活接触、苍蝇和蟑螂为媒介传播。

（3）人群易感性：人群普遍易感，病后获得持久免疫力，第二次发病者极少，仅有约2%的患者可再次发病。伤寒与副伤寒之间无交叉免疫力。

（4）流行特征：本病全年可见，但以夏秋季最多，多为散发，部分地区偶见暴发流行。发病以儿童及青壮年多见，无明显性别差异。

知识点4：伤寒的发病机制 　　　　　　　　　　　　　　　　副高：熟悉　　正高：熟悉

伤寒沙门菌进入人体后是否发病取决于侵入细菌的数量、致病性及宿主的防御功能。一般伤寒沙门菌摄入量在10^5以上才能引起发病，而胃酸分泌减少、口服碱性药物、胃动力异常、肠道菌群失调等胃肠道非特异性防御机制异常时有利于伤寒沙门菌在肠道的定位和繁殖。

当人体摄入被伤寒沙门菌污染的水和食物后，若胃酸pH低于2，伤寒沙门菌可立即被杀灭。而未被胃酸杀灭的细菌进入小肠，于回肠末端穿过肠黏膜，侵入回肠集合淋巴结、孤立淋巴滤泡及肠系膜淋巴结内，被巨噬细胞吞噬并在其胞浆内繁殖。伤寒沙门菌通过淋巴液进入血液，出现第一次菌血症。此阶段相当于临床上的潜伏期。伤寒沙门菌随血液进入肝、脾和其他网状内皮系统继续大量繁殖，再次进入血液，并不断释放内毒素，引起第二次菌血症和毒血症，以及一系列临床症状。病程第2～3周，伤寒沙门菌继续随血液播散全身，通过胆囊进入肠道，大量细菌从大便排出。来自胆囊的伤寒沙门菌，部分通过小肠黏膜，再次入侵肠道淋巴组织，使原已致敏的肠道淋巴组织产生严重炎症反应，加重肠道病变，引起肿胀、坏死、溃疡。若病变波及血管则可引起出血，若溃疡深达浆膜则致肠穿孔。病程第4～5周，人体免疫力增强，伤寒沙门菌从体内逐渐清除，组织修复而痊愈，但约3%可成为慢性带菌者，少数患者由于免疫功能不足等原因引起复发。

知识点5：伤寒的病理改变 　　　　　　　　　　　　　　　　副高：熟悉　　正高：熟悉

伤寒的病理特点是全身单核-吞噬细胞系统的增生反应，以回肠下段的集合淋巴结与孤立淋巴滤泡的病变最具特征性。病程第1周，淋巴组织高度水肿呈纽扣样突起，镜下可见淋巴组织内有大量吞噬细胞增生。吞噬细胞吞噬淋巴细胞、红细胞、伤寒沙门菌及坏死组织碎屑，称为伤寒细胞（本质为吞噬细胞）。伤寒细胞聚集成团，形成小结节，称为伤寒肉芽肿，是本病的特征性病变。第2周肿大的淋巴组织和淋巴滤泡坏死。第3周坏死组织脱落，形成溃疡，甚至导致肠出血和肠穿孔。第4周溃疡逐渐愈合，不留瘢痕。小儿因淋巴组织尚未发育完全，少见溃疡形成，但毒血症症状较严重。肠道的病变与临床病情的严重程度不一定成正比，有的患者有严重的中毒症状，但肠道病变轻微，而有的患者病情较轻，却可发生肠出血或肠穿孔。肠系膜淋巴结可见肿大、充血，肝脾大，镜下可见充血或灶性坏死、单核-吞噬细胞增生及伤寒肉芽肿形成。

知识点6：伤寒的临床表现 　　　　　　　　　　　　　　副高：熟练掌握　　正高：熟练掌握

潜伏期长短与感染细菌量及机体免疫状态有关，潜伏期可在3～60天，一般为10～14天。

典型伤寒的自然病程可分为4期。

（1）初期：相当于病程第1周，缓慢起病。发热是最早出现的症状，发热前可有畏寒，但少有寒战，出汗不多，随着病情逐渐加重，体温呈梯形上升，于5～7天达39～40℃，伴全身不适、食欲缺乏、咽痛、咳嗽等症状。部分患者出现便秘或腹泻。

（2）极期：相当于病程第2～3周，常有伤寒的典型表现。①发热：持续高热，多数呈稽留热型，少数呈弛张热型或不规则热型，热程较长，一般持续10～14天。②消化系统症状：腹部不适、腹胀，多数患者有便秘，少数患者出现腹泻，右下腹压痛。③神经系统症状：患者精神恍惚、表情淡漠、呆滞、反应迟钝、耳鸣、听力减退，重者可有谵妄、昏迷或脑膜刺激征等中毒性脑病表现。④循环系统症状：常有相对缓脉或重脉。相对缓脉指脉搏与发热不成比例上升，即体温每升高1℃，每分钟脉搏增加少于15～20次。并发中毒性心肌炎时，相对缓脉不明显。重脉指桡动脉触诊时，每一次脉搏感觉有2次搏动的现象。重症患者出现脉搏细速、血压下降、循环衰竭。⑤玫瑰疹：病程第7～14天，部分患者在前胸、腹部出现直径2～4mm淡红色小斑丘疹（玫瑰疹），压之褪色，散在分布，量少，一般仅数个至数十个，2～4天内消退。⑥肝脾大：多数患者在病程1周末可有脾大，质软有压痛。部分患者有肝大，质软，可有压痛。若患者出现黄疸或肝功能明显异常时，提示并发中毒性肝炎。⑦其他：高热期间，可有蛋白尿，后期可有水晶形汗疹（白痱）、消瘦及脱发。

（3）缓解期：相当于病程第3～4周。体温逐日下降，各种症状逐渐减轻，增大的肝脾开始回缩。但本期内有发生肠出血及肠穿孔的危险，需特别警惕。

（4）恢复期：相当于病程第5周。体温恢复正常，临床症状消失，约1个月完全康复。体弱、原有慢性疾病或出现并发症者，病程往往较长。

除上述典型表现外，伤寒可有轻型、暴发型、迁延型、逍遥型、顿挫型及小儿型和老年型等多种临床类型。

知识点7：伤寒的复发和再燃	副高：熟练掌握　正高：熟练掌握

（1）复发：伤寒患者进入恢复期热退1～3周后，发热等临床表现再次出现，但较初发为轻，病程较短（1～3周），血培养再度阳性，称为复发。

（2）再燃：当伤寒患者进入缓解期，体温波动下降，但尚未达到正常时，热度又再次升高，持续5～7天后退热，常无固定症状，血培养阳性，称为再燃。

知识点8：伤寒的并发症	副高：熟练掌握　正高：熟练掌握

（1）肠出血：是伤寒较常见的肠道并发症，多发生于病程第2～3周。可有大便隐血试验阳性至大量便血，发生率为2%～15%。大出血时，可有体温骤降后很快回升，脉搏增快，伴头晕、面色苍白、烦躁、出冷汗、血压下降等休克表现。

（2）肠穿孔：是最严重的并发症，多见于病程第2～3周，发生率1%～4%，好发于回肠末段。穿孔前常有腹胀、腹泻或肠出血等先兆，穿孔时患者突感右下腹剧痛，伴恶心、呕吐、冷汗、脉搏细速、呼吸急促、体温与血压下降，经1～2小时后体温又迅速回升，并出现腹膜刺激征等。X线检查膈下有游离气体。

（3）其他并发症：在伤寒病程中还可发生中毒性肝炎、中毒性心肌炎、支气管炎和肺炎、急性胆囊炎、血栓性静脉炎等，溶血性尿毒综合征近年有增加趋势。

知识点9：伤寒的辅助检查　　　　　　副高：熟练掌握　正高：熟练掌握

（1）血常规：白细胞计数减少及中性粒细胞比例降低，嗜酸性粒细胞减少或消失。

（2）伤寒沙门菌培养：血培养是最常用的确诊伤寒的依据。发病第1~2周血培养阳性率可高达80%~90%，以后逐渐下降，复发时再度阳性。骨髓培养阳性率高于血培养，阳性持续时间长，对已用抗生素治疗、血培养阴性的患者尤为适用。大便培养在发病第3~4周阳性率最高，但对早期诊断价值不高，常用于判断患者带菌情况。尿培养早期常为阴性，第3~4周可有25%的阳性率。十二指肠胆汁引流培养不作为常规检查方法，适用于慢性带菌者。玫瑰疹刮取液培养亦可作为检查方法，但不常用。

（3）伤寒血清凝集试验：对伤寒有辅助诊断价值。

（4）尿常规检查：常出现轻度蛋白尿和少量管型。

（5）大便常规检查：腹泻患者可见少量白细胞，并发肠出血时大便隐血试验可为阳性。

（6）骨髓涂片：可见伤寒细胞。

知识点10：伤寒的治疗要点　　　　　　副高：熟悉　正高：熟悉

（1）一般治疗：隔离患者，严格卧床休息，给予适当对症处理。

（2）病原治疗：①第三代喹诺酮类药物。为治疗首选药物，具有抗菌谱广，尤其对革兰阴性杆菌活性高，细菌对其产生突变耐药的发生率低，体内分布广、组织液中药物浓度高以及口服制剂使用方便等优点。但因其影响骨骼发育，孕妇、儿童、哺乳期妇女慎用。常用药物有诺氟沙星、氧氟沙星、环丙沙星、左旋氧氟沙星等。左旋氧氟沙星用法为成人每次0.2~0.4g，2~3次/天，口服，疗程14天。②第三代头孢菌素。在体外有强大的抗伤寒沙门菌作用，临床应用效果良好。可选用头孢噻肟、头孢哌酮、头孢他啶、头孢曲松等。③对症治疗。有严重毒血症症状者，可在适量、有效抗生素治疗同时，加用糖皮质激素。兴奋、躁狂者可用镇静药。

（3）并发症治疗：①肠出血。禁食。少量出血者可内科非手术治疗，用一般止血药，必要时输血，适当应用镇静药。大量出血内科治疗无效，可考虑手术治疗。②肠穿孔。禁食，尽早手术治疗。胃肠减压，静脉补液维持水电解质平衡及热量供给，抗生素控制腹膜炎。③中毒性肝炎。保肝治疗。④中毒性心肌炎。卧床休息，抗生素治疗。⑤溶血性尿毒综合征。抗生素治疗、输血补液、肾上腺皮质激素治疗、抗凝治疗，必要时行腹膜透析或血液透析。

（4）慢性带菌者的治疗：可选择氧氟沙星每次0.2g，口服，每天2次，或环丙沙星每次0.5g，口服，每天2次，疗程4~6周。氨苄西林每天4~6g，静脉滴注，或阿莫西林每次0.5g，口服，每天4次，疗程4~6周。

知识点11：伤寒的护理评估　　　　　　副高：熟练掌握　正高：熟练掌握

（1）健康史：①询问患者当地是否有伤寒流行，是否到过伤寒流行区或有与伤寒患者接触史。②患者的饮食、饮水、个人卫生及生活环境如何。③既往伤寒病史、是否接种过伤寒疫苗。④询问起病的时间及食欲；有无便秘或腹泻、便血；有无腹胀、腹痛及其部位、性质、程度。⑤起病后经过何种处理、服药情况及其效果如何。

（2）身体状况：①生命体征。监测体温、脉搏、呼吸、血压、面色、神志状态。注意体温上升特点、发热程度及热型；注意有无相对缓脉、重脉或脉细数及血压下降等。②神经精神状态。注意患者意识状态的改变，如有无表情淡漠、反应迟钝，甚至谵妄、昏迷等；有无听力减退或重听、耳鸣；有无脑膜刺激征。上述症状与体温升降的关系。③皮肤黏膜。检查皮疹出现的部位、数目、颜色、大小、压之是否褪色；有无皮肤黏膜黄染；有无白痱及脱发现象。④腹部情况。有无压痛，其部位、性质、程度；有无腹膜刺激征；肝脾有无增大及压痛等。

（3）心理-社会状况：评估患者对伤寒的认识及了解程度，对发热等症状的心理反应、应对措施及效果，对住院隔离的认识及适应情况，患病对工作、学习的影响，支付医疗费用有无困难。社会支持系统的作用，如家属对伤寒的了解程度、对患者的心理支持等。

知识点12：伤寒的护理诊断　　　　　　副高：熟练掌握　正高：熟练掌握

（1）体温过高：与内源性致热原和菌体裂解时释放的内毒素有关。

（2）营养失调——低于机体需要量：与消耗过多而营养摄入不足、消化吸收功能降低有关。

（3）潜在并发症：肠出血、肠穿孔。

（4）知识缺乏：缺乏伤寒的疾病知识及消毒、隔离知识。

（5）舒适的改变：与腹胀、头痛、全身不适有关。

（6）排便异常——便秘/腹泻：与内毒素释放致肠道功能紊乱、中毒性肠麻痹、低钾、长期卧床等有关。

知识点13：伤寒的护理措施　　　　　　副高：熟练掌握　正高：熟练掌握

（1）病情观察：密切观察生命体征、大便情况、腹部症状及体征，及早发现并发症。

（2）休息：患者应绝对卧床休息至热退后1周才能逐渐增加活动量。

（3）饮食：发热期应给予营养丰富、清淡、流质饮食，保证每日有足够的液体量2500~3000ml。退热期间给予高热量、无渣或少渣、少纤维素、不易产生肠胀气的半流质饮食。恢复期可进软饭，然后逐渐恢复至正常饮食。但饮食量一定要逐渐增加，切忌饮食不节制及食用生冷、粗糙不易消化的食物。

（4）发热的护理：高热时可用物理降温，不宜用大剂量退热药，以免大量出汗后引起虚脱。注意口腔及皮肤清洁，预防继发感染和压疮。

（5）腹胀的护理：腹胀时停食牛奶及糖类食物，并注意钾盐的补充。可用松节油热敷及肛管排气。禁用新斯的明。

（6）便秘的护理：伤寒患者应保证至少隔日排便1次，不然可用开塞露或温生理盐水低压灌肠。忌用泻药，并避免排便时过度用力。

（7）肠出血的护理：①禁食，绝对卧床休息，严密观察生命体征及便血情况。②遵医嘱使用止血药，维持水、电解质平衡。③酌情输血。④使患者保持镇静。必要时手术治疗。

知识点14：伤寒的健康指导　　　　　副高：熟练掌握　正高：熟练掌握

（1）教育患者养成良好卫生与饮食习惯，坚持饭前、便后洗手，不饮生水，不吃不洁食物等。

（2）伤寒的恢复过程很慢，痊愈后仍需检查其粪便，防止成为带菌者，若有发热等不适，应及时随诊，以防止复发。

（3）若粪便或尿液培养呈阳性持续1年或1年以上者，不可从事饮食服务业，且仍需用抗菌药物治疗。

（4）对居家治疗的病家和临时隔离治疗点中被污染的厕所、地面、食具、衣物、用品等实施随时消毒，患者排泄的粪、尿等要严格消毒。

（5）保护易感人群：高危人群应定期普查、普治。与带菌者一起生活，或进入伤寒流行区之前，可以接受伤寒疫苗注射以增加对伤寒的抵抗力，或应急性地预防服药，可用复方磺胺甲噁唑2片，每天2次，服用3～5天。重点人群可注射伤寒Vi多糖疫苗。注射后90%的人可产生抗体，完全保护率60%～70%。

第四节　获得性免疫缺陷综合征

知识点1：获得性免疫缺陷综合征的概念　　　　副高：熟练掌握　正高：熟练掌握

获得性免疫缺陷综合征（AIDS）简称艾滋病，是人体感染人类免疫缺陷病毒（HIV）后，机体免疫功能不断遭到HIV破坏，使人体对威胁生命的各种病原体丧失了抵抗能力，从而发生多种感染或肿瘤，最后导致死亡的一种严重传染病。人体感染HIV后终身携带。HIV在人体内的潜伏期长短不一，在发展成艾滋病以前，外表看上去正常，可以没有任何症状地生活和工作很多年。一旦进入艾滋病期，病死率高，几乎无救治成功的病例。

知识点2：获得性免疫缺陷综合征的病原学　　　　副高：熟悉　正高：熟悉

HIV为单链RAN病毒，属于反转录病毒科。本病毒既有嗜淋巴细胞性又有嗜神经性，主要感染$CD4^+$ T淋巴细胞，也能感染单核-巨噬细胞等。

HIV的抵抗力不强，对热及化学消毒剂敏感，对紫外线抵抗力较强。

知识点3：获得性免疫缺陷综合征的流行病学　　　　副高：熟练掌握　正高：熟练掌握

（1）传染源：患者及无症状病毒携带者是本病传染源，特别是后者更具危险性。

（2）传播途径：①性接触传播，为本病的主要传播途径。②经注射、输血和应用血制品传播，亦为本病重要传播途径。③母婴传播。④其他。移植病毒携带者的器官或人工授精。被污染的针头刺伤或破损皮肤受污染而感染。

（3）易感人群：人群普遍易感，但多发生于青壮年。高危人群有：①同性恋或性乱交者。②静脉药瘾者。③血友病患者及血制品使用者。④HIV感染者母亲所生婴儿。

知识点4：获得性免疫缺陷综合征的发病机制及病理改变
副高：熟练掌握　正高：熟练掌握

目前的研究表明，AIDS可能与以下机制有关。

（1）HIV感染引起的免疫反应，使HIV感染者长期处于无症状状态。

（2）HIV对CD4$^+$T淋巴细胞（包括辅助性T淋巴细胞、单核细胞及巨噬细胞等）有特殊的亲嗜性。T淋巴细胞感染HIV后引起的免疫抑制，导致T淋巴细胞数量减少，CD4$^+$T淋巴细胞数量减少至0.2×10^9/L以下易发生机会性感染或肿瘤。单核－巨噬细胞感染HIV后，成为HIV病毒贮存仓库，并在携带病毒通过血脑屏障到达中枢神经系统的过程中起到重要作用。HIV还可能感染B淋巴细胞，使体液免疫出现异常，从而出现对抗原刺激的抗体反应异常及自身免疫现象。

（3）机体感染HIV后，在HIV病毒复制过程中会产生大量变异株，HIV变异株能逃避特异的体液免疫及细胞免疫的攻击。此外，在感染过程中变异株的毒力也在由低毒力向高毒力转变，由此可能影响疾病的进程及严重性。

（4）其他因素的影响：HIV感染常潜伏多年而不发展成AIDS，却可能在某个时候病情迅速进展，此可能与机体受到某些因素的刺激，如毒品、巨细胞病毒、EB病毒或其他病毒感染等有关。此外，遗传、行为、环境因素也可能影响发展成艾滋病的速度。

（5）病理变化：呈多样性、非特异性。①机会性感染：由于严重免疫缺陷而表现出的多种机会性病原体反复重叠感染，组织中病原体繁殖多，而炎症反应少。②免疫器官病变：包括淋巴结病变及胸腺病变。前者又有反应性病变如滤泡增殖性淋巴结肿及肿瘤性病变，如卡波西肉瘤或其他淋巴瘤。胸腺病变可见萎缩性、退行性和炎性病变。③中枢神经系统病变：神经胶质细胞灶性坏死，血管周围炎性浸润和脱髓鞘改变。

知识点5：获得性免疫缺陷综合征的临床表现　副高：熟练掌握　正高：熟练掌握

潜伏期2～10年。早期可有急性感染的表现。然后在相当长的时间内，可长达10年无任何症状，或仅有全身淋巴结肿大，常因发生机会性感染及肿瘤而发展为艾滋病。根据感染后临床表现及症状严重程度，HIV感染的全过程可分为急性期、无症状期和艾滋病期。

（1）急性感染期：HIV感染后小部分患者出现类似血清病的症状，症状轻微，无特异性。

（2）无症状感染期：临床上没有任何症状，但血清中能检出HIV和HIV抗体，具有传染性。此期可持续6～8年或更长。

（3）持续性全身淋巴结肿大综合征：主要表现为除腹股沟淋巴结以外，全身其他部位2处或2处以上淋巴结肿大。

（4）典型艾滋病期：①体质性疾病。即发热、乏力、畏食、体重下降、慢性腹泻和易感冒等症状。除全身淋巴结肿大外，可有肝脾大。②神经系统症状。约有60%艾滋病患者可表现为亚急性脑炎、脊髓炎和神经炎。③机会性感染。由于严重的细胞免疫缺陷而出现多种条件致病性微生物感染，其中以肺孢子菌肺炎最为常见，且是引起艾滋病患者的主要死亡原因。④肿瘤。最多见为卡波西肉瘤及淋巴瘤。

知识点6：获得性免疫缺陷综合征的辅助检查　　　　副高：熟练掌握　　正高：熟练掌握

（1）血常规检查及尿常规检查：白细胞、红细胞及血小板均可有不同程度减少，以及血红蛋白下降。尿蛋白常呈阳性。

（2）免疫学检查：①$CD4^+$ T淋巴细胞检测。HIV特异性侵犯$CD4^+$ T淋巴细胞，$CD4^+$ T淋巴细胞进行性减少，$CD4^+/CD8^+$比例倒置。②其他。链激酶、植物血凝素等皮试常呈阴性。免疫球蛋白、β_2微球蛋白可增多。

（3）血生化检查：可有血清转氨酶水平升高及肾功能异常等。

（4）其他检查：X线检查有助于了解肺并发肺孢子菌、真菌、结核分枝杆菌感染及卡波西肉瘤等情况。痰、支气管分泌物或肺活检可找到肺孢子菌包囊、滋养体或真菌孢子。大便涂片可查见隐孢子虫。隐球菌脑膜炎者脑脊液可见隐球菌。弓形虫、肝炎病毒及巨细胞病毒感染可以用ELISA法测相应的抗原或抗体。血或分泌物培养可确诊继发细菌感染。组织活检可确诊卡波西肉瘤或淋巴瘤等。

知识点7：获得性免疫缺陷综合征的治疗要点　　　　副高：熟悉　　正高：熟悉

（1）一般治疗：HIV感染者可保持正常的工作和生活，但应进行病原治疗，并密切监测病情变化。

（2）抗病毒治疗：①核苷类反转录酶抑制剂。包括齐多夫定（AZT）、双脱氧胞苷（ddc）、双脱氧肌苷（ddi）和拉米夫定（3TC）。此类药物能选择性与HIV反转录酶结合，并掺入病毒DNA链中，使DNA链中止，起到抑制HIV复制和转录的作用。②非核苷类反转录酶抑制剂。有依非韦伦（EFV）、奈韦拉平（NVP）等。③蛋白酶抑制剂。包括沙奎那韦（SAQ）、英地那韦（IDV）和利托那韦等。这类药物均作用于蛋白酶，使病毒复制过程中所需的成熟蛋白不能形成，使体内病毒数量明显下降、$CD4^+$ T淋巴细胞数量有所增加，降低病死率。

（3）并发症治疗：①肺孢子菌肺炎，可用喷他脒或复方磺胺甲噁唑。②念珠菌病，应用氟康唑或两性霉素B。③肺结核和肺外结核，可用异烟肼、利福平等。④隐孢子球虫病和脑弓形虫病，可用螺旋霉素或克林霉素。

（4）支持治疗：加强营养支持治疗，明显消瘦者可给予乙酸甲地孕酮改善食欲。

（5）预防性治疗：①结核菌素试验阳性者用异烟肼治疗1个月。②$CD4^+$ T淋巴细胞＜0.2×10⁹/L者可用喷他脒或TMP-SMZ预防肺孢子菌肺炎。③针刺或实验室意外感染者，2小时内用齐多夫定等治疗，疗程4～6周。

（6）免疫治疗可用白介素-2、胸腺素等，改善患者免疫功能。

知识点8：获得性免疫缺陷综合征的护理评估　　　　副高：熟练掌握　正高：熟练掌握

（1）健康史：①询问患者有无与艾滋病患者或无症状病毒携带者的密切接触史，有无性病史。②有无输血、血制品史，有无血友病病史，有无器官移植及血液透析史等。③有无间歇或持续性发热史。④有无体重持续下降。⑤有无慢性咳嗽、反复腹泻或头痛症状，持续多长时间，有无反复出现带状疱疹的表现。

（2）身体状况：①有无发热、意识状态改变，有无脑膜刺激征及病理反射等。②全身淋巴结有无增大，淋巴结增大的部位、大小、质地。③皮肤黏膜有无浸润斑或结节，有无带状疱疹。④口咽部有无毛状白斑。⑤皮肤有无浅褐色的斑块或结节。

（3）心理-社会状况：①由于人们对本病的恐惧心理和特殊的流行病学特征，患者往往受到他人的回避，甚至歧视，加之本病无特效治疗及预后不良，极易产生恐惧、孤独、焦虑、悲伤、失落感、罪恶感，甚至自杀念头。②评估患者及其亲属对艾滋病的认识程度、心理状态，对住院患者及隔离治疗的认识，患者的家庭成员及其对患者的关怀程度等。

知识点9：获得性免疫缺陷综合征的护理诊断　　　　副高：熟练掌握　正高：熟练掌握

（1）腹泻：与机会性感染有关。

（2）体温过高：与HIV感染或机会性感染有关。

（3）组织完整性受损：与局部组织长期受压或机会性感染和卡波西肉瘤有关。

（4）活动无耐力：与长期发热、消耗过多、体质虚弱等有关。

（5）有传播感染的危险：与传播途径有关。

（6）营养失调——低于机体需要量：与长期发热、腹泻致消耗过多、食欲缺乏、进食减少、热量摄入不足有关。

（7）社交孤立：与实施强制性管理或缺乏社会支持及易被他人歧视有关。

（8）恐惧与绝望：与艾滋病预后不良、疾病折磨及担心受歧视有关。

（9）潜在并发症：各种机会性感染。

（10）知识缺乏：缺乏艾滋病的防治知识。

知识点10：获得性免疫缺陷综合征的护理措施　　　　副高：熟练掌握　正高：熟练掌握

（1）血液、体液隔离。

（2）休息：病情恶化期间严格卧床休息，好转后逐步增加活动。

（3）饮食：给予适合患者口味的高热量、高维生素、高蛋白饮食，不能进食者静脉补充液体、电解质等。

（4）对症护理：针对患者出现的各种症状进行对症护理，密切观察病情变化。因艾滋病患者免疫功能低下，易发生继发感染，应加强口腔及皮肤护理，预防感染发生。长期卧床患者应定时翻身，预防压疮。

（5）药物治疗护理：指导患者按时按量按要求服药（如有的药物需空腹服用，有的需进餐时服用），观察药物不良反应。

（6）心理护理：应尊重患者人格，给予关心、同情，使其得到家庭和社会的最大支持。

知识点11：获得性免疫缺陷综合征的健康指导　　副高：熟练掌握　正高：熟练掌握

（1）指导患者做好家庭隔离和消毒：接触被患者血液、体液污染的物品和排泄物时应戴橡胶手套，或使用其他方法避免直接接触，如使用镊子或有聚乙烯塑料袋套在手部。患者生活和卫生用具，如牙刷、剃须刀等应单独使用。其他被患者血液、体液、排泄物污染的物品应随时严格消毒，用0.2%次氯酸钠溶液浸泡消毒。被血液、体液或排泄物等污染的衣物、被单，应与其他衣物分开清洗，并先用含氯的消毒剂等浸泡被污染的衣物30分钟后再清洗。

（2）卫生宣教：注意个人卫生，养成良好的生活及卫生习惯，以预防各种感染的发生，特别是机会性感染，必要时应遵医嘱服用抗机会性感染的药物。一旦发生感染应给予重视，积极治疗，以免产生严重并发症。

（3）随访宣教：定期到医院进行相关检查，如CD4$^+$ T淋巴细胞计数或白细胞计数、病毒载量等。如接受抗病毒治疗，应定期接受指导并进行病情变化情况观察等。

知识点12：获得性免疫缺陷综合征的预防　　副高：熟练掌握　正高：熟练掌握

（1）管理传染源：艾滋病是《中华人民共和国传染病防治法》管理的乙类传染病。发现HIV感染者应尽快（城镇于6小时内、农村于12小时内）向当地疾病预防控制中心（CDC）报告。高危人群普查HIV感染有助于发现传染源。隔离治疗患者，监控无症状HIV感染者。加强国境检疫。

（2）切断传播途径：加强艾滋病防治知识宣传教育。高危人群用避孕套，规范治疗性病。严格筛查血液及血制品，用一次性注射器。严格消毒患者用过的医疗器械，对职业暴露采取及时干预。对HIV感染的孕妇可采用产科干预（如终止妊娠、择期剖宫产等措施）加之抗病毒药干预以及人工喂养措施。注意个人卫生，不共用牙具、剃须刀等。

（3）保护易感人群：HIV疫苗目前仍处于试验研究阶段。

第三篇
外科护理学

第一章 泌尿系统结石患者的护理

第一节 概 述

知识点1：泌尿系统结石的概念	副高：熟练掌握 正高：熟练掌握

泌尿系统结石，又称尿石症，是指发生于泌尿系统的一些结晶体和有机基质在泌尿道异常积聚而发生的结石，是泌尿系统的病理性矿化。根据结石的部位不同可以分为上尿路结石（肾、输尿管）和下尿路结石（膀胱、尿道），是最常见的泌尿外科疾病之一，复发率高。结石原发于肾和膀胱，输尿管和尿道结石均为排出导致。尿路结石男性多于女性，（4~5）:1，25~40岁为发病高峰，女性在50~65岁会出现第二个发病高峰。与种族、地理环境、饮食习惯、遗传、某些疾病等因素有关。

知识点2：泌尿系统结石的病因	副高：熟悉 正高：熟悉

（1）流行病学因素：包括年龄、性别、职业、饮食成分和结构、水分摄入量、气候、代谢和遗传等因素。

（2）尿液因素：①形成结石的物质排出过多，尿液中钙、草酸或尿酸排出量增加。②尿液酸性减低，pH增高，尿酸结石和胱氨酸结石在酸性尿液中形成，磷酸镁铵结石和磷酸钙结石在碱性尿液中形成。③尿液中抑制晶体形成的物质含量减少，尿液中枸橼酸、焦磷酸盐、镁、某些微量元素等可抑制晶体的形成和聚集，这些物质含量减少则促使结石形成。④尿量减少致尿液浓缩时，尿中盐类和有机物质的浓度相对增高。

（3）泌尿系统局部因素：①尿路梗阻。导致晶体或基质在引流较差的部位沉积，尿液滞留继发尿路感染加剧结石形成。②尿路感染。细菌、感染产物及坏死组织可为形成结石的核心。③尿路异物。尿路中存有不可吸收的缝线、长期留置的导管，可促使尿液中基质和晶体黏附，还易继发感染而诱发结石。

知识点3：泌尿系统结石的病理　　　　　　　　　　副高：熟悉　　正高：熟悉

泌尿系统结石所致的病理生理改变与结石的部位、大小、数量、形状、继发性炎症和梗阻的程度等因素有关。肾盏结石可在原位而不增大，亦可增大并向肾盂发展。当盏颈部梗阻，引起局部积液或积脓，进一步导致肾实质萎缩，甚至发展为肾周围感染。肾盏结石进入肾盂或输尿管后可自然排出，或停留在泌尿道任何部位。当结石堵塞肾盂输尿管连接处或输尿管时，可引起完全性或不完全性尿路梗阻。结石引起的完全性尿路梗阻往往导致肾积水，积水易引发感染，感染又可加重梗阻。如此反复恶化可使肾实质遭到破坏，最后导致肾功能不全、肾衰竭。结石可引起局部损伤、梗阻、感染，梗阻与感染也可使结石增大，三者互为因果加重泌尿系统损害。

此外，多发性结石在继发感染的基础上偶可发生癌变，且多为鳞状上皮癌。

第二节　上尿路结石

知识点1：上尿路结石的临床表现　　　　　　　副高：熟练掌握　　正高：熟练掌握

（1）症状：典型临床表现为疼痛、血尿、恶心、呕吐、腹胀、感染、尿闭等，部分可出现膀胱刺激征，严重者可导致尿路梗阻和肾功能损伤。因结石的大小、形状、所在部位、有无并发症，临床表现各异。轻者无症状。

1）疼痛：为结石的主要症状。肾结石多表现为肾区的钝痛、胀痛或没有疼痛；输尿管结石可以出现典型的肾绞痛（患侧腰腹部阵发性剧烈绞痛，辗转不安、大汗、恶心、呕吐、腹胀、外阴放散），典型肾绞痛可以引起强迫体位。

2）血尿：因结石损伤黏膜造成。多在绞痛发作时或发作后出现，根据结石对黏膜损伤的程度可表现为镜下血尿或肉眼血尿，后者更为常见。有时活动后镜下血尿是上尿路结石的唯一临床表现。

3）膀胱刺激症状：结石伴感染或输尿管膀胱壁段结石时，可有尿频、尿急、尿痛。

4）脓尿：合并感染时可出现脓尿。

5）感染和梗阻：结石继发急性肾盂肾炎或肾积脓时，可有发热、畏寒等全身症状。小儿上尿路结石以尿路感染为主要表现。双侧上尿路完全性梗阻时可导致无尿，甚至出现尿毒症。

6）排石：部分患者可自行排出细小结石，结石通过尿道时有尿液阻塞及尿道刺痛感，结石排出后尿流立即恢复通畅，患者有轻松感，是该病的有力证据。

（2）体征：患侧肾区可有轻度叩击痛。结石所致梗阻引起肾积水时，可在上腹部触及增大的肾。

知识点2：上尿路结石的辅助检查　　　　　　　　　副高：熟练掌握　正高：熟练掌握

（1）实验室检查：①尿液检查。可有镜下血尿，合并感染时可见脓细胞。尿液生化检查可测定钙、磷、尿酸、草酸等，有助于结石原因分析。②血生化检查。检测血钙、磷、尿酸、尿素氮和肌酸等的水平，了解代谢情况。③结石成分分析。包括定量分析和定性分析，常见结石成分有含钙结石，包括草酸钙类结石、磷酸钙类结石；感染性结石，包括磷酸镁铵类结石、尿酸类结石、胱氨酸类结石等。是制订预防措施和选用溶石疗法的依据。

（2）影像学检查：①X线检查。95%以上的结石能在正、侧位平片中发现。了解结石的大小、数目、形态、位置，并初步提示结石的化学性质。因此，可作为结石检查的常规方法。范围包括双肾、输尿管、膀胱、前列腺（女性尿道），T_{11}上缘至耻骨联合。但结石过小、钙化程度不高或纯尿酸结石常不显示。②排泄性尿路造影。可显示结石所致的尿路形态和肾功能改变，有无结石形成的局都因素。透X线的尿酸结石可显示充盈缺损。③B超检查。是肾结石重要的筛查手段，能显示结石的特殊声影，能发现平片不能显示的小结石和透X线结石，还能显示肾结构改变和肾积水等。④逆行肾盂造影。仅适用于其他方法不能确诊时，一般不作为初始检查手段。⑤CT和MRU。平扫CT能发现较小的结石，包括X线透光结石，包括X线透光结石。增强CT可显示肾积水的程度和肾实质的厚度，反映肾功能的改变情况。磁共振尿路成像（MRU）能够了解结石梗阻后肾输尿管积水的情况，不适合做静脉尿路造影者可考虑采用。

（3）内镜检查：包括肾镜、输尿管镜和膀胱镜检查。通常用于泌尿系统平片未显示结石，排泄性尿路造影有充盈缺损而不能确诊时，借助于内镜可明确诊断和进行治疗。

知识点3：上尿路结石的非手术治疗要点　　　　　　　　副高：熟悉　正高：熟悉

（1）病因治疗：如切除甲状旁腺瘤、解除尿路梗阻可防止结石复发。

（2）非手术治疗：适用于结石直径＜0.6cm、表面光滑、无尿路梗阻、无感染的纯尿酸或胱氨酸结石患者。直径＜0.4cm、表面光滑的结石，90%能自行排出。

1）水化疗法：尿路结石是比较常见的一种疾病，与患者饮水过少有一定的关系。对于这一疾病，患者可以通过多喝水的方法来改善。尤其是喝温开水，大量饮水配合适当的运动有利于小结石的排出，有助于稀释尿液、减少晶体沉积、起到内冲洗的作用，改善排尿不畅的症状，可延缓结石的增长和手术后结石的复发。

2）药物治疗：根据对已排出的结石或经手术取出的结石进行成分分析的结果，决定药物治疗的方案。包括镇痛治疗和排石治疗。①药物溶石：用于治疗化验结果是尿酸结石、感染性结石或胱氨酸结石的非钙结石。②中药和针灸：可解痉、镇痛，促进小结石的排出。常用中药有金钱草、车前子，常用针刺穴位是肾俞、膀胱俞、三阴交、阿是穴等。③控制感染：感染性结石需控制感染。④解痉镇痛：主要治疗肾绞痛。常用镇痛药包括非甾体抗炎药，如双氯芬酸、吲哚美辛；阿片类镇痛药，如哌替啶、曲马多等。解痉药主要有阿托品、钙离子通道阻滞药、孕酮等。具体药物和适用结石类型、作用，见表3-1-1。

表3-1-1 非钙结石的药物溶石治疗及其作用

药　物	作　用	适用情况
枸橼酸氢钾钠、碳酸氢钠	碱化尿液，增高结石的溶解度，为调节尿pH	尿酸结石
氯化铵	酸化尿液，防止结石的生长，增高结石的溶解度，调节尿pH	磷酸钙及磷酸镁铵结石
维生素C	酸化尿液，增高结石的溶解度，调节尿pH	草酸结石不适用
氢氧化铝	减少磷在肠道的吸收，增高结石的溶解度，调节尿pH	磷酸铵镁结石
α-巯丙酰甘氨酸、乙酰半胱氨酸	调节代谢	胱氨酸结石
别嘌醇	降低血、尿的尿酸含量，调节代谢	尿酸结石

3）根据结石类型和生活习惯适当调节饮食。①含钙结石：少食牛奶、虾皮、猪脑等高钙食物。②草酸结石：少食菠菜、甜菜、核桃、芦笋、巧克力、咖啡、红茶、草莓等。③磷酸结石：少食蛋黄和肉类等。④尿酸结石和黄嘌呤结石：少食动物内脏、咖啡、茶叶、各种肉类。

知识点4：上尿路结石的手术治疗要点　　　　　　副高：熟悉　正高：熟悉

（1）体外冲击波碎石（ESWL）：一种安全而有效的非侵入性治疗，创伤小、并发症少、无须麻醉等优点，大多数的上尿路结石可采用此方法治疗。疗效除了与结石的大小有关外，还与结石的位置、化学成分以及解剖异常有关。

1）适应证：适用于直径≤2cm的肾结石及输尿管上段结石。输尿管中、下段结石治疗的成功率比输尿管镜取石低。

2）禁忌证：①结石远端尿路梗阻、妊娠、出血性疾病、严重心脑血管病、主动脉瘤、尚未控制的泌尿系统感染等。②过于肥胖、肾位置过高、骨关节严重畸形、结石定位不清等。

3）常见并发症：包括出血、"石街"形成、肾绞痛、高血压等。

（2）内镜取石或碎石术

1）经皮肾镜取石术（PCNL）：利用超声或X线检查定位，经腰背部细针穿刺直达肾盏或肾盂，扩张并建立皮肤至肾内的通道，插放肾镜，直视下取石或碎石。取石后酌情放置双J管和肾造瘘管。此法适用于所有需开放手术干预的肾结石，包括完全性和不完全性鹿角结石、结石直径≥2cm的肾结石、有症状的肾盏或憩室内结石、体外冲击波治疗失败的结石。术中、术后出血是PCNL最常见及危险的并发症。

2）输尿管镜取石术（URL）：经尿道插入输尿管镜至膀胱，经膀胱输尿管口进入输尿管，直视找到结石，进行套石或取石。若结石较大可用超声、液电、激光或气压弹道碎石。此法适用于中、下段输尿管结石，因肥胖、结石硬、停留时间长而用ESWL困难者，亦可用于ESWL治疗后所致的"石街"处理。常见并发症主要有感染、黏膜下损伤、穿孔、撕裂等。

3）腹腔镜输尿管取石（LUL）：适用于直径＞2cm的输尿管结石，原考虑开放手术，或经ESWL、输尿管镜手术失败者。一般不作为首选方案。

（3）开放手术：创伤较大，且复发率高。适用于结石远端存在梗阻、部分泌尿系统畸形、结石嵌顿紧密、其他治疗无效，肾积水感染严重或肾功能丧失的尿路结石。主要术式有肾盂切开取石术、肾实质切开取石术、肾部分切除术、肾切除术、输尿管切开取石术等。由于内镜技术及ESWL的普遍开展，大多数上尿路结石已不再需用开放手术治疗。

第三节　下尿路结石

知识点1：下尿路结石的临床表现　　　　　　副高：熟练掌握　正高：熟练掌握

（1）膀胱结石：原发性膀胱结石，多见于男性，与营养不良和低蛋白饮食有关。目前由于经济水平的提高，临床已经很少见到。继发性膀胱结石多见于良性前列腺增生症、膀胱憩室、神经源性膀胱、异物、上尿路结石排入等情况。临床表现如下。①排尿中断：膀胱结石最具特异性的临床表现。由于结石在膀胱内活动，跑跳、牵拉阴茎、改变排尿姿势后可以恢复排尿。②排尿疼痛：结石刺激膀胱黏膜或者并发感染所致，疼痛放散到远端尿道。③膀胱刺激征：结石刺激导致膀胱黏膜的炎症和损伤，出现血尿与尿频、尿急、尿痛。④腹部体征不明显：并发膀胱炎可以有下腹部膀胱区的压痛，结石巨大可以在腹部扪及。

（2）尿道结石：结石来源于肾或膀胱，原发结石少见。多见于男性，女性因为尿道短、粗、直而极少发生。结石容易嵌顿于男性尿道的3处生理狭窄部位，多数位于前尿道。临床表现如下。①排尿困难，点滴排尿，尿痛。②急性尿潴留体征：下腹膨隆、憋胀感、触诊到胀大的膀胱底、叩诊呈浊音等表现。③前尿道结石可以沿阴茎或者会阴部触及；后尿道结石可以经直肠指检触及。④并发症的表现：尿道结石合并感染时，还可见发热、恶寒、脓尿等症状。对健康的危害主要表现在结石对尿路造成的局部损伤、结石引起尿路梗阻、并发尿路感染3个方面。

知识点2：下尿路结石的辅助检查　　　　　　副高：熟练掌握　正高：熟练掌握

同上尿路结石的辅助检查。

（1）实验室检查：血液分析、尿液分析、结石分析、24小时尿液分析。

（2）影像学检查：超声检查能发现膀胱区的强光团及声影。X线检查能显示绝大多数结石。膀胱镜检查能直接见到结石，并可发现膀胱病变。

知识点3：下尿路结石的治疗要点　　　　　　副高：熟悉　正高：熟悉

治疗原则：取出结石，治疗病因。

（1）膀胱结石：主要采取手术治疗。膀胱感染严重时，应用抗生素；若有排尿困难，则先留置导尿管，以利引流尿液及控制感染。①经尿道膀胱镜取石或碎石术：大多数结石可用碎石钳机械碎石，并将碎石取出，适用于结石直径＜2cm者。较大的结石需采用超声、液电、激光或气压弹道碎石。②耻骨上膀胱切开取石术：为传统的开放手术方式。小儿及膀胱感染严重者，应先做耻骨上膀胱造瘘，以加强尿液引流，待感染控制后再行取石术。

（2）尿道结石：①前尿道结石。表面麻醉下，压迫结石近端尿道以阻止结石后退。向尿道内注入无菌石蜡油，轻轻向尿道推挤，然后将结石钳出。②后尿道结石。用尿道探条将结石推入膀胱，再按膀胱结石处理。

第四节　护　　理

知识点1：泌尿系统结石患者的术前护理评估　　　　副高：熟练掌握　正高：熟练掌握

（1）健康史及相关因素：了解患者的一般情况，有无与活动有关的血尿、疼痛、尿石等状况；有无因结石梗阻造成发热、肾积水；了解有无家族史、地域及饮食习惯。

（2）身体状况：评估疼痛的部位、性质与程度，肾绞痛的发作情况；血尿的特点，有无活动后血尿；结石排出情况；是否并发尿路感染、肾积脓、肾积水、肾损害。体格检查是否有肾区叩击痛。

（3）辅助检查：了解实验室检查、影像学检查有无异常发现。

知识点2：泌尿系统结石患者的术后护理评估　　　　副高：熟练掌握　正高：熟练掌握

（1）术中情况：了解患者手术、麻醉方式与效果，术中出血、补液、输血情况。

（2）身体状况：评估以下几点。①生命体征是否平稳。②患者是否清醒。③伤口愈合情况与尿液引流管情况：伤口是否干燥，有无渗液、渗血，肾造瘘管及导尿管是否通畅，引流量、颜色与性状等。④治疗效果：尿路梗阻解除程度，肾功能恢复情况，结石排出情况。⑤并发症发生情况：有无尿路感染、出血、"石街"形成等并发症发生。

知识点3：泌尿系统结石患者的护理诊断　　　　副高：熟练掌握　正高：熟练掌握

（1）疼痛：与结石刺激引起的炎症、损伤及平滑肌痉挛有关。

（2）排尿形态的变化：与结石造成血尿以及尿路梗阻有关。

（3）潜在并发症：感染、"石街"形成、出血。

（4）知识缺乏：缺乏预防泌尿系统结石的知识。

知识点4：泌尿系统结石患者的心理护理　　　　副高：熟悉　正高：熟悉

解除思想顾虑，注意了解患者的饮食、饮水习惯及特殊爱好等，以取得患者的信任。特别是年老体弱、反复发作者，容易对治疗失去信心、意志消沉、情绪低落，护士要经常与患者沟通，指导其正确对待疾病，增强信心，以愉快的心情接受治疗。

知识点5：泌尿系统结石非手术患者的护理　　　副高：熟练掌握　正高：熟练掌握

（1）休息与活动：在病情允许情况下可适当运动，如上下楼梯、后跟着地原地跳跃等，实施体位排石。

（2）缓解疼痛：发作期嘱患者卧床休息，局部热敷，指导患者深呼吸、放松以减轻疼痛。遵医嘱应用解痉镇痛药，并观察疼痛的缓解情况。

（3）促进排石：大量饮水可稀释尿液、预防感染、促进排石，每日饮水量2500～3000ml，保证每日尿量在3000ml以上。

（4）病情观察：观察和监测体温、尿液颜色与性状、尿中白细胞计数，及早发现感染征象。观察结石排出情况，排出结石可作成分分析，以指导结石治疗与预防。

知识点6：泌尿系统结石体外冲击波碎石患者的护理

　　　　　　　　　　　　　　　　　　　　　副高：熟练掌握　正高：熟练掌握

（1）术前护理：①心理护理。向患者及家属说明该方法简单、安全有效，可重复治疗。嘱患者术中配合做好体位固定，不能随意变换体位，以确保碎石定位的准确性。②术前准备。术前3日忌食产气食物，术前1日口服缓泻药，术晨禁饮食；教患者练习手术配合体位、固定体位，以确保碎石定位的准确性；术晨行泌尿系统X线检查，了解结石是否移位或排出，复查后用平车接送患者，以免结石因活动再次移位。

（2）术后护理：①鼓励患者多饮水。每日饮水2500～3000ml，可根据出汗量适当增减饮水量，促进排石。②采取有效体位、促进排石。若患者无全身反应及明显疼痛，适当活动、变换体位，可增加输尿管蠕动、促进碎石排出。肾结石碎石后一般取健侧卧位；结石位于中肾盏、肾盂、输尿管上段，碎石后取头高脚低位，上半身抬高；结石位于肾下盏，碎石后取头低位。③休息和饮食。术后卧床休息6小时。若患者无不良反应，可正常进食，鼓励患者多饮水，以增加尿量，促进结石排出。④病情观察。严密观察和记录碎石后排尿及排石情况。用纱布过滤尿液，收集结石碎渣作成分分析。定时行X线检查观察结石排出情况，若需再次治疗，间隔时间不少于7日。

知识点7：泌尿系统结石体外冲击波碎石并发症的护理

　　　　　　　　　　　　　　　　　　　　　副高：熟练掌握　正高：熟练掌握

（1）血尿：碎石术后多数患者出现暂时性肉眼血尿，一般可自行消失，无须特殊处理。

（2）发热：遵医嘱应用抗生素，高热者采用降温措施。

（3）疼痛：结石碎片或颗粒排出可引起肾绞痛，应给予解痉镇痛等处理。

（4）"石街"形成：是常见且较严重的并发症之一。

体外冲击波碎石术后碎石过多地积聚于输尿管与男性尿道内没有及时排出，可引起"石街"，阻碍尿液排出。患者有腰痛或不适，有时可合并继发感染。如果"石街"形成2周后不及时处理，肾功能恢复将会受到影响。无感染的"石街"可继续用体外冲击波碎石；对于有感染迹象者，给予抗生素治疗，待感染控制后，用输尿管镜碎石将结石击碎排出。

知识点8：泌尿系统结石患者的手术治疗护理　　　副高：熟练掌握　　正高：熟练掌握

（1）手术前护理：按术前常规护理，术前1日沐浴，常规备皮，抗生素皮试，做好肠道准备。指导患者进行手术体位练习，完善术前常规检查，术前进行X线检查，以确定结石位置。

（2）手术后护理

1）麻醉后护理常规：嘱患者去枕平卧6小时，禁食、水。

2）生命体征的观察：定时测量体温、呼吸、脉搏、血压、血氧饱和度，并进行记录。

3）肾实质切开取石患者：应遵医嘱绝对卧床，以减轻肾的损伤，防止再发出血。

4）切口护理：观察切口或造口渗血、渗液情况，如有异常，及时通知医生。保持切口或造口清洁、干燥。

5）引流管的护理：①肾造瘘管。经皮肾镜取石术后常规留置肾造瘘管。注意：妥善固定，以防脱出；引流管的位置不得高于肾造瘘口，以防引流液逆流引起感染；保持通畅。观察引流液的颜色、性状和量，并做好记录；拔管前先夹闭24~48小时，观察患者有无排尿困难、腰腹痛、发热等不良反应，如无不适则可拔除。②双J管。术后指导患者尽早取半卧位，多饮水、勤排尿，勿使膀胱过度充盈而引起尿液反流。鼓励患者早期下床活动，但避免剧烈活动、过度弯腰、突然下蹲等，防止咳嗽、便秘等使腹压增加的动作，以防引起双J管滑脱或上下移位。双J管一般留置4~6周，经复查腹部超声或X线确定无结石残留后，在膀胱镜下取出双J管。③肾周引流管。开放性手术后常留置肾周引流管。妥善固定，保持引流通畅，观察、记录引流液颜色、性状与量。

6）疼痛护理：疼痛时可根据疼痛程度遵医嘱给予镇痛药。

7）饮食指导：非全麻及开放手术，可在麻醉期后恢复正常饮食；全麻及开放手术应在肠道排气后开始进食，先给予流食，逐步恢复为半流食、普食。

8）其他护理：术后第1天拍腹部平片，了解结石取出情况，嘱患者晨起禁食。

9）术后并发症的护理：①出血。定时观察患者术后病情变化及引流液的颜色、性质、量，如出现四肢湿冷、脉搏加快、血压下降、血性引流液增加等，应及时通知医生给予处理。②发热。术后常见并发症，应遵医嘱给予对症处理，并嘱患者多饮水，监测体温变化。③漏尿。注意观察患者主诉及临床症状，如腹痛、压痛、板状腹等急腹症症状。

知识点9：泌尿系统结石患者的健康指导　　　副高：熟练掌握　　正高：熟练掌握

（1）嘱患者遵医嘱定期复查：患者出院后定期行X线或超声检查，观察有无残余结石或结石复发。若出现肾区胀痛（或绞痛）、尿频、尿急、尿痛、血尿、发热等症状应及时就诊。

（2）双J管的护理：部分患者行碎石术后带双J管出院，期间若出现排尿疼痛、尿频、血尿时，多为双J膀胱端刺激所致，一般经多饮水、减少活动和对症处理后均能缓解。嘱患者术后4周回院复查并拔除双J管。避免体力活动强度过大，一般的日常生活活动不需受限。如果出现无法缓解的膀胱刺激征、尿中有血块、发热等症状，应及时就诊。

（3）治疗引起泌尿系统结石的某些原发病：如甲状旁腺功能亢进（甲状旁腺腺瘤、腺癌或增生性变化等）会引起体内钙、磷代谢紊乱而诱发磷酸钙结石。尿路的梗阻性因素，如肿瘤、前列腺增生以及尿道狭窄等会造成尿液蓄积，引起尿液"老化"现象。尿中的有机物沉积"老化"后，就可能增大而变成非晶体的微结石。所以，治疗引起泌尿系统结石的某些原发病对于预防结石复发也非常重要。

（4）预防和治疗泌尿系统感染：泌尿系统感染是结石形成的主要局部因素，并直接关系到泌尿系统结石的防治效果。

（5）注意膳食结构：结石的生成和饮食结构有一定的关系，因此，注意调整膳食结构能够预防结石复发。根据结石成分的不同，饮食调理应该采取不同的方案。如草酸钙结石患者宜少食草酸钙含量高的食品，如菠菜、番茄、马铃薯、草莓等；尿酸盐结石患者少食动物内脏及豆类，同时口服碳酸氢钠碱化尿液；磷酸盐结石患者少食蛋黄及牛奶等，口服氯化铵酸化尿液。嘱患者大量饮水，每日饮水2500～3000ml，尿量保持2000～3000ml/d，使尿液稀释，促进尿中晶体物质排出，同时起到冲洗尿路、减少感染发生的作用。

（6）适当进行户外运动：平时要多活动，如散步、慢跑等。体力好的时候还可以原地跳跃，同样有利于预防泌尿系统结石复发。

第二章　良性前列腺增生患者的护理

知识点1：良性前列腺增生的概念　　　　　副高：熟练掌握　正高：熟练掌握

良性前列腺增生（BPH），简称前列腺增生，其病理改变主要为前列腺组织及上皮增生。症状以前列腺体积增大、尿频、进行性排尿困难为主，是老年男性排尿障碍疾病中最为常见的一种良性疾病。男性在45岁以后前列腺可有不同程度的增生，多在50岁以后出现临床症状。

知识点2：良性前列腺增生的病因　　　　　　　　　　　副高：熟悉　正高：熟悉

病因尚不完全清楚。目前公认老龄和有功能的睾丸是发病基础。上皮和基质相互影响，各种生长因子的作用，随年龄增长，睾酮、双氢睾酮以及雌激素的改变和失去平衡是前列腺增生的重要病因。前列腺增生能引起尿路梗阻，最终引起肾积水和肾功能损害，梗阻后容易继发感染和结石。

知识点3：良性前列腺增生的病理生理　　　　　　　　　副高：熟悉　正高：熟悉

前列腺增生的病理改变是缓慢、长期的变化过程，因此对尿路的影响和危害是隐袭性的。每次排尿期间，前列腺尿道的阻力不断增大以及膀胱内压不断增高是前列腺增生的最基本的病理过程。

（1）机械梗阻：主要引起膀胱出口梗阻。

（2）动力性梗阻：系前列腺尿道、前列腺组织和前列腺包膜张力增高所致。

（3）逼尿肌损害：许多临床症状是由于梗阻造成膀胱功能的改变所致，而非单纯的流出道梗阻。

知识点4：良性前列腺增生的临床表现　　　　　副高：熟练掌握　正高：熟练掌握

前列腺增生多在50岁以后出现症状，60岁左右更加明显。症状取决于梗阻的程度、病变发展速度以及是否合并感染和结石，与前列腺体积大小不完全成比例。

（1）症状

1）尿频：早期表现为尿频，尤其夜尿次数明显增多。随着梗阻加重，白天也出现尿频，导致男性下尿路症状明显。

2）排尿困难：进行性排尿困难是前列腺增生最重要的症状，但发展缓慢。可表现为排尿迟缓、断续、终末滴尿、尿线细而无力、排尿时间延长、排尿不尽感、尿潴留和充盈性尿失禁等。

3）血尿：前列腺黏膜表面毛细血管及小血管扩张，当膀胱收缩时可引起镜下血尿和肉眼血尿。

4）其他症状：前列腺增生若合并感染或结石，可有尿频、尿急、尿痛症状。长期梗阻可引起严重肾积水、肾功能损害。长期排尿困难导致腹压增高，还可引起腹股沟疝、内痔或脱肛等。

（2）体征

1）体格检查：急性尿潴留时下腹部膨隆。耻骨上区触及充盈的膀胱。

2）直肠指检：前列腺增大、表面光滑，富于弹性，边缘清楚，中央沟变浅或消失。

知识点5：良性前列腺增生的辅助检查　　副高：熟练掌握　正高：熟练掌握

（1）残余尿测定：正常人排尿后膀胱内无或极少残留尿液，前列腺增生患者残余尿达50ml以上，则提示膀胱逼尿肌已处于失代偿状态。

（2）尿动力学检查：包括尿流率、膀胱压及尿道压等项目检查。尿流率检查可确定前列腺增生患者排尿的梗阻程度。检查时要求排尿量在150～200ml，如最大尿流率＜15ml/s表示排尿不畅，＜10ml/s则提示梗阻严重，常为手术指征之一。如需进一步评估逼尿肌功能，应行尿流动力学检查。

（3）影像学检查：B超检查、X线检查、CT及MRI检查。

（4）实验室检查：合并感染时尿中可见红、白细胞，长期尿路梗阻可致肾功能受损，血尿素氮、肌酐水平增高，电解质紊乱。

（5）直肠指诊：将膀胱排空后，患者取站立弯腰位或截石位，直肠指检可以对前列腺大小、突入直肠的程度、中央沟是否存在，以及前列腺的硬度、有无压痛、是否存在结节、腺体是否固定等做客观地了解，使医生取得第一手临床资料，有助于前列腺增生的诊断和其他疾病的鉴别。

（6）前列腺特异性抗原测定（PSA）：是诊断前列腺癌的特异性指征，正常为0～4ng/ml，前列腺体积较大、有结节或较硬时，应测定血清PSA，以排除合并前列腺癌的可能性。

（7）膀胱镜检查：其他检查不能明确诊断或伴有血尿需究其原因时才考虑该项检查。

知识点6：良性前列腺增生的治疗要点　　副高：熟悉　正高：熟悉

梗阻较轻或难以耐受手术的，可以采取非手术治疗法或姑息性手术。膀胱残余尿超过60ml或曾经出现过急性尿潴留的患者应手术治疗。

（1）药物治疗：适用于梗阻症状轻、残余尿＜50ml者。常用药物包括α受体阻断药、5α-还原酶抑制剂和植物类药等。①α_1受体阻断药：适用于有下尿路症状的BPH患者。可以舒缓前列腺实质内平滑肌的张力，缓解前列腺对于后尿道的压迫效应，降低前列腺后尿道的压力，改善排尿功能。常用药物有特拉唑嗪、阿夫唑嗪及坦索罗辛等。常见不良反应包括头晕、头痛、无力、困倦、直立性低血压、逆行射精等，直立性低血压更容易发生在老年及高血压患者中。②5α-还原酶抑制剂：在前列腺实质内降低双氢睾酮的含量和浓度。进而使前列腺体积缩小，改善排尿症状。适用于治疗前列腺体积增大伴下尿路症状的BPH患者。一般在服药3~6个月见效，停药后症状易复发，需长期服用，对体积较大的前列腺与α受体阻断药联合应用疗效更佳。常用药物有非那雄胺和度他雄胺、爱普列特。最常见的不良反应包括勃起功能障碍、射精异常、性欲低下和其他如男性乳房女性化、乳腺痛等。

（2）介入性治疗：前列腺增生发生在老年人时，常因年龄过大，体力衰弱或合并较重的心肺疾病，难以耐受手术创伤，而药物治疗效果不佳。通过物理、化学、机械等方式作用于前列腺局部以解除梗阻，主要包括激光治疗、经尿道气囊高压扩张术、前列腺尿道网状支架、经直肠高强度聚焦超声治疗（HIFU）等。

（3）手术治疗：经尿道前列腺切除术（TURP）是目前最常用的手术方式。开放手术包括耻骨上经膀胱前列腺切除术和耻骨后前列腺切除术，仅用于巨大前列腺或合并膀胱结石者选用。

知识点7：良性前列腺增生尿潴留的处理　　　　　　副高：熟悉　　正高：熟悉

（1）急性尿潴留：发生急性尿潴留时，首选置入导尿管引流尿液，置入失败者可行耻骨上膀胱造口。

（2）慢性尿潴留：BPH所致慢性尿潴留可出现肾积水及肾功能损害。一般治疗原则是积极引流膀胱尿液，根据肾功能状态择期手术治疗。

知识点8：良性前列腺增生的术前护理评估　　　　副高：熟练掌握　　正高：熟练掌握

（1）健康史及相关因素：了解患者的年龄、生活习惯、烟酒嗜好、饮食习惯、排尿习惯、睡眠情况等。了解既往有无发生尿潴留、尿失禁，有无并发腹股沟疝、内痔或脱肛。患者有无其他慢性病，如高血压、糖尿病、脑血管疾病等。既往手术史、外伤史。询问有无服用性激素类药物，有无使用治疗前列腺增生的药物等，目前或近期是否服用影响膀胱出口功能或导致下尿路症状的药物。

（2）评估患者排尿困难的程度：排尿次数、时间、每次尿量、饮水量，有无血尿、膀胱刺激症状，是否有尿失禁，有无肾积水及程度，肾功能受损程度，有无其他合并症。

国际前列腺（I-PSS）症状评分（表3-2-1）是前列腺增生下尿路症状严重程度的主观反映，与尿流率、残余尿量及前列腺体积无明显相关性。生活质量指数（QOL）评分（表3-2-2）主要了解前列腺增生所致的下尿路症状对患者生活质量的影响程度。

表3-2-1　国际前列腺症状（I-PSS）评分表

在最近1个月内，您是否有以下症状	在5次中						症状评分
	无	少于1次	少于半次	大约半数	多于半数	几乎每次	
1. 是否经常有尿不尽感	0	1	2	3	4	5	
2. 两次排尿间隔是否经常小于2小时	0	1	2	3	4	5	
3. 是否曾经有间断性排尿	0	1	2	3	4	5	
4. 是否有排尿不能等待的现象	0	1	2	3	4	5	
5. 是否有尿线变细现象	0	1	2	3	4	5	
6. 是否需要用力及使劲才能开始排尿	0	1	2	3	4	5	
7. 从入睡到早起一般需要起来排尿几次	0	1	2	3	4	5	

症状总评分＝0～35分
0～7分为轻度症状；8～19分为中度症状；20～35分为重度症状

表3-2-2　生活质量指数（QOL）评分表

如果在您今后的生活中始终伴有现在的排尿症状，您认为如何	高兴	满意	大致满意	还可以	不太满意	苦恼	很糟
	0	1	2	3	4	5	6
QOL评分							

（3）心理－社会状况：评估患者是否因夜尿、排尿困难、尿潴留感到焦虑及生活不便，患者与家属是否了解该病的治疗方法及自我护理方法。

知识点9：良性前列腺增生的术后护理评估　　　　副高：熟练掌握　正高：熟练掌握

（1）术中情况：了解患者手术、麻醉方式与效果，术中出血、补液、输血情况。

（2）身体状况评估：①生命体征是否平稳。②意识是否清楚。③伤口是否干燥，有无渗液、渗血。④膀胱冲洗是否通畅，血尿程度及持续时间。⑤有无发生出血、经尿道电切综合征、膀胱痉挛、尿失禁、尿道狭窄等术后并发症。

知识点10：良性前列腺增生的护理诊断　　　　　副高：熟练掌握　正高：熟练掌握

（1）焦虑：与患者对手术的惧怕、担心预后有关。

（2）睡眠型态紊乱：与尿频、夜尿增加有关。

（3）排尿型态紊乱：与膀胱出口梗阻有关。

（4）舒适度改变：与安置保留尿管及手术的打击有关。

（5）疼痛：与逼尿肌功能不稳定、导尿管刺激、膀胱痉挛等有关。

（6）潜在并发症：术后出血、感染、尿道穿孔与尿外渗、尿道狭窄、尿失禁、逆行射精。

知识点11：良性前列腺增生的术前护理措施　　　副高：熟练掌握　正高：熟练掌握

（1）按泌尿外科疾病术前护理常规护理。

（2）全面评估患者：包括健康史及其相关因素、身体状况、生命体征，以及神志、精神状态、行动能力等。

（3）心理调适指导：本病多为老年人，行动不便，尿频、尿急、排尿困难、溢尿等症状常使患者苦不堪言，因此，要多鼓励患者诉说内心的苦恼，认真倾听并给予有效的心理疏导，解答患者疑问，讲解手术方法、术后注意事项，增强患者对治疗的信心。

（4）休息与活动指导：嘱咐患者术前可适当活动，避免过度疲劳，保证足够休息和睡眠，活动时穿防滑跟脚的便鞋，行动不便的老年人活动时最好使用拐杖并有人陪伴。指导患者练习在床上做肢体的主动运动，讲解术后应采取的卧位，演示更换体位的方法及注意事项。

（5）术前准备指导：老年人易发生心血管意外，指导患者术前避免过度劳累而引起心肌缺氧。教会患者正确咳痰及咳嗽、咳痰时保护伤口的方法。指导患者吃清淡、易消化、低脂、高蛋白和高维生素的食物，少食多餐，以减轻心脏和胃肠道的负担。对于便秘的患者，告知其多食高纤维素的食物，增加饮水量和活动量，以保持排便通畅并指导练习床上排便。

（6）尿管护理指导：指导术前留置尿管的患者多饮水，达到自我冲洗的作用，防止尿路感染，教会患者膀胱功能锻炼。告之下床活动时尿袋不能高于耻骨联合，预防尿液逆流引起感染。

知识点12：良性前列腺增生的术后护理措施　　　副高：熟练掌握　正高：熟练掌握

（1）按泌尿外科疾病一般护理常规及全麻手术后护理常规护理。

（2）严密观察患者生命体征的变化：包括体温、血压、脉搏、呼吸。观察并记录生命体征。观察患者的意识状态，老年人多有心血管疾病，因麻醉及手术刺激易引起血压下降或诱发心脑并发症，应严密观察患者的生命体征及意识。

（3）饮食护理：术后6小时无恶心、呕吐者，即可进流食。患者宜进食易消化、富含营养与含纤维的食物，以防便秘。留置尿管期间鼓励患者多饮水，每日2000ml，可稀释尿液、冲洗尿路以预防泌尿系统感染。

（4）膀胱冲洗的护理：术后用生理盐水持续冲洗膀胱3～5日，以防止血凝块形成致尿管堵塞。冲洗液温度控制在25～30℃，预防膀胱痉挛的发生。可根据尿色调整冲洗速度，色深则快、色浅则慢。确保通畅。准确记录尿量、冲洗量和排出量，尿量＝排出量－冲洗量，同时观察记录引流液的颜色和性状。术后均有肉眼血尿，随冲洗持续时间的延长，血尿颜色逐渐变浅，若尿液颜色逐渐加深，应警惕有活动性出血，及时通知医生处理。

（5）引流管的护理

1）导尿管护理：①妥善固定，注意松紧度合适。②保持通畅，防止导尿管折叠、受压、堵塞。③保持会阴部清洁，用苯扎溴铵棉球消毒尿道外口，每日2次。

2）各引流管的拔管：①经尿道前列腺切除术，术后5～7日尿液颜色清澈，即可拔除导尿管。②开放性手术，耻骨后引流管在术后3～4日，待引流量很少时拔除；耻骨上前列腺切除术后7～10日拔除导尿管；膀胱造瘘管通常留置10～14日再拔除。

知识点13：良性前列腺增生术后并发症的护理措施　　副高：熟练掌握　正高：熟练掌握

（1）膀胱痉挛的护理：①及时安慰患者，缓解其紧张焦虑情绪。②保持膀胱冲洗液温度适宜，可用温热毛巾湿热敷会阴部。③减少气囊/尿管囊内液体。④保持尿管引流通畅。⑤遵医嘱给予解痉镇痛，必要时给予镇静药。

（2）经尿道切除综合征：①术后应加强病情观察，注意监测电解质变化。②一旦出现，立即吸氧，遵医嘱给予利尿药、脱水剂，减慢输液速度，静脉滴注3%氯化钠溶液纠正低钠，注意保护患者安全，避免坠床、意外拔管等。有脑水肿征象者遵医嘱行降低颅内压治疗。

（3）出血：①对于非凝血功能障碍造成的出血，用气囊尿管牵拉压迫前列腺窝止血，同时持续膀胱冲洗或配合间断人工冲洗，避免血块形成堵塞尿管，尿管引流不畅可致膀胱腔及前列腺窝过度扩张，加重出血。②对于凝血功能障碍的出血，根据不同原因给予止血药治疗或输血。

（4）尿道狭窄：定期监测残余尿量、尿流率，必要时行尿道扩张术或尿道狭窄切除术。

（5）尿失禁：术后尿失禁多为暂时性，一般无须药物治疗，可指导患者行盆底肌训练、膀胱功能训练，必要时行电刺激、生物反馈治疗。

知识点14：良性前列腺增生的健康指导　　　　　副高：熟练掌握　正高：熟练掌握

（1）活动与休息指导：前列腺切除术后1～2个月避免久坐、提重物，避免剧烈活动，如跑步、骑自行车等，防止继发性出血。

（2）出现尿失禁者，指导患者继续做肛提肌训练，以尽快恢复尿道括约肌功能。

（3）经尿道前列腺切除术术后患者可能发生尿道狭窄。术后若尿线逐渐变细，甚至出现排尿困难者，应及时到医院检查和处理。附睾炎常在术后1～4周发生，故出院后若出现阴囊肿大、疼痛、发热等症状应及时去医院就诊。

（4）前列腺经尿道切除术术后1个月、经膀胱切除术术后2个月，原则上可恢复性生活。前列腺切除术后常会出现逆行射精，但不影响性交。少数患者可出现阳痿，可先采取心理治疗，同时查明原因，再进行针对性治疗。

（5）遵医嘱定期复查。

气胸1

气胸2

第三章　气胸患者的护理

知识点1：气胸的概念　　　　　　　　　　　　　　副高：熟练掌握　正高：熟练掌握

气胸是指胸膜腔内积气。胸膜腔由胸膜壁层和脏层构成，是不含空气的密闭的潜在性腔隙。任何原因使胸膜破损，空气进入胸膜腔，称为气胸。此时胸膜腔内压力升高，甚至负压变成正压，使肺被压缩，静脉回心血流受阻，产生不同程度的肺、心功能障碍。最常见的气胸是因肺部疾病使肺组织和脏层胸膜破裂，或者靠近肺表面的肺大疱、细小气泡自行破裂，肺和支气管内空气逸入胸膜腔，称为自发性气胸。根据气胸的性质，气胸可分为闭合性气胸、张力性气胸及开放性气胸。

知识点2：气胸的病因、病理及临床表现　　　　　　　　　副高：熟悉　正高：熟悉

常见气胸的病因、病理及临床表现，见表3-3-1。

表3-3-1　常见气胸病因、病理及临床表现

	闭合性气胸	张力性气胸	开放性气胸
病因	肋骨骨折刺破肺表面	较大肺大疱破裂、较大较深的肺裂伤或支气管破裂	锐器、火器或弹片造成胸部穿透伤
病理改变	伤口迅速闭合，胸膜腔与外界不沟通，肺部分萎陷	其裂口与胸膜腔相通，形成活瓣。吸气时，空气从裂口进入胸膜腔；呼气时，活瓣关闭，空气不能排出，胸膜腔内积气不断增多，压力不断增高，压迫伤侧肺完全萎缩，将纵隔推向健侧，挤压健侧肺，产生呼吸和循环功能的严重障碍	吸气时，健侧胸膜腔内负压升高，与伤侧压差增大，纵隔向健侧移位；呼气时，两侧胸膜腔内压差减少，纵隔移回伤侧，导致纵隔随呼吸左右摆动
临床表现	主要与胸膜腔积气量和肺萎陷程度有关，轻者可无症状，或出现胸闷、胸痛、气促，重者可出现明显呼吸困难。肺萎陷在30%以下者为小量气胸，患者无明显呼吸和循环功能紊乱的症状；肺萎陷在30%～50%者为中量气胸；肺萎陷在50%以上者为大量气胸。后两者均可表现为明显的低氧血症。患侧胸廓饱满，叩诊呈鼓音，呼吸活动度降低，气管向健侧移位，听诊患侧呼吸音减弱甚至消失	呼吸困难、发绀、大汗、烦躁、昏迷。气管向健侧移位，伤侧肋间隙增宽、呼吸幅度减低、皮下气肿。伤侧胸部叩诊呈鼓音，呼吸音渐弱或消失。胸膜腔穿刺有高压气体，抽气后症状好转	气促、呼吸困难发绀。胸部可见吸吮性伤口，随呼吸气体出入伤口嘶嘶声。伤侧的胸部叩诊呈鼓音，呼吸音减弱或消失。出现颈、面和胸部皮下气肿和纵隔气肿，并压迫心脏、大血管危及生命

知识点3：气胸的辅助检查　　　　　　　副高：熟练掌握　　正高：熟练掌握

（1）影像学检查：胸部X线检查是诊断气胸的主要方法。①闭合性气胸：显示不同程度的肺萎陷和胸膜腔积气，但其显示的胸膜腔积气征象往往比实际气胸量程度轻。有时可见胸腔积液。②开放性气胸：显示患侧胸膜腔大量积气、肺萎陷，气管和心脏等纵隔内器官向健侧移位。③张力性气胸：显示胸膜腔积气严重、肺完全萎陷，气管和心脏等纵隔内器官向健侧移位。

（2）诊断性穿刺：胸腔穿刺既能明确有无气胸存在，同时通过抽出气体达到减轻胸膜腔内压、缓解症状的目的。张力性气胸者穿刺时可有高压气体向外冲出，外推针筒芯，抽气后症状缓解，但很快又可加剧。

知识点4：气胸的治疗要点　　　　　　　　副高：熟悉　　正高：熟悉

根据气胸的不同类型适当进行排气，以解除胸腔积气对呼吸、循环所造成的障碍，使肺尽早复张，恢复呼吸功能。以抢救生命为首要原则。处理措施包括封闭胸壁开放性伤口，通过胸腔穿刺抽吸或胸腔闭式引流排出胸膜腔内的积气、积液，防治感染。

胸腔闭式引流术目的是引流胸膜腔内积气、血液和渗液，重建胸膜腔内负压，保持纵隔的正常位置，促进肺复张。适应证：①中量、大量气胸、开放性气胸、张力性气胸、血胸、脓胸。②胸腔穿刺治疗下肺无法复张者。③剖胸手术术后引流。

（1）闭合性气胸：小量气胸一般可在1～2周自行吸收，不需特别处理，但应注意观察其发展变化。中、大量气胸需行胸腔穿刺，或放置胸腔闭式引流，促使肺尽早膨胀。应用抗生素防治感染。

（2）开放性气胸：需尽快封闭胸壁伤口，变开放性气胸为闭合性气胸。可用多层清洁布块或纱布，在患者深呼气末敷盖伤口并使用胶布或绷带包扎固定。要求封闭敷料够厚以避免漏气，但不能往伤口内填塞，范围应超过创缘5cm以上包扎，固定牢靠，并迅速转送至医院。在运送医院途中如患者呼吸困难加重或有张力性气胸表现时，应在患者呼气时暂时开放密闭敷料，排出胸腔内高压气体后再封闭伤口。及时清创、缝合胸壁伤口，并行胸腔穿刺抽气减压，暂时缓解呼吸困难，必要时行胸腔闭式引流。吸氧，以缓解患者缺氧的状况。补充血容量，纠正休克。应用抗生素预防感染。对疑有胸腔内器官损伤或进行性出血者行开胸探查术，止血、修复损伤或清除异物。

（3）张力性气胸：张力性气胸最首要的急救在于迅速行胸腔排气解压。可用大号针头在锁骨中线第2肋间刺入胸膜腔，即刻排气减压。紧急时可在针柄部外接柔软小口塑料袋、气球等，使胸腔内高压气体易于排出，阻止外界气体进入胸腔。安置胸腔闭式引流，胸腔闭式引流装置的排气孔外接可调节恒定负压的吸引装置，加快气体排出，促使肺复张。待漏气停止24小时后，胸部X线检查证实肺已复张，方可拔除胸腔引流管。若胸腔引流管内持续不断溢出大量气体，呼吸困难未改善，肺膨胀困难，提示可能有肺和支气管的严重损伤，应考虑开胸探查术或电视胸腔镜手术探查并修补伤口。

知识点5：气胸的术前护理评估　　　　　　副高：熟练掌握　　正高：熟练掌握

（1）健康史：询问患者以往健康情况，了解有无胸部手术史、服药史和过敏史等。了解有无肺部基础疾病、肺功能情况，有无吸烟等不良生活习惯。了解患者受伤时间与经过、受伤部位、暴力大小，有无恶心、呕吐，伤后意识状况，接受的处理情况。

（2）身体状况：评估患者生命体征是否平稳，是否有呼吸困难或发绀，有无休克或意识障碍；是否有咳嗽、咳痰，痰量和性质；有无咯血，咯血次数和量等。评估受伤部位及性质，有无开放性伤口，有无活动性出血，伤口是否肿胀；是否有肋骨骨折、反常呼吸运动或呼吸时空气进出伤口的吸吮样音，气管位置有无偏移；有无颈静脉怒张或皮下气肿；肢体活动情况。重点评估胸痛的性质、部位和呼吸困难的程度等。根据胸部X线等检查结果，评估气胸的程度、性质及有无胸腔内器官损伤等。

（3）心理-社会状况：了解患者有无恐惧或焦虑，程度如何。患者及家属对损伤及预后的认知、心理承受能力及对本次损伤相关知识的了解程度。

知识点6：气胸的术后护理评估　　　　　　副高：熟练掌握　　正高：熟练掌握

（1）术中情况：了解手术、麻醉方式和效果、术中出血、补液、输血情况和术后诊断。

（2）身体状况：评估麻醉是否清醒，生命体征是否平稳，评估末梢循环、引流情况；有无出血、感染等并发症。

（3）心理-社会状况：评估有无不良情绪，能否配合进行术后早期活动和康复锻炼，是否了解出院后继续治疗的相关知识。

知识点7：气胸的护理诊断　　　　　　　　副高：熟练掌握　　正高：熟练掌握

（1）气体交换障碍：与胸部损伤、疼痛、胸廓活动受限或肺萎陷有关。

（2）急性疼痛：与组织损伤有关。

（3）焦虑/恐惧：与呼吸困难、胸痛、胸腔穿刺或胸腔闭式引流术或气胸复发有关。

（4）潜在并发症：胸腔或肺部感染。

知识点8：气胸的术前护理措施　　　　　　副高：熟练掌握　　正高：熟练掌握

（1）监测生命体征：观察患者生命体征和意识等变化，呼吸的频率、节律和幅度；有无气促、呼吸困难、发绀和缺氧等症状；有无气管移位或皮下气肿的情况；是否发生低血容量性休克等。

（2）保持呼吸道通畅：①呼吸困难和发绀者，及时给予吸氧。②及时清理口腔、呼吸道内的呕吐物、分泌物、血液及痰液等，保持呼吸道通畅，预防窒息。③不能有效排痰或呼吸衰竭者，实施气管插管或气管切开给氧、吸痰或呼吸机辅助呼吸。④病情稳定者取半坐卧位，以使膈肌下降，有利于呼吸。

（3）患者咳嗽、咳痰疼痛时，协助或指导患者及其家属用双手按压患侧胸壁，以减轻伤口震动产生疼痛，必要时遵医嘱给予镇痛药。

（4）有开放性伤口者，遵医嘱使用破伤风抗毒素及抗生素预防感染。

（5）病情危重，有胸腔内器官、血管损伤出血或呼吸困难未能缓解者除做好手术准备外，还应遵医嘱及时输血、补液并记录液体出入量，避免因输液过快、过量而发生肺水肿。

（6）急诊手术患者，做好血型鉴定、交叉配血试验及药物过敏试验，手术区域备皮；择期手术者，鼓励其摄入营养丰富、易消化食物，术前晚禁食禁饮。

知识点9：气胸患者的术后护理措施　　　　　　副高：熟练掌握　正高：熟练掌握

（1）密切观察其生命体征的变化，给予心电监测，并详细记录。妥善安放、固定各种管路并保持通畅。

（2）根据患者病情和需要做好口腔护理、皮肤护理、会阴护理等基础护理和生活护理，鼓励并协助患者早期下床活动，促进疾病康复。

（3）呼吸道管理：①卧床期间，定时协助患者翻身、坐起、叩背、咳嗽，鼓励并指导患者做深呼吸运动，促使肺扩张，预防肺不张或肺部感染等并发症的发生。实施气管插管或气管切开呼吸机辅助呼吸者。做好呼吸道护理，主要包括气道的湿化、吸痰及保持管道通畅等，以维持有效气体交换。

知识点10：气胸术后胸腔闭式引流的护理措施　　　　副高：熟练掌握　正高：熟练掌握

（1）保持胸腔闭式引流的密闭性：由于胸腔内是负压，为了防止引流液倒流而发生逆行感染，要确保患者的胸腔闭式引流瓶平面低于胸腔引流口平面至少60cm，嘱患者活动时不要将引流瓶提得太高。引流管不要过长，以防折叠。为防止胸腔管与外界相通，更换引流瓶时，或者患者外出做检查时，管路连接不紧密或引流瓶倾斜至水封管露出水面等情况发生，应用2把钳子从不同方向进行夹管。

（2）严格无菌操作：①定时更换引流装置，并严格遵守无菌技术操作原则。②保持胸壁引流口处敷料清洁、干燥，一旦渗湿，及时更换。

（3）保持引流通畅：定时挤压引流管，防止引流管受压、扭曲和阻塞。患者取半坐卧位，经常改变体位，鼓励患者咳嗽和深呼吸，以利胸膜腔内液体和气体的排出，促进肺复张。

（4）密切观察并准确记录引流液的颜色、性状和量。密切注意水封瓶长管中水柱波动的情况，以判断引流管是否通畅。水柱波动的幅度能反映呼吸道无效腔的大小及胸腔内负压的情况，一般水柱上下波动的范围为4~6cm。若水柱波动幅度过大，提示可能存在肺不张；若水柱无波动，提示引流管不通畅或肺已经完全复张。若患者出现气促、胸闷、气管向健侧偏移等肺受压症状，则提示血块阻塞引流管，应通过捏挤或使用负压间断抽吸引流瓶中的短玻璃管，促使其恢复通畅，并立即通知医生处理。

（5）若引流管从胸腔滑脱，立即用手捏闭胸壁伤口处皮肤，消毒处理后，以凡士林纱布封闭伤口，并协助医生进一步处理。若引流瓶损坏或引流管从引流装置连接处脱落，立即用双钳夹闭胸壁引流管，并更换引流装置。

（6）拔管护理：留置引流管48～72小时，引流瓶中无气体逸出且引流液颜色变浅，24小时引流液量＜50ml，脓液＜10ml，胸部X线检查显示肺复张良好无漏气，患者无呼吸困难或气促，可考虑拔管。拔管时嘱患者先深吸一口气，在深吸气末屏气，迅速拔管，并立即用凡士林纱布和厚敷料封闭胸壁伤口，包扎固定。拔管后24小时内，注意观察患者是否有胸闷、呼吸困难、发绀、切口漏气、渗液、出血和皮下气肿等，发现异常及时通知医生处理。

| 知识点11：气胸并发症的护理措施 | 副高：熟练掌握　正高：熟练掌握 |

（1）切口感染：保持切口敷料清洁、干燥并及时更换，同时观察切口有无红、肿、热、痛等炎症表现，有异常及时报告医生并采取抗感染措施。

（2）肺部感染和胸腔内感染：应密切观察患者体温变化及痰液性状，当出现畏寒、高热或咳脓痰等感染征象时，及时通知医生并配合处理。

| 知识点12：气胸的健康指导 | 副高：熟练掌握　正高：熟练掌握 |

做好心理护理和健康教育，消除患者紧张情绪，积极配合治疗。

（1）指导患者适当运动翻身，并进行深呼吸和有效咳嗽、咳痰，或吹气球，有利于促进肺组织的扩张。

（2）指导患者不食辛辣、刺激性强的食物，多进食粗纤维的食物，如芹菜、竹笋、蔬菜、水果等易消化食物，避免便秘的发生。

（3）告知患者恢复期胸部仍有轻微不适或疼痛，应尽早开展循序渐进的患侧肩关节功能锻炼，促进功能恢复。在气胸痊愈的1个月内，不要剧烈运动，如打球、跑步、抬提重物、剧烈咳嗽、屏气等。

胸部损伤严重者，出院后需定期来院复诊，发现异常及时治疗。伴有肋骨骨折者术后3个月应复查胸部X线，以了解骨折愈合情况。

第四章　颅脑损伤患者的护理

颅脑损伤是常见的外科急症，可分为头皮损伤、颅骨损伤和脑损伤，三者可单独或合并存在。颅脑损伤发生率在全身各部位损伤中居第2位，仅次于四肢损伤，其死亡率和致残率高居身体各部位损伤之首。多因外界暴力作用于头部而引起，平时常因坠落、交通事故、跌倒、锐器或钝器打击头部致伤，火器伤多见于战时。严重颅脑损伤往往伴有神经系统功能受损，甚至致残或死亡。

一、头皮损伤

头皮损伤均由直接外力造成，包括头皮血肿、头皮裂伤和头皮撕脱伤。损伤类型与致伤物种类密切相关。钝器常造成头皮挫伤、不规则裂伤或血肿；锐器大多造成整齐的裂伤；发辫卷入机器则可引起撕脱伤。常引起颅内的继发性病变。

头皮血肿多由钝器伤等外伤所致，按血肿出现于头皮的不同层次分为皮下血肿、帽状腱膜下血肿和骨膜下血肿。

（1）皮下血肿：常见于产伤或撞击伤，血肿不易扩散，有时因周围组织肿胀、增厚，易误诊为凹陷性骨折。

（2）帽状腱膜下血肿：位于帽状腱膜与骨膜之间，是由于头部受到斜向暴力，头皮发生剧烈滑动，小动脉或血管破裂所引起。出血弥散在帽状腱膜下疏松组织层内，血肿易向各方向扩展，甚至可充满整个帽状腱膜下层，使头顶显著增大，触诊有波动感。

（3）骨膜下血肿：常由于颅骨骨折或产伤所致。血肿范围局限于颅骨，以骨缝为界，血肿张力较高，可有波动感。

知识点5：头皮裂伤的概述　　　　　　　　　　　　　副高：熟悉　　正高：熟悉

头皮裂伤是常见的开放性损伤，多为锐器或钝器打击所致。裂口大小、深度不一，创缘整齐或不整齐，有时伴有皮肤挫伤或缺损。

知识点6：头皮裂伤的临床表现　　　　　　　　　　　副高：熟悉　　正高：熟悉

头皮裂伤出血较多，不易自行停止，严重时发生失血性休克。锐器所致的头皮裂伤较平直，创缘整齐，大多数裂伤仅限于头皮，虽可深达骨膜，但颅骨常完整。钝器或头部碰撞造成的头皮裂伤多不规则，创缘有挫伤痕迹，常伴颅骨骨折或脑损伤。若帽状腱膜未破，伤口呈线状；若帽状腱膜已破，头皮伤口可全部裂开。

知识点7：头皮撕脱伤的概述　　　　　　　　　　　　副高：熟悉　　正高：熟悉

头皮撕脱伤是最严重的头皮损伤，多因头发被机器卷入所致。由于皮肤、皮下组织和帽状腱膜3层紧密相连，在强烈的牵扯下，使头皮自帽状腱膜下被撕脱，有时还连同部分骨膜，甚至合并颈椎损伤。可分为不完全撕脱和完全撕脱2种。

知识点8：头皮撕脱伤的临床表现　　　　　　　　　　副高：熟悉　　正高：熟悉

常因剧烈疼痛和大量出血而发生休克，若颅骨外露时间较长可并发颅骨感染或坏死。

知识点9：头皮损伤的辅助检查　　　　　　　　　　　副高：熟悉　　正高：熟悉

头颅X线检查可判断有无颅骨骨折。

知识点10：头皮损伤的治疗要点　　　　　　　　　　副高：熟悉　　正高：熟悉

（1）头皮血肿的治疗要点：①皮下血肿。一般不需要特殊处理，数日后可自行吸收。②帽状腱膜下血肿。血肿较小者可加压包扎，待其自行吸收。血肿较大者，严格皮肤准备和消毒下穿刺抽吸，再加压包扎。经反复穿刺加压包扎血肿仍不能缩小者，需注意是否有凝血功能障碍或其他原因。对已有感染的血肿，需切开引流。③骨膜下血肿。处理措施与帽状腱膜下血肿相似，对伴有颅骨骨折者不宜强力加压包扎，以防血液经骨折缝流入颅内，引起硬脑膜下血肿。

（2）头皮裂伤的治疗要点：局部压迫止血，争取24小时内清创缝合。即使受伤已超过24小时，只要无明显感染征象，仍彻底清创缝合。常规应用抗生素和破伤风抗毒素（TAT）。

（3）头皮撕脱伤的治疗要点：头皮不完全撕脱者争取在伤后6～8小时清创后缝回原处。

如头皮已完全撕脱，清创后行头皮血管吻合或将撕脱的头皮切成皮片植回。若撕脱的皮瓣已不能利用，需在裸露颅骨做多处钻孔至板障层，待钻孔处长出肉芽后植皮。急救过程中，用无菌敷料或干净布包裹撕脱头皮，避免污染，隔水放置于有冰块的容器内，随患者一起送至医院，争取清创后再植。全身使用有效的抗生素以预防感染。

知识点11：头皮损伤的护理措施　　　　　　　　　　副高：熟悉　正高：熟悉

（1）头皮血肿的护理：①减轻疼痛。早期冷敷以减少出血和疼痛，24～48小时后改用热敷，以促进血肿吸收。②并发症的护理。血肿加压包扎，嘱患者勿揉搓，以免增加出血。③健康教育。对于损伤较轻者，勿剧烈活动。血肿较大或存在联合伤、病情较重者，应卧床休息。遵医嘱继续服用抗生素、止血药、镇痛药。如原有症状加重、头痛剧烈、频繁呕吐，及时就诊。

（2）头皮裂伤的护理：①病情观察。注意观察有无合并颅骨损伤和脑损伤。②伤口护理。注意创面有无渗血和感染，保持敷料清洁干燥。③预防感染。严格无菌操作，防止全身和局部感染，遵医嘱应用抗生素。

（3）头皮撕脱伤的护理：①伤口和皮瓣护理。注意创面有无渗血，皮瓣有无坏死和感染。为保证植皮存活，植皮区避免受压。②抗休克护理。密切监测生命体征，及早发现休克征象。发生休克时遵医嘱做好开放静脉通路、补液等抗休克治疗。

二、颅骨骨折

知识点12：颅骨骨折的概述和分类　　　　　　　　副高：熟练掌握　正高：熟练掌握

颅骨骨折指颅骨受暴力作用致颅骨结构的改变。其严重性并不在于骨折本身，而在于可能同时存在颅内血肿和脑、神经、血管损伤而危及生命。

颅骨骨折按其部位分为颅盖骨折与颅底骨折；按骨折形态分为线形骨折、凹陷性骨折，粉碎骨折多呈凹陷性，一般列入凹陷性骨折；依骨折部位是否与外界相通分为闭合性骨折和开放性骨折。

知识点13：颅骨骨折的解剖概要　　　　　　　　　　副高：熟练掌握　正高：熟练掌握

颅盖骨的外板厚，内板较薄，内外板表面均有骨膜覆盖，内骨膜即硬脑膜外层。在颅骨的穹隆部，内骨膜与颅骨板结合不紧密，颅顶部骨折易形成硬脑膜外血肿。

颅底骨面凹凸不平、厚薄不匀，有两侧对称、大小不等的骨孔和裂隙，脑神经和血管由此出入颅腔。颅底被蝶骨嵴和岩骨嵴分为颅前窝、颅中窝和颅后窝。颅骨的气窦（如蝶窦及乳突气房等）均贴近颅底，颅底部的硬脑膜与颅骨贴附紧密，颅底骨折时易撕裂硬脑膜形成脑脊液漏，也可由此导致颅内感染。

知识点14：颅骨骨折的临床表现   副高：熟练掌握   正高：熟练掌握

（1）颅盖骨折：线形骨折者局部头皮肿胀、压痛。凹陷性骨折者可扪及局限性下陷区。若凹陷性骨折位于脑重要功能区，可出现相应的脑受压症状，如失语、偏瘫或局部癫痫等神经系统定位病征。

（2）颅底骨折：表现为脑脊液鼻漏或耳漏，以及脑神经受累的不同表现。

1）颅前窝骨折：出现脑脊液鼻漏，眶周及球结膜下瘀血，呈"熊猫眼"征，嗅神经和视神经可有损伤。

2）颅中窝骨折：可有外耳流血和脑脊液耳漏，面神经和前庭蜗神经可能受损，乳突部皮下瘀血比较常见。

3）颅后窝骨折：较少见，枕后皮下或咽后壁黏膜下瘀血，可有后组脑神经受损症状。

知识点15：颅骨骨折的辅助检查   副高：熟练掌握   正高：熟练掌握

颅盖骨折常需X线检查或CT检查确诊；颅底骨折常因出现脑脊液耳漏、鼻漏而被确诊。

知识点16：颅骨骨折的治疗要点   副高：熟悉   正高：熟悉

（1）颅盖骨折的治疗：颅盖线形骨折本身不需要处理。但若骨折线通过脑膜血管沟或静脉窦时，应警惕发生硬脑膜外血肿的可能。凹陷性骨折手术复位指征：①凹陷深度＞1cm。②位于重要功能区。③骨折片刺入脑内。④骨折引起瘫痪、失语等功能障碍或局限性癫痫者，应手术治疗，将陷入的骨折片撬起复位，或摘除碎骨片后作颅骨成形。非功能区的轻度凹陷，或无脑受压症状的静脉窦处凹陷性骨折，不应手术。

（2）颅底骨折的治疗：颅底骨折本身无须特殊处理，重点是预防颅内感染，着重处理合并的脑损伤和其他并发症。脑脊液漏一般在2周内愈合。脑脊液漏4周末自行愈合者，需行硬脑膜修补术。出现脑脊液漏即属开放性损伤，应使用TAT及抗生素预防感染。

知识点17：颅骨骨折的护理诊断   副高：熟练掌握   正高：熟练掌握

潜在并发症：颅内出血、颅内感染。

知识点18：颅盖骨折的护理措施   副高：熟练掌握   正高：熟练掌握

（1）病情观察：出现头痛、呕吐、生命体征异常、意识障碍等颅内压升高症状常提示骨折线越过脑膜中动脉沟或静脉窦，引起硬脑膜外血肿。偏瘫、失语、视野缺损等局灶症状和体征，常提示凹陷性骨折压迫脑组织。

（2）并发症的护理：①骨膜下血肿。线形骨折常伴有骨膜下血肿，注意观察出血量和血肿范围，遵医嘱给予止血、镇痛药。②癫痫。凹陷性骨折患者可因脑组织受损而出现癫痫。

为避免癫痫进一步加重颅脑损伤，应及时遵医嘱使用抗癫痫药，注意观察病情和药物作用。③颅内压升高和脑疝。颅盖骨折患者可合并脑挫伤、颅内出血，继发脑水肿导致颅内压升高。应严密观察患者病情，及时发现颅内压升高及脑疝的早期迹象。一旦出现相应表现，立即给予脱水、降颅内压等治疗，预防脑疝发生。

知识点19：颅底骨折脑脊液漏的护理措施　　　　　副高：熟练掌握　　正高：熟练掌握

存在脑脊液漏者，应注意有无颅内感染迹象。

（1）预防逆行性颅内感染：具体措施有如下。①每天2次清洁、消毒鼻前庭或外耳道，避免棉球过湿导致液体逆流至颅内。②在外耳道口或鼻前庭疏松放置干棉球，棉球渗湿及时更换，并记录24小时浸湿的棉球数，以此估计漏出液量。③禁忌鼻腔、耳道的堵塞、冲洗和滴药，脑脊液鼻漏者，严禁经鼻腔置胃管、吸痰及鼻导管给氧。④避免用力咳嗽、打喷嚏、擤鼻涕及用力排便，以免颅内压骤然升降导致气颅。⑤禁忌做腰椎穿刺。⑥按医嘱应用抗生素和破伤风抗毒素，预防颅内感染。

（2）促进脑脊液外漏通道早日闭合：颅底骨折神志清醒者，取半坐卧位，昏迷者床头抬高30°，患侧卧位。维持上述卧位至脑脊液漏停止3~5天，目的是借助重力作用使脑组织移向颅底，使脑膜逐渐形成粘连而封闭脑膜破口。

（3）用药护理：遵医嘱应用抗生素及破伤风类毒素。

知识点20：颅底骨折颅内低压综合征的护理措施
　　　　　　　　　　　　　　　　　　　　副高：熟练掌握　　正高：熟练掌握

颅内低压综合征为脑脊液外漏过多导致，患者出现直立性头痛，多位于额、枕部。头痛与体位有明显关系，坐起或站立时，头痛剧烈，平卧位则很快消失或减轻。常合并恶心、呕吐、头昏或眩晕、食欲缺乏、短暂的晕厥等。一旦发生，应嘱其卧床休息，取头低足高位，遵医嘱多饮水或静脉滴注生理盐水以大量补充水分。

知识点21：颅骨骨折的健康指导　　　　　　　副高：熟练掌握　　正高：熟练掌握

向患者介绍病情、治疗方法及注意事项，取得配合，满足其心理、身体上的安全需要，消除紧张情绪。

应注意患者有无颅内感染或颅内压升高症状，若脑脊液外漏多，可使颅内压过低导致颅内血管扩张，出现颅内低压综合征，表现为剧烈头痛、眩晕、呕吐、食欲缺乏、反应迟钝、脉搏细弱、血压偏低。应注意观察脑脊液的外漏量，可遵医嘱补充大量水分缓解症状。

颅骨缺损者应避免局部碰撞，以免损伤脑组织，嘱咐患者在伤后半年左右行颅骨成形术。

三、脑损伤

| 知识点22：脑损伤的概念 | 副高：熟练掌握　正高：熟练掌握 |

脑损伤是指脑膜、脑组织、脑血管以及脑神经的损伤。根据脑损伤发生的时间和机制分为原发性脑损伤和继发性脑损伤，前者指暴力作用于头部时立即发生的脑损伤，如脑震荡、脑挫裂伤；后者指受伤一定时间后发生的脑水肿和颅内血肿，压迫脑组织引起的损伤。根据伤后脑组织与外界是否相通分类，分为闭合性脑损伤和开放性脑损伤。凡硬脑膜完整的脑损伤均属闭合性脑损伤，多为头部接触钝性物体或间接暴力所致；有硬脑膜破裂、脑组织与外界相通者为开放性脑损伤，多由锐器或火器直接造成，常伴有头皮裂伤和颅骨骨折。

| 知识点23：脑震荡的临床表现 | 副高：熟练掌握　正高：熟练掌握 |

是最常见的轻度原发性脑损伤，伤后立即出现一过性意识障碍，一般不超过半小时，同时出现短暂的面色苍白、冷汗、脉搏和呼吸微弱、肌张力降低、生理反射迟钝或消失等表现，清醒后无神经系统阳性体征，脑脊液中无红细胞，伴有逆行性遗忘。常自述头痛、头昏，活动后可有眩晕、呕吐，多数患者休息2周左右可完全恢复。

| 知识点24：脑震荡的辅助检查 | 副高：熟练掌握　正高：熟练掌握 |

神经系统检查多无阳性体征。脑脊液检查示颅内压和脑脊液均在正常范围。CT检查亦无异常发现。

| 知识点25：脑震荡的治疗要点 | 副高：熟练掌握　正高：熟练掌握 |

脑震荡一般无须特殊治疗。卧床休息5～7日，适当使用镇静、镇痛药，多数患者在2周内恢复正常，预后良好。

| 知识点26：脑震荡的护理措施 | 副高：熟练掌握　正高：熟练掌握 |

（1）镇静镇痛：遵医嘱对疼痛明显者给予镇静、镇痛药。

（2）心理护理：护士及时解答患者疑问，介绍相关知识，加强心理疏导，帮助其正确认识疾病，减轻患者焦虑情绪。

（3）病情观察：少数患者可合并严重颅脑损伤，故应密切观察其意识状态、生命体征和神经系统体征。

（4）健康教育：嘱患者保证充足的睡眠，避免用脑过度；适当增加以舒缓运动为主的体育锻炼，增加营养，补充健脑食品。结合病因，加强安全教育和指导。

| 知识点27：脑挫裂伤的概述 | 副高：熟练掌握　正高：熟练掌握 |

　　脑挫裂伤是外力造成的原发性脑器质性损伤，既可发生于着力部位，也可在对冲部位。包括脑挫伤和脑裂伤，前者脑组织破坏较轻，软脑膜完整；后者指软脑膜、血管和脑组织都有破裂，伴有外伤性蛛网膜下腔出血。由于二者常同时存在，合称为脑挫裂伤。因受伤的部位和程度不同，其临床表现差别亦大。轻者仅有轻微症状，重者深昏迷，甚至迅速死亡。

| 知识点28：脑挫裂伤的临床表现 | 副高：熟练掌握　正高：熟练掌握 |

　　（1）意识障碍：是脑挫裂伤最突出的症状，伤后立即出现昏迷，持续时间长短不一，绝大多数超过半小时，也可长达数小时、数日至数月，严重者长期持续昏迷，意识障碍程度与脑损伤程度轻重有关。

　　（2）局灶症状与体征：脑皮质功能区受损时，伤后立即出现相应的神经功能障碍症状或体征，严重脑挫裂伤可合并蛛网膜下腔出血，可导致患者畏光，并有颈项强直。严重时导致偏瘫、偏身感觉障碍，以及不同程度的语言功能障碍。但额叶和颞叶前端等"哑区"损伤后，可无明显局灶症状或体征。

　　（3）头痛、恶心、呕吐等颅内压、升高症状：是脑挫裂伤最常见的症状。清醒后在成年人中常出现头痛、头昏、恶心、呕吐等症状，儿童则常常出现食欲缺乏与呕吐等症状。严重颅内压升高常引起脑移位，导致瞳孔变化，可出现瞳孔短时间缩小，很快散大和对光反应迟钝或消失等现象。颅内压升高时也可导致血压升高、脉搏减慢、呼吸深大。

　　（4）生命体征变化：轻度和中度脑挫裂伤患者的血压、脉搏、呼吸多无明显改变。严重脑挫裂伤，由于脑水肿和颅内出血引起颅内压升高，可出现血压升高、脉搏缓慢、呼吸深而慢，严重者呼吸、循环功能衰竭。伴有下丘脑损伤者，可出现持续高热。

| 知识点29：脑挫裂伤的辅助检查 | 副高：熟练掌握　正高：熟练掌握 |

　　（1）影像学检查：①CT能清楚地显示脑挫裂伤的部位、范围和程度，是目前最常应用、最有价值的检查手段。CT检查还可了解脑室受压、中线结构移位等情况。②MRI检查一般很少用于急性脑损伤的诊断。可作为CT检查的补充，有利于显示微小病灶、早期缺血及微小血肿的演变。③X线检查不能显示脑挫裂伤，但可了解有无骨折，对着力部位、致伤机制、伤情判断有一定价值。

　　（2）腰椎穿刺：腰椎穿刺检查脑脊液是否含血，可与脑震荡鉴别。但对颅内压明显升高者，禁用腰椎穿刺。

| 知识点30：脑挫裂伤的治疗要点 | 副高：熟练掌握　正高：熟练掌握 |

　　（1）非手术治疗：轻、中型脑挫裂伤者予以对症处理，密切观察病情，防治脑水肿，保持呼吸道通畅，加强营养支持，处理高热、躁动和癫痫，做好脑保护、促苏醒和功能恢复

治疗。

（2）手术治疗：若经非手术治疗无效或病情恶化出现脑疝征象时，及时手术去除颅内压升高的原因，解除、缓解脑受压。常用手术方法包括脑挫裂伤灶清除、额极或颞极切除、去骨瓣减压术或颞肌下减压术。

| 知识点31：脑挫裂伤的护理评估 | 副高：熟练掌握　正高：熟练掌握 |

（1）健康史：①一般情况。年龄、性别、文化程度、睡眠、饮食、生活习惯等。②外伤史。了解受伤时间、致伤原因、受伤时情况；患者伤后有无昏迷和近事遗忘、昏迷时间长短，有无中间好转或清醒期；受伤当时有无口、鼻、外耳道出血或脑脊液漏；有无呕吐及其次数，有无大小便失禁、肢体瘫痪等情况；了解受伤后患者接受过何种处理。③既往史。了解患者既往史、手术创伤史和药敏史等健康状况。

（2）身体状况：评估患者头部外伤情况，呼吸道是否通畅。评估患者生命体征、意识状态、瞳孔及神经系统体征的变化，了解患者是否出现颅内压升高和脑疝症状。评估患者营养状态。

（3）心理–社会状况：了解患者及家属的心理反应，神志清醒者伤后有无"情绪休克"，即对周围事物反应平淡，对周围环境不能清晰感知；"情绪休克"期过后，患者有无烦躁、焦虑；恢复期患者有无悲观、自卑心理，能否顺利回归社会。评估家属对患者的支持能力，有无情绪紧张，是否为预后和经济负担而担忧。

| 知识点32：脑挫裂伤的护理诊断 | 副高：熟练掌握　正高：熟练掌握 |

（1）有受伤的危险：与意识障碍有关。
（2）有体液不足的危险：与脱水治疗有关。
（3）清理呼吸道无效：与意识障碍有关。
（4）潜在并发症：颅内压升高、脑疝。
（5）营养失调——低于机体需要量：与脑损伤后高代谢、呕吐、高热等有关。
（6）焦虑、恐惧：与脑损伤的诊断和担心治疗效果有关。

| 知识点33：脑挫裂伤现场急救的护理措施 | 副高：熟练掌握　正高：熟练掌握 |

首先争分夺秒地抢救心搏骤停、窒息、开放性气胸、大出血等危及患者生命的伤情，脑损伤救护时应做到保持呼吸道通畅，注意保暖，禁用吗啡镇痛。无外出血表现而有休克征象者，应查明有无头部以外部位损伤，如合并内脏破裂等。开放性损伤有脑组织从伤口膨出时，在外露的脑组织周围用消毒纱布保护，再用纱布架空包扎，避免脑组织受压，并及早使用抗生素和破伤风抗毒素（TAT）。记录受伤经过和检查发现的阳性体征，以及急救措施和使用药物。

知识点34：脑挫裂伤的一般护理措施　　　　副高：熟练掌握　正高：熟练掌握

（1）体位：意识清醒者采取斜坡卧位（床头抬高15°～30°），有利于颅内静脉回流。昏迷患者或吞咽功能障碍者宜取侧卧位或侧俯卧位，以免呕吐物、分泌物误吸。

（2）营养支持：创伤后的应激反应使分解代谢增强，血糖升高、乳酸堆积，后者可加重脑水肿。因此，必须及时、有效补充能量和蛋白质以减轻机体损耗。早期可采用肠外营养，经静脉输入5%或10%葡萄糖溶液、10%或20%脂肪乳剂、复方氨基酸溶液、维生素等。一般经3～4日，肠蠕动恢复后，即可经鼻胃管补充营养。少数患者由于呕吐、腹泻或消化道出血，长时间处于营养不良状态，可经静脉输入高浓度、高营养液体。昏迷患者须禁食，应采用胃肠外营养。每天静脉输液量在1500～2000ml，其中含钠电解质500ml，输液速度不可过快。伤后3天仍不能进食者，可经鼻胃管补充营养，应控制盐和水的摄入量。成人每日供给总热能为8400kJ，每千克体重1.0～1.5g蛋白质，同样应控制盐和水的摄入量。患者意识好转后出现吞咽反射时，可耐心地经口试喂蒸蛋、藕粉等食物。

（3）降低体温：呼吸道、泌尿系统及颅内感染均可导致体温升高，脑干或下丘脑损伤常引起中枢性高热。高热使机体代谢增多，加重脑组织缺氧，应及时处理。应采取降低室温、头部戴冰帽、使用冰毯等物理降温，物理降温无效或有寒战时，遵医嘱给予解热药降温或亚低温冬眠疗法等降温措施。

（4）躁动的护理：引起躁动的原因很多，如头痛、呼吸道不通畅、尿潴留、便秘、被服被大小便浸湿、肢体受压等，须查明原因及时排除，切勿轻率给予镇静药，以免影响观察病情。对躁动患者不可强加约束，避免因过分挣扎使颅内压进一步升高。加床栏保护并让其戴手套，以防坠床和抓伤，必要时由专人护理。应特别警惕躁动，可能为脑疝发生前的表现。

知识点35：脑挫裂伤保持呼吸道通畅的护理措施　　副高：熟练掌握　正高：熟练掌握

意识障碍者容易发生误咽、误吸，或因下颌松弛导致舌根后坠等引起呼吸道梗阻。呼吸道梗阻可加重脑水肿，使颅内压进一步升高，导致病情恶化。必须及时清除咽部的血块和呕吐物，并注意吸痰，如发生呕吐，及时将患者头转向一侧以免误吸。舌根后坠者放置口咽通气管，必要时气管内插管或气管切开。保持有效地吸氧，呼吸换气量明显下降者，应采用机械辅助呼吸。保持室内适宜的温湿度，加强湿化，避免呼吸道分泌物过于黏稠，以利排痰。建立人工气道者，加强气道管理。必要时遵医嘱给予抗生素防治呼吸道感染。

知识点36：脑挫裂伤的严密观察病情措施　　　　副高：熟练掌握　正高：熟练掌握

（1）意识状态：反映大脑皮质功能和脑干功能状态，观察时采用相同程度的语言和疼痛刺激，对患者的反应做动态地分析，判断意识状态的变化。一般伤后立即昏迷是原发性脑损伤；伤后清醒后转为昏迷或意识障碍不断加深，是颅内压升高形成脑疝的表现；躁动患者突然昏睡应怀疑病情恶化。目前通用格拉斯哥昏迷评分法对患者进行评分，用量化方法来反映意识障碍的程度。

（2）生命体征：观察生命体征时为了避免患者躁动影响准确性，应先测呼吸，再测脉搏，最后测血压。伤后生命体征出现"两慢一高"，同时有进行性意识障碍，是颅内压升高所致的代偿性生命体征改变，注意加强观察，警惕颅内血肿或脑疝发生。枕骨大孔疝患者可突然发生呼吸停止、心搏骤停。闭合性脑损伤呈现休克征象时，应检查有无内脏出血，如迟发性脾破裂、应激性溃疡出血等。伤后早期，由于组织创伤反应，可出现中等程度发热，若损伤累及间脑或脑干，可导致体温调节紊乱，出现体温不升或中枢性高热。伤后即发生高热，多为视丘下部或脑干损伤，伤后数日出现高热常提示有继发感染。

（3）瞳孔：注意对比两侧瞳孔的形状、大小和对光反射，同时注意观察两侧眼裂大小、眼球的位置和运动情况。伤后立即出现一侧瞳孔散大，是原发性动眼神经损伤所致；伤后瞳孔正常，以后一侧瞳孔先缩小继之进行性散大，并且对光反射减弱或消失，是小脑幕切迹疝的眼征；双侧瞳孔散大、对光反射消失、眼球固定伴深昏迷或去皮质强直，多为原发性脑干损伤或临终表现；双侧瞳孔大小形状多变、对光反射消失，伴眼球分离或异位，常是中脑损伤的表现；眼球不能外展且有复视者，多为展神经受损；眼球震颤常见于小脑或脑干损伤。另外，要注意伤后使用某些药物会影响瞳孔的观察，如使用阿托品、麻黄碱，可使瞳孔散大，吗啡、氯丙嗪可使瞳孔缩小。

（4）锥体束征：原发性脑损伤引起的偏瘫等局灶症状，在受伤时已出现，且不再继续加重。伤后一段时间出现或继续加重的肢体偏瘫，同时伴有意识障碍和瞳孔变化，多是小脑幕切迹疝压迫中脑的大脑脚，损害其中的锥体束纤维所致。

（5）其他：剧烈头痛、频繁呕吐是颅内压升高的主要表现，尤其是躁动时无脉搏增快，应警惕脑疝的形成。

知识点37：脑挫裂伤的用药护理措施　　　　　副高：熟练掌握　正高：熟练掌握

（1）减轻脑水肿、降低颅内压：应用高渗脱水药、利尿药、肾上腺皮质激素等药物是减轻脑水肿、降低颅内压的重要环节。观察用药后的病情变化，是调整应用脱水药间隔时间的依据。要避免使颅内压骤然升高的因素。

（2）保护脑组织和促进脑苏醒药物：巴比妥类有清除自由基、降低脑代谢率的作用，可改善脑缺血缺氧，有益于重型脑损伤的治疗。此类药物大剂量应用时，可引起严重的呼吸抑制和呼吸道引流不畅，应严密监视患者的意识、脑电图、血药浓度及呼吸情况。神经节苷脂、胞磷胆碱、醋谷胺等药物，有助于患者苏醒和功能恢复。此类药物宜缓慢静脉滴注，使用时注意观察药物作用。

（3）镇静镇痛药：疼痛时给予镇静镇痛药，但禁用吗啡等麻醉镇痛药，以免抑制呼吸中枢。

知识点38：脑挫裂伤预防并发症的护理措施　　　副高：熟练掌握　正高：熟练掌握

（1）呼吸道感染：保持室内适宜的温度和湿度，注意消毒隔离，保持口腔清洁，定时翻身、叩背和吸痰，保持呼吸道通畅，呕吐时防治误吸，预防呼吸道感染。

（2）压疮：加强皮肤护理，保持皮肤清洁干燥，定时翻身预防压疮，注意骶尾部、足跟、耳郭等骨隆突部位。消瘦者伤后初期及高热者常需每小时翻身1次，长期昏迷、一般情况较好者可每3～4小时翻身1次。

（3）废用综合征：四肢关节保持功能位，每日做四肢被动活动和肌肉按摩3次，以防关节僵硬和肌肉挛缩。

（4）泌尿系统感染：昏迷患者常有排尿功能紊乱需留置导尿，注意预防发生泌尿系统感染。导尿时严格遵守无菌操作，每日定时消毒尿道口。需长期导尿者，宜行耻骨上膀胱造瘘术。

（5）便秘：可用缓泻药，不可大量高压灌肠，以免加重颅内压升高而诱发脑疝。

（6）暴露性角膜炎：眼睑闭合不全者，角膜涂眼药膏保护；睡觉时可用纱布遮盖上睑，甚至行眼睑缝合术。

（7）外伤性癫痫：预防癫痫发作可用苯妥英钠100mg，每日3次。癫痫发作者给予地西泮10～20mg，静脉缓慢注射，直至抽搐停止，并坚持服用抗癫痫药控制发作。保证患者睡眠，避免情绪激动，预防意外受伤。

（8）蛛网膜下腔出血：可有头痛、发热、颈项强直等脑膜刺激的表现。遵医嘱给予解热镇痛药对症处理。病情稳定，排除颅内血肿及颅内压升高、脑疝后，为解除头痛可行腰椎穿刺，放出血性脑脊液。

（9）消化道出血：遵医嘱补充血容量、停用激素，还应使用止血药和抑制胃酸分泌的药物，如奥美拉唑、雷尼替丁等。及时清理呕吐物，避免发生误吸。

知识点39：脑挫裂伤手术前后的护理措施　　副高：熟练掌握　正高：熟练掌握

除继续做好上述护理外，应做好紧急手术前常规准备，手术前2小时内剃净头发，洗净头皮，涂擦75%乙醇并用无菌巾包扎。手术后搬动患者前后应观察呼吸、脉搏和血压的变化。小脑幕上开颅手术后，取健侧或仰卧位，避免切口受压；小脑幕下开颅手术后，应取侧卧或侧俯卧位。严密观察意识、生命体征、瞳孔、肢体活动等情况，并及时发现手术后颅内出血、感染、癫痫以及应激性溃疡等并发症。手术中常放置引流管，如脑室引流、创腔引流、硬脑膜下引流等，护理时严格注意无菌操作，预防颅内逆行感染，妥善固定，保持引流通畅，观察并记录引流液的颜色、性质和量。手术后创腔引流瓶（袋）放置于头旁枕上或枕边，高度与头部创腔保持一致，以保证创腔内一定的液体压力，可避免脑组织移位，当创腔内压力升高时，血性液仍可自行流出。手术48小时后，可将引流瓶（袋）略放低，以期较快引流出创腔内的液体，使脑组织膨出，以减少局部残腔。引流3～4天后，当血性脑脊液转清，即可拔除引流管，以免形成脑脊液漏。搬运患者时动作轻稳，防止头部转动或受震荡，搬动患者前后应观察呼吸、脉搏和血压的变化。

知识点40：脑挫裂伤的健康指导　　副高：熟练掌握　正高：熟练掌握

（1）对存在失语、肢体功能障碍或生活不能自理的患者，当病情稳定后即开始康复锻炼。要耐心指导患者功能锻炼，制订经过努力容易达到的目标，使患者树立起坚持锻炼和重新生活的信心。

（2）有外伤性癫痫的患者，应按时服药控制症状发作，在医生指导下逐渐减量直至停药，不可突然中断服药。癫痫患者不宜单独外出或做登高、游泳等有危险的活动，以防发生意外。

（3）对重度功能障碍者的各种后遗症采取适当的治疗，应鼓励患者树立正确的人生观，指导其部分生活自理，并指导家属生活护理方法及注意事项。去骨瓣减压者，外出时需戴安全帽，以防意外事故挤压减压窗。

（4）出院后继续鼻饲者，指导家属鼻饲饮食的方法和注意事项。

知识点41：颅内血肿的概述　　　　　　副高：熟练掌握　　正高：熟练掌握

由于创伤等原因，当脑内或脑组织和颅骨之间的血管破裂后，血液集聚于脑内或脑组织与颅骨之间，并对脑组织产生压迫时，可形成颅内血肿。颅内血肿是颅脑损伤中最常见、最严重、可逆性的继发病变，发生率约占闭合性颅脑损伤的10%和重型颅脑损伤的40%～50%。

颅内血肿按症状出现的时间分为急性血肿（3天内出现症状）、亚急性血肿（3天至3周出现症状）、慢性血肿（3周以上才出现症状）。按血肿所在部位分为硬脑膜外血肿、硬脑膜下血肿、脑内血肿。

知识点42：颅内血肿的病因与病理　　　　　　副高：熟悉　　正高：熟悉

（1）硬脑膜外血肿：多见于颅盖骨折，以颞部、额顶部和颞顶部。大多属于急性型。可发生于任何年龄，小儿少见。硬脑膜外血肿与颅骨损伤有密切关系，可因骨折或颅骨的短暂变形撕裂位于骨沟内的硬脑膜中动脉或静脉窦而引起出血，或骨折的板障出血。少数患者并无骨折，其血肿可能与外力造成硬脑膜与颅骨分离，硬脑膜表面的小血管被撕裂有关。

（2）硬脑膜下血肿：多属急性或亚急性型。急性和亚急性硬脑膜下血肿的出血来源主要是脑皮质血管，多由对冲性脑挫裂伤所致，好发于额极、颞极及其底面。慢性硬脑膜下血肿的出血来源和发病机制尚不完全清楚。好发于老年人，多有轻微头部外伤史。

（3）脑内血肿：比较少见，常与枕部着力时的额、颞对冲性脑挫裂伤同时存在。脑内血肿有2种类型：①浅部血肿多由于挫裂的脑皮质血管破裂所致，常与硬脑膜下血肿同时存在，多伴有颅骨凹陷性骨折，多位于额极、颞极及其底面。②深部血肿系脑深部血管破裂引起，脑表面无明显挫裂伤，很少见。

知识点43：颅内血肿的临床表现　　　　　　副高：熟练掌握　　正高：熟练掌握

主要表现为头部外伤后，若有原发性脑损伤者，先出现脑震荡或脑挫裂伤的症状，当颅内血肿形成后压迫脑组织，出现颅内压升高和脑疝的表现。但不同部位的血肿有其各自的特点，见表3-4-1。

表3-4-1 不同部位颅内血肿的特点

血肿部位		特 点
硬脑膜外血肿		原因：颞侧颅骨骨折致脑膜中动脉破裂
		缓急：大多属于急性型
		主要症状：进行性意识障碍。①有中间清醒期，即（昏迷→中间清醒或好转→昏迷）。②原发性脑损伤严重，伤后昏迷持续并进行性加重。③原发性脑损伤轻，伤后无原发性昏迷（清醒→昏迷）
硬脑膜下血肿	急性硬脑膜下血肿	原因：脑实质血管破裂所致
		主要症状：伤后持续昏迷或昏迷进行性加重，颅内压升高和脑疝症状出现早
	慢性硬脑膜下血肿	原因：绝大多数都有轻微头部外伤史，与老年性脑萎缩后颅内空间相对增大有关
		主要症状：主要表现为慢性颅内压升高症状，还可有偏瘫、失语、局限性癫痫等局灶症状
脑内血肿		原因：脑挫裂伤导致脑实质内血管破裂
		主要症状：以进行性加重的意识障碍为主

知识点44：颅内血肿的辅助检查 　　　副高：熟练掌握　正高：熟练掌握

CT检查有助于明确诊断。

（1）硬脑膜外血肿：表现为颅骨内板与硬脑膜之间的双凸镜形或弓形高密度影，CT检查还可了解脑室受压和中线结构移位的程度及并存的脑挫裂伤、脑水肿、多个或多种血肿并存等情况，应及早应用于疑有颅内血肿患者的检查。

（2）硬脑膜下血肿：①急性或亚急性硬脑膜下血肿，表现为脑表面新月形高密度、混合密度或等密度影，多伴有脑挫裂伤和脑受压。②慢性硬脑膜下血肿，CT可见脑表面新月形或半月形低密度或等密度影。

（3）脑内血肿：表现为脑挫裂伤区附近或脑深部白质内类圆形或不规则高密度影，周围有低密度水肿区。

知识点45：颅内血肿的治疗要点 　　　副高：熟练掌握　正高：熟练掌握

（1）硬脑膜外血肿：原则上，一旦确诊硬脑膜外血肿都应立即手术，某些症状不明显、病情稳定的患者可以观察、保守治疗。

1）非手术治疗：伤后无明显意识障碍，病情稳定，CT所示幕上血肿量＜40ml，幕下血肿量＜10ml，中线结构移位＜1.0cm者，可在密切观察病情的前提下，采用脱水降颅内压等非手术治疗。一旦出现颅内压进行性升高、局灶性脑损害、脑疝早期症状，应紧急手术。

2）手术治疗：根据CT所见采用骨瓣或骨窗开颅，清除血肿，妥善止血。要求24～48小时内手术，目前多主张采用CT定位钻孔加尿激酶溶解血肿碎吸引流术，此法简单易行，对脑组织损伤小，但有时清除积血不彻底，必要时行开颅血肿清除术加去骨瓣减压术。血肿清除后，硬脑膜张力高或疑有硬脑膜下血肿时，应切开硬脑膜探查。对少数病情危急，来不及做CT等检查者，应直接手术钻孔探查，再扩大成骨窗清除血肿。

（2）硬脑膜下血肿：慢性硬脑膜下血肿若已经形成完整包膜且有明显症状者，可采用颅骨钻孔引流术，术后在包膜内放置引流管继续引流。术后患者取平卧位或头低足高患侧卧位，保持体位引流。引流瓶应低于创腔30cm，术后不使用强力脱水剂，亦不严格限制水分摄入，以免颅内压过低影响脑膨出。

（3）脑内血肿：多采用骨瓣或骨窗开颅。根据具体情况选用开颅血肿清除或钻孔引流术。

| 知识点46：颅内血肿的护理措施 | 副高：熟练掌握　正高：熟练掌握 |

首先要根据病情做好原发性脑损伤的相关护理措施。

（1）病情观察：应严密观察患者意识状态、生命体征、瞳孔变化、神经系统体征等，一旦发现颅内压升高迹象，立即采取降颅内压措施，同时做好术前准备。对于术后患者，重点观察血肿清除效果。

（2）引流管的护理：留置引流管者应加强引流管的护理。①患者取平卧位或头低足高患侧卧位，以利引流。②保持引流通畅，引流袋应低于创腔30cm。③保持无菌，预防逆行感染。④观察引流液的颜色、性状和量。⑤尽早拔管，术后3日左右行CT检查，血肿消失后可拔管。

四、开放性脑损伤

| 知识点47：开放性脑损伤的概述 | 副高：熟悉　正高：熟悉 |

头颅损伤后脑组织与外界相通称为开放性脑损伤。按照致伤物不同分为非火器性和火器性开放性脑损伤。2种损伤皆可伴有头皮裂伤、颅骨骨折、硬脑膜破裂和脑脊液漏，可发生失血性休克、颅内感染。

| 知识点48：开放性脑损伤的病因与病理 | 副高：熟悉　正高：熟悉 |

多见于暴力打斗过程中锐器损伤，以非火器伤多见，如刀、斧砍伤等，以及战时各种火器造成的损伤。由于锐器或火器伤直接损伤头皮、颅骨，使脑组织直接与外界相通。也见于颅底骨折间接与外界接触。

| 知识点49：开放性脑损伤的临床表现 | 副高：熟练掌握　正高：熟练掌握 |

（1）意识障碍：初期多有昏迷，但有时也不出现昏迷，部分伤员还可出现精神障碍。

（2）生命体征：重型伤员，多数伤后立即出现呼吸、脉搏、血压变化。

（3）眼部征象：可出现瞳孔扩大，缩小或时大时小。

（4）运动，感觉与反射障碍：取决于具体伤情。

（5）颅内压升高。

（6）脑膜刺激征：常因颅内出血、感染、颅内压升高引起，也应注意颅颈部伤的可能。

知识点50：开放性脑损伤的辅助检查　　　　副高：熟练掌握　　正高：熟练掌握

（1）X线检查：一般摄颅骨X线正位片和侧位片，必要时摄切线位片，可以了解颅骨骨折的类型和范围，颅内是否有骨碎片。

（2）对伤后存在的并发症可按具体情况选择诊断方法，包括脑超声波检查，脑血管造影，CT和MR脑扫描等检查。

（3）对疑有颅内感染者，可进行腰椎穿刺和脑脊液检查。

知识点51：开放性脑损伤的治疗要点　　　　副高：熟练掌握　　正高：熟练掌握

（1）现场急救：积极抢救，保证患者生命安全。①保持呼吸道通畅，防止窒息，患者宜取侧俯卧位。②积极抗休克，维持循环稳定。③妥善保护伤口或膨出的脑组织。

（2）尽早清创：颅脑火器伤不论是穿透伤或非穿透伤，原则上均应早期彻底清创。

（3）预防感染：术后应用抗生素及TAT预防感染。

知识点52：开放性脑损伤的护理措施　　　　副高：熟练掌握　　正高：熟练掌握

（1）急救护理：①现场急救。首先抢救心搏骤停、窒息、开放性气胸、大出血等危及患者生命的伤情。②保持呼吸道通畅。及时清除口、鼻、气管内的血液、呕吐物或分泌物，必要时行气管插管，以确保呼吸道通畅。禁用吗啡镇痛，以防抑制呼吸。③保护伤口。有脑组织从伤口膨出时，外露的脑组织周围用消毒纱布保护，再用纱布架空包扎，避免脑组织受压。对插入颅腔的致伤物不可贸然晃动或拔出，以免引起颅内大出血。遵医嘱使用抗生素和TAT。

（2）病情观察：密切观察患者生命体征、意识状态以及瞳孔变化，及时发现和处理并发症。

（3）术前护理：①止血及补充血容量。创伤部位出血过多易造成失血性休克，应迅速控制出血，补充血容量。②病情观察。严密观察患者意识状态、生命体征、瞳孔、神经系统症状等，结合其他临床表现评估颅内血肿或脑水肿的进展情况。③完善术前准备。除按闭合性脑挫裂伤患者护理外，还应做好紧急手术准备。

（4）术后护理：①术后送ICU严密监护。②保持呼吸道通畅。③继续实施降低颅内压的措施。④做好创口和引流管的护理，注意有无颅内再出血和感染迹象。⑤加强基础护理。

知识点53：开放性脑损伤的健康指导　　　　副高：熟练掌握　　正高：熟练掌握

（1）加强营养，进食高热量、高蛋白，富含纤维素、维生素的饮食，发热时多饮水。神经功能缺损者应继续坚持功能锻炼，进行辅助治疗（高压氧、针灸、理疗、按摩、中医药等）。避免搔抓伤口，可用75%乙醇或络合碘消毒伤口周围，待伤口痊愈后方可洗头。

（2）3~6个月门诊复查，如出现原有症状加重、头痛、呕吐、抽搐、不明原因发热、手术部位发红、积液、渗液等应及时就诊。一般术后半年可行颅骨修补。

第五章　脾破裂患者的护理

知识点1：脾破裂的概念　　　　　　　　副高：熟练掌握　　正高：熟练掌握

　　脾是腹部内脏中最容易受损伤的器官，脾破裂的发生率占各种腹部损伤的20%～40%。已有病理改变（门静脉高压、血吸虫病、疟疾、淋巴瘤等）的脾更易破裂。按病理解剖脾破裂可分为中央型破裂（脾实质深部）、被膜下破裂（脾实质周边部）和真性破裂（破损累及被膜）。以真性破裂多见，约占85%。破裂部位较多见于脾上极及膈面，出血量较大。撕裂脾蒂者可迅速发生失血性休克，甚至未及抢救而死亡。脾被膜下和实质内破裂者，因被膜完整，出血受到限制，形成血肿可自行吸收，临床因无明显内出血征象而不易被发现。但有些被膜下血肿，在某些微弱外力的作用下致被膜破裂大出血，可因救治不及时导致严重后果。

知识点2：脾破裂的临床表现　　　　　　　副高：熟练掌握　　正高：熟练掌握

　　（1）血肿形成：中央型破裂和被膜下破裂因被膜完整，出血量受到限制，临床上并无明显内出血征象，可形成血肿而被吸收。少数中央型血肿可因并发感染而形成脓肿。

　　（2）失血性表现：真性破裂出血量较大，可迅速发展为失血性休克，甚至未及时抢救而死亡。

　　（3）腹痛：可因持续性腹痛，同侧肩部牵涉痛，疼痛程度不严重，腹膜刺激征不剧烈。血液对腹膜的刺激而出现腹痛。

知识点3：脾破裂的辅助检查　　　　　　　副高：熟练掌握　　正高：熟练掌握

　　（1）B超检查：是诊断脾破裂的首选方法。超声检查、CT检查可明确脾破裂程度。

　　（2）实验室检查：红细胞计数、血红蛋白以及血细胞比容不同程度下降。

知识点4：脾破裂的护理评估　　　　　　　副高：熟练掌握　　正高：熟练掌握

　　（1）破裂部位位于脾上极和膈面者：易导致脾蒂撕裂，一旦发生，立即出现失血性休克，可因抢救不及时而死亡。

　　（2）脾被膜下实质内破裂者：易形成血肿，小血肿可自行吸收，大血肿易突然破裂，导致休克。

　　（3）中央型破裂：少见。

知识点5：脾破裂的治疗要点　　　　　　　　副高：熟练掌握　正高：熟练掌握

脾破裂的处理原则以手术为主，应根据损伤的程度和当时的条件，尽可能采用不同的手术方式，部分保留脾或全部切除。

手术方法如下：①保留脾手术：经彻底查明伤情，可保留脾者，采用生物胶黏合止血、物理凝固止血、单纯缝合修补、脾破裂捆扎、脾动脉结扎及部分脾切除术等。②脾切除术：不符合保脾条件者，立即实施全脾切除术。

知识点6：脾破裂患者的护理措施　　　　　　副高：熟练掌握　正高：熟练掌握

（1）术前护理：积极完善术前准备，建立有效的静脉通道，快速补充晶体、胶体、血浆、红细胞，维持患者有效的血液循环，纠正失血性休克。

（2）术后护理：①去枕平卧6小时，头偏向一侧，以免引起呕吐物误吸。进行心电监护，密切监测患者的血压、脉搏、心率、氧饱和度，记录患者24小时出入量，避免输液过多造成心、肺功能衰竭。②加强切口的换药处理，若发现切口伴有脂肪液化或局部积液，需要尽快行切口处的丝线拆除，清除局部的积液，填塞纱条，加强引流，促进伤口较快恢复。③腹腔引流管以及胃管等妥善固定，保持通畅，随时观察引流量变化，发现有血性引流液或者引流量增多时，要及时处理。④患者早期下床活动，如果没有出血，术后第1天即可下床活动，防止肠粘连和下肢深静脉血栓等。⑤在患者胃肠道功能恢复良好的情况下，可尽早摄入流质饮食。

第六章　胃、十二指肠疾病患者的护理

第一节　消化性溃疡伴幽门梗阻

知识点1：胃、十二指肠解剖生理概要　　　　　　　　　　副高：熟练掌握　正高：熟练掌握

胃位于腹腔左上方，上经贲门连通食管，下经幽门续连十二指肠。胃分为胃底、胃体和胃窦部。胃壁有4层结构，由内向外分为黏膜层、黏膜下层、肌层和浆膜层。胃的生理功能主要是分泌胃液，通过运动搅拌、排空食物，达到初步消化的作用，形成食糜，并逐步分次地自幽门排至十二指肠。

十二指肠是小肠的起始部，位于幽门和空肠之间，呈"C"形，其突侧向右，环抱在胰头周围，分为球部、降部、水平部和升部4部分。

知识点2：胃、十二指肠溃疡的概述　　　　　　　　　　　　副高：熟悉　正高：熟悉

胃、十二指肠溃疡是指发生于胃、十二指肠壁的局限性圆形或椭圆形的全层黏膜缺损。因溃疡的形成与胃酸-蛋白酶的消化作用有关，又称为消化性溃疡。胃、十二指肠溃疡急性穿孔是胃、十二指肠溃疡的严重并发症，起病急、变化快，病情严重，需紧急处理，若诊治不当可危及生命。胃、十二指肠溃疡大出血是上消化道大出血最常见的原因。胃、十二指肠溃疡患者可因幽门管、幽门或十二指肠球部溃疡反复发作形成瘢痕狭窄，合并幽门痉挛水肿而造成幽门梗阻。

知识点3：胃、十二指肠溃疡的病因病理　　　　　　　　　　副高：熟悉　正高：熟悉

溃疡病的病因较复杂，占主要地位的是胃酸过多与胃黏膜屏障受损。幽门螺杆菌（Hp）感染导致消化性溃疡的原因为感染引起的胃黏膜炎症削弱了胃黏膜的屏障功能，释放促胃液素的反馈抑制机制发生障碍，并且抑制生长抑素释放，促进胃酸分泌增加。

其他因素，如持续强烈的精神紧张、忧虑、过度脑力劳动、吸烟、不良饮食习惯、遗传因素，以及使用非甾体抗炎药、肾上腺皮质激素等都与溃疡病的发生有关系。

胃溃疡通常是指在各种损伤因素下，出现胃黏膜下层或者肌层损伤。大部分胃溃疡均发生在胃窦、胃角部，胃体、胃底的溃疡较为少见。十二指肠溃疡大部分发生在十二指肠球部。

知识点4：胃、十二指肠溃疡穿孔的病理生理　　　　　副高：熟悉　正高：熟悉

胃、十二指肠溃疡穿孔是活动期胃、十二指肠溃疡向深部发展、穿破浆膜的结果。大部分十二指肠溃疡穿孔发生在球部前壁偏小弯侧，而胃溃疡穿孔一半以上发生在近幽门的胃前壁，多偏胃小弯。急性穿孔后，具有强烈刺激性的胃酸、胆汁、胰液等消化液和食物进入腹腔，引起化学性腹膜炎和腹腔内大量液体渗出，6~8小时后细菌开始繁殖并逐渐转变为化脓性腹膜炎。病情严重者，由于剧烈的腹痛、强烈的化学刺激、细胞外液的丢失以及细菌毒素吸收等因素的作用，可出现休克。

知识点5：胃、十二指肠溃疡大出血的病理生理　　　　　副高：熟悉　正高：熟悉

胃、十二指肠溃疡大出血系因溃疡基底血管受侵袭导致破裂出血。患者过去多有溃疡病史，近期可有服用非甾体抗炎药、疲劳、饮食不规律等诱因。胃溃疡大出血多发生在胃小弯，出血常源自胃左、右动脉及其分支。十二指肠溃疡大出血通常位于球部后壁，出血多来自胃、十二指肠动脉或胰十二指肠上动脉及其分支。大出血后，因血容量减少、血压降低、血流变缓、血管破裂处血凝块形成等原因而暂时止血。由于胃酸、胃肠蠕动和胃十二指肠内容物与溃疡病灶的接触，部分患者可再次发生出血。

知识点6：消化性溃疡伴幽门梗阻的病因病理及分型　　　　　副高：熟悉　正高：熟悉

（1）病因病理：主要由幽门管溃疡或十二指肠溃疡引起，溃疡引起幽门梗阻的机制有幽门痉挛、炎性水肿和瘢痕3种，前2种情况是暂时性的和可逆的，无须外科手术。而瘢痕性幽门梗阻属永久性，需要手术方能解除。炎症使周围组织充血引起水肿，炎性水肿和幽门平滑肌痉挛引起暂时闭塞。炎症缓解，水肿消失后，闭塞可以解除。溃疡愈合过程中可形成瘢痕组织，瘢痕收缩与周围组织粘连，使食物不能通过幽门进入肠道，出现幽门闭塞。

（2）分型：分为功能性梗阻和器质性梗阻。功能性梗阻是由溃疡周围组织炎性充血、水肿或幽门平滑肌痉挛造成，梗阻为暂时性，炎症消退即可好转，内科治疗有效；器质性梗阻是由溃疡愈合瘢痕收缩或粘连造成的，梗阻为持久性，需外科手术治疗。

知识点7：胃、十二指肠溃疡的临床表现　　　　　副高：熟练掌握　正高：熟练掌握

（1）胃溃疡：腹痛多于进餐后1小时内出现，持续1~2小时后逐渐缓解。进食后疼痛不能缓解，有时反而加重，服用抗酸药物疼痛会暂时停止。压痛点位于剑突与脐间的正中线或略偏左。

（2）十二指肠溃疡：十二指肠溃疡典型症状为空腹时上腹痛，可为钝痛、胀痛、灼痛等，上腹痛通常呈现出慢性、周期性、节律性的特征，部分有溃疡灶的患者无症状。发作有季节性，秋冬或冬春之交多见。

知识点8：胃、十二指肠溃疡急性穿孔的临床表现　副高：熟练掌握　正高：熟练掌握

（1）症状：穿孔多突然发生于夜间空腹或饱食后。主要表现为突发性上腹部刀割样剧痛，并迅速波及全腹，但以上腹部为重。患者疼痛难忍，并有面色苍白、出冷汗、脉搏细速、血压下降、四肢厥冷等表现。常伴恶心、呕吐及发热、感染性休克等症状。

（2）体征：患者呈急性面容，表情痛苦，蜷曲位、不愿移动；腹部呈舟状；腹式呼吸减弱或消失；全腹有明显的压痛和反跳痛的腹膜炎体征，以上腹部为明显，腹肌紧张；肝浊音界缩小或消失，可有移动性浊音；肠鸣音减弱或消失。全身可出现发热、脉快，甚至肠麻痹、感染性休克。立位X线腹部透视多数有膈下游离气体。腹腔穿刺抽出黄色混有食物残渣的液体。

知识点9：胃、十二指肠溃疡大出血的临床表现　　副高：熟练掌握　正高：熟练掌握

临床表现取决于出血量和出血速度。

（1）症状：呕血和黑便是主要症状。多数患者只有黑便而无呕血，迅猛的出血则表现为大量呕血与排紫黑色血便。呕血前患者常有恶心，便血前多突然有便意。呕血或便血前后常有心悸、眩晕、无力甚至昏厥。短期内失血量超过400ml时，患者可出现面色苍白、口渴、脉搏快速有力、血压正常或略偏高的循环系统代偿征象。失血量超过800ml时，可出现休克症状：患者烦躁不安、出冷汗、脉搏细速、呼吸急促、血压下降、四肢湿冷等。

（2）体征：腹部稍胀，上腹部可有轻度压痛，肠鸣音亢进。纤维胃镜检查可鉴别出血的原因和部位。实验室检查红细胞、血红蛋白和血细胞比容，若短期内反复测定可见进行性下降。

知识点10：胃、十二指肠溃疡瘢痕性幽门梗阻的临床表现
**　　　　　　　　　　　　　　　　　　　副高：熟练掌握　正高：熟练掌握**

（1）症状：进食后上腹饱胀不适并出现阵发性胃痉挛性疼痛，伴嗳气、恶心、呕吐。反复呕吐是最突出的症状，特点是呕吐量大，呕吐物含宿食，带腐败酸臭味，不含胆汁；呕吐后症状减轻。长期呕吐可导致营养不良，患者可有脸色苍白、消瘦、皮肤干燥、弹性消失等表现。

（2）体征：上腹部可见胃型和胃蠕动波，用手轻拍上腹部可闻及振水音。梗阻严重者，有营养不良性消瘦、脱水、电解质紊乱和低钾低氯性碱中毒症状。上消化道钡剂造影检查可见胃扩大，张力减低，排空延迟。胃镜检查可见胃内大量潴留的胃液和食物残渣。

知识点11：胃、十二指肠溃疡的辅助检查　　　　副高：熟练掌握　正高：熟练掌握

（1）实验室检查：胃、十二指肠溃疡急性穿孔患者可出现血白细胞计数增多及中性粒细胞比例升高。胃、十二指肠溃疡大出血患者早期由于血液浓缩，血常规变化不大，以后红细胞计数减少，血红蛋白值、血细胞比容均呈进行性下降。

（2）影像学检查：①X线检查，约80%胃、十二指肠溃疡急性穿孔的患者立位腹部X线可见膈下新月状游离气体影。②血管造影，对胃、十二指肠溃疡大出血患者行选择性腹腔动脉或肠系膜上动脉造影可明确病因与出血部位，并可采取栓塞治疗或动脉注射垂体加压素等介入性止血措施。

（3）胃镜检查及活检：胃镜检查是确诊胃、十二指肠溃疡的首选检查方法，可明确溃疡部位，并可在直视下取活组织作幽门螺杆菌检测及病理学检查胃溃疡患者常需要进行胃黏膜活检进行病理检查，判断溃疡的良恶性。对胃、十二指肠溃疡大出血患者可明确出血的原因和部位，幽门梗阻者可见胃内大量潴留的胃液和食物残渣。

（4）诊断性腹腔穿刺：胃、十二指肠溃疡急性穿孔临床表现不典型的病例，必要时可行腹腔诊断性穿刺检查以帮助确诊，穿刺抽出液可含胆汁或食物残渣。

知识点12：胃、十二指肠溃疡的非手术治疗要点　　　　副高：熟悉　　正高：熟悉

（1）一般治疗：包括养成清淡有规律的饮食作息习惯、劳逸结合、避免暴饮暴食、精神高度紧张等。

（2）药物治疗：使用根除Hp、抑制胃酸分泌及保护胃黏膜等的药物。服用拉唑类药物，可以抑制胃酸，并促进溃疡处黏膜的愈合。必要时遵医嘱使用抗生素，如克拉霉素等，进行根除细菌治疗。

（3）禁食、胃肠加压：胃、十二指肠溃疡出现并发症不能立即手术者应禁食、胃肠减压。

知识点13：胃、十二指肠溃疡的手术治疗要点　　　　副高：熟悉　　正高：熟悉

经内科正规治疗无效或出现并发症者，可考虑手术治疗。

（1）手术适应证：①经内科系统治疗3个月以上仍不愈合或愈合后短期内又复发者。②并发急性大出血、瘢痕性幽门梗阻、溃疡穿孔及溃疡穿透至胃壁外者。③溃疡巨大（直径＞2.5cm）或高位溃疡。④胃、十二指肠复合性溃疡。⑤胃溃疡癌变或不能排除癌变者。

（2）手术方式：胃大部切除术是治疗胃、十二指肠溃疡及其并发症的首选术式。胃、十二指肠溃疡急性穿孔者可行穿孔修补术；胃、十二指肠溃疡大出血者可行溃疡底部贯穿缝扎术。

1）胃大部切除术：①毕（Billroth）Ⅰ式胃大部切除术，即在胃大部切除后将残胃与十二指肠吻合，多适用于胃溃疡。优点是重建后的胃肠道接近正常解剖生理状态，胆汁、胰液反流入残胃较少，术后因胃肠功能紊乱而引起的并发症较少；缺点是有时切除胃的范围不够，增加术后溃疡复发机会。②毕Ⅱ式胃大部切除术，即胃大部切除后残胃与空肠吻合，十二指肠残端关闭。适用于各种胃、十二指肠溃疡，特别是十二指肠溃疡者。十二指肠溃疡切除困难时可行溃疡旷置。该术式的优点是即使胃切除较多，胃空肠吻合口也不致张力

过大，复发率低；缺点是胆汁、胰液流经胃肠吻合口，术后发生胃肠道功能紊乱的可能性较毕Ⅰ式多。③胃大部切除后胃-空肠Roux-en-Y式吻合术，即胃大部切除后关闭十二指肠残端，在距Treitz韧带10~15cm处切断空肠，将残胃和远端空肠吻合，距此吻合口以下45~60cm处将空肠与空肠近侧断端吻合。此术式可防止术后胆胰液进入残胃。

2）迷走神经切断术：主要用于治疗十二指肠溃疡病，其原理是通过阻断迷走神经对壁细胞刺激，消除神经性胃酸分泌；消除迷走神经引起的促胃液素分泌，减少体液性胃酸分泌，术后胃酸分泌量显著下降。手术有3种类型。①迷走神经干切断术：在食管裂孔水平切断左、右腹腔迷走神经干，使肝、胆、胰、胃、和小肠完全失去迷走神经的支配。其缺点是术后可引起腹腔器官功能紊乱，如胃排空障碍、小肠运动减退、顽固性腹泻等。②选择性迷走神经切断术：在迷走神经前干分出肝支，后于分出腹腔支后切断迷走神经。此术式虽避免了术后发生肝、胆、小肠功能的紊乱，但可引起术后胃蠕动的张力减退，需同时加幽门成形术或胃-空肠吻合术。③高选择性迷走神经切断术：仅切断前、后迷走神经分布至胃底、体的分支，保留肝支、腹腔支及分布至胃窦的"鸦爪"。该手术消除了胃酸分泌，不会引起胃潴留，不需附加引流手术，保留了幽门括约肌的功能，减少了胆汁反流发生的机会。由于迷走神经的解剖变异、手术切断不彻底以及迷走神经再生等因素，术后复发率仍高达20%~30%。

知识点14：胃、十二指肠溃疡急性穿孔的治疗要点	副高：熟悉　正高：熟悉

空腹状态下溃疡小穿孔，症状轻，腹膜炎较局限，患者一般情况好，可采用非手术治疗；若经非手术治疗6~8小时病情不见好转反而加重者，应改手术治疗。手术是胃、十二指肠溃疡急性穿孔的主要方法，根据患者情况和手术条件选择单纯穿孔修补或胃大部切除手术。

知识点15：胃、十二指肠溃疡大出血的治疗要点	副高：熟悉　正高：熟悉

大多数胃、十二指肠溃疡大出血可经非手术治疗止血，或行急诊胃镜止血。手术指征为：①严重大出血，短期内出现休克。②经非手术治疗出血不止或暂时止血又复发。③60岁以上的老年患者，血管硬化，难以自止。④近期曾发生过类似大出血。⑤同时存在溃疡穿孔或幽门梗阻。大多数溃疡出血的患者行胃大部切除术，在病情危急时，可采用溃疡底部贯穿缝扎术止血。

知识点16：胃、十二指肠溃疡瘢痕性幽门梗阻的治疗要点	
	副高：熟悉　正高：熟悉

先行禁食、胃肠减压、胃肠外营养和静脉给予抑酸药治疗，如是幽门痉挛水肿引起幽门梗阻，症状能够解除。瘢痕性幽门梗阻需要胃大部切除手术解除梗阻。

知识点17：胃、十二指肠溃疡的术前护理评估　　　副高：熟练掌握　正高：熟练掌握

（1）健康史：评估既往疾病史、手术史、用药史、饮食习惯、烟酒史、营养状况、最近劳累程度等。特别是有无非甾体抗炎药和皮质类固醇等药物服用史。了解有无传染病史；有无其他伴随疾病，如糖尿病、冠心病、高血压等；有无药物过敏。了解家族中有无胃、十二指肠疾病患者。

（2）身体状况

1）症状与体征：①腹部情况。了解腹痛发生的时间、部位、性质、程度、范围及其伴随症状等；有无腹部压痛、反跳痛、肌紧张及其部位；有无呕血和黑便及其发生情况；有无腹胀、呕吐及呕吐物的性质和量。②全身情况。了解患者精神状态、生命体征；有无休克表现；有无感染中毒反应；有无水、电解质紊乱和酸碱失衡表现；有无消瘦和贫血等全身表现。

2）了解各项辅助检查结果，如胃酸测定、胃镜及X线钡餐检查的结果等，判断溃疡及并发症的发生状况，以及患者各脏器功能状态。

（3）心理-社会状况：①了解患者对疾病的认知程度，对手术有何顾虑，有何思想负担。②亲属对患者的关心程度、支持力度，家庭对手术的经济承受能力。

知识点18：胃、十二指肠溃疡的术后护理评估　　　副高：熟练掌握　正高：熟练掌握

（1）术中情况：了解麻醉和手术方式、术中出血、补液、输血情况。

（2）身体状况：评估患者术后生命体征；各引流管引流液的颜色、性状和量，伤口愈合情况；患者是否发生术后出血、十二指肠残端破裂、吻合口瘘、胃排空障碍、术后梗阻、倾倒综合征等并发症。

（3）心理-社会状况：了解患者对疾病康复的认知程度和情绪状态；了解患者的社会支持情况。

知识点19：胃、十二指肠溃疡的护理诊断　　　副高：熟练掌握　正高：熟练掌握

（1）疼痛——腹痛：与胃酸刺激溃疡面，引起化学性炎症反应有关。

（2）营养失调——低于机体需要量：与疼痛致摄入量减少、消化吸收障碍有关。

（3）焦虑：与疾病反复发作、病程迁延有关。

（4）知识缺乏：缺乏有关消化性溃疡病因、防治知识等。

（5）体液不足：与溃疡急性穿孔后腹腔内大量渗出及呕吐等致体液大量丢失，胃、十二指肠溃疡大出血致血容量降低，幽门梗阻致大量呕吐以及围手术期禁食、禁饮有关。

（6）潜在并发症：上消化道大量出血、穿孔、幽门梗阻。

知识点20：胃、十二指肠溃疡的术前护理措施　　　副高：熟练掌握　正高：熟练掌握

（1）一般护理：术前向家属及患者介绍术前准备的必要性和方式，以及术后预防并发症的

措施，使患者能积极配合治疗和护理。①体位：取平卧位或半卧位。有呕血者，头偏向一侧。伴有休克者取休克体位，生命体征平稳后改为半卧位，以利于漏出的消化液积聚于盆腔最低位，减少毒素的吸收；同时也可减轻腹壁张力和疼痛。②饮食护理：择期手术患者饮食应少量多餐，给予高蛋白、高热量、低脂、富含维生素、易消化、无刺激性的食物。出现并发症者暂禁食，出血停止或非完全性幽门梗阻者，可进流质或无渣半流质饮食。术前1日进流质饮食，术前禁食12小时、禁饮4小时。遵医嘱按时服用减少胃酸分泌、解痉及抗酸的药物，观察药物疗效。

（2）胃肠减压：择期手术患者，术晨安置胃管；若为急性胃穿孔、幽门梗阻或胃大出血患者，需入院后立即安置胃肠减压。幽门梗阻患者术前3日以温盐水洗胃。

（3）静脉补液：遵医嘱静脉补充热量。

（4）病情观察：严密观察患者的血压、脉搏、尿量、中心静脉压、周围循环情况及腹部体征及大便情况；观察有无鲜红色血液持续从胃管引出，以判断有无活动性出血和止血效果。若病情不见好转反而加重者，应及时报告医生，并配合做好急诊手术的术前准备。

（5）心理护理：了解患者认知水平与心理状态，理解和关心患者，告知患者疾病和治疗的有关知识及手术治疗的必要性，解答患者的各种疑问，使其能积极配合疾病的治疗和护理。

（6）术前准备：遵医嘱静脉补充肠外营养液、输血或其他血制品，以纠正营养不良、贫血和低蛋白血症。遵医嘱合理使用抗生素以预防和控制感染。术日晨留置胃管，以防止麻醉及手术过程中呕吐、误吸，便于术中操作，减少手术时腹腔污染。

（7）准备行迷走神经切断术患者的护理：手术前测定患者的胃酸，包括夜间12小时分泌量、最大分泌量及胰岛素试验分泌量，便于手术前后对比，以了解手术效果。

知识点21：胃、十二指肠溃疡并发症的术前护理措施
副高：熟练掌握　正高：熟练掌握

（1）急性穿孔患者的护理：禁食禁水、胃肠减压、及时补充血容量、应用抗生素，严密观察病情，做好急症手术准备。

（2）合并出血患者的护理：经输血输液，应用止血药等非手术治疗，若出血仍在继续者，应急症手术。在原有高血压、冠心病、慢性支气管炎合并肺气肿、糖尿病和慢性肾炎等疾病基础上，上消化道大出血时易发生器官功能衰竭，因此，术前、术中和术后均应密切观察和预防多器官功能障碍综合征的发生。

（3）合并幽门梗阻患者的护理：非完全性梗阻者可进无渣半流质。完全性梗阻者须禁食、输液、输血，纠正营养不良及低氯、低钾性碱中毒。术前3日，每晚用300～500ml温0.9%氯化钠溶液洗胃，以减轻胃壁水肿和炎症，有利于术后吻合口愈合。

知识点22：胃、十二指肠溃疡的术后护理措施　　**副高：熟练掌握　正高：熟练掌握**

（1）一般护理：①体位。术后取平卧位，血压平稳后取低半卧位，以保持腹肌松弛，减轻腹部切口张力，减轻疼痛，也有利于呼吸和引流。②禁食、胃肠减压、输液及应用抗生素。肠蠕动恢复，拔除胃管后当日可少量饮水或米汤，第2日进半量流质饮食。③鼓励患者

术后早期活动：除年老体弱或病情较重者，鼓励并协助患者术后第1日坐起轻微活动，第2日协助患者于床边活动，第3日可在病室内活动。患者活动量根据个体差异而定，早期活动可促进肠蠕动恢复，预防术后肠粘连和下肢深静脉血栓等并发症的发生。

（2）病情观察：术后每30分钟测量1次血压、脉搏、呼吸，直至血压平稳，病情较重或有休克者，需每1～2小时测量1次，病情平稳后可延长测量间隔时间。同时观察患者神志、体温、尿量、切口渗血、渗液和引流液情况等。

（3）引流管护理：胃十二指肠溃疡术后患者常留置有胃管、腹腔引流管、导尿管等。护理时需注意：①妥善固定并准确标记各引流管，避免脱出，一旦脱出后不可自行插回。②保持引流通畅，防止受压、折叠等，挤捏各引流管以防堵塞；若堵塞，可在医生指导下用注射器抽取生理盐水试冲洗引流管。③观察并记录引流液的颜色、性状和量等。

（4）输液护理：保持静脉输液管路通畅，记录24小时出入量，及时了解患者各项检查结果，避免水、电解质平衡失调。

知识点23：胃大部分切除术后并发症的护理措施

副高：熟练掌握　　正高：熟练掌握

（1）术后胃出血：多发生在术后24小时以内的出血，多属术中止血不彻底；术后4～6日发生的出血，常为吻合口黏膜坏死脱落所致；术后10～20日发生的出血，多因吻合口缝线处感染或黏膜下脓肿腐蚀血管所致。胃大部分切除术后，可有少许暗红色或咖啡色胃液自胃管抽出，一般24小时内不超过300ml，且逐渐减少、变淡至自行停止。若术后24小时后仍未停止，甚至出现呕血和黑便，则系术后出血。术后应严密观察患者生命体征和神志的变化。若术后短期内从胃管引流出大量鲜红色血性液体，持续不止，需及时报告医生处理。遵医嘱应用止血药，用冰生理盐水洗胃或输新鲜血等。若经非手术治疗不能有效止血或出血量＞500ml/h时，积极完善术前准备。

（2）十二指肠残端破裂：是毕Ⅱ式胃大部切除术后早期严重并发症。原因与十二指肠溃疡大，瘢痕水肿严重，十二指肠残端处理不当；或因胃肠吻合口输入段梗阻，使十二指肠腔内压力升高而致残端破裂。一般多发生在术后24～48小时。表现为右上腹突发剧痛、发热、腹膜炎体征和血白细胞计数增多。应立即手术处理，分别于十二指肠裂口内置管和腹腔引流，术后予以持续负压引流，同时，纠正水、电解质的失衡；应用抗生素抗感染。给予肠外营养或术中行空肠造口，术后予以肠内营养。

（3）胃肠吻合口破裂或瘘：是胃大部切除术后的早期严重并发症之一。与缝合不当、吻合口张力过大、组织供血不足有关，贫血、低蛋白血症和组织水肿者易发生。多发生在术后1周内，患者出现高热、脉速等全身中毒症状，腹膜炎以及腹腔引流管引流出含肠内容物的混浊液体。如发生较晚，多形成局部脓肿或外瘘。①出现弥漫性腹膜炎的吻合口破裂患者须立即手术，做好急诊手术的准备。②形成局部脓肿、外瘘或无弥漫性腹膜炎的患者，则行局部引流、胃肠减压和积极的支持治疗，吻合口瘘一般在4～6周后常能自行愈合。

（4）胃排空障碍：也称胃瘫。胃大部分切除术后常见的并发症，其中胃肠动力减缓在术后出现最早，并发症较多，治疗不及时、护理不恰当会影响临床治疗甚至危及患者生命。常发生在术后4～10日，患者出现上腹饱胀、钝痛和呕吐，呕吐含胆汁胃内容物。消化道X线造影可见残胃扩张、无张力、蠕动波少而弱，造影剂通过胃肠吻合口不畅。一旦发生，禁食、胃肠减压，给予肠外营养支持，纠正低蛋白血症，维持水、电解质和酸碱平衡，应用胃动力促进剂，也可用3%温盐水洗胃。一般均能经非手术治疗治愈。

（5）术后梗阻：根据梗阻部位分为吻合口梗阻、输入袢梗阻和输出袢梗阻。后两者见于毕Ⅱ式胃大部切除术后。

1）吻合口梗阻：常由于吻合口过小或吻合时胃肠壁翻入过多，或输出段逆行套叠堵塞吻合口等引起。患者表现为进食后上腹饱胀，溢出性呕吐；呕吐物为食物，含或不含胆汁。X线检查可见造影剂完全停留在胃内，非手术治疗措施同胃排空障碍的处理措施。若经非手术治疗仍无改善，可手术解除梗阻。

2）输入袢梗阻：见于毕Ⅱ式胃大部切除术后，可分为2类。①急性完全性输入袢梗阻：属闭袢性肠梗阻，易发生肠绞窄。典型症状是突然发生上腹部剧痛、频繁呕吐，呕吐物量少，不含胆汁，呕吐后症状不缓解。上腹偏右有压痛，甚至扪及包块。血清淀粉酶升高，有时出现黄疸。病情进展快，不久即出现烦躁、脉速、血压下降等休克症状。应紧急手术治疗。②慢性不完全性梗阻：多由于输入袢太长扭曲，或输入袢太短在吻合口处形成锐角使输入段内胆汁、胰液和十二指肠液排空不畅而滞留。进食后消化液分泌明显增加，积累到一定量时，潴留液克服梗阻，涌入残胃而致呕吐。临床表现为进食后30分钟左右，上腹突然胀痛或绞痛，并喷射状呕吐大量不含食物的胆汁样液体，呕吐后症状消失。采取措施包括禁食、胃肠减压、营养支持等，若症状在数周或数月内不能缓解，需手术治疗。

3）输出袢梗阻：见于毕Ⅱ式胃大部切除术后，多因粘连、大网膜炎性肿块压迫等所致。表现为上腹饱胀，呕吐食物和胆汁。若非手术治疗不能自行缓解，应手术解除梗阻。

（6）倾倒综合征

1）早期倾倒综合征：多发生在餐后30分钟内，因胃容积减少及失去对胃排空的控制，多量高渗食物快速进入十二指肠或空肠，大量细胞外液转移至肠腔，循环血量骤然减少。同时，肠遭受刺激后释放多种消化道激素，如5-羟色胺、缓激肽样多肽、血管活性肽、神经紧张素、血管活性肠肽等，引起一系列血管舒缩功能的紊乱。表现为上腹饱胀不适、恶心呕吐、肠鸣频繁，可有绞痛、腹泻；全身无力、头昏、面色苍白、大汗淋漓、心悸、心动过速等。多数患者经少食多餐，避免过甜、过咸、过浓流食，宜进低糖类、高蛋白饮食，进餐后平卧20分钟，症状可减轻或消失。多数患者在术后半年到1年内能逐渐自愈。

2）晚期倾倒综合征：又称低血糖综合征，主要因为进食后，胃排空过快，含糖食物迅速进入空肠后被过快吸收使血糖急速升高，刺激胰岛素大量释放，而当血糖下降后，胰岛素并未相应减少，继而发生反应性低血糖，表现为餐后2～4小时患者出现心悸、出冷汗、面色苍白、手颤、无力甚至虚脱等。饮食中减少碳水化合物含量，增加蛋白质比例，少量多餐可防止其发生；出现症状时稍进糖类食物即可缓解。

知识点24：迷走神经切断术后并发症的护理措施　　副高：熟练掌握　　正高：熟练掌握

（1）吞咽困难：多见于迷走神经干切断术后，因食管下段局部水肿、痉挛或神经损伤引起，使食管松弛障碍所致。出现于术后早期开始进固体食物时，下咽时有胸骨后疼痛。上消化道钡剂造影检查见食管下段狭窄、贲门痉挛。多于术后1~2个月能自行缓解。

（2）胃潴留：系迷走神经切断使胃失去了神经支配，术后胃张力减退所致。表现为术后3~4天，拔除胃管后出现上腹不适、饱胀、呕吐胆汁和食物。上消化道钡剂造影见胃扩张、大量潴留而无蠕动。治疗包括禁食、持续胃肠减压、用温热盐水洗胃，输液补钾。也可用新斯的明皮下或肌内注射。症状一般于术后10~14天逐渐自行消失。

（3）胃小弯缺血坏死：多见于高选择性迷走神经切断术后，与胃小弯前后分离过深、过广破坏了局部血供或胃壁有关。一旦发生，患者突然出现上腹部剧烈疼痛和急性腹膜炎症状，须立即进行手术治疗。

（4）腹泻：以迷走神经干切断术后最为多见，与肠道转运时间缩短、肠吸收减少、胆汁酸分泌增加以及刺激肠蠕动的体液因子释放有关；或因胃酸少致胃内食物发酵和细菌繁殖所致。注意饮食或口服抑制肠蠕动的药物洛哌丁胺等，多数患者症状逐渐减轻或消失。

知识点25：胃、十二指肠溃疡的健康指导　　　　副高：熟练掌握　正高：熟练掌握

（1）指导患者注意有规律的生活和劳逸结合，包括体力和精神休息。

（2）指导患者规律进餐和合理的营养，减少机械性和化学性刺激对胃黏膜的损害。咖啡、浓茶、油煎食物及过冷过热、辛辣等食物均可刺激胃酸分泌增加，应避免食用。

（3）向患者进行戒烟酒的健康教育，与患者共同制订戒烟酒计划，并争取家庭的重视和支持。

（4）帮助患者认识压力与溃疡疼痛发作的关系，教会患者放松技巧，自觉避免精神神经因素的影响。

（5）指导患者要按时服完全疗程的药物，并定期复查。教患者识别溃疡复发及出血、穿孔、幽门梗阻等并发症出现时的症状和体征，包括疼痛、头晕、呕血、黑便、苍白、虚弱等，以便及时就诊。

胃癌1

第二节　胃　癌

胃癌2

知识点1：胃癌的概述　　　　　　　　　　　　副高：熟练掌握　正高：熟练掌握

胃癌是人类最常见的恶性肿瘤之一。好发于胃窦部，其次是胃体小弯和贲门，发病年龄以50岁以上多见，男性发病率明显高于女性，男女比例约为2:1。

知识点2：胃癌的病因及发病机制　　　　　　　副高：熟悉　正高：熟悉

胃癌是慢性疾病，发病过程较长且复杂。目前没有任何一种单一因素被证明是人类胃癌的直接因素。因此，胃癌发病与多种因素有关。

（1）癌前疾病和癌前病变：胃癌的癌前疾病是指一些使胃癌发病危险性增高的良性胃疾

病，如慢性萎缩性胃炎、胃息肉、胃溃疡、残胃炎等。癌前病变指的是容易发生癌变的病理组织学变化，但其本身尚不具备恶性改变。胃黏膜上皮细胞的不典型性增生属于癌前病变，可分为轻、中、重度3度，重度不典型性增生易发展成胃癌。

（2）饮食因素：长期食腌制、熏、烤食品者胃癌的发病率高。

（3）幽门螺杆菌：为带有鞭毛的革兰阴性细菌，在胃黏膜生长、代谢中可产生尿素使局部环境酸性降低。在正常胃黏膜中很少能分离出幽门螺杆菌，而随着胃黏膜病变加重，幽门螺杆菌感染率升高。一旦测定胃癌患者患病以前的血清，可发现其幽门螺杆菌抗体阳性率明显高于对照组。因此，幽门螺杆菌被视为胃癌的危险因素。

（4）遗传：胃癌有明显的家族聚集倾向。

| 知识点3：胃癌的病理生理及分型 | 副高：熟悉　正高：熟悉 |

胃癌的好发部位是胃窦，其次是贲门部、胃体部。

（1）大体分型：根据胃癌发展所处的阶段可分为早期胃癌和进展期胃癌。

1）早期胃癌：胃癌仅局限于黏膜和黏膜下层，不论病灶大小或有无淋巴结转移。癌灶直径在5mm以下称微小胃癌，10mm以下称小胃癌。癌灶更小，仅在胃镜黏膜活检时诊断为胃癌，但切除后的胃标本虽经全黏膜取材未见癌组织，称"一点癌"。早期胃癌的形态可分为3型：①Ⅰ型（隆起型），癌灶突向胃腔。②Ⅱ型（浅表型），癌灶比较平坦，无明显隆起与凹陷；Ⅱ型分3个亚型，即Ⅱa浅表隆起型、Ⅱb浅表平坦型和Ⅱc浅表凹陷型。③Ⅲ型（凹陷型），为较深的溃疡。此外，还有混合型。

2）进展期胃癌：包括中、晚期胃癌。癌组织超出黏膜下层侵入胃壁肌层为中期胃癌；病变达浆膜下层或是超出浆膜向外浸润至邻近脏器或有转移者为晚期胃癌。①Ⅰ型：息肉（肿块）型，为边界清楚突入胃腔的块状癌灶。②Ⅱ型：无浸润溃疡型，为边界清楚、略隆起的溃疡状癌灶。③Ⅲ型：有浸润溃疡型，为边缘模糊不清的溃疡状癌灶。④Ⅳ型：弥漫浸润型，癌肿沿胃壁各层向四周弥漫浸润生长，边界不清。若全胃受累致胃腔缩窄、胃壁僵硬如革囊状者称皮革胃，几乎都为低分化腺癌或印戒细胞癌，恶性程度极高。

（2）组织学分型：①腺癌（包括肠型和弥漫型）。②乳头状腺癌。③管状腺癌。④黏液腺癌。⑤印戒细胞癌。⑥腺鳞状细胞癌。⑦鳞状细胞癌。⑧小细胞癌。⑨未分化癌。⑩其他。胃癌绝大部分为腺癌。

（3）临床病理分期：见表3-6-1。

表3-6-1　胃癌临床TNM分期

分期	N_0	N_1	N_2	N_3	任何N，M_1
Tis	0	—	—	—	ⅣB
T_1	Ⅰ	ⅡA	ⅡA	ⅡA	ⅣB
T_2	Ⅰ	ⅡA	ⅡA	ⅡA	ⅣB
T_3	ⅡB	Ⅲ	Ⅲ	Ⅲ	ⅣB

续 表

分期	N_0	N_1	N_2	N_3	任何N，M_1
T_{4a}	ⅡB	Ⅲ	Ⅲ	Ⅲ	ⅣB
T_{4b}	ⅣA	ⅣA	ⅣA	ⅣA	ⅣB
任何T，M_1	ⅣB	ⅣB	ⅣB	ⅣB	ⅣB

注：T代表原发肿瘤浸润胃壁的深度。T_1：肿瘤侵犯固有层、黏膜肌层或黏膜下层；T_2：肿瘤浸润至固有肌层；T_3：肿瘤穿透浆膜下结缔组织而未侵犯脏腹膜或邻近结构；T_{4a}：肿瘤侵犯浆膜；T_{4b}：肿瘤侵犯邻近组织或脏器。

N表示局部淋巴结的转移情况。N_0：无区域淋巴结转移（受检淋巴结个数≥15）；N_1：1~2个区域淋巴转移；N_2：3~6个区域淋巴结转移；N_3：7个以上区域淋巴结移转。

M代表肿瘤远处转移情况。M_0：无远处转移；M_1：有远处转移。

根据TNM的不同组合可将胃癌划分为Ⅰ~Ⅳ个临床TNM分期。

（4）转移扩散途径

1）直接浸润：即癌细胞从发病部位，可以向上下左右或深层扩散，甚至蔓延、侵润周围临近脏器。

2）淋巴转移：是胃癌的主要转移途径，早期胃癌可有淋巴转移，进展期胃癌的淋巴转移率在70%左右。胃癌的淋巴结转移率与肿瘤浸润深度成正相关。胃周共有16组淋巴结，按淋巴的主要引流方向分为以下4群：①腹腔淋巴结群，引流胃小弯上部淋巴液。②幽门上淋巴结群，引流胃小弯下部淋巴液。③幽门下淋巴结群，引流胃大弯右侧淋巴液。④胰脾淋巴结群，引流胃大弯上部淋巴液。终末期胃癌可经胸导管向左锁骨上淋巴结转移，或经肝圆韧带淋巴管转移到脐周。

3）血行转移：发生在晚期，胃癌细胞经门静脉或体循环转移至肝、肺、胰、骨骼、肾、脑等，以肝转移为多见。

4）腹腔种植转移：当胃癌浸润穿透浆膜后，癌细胞可脱落种植于腹膜、大网膜和其他脏器表面形成转移结节。女性患者可发生卵巢转移性肿瘤，称库肯勒（Krukenberg）瘤。

知识点4：胃癌的临床表现　　　　　　　　副高：熟练掌握　　正高：熟练掌握

（1）胃部症状：胃癌早期常无特异的症状，甚至毫无症状。随着肿瘤的发展，影响胃的功能时，才发现较明显的症状。但此种症状也并非胃癌特有，常与胃炎、溃疡病等胃慢性疾病相似。有时甚至出现明显恶性梗阻，腹部扪及肿块或出现淋巴转移时才被诊断。

1）腹痛：是胃癌常见的症状，也是最无特异性且易被忽视的症状。初起时仅感上腹部不适，如出现疼痛持续加重且向腰背放射，则常是胰腺受侵犯的晚期症状，肿瘤一旦穿孔，则可出现剧烈腹痛的胃穿孔症状。

2）食欲缺乏、消瘦、乏力：这是另一组常见而又非特异性的胃癌症状。

3）恶心、呕吐：早期仅有食后饱胀及轻度恶心感，此症状常见因肿瘤引起梗阻或胃功能紊乱。

4）出血或黑便：此症状也可早期出现，20%早期胃癌者有此症状。凡无胃病史的老年患者一旦出现黑便时必须警惕有胃癌的可能。

5）其他症状：患者有时可出现腹泻、便秘及下腹不适，也可有发热的症状。

（2）胃癌的体征：一般胃癌尤其是早期胃癌无明显的体征，上腹部深压痛，有时伴有轻度肌抵抗感，常是唯一值得注意的体征。上腹部肿块、直肠前触及肿物、脐部肿块、锁骨上淋巴结肿大等，均是胃癌晚期或已出现转移的体征。

知识点5：胃癌的辅助检查　　　　　　　副高：熟练掌握　　正高：熟练掌握

（1）胃镜检查：是诊断胃癌的有效方法，可直接观察病变部位，并做活检确定诊断。

（2）X线钡餐检查：该项检查无痛苦易为患者接受。目前多采用X线气钡双重对比造影，该方法不仅对胃癌能作出定性诊断（是否为胃癌），还能用于定量诊断（胃癌病灶的大小、柔软程度及黏膜皱襞改变），是胃癌早期诊断的主要手段之一。缺点是不如胃镜直观且不能取活检进行组织学检查。早期胃癌的主要改变为黏膜相异常。进展期肿块型胃癌表现为突向腔内的充盈缺损；溃疡型胃癌主要显示胃壁内龛影，黏膜集中、中断、紊乱和局部蠕动波不能通过；浸润型胃癌可见胃壁僵硬、蠕动波消失。

（3）腹部B超。胃外肿块可在其表面见到增厚的胃壁，对黏膜下肿块则在其表面见到1~3层胃壁结构，可鉴别胃平滑肌或肉瘤。将胃壁分为5层，可判断胃癌对胃壁浸润的深度和广度，可判断胃癌的胃外侵犯及肝、淋巴结的转移情况。

（4）螺旋CT检查：可以了解腔外侵及的范围与邻近脏器的关系，还可显示胃周淋巴结的大小来判断是否已有淋巴结转移，可作为临床治疗的参考。

（5）正电子发射断层成像（PET）：是利用胃癌组织对于［^{18}F］氟-2-脱氧-D-葡萄糖（FDG）的亲和性，对胃癌进行诊断，还可判断淋巴结和远处转移病灶的情况。

（6）实验室检查：大便隐血试验常呈持续阳性。部分患者肿瘤标志物癌胚抗原（CEA）、CA19-9和CA125可升高，但无助于胃癌的诊断，目前仅作为判断肿瘤预后和治疗效果的指标。

知识点6：胃癌的治疗原则　　　　　　　　　　　副高：熟悉　　正高：熟悉

早期发现、早期诊断和早期治疗是提高胃癌疗效的关键。手术是首选的方法，对中晚期胃癌，积极辅以化疗、放疗及免疫治疗等以提高疗效。

知识点7：胃癌的手术治疗要点　　　　　　　　　副高：熟悉　　正高：熟悉

外科手术是治疗胃癌的主要手段，也是目前治愈胃癌的唯一方法。

（1）根治性手术：原则为整块切除包括癌肿和可能受浸润胃壁在内的胃的全部或大部，以及大、小网膜和局域淋巴结，并重建消化道。切除范围：胃壁的切线应距癌肿边缘5cm以上，远侧部癌应切除十二指肠第一部3~4cm，近侧部癌应切除食管下端3~4cm。

早期胃癌由于病变局限，较少有淋巴结转移，可行内镜下胃黏膜切除术、腹腔镜或开腹胃部分切除术。对胃癌早期黏膜隆起型直径＜2cm，边界清楚者，可在胃镜下行高频电凝切除术；对隆起型胃癌直径＜2.5cm、凹陷型胃癌直径＜1.5cm，无溃疡者，可实施腹腔镜下的胃楔形切除、胃部分切除术。

扩大胃癌根治术适用胃癌侵及邻近组织或脏器，是指包括胰体、尾及脾的根治性胃大部切除或全胃切除；有肝、结肠等邻近脏器浸润可行联合脏器切除术。

（2）姑息性切除术：包括姑息性胃切除术、胃空肠吻合术、空肠造口术等。用于癌肿广泛浸润并转移、不能完全切除者，可以切除原发性肿瘤。通过手术可以减少患者的中毒症状，消除、癌症引起的梗阻、出血或穿孔等并发症。术后辅以化疗和中药治疗，可延长患者生存期。

| 知识点8：胃癌的非手术治疗要点 | 副高：熟悉　正高：熟悉 |

（1）化学治疗：是最主要的辅助治疗方法，目的是在外科手术的基础上，杀灭残留的亚临床癌灶或术中脱落的癌细胞，提高综合治疗效果。4周内进行过大手术、急性感染期、严重营养不良、胃肠道梗阻、重要脏器功能严重受损、血白细胞计数＜$3.5×10^9$/L、血小板计数＜$80×10^9$/L等患者不宜行化学治疗，化学治疗过程中出现以上情况也应终止化学治疗。对于无远处转移的进展期胃癌，可进行术前的新辅助化学治疗，有望降低根治术后的复发率。常用的胃癌化学治疗给药途径有口服、静脉、腹膜腔、动脉插管区域灌注给药等。为提高化学治疗效果，多选用多种化学治疗药联合应用。临床上常用的化学治疗方案如下。①FAM方案：由氟尿嘧啶（5-Fu）、多柔比星（ADM）和丝裂霉素（MMC）3种药物组成。②MF方案：由MMC和5-Fu组成。③ELP方案：由叶酸钙（CF）、5-Fu和依托泊苷（VP-16）组成。紫杉醇类（多烯紫杉醇）、第三代铂类（奥沙利铂）、拓扑异构酶Ⅰ抑制剂（伊立替康）、口服氟化嘧啶类（卡培他滨）等新的化学治疗药物用于胃癌治疗，单药有效率大于20%，联合用药效果可达50%左右。

（2）放射治疗：胃癌对放射线敏感性较低，一般不主张放疗，术中放疗有助于防止癌复发。放射性粒子组织内置入近距离治疗肿瘤，主要用于肺癌、肝癌、前列腺癌、乳腺癌、食管癌、胃癌的内放疗。通过术中置入完全封闭的放射源^{125}I粒子，使之持续发射小剂量的γ射线、X射线杀灭肿瘤细胞，持续56天后进入半衰期，^{125}I放射性粒子辐射直径只有2cm，穿透力1.7cm，正常组织受到辐射剂量很小。粒子置入术后的并发症有局部疼痛、出血和感染，一般给予抗感染及止血等治疗后症状消失。

（3）其他治疗：包括热疗、免疫治疗、中医中药治疗等。目前尚在探索阶段的还有基因治疗，主要有自杀基因疗法和抗血管形成基因疗法。

| 知识点9：胃癌的护理评估 | 副高：熟练掌握　正高：熟练掌握 |

健康史及相关因素：包括家族中有无患胃癌者，初步判断胃癌的发生时间、有无对生活质量的影响、发病特点。

（1）一般情况：患者的年龄、性别、职业、婚姻状况、营养状况、大便的颜色等，尤其注意与现患疾病相关的病史和药物应用的情况及过敏史、手术史、家族史和女性患者生育史等。

（2）相关因素：家族中有无胃癌的发病者、男性患者是否吸烟、女性患者是否有饮咖啡的习惯。

知识点10：胃癌的护理诊断　　　　　　　　　副高：熟练掌握　正高：熟练掌握

（1）焦虑、恐惧：与对疾病的发展缺乏了解，担忧癌症预后有关。

（2）疼痛：与胃十二指肠黏膜受损、穿孔后胃肠内容物对腹膜的刺激及手术切口有关。

（3）营养失调——低于机体需要量：与摄入不足及消耗增加有关。

（4）有体液不足的危险：与急性穿孔后禁食、腹膜大量渗出液、幽门梗阻患者呕吐导致水和电解质丢失有关。

（5）潜在并发症：出血、感染、吻合口瘘、消化道梗阻、倾倒综合征和低血糖综合征等。

（6）知识缺乏：缺乏与胃癌综合治疗相关的知识。

知识点11：胃癌的基础护理措施　　　　　　　副高：熟练掌握　正高：熟练掌握

（1）休息：保持安静、整洁和舒适的环境，有利于睡眠和休息。早期胃癌患者经过治疗后可从事一些轻工作和锻炼，应注意劳逸结合。中晚期胃癌患者需卧床休息，以减少体力消耗。恶病质患者做好皮肤护理，定时翻身并按摩受压部位。做好生活护理和基础护理，使患者能心情舒畅地休息和接受治疗。

（2）饮食：以合乎患者口味，又能达到身体基本热量的需求为主要目标。给予高热量、高蛋白、丰富维生素与易消化的食物，宜少量多餐。化疗患者往往有食欲缺乏，应多鼓励其进食。如有合并症需禁食或进行胃肠减压者，予以静脉输液以维持营养需要。恶心、呕吐的患者，进行口腔护理。

（3）心理护理：患者情绪上常表现出否认、悲伤、退缩和愤怒，甚至拒绝接受治疗，而家属也常出现焦虑、无助，有的甚至挑剔医护工作。护理人员应给予患者及家属心理上的支持。根据患者的性格、人生观及心理承受能力来决定是否告知其事实真相。耐心做好解释工作，了解患者各方面的要求并予以满足，调动患者的主观能动性，使之能积极配合治疗。对晚期患者，应予以临终关怀，使患者能愉快地度过最后时光。

知识点12：胃癌的手术前后常规护理措施　　　　副高：熟练掌握　正高：熟练掌握

（1）疼痛护理：疼痛是晚期胃癌患者的主要痛苦，可采用转移注意力或松弛疗法，如听音乐、洗澡等，以减轻患者对疼痛的敏感性，增强其对疼痛的耐受力。疼痛剧烈时，可按医嘱予以镇痛药，观察患者反应，防止药物成瘾。如果患者要求镇痛药的次数过于频繁，除了要考虑镇痛药的剂量不足外，也要注意患者的情绪状态，多给其一些倾诉的时间。在治疗性会谈的同时，可给予背部按摩或与医生商量酌情给予安慰剂，以满足患者心理上的需要。

（2）化疗的护理：化疗中严密观察药物引起的局部及全身反应，如恶心、呕吐、白细胞计数减少及肝、肾功能异常等，及时与医生联系，及早采取处理措施。化疗期间保护好血管，避免药液外漏引起血管及局部皮肤损害。一旦发生静脉炎，立即予以2%利多卡因局部封闭或50%硫酸镁湿敷，局部还可行热敷、理疗等。如有脱发，可让患者戴帽或戴假发，以尽量满足其对自我形象的要求。

（3）加强病情观察，预防并发症发生：观察患者生命体征的变化，观察腹痛、腹胀及呕血、黑便的情况，观察化疗前后症状及体征改善情况。晚期胃癌患者抵抗力下降，身体各部分易发生感染，应加强护理与观察，保持口腔、皮肤的清洁。长期卧床患者，要定期翻身、按摩，指导并协助其进行肢体活动，以预防压疮及血栓性静脉炎的发生。

（4）改善营养状况：①术前营养支持。胃癌患者的术前准备的主要任务之一是营养支持。患者因营养摄入不足，加上肿瘤本身的消耗及出血等因素，往往有不同程度的营养不良。轻度营养不良患者，术前给予高蛋白、高热量、高维生素、低脂肪、易消化和少渣饮食。对于严重营养不良者，术前输血浆、人血白蛋白、氨基酸、脂肪乳剂等改善营养状况。对不能进食者行静脉内营养。考虑患者术前需营养支持、术后需较长时间禁食、输液，可能还需要化疗，一般术前予以中心静脉置管。②术后营养支持。术后早期高能量静脉营养可提高患者体质，有利于耐受化疗，预防和减少术后并发症。对术中放置空肠喂养管的胃癌根治术患者，一般在术后48小时开始肠内营养，不足部分应由静脉补给。术后5天患者可经口进流质饮食，一般进食量少，还应由营养管滴入营养液，以弥补经口摄入量不足。进食原则是少量多餐，从清淡易消化的半流食，逐渐过渡到普食。如出现腹胀、腹痛应暂停进食，观察有无梗阻症状。有些患者胃癌根治术后会出现胃瘫，这是由于残胃失去神经支配和胃肠道激素变化所引起，应用胃肠动力药，待残胃蠕动恢复后才能拔除胃管和进食。

（5）胃肠道准备：对有幽门梗阻者，在禁食的基础上，术前3日起每晚用温生理盐水洗胃，以减轻胃黏膜的水肿。术前3日给患者口服肠道不吸收的抗生素，必要时清洁肠道。

知识点13：胃癌术后预防并发症的护理措施　　　副高：熟练掌握　　正高：熟练掌握

（1）术后胃出血：术后6小时内应每15～30分钟测生命体征1次，待病情平稳后可改为4～6小时测1次。如患者出现烦躁不安、脸色苍白、大汗淋漓、生命体征不稳、胃管内引流出鲜红色的胃液，甚至呕血或黑便持续不止，须警惕胃内大出血，应立即报告医生，做好紧急处理的准备。

（2）术后梗阻：如出现上腹发作性剧烈疼痛、上腹饱胀、频繁呕吐等症状则提示有梗阻发生，应立即给予禁食，持续胃肠减压、输液治疗。如不能自行缓解则应再次手术。

（3）胃潴留：注意观察术后3～4天肠蠕动的恢复情况，拔除胃管后患者是否出现上腹不适、饱胀、呕吐胆汁和食物、有无排气。处理方法为症状出现后禁食、持续胃肠减压、输液。用温热盐水每天多次洗胃，亦可用新斯的明0.5～1.0mg，每天1～2次皮下或肌内注射。

（4）倾倒综合征：向患者和家属详细讲解引起倾倒综合征的机制，告诉其临床表现。指导患者术后早期应少量多餐。避免进食甜的、过热流食，进食后平卧30分钟，多数患者在半年到1年内逐渐自愈。

知识点14：胃癌的健康指导　　　　　　　　副高：熟练掌握　　正高：熟练掌握

（1）指导患者注意饮食卫生，多食含有维生素C的新鲜蔬菜、水果。食物加工要得当，粮食和食物贮存适当，少食腌制品及熏制食物、油煎及含盐高的食物，不食霉变食物。避免食用刺激性食物，防止暴饮暴食。

（2）告知患者及家属与发生胃癌有关的因素。患有与胃癌相关疾病者（如胃息肉、萎缩性胃炎、胃溃疡等）应积极治疗原发病。

（3）胃癌患者须定期门诊随访，检查肝功能、血常规等，注意预防感染。术后3年内每3~6个月复查1次，3~5年每半年复查1次，5年后每年复查1次。内镜检查每年1次。若有腹部不适、胀满、肝区肿胀、锁骨上淋巴结肿大等表现时，应随时复查。

（4）保持心情舒畅，注意劳逸结合，胃癌的患者病情得到缓解或相对平稳后，生活要有规律，建立和调节好自己的生物钟，采用适当放松技巧，缓解生活及工作的压力，从而控制病情的发展和促进健康。

第七章 食管癌患者的护理

知识点1：食管的解剖概要　　　　　　　　　　　副高：熟练掌握　正高：熟练掌握

成人食管长25～28cm，临床上食管的解剖多分为：①颈段，自食管入口至胸骨柄上沿的胸廓入口处。②胸段，又分为上、中、下3段。胸上段——自胸廓上口至气管分叉平面；胸中段——自气管分叉平面至贲门口全长度的上一半；胸下段——自气管分叉平面至贲门口全长度的下一半。通常将食管腹段也包括在胸下段内。

知识点2：食管癌的病因　　　　　　　　　　　　　　副高：熟悉　正高：熟悉

食管癌的确切病因尚未明确，可能与以下因素有关。

（1）食用含亚硝酸类化合物及真菌酶类的食物：亚硝胺是公认的化学致癌物，在食管癌高发区的粮食和饮水中，其含量较高，且与当地食管癌和食管上皮重度增生的患病率成正相关。各种霉变食物能产生致癌物质，一些真菌能将硝酸盐还原为亚硝酸盐，促进二级胺的形成，使二级胺比发霉前增高50～100倍。少数真菌还能合成亚硝胺。

（2）食管慢性疾病发展所致：食管慢性炎症、黏膜损伤及慢性刺激亦与食管癌发病有关，如食管腐蚀伤、食管慢性炎症、贲门失弛缓症及胃食管长期反流引起的巴雷特（Barrett）食管（食管末端黏膜上皮柱状细胞化）等均有癌变的危险。

（3）不良饮食习惯：吸烟、长期饮烈性酒者食管癌发生率明显升高。进食粗糙食物，进食过热、过快等因素易致食管上皮损伤，增加对致癌物的敏感性。

（4）营养不良及微量元素缺乏：饮食缺乏动物蛋白、新鲜蔬菜和水果，摄入的维生素A、维生素B_1、维生素B_2以及维生素C的缺乏，是食管癌的危险因素。食物、饮水和土壤内的微量元素，如钼、铜、锰、铁、锌含量较低，亦与食管癌的发生相关。

（5）遗传因素和基因：食管癌的发病常呈家族聚集现象，河南林县食管癌有阳性家族史者占60%。在食管癌高发家族中，染色体数目及结构异常者显著增多。

知识点3：食管癌的病理与分型　　　　　　　　　　副高：熟练掌握　正高：熟练掌握

绝大多数为鳞状上皮癌，占95%以上。中胸段食管癌最多，其次为下胸段，上胸段少见。贲门部腺癌可向上延伸累及食管下段。早期食管癌组织学表现主要是由鳞状上皮的不典型增生演变为原位癌，随后进一步发展为早期浸润癌。中晚期食管癌为浸润性癌，癌组织浸润肌层或穿破纤维膜向外侵犯邻近脏器或有局部、远处转移。判断浸润癌的分化程度，通常采用3级分法：Ⅰ级称为高分化，癌组织分化良好，恶性程度低；Ⅱ级称为中分化，癌组织分化较Ⅰ级差，恶性程度高；Ⅲ级称为低分化，癌组织分化较Ⅱ级更差，恶性程度更高。

分型按病理形态，中晚期食管癌可分为以下5型。

（1）髓质型：最常见，约占临床病例的60%。管壁明显增厚，癌组织向腔内外生长与扩展，使癌肿的上下端边缘呈坡状隆起。癌组织环形浸润食管的全部或绝大部分，恶性程度高。切面呈灰白色，为均匀致密的实体肿块，质地软，表面常可见到继发性溃疡形成。

（2）蕈伞型：占15%左右。癌组织环周侵犯食管一部分或大部分。瘤体呈卵圆形扁平肿块状，向腔内呈蘑菇样突起。隆起的边缘与周围的黏膜境界清楚，瘤体表面多有浅表溃疡，其底部凹凸不平。切面上，癌组织呈灰白色，侵透食管壁深肌层者较其他类型少见。

（3）溃疡型：占10%左右。肿瘤形成深陷性溃疡，外形不整，边缘隆起，溃疡底部凹凸不平。癌组织环周侵犯食管一部分或大部分。切面上，癌浸润深肌层或食管纤维膜。

（4）缩窄型（硬化型）：约占10%。癌组织向食管壁深层浸润生长，瘤体形成明显的环行狭窄，累及食管全部周径，使管壁变厚变硬，较早出现阻塞症状。

（5）腔内型：较少见，占2%～5%。癌肿呈息肉样向食管腔内突出，基部有蒂与食管壁相连，一般癌组织仅浸润至浅肌层，少数病例可浸润全肌层。

知识点4：食管癌的转移途径　　　　副高：熟练掌握　　正高：熟练掌握

主要通过淋巴转移，血行转移发生较晚。

（1）直接浸润：癌肿最先向黏膜下层扩散，继而向上、下及全层浸润，很容易穿透疏松的外膜侵入邻近器官。食管上段邻近器官的肿瘤可以侵袭喉部、气管和颈部软组织，甚至侵袭支气管，形成支气管-食管瘘；也可以侵袭胸导管、奇静脉、肺门和肺组织。食管癌的下段常累及贲门和心包。

（2）淋巴转移：是食管癌的主要转移途径。首先进入黏膜下淋巴管，通过肌层到达与肿瘤部位相应的区域淋巴管。上段食管癌常转移至锁骨上淋巴结及颈淋巴结，中、下段则多转移至气管旁淋巴结、贲门淋巴结及胃左动脉旁淋巴结及腹腔淋巴结等。但各段均可向上端或下端转移。

（3）血行转移：较少见，多见于晚期食管癌患者，最常见转移至肝与肺，其他脏器依次为骨、肾、肾上腺、胸膜、网膜、胰腺、心、肺、甲状腺和脑等。

知识点5：食管癌的临床表现　　　　副高：熟练掌握　　正高：熟练掌握

（1）早期表现：无明显吞咽困难，主要为进食物时通过食管缓慢，吞咽时胸骨后隐痛，长期有哽噎或异物感，大部分患者有轻度刺痛感。

（2）中、晚期表现：症状逐渐加重有进行性吞咽困难，食物开始尚可伴随饮汤送下，随后发展为仅能进半流食、流汁，终至滴水不进。其次为胸骨后疼痛，多见于溃疡型病例。晚期患者还可在颈部锁骨上区出现淋巴结转移病灶。

（3）体征：中晚期患者可触及锁骨上淋巴结肿大，严重者有腹水征。晚期患者出现恶病质状态。若有肝、脑等脏器转移，可出现黄疸、腹水、昏迷等。

知识点6：食管癌的临床分期　　　　　　　　　副高：熟练掌握　正高：熟练掌握

食管癌国际TNM分期标准第8版，见表3-7-1，食管癌国际TNM临床分期（cTNM）第8版，见表3-7-2。

表3-7-1　食管癌国际TNM分期标准第8版

分期	定义
原发肿瘤（T）	
T_x	原发肿瘤不能确定
T_0	无原发肿瘤证据
T_{is}	重度不典型增生
T_1	侵犯黏膜固有层、黏膜肌层或黏膜下层。T_{1a}：侵犯黏膜固有层或黏膜肌层，T_{1b}：侵犯黏膜下层
T_2	侵犯食管肌层
T_3	侵犯食管纤维膜
T_4	侵犯食管周围结构。T_{4a}：侵犯胸膜、心包、脐静脉、膈肌或腹膜，T_{4b}：侵犯其他邻近结构如主动脉、椎体、气管等
区域淋巴结（N）	
N_x	区域淋巴结无法评估
N_0	无区域淋巴结转移
N_1	1～2枚区域淋巴结转移
N_2	3～6枚区域淋巴结转移
N_3	＞7枚区域淋巴结转移
远处转移（M）	
M_x	远处转移无法评估
M_0	无远处转移
M_1	有远处转移
位置分类（L）——食管鳞状细胞癌	
L_x	无法评估
上段	颈部食管下至奇静脉弓下缘水平
中段	奇静脉弓下缘至下肺静脉水平
下段	下肺静脉至胃，包括食管胃交界
分化程度（G）——食管鳞状细胞癌	
G_x	分化程度不能确定
G_1	高分化癌：角质化为主，伴颗粒层形成和少量非角质化基底样细胞成分，肿瘤细胞排列成片状、有丝分裂少
G_2	中分化癌：组织学特征多变，从角化不全到低度角化。通常无颗粒形成
G_3	低分化癌：通常伴有中心坏死，形成大小不一巢样分布的基底样细胞。巢主要由肿瘤细胞片状或路面样分布组成，偶可见角化不全或角质化细胞。未分化癌组织进一步检测为鳞状细胞组分，或仍为未分化癌，属于此类分化程度不能确定

分期	定 义
分化程度（G）——食管腺癌	
G_x	分化程度不能确定
G_1	高分化癌：大于95%肿瘤细胞为分化较好的腺体组织
G_2	中分化癌：50%～95%肿瘤细胞为分化较好的腺体组织
G_3	低分化癌：肿瘤细胞成巢状或片状，小于50%有腺体形成；未分化癌组织的进一步检测为腺体组织，属于此类

表3-7-2　食管癌国际TNMI临床分期（cTNM）第8版

	鳞状细胞癌					腺　癌				
	N_0	N_1	N_2	N_3	M_1	N_0	N_1	N_2	N_3	M_1
T_{is}	0					0				
T_1	I	I	III	IVA	IVB	I	IIA	IVA	IVA	IVB
T_2	II	II	III	IVA	IVB	IIB	III	IVA	IVA	IVB
T_3	II	III	III	IVA	IVB	III	III	IVA	IVA	IVB
T_{4a}	IVA	IVA	IVA	IVA	IVB	III	III	IVA	IVA	IVB
T_{4b}	IVA	IVA	IVA	IVA	IVB	IVA	IVA	IVA	IVA	IVB

知识点7：食管癌的辅助检查　　　　　　　副高：熟练掌握　　正高：熟练掌握

（1）食管钡剂造影：是早期诊断食管癌最主要的方法之一。早期可见：①食管皱襞紊乱、粗糙或有中断现象。②小的充盈缺损。③局限性管壁僵硬，蠕动中断。④小龛影。中、晚期有明显的不规则狭窄和充盈缺损，病变段管壁僵硬。严重狭窄者近端食管扩张。

（2）CT扫描：可以清晰显示食管与邻近纵隔器官的关系。正常食管与邻近器官分界清楚，食管壁厚度不超过5mm，如食管壁厚度增加，与周围器官分界模糊，则表示食管病变存在。该检查可辅助判断能否手术切除。

（3）细胞学检查（气囊拉网法）：食管癌通过气囊拉网法采取脱落细胞检查，可使诊断阳性率增加10%。主要用于食管癌高发区无症状人群普查，可结合细胞涂片检查，提高诊断阳性率。

（4）食管内镜及超声内镜检查：食管纤维内镜检查可直视肿块部位、形态，并可钳取活组织做病理学检查。超声内镜检查可用于判断肿瘤侵犯深度、食管周围组织及结构有无受累，以及局部淋巴结转移情况。

（5）放射性核素检查：利用某些亲肿瘤的核素，如^{32}磷、^{131}碘、^{67}镓、^{99m}锝等检查，目前多采用PET-CT，是正电子发射断层显像（PET）和计算机断层扫描（CT）相结合，其对食管癌的诊断灵敏度和特异度均达90%以上，用于食管癌的术前分期检查。

（6）气管镜检查：肿瘤在隆嵴以上应行气管镜检查，同时应注意腹腔脏器及淋巴结有无肿瘤转移。

知识点8：食管癌的治疗要点　　　　　　　　副高：熟悉　　正高：熟悉

（1）手术治疗：是治疗食管癌的首选方法，应根据病变的范围及侵及的程度采用不同手术方式。若全身情况和心肺功能良好、无明显远处转移征象，可考虑手术治疗。食管原位癌可在内镜下行黏膜切除，术后5年生存率可达86%～100%。对估计切除可能性小的较大鳞状细胞癌而全身情况良好者，术前可先做放射治疗和化学治疗，待瘤体缩小后再手术。常用的手术方式有非开胸切除术及开胸食管癌切除术2类。目前对中段以上的食管癌多主张采用颈－胸－腹三切口方法，并同时行淋巴结清扫。食管癌切除后常用胃或结肠重建食管，以胃最为常用。对晚期食管癌、不能根治或放射治疗、进食有困难者，可行姑息性减状手术，如胃或空肠造瘘术、食管腔内置管术、食管分流术等，以达到改善营养、延长生命的目的。

（2）放射疗法：对鳞状细胞癌、未分化癌效果较好，腺癌作用较差。①与手术治疗综合应用：术前放射治疗后，间隔2～3周再做手术。在术中切除不完全的残留癌组织处做金属标记，一般在术后3～6周开始术后放射治疗。②单纯放射治疗：多用于颈段、胸上段食管癌，也可用于有手术禁忌证而尚可耐受放射治疗者。

（3）药物治疗：单纯化疗效果较差，与化学药物、中医中药、免疫药物治疗相结合，可以使症状缓解。食管癌常用的化学治疗药物有顺铂（PDD）、博来霉素（bleomycin）、紫杉醇等。

（4）综合治疗：以手术为主结合放疗、化疗、药物治疗及激光、冷冻、微波等综合性治疗。特别强调早期诊断、早期治疗才能进一步提高远期疗效。

知识点9：食管癌的术前护理评估　　　　　　副高：熟练掌握　　正高：熟练掌握

（1）健康史及相关因素：包括家族中有无食管癌发病者，初步判断食管癌的发生时间，有无对生活质量的影响，发病特点。

1）一般情况：患者的年龄、性别、职业、婚姻状况、营养状况等，尤其注意与现患疾病相关的病史和药物应用情况，询问过敏史、手术史、家族史、遗传病史和女性患者生育史等。

2）发病特点：患者有进食哽噎、吞咽困难等症状。本次发病是体检时无意发现还是出现进食哽噎、吞咽困难而就医。不适是否影响患者的生活质量。

3）相关因素：家族中有无食管癌发病者，男性患者是否吸烟，女性患者是否有饮咖啡的习惯等。

（2）全身状态及疾病进展情况

1）有无进食后哽噎感加重，其程度、性质如何。

2）有无口腔慢性疾病或口腔卫生不佳，其程度如何。

3）有无发热，其程度如何。

4）有无全身症状如疲倦、食欲缺乏、体重减轻等。

5）注意肿瘤的进展情况，有无转移。

6）注意生命体征和实验室检查有无异常。

（3）心理-社会状况：了解患者对疾病的认知程度，对手术有何顾虑和思想负担；了解朋友及家属对患者的关心、支持程度，家庭对手术的经济承受能力。

知识点10：食管癌的术后护理评估　　　　副高：熟练掌握　　正高：熟练掌握

（1）术中情况：了解手术方式、麻醉方式与病变组织切除情况，术中出血、补液、输血情况及术后诊断等。

（2）身体状况：了解患者麻醉是否清醒，生命体征是否平稳，气管插管位置是否改变，呼吸型态如何，有无呼吸浅快、发绀、呼吸音减弱等，血氧饱和度是否正常。了解患者伤口敷料是否干燥，有无渗液、渗血，胸腔闭式引流及胃肠减压引流是否通畅，引流液的颜色、性状和量等。

（3）心理-社会状况：评估患者有无焦虑、紧张、恐惧等不良心理，能否配合治疗护理工作、康复训练能否安静入睡，有无家庭功能失调及对患者支持无力等。

知识点11：食管癌的护理诊断　　　　　　副高：熟练掌握　　正高：熟练掌握

（1）营养失调——低于机体需要量：与进行性吞咽困难、摄入量不足有关。

（2）咽喉疼痛：与癌肿糜烂、溃疡有关。

（3）活动无耐力：与化疗及放疗所致食欲缺乏有关。

（4）预感性悲哀：与疾病晚期，对治疗失去信心有关。

（5）体液不足：与吞咽困难、水分摄入不足有关。

（6）潜在并发症：肺不张、肺炎、出血、吻合口瘘、乳糜胸等。

知识点12：食管癌患者的术前护理措施　　　副高：熟练掌握　　正高：熟练掌握

（1）营养支持和维持水电解质平衡：大多数食管癌患者因不同程度吞咽困难而出现摄入不足，营养不良，水、电解质紊乱，使机体对手术的耐受力下降。术前应保证营养素的摄入，根据患者的进食情况，提供充足营养。能进食者，鼓励患者进食高热量、高蛋白、丰富维生素、易消化的流质或半流质饮食。长期不能进食或一般情况差者，可遵医嘱补充水、电解质或提供肠内、肠外营养。

（2）吸烟者，术前严格戒烟2周。指导患者学会有效咳嗽、咳痰和腹式深呼吸，以减少术后呼吸道分泌物、有利排痰、增加肺部通气量、改善缺氧、预防术后肺炎和肺不张的发生。

（3）饮食护理：术前3日改流质饮食，术前禁食12小时，禁饮8小时。

（4）食管梗阻和炎症患者：术前1周遵医嘱给予患者分次口服抗生素（如链霉素）溶液，可起到局部抗感染作用。对于有明显食管梗阻的患者，术前3日开始每日置胃管后，以温0.9%氯化钠溶液或3%～5%碳酸氢钠溶液冲洗食管，也可以减轻局部感染和水肿，利于术后吻合口的愈合。

（5）进食后有滞留或反流者：术前1日晚遵医嘱予以生理盐水100ml加抗生素经鼻胃管冲洗食管及胃，可减轻局部充血水肿、减少术中污染、防止吻合口瘘。

（6）拟行结肠代食管手术者：术前3～5日口服肠道不吸收的抗生素，如甲硝唑、庆大霉素或新霉素等。术前2日进食无渣流质，术前晚行清洁灌肠或全肠道灌洗后禁饮禁食。

（7）术日晨常规留置胃管，胃管通过梗阻部位时不能强行进入，以免穿破食管，可置于梗阻部位上端，待手术中直视下再置于胃中。

知识点13：食管癌患者的术后护理措施　　　　　　　副高：熟练掌握　　正高：熟练掌握

（1）监测生命体征：术后2～3小时内，严密监测患者的心率、血压及呼吸频率、节律等生命体征的变化，待生命体征平稳后改为每30分钟至1小时测量1次，维持生命体征平稳。

（2）饮食护理：①术后早期吻合口处于充血水肿期，需禁饮禁食3～4日。拔除胃管前尽量不要将口水或痰液咽下，以减少食管吻合口感染的发生。②禁食期间持续胃肠减压，遵医嘱予以肠内和肠外营养支持。③停止胃肠减压24小时后，若无呼吸困难、胸内剧痛、患侧呼吸音减弱及高热等吻合口瘘的症状时，可开始进食。先试饮少量水，术后5～6日可进全清流质饮食。术后3周患者若无特殊不适可进普食。④避免进食生、冷、硬食物，以防后期吻合口瘘。⑤食管癌、贲门癌切除术后，可发生胃液反流至食管，患者可有反酸、呕吐等症状，平卧时加重，嘱患者进食后2小时内勿平卧，睡眠时将床头抬高。⑥食管胃吻合术后患者，可由于胃拉入胸腔、肺受压而出现胸闷、进食后呼吸困难，应建议患者少食多餐，1～2个月后，症状多可缓解。

（3）胸腔闭式引流护理：一般来说，食管手术者常于开胸侧放置1根胸腔引流管。观察引流液量、性状，并认真记录。

（4）呼吸、排痰护理：食管癌术后患者易发生呼吸困难、缺氧，并发肺不张、肺炎，甚至呼吸衰竭。①密切观察呼吸型态、频率和节律，听诊双肺呼吸音是否清晰，有无缺氧征兆。②气管插管者，及时吸痰，保持气道通畅。③术后第1日鼓励患者深呼吸、吹气球、使用深呼吸训练器锻炼，促使肺膨胀。④痰多、咳痰无力者若出现呼吸浅快、发绀、呼吸音减弱等痰阻塞现象时，应立即行鼻导管深部吸痰，必要时行纤维支气管镜吸痰或气管切开吸痰。

（5）胃肠减压的护理：①术后3～4日内持续胃肠减压，妥善固定胃管，防止脱出。待肛门排气、胃肠减压引流量减少后，拔除胃管。②严密观察引流液的量、性状及颜色并准确记录。术后6～12小时可从胃管内抽吸出少量血性或咖啡色液体，以后引流液颜色逐渐变浅。若引流出大量鲜血或血性液体，需立即通知医生并配合处理。③经常挤压胃管，保持通畅以免扭曲、折叠。定期用少量生理盐水冲洗并及时回抽，避免管腔堵塞，胃液引流不畅可使胃扩张，导致吻合口张力增加和胃液反流而并发吻合口瘘。④胃管脱出后应严密观察病情，不应盲目插入，以免戳穿吻合口，造成吻合口瘘。

（6）结肠代食管（食管重建）术后护理：①保持置于结肠袢内的减压管通畅。②注意观察腹部体征，观察有无发生吻合口瘘、腹腔内出血或感染等，有异常及时通知医生。③从减压管内吸出大量血性液或呕吐大量咖啡样液伴全身中毒症状，考虑可能是代食管的结肠袢坏死，需立即通知医生并配合抢救。④结肠代食管后，因结肠逆蠕动，患者常嗅到大便气味，需向患者解释原因，并指导其注意口腔卫生，一般此情况于半年后可逐步缓解。

知识点14：食管癌并发症的护理措施	副高：熟练掌握　正高：熟练掌握

（1）出血：观察并记录引流液的性状、量。若引流量持续2小时超过4ml/（kg·h），伴血压下降、脉搏增快、躁动、出冷汗等低血容量表现，应考虑有活动性出血，及时报告医生，并做好再次开胸的准备。

（2）吻合口瘘护理：吻合口瘘是术后最严重的并发症，发生在术后5～10日，死亡率高。①嘱患者立即禁食。②协助行胸腔闭式引流并常规护理。③遵医嘱予以抗感染治疗及营养支持。④严密观察生命体征，若出现休克症状，应积极抗休克治疗。⑤需再次手术者，积极配合医生完善术前准备。

（3）乳糜胸护理：乳糜胸多发生在术后2～10日，少数病例可在2～3周后出现，多因伤及胸导管所致。应积极预防和及时处理，包括：①禁食，给予肠外营养支持。②若诊断明确，迅速协助医生放置胸腔闭式引流，必要时行低负压持续吸引，以及时引流胸腔内乳糜液，使肺膨胀。③需行胸导管结扎术者，积极配合医师完善术前准备。

知识点15：食管癌的健康指导	副高：熟练掌握　正高：熟练掌握

（1）出院前向患者及家属详细介绍出院后有关事项，并将有关资料交给患者或家属，告知患者出院后3个月来院复诊。若术后3～4周再次出现吞咽困难，可能为吻合口狭窄，应及时就诊。

（2）饮食原则：根据不同术式，向患者讲解术后进食时间，指导合理选择饮食，告知注意事项，预防并发症的发生。

（3）告诫患者术后注意劳逸结合，避免过度劳累，适当进行户外活动及轻度体育锻炼，以增强体质，戒烟，禁酒。术后早期不宜下蹲大小便，以免引起直立性低血压或发生意外。由于开胸手术要切断胸部肌肉，术后应加强功能锻炼，防止肌肉粘连，预防术侧肩关节强直及肌肉失用性萎缩。

（4）保持心情舒畅和充足的睡眠，每晚持续睡眠应达到6～8小时。

第八章　急性阑尾炎患者的护理

| 知识点1：急性阑尾炎的概念 | 副高：熟练掌握　正高：熟练掌握 |

阑尾位于盲肠末端，约在回盲瓣下2.5cm处，形似蚯蚓状盲管，长5～10cm，直径0.5～0.7cm。其体表投影约在脐与右髂前上棘连线中外1/3交界处，称为麦氏点，因阑尾随盲肠的位置改变而多变。

| 知识点2：急性阑尾炎的病因病理 | 副高：熟悉　正高：熟悉 |

阑尾管腔阻塞是急性阑尾炎最常见病因，引起阻塞的原因有阑尾壁内淋巴小结增生、粪石、异物、炎性狭窄、寄生虫、胃肠道功能紊乱等。

急性阑尾炎分为急性单纯性阑尾炎、急性化脓性阑尾炎、坏疽性及穿孔性阑尾炎、阑尾周围脓肿4种病理类型。不同病理类型的阑尾炎可随机体防御功能强弱、治疗是否及时而有不同的转归。

| 知识点3：急性阑尾炎的临床表现 | 副高：熟练掌握　正高：熟练掌握 |

（1）腹痛：典型的转移性右下腹痛。

（2）胃肠道症状：早期可有轻度食欲缺乏、恶心、反射性呕吐。晚期并发弥漫性腹膜炎时，可致麻痹性肠梗阻而出现持续性呕吐、腹胀和排气排便减少。部分患者可发生腹泻，盆位阑尾炎，炎症刺激引起排便次数增多的直肠刺激症状。

（3）全身症状：早期可有乏力。炎症加重出现脉速、发热、体温明显升高。阑尾穿孔形成腹膜炎者，可出现寒战、体温39～40℃、反应迟钝或烦躁不安。若发生门静脉炎则可出现寒战、高热及轻度黄疸。

（4）体征：①右下腹固定压痛通常位于麦氏点，是急性阑尾炎最常见的重要体征。②腹膜刺激征象，反跳痛、腹肌紧张、肠鸣音减弱或消失等。③右下腹包块，固定，多见于阑尾穿孔或阑尾周围脓肿形成。④辅助诊断体征，结肠充气试验、腰大肌试验阳性。

| 知识点4：急性阑尾炎的辅助检查 | 副高：熟练掌握　正高：熟练掌握 |

急性阑尾炎时结肠充气试验阳性。腰大肌试验阳性，提示阑尾位置较深。闭孔内肌试验阳性，说明阑尾靠近闭孔内肌。盆腔阑尾炎症时，直肠指诊在右前壁有压痛。

（1）实验室检查：血常规检查白细胞计数、中性粒细胞比例升高。当盲肠后位阑尾炎累及输尿管时，尿液检查可出现少量红细胞和白细胞。

（2）影像学检查：①腹部X线，可见盲肠和回肠末端扩张和气液平面，偶尔可见钙化的粪石和异物。②超声检查，可发现肿大的阑尾或脓肿，推测病变的严重程度及病理类型。③CT检查，可显示阑尾周围软组织及其与邻近组织的关系，有助于阑尾周围脓肿的诊断。

（3）腹腔镜检查：可以直接观察阑尾有无炎症，还能分辨与阑尾炎有相似症状的其他邻近脏器的疾病，对明确诊断可起决定作用。诊断同时也可行阑尾切除术。

| 知识点5：急性阑尾炎的治疗要点 | 副高：熟悉　正高：熟悉 |

一旦确诊，绝大多数急性阑尾炎应早期手术治疗。

（1）手术治疗：根据急性阑尾炎的病理类型，选择不同手术方法。①急性单纯性阑尾炎：行阑尾切除术，切口一期缝合。有条件时也可采用腹腔镜阑尾切除术。②急性化脓性或坏疽性阑尾炎：行阑尾切除术，若腹腔已有脓液，应仔细清除，并行切口一期缝合。③穿孔性阑尾炎：手术切除阑尾，术中注意保护切口，清除腹腔脓液或冲洗腹腔后，冲洗切口并行一期缝合，根据情况放置腹腔引流管。④阑尾周围脓肿：脓肿尚未破溃穿孔时按急性化脓性阑尾炎处理。若已形成阑尾周围脓肿病情稳定者，应用抗生素治疗或同时联合中药治疗，以促进脓肿吸收消退，也可在超声引导下置管引流或穿刺抽脓。如脓肿无局限趋势，可行超声检查确定切口部位后行切开引流手术，手术与以引流为主，如阑尾显露方便，应切除阑尾，否则待3个月后再做阑尾切除术。

（2）非手术治疗：适用于不愿意手术的单纯性阑尾炎、急性阑尾炎诊断尚未确定、病程已超过72小时、炎性肿块和阑尾周围已形成脓肿等有手术禁忌者。治疗措施主要为使用有效的抗生素和补液治疗等。

| 知识点6：急性阑尾炎的护理评估 | 副高：熟练掌握　正高：熟练掌握 |

（1）术前评估

1）健康史：询问患者既往病史，尤其有无阑尾炎发作史、胃和十二指肠溃疡、右侧输尿管结石，育龄妇女特别要注意妇产科疾病，手术治疗史。患者发病前是否有剧烈运动及不洁饮食的诱因，老年患者有无心血管疾病、糖尿病及肾功能不全等病史。

2）身体状况：①症状。了解腹痛发生的时间、部位、性质、程度及范围，有无转移性右下腹疼痛。②体征。触诊是否有右下腹固定压痛或压痛性包块，有无腹膜刺激征。③全身情况。生命体征变化及全身反应，是否出现口渴、出汗、脉率加快、寒战、高热等全身感染中毒症状。

3）心理-社会状况：急性阑尾炎起病急，腹痛明显，且需紧急手术治疗。术前了解患者及家属对疾病和手术的认知程度，对手术前后的配合及康复知识的掌握程度，同时了解家庭的经济承受能力。

（2）术后评估：评估患者麻醉和手术方式、术中情况、原发病变。若有留置引流管的患者，了解引流管放置的位置、是否通畅及其作用，评估引流液的色、量、性状等。评估术后切口愈合情况，是否发生并发症等。

知识点7：急性阑尾炎的护理诊断　　　　副高：熟练掌握　正高：熟练掌握

（1）急性疼痛：与阑尾炎症刺激壁腹膜或手术创伤有关。

（2）焦虑：与对疾病的发生及预后缺乏了解、生活方式改变有关。

（3）体温过高：与阑尾化脓性感染有关。

（4）潜在并发症：腹腔脓肿、门静脉炎、出血、切口感染、阑尾残株炎及粘连性肠梗阻等。

（5）知识缺乏：缺乏阑尾疾病的相关知识。

知识点8：急性阑尾炎的非手术治疗护理措施及手术治疗的术前护理措施
　　　　　　　　　　　　　　　　　　　副高：熟练掌握　正高：熟练掌握

（1）观察病情：严密观察患者的生命体征、腹痛及腹部体征的情况。在非手术治疗期间，出现右下腹痛加剧、发热，血白细胞计数增多和中性粒细胞比值上升，应做好急诊手术的准备。

（2）避免肠内压增高：非手术治疗期间禁食，必要时行胃肠减压，同时给予肠外营养；禁服泻药及灌肠，以免肠蠕动加快，增高肠内压力，导致阑尾穿孔或炎症扩散。

（3）控制感染：遵医嘱及时应用有效抗生素，脓肿形成者可配合医师行脓肿穿刺抽液，高热患者给予物理降温。

（4）缓解疼痛：协助患者取舒适体位。明确诊断或已决定手术者疼痛剧烈时，遵医嘱给予镇痛或镇静药、解痉药。

（5）心理护理：适时地给患者及家属讲解有关疾病知识，减轻患者对手术的焦虑与恐惧，使其能够积极配合治疗及护理。

（6）术前准备：拟急诊手术者应紧急做好备皮、配血、输液等术前准备。

知识点9：急性阑尾炎术前并发症患者的护理措施
　　　　　　　　　　　　　　　　　　　副高：熟练掌握　正高：熟练掌握

（1）腹腔脓肿：是阑尾炎未经有效治疗的结果，一般多数是由于化脓、坏疽、穿孔阑尾炎导致，可在盆腔、膈下及肠间隙等处形成脓肿，其中以阑尾周围脓肿最常见。典型表现为压痛性肿块，麻痹性肠梗阻所致腹胀，也可出现直肠、膀胱刺激症状和全身中毒症状等。超声和CT检查可协助定位。可采取超声引导下穿刺抽脓、冲洗或置管引流，采用敏感抗生素进行抗感染，也可与抗厌氧菌药物联合运用。对于形成腹腔脓肿伴明显梗阻的患者，可以暂时应用胃肠减压减轻腹部胀痛等症状。必要时做好急诊手术的准备。

（2）门静脉炎：较少见。急性阑尾炎时，细菌栓子脱落进入阑尾静脉中，沿肠系膜上静脉至门静脉，可导致门静脉炎。主要表现为寒战、高热、剑突下压痛、肝大、轻度黄疸等。病情加重会发生感染性休克或脓毒症，治疗不及时可发展为细菌性肝脓肿。一经发现，应立即做好急诊手术的准备，并遵医嘱大剂量应用抗生素治疗，预防感染。

知识点10：急性阑尾炎的术后护理措施　　　　　副高：熟练掌握　　正高：熟练掌握

（1）体位及活动：全麻术后清醒或硬膜外麻醉平卧6小时后，生命体征平稳者可取半卧位。鼓励患者术后早期在床上翻身、活动肢体，待麻醉反应消失后即下床活动，以促进肠蠕动恢复，减少肠粘连的发生。

（2）病情观察：①监测生命体征变化，伤口感染是最常见的术后并发症，多见化脓穿孔急性阑尾炎。术后2~3日体温升高。②观察患者腹部体征的变化，发现异常及时通知医生并配合处理。

（3）饮食护理：肠蠕动恢复前暂禁食，予以肠外营养。肛门排气后进食，禁食可引起腹胀食物如牛奶。

（4）腹腔引流的护理：阑尾切除术后一般不留置引流管，但在有局部有脓肿、阑尾包埋不理想和处理困难或有肠瘘形成时可使用，用于引流脓液和肠内容物。一般1周左右拔除。引流管应妥善固定，保持通畅，注意无菌，注意观察引流液的颜色、性状及量，如有异常，及时通知医生并配合处理。

知识点11：急性阑尾炎术后并发症的护理措施

　　　　　　　　　　　　　　　　　　　　　　　副高：熟练掌握　　正高：熟练掌握

（1）切口感染：是阑尾切除术后最常见的并发症，多见于化脓性或穿孔性阑尾炎。表现为术后3日左右体温升高，切口局部胀痛或跳痛、红肿、压痛，形成脓肿时，局部可出现波动感。应遵医嘱予以抗生素，若出现感染，先行试穿抽出伤口脓液，或在波动处拆除缝线敞开引流，排出脓液，定期换药，保持敷料清洁、干燥。

（2）出血：多因阑尾系膜的结扎线松脱，引起系膜血管出血。主要表现为腹痛、腹胀、失血性休克等。一旦发生，应立即遵医嘱输血、补液，并做好紧急手术止血的准备。

（3）粘连性肠梗阻：多与局部炎性渗出、手术损伤、切口异物和术后长期卧床等因素有关。术后应鼓励患者早期下床活动。不完全性肠梗阻者行胃肠减压，完全性肠梗阻者，应协助医生进行术前准备。

（4）阑尾残株炎：阑尾切除时若残端保留过长超过1cm，术后残株易复发炎症，症状表现同阑尾炎，X线钡剂检查可明确诊断。症状较重者再行手术切除阑尾残株。

（5）肠瘘/粪瘘：较少见。多因残端结扎线脱落，盲肠原有结核、癌肿等病变，术中因盲肠组织水肿脆弱而损伤等所致。临床表现与阑尾周围脓肿类似，术后数日内可见肠内容物经切口或瘘口溢出。阑尾炎所致的粪瘘一般位置较低，对机体影响较小，通过保持引流通畅、创面清洁、加强营养支持等非手术治疗后，多可自行闭合，仅少数需手术治疗。

知识点12：急性阑尾炎的健康指导　　　　　　副高：熟练掌握　正高：熟练掌握

手术后患者应摄入营养丰富易消化的食物，鼓励患者早期下床活动，防止发生肠粘连。阑尾周围脓肿患者出院后3个月，再次住院行阑尾切除术。

第九章　腹外疝患者的护理

第一节　概　　述

| 知识点1：腹外疝的概念 | 副高：熟练掌握　正高：熟练掌握 |

体内某个脏器或组织离开其正常解剖部位，通过先天或后天形成的薄弱点、缺损或孔隙进入另一部位，称为疝。疝最多发生于腹部，以腹外疝多见。腹外疝是由腹腔内的脏器或组织连同腹膜壁层，经腹壁薄弱点或孔隙向体表突出所形成。

| 知识点2：腹外疝的病因 | 副高：熟悉　正高：熟悉 |

（1）腹壁强度降低：常见因素有如下①某些组织穿过腹壁的部位是先天形成的腹壁薄弱点，如精索或子宫圆韧带穿过腹股沟管、脐血管穿过脐环、股动静脉穿过股管等处。②腹白线发育不全也可成为腹壁的薄弱点。③手术切口愈合不良、腹壁神经损伤、外伤及感染、年老、久病、肥胖等所致肌萎缩。④遗传因素、长期吸烟等可能与腹外疝的发生有关，吸烟的直疝患者血浆中促弹性组织离解活性显著高于正常人，可导致腹壁强度降低。

（2）腹内压力增高：常见原因有慢性咳嗽、长期便秘、排尿困难（如良性前列腺增生、膀胱结石）、腹水、妊娠、搬运重物、举重、婴儿经常啼哭等。正常人虽时有腹内压增高的情况，但腹壁强度正常，不致发生疝。

| 知识点3：腹外疝的病理解剖 | 副高：熟练掌握　正高：熟练掌握 |

典型的腹外疝由疝环、疝囊、疝内容物和疝被盖组成。疝门是疝囊从腹腔突出的"口"，多呈环形，又称疝环，相当于腹壁薄弱或缺损处。各类疝多依疝门部位而命名，如腹股沟疝、股疝、脐疝等。疝囊是壁腹膜憩室样突出部，由疝囊颈、疝囊体和囊底组成。疝囊颈指疝囊与腹腔相连接的狭窄部，位置相当于疝门，由于肠内容物经常经此而进出，故常受摩擦而增厚。特别在老年患者，病史长，受佩用疝带的软压垫压迫，可使囊颈格外肥厚坚韧。囊体是疝囊的膨大部分。形成的囊腔是疝内容物留居之处。囊底指疝囊的顶端部分。疝内容物是进入疝囊的腹内脏器或组织，以小肠最为多见，大网膜次之，盲肠、阑尾、乙状结肠、横结肠、膀胱等均可作为疝内容物进入疝囊，但较少见。疝外被盖指疝囊以外的各层组织，通常由筋膜、皮下组织和皮肤等组成。

| 知识点4：腹外疝的临床分类 | 副高：熟练掌握　正高：熟练掌握 |

根据疝的可复程度和血供情况等，腹外疝可分以下4种类型：

（1）易复性疝：最常见，凡疝内容物很容易回纳入腹腔的，称为易复性疝。

（2）难复性疝：疝内容物不能或不能完全回纳入腹腔内，但并不引起严重症状，称难复性疝。难复性疝同易复性疝一样，其内容物并无血运障碍，故无严重的临床症状。

（3）嵌顿性疝：疝环较小而腹内压突然增高时，疝内容物可强行扩张囊颈而进入疝囊，随后因疝囊颈的弹性收缩，将内容物卡住，使其不能回纳，称为嵌顿性疝。

（4）绞窄性疝：嵌顿若未能及时解除，肠管及其系膜受压程度不断加重可使动脉血流减少，最后导致完全阻断，即为绞窄性疝。

第二节　常见腹外疝

一、腹股沟疝

| 知识点1：腹股沟疝的概念 | 副高：熟练掌握　正高：熟练掌握 |

腹股沟疝是指发生在腹股沟区域的腹外疝。腹股沟疝可分为斜疝和直疝2种。疝囊经过腹壁下动脉外侧的腹股沟管内环（深环）突出，向内、向下、向前斜行经过腹股沟管，再穿出腹股沟管外环（浅环），并可进入阴囊者，称为腹股沟斜疝，是最多见的腹外疝。疝囊经腹壁下动脉内侧的直疝三角区直接由后向前突出形成的疝为腹股沟直疝，不经过内环，也不进入阴囊。

| 知识点2：腹股沟疝的临床表现 | 副高：熟练掌握　正高：熟练掌握 |

（1）腹股沟斜疝：①易复性斜疝。除腹股沟区有肿块和偶有胀痛外，并无其他症状。常在站立、行走、咳嗽或用力时出现肿块，肿块多呈带蒂柄的梨形，可降至阴囊或大阴唇。如患者平卧休息或用手可将肿块推送向腹腔回纳而消失。②难复性斜疝。除胀痛稍重外，主要特点是疝块不能完全回纳。滑动性斜疝多见于右侧腹股沟区，除了疝块不能完全回纳外，尚有消化不良和便秘等症状。③嵌顿性疝。多发生于斜疝，其主要原因是强体力劳动或用力排便等腹内压骤增。表现为疝块突然增大，伴有明显疼痛，平卧或用手推送不能使之回纳。肿块紧张发硬，且有明显触痛。嵌顿内容物若为肠袢，不但局部疼痛明显，还可伴有腹部绞痛、恶心、呕吐、腹胀、停止排便排气等机械性肠梗阻的临床表现；若为大网膜，局部疼痛常较轻微。疝一旦嵌顿，自行回纳的机会较少，多数患者的症状逐步加重，若不及时处理，可发展成绞窄性疝。④绞窄性疝。临床症状多较严重，绞窄时间较长者，因疝内容物发生感染，侵及周围组织，会引起疝块局部软组织的急性炎症和腹膜炎表现，严重者可发生脓毒症。但在肠袢坏死穿孔时，疼痛可因疝内压力骤降而暂时有所缓解。因此，疼痛减轻但肿块仍存在者，不可当作病情好转。

（2）腹股沟直疝：腹股沟直疝患者站立时，在腹股沟内侧端、耻骨结节外上方出现一半球形肿块，不伴有疼痛或其他症状。因疝囊颈宽大，疝内容物又直接由后向前顶出，故平卧后肿块多能自行回纳腹腔消失。直疝不进入阴囊，疝内容物常为小肠或大网膜，故极少发生嵌顿。常见于年老体弱者。

斜疝和直疝的临床特点，见表3-9-1。

表3-9-1　斜疝和直疝的临床特点

	斜疝	直疝
发病年龄	多见于儿童及成年人	多见于老年人
突出途径	经腹股沟管突出，可进入阴囊	由直疝三角突出，不进入阴囊
疝块外形	椭圆或梨形，上部呈蒂柄状	半球形，基底较宽
回纳疝块后压住深环	疝块不再突出	疝块扔可突出
精索与疝囊的关系	精索在疝囊后方	精索在疝囊前外方
疝囊颈与腹壁下动脉的关系	疝囊颈在腹壁下动脉外侧	疝囊颈在腹壁下动脉内侧
嵌顿机会	较多	极少

知识点3：腹股沟疝的辅助检查　　　　　　　　　副高：熟悉　　正高：熟悉

（1）实验室检查：疝内容物继发感染时，血常规示白细胞计数增多和中性粒细胞比值升高。大便常规显示潜血试验阳性或可见白细胞。

（2）影像学检查：疝嵌顿或绞窄时，腹部X线可见肠梗阻征象。

（3）透光试验：因疝块不透光，故腹股沟斜疝透光试验呈阴性，而鞘膜积液多为透光，呈阳性，可以此鉴别。但因幼儿的疝块组织菲薄，常能透光，易与鞘膜积液混淆。

知识点4：腹股沟疝的治疗要点　　　　　　　　　副高：熟悉　　正高：熟悉

除少数特殊情况外，应尽早施行手术治疗。

（1）非手术治疗：①婴幼儿可采用棉线束带或绷带压住腹股沟管深环，防止疝块突出，并给发育中的腹肌以加强腹壁的机会。②年老体弱或伴有其他严重疾病而不能手术者，白天可在回纳疝块后，将医用疝带一端的软压垫对着疝环顶住，阻止疝块突出。但长期使用疝带可使疝囊颈经常受摩擦而增厚，增加嵌顿疝的发病率，并可促使疝囊与疝内容物粘连，增加难复性疝的发病率。

（2）手术治疗：腹股沟疝最有效的治疗方法是手术修补。①传统的疝修补术：基本原则是高位结扎疝囊、加强或修补腹股沟管管壁。②无张力疝修补术：使用修补材料进行无张力疝修补是目前外科治疗的主要方法。③经腹腔镜疝修补术（LIHR）：对技术设备要求高，需全身麻醉，手术费用高，临床应用有一定受限。

（3）嵌顿性疝和绞窄性疝的处理原则：①嵌顿时间在3～4小时内，局部压痛不明显，也无腹部压痛或腹肌紧张等腹膜刺激征者可试用手法复位。在手术处理嵌顿性疝或绞窄性疝时，关键在于准确判断肠管活力，若嵌顿的肠袢较多，应警惕有无逆行性嵌顿。手法复位后，必须严密观察腹部体征，一旦出现腹膜炎或肠梗阻的表现，应尽早手术探查。除上述情况外，嵌顿性疝原则上需要紧急手术治疗，以防疝内容物坏死，并解除伴发的肠梗阻。绞窄性疝的内容物已坏死，更需手术治疗。②年老体弱或伴有其他较严重疾病而估计肠袢尚未绞窄坏死者。复位方法是将患者取头低足高卧位，注射吗啡或哌替啶以镇痛、镇静并松弛腹肌，用右手持续缓慢地将疝块推向腹腔，同时用左手轻轻按摩浅环和深环以协助疝内容物回纳。复位手法应轻柔，切忌粗暴。

二、股疝

| 知识点5：股疝的概念 | 副高：熟悉　正高：熟悉 |

股疝为腹腔内脏器或组织通过股环、经股管向股部卵圆窝突出形成的疝，多见于40岁以上妇女。妊娠是腹内压增高引起股疝的主要原因。故股疝最易嵌顿，在腹外疝中，股疝嵌顿者最多。

| 知识点6：股疝的临床表现 | 副高：熟练掌握　正高：熟练掌握 |

疝块往往不大、多在腹股沟韧带下方卵圆窝处有一半球形的突起。平卧回纳内容物后，疝块可消失或不完全消失。易复性股疝的症状较轻，常不为患者所注意，尤其是肥胖者更易疏忽。若发生股疝嵌顿，除引起局部明显疼痛外，常伴有较明显的急性机械性肠梗阻症状，严重者甚至可以掩盖股疝的局部症状。

| 知识点7：股疝的治疗要点 | 副高：熟练掌握　正高：熟练掌握 |

股疝容易嵌顿，一旦嵌顿可迅速发展为绞窄性疝。因此，一旦确定为股疝，应及时手术治疗。嵌顿性疝或绞窄性股疝应进行紧急手术。最常用的手术方式是McVay修补术，也可采用无张力疝修补术或经腹腔镜修补术。

三、脐疝

| 知识点8：脐疝的概念 | 副高：熟练掌握　正高：熟练掌握 |

脐疝是腹腔内脏器或组织通过脐环突出形成的疝。有小儿脐疝和成人脐疝之分，以小儿脐疝多见。小儿脐疝的发病原因是脐环闭锁不全或脐部组织不够坚强，在经常啼哭和便秘等腹内压增高的情况下发生。成人脐疝为后天性，多见于中年经产妇女，也见于肝硬化腹水、肥胖等患者。脐环处有脐血管穿过，是腹壁的薄弱点。此外，由于妊娠或腹水等原因腹内压长期增高，引起腹壁结构发生病理性结构变化，从而降低了腹壁强度，同时，腹内压也促使

腹腔内器官或组织通过脐环形成疝。

小儿脐疝多属易复性，表现为啼哭时疝块脱出，安静时消失，极少发生嵌顿和绞窄。成人脐疝为后天性，较少见，多数为中年经产妇女。由于疝环狭小，成人脐疝发生嵌顿或绞窄者较多。孕妇或肝硬化腹水者，若伴发脐疝，有时会发生自发性或外伤性穿破。

（1）小儿脐疝：未闭锁的脐环至2岁时多能自行闭锁，除了脐疝嵌顿或穿破等紧急情况外，2岁之前可采取非手术治疗，在回纳疝块后，用一大于脐环、外包纱布的硬币或硬片抵住脐环，然后用胶布或绷带加以固定以防移动。6个月以内的婴儿采用此法治疗，疗效较好。满2岁后，若脐环直径还大于1.5cm，则可行手术治疗。原则上，5岁以上儿童的脐疝均应采取手术治疗。

（2）成人脐疝：应采取手术疗法，原则是切除疝囊，缝合疝环。

四、切口疝

腹腔内器官或组织自腹壁手术切口突出形成的疝，称为切口疝。多见于下腹部经腹直肌的纵行切口，切口感染所致的腹壁破坏和愈合不良是发病的重要原因。手术治疗是唯一可以治愈切口疝的方法。

切口疝主要是由于腹壁的完整性和张力平衡受到破坏，腹腔内的组织和器官在腹内压力的作用下，通过破损处向外突出形成的。其病因复杂多样，主要包括患者自身因素和手术相关因素，术后腹部胀气或剧烈咳嗽等可使腹内压突然升高，容易导致切口裂开而形成切口疝。

（1）症状：主要表现为腹壁切口处出现肿块，可伴有腹部隐痛、腹胀等不适，部分患者无任何症状，较大的切口疝有腹部牵拉感，伴食欲缺乏、恶心、便秘、腹部隐痛等。多数切口疝无完整疝囊，疝内容物易与腹膜外腹壁组织粘连而成为难复性疝，有时还伴有不完全性肠梗阻表现。

（2）体征：腹壁切口瘢痕处逐渐膨隆，形成肿块。肿块通常在站立或用力时更为明显，平卧休息则缩小或消失。

知识点14：切口疝的治疗要点　　　　　　　　　副高：熟悉　正高：熟悉

腹壁切口疝一经发生，不能自愈，需要手术修补。

（1）较小的切口疝：适用于腹壁缺损小于4cm的小切口，一般使用不能被吸收的缝线以维持切口的强度。切除疝表面的原手术瘢痕，显露疝环并沿其边缘解剖出腹壁各层组织，回纳疝内容物后在无张力条件下拉拢疝环边缘，逐层缝合健康的腹壁组织，必要时重叠缝合。

（2）较大的切口疝：可用人工高分子修补材料或自体筋膜组织进行修补。使用修补材料加强修补适用于中切口疝及以上级别的切口疝患者，可采用开放手术或腹腔镜手术，在对腹壁缺损进行缝合的基础上应用修补材料增加腹壁强度。对于腹壁缺损巨大，无法对腹壁缺损进行缝合的患者，可使用覆膜补片修补腹壁缺损。

第三节　护　理

知识点1：腹股沟疝的术前护理评估　　　　　　副高：熟练掌握　正高：熟练掌握

（1）健康史：询问患者有无吸烟嗜好及便秘，慢性咳嗽、排尿困难、腹水等病史，有无手术、切口感染史。

（2）身体状况：①疝块的位置、大小、质地、有无压痛、能否回纳。②有无肠梗阻或肠绞窄征象。

（3）心理状况：①患者有无因疝块反复突出影响工作和生活而担心和焦虑不安。②患者对预防腹内压升高的有关知识的掌握程度。

（4）辅助检查：了解血常规检查，有无白细胞计数增多及中性粒细胞比值升高。大便隐血试验是否阳性，腹部X线检查有无肠梗阻，了解阴囊透光试验结果。对老年患者还需了解其心、肺、肾功能和血糖水平等。

知识点2：腹股沟疝的术后护理评估　　　　　　副高：熟练掌握　正高：熟练掌握

（1）手术情况：评估麻醉方式、手术类型和术中情况。

（2）康复情况：局部切口的愈合情况，有无并发症的发生，有无腹内压增高因素存在等。

知识点3：腹股沟疝的护理诊断　　　　　　　　副高：熟练掌握　正高：熟练掌握

（1）急性疼痛：与疝块嵌顿或绞窄、手术创伤有关。

（2）知识缺乏：缺乏腹外疝成因、预防腹内压增高及促进术后康复的有关知识。

（3）潜在并发症：术后阴囊水肿、切口感染。

知识点4：腹股沟疝的非手术治疗护理措施及手术治疗的术前护理措施
副高：熟练掌握　正高：熟练掌握

减轻患者对手术的恐惧心理，消除致腹内压升高的因素，如有慢性咳嗽、腹水、便秘、排尿困难、妊娠等时暂不行手术，应积极治疗原发病。疝块较大、年老体弱或伴有其他严重疾病暂不能手术者，减少活动，多卧床休息。离床活动时使用疝带压住疝环口，避免腹腔内容物脱出而造成疝嵌顿，观察有无嵌顿疝的发生。

（1）嵌顿性/绞窄性疝的护理：若发生疝的嵌顿、绞窄，引起肠梗阻等情况，应予禁食、胃肠减压，纠正水、电解质及酸碱平衡失调，抗感染，必要时备血。做好急诊手术准备。行手法复位的患者，若疼痛剧烈，可遵医嘱注射吗啡或哌替啶，以镇痛、镇静并松弛腹肌。手法复位后24小时内严密观察患者生命体征，尤其是脉搏、血压的变化，注意观察腹部情况，注意有无腹膜炎或肠梗阻的表现。如有这些表现，配合医生做好紧急手术探查的准备。

（2）术前准备：①对年老体弱、腹壁肌肉薄弱或复发疝的患者，术前应加强腹壁肌肉锻炼，并练习卧床排便和使用便器等。②术前2周戒烟。③服用阿司匹林者术前7日停药，抗凝治疗者术前遵医嘱停药，或选用合适的拮抗药。④便秘者，术前晚灌肠，清除肠内积粪，防止术后腹胀及排便困难。⑤术前完成阴囊及会阴部的皮肤准备，若发现有毛囊炎等炎症表现，必要时应暂停手术。⑥患者进入手术室前，嘱其排尿，以防术中误伤膀胱。⑦高龄、糖尿病、肥胖、消瘦、多次复发疝、化学治疗或放射治疗后和其他免疫功能低下者，遵医嘱预防性使用抗生素。

知识点5：腹股沟疝的术后护理措施　　　　副高：熟练掌握　正高：熟练掌握

（1）病情观察：密切监测患者生命体征的变化。观察伤口渗血情况，及时更换浸湿的敷料，估计并记录出血量。

（2）体位：术后当日取平卧位，膝下垫一软枕，使髋关节微屈，以降低腹股沟切口的张力和减少腹腔内压力，利于切口愈合和减轻切口疼痛。

（3）饮食与活动：经腹腔镜疝修补术者一般于术后6～12小时若无恶心、呕吐，可进水及流食，次日可进半流食、软食或普食。行肠切除吻合术者术后应禁食，待肠功能恢复后方可进食。传统的疝修补术后早期应避免下床活动，采用无张力疝修补术的患者可以早期下床活动。

（4）预防阴囊水肿：由于阴囊比较松弛、位置较低，渗血、渗液易积聚于阴囊。为避免阴囊内积血、积液和促进淋巴回流，术后可用丁字带将阴囊托起，并密切观察阴囊肿胀情况。

（5）预防切口感染：切口感染是疝复发的主要原因之一，一旦发现切口感染征象，应尽早处理。①切口护理：术后切口一般不需加沙袋压迫，有切口血肿时应予适当加压。保持切口敷料清洁干燥、不被粪尿污染，若敷料脱落或被污染，及时更换。②抗生素使用：绞窄性疝行肠切除、肠吻合术后，易发生切口感染，术后须合理应用抗生素。

（6）防止腹内压增高：注意保暖，防止受凉引起咳嗽，指导患者在咳嗽时用手掌按压，以保护切口和减轻震动引起的切口疼痛。保持排便通畅，便秘者给予通便药物，避免用力排便。因麻醉或手术刺激引起尿潴留者，可肌内注射卡巴胆碱或针灸，促进膀胱平滑肌的收缩，必要时导尿。

知识点6：股疝的护理措施	副高：熟练掌握　正高：熟练掌握

重点在于消除引起腹内压增高的因素，及时发现和处理嵌顿性/绞窄性疝。

知识点7：脐疝的护理措施	副高：熟练掌握　正高：熟练掌握

重点在于消除引起腹内压增高的因素。

知识点8：切口疝的护理措施	副高：熟练掌握　正高：熟练掌握

（1）非手术/术前护理：不宜手术或暂不宜手术者，推荐采用适当的腹带包扎以限制切口疝的增大和发展。对于巨大切口疝，为防止疝内容物还纳腹腔后发生呼吸窘迫和腹腔间室综合征，术前应进行相应腹腔扩容及腹肌顺应性训练。

（2）术后护理：应严密监测患者生命体征，应用腹带保护腹壁切口。6小时后可采取低坡卧位，在膝盖下方垫一软枕，使腹部保持松弛状态。同时还需协助患者翻身等，并进行呼吸训练，促进肺功能的恢复。术后适当延迟下床活动时间，加用腹带包扎3个月或更长时间以确保切口的完全愈合

（3）术后并发症：①常见并发症，包括术后切口血肿、切口皮下血清肿、切口感染、补片感染、补片移位、术后复发等。其中最严重的是补片感染，因为患者一旦出现补片感染，会导致细菌种植，补片伤口难以愈合，需要取出补片才能控制感染。②腹腔间室综合征是巨大腹壁切口疝出现的最严重并发症，可引起肾血供减少，出现呼吸抑制，从而严重影响生命。应做好急诊手术准备工作。

知识点9：腹股沟疝的健康指导	副高：熟练掌握　正高：熟练掌握

（1）活动：出院后逐渐增加活动量，3个月内应避免重体力劳动或提举重物。

（2）避免腹内压升高的因素：需注意保暖，防止受凉引起咳嗽。指导患者在咳嗽时用手掌按压切口部位，以免缝线撕脱。保持排便通畅，便秘者给予通便药物，嘱患者避免用力排便。

（3）复诊和随诊：定期门诊复查。若疝复发，应及早诊治。

第十章　直肠癌患者的护理

知识点1：直肠癌的概述　　　　　　　　　　　　副高：熟练掌握　正高：熟练掌握

发生在齿状线至直肠与乙状结肠交界处之间的癌称直肠癌，是消化道常见的恶性肿瘤之一。

知识点2：直肠癌的病因及发病机制　　　　　　　　　副高：熟悉　正高：熟悉

直肠癌多见于男性，发病年龄多在40岁以上，但20岁左右年轻人也有所见。常见部位为腹膜反折线以下的直肠壶腹部，2/3病变位于此段，直肠指检多可触及。

（1）饮食因素：结、直肠癌的发病率与加工过的肉类和动物饱和脂肪酸有明显的相关性，与总脂肪摄取、植物脂肪则无明确关系。高蛋白摄入与结、直肠癌发病率增高有关，特别是动物蛋白，动物蛋白是肉类的主要成分，尤其是红肉。有文献显示，食用过多肉类是结、直肠癌发生的危险因素。

（2）环境因素：地区土壤中缺钼、硒，血吸虫患者，石棉工人，频繁接触农药的农民与结、直肠癌高发有一定关系。

（3）心理因素：受长期沮丧、焦虑、苦闷、恐惧、悲观甚至绝望等不良情绪刺激的人好发肿瘤，主要由于不良情绪会造成肾上腺素和肾上腺皮质激素分泌增加，引起心率加快、血管收缩、血压升高、胃肠蠕动减慢，造成食物残渣在结肠停留时间延长，使更多的致癌物被吸收而致结、肠癌。另外，长期过度的精神刺激可能导致大脑皮质兴奋、抑制功能失调，使抵御肿瘤的免疫能力减弱而形成肿瘤。

（4）遗传因素：结、直肠癌与遗传关系不是很密切，约有10%结、直肠癌患者与遗传因素有关。

知识点3：直肠癌的病理　　　　　　　　　　　　　　副高：熟悉　正高：熟悉

（1）大体分型：①溃疡型，多见。圆形溃疡，底部坏死，边缘隆起，癌肿向肠壁深层浸润，易出血、感染和穿透肠壁，转移较早。②肿块型，向肠腔内生长呈菜花状，浸润较浅且局限，预后较好。③浸润型，沿肠壁呈环状浸润，使肠腔狭窄，转移早而预后差。

（2）转移途径：淋巴转移（最主要的转移途径）、直接蔓延、血行转移、种植转移（较少见）。

知识点4：直肠癌的临床表现	副高：熟练掌握 正高：熟练掌握

（1）直肠刺激症状：便意频繁，排便习惯改变，便前有肛门下坠感，伴里急后重，排便不尽感，晚期有下腹痛。

（2）肠腔狭窄症状：癌肿侵犯致肠管狭窄，初时大便变形、变细，严重时出现肠梗阻表现。

（3）癌肿破溃感染症状：大便表面带血及黏液，甚至出现脓血便。

（4）黏液血便：最常见，80%～90%患者可发现便血。癌肿破溃后，可出现大便表面带血和/或黏液，多附于大便表面，严重感染时可出现脓血便。

（5）转移症状：当癌肿穿透肠壁，侵犯前列腺、膀胱时可出现尿道刺激征、血尿、排尿困难等；侵及骶前神经则出现骶尾部、会阴部持续性剧痛、坠胀感。女性直肠癌可侵及阴道后壁，引起白带增多；若穿透阴道后壁，则可导致直肠阴道瘘，可见粪质及血性分泌物从阴道排出。发生远处脏器转移时，可出现相应脏器的病理生理改变及临床症状，如晚期出现肝转移时可有腹水、肝大、黄疸、消瘦、水肿等。

知识点5：直肠癌的辅助检查	副高：熟练掌握 正高：熟练掌握

（1）直肠指检：简单易行，不需要任何设备，比较准确可靠，是诊断直肠癌的最直接和最主要的方法。可查出癌肿的部位、与肛缘的距离、大小、范围、固定程度及其与周围组织的关系。

（2）内镜检查：直肠镜、结肠镜检查可发现直肠、结肠病变的部位与程度，同时可在直视下取活组织做病理检查，是诊断结肠、直肠内病变最有效，且可靠的检查方法，绝大多数早期病变或通过内镜检查发现。

（3）钡剂灌肠或气钡双重造影检查：可确定病变部位和范围，气钡双重造影可发现较小病灶。是结肠癌的重要检查方法，但对直肠癌诊断价值不大。

（4）B超或CT：主要用于发现癌肿有无肝转移及肿瘤与邻近脏器的关系。

（5）血清癌胚抗原（CEA）：约半数结肠、直肠癌患者血清CEA水平升高。CEA还可作为结肠、直肠癌手术后的随访指标，如术后CEA水平降低，以后又升高，应考虑癌肿复发。

（6）磁共振检查：可评估肿瘤在肠壁内的浸润深度，对中低位直肠癌的诊断和分期有重要价值。

（7）经直肠腔内超声检查：用以检测癌肿浸润肠壁的深度及有无侵犯邻近脏器，可在术前对直肠癌的局部浸润程度进行评估。

（8）PET-CT：对于病程较长、肿瘤固定的患者，可用于排除远处转移及评价手术价值。

（9）大便隐血试验：可作为高危人群的普查及初筛方法。阳性者应行进一步检查。

（10）其他检查：直肠下段癌肿较大时，女性患者应做阴道双合诊，男性患者需做膀胱镜检查，了解癌肿范围。

知识点6：直肠癌的治疗要点　　　　　　　　　　副高：熟悉　正高：熟悉

直肠癌的治疗以外科手术为主，辅以化疗、放疗的综合治疗。

（1）非手术治疗：①放射治疗，在直肠癌治疗中有重要意义。局部分期较晚的中低位直肠癌，术前同步放化疗后再手术比先手术再放疗的生存期更长。②化学治疗，直肠癌术后病理分期为Ⅱ期和Ⅲ期的患者，建议术后化疗，总化疗时间为半年。

（2）手术治疗

1）根治性手术：根据其部位、大小、活动度、细胞分化程度等有不同的手术方式。包括局部全层直肠癌切除术、腹会阴联合直肠癌切除术（Miles术）、直肠低位前切除术（Dixon术）。直肠癌侵犯子宫时，可一并切除子宫，称为后盆腔脏器清扫术。直肠癌侵犯膀胱时，行直肠和膀胱（男性）或直肠、子宫和膀胱（女性）切除，称为全盆腔脏器清扫术。

2）姑息性手术：①晚期直肠癌患者若并发肠梗阻，则行乙状结肠双腔造口。②局部癌肿尚能切除但已发生远处转移的手术，若体内存在孤立转移灶，可一起切除原发灶及转移灶；若转移灶为多发，仅切除癌肿所在的局部肠段，辅以局部或全身放射治疗和化学治疗。③Hartmann手术，对于全身一般情况很差，不能耐受Miles手术或急性肠梗阻不宜行Dixon手术的直肠癌患者，适宜行经腹直肠癌切除、近端造口、远端封闭手术。

知识点7：直肠癌的术前护理评估　　　　　　　副高：熟练掌握　正高：熟练掌握

（1）健康史及相关因素：包括家族中有无发病者，初步判断肿瘤的发生时间，有无对生活质量的影响，发病特点。

（2）一般情况：患者的年龄、性别、职业、婚姻状况、营养状况等，尤其注意与现患疾病相关的病史和药物应用情况，以及过敏史、手术史、家族史、遗传病史和女性患者生育史等。

（3）身体状况：评估排便习惯和大便性状有无改变，是否出现腹泻、便秘、腹痛、腹胀、呕吐、停止排气排便等症状。有无贫血、消瘦、乏力、低热、肝大、腹水、黄疸等全身症状。腹部触诊和直肠指诊有无扪及肿块以及肿块大小、部位、硬度、活动度、有无局部压痛等。

（4）心理-社会状况：评估患者及家属对所患疾病的认知程度，有无出现过度焦虑、恐惧等影响康复的心理反应。能否接受制定的治疗护理方案，对治疗及未来的生活是否充满信心，能否积极寻求社会及他人的帮助。对手术前后配合及肠造口相关知识的掌握程度，对即将进行的手术及手术可能导致的并发症、排便方式的改变有无足够的心理承受能力，家庭对患者各种治疗的经济承受能力和支持程度。

知识点8：直肠癌的术后护理评估　　　　　　　副高：熟练掌握　正高：熟练掌握

（1）术中情况：了解麻醉方式及手术名称、体位，手术过程是否顺利，术中有无输血及出入量情况。

（2）身体状况：评估生命体征是否平稳，引流是否通畅及引流液的颜色、性状、量，切口愈合情况，营养状况是否得到维持或改善等。有无发生出血、切口感染、吻合口瘘等并发症。有肠造口者是否出现造口缺血坏死、狭窄、回缩及造口周围皮炎等并发症。

（3）心理－社会状况：评估行永久性肠造口手术患者术后心理适应程度，能否生活自理，生存质量有无下降，能否与周围人群正常交往。

知识点9：直肠癌的护理诊断　　　　副高：熟练掌握　正高：熟练掌握

（1）焦虑、恐惧或绝望：与对疾病的发展及预后缺乏了解，对疾病治疗效果没有信心，手术、化疗及术后生活方式的改变等因素有关。

（2）自我形象紊乱：与手术、放疗、化疗、造口等引起的外表改变有关。

（3）潜在并发症：吻合口瘘、尿潴留、性功能障碍、造口并发症。

（4）知识缺乏：缺乏肠造口的护理知识。

知识点10：直肠癌的术前护理措施　　　副高：熟练掌握　正高：熟练掌握

术前3日严格肠道准备。

（1）饮食：术前3日低渣半流食→流食→术前1日禁食。新兴饮食准备：一般术前3日起口服全营养制剂，每日4~6次，至术前12小时。此方法即可满足机体的营养需求，又可减少肠腔粪渣形成，同时有利于肠黏膜的增生、修复，保护肠道黏膜屏障，避免术后肠源性感染并发症。

（2）口服肠道抗菌药：诺氟沙星、甲硝唑，可减少肠道内细菌量。

（3）灌肠：术前晚及术日晨清洁灌肠达到清洁肠道作用，或口服甘露醇等渗液容量性腹泻清洁肠道。

（4）心理护理：护理人员应了解患者的心理状况，有计划地向患者介绍有关疾病的治疗、手术方式及结肠造口术的知识，增强患者对治疗的信心，使患者能更好地配合手术治疗及护理。同时也应取得患者家属的配合和支持。

（5）维持足够的营养：结肠、直肠癌患者由于长期的食欲缺乏、腹泻及癌肿的慢性消耗，手术前的营养状况欠佳。术后患者需有足够的营养进行组织修补、维持基础代谢。因此术前须纠正贫血和低蛋白血症，提高患者对手术的耐受力，利于术后康复。应尽量多给予高蛋白、高热量、高维生素、易消化的少渣饮食，如因胃肠道准备需要限制饮食，可由静脉补充。

知识点11：直肠癌的术后护理措施　　　副高：熟练掌握　正高：熟练掌握

（1）体位：术后取去枕平卧位，头偏向一侧，6小时后病情稳定，可改为半卧位，以利呼吸和腹腔引流。

（2）严密观察病情变化：①观察生命体征，术后每30分钟测脉搏、血压、呼吸1次。病情稳定后改为每4小时测1次。②局部出血情况，由于肠癌手术范围大、渗血多，若有止血不全、缝线脱落等，均可引起术后出血。术后应观察腹部引流液及骶尾引流液的颜色、性状和量，同时要观察腹部及会阴部创面敷料，如局部渗出较多需及时处理。

（3）饮食：应禁食、静脉补液，至肛门排气或结肠造口开放后进流食，1周后改为半流食，2周左右方可进普食，且选择易消化的少渣饮食。

（4）应用抗生素：由于肿瘤患者抵抗力下降，结、直肠癌手术创面暴露时间长，术后可能发生切口或腹腔感染，为防止感染常应使用有效的抗生素。

（5）术后尿潴留的观察与护理：直肠癌根治术易损伤骶部神经或造成膀胱后倾，可致尿潴留，故术后均需放置导尿管。术后5~7天起开始训练膀胱舒缩功能，即夹闭导尿管2~3小时开放1次，并观察患者尿意和排尿量是否正常，如基本恢复正常，术后10天左右可拔除尿管。

（6）会阴部切口的护理：由于Miles手术范围大，会阴部残腔大，术后渗血、渗液易潴留残腔引起局部感染，应采取措施加以预防。①保持切口外层敷料的清洁干燥，如被污染或被血液渗湿，应及时更换。亦可根据全身情况，于术后7~10天起用1：5000高锰酸钾溶液温水坐浴，每天2次。②保持骶尾引流管通畅，防止引流管堵塞、弯曲、折叠。观察记录引流液的量和性质。骶尾引流管一般在术后7天引流量减少时可逐渐向外拔出，拔除引流管后，要填塞纱条，防止伤口封闭，形成无效腔。

（7）结肠造口的护理：结肠造口是将近端结肠固定于腹壁外，大便由此排出体外，故又称人工肛门。护理包括：①结肠造口一般于术后2~3天待肠蠕动恢复后开放。造口开放前注意肠段有无回缩、出血、坏死等情况，因造口的结肠张力过大、缝合不严、血供障碍等，均可导致上述情况。②保护腹部切口，造口开放后早期，大便稀薄，次数多，因此患者取左侧卧位，应用塑料薄膜将腹部切口与造口隔开，目的是防止流出的稀薄大便污染腹部切口，导致切口感染。③保护肠造口四周皮肤，造口开放后连接造口袋，早期大便稀薄，不断流出，对腹壁皮肤刺激大，极易引起皮肤糜烂，应彻底清洗造口周围皮肤，并在瘘口周围皮肤处涂以皮肤保护剂。④并发症的观察与护理，观察造口血液循环情况，有无出现肠黏膜颜色变暗、发紫、发黑等异常防止造口感染、坏死。为预防造口狭窄，术后1周开始用手指扩张造口，每周2次，每次5~10分钟，持续3个月。每次操作时手指套上涂液状石蜡，沿肠腔方向逐渐深入，动作宜轻柔，忌用暴力，以免损伤造口或肠管。患者术后1周后，应锻炼定时排便。当进食后3~4天未排便或因粪块堵塞发生便秘，可插入导尿管，一般不超过10cm，常用液状石蜡或肥皂水灌肠，但注意压力不能过大，以防肠道穿孔。

知识点12：直肠癌的健康指导　　　　　　　　　　副高：熟练掌握　　正高：熟练掌握

（1）疾病复发的观察：遵医嘱正确应用抗癌药，定期复查。

（2）造口术后康复护理

1）衣着：以柔软、舒适、宽松为原则，不需要制作特别的衣服，适度弹性的腰带并不会伤害造口，也不妨碍肠道的功能，不引起造口受压即可。

2）饮食：原则上不需忌口，只需均衡饮食即可。多食些新鲜水果蔬菜，保持排便通畅。

进食时尽量做到干湿分开，以便使大便成形，同时可增加酸奶摄入以调节肠造口菌群，起到调节肠功能的作用。不易消化、产气较多或有刺激性的食物尽量避免食用，如粽子、汤圆等糯米类食物，瓜子、花生、绿豆等带壳类食物，啤酒、可乐，引起异味的食物，如辣椒、咖喱、洋葱等。就餐时，应细嚼慢咽，尝试新品种的食物时应逐渐增加，以免引起腹泻。

3）工作：一般造口患者术后半年即可恢复原先的工作，而且无须担心造口影响正常工作，只要避免过重的体力劳动，注意劳逸结合。

4）沐浴：造口者一旦伤口愈合即可沐浴，水对造口没有害处。以淋浴方式清洁身体及造口，最好选用无香精的中性沐浴液。若戴着造口袋沐浴，可选用防水胶布贴在造口袋底盘的四周，浴毕揭去胶布即可。

5）运动：为了保持身体健康及生理功能，可维持适度的运动，如游泳、跑步等。游泳时可选用迷你造口袋或使用造口栓，要避免碰撞类的运动，如拳击、篮球等。运动时加造口腹带约束效果更好。

6）坚持定期复查，2年之内3个月复查1次，2～5年每半年复查，发现问题及时就诊。

第十一章 乳腺癌患者的护理

乳腺癌是女性最常见的恶性肿瘤之一，其发病率逐年上升。其中更年期和绝经后的妇女尤为多见，男性少见。乳腺癌与其他恶性肿瘤相比具有生长缓慢、生长曲线尾端较长两大生物学特点。乳腺癌可直接浸润，向外累及皮肤，向内侵犯胸肌、胸壁组织。转移途径多经淋巴到腋下，胸骨旁，锁骨上、下淋巴结，各期乳腺癌均可发生血行转移，转移常见部位是肺、骨、肝。

乳腺癌的病因目前尚不清楚，乳腺癌多发生于40～60岁，绝经期前后的妇女。乳腺癌发生的易感因素如下。

（1）乳腺癌家族史：乳腺疾病具有较明显的家族遗传性，一级女性亲属中有乳腺癌病史者的发病危险性是普通人群的2～3倍。

（2）激素因素：酮及雌二醇与乳腺癌的发病有直接关系。20岁前本病少见，20岁以后发病率迅速上升，45～50岁较高，绝经后发病率继续上升，可能与雌酮含量升高有关。

（3）月经婚育史：月经初潮年龄早、绝经年龄晚、未育、初次足月产年龄较大及未进行母乳喂养者发病率增加。

（4）乳腺良性疾病。

（5）饮食与营养：营养过剩、肥胖和高脂饮食可加强或延长雌激素对乳腺上皮细胞的刺激，从而增加发病机会。

（6）环境和生活方式。

（1）非浸润性癌：此型属早期，预后良好。①导管原位癌：癌细胞未突破导管壁基底膜。②小叶原位癌：癌细胞未突破末梢乳管或腺泡基底膜。③乳头湿疹样乳腺癌（伴发浸润性癌者除外）。

（2）浸润性特殊癌：此型一般分化较高，预后尚好，包括乳头状癌、髓样癌（伴大量淋巴细胞浸润）、小管癌（高分化腺癌）、腺样囊性癌、黏液腺癌、顶泌汗腺样癌、鳞状细胞癌等。

（3）浸润性非特殊癌：此型最常见，约占80%。此型一般分化低，预后较差，但判断预后需结合疾病分期等因素。此型包括浸润性小叶癌、浸润性导管癌、硬癌、髓样癌（无大量淋巴细胞浸润）、单纯癌、腺癌等。

（4）其他罕见癌：除上述常见的病理组织分型之外，还有一些罕见的乳腺癌，病理组织分型多源于肿瘤的镜下特征而非其生物学行为，如梭形细胞癌、印戒细胞癌等。

| 知识点4：乳腺癌的转移途径 | 副高：熟悉　正高：熟悉 |

（1）局部浸润：癌细胞沿导管或筋膜间隙蔓延，继而侵及Cooper韧带和皮肤。

（2）淋巴转移：乳房的淋巴网非常丰富，淋巴液输出有4种途径。

（3）血行转移：癌细胞可经淋巴途径进入静脉，也可直接侵入血液循环而致远处转移。最常见的远处转移依次为肺、骨、肝。有些早期乳腺癌已有血行转移。

| 知识点5：乳腺癌的临床表现 | 副高：熟练掌握　正高：熟练掌握 |

乳腺癌最常见于乳房的外上象限，早期可表现为无痛、单发、质硬、不光滑肿物，不易推动，一般无全身症状。逐渐侵犯周围组织可出现皮肤及毛囊处凹陷，菜花状皮肤溃疡。乳头向患侧牵拉、左右不对称、乳头凹陷。周围淋巴结肿大，出现上肢淋巴水肿。血行转移，可出现胸痛、咳嗽、腰背痛等受累器官症状。

（1）乳房肿块：是乳腺癌最常见的首发症状，占80%以上，乳房外上象限是乳腺癌的好发部位，占36%，其次为内上、内下及外下象限。直径小于1cm的小乳腺癌，质地较硬或韧，边界清楚，活动度良好，很少与皮肤粘连，不易被发现和重视。肿块进一步增大时，表面不光滑，质硬，与周围组织粘连，活动度差，增长速度较快，晚期可破溃。

（2）乳房外形改变：随着癌肿体积增大，肿瘤侵及周围组织可引起乳房外形改变。表现为两侧乳房外形不对称，病灶局部凸起，患侧乳头抬高或凹陷，皮肤出现橘皮样改变。乳房皮肤发生凹陷称为"酒窝征"。晚期肿块固定，外突明显，出现多发结节围绕原发灶，肿瘤破溃呈菜花状，分泌物恶臭。特殊类型的炎性乳腺癌，表现为乳房明显增大，伴随急性炎症改变，晚期出现乳房内肿块，预后较差。乳头佩吉特病又称乳头湿疹性癌，在乳头和乳晕区呈现湿疹样变化。病变继续发展，可扪及肿块，其预后较好。

（3）乳头溢液：其液体以血性分泌物多见。此外可出现乳头回缩，乳头瘙痒、脱屑、糜烂、溃疡、结痂等症状。

（4）心理状态：患者无意中发现乳房内肿块来就诊，一旦怀疑乳腺癌常表现为焦虑、惶恐。

| 知识点6：乳腺癌的辅助检查 | 副高：熟练掌握　正高：熟练掌握 |

（1）钼靶X线：可显示乳房软组织结构，乳腺癌呈现密度增高阴影，边缘呈针状、蟹状改变，局部皮肤增厚。硒静电X线摄影也称干板摄影，方法简便，经济，显像效果好，可用于乳腺癌的普查。

（2）超声扫描：高频超声显示癌肿边缘不光滑，凹凸不平，无明显包膜，其组织或皮肤呈蟹足样浸润，内部多呈低回声区改变，腋下可探及肿大淋巴结。

（3）MRI扫描：对软组织分辨率高，敏感性高于钼靶X线检查。该检查能三维立体观察病变，不仅能够提供病灶形态学特征，而且运用动态增强还能提供病灶的血流动力学情况。

（4）细胞学穿刺检查：一般采用6～8号细针头，穿入肿块后抽吸出细胞涂片观察。该方法阳性率高，诊断迅速。但对于肿瘤较小、位置较深的患者容易漏诊。

（5）活体组织切取检查：常用的活检方法有空芯针穿刺活检术（CNB），麦默通旋切术（Mammotome）活检和细针针吸细胞学检查（FNAC）。前两者病理诊断准确率可达90%～97%，细针针吸细胞学检查确诊率为70%～90%。疑为乳腺癌者，若这些方法无法确诊，可将肿块连同周围乳腺组织一并切除，做冰冻活检或快速病理检查。乳头糜烂疑为湿疹样乳腺癌时，可做乳头糜烂部刮片或印片细胞学检查。

知识点7：乳腺癌的治疗要点　　　　　　　副高：熟悉　正高：熟悉

（1）化学治疗：乳腺癌是实体瘤中应用化学治疗最有效的肿瘤之一。浸润性乳腺癌伴腋窝淋巴结转移是应用辅助化学治疗的指征，可以改善生存率。术前化学治疗又称新辅助化学治疗，目前多用于局部晚期病例，可探测肿瘤对药物的敏感性，并使肿瘤缩小。

（2）放射治疗：在保留乳房的乳腺癌手术后，应给予较高剂量放射治疗。单纯乳房切除术后可根据患者年龄、疾病分期分类等情况决定是否放射治疗。对于乳腺癌根治术后的放射治疗，多数人认为对Ⅰ期病例无益，对Ⅱ期以后者可降低局部复发率。

（3）内分泌治疗：肿瘤细胞中雌激素受体（ER）含量高者，称激素依赖性肿瘤，对内分泌治疗有效。ER含量低者，称激素非依赖性肿瘤，对内分泌治疗效果差。因此，对手术切除标本除做病理检查外，还应测定ER和孕激素受体（PgR）。ER阳性者优先应用内分泌治疗，阴性者优先应用化学治疗。

（4）生物治疗：近年临床上已推广使用的曲妥珠单抗注射液，是通过转基因技术制备，对人表皮生长因子受体2（HER2）有过度表达的乳腺癌患者有一定效果。

（5）手术治疗：对病灶仍局限于局部及区域淋巴结患者，手术治疗是首选。手术适应证为TNM分期的0期、Ⅰ期、Ⅱ期和部分Ⅲ期的患者。已有远处转移、全身情况差、主要脏器有严重疾病、年老体弱不能耐受手术者为手术禁忌。①保留乳房的乳腺癌切除术：完整切除肿块及其周围1～2cm的组织。适合于Ⅰ期、Ⅱ期患者，且乳房有适当体积，术后能保持外观效果者。术后必须辅以放射治疗。②乳腺癌改良根治术：有2种术式。一是保留胸大肌，切除胸小肌；二是保留胸大肌、胸小肌。该术式保留了胸肌，术后外观效果较好，适用于Ⅰ期、Ⅱ期乳腺癌患者，与乳腺癌根治术的术后生存率无明显差异，目前已成为常用的手术方式。③乳腺癌根治术和乳腺癌扩大根治术：前者切除整个乳房，以及胸大肌、胸小肌、腋窝及锁骨下淋巴结。后者在此基础上切除胸廓内动脉、静脉及其周围淋巴结（即胸骨旁淋巴结）。这2种术式现已少用。④全乳房切除术：切除整个乳腺，包括腋尾部及胸大肌筋膜。适用于原位癌、微小癌及年迈体弱不宜作根治术者。⑤前哨淋巴结活检术和腋淋巴结清扫术。

知识点8：乳腺癌的术前护理评估　　　　　　副高：熟练掌握　　正高：熟练掌握

（1）健康史：了解患者家族中有无乳腺癌发病者，是否有乳腺良性疾病。了解患者月经初潮或绝经期的具体年龄、妊娠数和生育子女数，生育第一胎年龄等。发现乳腺肿块是由患者自我检查发现还是偶然发现。评估肿块的大小、位置、肿块有无触痛、活动度情况，有无腋窝淋巴结肿大等。评估重要脏器功能状况，有无转移灶的表现及恶病质。

（2）心理-社会状况：了解患者对疾病的认知程度，对手术有何顾虑和思想负担；了解朋友及家属，尤其是配偶，对患者的关心、支持程度；了解家庭对手术的经济承受能力。

知识点9：乳腺癌的术后护理评估　　　　　　副高：熟练掌握　　正高：熟练掌握

（1）术中情况：了解患者手术、麻醉方式与效果、病变组织切除情况、术中出血、补液、输血情况和术后诊断。

（2）身体状况：评估生命体征是否平稳，患者是否清醒，胸部弹力绷带是否包扎过紧，有无呼吸困难、皮瓣下积液，患肢有无水肿，肢端血液循环情况，各引流管是否通畅，引流量、颜色与性状等。

（3）心理-社会状况：了解患者有无紧张、焦虑、抑郁、恐惧等，患肢康复训练和早期活动是否配合，对出院后的继续治疗是否清楚。

知识点10：乳腺癌的护理诊断　　　　　　　副高：熟练掌握　　正高：熟练掌握

（1）恐惧或焦虑：与对癌症的恐惧、乳房缺失后的忧虑有关。

（2）有组织完整性受损的危险：与留置引流管、患侧上肢淋巴引流不畅、头静脉被结扎、腋静脉栓塞或感染有关。

（3）自理缺陷：与手术影响手臂和肩关节的活动有关。

（4）躯体移动障碍：与手术影响手臂和肩关节的活动有关。

（5）低效性呼吸型态：与术后胸部绷带包扎过紧有关。

（6）自我形象紊乱：与乳腺癌切除术造成乳房缺失和术后瘢痕形成有关。

（7）知识缺乏：缺乏有关术后患肢功能锻炼的知识。

（8）潜在并发症：皮下积液、上肢水肿、皮瓣坏死、感染。

知识点11：乳腺癌的术前护理措施　　　　　　副高：熟练掌握　　正高：熟练掌握

（1）皮肤护理：对手术范围大、需要植皮者，除常规备皮外，同时做好供皮区（如腹部或同侧大腿区）的皮肤准备。乳房皮肤溃疡者，术前每日换药至创面好转。乳头凹陷者应清洁局部。

（2）饮食指导：术前给予高蛋白、高热量、高维生素饮食。给予足够的液体摄入。

（3）哺乳期及妊娠初期发生乳腺癌者应立即停止哺乳或妊娠，以减轻激素的作用。

（4）心理护理：了解关心患者，加强心理疏导，鼓励其树立战胜疾病的信心，保持良好的心态。

（1）心理护理：增强患者自我调节能力，提高其心理素质，增强自信心，重视家庭和社会的支持。

（2）严密观察病情：严密观察生命体征变化，观察切口敷料渗血、渗液情况，并予以记录。乳腺癌扩大根治术有损伤胸膜可能，患者若感到胸闷、呼吸困难，应及时报告医生，以便早期发现和协助处理肺部并发症，如气胸等。

（3）体位：术后麻醉清醒、血压平稳后取半卧位，以利呼吸和引流。

（4）饮食指导：术后6小时如无不适反应，给予正常饮食。

（5）伤口护理：密切观察皮瓣颜色改变，手术部位加压包扎，使皮瓣紧贴创面，防止积液积气。注意皮瓣颜色及创面愈合情况，正常皮瓣的温度较健侧略低，颜色红润，并与胸壁紧贴；若皮瓣颜色暗红，提示血液循环欠佳，有坏死可能，应报告医生及时处理。若手指发麻、皮肤发绀、皮温下降、动脉搏动不能扪及，提示腋窝部血管受压，肢端血液循环受损，应及时调整绷带的松紧度。

（6）引流管的护理：乳腺癌根治术后，皮瓣下引流管做持续负压吸引，使皮瓣下的潜在间隙始终保持负压状态，有利于创面渗液的排出，也使皮瓣均匀地附着于胸壁，便于皮瓣建立新的血液循环。①负压吸引的压力大小要适宜。②引流管的长度要适宜，患者卧床时将其固定于床旁，起床时固定于上衣。③定时挤压引流管，避免管道堵塞。防止引流管受压和扭曲。若有局部积液、皮瓣不能紧贴胸壁且有波动感，报告医生及时处理。注意观察引流液的颜色、性状和量。术后1～2日，每日引流血性液体约50～200ml，以后颜色逐渐变淡、减少。若引流液转为淡黄色、连续3日每日量少于15ml，创面与皮肤紧贴，手指按压伤口周围皮肤无空虚感，即可考虑拔管。若拔管后仍有皮下积液，可在严格消毒后抽液并局部加压包扎。

（1）患侧上肢肿胀：患侧腋窝淋巴结切除、头静脉被结扎、腋静脉栓塞、局部积液或感染等因素可导致上肢淋巴回流不畅和静脉回流障碍，从而引起患侧上肢肿胀。①使患者平卧，抬高患肢。②下床活动时扶其健侧，以免皮瓣滑脱。③患肢进行握拳、伸肘和屈肘动作，以利于淋巴回流。

（2）肩关节功能障碍：①术后24小时内，活动手指和腕部，可作伸指、握拳、屈腕等锻炼。②术后1～3日，进行上肢肌肉等长收缩，利用肌肉泵作用促进血液和淋巴回流。可用健侧上肢或他人协助患侧上肢进行屈肘、伸臂等锻炼，逐渐过渡到肩关节的小范围前屈、后伸运动（前屈小于30°，后伸小于15°）。③术后4～7日，鼓励患者用患侧手洗脸、刷牙、进食等，并做以患侧手触摸对侧肩部及同侧耳朵的锻炼。④术后1～2周，术后1周皮瓣基本愈合后，开始做肩关节活动，以肩部为中心，前后摆臂。术后10日左右皮瓣与胸壁黏附已较牢固，做抬高患侧上肢（将患侧肘关节伸屈、手掌置于对侧肩部，直至患侧肘关节与肩平）、手指爬墙（每日标记高度，逐渐递增幅度，直至患侧手指能高举过头）、梳头（以患侧手越过头顶梳对侧头发、扪对侧耳朵）等的锻炼。指导患者做患肢功能锻炼时应根据患者的实际情况而定，一般以每日3~4次、每次20~30分钟为宜，循序渐进，逐渐增加功能锻炼的内容。术后7日内不上举，10日内不外展肩关节，不要以患侧肢体支撑身体，以防皮瓣移动而影响愈合。

知识点14：乳腺癌的健康指导　　　　　　副高：熟练掌握　正高：熟练掌握

（1）功能锻炼：指导患者继续进行患侧上肢功能锻炼，如上肢旋转运动、扩胸运动等。避免负重，术后3个月内避免做劳累的活动，避免提、推、拉过重的物品，避免从事重体力劳动或较剧烈的体育活动。患者衣着不可过紧，以免影响血液循环。

（2）定期复查，坚持服药：治疗完成后2~3年每3个月复查1次，以后半年1次，5年后可酌情每年复查1次。如需服用他莫昔芬，要遵医嘱持续服用3~5年，并告知患者他莫昔芬可抑制肿瘤细胞生长，不可擅自停药。观察药物治疗的不良反应，若患者出现食欲缺乏、外阴瘙痒、不规则子宫出血等严重不良反应，要及时就诊。

（3）遵医嘱按时做放、化疗：放疗期间需要保持照射野皮肤的清洁、干燥，防止溃烂和感染，如发现放射性皮炎及时就诊。化疗期间需要定期复查血常规、肝功能，一旦出现骨髓抑制，需暂停放、化疗。

（4）指导改善自我形象：①鼓励患者佩戴义乳，佩戴义乳可减少因不相称姿势而导致的颈痛及肩臂疼痛，有助于纠正斜肩、保持平衡、预防颈椎倾斜、恢复良好体态，同时具有保护胸部的作用，并能增强自信心。②选择义乳以及如何佩戴须请专业人员指导，不宜过大或过重，一般在康复1年后佩戴。③对乳腺癌根治术者，术后3个月可行乳房再造术。但有肿瘤转移或乳腺炎者，严禁置入假体。④术后5年应避免妊娠，不要服用避孕药。

（5）定期自我检查：包括健侧和患侧（方法同乳房纤维腺瘤自查方法）每年X线摄片1次，以便早期发现复发征象。乳腺癌患者的姐妹和女儿属于发生乳腺癌的高危人群，应加强自查，定期体检。

（6）加强营养，坚持运动，保持乐观情绪：应进低脂、高蛋白、富含维生素的均衡饮食，保持理想体重。选择一项适合自己并能终生坚持的有氧运动。研究表明均衡饮食、有氧运动及乐观情绪可增强人体免疫力、有效减轻精神压力、改善睡眠、缓解由癌症及治疗引起的疲劳症状、增强人体的抗病能力。

（7）出院患者的指导：指导患者自我心理调节，保持豁达开朗的心境和稳定的情绪。介绍出院后放、化疗方案及复查日期。手术后5年内应避免妊娠，因妊娠可促使乳腺癌复发。

（8）普及妇女自查乳房知识。

第十二章　胰腺癌患者的护理

知识点1：胰腺癌的概述　　　　　　　　　　副高：熟练掌握　正高：熟练掌握

　　胰腺癌是一种发病隐匿、进展迅速、治疗效果及预后极差的消化道恶性肿瘤。男性多于女性，发病年龄多在40～70岁。就胰腺癌的发生部位而言，仍以胰头部位最多见，占70%～80%，胰体次之，胰尾部更次之，有的头、体、尾部均有，属于弥漫性病变或多中心性病变。

知识点2：胰腺癌的病因　　　　　　　　　　　副高：熟悉　正高：熟悉

　　目前，胰腺癌的发病原因尚不清楚，已发现一些环境因素与胰腺癌的发生有关。其中已确定的首要危险因素为吸烟。吸烟者发生胰腺癌的相对危险度是非吸烟者的1.5倍，而且随着吸烟数量增加而增加。其他高危险因素还有糖尿病、胆石症、饮酒以及慢性胰腺炎等。高脂肪、高蛋白饮食和进食精制的面粉食品，胃切除术后20年者，也是发生胰腺癌的危险因素。

知识点3：胰腺癌的病理　　　　　　　　　　　副高：熟悉　正高：熟悉

　　胰腺癌包括胰头癌、胰体尾癌和胰腺囊腺癌。90%胰腺癌为导管细胞腺癌，少见黏液性囊腺癌和腺泡细胞癌。导管细胞腺癌致密而坚硬，浸润性强，切面呈灰白色或灰黄色，常伴有纤维化增生及炎症反应，与周围胰腺组织无明确界限。导管细胞腺癌主要由分化不同程度的导管样结构的腺体构成，伴有丰富的纤维间质。其中包括高分化、中分化、低分化腺癌。胰腺癌转移和扩散途径主要为局部浸润和淋巴转移，也可经血行转移至肝、肺、骨等处。

知识点4：胰腺癌的临床表现　　　　　　　　副高：熟练掌握　正高：熟练掌握

　　（1）上腹部不适及隐痛：是胰腺癌最常见的首发症状。肿瘤常致胰管或胆管梗阻，尽管尚未引起黄疸，但胆汁排泄不畅，胆道内压力升高，胆管及胆囊均有不同程度的扩张，患者可觉腹部不适及隐痛。以往强调胰头癌的典型症状是无痛性黄疸，实际上无痛性黄疸作为首发症状仅出现于10%～30%的患者，而腹痛则是胰头癌患者的常见症状。对于胰体尾部癌，腹痛发生率更高，且可由于累及腹腔神经丛而呈显著的上腹痛和腰背痛，这种症状的出现常提示病变已进入晚期。

（2）食欲缺乏和消瘦：是胰腺癌的常见表现，肿瘤常使胰液及胆汁排泄受阻，因此影响患者食欲，且有消化吸收不良，致体重明显减轻。

（3）黄疸：是胰头癌的突出表现。肿瘤部位若靠近壶腹周围，黄疸可较早出现。黄疸常呈持续且进行性加深。大便色泽变淡，甚至呈陶土色。皮肤黄染呈棕色或古铜色，有皮肤瘙痒症。约25%的胰头癌患者表现为无痛性黄疸，黄疸伴无痛性胆囊增大称库瓦西耶征，对胰头癌具有诊断意义。10%左右的胰体尾部癌患者也可发生黄疸，与肿瘤发生肝内转移或肝门部淋巴结转移时压迫肝外胆管有关。

（4）胆囊增大：胰头癌亦常致胆囊增大，可在右上腹清楚扣及。梗阻性黄疸伴胆囊增大常提示壶腹周围肿瘤的可能。

（5）其他体征：肝大、腹部肿块，左上腹或脐周闻及血管杂音。晚期可出现腹水或扣及左锁骨上淋巴结肿大。

知识点5：胰腺癌的辅助检查　　　　　　　　　副高：熟练掌握　　正高：熟练掌握

（1）实验室检查：①血清生化检查。继发胆道梗阻或出现肝转移时，常出现血清总胆红素和结合胆红素升高，碱性磷酸酶和转氨酶多有升高，空腹或餐后血糖升高及糖耐量异常。血、尿淀粉酶一过性升高，对胰腺癌早期诊断有一定价值。②免疫学检查。消化道癌相关抗原CA19-9被认为是诊断胰腺癌的指标，血清或胰液中的CA19-9水平可用于胰腺癌的分期，判断有无远处转移以及肿瘤的可切除性，并用于疗效判定、术后随访、监测术后肿瘤的复发以及评估预后。但其早期诊断胰腺癌的敏感性低，难以独立解决早期诊断问题。

（2）影像学检查：①腹部超声，可显示胆、胰管扩张，胆囊增大，胰头部占位病变，同时观察有无肝转移和淋巴结转移。②超声内镜检查术（EUS），优于腹部超声检查，可发现直径小于1cm的小胰癌，对评估大血管受侵犯程度敏感性高。超声诊断胰腺癌的直接依据是胰的形态变化和实质内异常回声区。超声诊断胰腺癌的间接依据是胰管和/或胆道扩张以及周围血管和脏器受压、浸润或转移等。③CT，能清楚显示胰腺形态、肿瘤部位、肿瘤与邻近血管的关系及后腹膜淋巴结转移情况，是诊断胰腺癌以及进行分期的重要影像学手段。胰腺癌的CT表现为直接征象、间接征象和周围浸润征象。肿块是胰腺癌CT表现的直接征象。④磁共振成像（MRI），诊断胰腺癌的敏感性和特异性较高。磁共振胰胆管成像（MRCP）能清晰显示梗阻近、远端的胆、胰管形态等。⑤内镜逆行胰胆管成像（ERCP），对胰腺癌有重要的诊断价值。可清楚见到胰管有无阻塞、狭窄或囊状扩张，还可经内镜在胆管内置入内支撑管，达到术前减轻黄疸的目的。最典型的表现是胰管呈不规则的串珠状扩张。⑥经皮穿刺肝胆道成像（PCT）、引流（PTCD），适用于重度黄疸且有肝内胆管扩张者，可清楚显示梗阻上方肝内、外胆管扩张情况，对判断梗阻部位、胆管扩张程度具有重要价值。⑦正电子发射型计算机断层成像（PECT），可显示早期的胰腺癌，并可显示肝及远处器官的转移，腹部可检测出小至0.5cm的转移淋巴结，其鉴别肿瘤复发及手术后改变的情况优于CT，但在术前评估肿瘤可切除方面不及CT。⑧放射性核素扫描，可同时观察胰腺的形态和功能，为诊断胰腺癌提供了一种简便、无创的方法，若与其他检查方法相配合，对胰腺癌的早期诊断有肯定价值。

（3）细胞学检查：术前在B超或CT引导下经皮细针穿刺抽吸胰腺肿块做细胞学检查，对胰腺癌有很高的诊断价值，是一种简单、安全而有效的方法。

知识点6：胰腺癌的治疗要点	副高：熟悉　正高：熟悉

（1）手术治疗：手术切除是胰腺癌最有效的治疗方法。尚无远处转移的胰头癌，均应采取手术切除。①胰十二指肠切除术（Whipple手术）：胰头癌可施行胰十二指肠切除术。手术切除范围包括胰头（含钩突）、胆囊和胆总管，远端胃、十二指肠及空肠上段，同时清除周围淋巴结，再将胰腺、胆总管、胃和空肠吻合，重建消化道。②保留幽门的胰十二指肠切除术（PPPD）：即保留全胃、幽门和十二指肠球部，其他切除范围和经典胰十二指肠切除术相同。该术式适用于幽门上下淋巴结无转移，十二指肠切缘无癌细胞残留者。PPPD主要的优点在于缩短了手术时间，减少了术中出血，使患者术后能够更快康复，但同时也使患者术后胃溃疡和胃排空障碍的发生有所增加。因此若采用该术式治疗胰头癌，应严格掌握手术适应证。③胰体尾切除术：适用于胰体尾部癌，因确诊时多属晚期，故切除率很低。④姑息性手术：对高龄、已有肝转移、肿瘤已不能切除或合并明显心肺功能障碍不能耐受较大手术者，可行胆肠吻合术以解除胆道梗阻，胃空肠吻合术解除或预防十二指肠梗阻，化学性内脏神经切断术或腹腔神经结节切除术减轻疼痛。

（2）化学治疗：吉西他滨是晚期胰腺癌治疗的一线化学治疗药物，也可使用氟尿嘧啶和丝裂霉素。还可选择介入化疗。

（3）放射治疗：可用于术前或术后，尤其是对不能切除的胰体尾部癌，经照射后可缓解顽固性疼痛。

（4）免疫治疗：通过免疫治疗可以增加患者的抗癌能力，延长生存期。常用的药物有胸腺素、白细胞介素-2（IL-2）、高聚金葡素、干扰素及肿瘤坏死因子等。

（5）基因治疗：又称分子靶向治疗，是目前用于治疗胰腺癌最常用的基因治疗方法，是将靶向基因载体直接注射或导入体内的肿瘤组织，进行局部基因治疗，近年更常采用联合基因治疗，以增强疗效，由于能针对肿瘤内特有的基因变异情况进行修复或促使肿瘤细胞死亡，基因治疗具有广阔的应用前景。但疗效及安全性还需进一步临床验证。

知识点7：胰腺癌的护理评估	副高：熟练掌握　正高：熟练掌握

（1）健康史：了解患者家族中有无胰腺癌发病者，患者是否吸烟、饮酒，是否有糖尿病、胆石症等疾病。初步判断胰腺癌的发生时间，有无对生活质量的影响，发病特点。尤其注意与现患疾病相关的病史和药物应用情况及过敏史、手术史、家族史、遗传病史和女性患者生育史等。

（2）身体状况：有无上腹部疼痛、疼痛程度，食欲缺乏及消瘦。有无皮肤及巩膜黄染、黄染程度，有无皮肤瘙痒。有无小便深黄、大便色泽变淡，甚至呈陶土色。肿块位置、大小，肿块有无触痛，活动度情况。重要脏器功能状况，有无转移灶及恶病质的表现。

知识点8：胰腺癌的护理诊断　　　　　　　　副高：熟练掌握　正高：熟练掌握

（1）焦虑：与诊断为癌症、对手术治疗缺乏信心及担心预后有关。

（2）急性疼痛：与胰管梗阻、癌肿侵犯腹膜后神经丛及手术创伤有关。

（3）营养失调——低于机体需要量：与食欲缺乏、呕吐及癌肿消耗有关。

（4）潜在并发症：感染、胰瘘、胆瘘、出血、血糖异常等。

知识点9：胰腺癌的术前护理措施　　　　　　副高：熟练掌握　正高：熟练掌握

（1）心理护理：评估患者焦虑程度及造成焦虑、恐惧的原因，鼓励患者说出不安的想法和感受。及时向患者列举同类手术后康复的病例，鼓励同类手术患者间互相访视，同时加强与家属及其社会支持系统的沟通和联系，尽量帮助患者解决后顾之忧。教会患者减轻焦虑的方法。

（2）饮食护理：指导患者进食高热量、高蛋白、高维生素、低脂的饮食。了解患者喜欢的饮食和饮食习惯，与营养师制订患者食谱。记录进食量，并观察进食后消化情况，根据医嘱给予助消化药物。营养不良者，可经肠内和/或肠外营养途径改善患者营养状况。补充白蛋白，使手术时血清白蛋白达到或维持在35g/L左右。

（3）术前减黄患者做好引流管的护理，每日观察引流液的颜色并做好记录。对于有摄入障碍的患者，按医嘱合理安排补液，补充营养物质，纠正水、电解质、酸碱失衡等。

（4）按医嘱输注白蛋白、氨基酸、新鲜血、血小板等，纠正低蛋白血症、贫血、凝血机制障碍等。

（5）监测肝、凝血功能和电解质变化等。静脉输注高渗葡萄糖溶液加胰岛素和钾盐，增加肝糖原储备。使用保肝药、复合维生素B等。有黄疸者，静脉输注维生素K_1，改善凝血功能。

（6）皮肤护理：每日用温水擦浴1～2次，擦浴后涂止痒药，出现瘙痒时，可用手拍打，切忌用手抓，瘙痒部位尽量不用肥皂等清洁剂清洁，瘙痒剧烈者可给予炉甘石洗剂外用，瘙痒难忍影响睡眠者，按医嘱予以镇静催眠药。

（7）疼痛护理：胰腺癌患者的疼痛远比其他癌症患者的疼痛更为严重，以至于他们在所有清醒的时间里都需要进行疼痛治疗，严重影响生活质量。胰腺癌的疼痛治疗分4步：①对乙酰氨基酚。②复合镇痛药物。③吗啡。④介入治疗。对于中晚期胰腺癌患者，持续疼痛者可给予芬太尼透皮贴剂。护理人员应遵医嘱及时给予有效的镇痛，并评估镇痛药的效果。

（8）肠道准备：术前3日开始口服抗生素抑制肠道细菌，预防术后感染；术前2日进流食；术前晚行全肠道灌洗或清洁灌肠，减少术后腹胀及并发症的发生。

（9）其他：血糖异常者，通过调节饮食和注射胰岛素控制血糖。有胆道梗阻并继发感染者，予抗生素控制感染。

知识点10：胰腺癌的术后护理措施　　　　　　副高：熟练掌握　正高：熟练掌握

（1）严密观察患者的生命体征、腹部体征、伤口及引流情况，准确记录24小时出入水量，必要时监测中心静脉压（CVP）及每小时尿量。

（2）维持水、电解质和酸碱平衡：应根据每日尿量、消化液排出量、流量等，结合年龄和心肺功能等，调节每日液体和电解质等的入量。注意钾的补充。

（3）合理进行营养支持：术后早期禁食，禁食期间予肠外营养支持，维持水、电解质平衡，必要时输注白蛋白。拔除胃管后从流食、半流食，逐渐过渡至正常饮食。术后因胰腺外分泌功能减退，易发生消化不良、腹泻等，可口服胰酶制剂。

（4）重视引流管的管理：密切观察胃管、胆道、胰管引流和腹腔引流情况，保持通畅，准确记录引流量并注意其性状变化，发现问题随时解决。

（5）术后镇痛：术后24～48小时疼痛最为明显，以后逐渐减轻。镇痛泵具有患者自控镇痛功能，由于药量小，一般不会影响循环系统功能，但连续使用会影响术后胃肠道蠕动和排尿功能的恢复。

（6）血糖控制：在术后早期患者禁食卧床期间，应用静脉注射泵均匀泵入胰岛素，并动态监测血糖水平，血糖应控制在8.4～11.2mmol/L。

知识点11：胰腺癌术后并发症的护理措施　　　　副高：熟练掌握　正高：熟练掌握

（1）术后出血：胰十二指肠切除术术后出血是危及患者生命最严重的并发症，出血可发生在术后早期（24小时以内）和晚期（24小时以上），晚期出现常发生在术后1周左右。根据出血部位可分为腹腔出血和消化道出血，二者亦可同时发生。①监测生命体征。②观察胃肠减压及腹腔引流液的颜色、性状及量。③出血量少者可予静脉补液，使用止血药、输血等治疗，出血量大者需急诊行介入或手术止血。

（2）胰瘘：是胰十二指肠切除术后最常见的并发症和导致死亡的主要原因。胰瘘一经证实，应积极处理，大多数胰瘘可在2～4周得到控制并自行愈合。

（3）胆瘘：多发生于术后5～7日，表现为腹腔引流管流出大量胆汁，每日数百毫升至1000ml不等。术后早期发生高流量胆瘘者应及时再手术并放置T管引流。

（4）感染：以腹腔内局部细菌感染最常见，若患者免疫力低下，还可合并全身感染。术后严密观察患者有无高热、腹痛和腹胀、白细胞计数增多等。遵医嘱合理使用抗生素，加强全身支持治疗。形成腹腔脓肿者，可在超声引导下行脓肿穿刺置管引流术。

（5）胃排空延迟：胃排空延迟是指术后10天以后仍不能规律进食，或需胃肠减压者。①禁食、持续胃肠减压，每日观察并记录胃液量。②合理补液，监测电解质水平，维持水、电解质平衡。③使用肠外营养支持，可安置鼻肠管输注肠内营养液。④使用胃动力药物。⑤遵医嘱合理使用抗生素，去除腹腔内感染，必要时予以针对性引流，促进胃动力恢复。多数患者经保守治疗3～6周可恢复。

知识点12：胰腺癌的健康指导　　　　　　　　副高：熟练掌握　正高：熟练掌握

（1）年龄在40岁以上，短期内出现持续性上腹部疼痛、腹胀、食欲缺乏、消瘦等症状时，应注意对胰腺做进一步检查。

（2）饮食宜少量多餐，以均衡饮食为主。

（3）按计划进行放疗或化疗，放、化疗期间定期复查血常规。

（4）术后每3~6个月复查1次，若出现进行性消瘦、贫血、乏力、发热等症状，及时到医院复诊。

（5）注意劳逸结合，避免过度劳累，适当进行户外活动及轻度体育锻炼，以增强体质，防止感冒及其他并发症的发生。

（6）保持心情舒畅和充足的睡眠，每晚持续睡眠应达到6~8小时。

（7）定期检测血、尿糖，发生糖尿病时给予药物治疗，对于胰腺功能不足、消化功能差的患者，除应用胰酶替代药外，同时给予高糖类、高蛋白、低脂肪饮食，给予脂溶性维生素。

第十三章 血栓闭塞性脉管炎患者的护理

知识点1：血栓闭塞性脉管炎的概念　　　　　副高：熟练掌握　正高：熟练掌握

血栓闭塞性脉管炎又称Buerger病，是一种缓慢进行累及周围中小动、静脉的慢性、进行性、非化脓性炎症和周期性发作的闭塞性病变。主要侵及四肢静脉，尤其是下肢血管，病变常由肢体远端向近端呈节段性发展。好发于青壮年男性。

知识点2：血栓闭塞性脉管炎的病因　　　　　　　　副高：熟悉　正高：熟悉

病因尚未明确，与以下多种因素有关。①长期吸烟。②寒冷和感染。③血管神经调节紊乱。④激素影响。

知识点3：血栓闭塞性脉管炎的病理　　　　　　　　副高：熟悉　正高：熟悉

病变主要在四肢的中、小动脉静脉，以动脉为主，伴行静脉也可累及，但程度较轻。主要病理改变如下。

（1）初期：早期病变为血管内膜增厚、发硬，管腔内渐有血栓形成，使血管腔变窄，甚至闭塞。常起自于动脉，后累及静脉，由远端向近端发展，病变呈节段性，两段之间血管可正常。

（2）活动期：呈血管全层炎症，有内皮细胞和成纤维细胞增生、淋巴细胞浸润、管腔狭窄和血栓形成。

（3）晚期：炎症消退，血栓机化，新生毛细血管形成，动脉周围有广泛纤维组织形成，闭塞血管远端的组织可出现缺血性改变，甚至坏死。

知识点4：血栓闭塞性脉管炎的临床表现　　　　　副高：熟练掌握　正高：熟练掌握

血栓闭塞性脉管炎起病隐匿，开始时常表现在一侧下肢，以后累及对侧，上肢受累罕见。病程缓慢，主要为不同程度的缺血症状，包括疼痛、感觉和皮色改变、游走性浅静脉炎、营养缺乏性改变、坏疽和溃疡。临床上按缺血程度，可分为3期。

（1）局部缺血期：以血管痉挛为主。表现为患肢动脉供血不足，出现肢端发凉、怕冷及跛行等。此外，此期还可表现为反复发作的游走性血栓性静脉炎，即浅表静脉发红、发热、呈条索状，且有压痛。

（2）营养障碍期：此期除血管痉挛继续加重外，还可发生动脉阻塞，出现静息痛。常有肌肉抽搐，夜间明显。患肢胫后动脉和足背动脉搏动消失，Buerger征阳性，足背静脉充盈时间进一步延长。

（3）组织坏死期：患肢动脉完全闭塞，肢体远端发生干性坏疽。继发感染后转为湿性坏疽，此期患者疼痛剧烈，常彻夜难眠，屈膝抱足为此期的典型体位。

知识点5：血栓闭塞性脉管炎的辅助检查　　　　　　副高：熟练掌握　　正高：熟练掌握

（1）局部检查：观察局部皮肤颜色的改变、趾端溃疡、坏死范围及感染程度等。最重要的一项检查是触摸胫后动脉、足背动脉搏动有无减弱或消失。比较两侧肢体的脉搏有助诊断。

（2）皮肤温度测定：在一定室温（15~25℃）条件下，患者皮肤温度较正常侧相应部位低2℃以上，表示该侧肢体血供不足。

（3）肢体抬高试验。

（4）多普勒超声检查：可表现为患肢动脉搏动波形降低，或用监听器可发现动脉搏动声降低或消失。能评价缺血程度，动静脉是否狭窄或闭塞，还可利用多普勒血流射频显示血流的流速、方向和阻力等。

（5）计算机体层血管成像（CTA）：可得到动脉的立体图像，显示患肢血管的病变节段及狭窄程度。

（6）数字减影血管造影（DSA）：主要表现为肢体远端动脉的节段性受累，有时可伴有近端动脉的节段性病变。病变的血管狭窄或闭塞，而受累血管之间血管壁可光滑平整。此外，DSA检查还可显示闭塞血管周围有无侧支循环，能与动脉栓塞鉴别。

知识点6：血栓闭塞性脉管炎的治疗要点　　　　　　副高：熟悉　　正高：熟悉

（1）一般疗法：①严禁吸烟，以消除烟碱对血管的刺激而引起的血管收缩作用。②防止受冷、受潮和外伤，但不应使用热疗，以免组织需氧量增加而加重症状。③患肢应进行锻炼，以促进侧支循环建立。④镇痛，疼痛是本病患者较为突出的症状，当患肢出现溃疡、坏疽或继发感染时，疼痛更为严重。一般镇痛药常难以奏效，可适当使用吗啡或哌替啶类镇痛药。

（2）药物治疗：①低分子右旋糖酐500ml，或加丹参注射液20ml静脉滴注，每日1次。低分子右旋糖酐具有减少血液黏稠度，抗血小板凝聚作用，因而能改善微循环。②血管扩张药，妥拉唑林、烟酸可交替联合使用。

（3）高压氧疗法：在高压氧舱内，通过提高血氧量，可增加肢体的血氧弥散，改善组织的缺氧状况，对促进溃疡的愈合有一定作用。

（4）创面处理：对于干性坏疽创面，应在消毒后包扎创面，预防继发感染；湿性坏疽容易感染，给予及时换药的同时应用抗生素预防或控制感染。对于感染创面可湿敷处理。组织坏死已有明确界限者，应做截肢（趾、指）术。

（5）手术治疗：常见手术方式包括如下。①腰交感神经切除术：适用于早期发病的患者，但远期疗效并不理想。②旁路转流手术：适用于主干动脉节段性闭塞，但在闭塞的近侧和远侧仍有通畅的动脉通道者。③动、静脉转流术：此法虽缓解静息痛，但并不降低截肢率，慎选。④截肢术：适用于肢体远端已有明确坏死界限，溃疡无法愈合、坏疽无法控制或严重感染引起毒血症者。

知识点7：血栓闭塞性脉管炎的护理评估　　副高：熟练掌握　正高：熟练掌握

（1）健康史：了解患者的年龄、性别，有无长期嗜烟史，有无感染、外伤史，有无长期在湿冷环境下工作史。

（2）身体状况：评估患者患肢有无疼痛，早期表现为间歇性跛行，晚期发展为静息痛。有无皮温降低、感觉异常、皮色苍白或发绀。患肢有无远侧动脉搏动减弱或消失，有无出现反复发生的游走性浅静脉炎，有无肢端溃疡或干性坏疽。

（3）心理－社会状况：评估患者及其家属对疾病的认识及其对治疗的态度。

知识点8：血栓闭塞性脉管炎的护理诊断　　副高：熟练掌握　正高：熟练掌握

（1）慢性疼痛：与患肢缺血、组织坏死有关。
（2）皮肤完整性受损：与肢端坏疽、脱落有关。
（3）潜在并发症：溃疡与感染、出血、栓塞。

知识点9：血栓闭塞性脉管炎患者的护理措施　　副高：熟练掌握　正高：熟练掌握

（1）适当保暖：保暖可使血管扩张，并促进血液循环。①室内温度宜保持在21℃以上。在寒冷环境中避免暴露肢体。②不可使用热水袋、热水泡脚，温度升高使局部组织耗氧量增加，加重局部缺血、缺氧。若需要四肢保暖，应将热水袋放于腹部，使血流增加，反射性扩张四肢血管，穿棉脚套等。

（2）适当休息、运动和改变姿势：①患者休息和运动要适度。静脉手术后患肢抬高30°，制动1周；动脉手术后患肢平放，制动2周；自体血管移植术后愈合较好者，卧床制动时间可适当缩短。患者卧床期间应适当作足背屈伸运动，运动可促进肌肉和血管的收缩与舒张，促进动脉血液循环，帮助静脉血液回流至心脏，还可增加新陈代谢，输送营养物质到组织，并带走代谢物，并促进侧支循环的建立。②避免长时间处于同一姿势，以免静脉淤血。③指导患者做Buerger练习和行走锻炼。利用改变姿势来被动地增进末梢血液循环，以促进侧支循环建立，但不适用于溃疡或坏疽的情况。④当腿部出现溃疡或坏疽时则禁止运动，因为运动可增加组织的代谢，需氧量增加，更加重了组织的缺氧。

（3）预防组织损伤与感染。
（4）戒烟：尼古丁可使血管收缩及动脉痉挛，也可造成坏疽。
（5）镇痛：可先试用吲哚美辛、安乃近等。吗啡镇痛效果较好。
（6）情绪稳定：患者要避免情绪激动，鼓励患者身心放松。

知识点10：血栓闭塞性脉管炎的健康指导　　　　　　　副高：熟练掌握　　正高：熟练掌握

（1）饮食指导：注意饮食调养，多吃新鲜蔬菜、水果，少吃或不吃高脂、高热量饮食，宜食高蛋白食物。

（2）心理指导：保持情绪稳定，精神愉快，树立战胜疾病的信心。

（3）适当活动：但不宜过多，避免长时间行走，注意全身保暖，避免下肢受寒，宜穿松软保暖的鞋子。

（4）功能锻炼：指导患者掌握正确的功能锻炼方法，如Buerger运动法，即患者平卧，先抬高患肢45°以上，维持1～2分钟，再在床边下垂2～3分钟，然后放置水平位2分钟，并做足部旋转、伸屈活动。反复活动20分钟，每日数次。

（5）自我保健：遵医嘱服药，定期门诊复查。

第十四章　肾上腺疾病患者的护理

第一节　皮质醇增多症

皮质醇增多症亦称库欣综合征，是由肾上腺皮质增生或肿瘤致糖皮质激素分泌过多所致的综合征。其中，由于垂体病变使促肾上腺皮质激素（ACTH）过量分泌而导致的疾病称为库欣病。皮质醇增多症是最常见的肾上腺皮质疾病，可发生于任何年龄，小至婴儿，大至70岁以上老年人，但以青壮年最为多见，女性比男性多见。

（1）内源性皮质醇增多症：分为ACTH依赖性和ACTH非依赖性2种类型。①ACTH依赖性皮质醇增多症：占80%～85%，其中70%是腺垂体分泌过多的ACTH引起肾上腺皮质增生，分泌过多的皮质醇所致，即库欣病。10%～15%是异位ACTH综合征，由垂体、肾上腺以外的癌肿分泌ACTH活性物质或CRH活性物质，使肾上腺皮质增生所致，是最常见于小细胞肺癌，其他有恶性胸腺瘤、胰岛细胞瘤等。②ACTH非依赖性皮质醇增多症：一般为单侧肾上腺肿瘤引起，60%为肾上腺皮质腺瘤，40%为肾上腺皮质癌。

（2）外源性皮质醇增多症：即医源性皮质醇增多症，如长期大剂量使用糖皮质激素，患者垂体－肾上腺皮质轴受抑制可致肾上腺萎缩。

（1）向心性肥胖：由于皮质醇使脂肪的动员和合成都得到促进，致使脂肪分布不正常，呈向心性，主要在头面部、后颈、锁骨上窝及腹部有大量脂肪堆积，形成具有特征的"满月脸""鲤鱼嘴""猪眼""水牛背""罗汉腹"等表现，伴有体重增加。

（2）皮肤菲薄：由于皮质醇促进蛋白质分解，抑制蛋白质合成，出现蛋白质过度消耗现象。因皮肤弹力纤维脆弱断裂，可通过极薄的皮肤透见多血管的皮下组织而显出紫色条纹。多分布于腹部、臀部和股部等。

（3）四肢无力及肌肉萎缩：由皮质醇抑制肌肉对氨基酸的摄入所致。

（4）高血压：多数患者出现程度不等的高血压，其与皮质醇降低，肾远曲小管对水的通透性和水钠潴留有关。此外，血浆中肾素浓度升高，导致血管紧张素Ⅱ分泌增加，也可引起高血压。治疗后血压下降，大部分可恢复正常。

（5）电解质紊乱：大量皮质醇有贮钠、排钾作用，导致高血钠、低血钾。高血钠可致患者轻度水肿，低血钾导致患者乏力加重。

（6）性腺功能紊乱：痤疮、多毛、女性月经失调和男性化、男性性功能减退。

（7）腰背痛等骨质疏松表现：易发生病理性骨折。

（8）精神异常：失眠，注意力不集中，记忆力减退，易激惹。

（9）糖代谢紊乱：可出现糖尿病或糖耐量降低，原因是皮质醇抑制糖利用，促进肝糖异生，拮抗胰岛素的作用。

（10）免疫力低下：易发生感染及消化性溃疡。

知识点4：皮质醇增多症的辅助检查　　　　　副高：熟练掌握　　正高：熟练掌握

（1）实验室检查：①血浆游离皮质醇增高，且昼夜分泌节律消失。②24小时尿游离皮质醇（24h-UFC）常明显升高。③血浆ACTH持续＞3.3pmol/L提示为ACTH依赖性疾病，如2次ACTH＜1.1pmol/L，提示为ACTH非依赖性疾病。

（2）影像学检查：①超声检查，对肾腺体积增大的皮质醇增多症有定位诊断价值。②CT，对直径＞2cm的肾上腺皮质腺瘤及腺癌的检出率达99%以上。③MRI，蝶鞍冠状薄层扫描可发现垂体增生、微腺瘤、腺瘤，效果优于CT。但MRI对肾上腺检查并不优于CT。

（3）用于疾病定性诊断的特殊检查：①小剂量地塞米松试验，可以用于鉴别皮质醇增多症和单纯性肥胖。患者23～24点顿服地塞米松1mg（或1.5mg），次日8点抽血，测定血浆游离皮质醇值，与试验前相比下降超过50%，可诊断为单纯性肥胖。②大剂量地塞米松试验用于判断皮质醇增多症的病因。23～24点顿服地塞米松8mg，次日8点抽血，测定血浆游离皮质醇值，与试验前相比，下降（或抑制）超过50%，则提示为垂体性皮质醇增多症，而肾上腺皮质肿瘤或异位ACTH综合征不被抑制。

知识点5：皮质醇增多症的治疗要点　　　　　　　副高：熟悉　　正高：熟悉

（1）非手术治疗：药物治疗只是一种辅助治疗，用于手术前准备，或其治疗效果不佳时。有2类药物，一类是皮质醇生物合成的抑制药，另一类直接作用于下丘脑-垂体水平，抑制ACTH的释放。常用药物有密托坦（双氢苯二氧乙烷）、氨鲁米特、赛庚啶、溴隐亭及米非司酮等。

（2）手术治疗：①库欣病。首选方法是应用手术显微镜经鼻经蝶窦切除垂体瘤。若经蝶手术失败或无手术指征时，库欣病症状又严重者，可采取双侧肾上腺全切除加垂体放射治疗，是快速控制高皮质醇血症的有效方法，但手术会造成永久性肾上腺皮质功能减退，终身需用肾上腺皮质激素替代治疗。②肾上腺原发肿瘤。分泌皮质醇的肾上腺腺瘤采用腹腔镜肾上腺肿瘤切除术，推荐保留肾上腺。肾上腺皮质癌首选根治性切除。③原发性肾上腺皮质增生。应先行病变严重（即体积较大侧）的一侧肾上腺全部切除术，若症状仍较重，再行另一侧肾上腺大部切除术。④异位皮质醇增多症。应手术切除原发肿瘤。若定位不清或不能切除时，可作双侧肾上腺全切或仅保留部分肾上腺，以减轻症状。

知识点6：皮质醇增多症的护理评估　　　　副高：熟练掌握　正高：熟练掌握

（1）术前评估

1）健康史：①一般情况，包括年龄、性别、婚姻状况、文化程度、饮食习惯等。②既往史，了解患者是否患高血压、糖尿病、骨质疏松症等疾病，有无泌尿、神经系统疾病治疗史。③家族史，了解家庭中有无皮质醇增多症、颅内肿瘤及其他肿瘤患者。

2）身体状况：①症状与体征，评估患者有无满月脸、面部痤疮、水牛背、色素沉着、皮肤紫纹、肥胖或四肢肌肉萎缩、腰背疼痛等。了解女性患者有无长胡须、多毛现象、月经失调等；男性有无阳痿或性功能低下。②辅助检查，了解血常规、血清电解质、血气分析、肾功能、血糖、24h-UFC、地塞米松抑制试验、血浆ACTH及其相关肽等有无异常，超声、CT、MRI及其他有关检查是否发现肾上腺肿瘤或垂体肿瘤。

3）心理-社会状况：了解患者、家属对疾病的认知程度，患者是否因身体意象改变而影响心理健康。社会支持系统是否健全。

（2）术后评估

1）手术情况：了解患者手术方式、麻醉方式、病变组织切除、术中出血情况以及术中用药、输液、输血等信息。

2）身体状况：评估患者血压和意识状况，监测血浆皮质醇水平，观察有无继发气胸、感染、邻近组织脏器的损伤和肾上腺功能不全等情况。

3）心理-社会状况：了解患者情绪状态，患者及家属对病情的认知，对于疾病的治疗与护理是否配合。

知识点7：皮质醇增多症的护理诊断　　　　副高：熟练掌握　正高：熟练掌握

（1）自身形象紊乱：与糖皮质激素分泌过多引起身体外观改变有关。

（2）体液过多：与皮质醇增多引起的水钠潴留有关。

（3）有感染的危险：与皮质醇增多导致机体免疫力下降有关。

（4）有受伤的危险：与代谢异常引起的钙吸收障碍，导致骨质疏松有关。

（5）活动无耐力：与低钾血症、腰背痛、骨痛等有关。

（6）无效性生活型态：与体内激素水平变化有关。

（7）潜在并发症：肾上腺危象。

（8）焦虑：与ACTH增加引起患者情绪不稳定、烦躁有关。

（9）有皮肤完整性受损的危险：与皮肤干燥、菲薄、水肿有关。

知识点8：皮质醇增多症的术前护理措施　　　　副高：熟练掌握　正高：熟练掌握

（1）病情观察：定时测血压、心率，遵医嘱及时给予降血压药。观察患者有无糖尿病症状、皮肤疖肿及周期性肌无力、低钙性抽搐。记录24小时液体出入量。

（2）心理护理：向患者耐心解释病因及检查的目的、手术治疗的必要性、以消除其焦虑心情，避免因过度激动和悲伤而诱发和加重病情。

（3）饮食护理：给予低盐、高蛋白饮食，多食钾、钙含量高的低脂食物，合并糖尿病者给予糖尿病饮食，因患者基础代谢率高，应鼓励其多饮水。术前常规禁食禁饮。

（4）预防意外发生：防止跌倒、碰撞、剧烈活动，加强保护措施。

（5）预防感染：防止着凉，避免感冒，保持室内及床铺清洁，注意患者皮肤卫生，术前1天遵医嘱给予静脉应用抗生素。

知识点9：皮质醇增多症的术后护理措施　　　　副高：熟练掌握　　正高：熟练掌握

（1）严密观察病情：术后72小时内严密观察患者的生命体征，准确记录24小时液体出入量，根据中心静脉压（CVP）调节输液量及输液速度，防止脑水肿、肺水肿、左心衰竭等并发症的发生。

（2）体位：术后患者血压平稳后可取半卧位，以利引流和呼吸。

（3）饮食：术后按常规给予禁食，肛门排气后，开始进食易消化、富含维生素和营养均衡的食物。

（4）切口及引流管护理：观察切口的渗出情况，保持敷料清洁干燥；妥善固定好引流管，定时挤压，保持引流通畅。

（5）并发症的预防及处理：手术切除分泌激素的肿瘤或增生腺体后，体内糖皮质激素水平骤降，患者可出现心率增快、恶心、呕吐、腹痛、腹泻、周身酸痛、血压下降、疲倦等现象，甚至出现肾上腺危象。①肾上腺危象的预防及处理：术后避免使用吗啡、巴比妥类药物，严密观察病情，一旦发现肾上腺危象迹象，及时报医生。遵医嘱立即静脉补充肾上腺皮质激素，最初1～2小时内迅速静脉滴注氢化可的松100～200mg，5～6小时内达500～600mg，第2～3日可予氧化可的松300mg，然后每日减少100mg。遵医嘱纠正水、电解质、酸碱平衡失调及低血糖等情况。术后应该严密观察，遵医嘱按时口服或者静脉滴注激素，并根据病情逐渐减量。②预防感染：监测患者体温变化，做好口腔、会阴及皮肤护理，保持伤口敷料清洁、干燥，如有渗湿、污染应及时换药。观察切口愈合情况，如有红、肿、热、痛及分泌物排出时，及时通知医生并协助处理。

（6）心理护理：术后继续给予患者及家属心理上的支持，多关心和体贴患者，病情允许下鼓励其床上活动，增强信心，加快康复。

知识点10：皮质醇增多症患者的健康指导　　　　副高：熟练掌握　　正高：熟练掌握

（1）心理指导：皮质醇增多症由于内分泌作用而引起多系统改变，应稳定患者情绪，长期配合治疗，才能逐渐恢复正常。

（2）自我护理指导：患者学会自我护理，防止外伤、注意个人卫生、预防感染。

（3）用药指导：指导患者遵医嘱坚持服药，在肾上腺功能逐渐恢复的基础上，逐渐减量，切勿自行加减药量。术后遵医嘱根据血压情况使用血管扩张药调整血压。

（4）定期复查：指导患者遵医嘱定期复查，如有不适，随时就诊。

第二节　原发性醛固酮增多症

知识点1：原发性醛固酮增多症的概念　　　　副高：熟练掌握　正高：熟练掌握

原发性醛固酮增多症（PHA）是由于肾上腺皮质肿瘤或增生，以体内醛固酮分泌增加和肾素分泌被抑制的综合征。醛固酮分泌是自主性或部分自主性的。临床上以高血压、低血钾、高血钠、低血浆肾素活性和碱中毒为特征。本病高发年龄为30～50岁，女性较男性多见，占原发性高血压患者总数的0.05%～2.00%。

知识点2：原发性醛固酮增多症的病因病理　　　　副高：熟悉　正高：熟悉

以肾上腺皮质球状带腺瘤最常见，其次为特发性双侧肾上腺皮质增生。肾上腺皮质腺癌和原发性肾上腺皮质增生较少见。病理生理特点是由醛固酮增多所致的轻度血钠升高和血容量增加、低血钾和轻度碱中毒。

知识点3：原发性醛固酮增多症的分类　　　　副高：熟悉　正高：熟悉

（1）特发性醛固酮增多症（IHA）：约占60%，与垂体产生的醛固酮刺激因子有关，对血管紧张素敏感。症状多不典型，病理为双侧肾上腺球状带增生。

（2）肾上腺皮质腺瘤（APA）：占40%～50%，醛固酮分泌不受肾素及血管紧张素Ⅱ的影响，临床表现典型。单侧约90%，其中左侧多见，双侧约10%。肿瘤呈圆形、橘黄色，一般较小，仅1～2cm。

（3）单侧肾上腺增生（UNAH）：占1%～2%，具有典型的原发性醛固酮增多症表现，但内分泌及生化测定类似于肾上腺皮脂腺瘤，病理多为单侧或以一侧结节性增生为主。

（4）肾上腺皮质腺癌（APC）：约1%。肿瘤直径常＞3cm，该病除分泌大量醛固酮外，还分泌糖皮质激素和性激素。肿瘤进展快，确诊时多已发生血行转移，对手术、化学治疗、放射治疗均不理想，预后极差。

（5）糖皮质激素可抑制性醛固酮增多症（GRA）：不足1%，是一种常染色体显性遗传病。高血压与低血钾较轻，常规降压药无效，但糖皮质激素可维持血压和血钾正常。

（6）其他：异位分泌醛固酮的肿瘤罕见，可发生于肾上腺残余组织癌变后分泌醛固酮的功能增强或卵巢肿瘤（如畸胎瘤）。

知识点4：原发性醛固酮增多症的临床表现　　　　副高：熟练掌握　正高：熟练掌握

（1）高血压是原发性醛固酮增多症的主要临床表现。其原因是醛固酮分泌过多使肾对钠的重吸收作用加强，水钠潴留使血容量增加，血压升高，出现高血压的一系列症状。

（2）低血钾也是原发性醛固酮增多症的中晚期主要临床表现。由尿中钾丢失增加所致。

（3）碱中毒，由于尿中H^+丢失增加所致。

（4）神经肌肉功能障碍，出现肌无力甚至周期性瘫痪。由于血钾低导致其肌肉活动神经兴奋性降低所致。

（5）失钾性肾病：多尿、夜尿和烦渴，每日尿量可达3000ml以上，尿比重下降。由于低血钾使肾小管上皮细胞水肿，浓缩功能减退所致。

知识点5：原发性醛固酮增多症的辅助检查　　　　副高：熟练掌握　正高：熟练掌握

（1）实验室检查：一般通过血浆肾素、醛固酮水平测定和血浆醛固酮/肾素比值测定，低钠试验，高钠试验，螺内酯试验等可确定原发性醛固醇增多症的诊断。

（2）肾上腺B超：能显示直径＞1cm的肾上腺肿瘤。

（3）CT、MRI检查：可准确测定肾上腺大小，腺瘤的大小对分型的定位起重要作用，腺瘤多为单侧病变，特发性醛固醇增多症多为双侧病变，准确率可高达90%。CT为肾上腺肿瘤首选检查手段。肾上腺CT平扫加增强可检出直径＞5mm的肾上腺肿瘤。MRI空间分辨率低于CT，不作为常规应用，仅用于CT造影过敏者。

知识点6：原发性醛固酮增多症的治疗要点　　　　　　副高：熟悉　正高：熟悉

（1）手术治疗：醛固酮瘤手术切除可治愈。原发性肾上腺皮质增生，做一侧肾上腺次全切除或完全切除，疗效满意。特发性肾上腺皮质增生，手术疗效不佳，可选用药物治疗或行一侧肾上腺切除或次全切除。肾上腺皮质腺癌及异位分泌醛固酮的肿瘤，需做肿瘤根治性手术。

（2）药物治疗：适用于手术前准备、特发性醛固酮增多症、不能手术或手术失败的醛固酮瘤或癌、糖皮质激素可抑制性的原发性醛固醇增多症。常用药物有螺内酯、依普利酮、阿米洛利、硝苯地平、氨氯地平、卡托普利、依那普利等降压药以及糖皮质激素等。

知识点7：原发性醛固酮增多症的护理评估　　　　副高：熟练掌握　正高：熟练掌握

（1）术前评估：评估患者的健康史、身体状况、辅助检查及心理和社会支持情况。

（2）术后评估：评估患者的康复状况、重要脏器功能状态、心理和认知状况以及预后判断。

知识点8：原发性醛固酮增多症的护理诊断　　　　副高：熟练掌握　正高：熟练掌握

（1）体液过多：与肾上腺皮质球状带分泌的盐皮质激素醛固酮过量引起的水钠潴留有关。

（2）体液不足：与手术后激素突然减少引起的血管扩张、水电解质平衡紊乱有关。

（3）有受伤的危险：与醛固酮保钠排钾、低钾性肌麻痹引起软瘫有关。

（4）焦虑：与长期高血压和担心疾病预后有关。

（5）知识缺乏：与不了解疾病的相关知识有关。

知识点9：原发性醛固酮增多症的术前护理措施　　副高：熟练掌握　正高：熟练掌握

（1）观察血压变化及高血压症状：根据病情随时监测或每日2次测量血压，按时给予降压药并密切观察效果及不良反应。

（2）观察低血钾症状：低血钾时因出现心动过速、期前收缩，易发生心搏骤停。应随时注意观察心率、心律的变化。静脉补钾时应严格控制补钾总量、速度、浓度及注意尿量的情况，并随时监测患者血钾的变化。

（3）观察神经肌肉障碍情况：限制患者活动范围，切忌剧烈运动，防止跌倒，必要时给予适当的保护措施。

（4）应给予低钠高钾饮食，术前常规禁食、禁饮。

（5）用药护理：为了降低手术的危险性，术前遵医嘱使用保钾利尿药、钾剂等药物控制血压、纠正低血钾和碱中毒等。监测血清钠、钾、pH情况，密切观察药物的不良反应。

（6）术前准备：术前详细了解患者的心、肝、肺、肾等主要脏器的功能，充分评估手术的危险性，及时改善营养状况，调整全身状态。

知识点10：原发性醛固酮增多症的术后护理措施　　副高：熟练掌握　正高：熟练掌握

（1）严密观察患者的生命体征。

（2）观察患者有无肾上腺皮质功能不全的表现。应遵医嘱及时应用肾上腺皮质激素，并观察效果。

（3）维持水电解质平衡，手术后钾及钙离子紊乱，需要经过一段时间的调整才能逐渐恢复正常，须继续按术前低钾、低钙情况进行护理，以免发生意外。

（4）做好引流管护理，准确记录24小时出入量。

（5）预防肺部并发症，定时为患者翻身、叩背，协助排痰，避免肺部感染及肺不张发生。

知识点11：原发性醛固酮增多症的健康指导　　副高：熟练掌握　正高：熟练掌握

（1）自我护理：注意个人卫生，适当锻炼，饮食结构要合理。

（2）按医嘱服药：行肾上腺全切除或次全切除患者需终身激素替代治疗，告知遵医嘱服药的重要性，切勿自行增减剂量。若术后血压未降至正常水平，需继续遵医嘱服用降压药。向患者讲解口服钾剂的注意事项，尽量减少对胃肠道的刺激。

（3）定期复查：定期复查血压、血清电解质、肝肾功能、血浆肾素活性水平和血、尿醛固酮，根据情况进行腹部超声和CT检查，以判断疾病的治疗效果及康复情况。

第三节 儿茶酚胺增多症

知识点1：儿茶酚胺增多症的概述 　　副高：熟练掌握 　正高：熟练掌握

儿茶酚胺增多症是肾上腺嗜铬细胞瘤、肾上腺外异位嗜铬细胞瘤和肾上腺髓质增生的总称。以20～50岁多见，男性略多于女性。其特点是肿瘤或肾上腺髓质的嗜铬细胞分泌胺，引起以高血压和高代谢、高血糖为主要表现的疾病。

知识点2：儿茶酚胺增多症的病因与病理 　　副高：熟悉 　正高：熟悉

嗜铬细胞瘤大多数发生在肾上腺髓质，约10%发生在肾上腺外交感神经系统的嗜铬组织，以腹膜后多见。良性肿瘤占90%以上，发生浸润和转移时可诊断为恶性嗜铬细胞瘤。嗜铬细胞瘤一般分泌大量去甲肾上腺素和少量肾上腺素。

知识点3：儿茶酚胺增多症的临床表现 　　副高：熟练掌握 　正高：熟练掌握

（1）高血压：表现为阵发性高血压和持续性高血压或持续性高血压阵发性发作。①阵发性高血压发作可由突然的体位变化、取重物、咳嗽、情绪波动等因素诱发，表现为剧烈头痛、面色苍白或潮红、四肢发冷、恶心、呕吐、大量出汗、心悸、气急、视物模糊等。严重者可因心力衰竭、肺水肿、脑出血而死亡。②持续性高血压阵发性发作时，由于血管高度收缩，血压极度升高，甚至用一般血压计不能测得。平时不表现出高血压的儿茶酚胺增多症，在外伤、妊娠、分娩、麻醉、手术等时血压突然升高，若处理不当，可引起死亡。

（2）代谢紊乱：大量儿茶酚胺分泌可引起多种代谢紊乱。由于基础代谢增高，肝糖原分解加速和胰岛素分泌受抑制，可出现高血糖、糖尿和糖耐量异常；由于脂肪代谢加速，血中游离脂肪酸和胆固醇浓度增高。少数患者还可能有低血钾表现。

（3）消化道症状：儿茶酚胺使肠蠕动及张力减弱、胆囊收缩减弱，Oddi括约肌张力增高，可出现便秘、腹胀、胆汁潴留、胆结石。

（4）并发症：儿茶酚胺性心肌病是较严重的特殊并发症，常以急性左心衰竭为主要表现，可伴心律失常，心肌退行性变、坏死，高血压性心肌肥厚、心脏扩大等。

（5）其他：约15%患者腹部可扪及包块，膀胱内肿瘤，视力障碍，白细胞、红细胞增多症。

知识点4：儿茶酚胺增多症的辅助检查 　　副高：熟练掌握 　正高：熟练掌握

（1）实验室检查：血浆肾上腺素、去甲肾上腺素和多巴胺测定是诊断嗜铬细胞瘤最敏感的方法，尿液儿茶酚胺、香草扁桃酸（VMA）检测适用于低危人群的筛选，临床可疑、但儿茶酚胺不升高的高血压者，可用酚妥拉明或可乐定做抑制试验。血压正常者，则用胰高血糖素做激发试验。

（2）影像学检查：B超和CT检查可发现嗜铬细胞瘤或肾上腺体积增大，是首选的检查方法。MRI检查多用于鉴别诊断。放射性核素 ^{131}I-间碘苄胍肾上腺髓质显像敏感性和特异性均较高，特别是对多发、异位或转移的嗜铬细胞瘤和髓质增生诊断意义更大，还可用于治疗。腔静脉分段采血测儿茶酚胺对体积较小的肿瘤及肾上腺外嗜铬细胞瘤的定位诊断有意义。

知识点5：儿茶酚胺增多症的治疗要点	副高：熟悉　正高：熟悉

嗜铬细胞瘤（包括肾上腺内及肾上腺外嗜铬细胞瘤）的有效治疗手段为手术切除。双侧肾上腺髓质增生者选用肾上腺次全切除，即一侧全切，一侧大部分切除。对不能耐受手术，或未能切除的恶性嗜铬细胞瘤，或手术后肿瘤复发等患者，可使用酚苄明、哌唑嗪等药物改善症状，也可用 ^{131}I-间碘苄胍进行内放射治疗。

知识点6：儿茶酚胺增多症的护理评估	副高：熟练掌握　正高：熟练掌握

（1）一般情况：年龄、性别、文化程度、睡眠、饮食、生活习惯等。

（2）现在健康状况：高血压表现为持续性还是阵发性，发作时的症状、程度、持续时间、诱发因素。目前饮食、排便、睡眠、自理等情况。

（3）既往健康状况：包括既往患病史、手术创伤史和药敏史。

（4）心理状况：包括对疾病的认识和态度、行为和情绪的变化、患者的人格类型、应对能力等。由于高血压是嗜铬细胞瘤的重要表现，患者的焦虑紧张程度多随血压的高低而变化，持续血压增高会给患者心理造成很大的压力。

（5）社会情况：包括职业和工作情况、经济状况、家庭或对患者的态度和对疾病的了解、医疗费用等。

知识点7：儿茶酚胺增多症的护理诊断	副高：熟练掌握　正高：熟练掌握

（1）活动无耐力：与严重高血压有关。

（2）体液不足：与手术后激素突然减少引起的血管扩张、水电解质平衡紊乱有关。

（3）焦虑：与担心高血压症状及疾病预后有关。

（4）潜在并发症：出血、腹胀、感染与手术。

（5）知识缺乏：与不了解疾病的相关知识有关。

知识点8：儿茶酚胺增多症的术前护理措施	副高：熟练掌握　正高：熟练掌握

（1）向患者讲解疾病有关知识、检查的目的、手术治疗的必要性，以消除焦虑情绪，避

免因过度激动和悲观而诱发或加重病情。

（2）患者基础代谢高，出汗多、消耗大，鼓励患者多饮水，饮食给予营养丰富、高热量、高脂肪、高蛋白、低盐、高钾、高钙的食物，合并糖尿病者给予糖尿病饮食，以控制血糖。

（3）观察血压的变化，每日测量2次，发作时随时测量。嗜铬细胞瘤的患者可随时出现发作性高血压。因此，应限制患者活动的范围，加强保护措施，防止跌倒。针对诱因，采取措施减少高血压的发作，并随时做好发作时的抢救工作。

（4）控制血压，可用受体阻断药酚苄明，也可使用哌唑嗪或钙离子通道阻滞药等药物控制血压。用药前后均应注意观察血压的变化及用药后的反应。儿茶酚胺增多症的患者周围血管长期处于收缩状态，血容量低，切除肿瘤或增生腺体后可引起血压急剧下降，术中、术后易出现难以纠正的低血容量性休克，甚至危及生命。因此，术前使用酚苄明，控制血压正常或者接近正常2~4周，病情稳定方可手术。

（5）观察心律的变化，如心率快、心律不齐可用β受体阻断药等药物，用药后观察心率、心律的变化及用药后的反应。

（6）禁用阿托品类药物，以防血压变化。

（7）如有低血钾，遵医嘱补充钾离子。

（8）术前1天补液扩容。

（9）遵医嘱严格选用麻醉前用药，阿托品易导致心率加快、心律失常，应禁用。

知识点9：儿茶酚胺增多症的术中护理措施　　副高：熟练掌握　正高：熟练掌握

（1）麻醉开始前，须保证至少2条静脉通道畅通，用以输血和补充晶体溶液，以扩张血管内容量。术中根据中心静脉压调整输液、输血速度。

（2）麻醉诱导开始及手术过程中，须将血压控制在160/100mmHg，血压过高时，遵医嘱用硝普钠或酚妥拉明降压，心律不齐或心动过速，用β受体阻断药控制。

（3）肿瘤切除后体内肾上腺物质迅速减少，若发生严重低血压，须加快输液速度，并使用去甲肾上腺素提升血压，直至血容量正常，血压平稳。

知识点10：儿茶酚胺增多症的术后护理措施　　副高：熟练掌握　正高：熟练掌握

（1）严密观察血压的变化，维持血压在低于术前20mmHg，以防重要脏器供血不足。血压降到正常值以下时，根据血压调节去甲肾上腺素输入的滴速，注意勿外渗。

（2）根据中心静脉压调整输液量及输液速度，准确记录24小时出入量。输液、输血速度不宜过快，保证24小时液体准确输注，以防发生肺水肿及左心功能不全。

（3）观察有无肺水肿、左心衰竭、脑水肿等并发症的发生。其原因是术前高血压状态，加重了心脏的负担；术中、术后大量输血，也使心脏负担加大，加之手术刺激很易发生上述并发症，因此，应严密观察心律、心率、呼吸、神志等情况，争取早期发现、早期治疗。

（4）观察有无肾上腺皮质功能不全的现象，常规、准确、按时给予皮质激素。

（5）术后大部分患者血压恢复正常，但有少部分患者血压仍高，原因是高血压继发血管病变，所以术后还应观察有无高血压危象发生，必要时给血管扩张药调节血压。

（6）术后血压平稳后可采取半卧位以利于呼吸和引流。

知识点11：儿茶酚胺增多症的健康指导　　　　　　　　副高：熟练掌握　　正高：熟练掌握

（1）保持平静的心情，避免兴奋和激动。

（2）避免阵发性高血压发作的诱因，学会自护，减少发作频率。

（3）多饮水，防感冒，防受凉，进高热量、高营养食物。

（4）术后有一部分患者血压不能恢复正常须服用降压药，注意观察血压变化。

（5）定期复查定期检查临床症状、生化指标（血浆游离MNs、24小时尿儿茶酚胺和分馏的MNs）、超声或CT检查等，发现异常，及时就诊和遵医嘱用药。

第十五章　骨与关节损伤患者的护理

第一节　骨折概述

| 知识点1：骨折的概念 | 副高：熟练掌握　正高：熟练掌握 |

骨的完整性和连续性发生部分或完全中断即为骨折。

| 知识点2：骨折的病因 | 副高：熟悉　正高：熟悉 |

（1）直接暴力：暴力作用于受伤部位发生骨折，常伴有不同程度的软组织损伤。如压砸、撞击、火器伤等引起的骨折。

（2）间接暴力：暴力通过传导、杠杆或旋转引起着力点以外的部位发生骨折，如从高处坠下足部着地，引起脊椎骨折。

（3）疲劳性骨折：长期、反复、轻微的直接或间接外力可致肢体某一特定部位骨折。如长途行军导致第2、3跖骨及腓骨下1/3骨干骨折。

（4）病理性骨折：骨骼本身已有病变，当受到轻微外力即发生骨折，如骨肿瘤、骨结核、骨髓炎等发生的骨折。

| 知识点3：骨折的分类 | 副高：熟练掌握　正高：熟练掌握 |

（1）按骨折处皮肤、筋膜或骨膜的完整性分为：①闭合性骨折，骨折处皮肤或黏膜完整，骨折端与外界不通。②开放性骨折，骨折处皮肤或黏膜不完整，骨折端与外界相通，易引起感染。

（2）按骨折的程度及形态分类：①不完全骨折，骨骼连续性没有完全中断，依骨折形态又分为青枝骨折、裂缝骨折等。②完全骨折，骨骼连续性完全中断，按骨折形态又分为横形骨折、斜形骨折、螺旋形骨折、粉碎性骨折、嵌插骨折、压缩骨折、凹陷性骨折和骨骺分离等。

（3）按骨折处的稳定性分为：①稳定性骨折，骨折端不易移位或复位后不易再移位的骨折，如不完全性骨折及横形骨折、嵌插骨折等。②不稳定性骨折，骨折端易移位或复位后易再移位的骨折，如斜形骨折、螺旋形骨折、粉碎性骨折等。

（4）按骨折后时间长短分为：①新鲜骨折，2周之内的骨折。②陈旧骨折，发生在2周之前的骨折，复位及愈合都不如新鲜骨折。

知识点4：骨折的全身表现　　　　　　　副高：熟练掌握　　正高：熟练掌握

大多数骨折只会引起局部症状，但严重骨折和多发性骨折可导致全身反应。

（1）休克：多由于骨折所致出血引起，特别是骨盆骨折、股骨骨折和多发性骨折，严重时出血量可达2000ml以上。严重的开放性骨折或并发重要内脏器官损伤时可导致休克甚至死亡。

（2）发热：骨折后体温一般正常。股骨骨折、骨盆骨折等出血量较大时，由于血肿吸收可出现低热，但一般不会超过38℃。开放性骨折出现高热时，应考虑感染的可能。

知识点5：骨折的局部表现　　　　　　　副高：熟练掌握　　正高：熟练掌握

（1）一般表现：①疼痛和压痛。骨折及合并损伤处疼痛，在移动患肢时疼痛加剧，伴明显压痛。由骨长轴远端向近端叩击和冲击时可诱发骨折部位的疼痛，为纵向叩击痛。②肿胀和瘀斑。骨折时，骨髓、骨膜及周围组织血管破裂出血，在骨折处形成血肿，以及软组织损伤所致水肿，这些都可使患肢严重肿胀，甚至出现张力性水疱和皮下瘀斑。由于血红蛋白的分解，皮肤可呈紫色、青色或黄色。③功能障碍。局部肿胀和疼痛使患肢活动受限。如为完全骨折，受伤肢体活动功能可完全丧失。

（2）特有体征：①畸形。骨折段移位可使患肢外形改变，多表现为缩短、成角或旋转畸形。②反常活动。在肢体没有关节的部位，骨折后可有不正常的活动。③骨擦音或骨擦感：两骨折端相互摩擦时，可听到骨擦音或感到骨擦感。具有以上特有体征三者之一即可诊断为骨折。但是，三者都不出现不能排除骨折，如裂缝骨折和嵌插骨折。不能为了检查特有体征而刻意搬动患肢，不可故意反复检查，以免加重周围组织特别是血管和神经的损伤。

知识点6：骨折的早期并发症　　　　　　副高：熟练掌握　　正高：熟练掌握

（1）休克：股骨干骨折、骨盆骨折及多发性骨折出血量较大易引起失血性休克。

（2）血管损伤：骨折断端直接损伤血管，如肱骨髁上骨折可损伤肘窝部的血管肱动脉、股骨下1/3及胫骨上1/3骨折可损伤腘动脉。

（3）神经损伤：肱骨干骨折可损伤桡神经，肘关节周围骨折可损伤尺神经、正中神经，腓骨、胫骨骨折可损伤腓总神经，脊椎骨折可引起脊髓损伤。

（4）内脏损伤：颅骨骨折可引起脑损伤，肋骨骨折可损伤肺、肝、脾，骨盆骨折可损伤膀胱、尿道和直肠等。

（5）骨筋膜室综合征：骨筋膜室内压力增高，使软组织血液循环障碍，肌肉、神经急性缺血而出现的一系列早期症候群，常见于前臂和小腿骨折。主要表现为肢体剧痛、肿胀、指（趾）呈屈曲状活动受限、局部肤色苍白或发绀，常由骨折血肿、组织水肿或石膏管过紧引起。骨筋膜室综合征常并发肌红蛋白尿。

（6）脂肪栓塞综合征：成人多见，多发生于粗大的骨干骨折，如股骨干骨折。由于骨折部位的骨髓组织被破坏，骨折端血肿张力过大，使骨髓腔内脂肪微粒进入破裂的静脉窦内，可引起肺、肾、脑血管栓塞。通常发生在骨折后48小时内，典型表现有进行性呼吸困难、发绀，低氧血症可致烦躁不安、嗜睡，甚至昏迷和死亡，胸部X线显示有广泛性肺实变。

（7）感染：开放性骨折易造成化脓性感染和厌氧菌感染，以化脓性骨髓炎多见。

知识点7：骨折的晚期并发症　　　　　　　　　　　　副高：熟练掌握　正高：熟练掌握

（1）关节僵硬：最常见。因患肢长期固定导致静脉和淋巴回流不畅，关节周围组织浆液纤维性渗出和纤维蛋白沉积性粘连及关节囊和周围肌肉挛缩所致。

（2）骨化性肌炎：关节附近骨折，骨膜剥离形成骨膜下血肿，由于处理不当使血肿扩大、血肿机化并在关节附近软组织内骨化，严重影响关节活动。多见于肘关节周围损伤，如肱骨髁上骨折反复暴力复位，或骨折后肘关节活动受限时强力反复牵拉所致。

（3）愈合障碍：由于整复固定不当、局部血液供应不良可引起延迟愈合或经久不愈。

（4）畸形愈合：整复不好或固定不牢发生错位而愈合。

（5）创伤性关节炎：发生在关节内骨折后若未能准确复位，骨折愈合后关节面不平整，长期磨损易引起活动时关节疼痛。多见于膝关节、踝关节等负重关节。

（6）缺血性骨坏死：骨折使某一断端的血液供应被破坏，导致该骨折段缺血性坏死。常发生在腕舟状骨骨折后近侧骨折段或股骨颈骨折后股骨头部位。

（7）缺血性肌挛缩：是骨折最严重的并发症之一，是骨筋膜室综合征处理不当的严重后果。常见原因是骨折处理不当，特别是外固定过紧，也可由骨折和软组织损伤直接导致。如发生在前臂掌侧即"爪形手"畸形。

（8）感染：开放性骨折时，由于骨折断端与外界相通而存在感染的风险，严重者可能发生化脓性骨髓炎。

（9）急性骨萎缩：是损伤所致关节附近痛性骨质疏松，又称反射性交感神经性骨营养不良。好发于手、足骨折后，典型症状是疼痛和血管舒缩紊乱。疼痛与损伤程度不一致，随邻近关节活动而加剧，局部有烧灼感，因关节周围保护性肌肉痉挛而致关节僵硬。由于血管舒缩紊乱，可使早期皮温升高、水肿、汗毛和指甲生长加快，随之皮温低、多汗、皮肤光滑、汗毛脱落，导致手或足部僵硬、肿胀、寒冷、略呈青紫达数月。

知识点8：骨折的辅助检查　　　　　　　　　　　　　　　　副高：熟悉　正高：熟悉

（1）实验室检查：①血常规。骨折致大量出血时可见血红蛋白和血细胞比容降低。②血钙、血磷。在骨折愈合阶段，血钙和血磷水平常升高。③尿常规。脂肪栓塞综合征时尿液中可出现脂肪球。

（2）影像学检查：①X线检查。可了解骨折的部位、范围、性质、程度和与周围软组织的关系，为治疗提供参考。指导骨折的整复、牵引、固定，观察治疗效果和病变的发展及预后的判断等。②脊髓造影术。可确定脊柱骨折对椎管的影响范围和程度。③CT扫描。从横断面图像观察脊柱、骨盆、四肢关节较复杂的解剖部位和骨折情况。④放射性核素检查。可发现隐性骨损伤，特别是X线检查易造成漏诊的手、足、颅骨、肋骨等骨折。⑤磁共振成像

（MRI）：可检查骨折附近的软组织及韧带的损伤，半月板的损伤等。

知识点9：骨折的处理原则　　　　　　　　　　　　　　副高：熟悉　正高：熟悉

在现场急救时不仅要处理骨折，更要注意全身情况的处理。骨折急救的目的是用最为简单而有效的方法抢救生命、保护患肢并迅速转运，以便尽快妥善处理。

骨折的治疗有三大原则，即复位、固定和功能锻炼。

（1）复位：是骨折固定和功能锻炼的基础。

1）复位标准：①解剖复位。骨折段恢复了正常的解剖关系，对位（两骨折端的接触面）和对线（两骨折段在纵轴上的关系）完全良好。②功能复位。骨折段虽未恢复正常的解剖关系，但骨折愈合后对肢体功能无明显影响。

2）复位方法：①手法复位又称闭合复位，适用于大多数骨折。②切开复位，指手术切开骨折部位的软组织，暴露骨折端，在直视下将骨折复位。适用于手法复位失败、骨折端间有软组织嵌入、关节内骨折、骨折并发主要血管和神经损伤、多发性骨折及陈旧性骨折无法手法复位者。

（2）固定：是将骨折断端维持在复位后的位置直至骨折愈合，是骨折愈合的关键。常用方法有外固定和内固定2类。

1）外固定：主要用于手法复位后的患者，也用于切开复位内固定术后需加用外固定者。方法有小夹板固定、石膏绷带固定、外展架固定、持续牵引及外固定器等。

2）内固定：切开复位后，将骨折段固定在解剖位置。常用的内固定物包括接骨板、螺丝钉、髓内钉和加压钢板等。但取出内固定器材多需要二次手术。

（3）功能锻炼：是在不影响固定的情况下，尽快地恢复患肢肌肉、肌腱、韧带、关节囊等软组织的舒缩活动。功能锻炼是尽早恢复患肢功能和预防并发症的重要保证。

知识点10：骨折的术前护理评估　　　　　　　　　　　副高：熟悉　正高：熟悉

（1）健康史：①一般情况，包括年龄、性别、婚姻、职业和运动爱好等。②外伤史，了解受伤的时间、原因和部位，受伤时的体位、症状和体征，搬运方式、急救处理措施，有无昏迷史和其他部位复合伤等。③既往史，重点了解与骨折愈合有关的因素，如患者有无骨质疏松、骨折、骨肿瘤病史或手术史。④家族史，了解家族中是否有患骨科疾病的患者。

（2）身体状况：①症状与体征，评估有无休克或体温异常的症状；是否有骨折局部的一般表现和专有体征；皮肤是否完整，开放性损伤的范围、程度和污染情况；有无其他重要伴发伤，如神经、血管或脊髓损伤；有无骨折后早期和晚期并发症；石膏固定、夹板固定或牵引固定是否维持于有效状态等。②辅助检查，了解有无X线、CT、MRI及其他有关手术耐受性检查（如心电图、肺功能检查）等的异常发现。

（3）心理-社会状况：了解患者对疾病的认知程度，对治疗方案和疾病预后有何顾虑和思想负担；了解患者的朋友及家属对其关心和支持程度；了解家庭对治疗的经济承受能力。

知识点11：骨折的术后护理评估　　　　　　副高：熟悉　　正高：熟悉

（1）术中情况：了解患者手术情况、麻醉方式与效果、骨折修复情况，术中出血、补液、输血情况和术后诊断。

（2）身体状况：评估石膏固定、小夹板固定或牵引术是否维持于有效状态；功能恢复情况；是否出现与手术有关或与骨折有关的并发症。

（3）心理-社会状况：评估患者有无焦虑、抑郁等负性情绪；康复训练和早期活动是否配合；对出院后的继续治疗是否了解。

知识点12：骨折的护理诊断　　　　　　副高：熟练掌握　　正高：熟练掌握

（1）疼痛：与骨折部位神经损伤、软组织损伤、肌肉痉挛和水肿有关。

（2）有外周神经血管功能障碍的危险：与骨和软组织损伤、外固定不当有关。

（3）躯体活动障碍：与骨折、牵引或石膏固定有关。

（4）潜在并发症：休克、脂肪栓塞综合征、骨筋膜室综合征、静脉血栓栓塞症、关节僵硬等。

知识点13：骨折的急救护理　　　　　　副高：熟悉　　正高：熟悉

（1）抢救生命：应迅速了解伤员的呼吸、循环和意识状态。如发现呼吸困难、窒息、大出血、休克、昏迷等，应立即给予相应的急救措施。

（2）伤口包扎：用无菌敷料或清洁的布类包扎伤口。若发现骨折断端外露出伤口，不应立即回纳，如在包扎过程中，骨折断端自行滑回伤口内，则须向接诊医生说明情况。

（3）止血：绝大多数伤口出血可用加压包扎止血，大血管出血时可用止血带止血。最好使用充气止血带，并记录所用压力和时间。扎止血带的时间越短越好，一般不超过1小时，如必须延长，应每隔40~60分钟放松1次，放松的时间以恢复局部血流、组织略有新鲜渗血时为止。

（4）妥善固定：骨折或可疑骨折的患者，可就地取材用夹板、木板、自身肢体等妥善固定受伤的肢体。若有明显畸形的肢体，可用稳定有力的手法牵引，使之尽量恢复肢体正常轴线，再行固定，以减轻疼痛，防止再损伤，便于运输。怀疑有脊柱骨折的患者应尽量避免移动，搬运时应采取滚动法或平托法，将伤员移上担架、木板或门板上。颈椎受伤者需在颈两侧加垫固定。不必脱去闭合性骨折患者的衣服、鞋袜等，以免过多搬动患肢，增加疼痛。若患肢肿胀较剧，可剪开衣袖或裤管。

（5）迅速转运：迅速送到医院进行系统治疗。

知识点14：骨折的术前护理　　　　　　副高：熟练掌握　　正高：熟练掌握

（1）心理护理：向患者及其家属解释骨折的愈合是一个循序渐进的过程，充分固定能为骨折断端连接提供良好的条件，而正确的功能锻炼可以促进断端生长愈合和患肢功能恢复，因此若能在医务人员指导下积极锻炼，则可取得良好的治疗效果。对骨折后可能遗留残疾者，应鼓励其表达自己的思想，减轻患者及其家属的心理负担。

（2）严密观察病情：观察患者意识和生命体征，观察患肢固定和愈合情况，患肢远端感觉、运动和末梢血液循环等。若发现休克、脂肪栓塞综合征、骨筋膜室综合征等骨折早期并发症征象，或下肢深静脉血栓形成、感染、损伤性骨化等骨折晚期并发症征象，应及时报告医生，采取相应处理措施。

（3）疼痛护理：根据疼痛原因，对因对症处理。若因创伤性骨折造成的疼痛，在现场急救中予以临时固定可缓解疼痛。若因伤口感染引起疼痛，应及时清创并应用抗生素等进行治疗。疼痛较轻时可鼓励患者听音乐或看电视以分散注意力，也可用局部冷敷或抬高患肢来减轻水肿以缓解疼痛，热疗和按摩可减轻肌肉痉挛引起的疼痛，疼痛严重时可遵医嘱给予镇痛药。护理操作时动作应轻柔准确，严禁粗暴搬动骨折部位，以免加重疼痛。

（4）患肢缺血护理：骨折局部内出血、包扎过紧、不正确使用止血带或患肢严重肿胀等原因均可导致患肢血液循环障碍。应严密观察肢端有无剧痛、麻木、皮温降低、皮肤苍白或青紫、脉搏减弱或消失等血液灌注不足表现。一旦出现应对因对症处理，如调整外固定松紧度，定时放松止血带等。若出现骨筋膜室综合征应及时切开减压，严禁局部按摩、热敷、理疗或使患肢高于心脏水平，以免加重组织缺血和损伤。

（5）体位与功能锻炼：骨折复位后，遵医嘱将患肢维持于固定体位。在保证牢固固定的前提下，应循序渐进地进行患肢功能锻炼，以促进骨折愈合，预防并发症发生。其他未固定肢体可正常活动。

（6）生活护理：指导患者在患肢固定制动期间进行力所能及的活动，为其提供必要的帮助，如协助进食、进水、排便和翻身等。

（7）加强营养：指导患者进食高蛋白、高钙和高铁的食物，多饮水。增加晒太阳时间以促进骨中钙和磷的吸收，促进骨折修复。对不能到户外晒太阳者要注意补充鱼肝油滴剂、维生素D片、强化维生素D牛奶和酸奶等。

知识点15：骨折的术后护理　　　　　　　　　副高：熟练掌握　正高：熟练掌握

（1）伤口引流管的护理：重点观察伤口敷料是否有渗血、渗液。如果渗液多，应重新更换敷料。观察术后引流管的引流量，如果持续增多，有可能是术后再出血，立即通知医生及时处理。

（2）预防压疮形成：如脊柱骨折，必须要卧床，注意定期给患者翻身，避免背部、臀部的压疮。如下肢骨折，必须在足跟部垫枕头，以防根部的压疮形成。

（3）肢体的功能锻炼：如脊柱骨折，必须卧床，叮嘱患者平时多活动上下肢的各个关节，以防关节僵硬及肌肉萎缩。如上肢或下肢骨折，必须叮嘱没有手术的关节要多活动，并且做四肢肌肉力量锻炼，防止关节僵硬与肌肉萎缩。

（4）留置导尿管护理：如术后留置尿管，在拔除尿管之前，必须要定期闭塞管道，锻炼膀胱的感觉与功能，从而在拔除尿管之后能够顺利排尿。

知识点16：骨折的健康指导　　　　　　副高：熟练掌握　正高：熟练掌握

（1）安全指导：指导患者及家属评估家居环境的安全性，妥善放置可能影响患者活动的障碍物。指导患者安全使用步行辅助器械或轮椅。行走练习需有人陪伴，以防跌倒。

（2）功能锻炼：告知患者出院后继续功能锻炼的意义和方法。指导家属如何协助患者完成各种活动。

（3）复查：告知患者若骨折远端肢体肿胀或疼痛明显加重，肢体感觉麻木、肢端发凉，夹板、石膏或外固定器械松动等，应立即到医院复查并评估功能恢复情况。

第二节　股骨颈骨折

知识点1：股骨颈骨折的概念　　　　　　副高：熟练掌握　正高：熟练掌握

股骨颈骨折是指由股骨头下至股骨颈基底部之间的骨折。老年人和女性多见，多认为与骨质疏松导致的骨质量下降有关。因股骨颈骨折导致股骨头、颈血供受影响，容易发生骨折不愈合（15%）和股骨头缺血性坏死（20%～30%）。

知识点2：股骨颈骨折的病因　　　　　　副高：熟悉　正高：熟悉

间接暴力是引起股骨颈骨折的主要原因，多数情况是走路滑倒时，身体发生扭转，力量传到股骨颈发生骨折。股骨颈骨折的发生常与骨质疏松导致骨质量下降有关，老年人由于骨质疏松，暴力不一定很大即可引起骨折。而青年人多在受到较大暴力时才发生骨折。股骨颈骨折后易引起血运障碍，发生股骨头坏死或骨折不愈合。

知识点3：股骨颈骨折的分类　　　　　　副高：熟悉　正高：熟悉

（1）按骨折线的部位划分：①股骨头下骨折，属于关节囊内骨折，骨折线位于股骨头与股骨颈的交界处。此类骨折股骨头的血液循环大部分中断，愈合困难，股骨头易发生缺血性坏死。②经股骨颈骨折，属于关节囊内骨折，骨折线通过股骨颈中部，此型临床甚为少见。③股骨颈基底骨折，骨折线位于股骨颈与大转子之间，由于骨折两端的血液循环良好，骨折容易愈合。

（2）按骨折线方向划分：①内收骨折，远端骨折与两侧髂嵴连线所形成的夹角（Pauwels角）大于50°，由于骨折面接触较少，容易再移位，Pauwels角越大，骨折端所受的剪切力越大，骨折端越不稳定。②外展骨折：Pauwels角小于30°，由于骨折面接触多，剪切力小，不容易再移位，骨折端较稳定。

（3）按骨折移位程度划分：常采用Garden分型。①Ⅰ型：不完全骨折。②Ⅱ型：完全骨折，无移位。③Ⅲ型：完全骨折，部分移位且股骨头与股骨颈有接触。④Ⅳ型：完全移位的骨折。

知识点4：股骨颈骨折的临床表现 副高：熟练掌握 正高：熟练掌握

（1）疼痛：老年人跌倒后诉髋部疼痛，不敢站立和走路，应想到股骨颈骨折的可能。髋部除有自发疼痛外，移动患肢时疼痛更为明显。叩击足跟部或大粗隆部时髋部疼痛，在腹股沟韧带中点下方常有压痛。

（2）畸形：患肢多有轻度屈髋屈膝及45°～60°外旋畸形。

（3）肿胀：骨折后出血不多，又有关节囊和丰厚肌群的包围，外观上不易看到肿胀。

（4）功能障碍：移位骨折患者在伤后就不能站立或行走，但嵌插骨折的患者，在伤后仍能行走或骑自行车。易造成漏诊，使无移位的稳定骨折变成移位的不稳定骨折。

（5）患肢短缩：在移位骨折，远端受肌群牵引而向上移位，因而患肢变短。

知识点5：股骨颈骨折的辅助检查 副高：熟练掌握 正高：熟练掌握

（1）X线检查：髋部正侧位X线检查可明确骨折的部位、类型和移位情况，是选择治疗方法的重要依据。

（2）CT检查：有的骨折只拍摄X线片是不够的，需要CT检查以更准确地了解骨折移位情况。

（3）MRI检查：脊柱骨折合并脊髓损伤的患者需进行MRI检查，可进一步明确骨折类型和损伤的程度。

知识点6：股骨颈骨折的处理原则 副高：熟悉 正高：熟悉

（1）非手术治疗：无移位、外展或外展嵌插等稳定性骨折及股骨颈基底骨折，年龄过大且全身情况差合并心、肺及肝、肾功能障碍者，可保守治疗。

（2）手术治疗：优点在于手术后可早期活动，预防老年人长期卧床的并发症。常见手术如下。①闭合复位内固定：对所有类型股骨颈骨折患者均适用。闭合复位成功后，在股骨外侧打入多根空心拉力螺纹钉内固定或动力髋螺钉固定。②切开复位内固定：对手法复位失败，或固定不可靠，或青壮年患者的陈旧性骨折不愈合，可在切开直视下进行复位和内固定。③人工关节置换术：适用于骨折移位较大的高龄患者；老年合并内科疾病但能耐受手术者；陈旧性股骨颈骨折不愈合，股骨头坏死或合并髋关节骨关节炎者。手术有利于病人早期活动，避免长期卧床引起的严重全身并发症。手术方式包括人工股骨头置换术、全髋关节置换术。

知识点7：股骨颈骨折的护理评估 副高：熟练掌握 正高：熟练掌握

了解患者受伤的原因、部位和时间，受伤时的体位和环境，外力作用的方式、方向与性质，伤后患者功能障碍及伤情发展情况、急救处理经过等。评估患者全身情况，有无其他合并损伤及威胁生命的并发症，如有无头部、胸部、腹部及泌尿系统的损伤。观察患者有无脉搏加快、脉弱、皮肤湿冷、呼吸浅快、血压下降、尿少、意识障碍等低血容量性休克的症状。检查局部骨折部位有无出血、肿胀、触痛或被动伸指疼痛、畸形、内旋或外旋、肢体短缩等；伤肢的活动及关节活动范围，有无异常活动、骨擦音、活动障碍等；开放性损伤的范围、程度和污染情况，破损处是否与骨折处相通；末梢感觉和循环情况，如骨折远端肢体的皮温、有无感觉异常、毛细血管再充盈时间、有无脉搏减弱或消失等。老年患者评估相关内科疾病。

知识点8：股骨颈骨折的护理诊断　　　　副高：熟练掌握　正高：熟练掌握

（1）有体液不足的危险：与创伤后出血有关。

（2）疼痛：与损伤、牵引有关。

（3）有周围组织灌注异常的危险：与神经、血管的损伤有关。

（4）有感染的危险：与损伤有关。

（5）躯体移动障碍：与骨折脱位、制动、固定有关。

（6）潜在并发症：脂肪栓塞综合征、骨筋膜室综合征、关节僵硬等。

（7）知识缺乏：缺乏康复锻炼的知识。

（8）焦虑：与担忧骨折预后有关。

知识点9：股骨颈骨折的心理护理措施　　　　副高：熟练掌握　正高：熟练掌握

老年人意外致伤，常常自责，顾虑手术效果，担忧骨折预后，易产生焦虑、恐惧心理。应给予耐心的开导，介绍骨折的特殊性及治疗方法，并给予悉心的照顾，以减轻或消除其心理问题。

知识点10：股骨颈骨折的非手术治疗/护理措施和术前护理措施
　　　　　　　　　　　　　　　　　　　　副高：熟练掌握　正高：熟练掌握

（1）体位管理：①卧硬板床休息，患肢制动，穿"丁"字鞋保持患肢于外展、旋转中立位，防外旋；不侧卧；在两股之间放一软枕，防止患肢内收。②尽量避免搬动髋部，如若搬动，需平托髋部与肢体。③在松开皮肤牵引套检查足跟及内外踝等部位有无压疮时，均应妥善牵拉以固定肢体；复查X线尽量在床旁进行，以防骨折移位加重。

（2）加强观察：①由于创伤的刺激，可诱发或加重心脏病、高血压、糖尿病、脑血管意外，所以应多巡视，尤其是夜间。若患者出现头痛、头晕、四肢麻木、表情异常、健肢活动障碍、心前区疼痛、脉搏细速、血压下降等症状，及时报告医生紧急处理。②观察患肢血液循环的变化，包括患肢的颜色、温度、肿胀程度、感觉等，如发现患肢苍白、厥冷、发绀、疼痛、感觉减退及麻木，应通知医生及时处理。

（3）功能锻炼：指导患肢股四头肌等长收缩，踝关节和足趾屈伸、旋转运动，每小时练习1次，每次5～20分钟，以防下肢深静脉血栓形成、肌肉萎缩和关节僵硬。在锻炼患肢的同时，指导患者进行双上肢及健侧下肢全范围关节活动和功能锻炼。在病情允许的情况下，遵医嘱指导患者借助吊架和床栏更换体位、坐起、移动以及使用助行器、拐杖的方法。

（4）牵引护理：一般牵引6～8周后复查X线，若无异常可去除牵引后在床上坐起。3个月后骨折基本愈合，可扶双拐患肢不负重活动。6个月后根据骨折愈合情况决定是否拄拐或使用助行器行走。

（5）术前准备：拟行手术治疗者应完善术前检查。拟行人工关节置换术者若有肥胖或超重，应减轻体重以减少新关节负荷，并对受累关节附近肌肉进行力量性训练。

知识点11：股骨颈骨折的术后护理措施　　　　　副高：熟练掌握　正高：熟练掌握

（1）一般护理：术后予心电监护，密切观察患者意识，监测血压、脉搏、呼吸、经皮血氧饱和度，防止窒息、失血性休克、心律失常的发生。

（2）引流管护理：术后保持引流管的通畅，防止扭曲、折叠和堵塞；密切观察引流液的色、质、量，每30分钟挤压并记录；注意观察腹股沟、髋部和股外侧有无肿胀，防止引流液积聚在创腔。

（3）体位管理：术后6小时取仰卧位。患肢用软枕抬高15～20cm，保持外展中立位，禁止患侧侧卧。必要时穿"丁"字鞋，防止髋关节外旋和内收。

（4）患肢观察：注意术后患肢感觉运动功能，有无下肢神经损伤、感觉障碍、肢体肿胀等情况。

（5）并发症护理：①切口感染。注意观察术后切口皮肤有无红、肿、热、痛等感染迹象，体温、血常规、红细胞沉降率是否正常。②下肢深静脉血栓。督促患者早期开始股四头肌静止性等长收缩及趾踝关节的主动屈伸活动，并辅以向心性按摩，以消除静脉血的淤滞。遵医嘱适当使用抗凝药，预防血栓形成。加强巡视，注意观察患者皮肤颜色、温度，浅静脉充盈情况，有无肿胀、肌肉痛及压痛，以便早发现、早治疗。③关节脱位。患者髋部不能活动，伴有疼痛，双下肢不等长，应考虑关节脱位。嘱患者避免屈髋大于90°，避免下肢内收超过身体中线。

知识点12：股骨颈骨折的健康指导　　　　　副高：熟练掌握　正高：熟练掌握

（1）饮食：多进食含钙的食物，防止骨质疏松，但应控制体重增加。

（2）活动：避免增加关节负荷量，如长时间站或坐、长途旅行、跑步、爬山等。

（3）日常生活：注意不坐矮凳或软沙发，不跷"二郎腿"，不盘腿，禁止蹲位，不侧身弯腰或过度前弯腰。下床方法：先将身体移至健侧床边，健侧先离床并使足部着地，患肢外展屈髋＜45°，由他人协助抬起上身，使患肢离床并使足部着地，再扶住助行器站立。上楼梯时，健肢先上，拐随其后或同时跟进。下楼梯时，拐先下，患肢随后，健肢最后，屈髋角度避免＞90°。洗澡用淋浴不可用浴缸；如厕用坐便器不用蹲式。患者翻身两腿间应夹一个枕头，取物、下床的动作应避免内收屈髋。

（4）功能锻炼：①术后6～8周内屈髋不应超过90°，且以卧、站或行走为主，坐的时间尽量缩短。可以进行直腿抬高、髋关节的伸展及外展练习、单腿平衡站立练习，直至术侧下肢能单腿站立。②患者使用助行器行走6周后再改为单拐或手杖辅助行走4周，然后逐渐弃拐行走。

（5）预防感染：关节局部出现红、肿、痛及不适，应及时复诊。

第三节 胫腓骨干骨折

| 知识点1：胫腓骨干骨折的概述 | 副高：熟练掌握 正高：熟练掌握 |

胫腓骨干骨折是指发生在胫骨平台以下至踝以上部分的骨折，以青壮年和儿童多见。

| 知识点2：胫腓骨干骨折的病因 | 副高：熟悉 正高：熟悉 |

（1）直接暴力：胫腓骨位置表浅，又是负重的主要骨骼，易受重物撞击、车轮辗轧等直接暴力损伤暴力多来自小腿的外前侧，骨折线多呈横断形和短斜形。巨大暴力或者交通事故伤多为粉碎性骨折。

（2）间接暴力：多因高处坠落后足着地，身体发生扭转所致。可引起胫骨、腓骨螺旋形或斜形骨折等。

| 知识点3：胫腓骨干骨折的分类 | 副高：熟悉 正高：熟悉 |

（1）胫腓骨干双骨折：最多见，多由较大暴力引起，骨和软组织损伤重，并发症多，治疗有一定困难。

（2）单纯胫骨干骨折：较少见，多为比较轻的直接暴力引起，由于腓骨的支撑，常不发生明显移位。

（3）单纯腓骨干骨折：少见，常因小腿外侧的直接暴力引起。

| 知识点4：胫腓骨干骨折的临床表现 | 副高：熟练掌握 正高：熟练掌握 |

患肢局部疼痛、肿胀、畸形和反常活动。由于胫腓骨表面的皮肤和组织薄弱，骨折常合并软组织损伤，成为开放性骨折，可见骨折端外露。胫骨上1/3骨折可致胫后动脉损伤，引起下肢严重缺血甚至坏死。胫骨骨折后，由于骨折断端出血、血肿或水肿，可引起骨筋膜室压力升高，胫前区和腓肠肌区可有张力增加。胫骨下1/3段骨折由于血运差，软组织覆盖少，容易发生延迟愈合或不愈合。腓骨颈有移位的骨折可损伤腓总神经，出现相应感觉和运动功能障碍。小儿青枝骨折表现为不敢负重和局部压痛。骨折后期，若骨折对位、对线不良，使胫骨上、下两端的关节面失去平行，改变了关节的受力面，易发生创伤性关节炎。

知识点5：胫腓骨干骨折的辅助检查   副高：熟练掌握   正高：熟练掌握

（1）X线检查：可确定骨折的部位、类型和移位情况，可确诊。

（2）CT检查：有的骨折只拍摄X线片是不够的，需要CT检查以更准确地了解骨折移况。

知识点6：胫腓骨干骨折的处理原则   副高：熟悉   正高：熟悉

治疗原则是矫正畸形，恢复胫骨上、下关节面的平行关系，恢复肢体长度。

（1）手法复位外固定：适用于无移位骨折、稳定的胫腓骨干横形骨折或短斜形骨折。可在手法复位后用小夹板或石膏固定，10～12周可扶拐部分负重行走。单纯胫骨干骨折由于有完整腓骨的支撑，多无明显移位，石膏固定10～12周后可下地活动。单纯腓骨干骨折若不伴有上、下胫腓联合分离，也无须特殊治疗。为减少下地活动时疼痛，用石膏固定3～4周。

（2）牵引复位：适用于斜形、螺旋形或轻度粉碎性骨折。不稳定的胫腓骨干骨折可采用跟骨结节牵引，纠正缩短畸形后行手法复位，小夹板固定。6周后去除牵引，改用小腿功能支架固定，或行长腿石膏固定，10～12周后扶拐部分负重行走。

（3）手术治疗：手法复位失败可采用手术切开，螺丝钉或加压钢板内固定，手术应防止感染。

知识点7：胫腓骨干骨折的护理评估   副高：熟练掌握   正高：熟练掌握

（1）健康史：①评估患者受伤的原因、时间，受伤的姿势，外力的方式、性质，骨折的轻重程度。②评估患者受伤时的身体状况及病情发展情况。③了解伤后急救处理措施。

（2）身体状况评估：①评估患者全身情况，如意识、体温、脉搏、呼吸、血压等。观察有无休克和其他损伤。②评估患者局部情况。③评估牵引、石膏固定或夹板固定是否有效，观察有无对胶布的变态反应、针眼感染、压疮、石膏变形或断裂，夹板或石膏固定的松紧度是否适宜等情况。④评估患者自理能力、患肢活动范围及功能锻炼情况。⑤评估开放性骨折或手术伤口有无出血、感染征象。

（3）心理-社会状况：由于损伤发生突然，给患者造成的痛苦大，而且患病时间长，并发症多，需要患者及家属积极配合治疗。因此应评估患者的心理状况，了解患者及家属对疾病、治疗及预后的认知程度，家庭的经济承受能力，对患者的支持态度及其他社会支持系统情况。

知识点8：胫腓骨干骨折的护理诊断   副高：熟练掌握   正高：熟练掌握

（1）自理缺陷：与受伤后活动受限有关。

（2）焦虑：与担心疾病的愈合有关。

（3）有失用性综合征的危险：与患肢制动有关。

（4）潜在并发症：腓总神经损伤、膝关节僵直和创伤性关节炎。

知识点9：胫腓骨干骨折的术前护理措施　　　　副高：熟练掌握　正高：熟练掌握

（1）心理护理：护理人员应主动安慰、帮助患者，做好家属思想工作，取得他们的合作，使患者树立战胜疾病的信心，心情愉快地接受治疗。

（2）密切观察病情变化，对疑有骨筋膜室综合征者，应及时通知医生，做好切开减压的准备。

（3）疼痛护理不可盲目使用镇痛药，用分散注意力法缓解疼痛。疼痛剧烈，查明原因后可遵医嘱给予镇痛药。

（4）密切观察远端肢体的血液循环，避免由于伤肢肿胀或外固定过紧造成压迫。嘱患者不可自行拆除外固定。

（5）骨牵引针眼处每日换药，以75%乙醇滴针眼，防止局部感染。

（6）定时给予翻身拍背，按摩骨隆突处，防止压疮。

（7）鼓励患者有效咳嗽、深呼吸、咳痰，必要时给予雾化吸入，防止坠积性肺炎。

（8）患肢保持正确的位置，指导并教会患者练习肌肉的等长收缩及关节活动的方法和注意事项，并向患者说明其重要性及必要性。

（9）饮食护理、加强营养，进食高蛋白、高热量、高维生素、粗纤维饮食，多饮水，防止便秘及泌尿系统感染。

知识点10：胫腓骨干骨折的术后护理措施　　　　副高：熟练掌握 正高：熟练掌握

（1）患肢抬高，观察肢体血液循环。

（2）做好石膏固定及牵引护理。

（3）伤口护理：密切观察有无进行性出血。

（4）早期功能锻炼：复位、固定后尽早开始趾间和足部关节的屈伸活动，做股四头肌等长舒缩运动以及髌骨的被动活动。有夹板外固定者可进行踝关节和膝关节活动，但禁止在膝关节伸直情况下旋转大腿，以防发生骨不连。去除牵引或外固定后遵医嘱进行踝关节和膝关节的屈伸练习和髋关节各种运动，逐渐下地行走。

知识点11：胫腓骨干骨折术后并发症的护理措施　　　副高：熟练掌握 正高：熟练掌握

（1）神经血管功能障碍：密切观察患肢血运，定期检查外固定松紧度，观察有无骨筋膜室综合征的早期表现，一旦发生，应放平患肢，立即通知医生，做好切开减压的准备。

（2）失血性休克：多见于股骨干骨折的患者。护理人员应密切观察患者神志、血压、脉搏、呼吸，腹部症状、体征及贫血征象；开放静脉通道，建立特别护理记录单，若发现休克，立即通知医生处理。

（3）坠积性肺炎：鼓励患者做深呼吸，有效咳嗽、咳痰，定时翻身拍背，必要时给予雾化吸入。冬季注意保暖，防止呼吸道感染。

（4）压疮：定时翻身拍背，按摩骨隆突处，骨突处垫气垫。保持床单位清洁干燥、平整，补充营养，增加营养物质摄入，增强机体自身抵抗力。

（5）便秘：调节饮食，增加粗纤维食物摄入，多饮水，按摩腹部，必要时使用缓泻剂。

（6）肌肉萎缩、关节僵直：向患者及家属说明功能锻炼的重要性，取得积极配合，指导患者循序渐进地进行有效的功能锻炼。

知识点12：胫腓骨干骨折患者的健康指导	副高：熟练掌握　正高：熟练掌握

（1）骨折治疗周期长，患者情绪波动大，在整个治疗护理过程中根据患者的心态，给予精神上的安慰、疏导，使患者保持良好的心情，树立战胜疾病的信心，积极配合治疗。

（2）教会患者保持患肢的正确位置、正确的功能锻炼方法，注意安全，如有异常及时报告医生和护士。

（3）教会患者翻身，做深呼吸，有效咳嗽，加强锻炼，防止感冒，避免压疮和肺炎的发生。

（4）合理安排饮食，补充高蛋白、高热量、高维生素、粗纤维饮食，多饮水，防止便秘，补充钙质，防止骨质疏松，减少骨折发生的可能。

（5）指导患者功能锻炼，并告知患者功能锻炼对预防肌肉萎缩、关节强直的作用，使其长期坚持。

（6）对于石膏固定的患者，应向患者及家属详细说明相关的护理知识。

第四节　脊柱骨折与脊髓损伤

一、脊柱骨折

知识点1：脊柱骨折的概念	副高：熟练掌握　正高：熟练掌握

脊柱骨折最常见的合并症是脊髓损伤。损伤严重而复杂，以胸、腰椎骨折多见，也可见颈椎骨折，脊柱骨折常伴有脱位、脊髓损伤，易危及生命。脊髓损伤造成的截瘫，可使患者丧失全部或部分生活自理能力。脊柱骨折绝大多数由间接暴力引起，也可由直接暴力所致，多见于战伤、爆炸伤、直接撞伤等。

知识点2：脊柱骨折的病因	副高：熟悉　正高：熟悉

多因间接暴力所致，如自高空坠落，头、足或臀部触地力量传导至脊柱，多数为屈身而下，易引起椎体压缩或伴有粉碎性骨折，严重时合并关节突脱位或脊髓损伤。

知识点3：颈椎骨折的分类	副高：熟悉　正高：熟悉

按照受伤时患者颈椎所处的位置分为4种类型。

（1）屈曲型损伤：颈椎在屈曲位时受到暴力作用，造成前柱压缩、后柱牵张损伤。临床常见压缩骨折和骨折－脱位。①压缩骨折：较多见，尤其多见于骨质疏松者。除有椎体骨折外，还有不同程度的后方韧带结构破裂。②骨折－脱位：因过度屈曲导致后纵韧带断裂，暴力使脱位椎体的下关节突移行于下位椎体上关节突前方，称为关节突交锁，关节突交锁时有不同程度的椎体脱位。大部分患者会有脊髓损伤。部分患者有小关节突骨折。

（2）过伸型损伤：①无骨折－脱位的骨折，常因患者跌倒时额面部着地，颈部过伸所致。也可发生于急刹车或撞车时，惯性迫使头部过度仰伸后又过度屈曲，使颈椎发生严重损伤，也称"挥鞭伤"或whiplash损伤。严重者可导致脊髓完全损伤。②枢椎椎弓骨折，来自于颏部的暴力使颈椎过度仰伸，在枢椎后半部形成强大的剪切力，使枢椎的椎弓无法承受而发生垂直状骨折。目前多发生于高速公路上的交通事故。

（3）垂直压缩型损伤：颈椎处于直立位时受到垂直应力打击所致，多见于高空坠落或高台跳水者。①Jefferson骨折：第一颈椎前、后弓双侧骨折。②爆裂骨折：为下颈椎（$C_3 \sim C_7$）椎体粉碎性骨折，多见于C_5和C_6椎体。破碎的骨折片不同程度突向椎管内，因此，瘫痪发生率可以高达80%。

（4）齿状突骨折：受伤机制还不清楚，受力可能来自水平方向，从前至后经颅骨而至齿状突，还可能是好几种复合暴力产生的结果。

知识点4：胸、腰椎骨折的分类　　　　　　　　　　　　　　　　　　**副高：熟悉　正高：熟悉**

胸腰段脊柱（$T_{10} \sim L_2$）处于2个生理弧度的交汇处，是应力集中部位，因此该处骨折常见。

（1）按骨折的稳定性分类

1）稳定性骨折：包括后柱完整的轻、中度椎体压缩骨折，以及单纯横突、棘突和椎板等附件骨折。

2）不稳定性骨折：包括如下几种。①三柱中有两柱骨折。②爆裂骨折：中柱骨折后骨折块突入椎管，可能损伤神经。③累及三柱的骨折－脱位：常伴有神经损伤。

（2）按照骨折形态分类

1）压缩骨折：多因高处坠落时身体猛烈向前屈曲引起，椎体通常成楔形，后方的结构很少受影响，脊柱仍保持稳定。压缩程度以X线检查侧位片上椎体前缘高度占后缘高度的比值计算，Ⅰ度为1/3，Ⅱ度为1/2，Ⅲ度为2/3。

2）爆裂骨折：椎体呈粉碎性骨折，骨折块向四周移位，向后移位可压迫脊髓、神经。X线和CT检查可见椎体前后径和横径均增加，两侧椎弓根距离加宽，椎体高度减小。

3）Chance骨折：为椎体水平状撕裂性损伤，属于不稳定性骨折，临床上比较少见。

4）骨折－脱位：可以是椎体向前或向后移位，可伴有关节突关节脱位或骨折。

知识点5：脊柱骨折的临床表现　　　　　　　　　　　　　　　　　　**副高：熟练掌握　正高：熟练掌握**

患者有明显的外伤史。

（1）症状：①颈椎骨折者可有头颈部疼痛，不能活动。胸腰椎损伤后，因腰背部肌肉痉挛、局部疼痛，患者无法站立，或站立时腰背部无力，疼痛加重。②腹痛、腹胀。腹膜后血肿刺激了腹腔神经节，使肠蠕动减慢，常出现腹痛、腹胀、肠蠕动减慢等症状。③其他。伴有脊髓损伤者可有四肢或双下肢感觉和运动障碍。患者还可伴有颅脑、胸、腹部和盆腔脏器等损伤，出现相应的症状。

（2）体征：①局部压痛和肿胀。后柱损伤时中线部位有明显压痛，局部肿胀。②活动受限和脊柱畸形。颈、胸、腰段骨折患者常有活动受限，站立及翻身困难，强迫体位，胸腰段脊柱骨折时常可摸到后凸畸形。

| 知识点6：脊柱骨折的辅助检查 | 副高：熟练掌握 | 正高：熟练掌握 |

（1）X线：可显示骨折部位、类型和程度，关节脱位，棘突间隙改变等。

（2）CT、MRI：凡有中柱损伤或有神经症状者均须做CT检查，可以显示出椎体的骨折情况、椎管内有无出血和碎骨片。MRI有助于观察和确定脊髓、神经及椎间盘损伤的程度和范围。

| 知识点7：颈椎骨折的治疗要点 | 副高：熟悉 | 正高：熟悉 |

（1）治疗目的：复位，预防未受损伤的神经组织的功能丧失，促进神经功能的恢复，获得并维持生理功能的稳定性，获得早期的功能恢复。

（2）非手术治疗：制动，脱水，预防并发症，颅骨牵引是首选方法，牵引重量从3～4kg起，逐渐加大牵引重量，结合颈椎侧位X线片，观察复位情况，重量可加大至10～15kg，一经复位，立即减轻牵引重量为2kg，取略伸展位维持牵引，3～4周或以后用头颈胸石膏托固定3个月，或维持牵引3个月，直至骨折愈合。

（3）手术治疗：后进路复位，减压和固定融合术；前进路复位，减压融合术；前后联合入路内固定术等。

| 知识点8：胸腰椎骨折的治疗要点 | 副高：熟悉 | 正高：熟悉 |

（1）非手术治疗：卧硬板床3个月，垫枕复位，过伸练功法，过伸悬吊法，过伸位石膏及支具等。非手术治疗的适应证：单纯性压缩骨折，压缩高度小于50%，单纯棘突骨折或横突骨折，稳定性骨折无神经损伤者。

（2）手术治疗：有后路手术；前路手术；脊髓神经减压术。

（3）药物治疗：①脱水剂，20%甘露醇250ml静脉滴注，也可以利用利尿药，主要是减轻脊髓水肿。②大剂量甲基泼尼松龙，伤后8小时内用30mg/kg静脉滴注，15分钟内滴完，间隔45分钟后，5.4mg/kg，维持23小时。③神经节苷脂，一般伤后48～72小时应用，每日100mg，维持2～3周。

知识点9：脊柱骨折的术前护理评估　　　　　副高：熟练掌握　　正高：熟练掌握

（1）健康史

1）受伤史：详细了解患者受伤的时间、原因和部位，受伤时的体位、症状和体征，搬运方式、现场及急诊室急救的情况。有无昏迷史和其他部位的合并伤。

2）既往史与服药史：患者既往健康情况、有无脊柱受伤或手术史、近期有无因其他疾病而服用激素类药物，应用剂量、时间和疗程。

（2）身体状况

1）全身：①生命体征与意识。评估患者的呼吸、血压、脉搏、体温及意识情况。包括呼吸型态、节律、频率、深浅、呼吸道是否通畅，患者能否有效咳嗽和排除分泌物；有无心脏病和低血压；有无出汗，患者皮肤的颜色、温度；有无体温调节障碍。对伴有颅脑损伤的患者，可用格拉斯哥昏迷量表评估患者的意识情况。②排尿和排便情况。了解患者有无尿潴留或充盈性尿失禁；尿液颜色、量和比重；有无便秘或大便失禁。

2）局部：①评估受伤部位有无皮肤组织破损、局部肤色和温度、有无活动性出血及其他复合性损伤的迹象。②感觉和运动情况，患者的痛、温、触觉及位置觉的丧失平面及程度；肢体感觉、活动和肌力的变化，双侧有无差异。③有无腹胀和麻痹性肠梗阻征象。

（3）心理–社会状况：患者因意外损伤、活动受限和生活不能自理而产生情绪和心理状态的改变，故应评估患者和亲属对疾病的心理承受能力和对相关康复知识的认知程度。

知识点10：脊柱骨折的术后护理评估　　　　　副高：熟练掌握　　正高：熟练掌握

（1）术后感觉、运动和各项功能恢复情况。

（2）术后并发症情况，如有无呼吸、泌尿系统感染和压疮发生。

（3）功能锻炼情况，如患者是否按计划进行功能锻炼及有无活动障碍引起的并发症出现。

知识点11：脊柱骨折的护理诊断　　　　　　　副高：熟练掌握　　正高：熟练掌握

了解患者受伤原因、部位，受伤时体位，精神状况，肢体感觉运动，有无原发脊柱疾病；检查胸式呼吸是否存在，频率是否变快变浅，是否出现腹式呼吸；躯体感觉，运动功能是否障碍。评估患者营养状况、疼痛程度及生活自理程度等。评估肢体活动度、感觉平面、相关生理反应，是否合并其他部位损伤。

知识点12：脊柱骨折的心理护理措施　　　　　副高：熟练掌握　　正高：熟练掌握

患者突然受伤，肢体感觉运动丧失，对医院环境陌生，对预后不了解，常伴有焦虑，恐惧。积极主动与患者沟通，向患者介绍治疗方案和护理措施，取得患者配合。

知识点13：脊柱骨折牵引治疗的护理措施　　　副高：熟练掌握　正高：熟练掌握

（1）牵引前宣教：根据患者对疾病与治疗的认知程度，进行有的放矢地教育，消除顾虑取得配合。宣教内容包括：牵引的必要性和重要性，操作方法及有关配合、注意事项。

（2）保持有效牵引：护士每班检查牵引的体位、重量是否正确，牵引绳的松紧，是否在轴线上。了解患者四肢感觉、运动功能和反射情况；有无胸闷、吞咽困难，食欲、大小便等情况，如有异常及时通知医生处理。

（3）预防感染：颈椎骨折脱位行颅骨牵引者局部穿针处应用乙醇滴入或聚维酮碘棉球涂擦，2次/日；观察有无渗液、红肿，如有痂皮形成不可自行去除，以免造成感染。

（4）皮肤护理：骶尾部和枕后部是主要着力点，也是牵引后易出现皮肤问题的部位。护理中要注意保持床单平整清洁，指导并协助患者抬臀，枕后可垫波浪形水枕，定时放松枕颌带牵引，对骶尾部、枕后及下颌皮肤进行按摩，并鼓励患者在床上主动活动四肢。对脊髓损伤合并瘫痪的患者，定时协助翻身和被动锻炼，保持皮肤的清洁完整，预防压疮的发生。

知识点14：脊柱骨折的术前护理措施　　　副高：熟练掌握　正高：熟练掌握

术前1天准备：手术部位皮肤清洁，备血，晚上肥皂水灌肠，嘱患者晚上10点禁食、禁水，术日晨起测量体温、脉搏、呼吸、血压，全麻患者注射硫酸阿托品，去手术室前去除所有饰品、义齿、角膜接触镜（如隐形眼镜）等。

知识点15：脊柱骨折的术后护理措施　　　副高：熟练掌握　正高：熟练掌握

（1）体位护理：术后患者平卧位，头下垫薄软枕；双小腿下分别垫软枕，双膝关节屈曲；双足用体位垫保持功能位，防止足下垂。术后8小时可以翻身，翻身时保持头、颈、胸成一条轴线，每2小时翻身1次，防止压疮发生，同时叩背，鼓励患者咳嗽，利于痰液排出。

（2）伤口护理：伤口处放置引流管，一般于48小时内拔除，观察引流管液颜色及引流量，防止继发出血。颈椎经前路手术者，需观察颈部肿胀情况和患者有无呼吸困难，及早发现颈前血肿，避免患者窒息。

（3）饮食护理：患者禁食期间，遵医嘱合理输入静脉营养液，注重输入营养液的顺序。先输入售量制剂或葡萄糖溶液，使机体保持稳定的血糖、氨基酸浓度后，1小时后再输入白蛋白。开始进食后，鼓励患者进食高营养、高蛋白饮食，以满足其营养需求。

（4）腹泻护理：此类患者失去神经支配后，极易出现各种胃肠道并发症，如腹痛、腹胀、恶心、呕吐等，其中以腹泻最为常见，每次排便后应为患者清洗，涂鞣酸软膏，防止大便残余物刺激肛周皮肤，造成皮肤损伤。

（5）基础护理：患者特殊体位使皮肤完整性受损的风险大大增加，护士应协助患者保持床单位清洁整齐，当体液、血液污染时及时更换被服，做好晨、晚间护理，保持患者卧位舒适，满足患者生活需求。

（6）皮肤护理：应用气垫床，必要时给予骶尾部垫硅胶垫。评估全身皮肤，有擦伤的部位应用生理盐水清理后贴保护膜。此类患者感觉平面以下排汗功能减退或丧失，在为患者清洁皮肤后，应给予全身涂抹润肤露，缓解皮肤干燥。

| 知识点16：脊柱骨折的健康指导 | 副高：熟练掌握　正高：熟练掌握 |

（1）合理安排饮食，进食高蛋白、高营养膳食。

（2）佩戴颈托3个月，禁止行颈部活动。保持颈托清洁，定时清洗。

（3）遵照医师要求定期来院复诊，一般为3个月、6个月、1年时分别要来院复查。

（4）当出现以下问题时应高度重视，如伤口红肿、渗液、体温增高、吞咽有异物感等，及时到医院进行处理。

二、脊髓损伤

| 知识点17：脊髓损伤的病因 | 副高：熟悉　正高：熟悉 |

（1）直接损伤：暴力直接作用于脊柱，使之发生骨折或脱位，进而使脊髓受到损伤，以胸段最多见，颈段次之，骶段最少。

（2）间接损伤：由于间接暴力，使脊柱发生过度伸展、弯曲、扭转，造成脊柱骨折、脱位或脊柱附件的损伤或韧带脊髓供血血管的损伤，进而造成脊髓损伤。

| 知识点18：脊髓损伤的病理 | 副高：熟悉　正高：熟悉 |

按神经损伤的部位和程度划分。

（1）脊髓震荡（脊髓休克）：与脑震荡相似，脊髓受到强烈震动，脊髓仍保持完整，从组织形态学上无病理改变，只是出现暂时性的功能障碍，短时即可恢复，是脊髓损伤最轻的一种。

（2）脊髓挫伤：外观似完整，但内部有不同程度的改变，轻者点状出血、轻度水肿，重者大量出血、细胞破坏、神经传导纤维断裂等，可引起脊髓软化或瘢痕形成。

（3）脊髓受压：骨折脱位移位的椎骨、碎骨片、破碎的椎间盘、血肿及黄韧带都可突入椎管或直接压迫脊髓，引起脊髓的改变，如及时去除压迫，脊髓功能有可能恢复，若压迫时间过久，脊髓变性、软化坏死，不易恢复。

（4）脊髓断裂：损伤重，脊髓的连续性中断，可为不完全断裂和完全断裂，前者常伴有挫伤，称为脊髓挫裂伤。脊髓断裂恢复无望。

（5）马尾神经损伤：第二腰椎以下脊柱骨折脱位可导致马尾神经损伤，受伤平面以下弛缓性瘫痪，马尾神经很少发生完全断裂。

| 知识点19：脊髓损伤的临床表现 | 副高：熟练掌握　正高：熟练掌握 |

脊髓损伤由于受伤部位、损伤原因和损伤程度不同，可出现不同体征。

（1）脊髓震荡：脊髓损伤后出现短暂性功能抑制状态。大体病理无明显器质性改变，显微镜下仅有少许水肿，神经细胞和神经纤维未见破坏现象。临床表现为受伤后脊髓损伤平面以下发生弛缓性瘫痪，感觉、运动、反射及括约肌功能全部或大部分丧失。一般在数小时到数日后感觉和运动功能开始恢复，不留任何神经系统后遗症。

（2）不完全性脊髓损伤：根据脊髓损伤节段水平，范围不同，临床可有很大区别，脊髓损伤平面以下感觉和运动功能部分丧失，称为不完全性脊髓损伤，包括4种类型。①前脊髓综合征：颈脊髓前方受压严重，有时可引起脊髓前中央动脉闭塞，出现四肢瘫痪，下肢瘫痪重于上肢瘫痪。但下肢和会阴部仍保持位置觉和深感觉，有时甚至还保留浅感觉。在不完全性损伤中预后最差。②后脊髓综合征：脊髓受损平面以下运动功能和痛、温觉、触觉存在，深感觉全部或部分消失。③中央脊髓综合征：多因颈椎过伸性损伤时，颈椎管容积急剧减小，脊髓受黄韧带皱褶椎间盘或骨刺的前后挤压，使脊髓中央管周围的传导束受到损伤。患者损伤平面以下四肢瘫痪，上肢瘫痪重于下肢瘫痪，没有感觉分离。④脊髓半切综合征：又名Brown-Scquard综合征，为脊髓的半横切损伤。脊髓损伤平面以下同侧肢体的运动及深感觉消失，对侧肢体痛觉和温觉消失。

（3）完全性脊髓损伤：损伤平面以下可有弛缓性瘫痪，感觉、运动、反射及括约肌功能完全丧失，包括肛门周围的感觉和肛门括约肌的收缩运动丧失，称为脊髓休克期。这是脊髓失去高级中枢控制的一种病理生理理象。2~4周后逐渐演变成痉挛性瘫痪，表现为肌张力增高，腱反射亢进，并出现病理件锥体束征。胸腰段脊髓损伤使下肢的感觉与运动功能发生障碍，称为截瘫。颈段脊髓损伤后，双上肢也有神经功能障碍，称为四肢瘫痪。上颈椎损伤时四肢均为痉挛性瘫痪，下颈椎损伤时由于脊髓颈膨大部位和神经根的毁损，上肢表现为弛缓性瘫痪，下肢仍为痉挛性瘫痪。

（4）脊髓圆锥损伤：第12胸椎和第1腰椎骨折可发生脊髓圆锥损伤，表现为会阴部（鞍区）皮肤感觉缺失，括约肌功能丧失致大小便不能控制和性功能障碍，双下肢的感觉和运动功能仍保留正常。

（5）马尾神经损伤：第2腰椎以下骨折或骨折-脱位，可以单纯损伤马尾神经，可以完全损伤和不完全损伤。完全损伤时可出现感觉丧失、迟缓性瘫痪、腱反射消失。

知识点20：脊髓损伤严重程度分级　　　　　　副高：熟练掌握　　正高：熟练掌握

脊髓损伤严重程度分级可作为脊髓损伤的自然转归和治疗前后对照的观察指标。依据脊髓损伤的临床表现进行分级，目前较常用的是弗兰克尔（Frankel）功能分级（表3-15-1）。

表3-15-1　Frankel功能分级

级　别	功　能
A	完全瘫痪
B	感觉功能不完全丧失，无运动功能
C	感觉功能不完全丧失，有非功能性运动

续 表

级 别	功 能
D	感觉功能不完全丧失，有功能性运动
E	感觉、运动功能正常

知识点21：脊髓损伤的辅助检查　　　　　副高：熟练掌握　正高：熟练掌握

（1）实验室检查：除检查血、尿、便常规外，还要进行血、尿的生化检查，包括血钠、氯、磷、尿素氮、磷酸酶、动脉血氧分压和二氧化碳分压等。

（2）X线检查：包括整个脊柱的正、侧位，必要时摄斜位，观察骨折部位、类型及称位情况。

（3）CT、MRI：可显示脊髓受压和椎管内软组织情况。

知识点22：脊髓损伤的治疗要点　　　　　　　副高：熟悉　正高：熟悉

（1）急性期治疗：伤后6小时内是关键时期，24小时内为急性期，应抓紧时间治疗。

（2）固定和制动：一般先采用枕颌带牵引或持续颅骨牵引，防止因损伤部位移位而产生脊髓再损伤。

（3）减轻脊髓水肿和继发性损害的药物治疗：①地塞米松10～20mg静脉滴注，连续应用5～7日后，改为口服，3次/日，0.75mg次，维持2周左右。②20%甘露醇250ml静脉滴注，2次/日，连续5～7日。③甲泼尼龙冲击疗法，只适用于受伤8小时以内者。1次给药30mg/kg，15分钟静脉注射完毕，休息45分钟，休息的同时静脉使用保护胃黏膜药物（如奥美拉唑、兰索拉唑等），以免大剂量激素引起胃肠道并发症。在之后23小时内以5.4mg（kg·h）剂量持续静脉滴注，同时使用心电监护仪密切观察生命体征变化。该治疗可减轻外伤后神经细胞变性，降低组织水肿，改善脊髓血流量，预防损伤后脊髓缺血进一步加重，促进新陈代谢和预防神经纤维变性。④高压氧治疗，一般伤后4～6小时内应用。脊髓损伤后患者的细胞会逐渐坏死和凋亡，此时可以通过高压氧治疗来缓解病情。具体方法是将患者置于密封的高压氧舱中，纯氧可通过气压进入受损的脊髓细胞中，以此来激活细胞，从而促进脊髓的修复，同时还能预防脊髓发生继发性病变。

（4）手术治疗：手术只能解除对脊髓的压迫和恢复脊柱的稳定性，目前还无法使损伤的脊髓恢复功能。手术的途径和方式视骨折的类型和致压物的部位而定。颈椎损伤行椎板减压术，胸腰椎损伤行前路减压术、后外侧减压术，脊髓圆锥和马尾损伤行后方切开复位术、椎板切除术、减压术，开放性脊髓损伤行清创术、椎板减压与探查术、硬脊膜修补术。手术指征包括：①脊柱骨折-脱位有关节突交锁者。②脊柱骨折复位不满意，或仍有脊柱不稳定因素存在者。③影像学显示有碎骨片突出至椎管内压迫脊髓者。④截瘫平面不断上升，提示椎管内有活动性出血者。

知识点23：脊髓损伤的护理评估　　　　副高：熟练掌握　　正高：熟练掌握

了解患者受伤原因、部位，受伤时体位，精神状况，肢体感觉运动，有无原发脊椎疾病；检查胸式呼吸是否存在，频率是否变快变浅，是否出现腹式呼吸；躯体感觉、运动功能是否障碍。评估患者营养状况、疼痛程度及生活自理程度等。评估肢体活动度，感觉平面，相关生理反应，是否合并其他部位损伤。

知识点24：脊髓损伤的护理诊断　　　　副高：熟练掌握　　正高：熟练掌握

（1）气体交换受损、低效性呼吸型态：与脊髓损伤、呼吸肌无力、呼吸道分泌物存留有关。

（2）体温过高或体温过低：与脊髓损伤、自主神经系统功能紊乱有关。

（3）尿潴留：与脊髓损伤、逼尿肌无力有关。

（4）便秘：与脊髓神经损伤、液体摄入不足、饮食和活动受限有关。

（5）有皮肤完整性受损的危险：与肢体感觉及活动障碍有关。

（6）自我形象紊乱：与受伤后躯体运动障碍或肢体萎缩变形有关。

知识点25：脊髓损伤的护理措施　　　　副高：熟练掌握　　正高：熟练掌握

（1）心理护理：脊柱骨折或伴有脊髓损伤，患者心理负担很大，担心治疗效果、长期卧床、生活不能自理，尤其截瘫患者，表现焦躁不安、性格改变，甚至产生轻生念头。要加强心理支持，主动关心患者，使其正视现实，增强治疗信心。

（2）生活护理：加强生活护理，尽量满足患者生活需要，坚持做好基础、皮肤和口腔护理，加强尿便管理。鼓励患者逐渐锻炼，尽量做到生活自理。外伤性截瘫患者3个月后，指导患者练习坐起，逐渐使用拐杖或轮椅下地活动。

（3）饮食护理：提供富有营养的易消化饮食，鼓励患者多吃水果蔬菜，多饮水。

知识点26：脊髓损伤并发症的护理措施　　　　副高：熟练掌握　　正高：熟练掌握

脊髓损伤一般不直接危及生命，其并发症是导致患者死亡的主要原因。

（1）呼吸衰竭和呼吸道感染：颈脊髓损伤时，由于肋间神经支配的肋间肌完全麻痹，胸式呼吸消失，患者能否生存，很大程度上取决于腹式呼吸是否存在。呼吸道感染是晚期死亡的常见原因。由于呼吸肌力量不足，或者患者因怕疼不敢深呼吸和咳嗽，使呼吸道的阻力增加，分泌物不易排出，久卧者容易产生坠积性肺炎。一般在1周内便可发生呼吸道感染，吸烟者更易发生。患者常因呼吸道感染难以控制或痰液堵塞气管窒息而死亡。①严密观察：观察患者的呼吸功能，如呼吸频率、节律、深浅，有无异常呼吸音，有无呼吸困难表现等；监测血氧饱和度。②氧气吸入：若患者呼吸＞22次/分、鼻煽，摇头挣扎、嘴唇发绀等，则应立即吸氧，寻找和解除原因，必要时协助医生行气管插管、气管切开或呼吸机辅助呼吸等。

③减轻脊髓水肿：遵医嘱给予地塞米松、甘露醇、甲泼尼龙等治疗，以避免因进一步脊髓损伤而抑制呼吸功能。④保持呼吸道通畅：预防因气道分泌物阻塞而并发坠积性肺炎和肺不张。指导患者深呼吸和咳嗽咳痰，每2小时协助翻身拍背1次，遵医嘱给予雾化吸入，经常做深呼吸和上肢外展动作，以促进肺膨胀和有效排痰。对不能自行咳嗽咳痰或有肺不张者及时吸痰。对气管插管或气管切开者做好相应护理。及时处理肠胀气、便秘，不要用厚棉被压盖胸腹，以免影响患者呼吸。⑤控制感染：已经发生肺部感染者应遵医嘱选用合适的抗生素，注意保暖。

（2）体温异常的护理：①高热护理，患者体温在40～42℃，乙醇擦浴、冰袋、冰帽、冰囊等物理降温，应用冰袋、冰帽加好衬垫，冰囊要用离被架，以免引起局部冻伤；药物降温；降低室内温度；冷却补液；多饮水，给易消化饮食。②低温护理，注意保暖，提高室温，物理升温，给易消化、营养丰富饮食。

（3）泌尿系统感染和结石：①留置导尿或间歇导尿，在脊髓休克期应留置导尿，持续引流尿液并记录尿量，以防膀胱过度膨胀。2～3周后改为每4～6小时开放1次尿管，或白天每4小时导尿1次，晚间6小时导尿1次，以防膀胱萎缩。②排尿训练，根据脊髓损伤部位和程度不同，3周后部分患者排尿功能可逐渐恢复、但脊髓完全性损伤者则需要进行排尿功能训练。当膀胱胀满时，鼓励患者增加腹压，用右手由外向内按摩下腹部，待膀胱缩成球状，紧按膀胱底向前下方挤压，在膀胱排尿后用左手按在右手背上加压，待尿不再流出时，可松手再加压一次，将尿排尽，训练自主性膀胱，争取早拔去导尿管，这种方法对马尾神经损伤者特别有效。同时，根据患者病情训练膀胱的反射排尿功能。③预防感染，鼓励患者每日饮水3000ml以上，以稀释尿液，尽量排尽尿液，减少残余尿；每日清洁会阴部2次，根据需要更换尿袋及导尿管；必要时做膀胱冲洗，以冲出膀胱中积存的沉渣；定期检查残余尿量、尿常规和中段尿培养，及时发现泌尿系统感染征象。一旦发生感染，增加饮水或输液量，持续开放导尿管，遵医嘱使用抗生素，病情允许时抬高床头。需长期留置导尿管而又无法控制泌尿系统感染者，应教会患者遵循无菌操作法进行间歇导尿，也可做永久性耻骨上膀胱造瘘术。

（4）便秘：多食富含膳食纤维的食物、新鲜水果和蔬菜，多饮水。在餐后30分钟做腹部按摩，从右到左，沿大肠走行的方向，以刺激肠蠕动。对顽固性便秘者可遵医嘱给予灌肠或缓泻剂。部分患者通过持续的排便训练可逐渐建立起反射性排便。方法为尽量取坐位以增加腹压，每日定时用手指按压肛门周围或者扩张肛门，刺激括约肌，反射性地引起肠蠕动。

知识点27：脊髓损伤并发截瘫的护理措施　　　　副高：熟练掌握　　正高：熟练掌握

（1）呼吸道护理：疼痛、长期卧床、呼吸肌麻痹等因素均可导致呼吸不畅，发生坠积性肺炎，甚至呼吸衰竭。护理时鼓励患者做深呼吸、有效咳嗽，给予翻身拍背，同时，可雾化吸入抗生素、地塞米松或糜蛋白酶，以稀释分泌物利于排出，必要时吸痰。对于应用呼吸机进行辅助呼吸的患者，注意对呼吸机的监管。有气管切开的患者，保持呼吸道通畅，加强气管切开的护理。

（2）泌尿系统护理：做好留置尿管的护理。早期留置尿管持续引流，2～3周后定时开放，每4～6小时开放1次，平时夹闭，以使膀胱充盈，防止膀胱萎缩及感染，并训练自律性膀胱。鼓励患者多饮水，可预防泌尿系统感染和结石。

（3）皮肤护理：截瘫长期卧床的患者，骨突起部位的皮肤长时间受压，易发生压疮。预防的关键是间歇性解除压迫。防治方法是保持床褥平整、皮肤清洁、应用气垫或分区充气床垫、定时翻身，每2～3小时1次，24小时不间断。对骨突起部位进行局部50%乙醇擦洗和按摩。已发生压疮的、浅表的可用红外线灯烘烤，深度压疮要去除坏死组织、换药，使炎症控制后植皮。

（4）其他：防止体温过高、过低，腹胀，便秘等。

> **知识点28：脊髓损伤的健康指导**　　　　副高：熟练掌握　正高：熟练掌握

（1）消除恐惧、紧张和忧郁心理，帮助患者树立战胜疾病的信心，积极配合治疗。

（2）根据受伤部位和腹胀程度决定进食时间，高位截瘫禁食1周后，进流质或半流质饮食，2周后进软食。截瘫患者无腹胀者伤后3天可进半流食，逐渐过渡到软食。

（3）颈椎骨折者颈部用颈托制动，防止加重脊髓损伤。

（4）胸腰椎骨折后腰背垫枕起固定作用。

（5）颈脊髓损伤时，体温调节中枢丧失正常的调节功能，常出现高热或低温，高热时一般采用物理降温，低温时应做好保暖工作，但避免用热水袋，以防烫伤皮肤。

（6）颈椎骨折牵引治疗时，不能随意增减牵引重量，不能在牵引装置上盖物，缩短或加长牵引绳之牵引装置的砝码倚床或落地，影响牵引效果。

（7）预防并发症：①压疮，卧气垫床，2小时翻身1次，按摩骨隆突处，翻身时避免拖、拉、推等；保持床单平整、清洁干燥，温水擦浴每天2次，以保持皮肤清洁。②肺部感染，冬天注意保暖，避免着凉而诱发呼吸道感染；保持口腔清洁，训练深呼吸，鼓励患者有效咳嗽、咳痰。③泌尿系统感染和结石，保持会阴部清洁卫生，大小便污染后即时擦洗，留置导尿者应妥善固定导尿管及引流管的位置，受伤后2周内持续引流，以后2～4小时开放引流1次，每日饮水＞4000ml。④大便的管理，预防便秘应调节饮食，多食蔬菜和水果，揉按腹部每天2～3次，必要时在医护人员指导下服缓泻剂。大便失禁时，应及时擦拭，并保持肛周皮肤清洁。⑤肢体畸形的预防，足下垂最常见，可用枕头或保护垫支持，翻身时避免足下垂的位置，主动或被动踝关节屈曲动作，每天最大幅度地活动髋部，注意充分伸直和外展。每日数次将膝关节完全伸直。

（8）功能锻炼：将功能锻炼的方法教会家属及患者，功能锻炼包括已瘫痪与未瘫痪的肌肉和关节活动，特别强调未瘫痪部分的主动活动。

（9）复诊：告知患者定期返院复诊，随时监测病情变化，及时发现并发症并处理。

第五节　骨盆骨折

> **知识点1：骨盆骨折的概念**　　　　副高：熟练掌握　正高：熟练掌握

骨盆为一完整的闭合骨环，它由两侧髋及骶骨组成，前方由耻骨联合相连接，后方由髂骨与骶骨的关节面形成骶髂关节。骨盆结构坚固，损伤多因高能量外力所致。骨盆骨折是指骨盆壁的一处或多处连续性中断。发病率占全身骨折的1.5%，是临床上较多见骨折之一。常合并静脉丛和动脉大量出血，以及盆腔内脏器的损伤。

骨盆骨折多由强大暴力挤压或直接撞击导致，少数由肌肉猛烈收缩引起。

（1）直接暴力：是引起骨盆骨折的主要原因，如交通事故、砸伤及高处坠落等。也可以因肌肉强力收缩引起髂前上棘、髂前下棘、坐骨结节等处骨折。

（2）应力暴力：应力暴力作用于骨盆侧方，先使其前环薄弱处耻骨上下肢发生骨折，应力继续，使髂骨翼向内（或内翻），在后环骶髂关节或其邻近发生骨折或脱位。侧方的应力使骨盆向对侧挤压并变形。当暴力作用于骨盆后方，使髂骨翼向外翻，先使前环耻、坐骨支骨折或耻骨联合分离，应力继续，髂骨更向外翻，使骶髂关节或其邻近发生损伤，骨盆环的变形使伤侧髂骨翼向内翻或扭转，与对侧半骨盆分开。

（1）按骨折位置与数量分类

1）骨盆边缘撕脱性骨折：因肌肉猛烈收缩而造成骨盆边缘肌肉附着点撕脱性骨折，骨盆环不受影响。最常见的有髂前上棘撕脱骨折、髂前下棘撕脱骨折和坐骨结节撕脱骨折。多见于青少年运动损伤。

2）髂骨翼骨折：多为侧方挤压暴力所致，移位不明显，可为粉碎性骨折，不影响骨盆环。

3）骶尾骨骨折：骶骨骨折可位于骶骨翼部、骶孔处或正中骶管区，后两者损伤时可分别损伤骶神经和马尾神经。尾骨骨折通常于滑倒坐地时发生，常伴骶骨末端骨折，一般移位不明显。

4）骨盆环骨折：单处骨盆环骨折不会引起骨盆环变形，骨盆环双处骨折时常伴骨盆变形，包括双侧耻骨上、下支骨折，耻骨上、下支骨折合并耻骨联合分离、合并骶髂关节脱位或合并髂骨骨折；髂骨骨折合并骶髂关节脱位；耻骨联合分离合并骶髂关节脱位等。产生这类骨折的暴力通常较大，往往并发症也较多。

（2）按受伤机理分类

1）分离性骨盆骨折：这种骨盆骨折是前后挤压导致的，大多数患者的耻骨分离，严重时还可能会导致骶髂前后韧带出现损伤等。

2）压缩性骨盆骨折：这种骨盆骨折是由侧方挤压导致的，占整个骨盆骨折的50%左右。比较常见的骶骨骨折、单侧骨盆骨折等都属于这种类型。

3）垂直性骨盆骨折：如果骨盆受到垂直或者斜行外力损伤，导致骨折时，就会出现垂直性骨盆骨折。患者的骨盆在垂直方向和旋转方向会变得非常不稳定。

4）混合外力性骨盆骨折：当骨盆受到侧方挤压、剪切力等联合损伤时，不但会导致骨盆环骨折，还会让骨盆韧带损伤，这属于混合外力性骨盆骨折。

（3）按骨盆骨折后骨盆是否稳定分类

1）A型：稳定骨折，即骨盆后环完整的骨盆前环、骨盆边缘或骶、尾骨骨折。可分为：①A_1型：不影响骨盆环完整的撕脱性骨折及耻骨支或坐骨支骨折。②A_2型：稳定的髂骨翼骨折或轻度移位的骨盆环骨折。③A_3型：未累及骨盆环的骶骨或尾骨横断骨折。

2）B型：为部分稳定性骨折，即骨盆的前后环均损伤，骨盆旋转不稳定、垂直稳定。可分为：①B_1型：分离型骨折，外旋不稳开书型骨折。②B_2型：侧方挤压型损伤，半侧骨盆内旋不稳定。③B_3型：双侧B型损伤。

3）C型：旋转及垂直均不稳定骨折（稳直剪力），同时累及前后环，其特点为整个骨盆底破裂（骶髂复合体的破裂）。可分为：①C_1：单侧损伤失稳。②C_2：双侧损伤失稳。③C_3：双侧C型损伤。

知识点4：骨盆骨折的临床表现	副高：熟练掌握　正高：熟练掌握

疼痛广泛，活动下肢或坐位时加重。

（1）局部肿胀，在会阴部、耻骨联合处可见皮下瘀斑，压痛明显。

（2）从两侧髂嵴部位向内挤压或向外分离骨盆环，骨折处均因受到牵扯或挤压而产生疼痛（骨盆挤压分离试验）。

（3）患侧肢体缩短，从脐至内踝长度患侧缩短。但从髂前上棘至内踝长度患侧常不缩短，股骨头中心脱位的例外。在骶髂关节有脱位时，患侧髂后上棘较健侧明显凸起，且与棘突间距离也较健侧缩短，表示髂后上棘向后、向上、向中线移位。

（4）全身情况：出血多时，表现为神志淡漠、皮肤苍白、四肢厥冷、尿少脉快、血压下降等失血性休克征象，多为伴有血管损伤内出血所致。

知识点5：骨盆骨折的辅助检查	副高：熟练掌握　正高：熟练掌握

（1）X线检查：以明确骨折及脱位的部位、类型、移位程度。

（2）CT检查：进一步了解骨折的移位情况。

（3）B超检查：了解有无内脏损伤。

（4）磁共振成像：可发现骨盆部位的肌肉、肌腱、韧带、神经等软组织损伤和隐匿的骨折。

知识点6：骨盆骨折的治疗要点	副高：熟悉　正高：熟悉

骨盆骨折一般情况严重复杂，特别注意全身状况，优先处理危及生命的并发症，然后处理骨折。

（1）非手术治疗：骨盆骨折非手术治疗是传统的治疗方案，包括卧床、手法复位、下肢骨牵引和骨盆悬吊牵引。

（2）手术治疗：根据骨折部位采取相应的手术方式。骶骨骨折及骶髂关节脱位的后路内固定术；垂直剪切骨折的后路开放内固定术；骶髂关节前路稳定术；耻骨联合分离的钢板螺钉内固定术；骶骨骨折髂骨间棒固定术等。

| 知识点7：骨盆骨折的护理评估 | 副高：熟练掌握　正高：熟练掌握 |

评估患者生命体征是否平稳，了解有无创伤性和失血性休克。了解受伤原因，受伤时的体位及环境，伤后功能障碍的发展情况，急救处理的经过，搬运的方式。检查骨盆局部患侧髂后上棘是否较健侧突起，局部有无肿胀，会阴部皮下有无瘀斑。双手向骨盆中线挤压或向两侧分离髂嵴，是否出现伤处的明显疼痛或骨擦感。从剑突到双侧髂前上棘的距离是否对称，或从脐到内踝长度是否缩短，患者能否坐起。有无尿液渗漏，有无大便失禁等。

| 知识点8：骨盆骨折的护理诊断 | 副高：熟练掌握　正高：熟练掌握 |

（1）体液不足：与骨盆骨折失血过多有关。
（2）疼痛：与骨盆骨折有关。
（3）躯体移动障碍：与神经肌肉损伤、骨盆悬吊牵引有关。
（4）有皮肤完整性受损的危险：与长期卧床、局部皮肤受压有关。
（5）有感染的危险：与长期卧床有关。
（6）潜在并发症：腹膜后血肿、膀胱及尿道损伤、直肠损伤、神经损伤等。
（7）尿潴留：与骨盆骨折有关。
（8）知识缺乏：缺乏康复功能锻炼知识。

| 知识点9：骨盆骨折的护理措施 | 副高：熟练掌握　正高：熟练掌握 |

（1）急救处理：处理可疑骨盆骨折患者的程序如下。①密切观察生命体征变化：测量血压、脉搏，了解出血情况，有无休克。②建立输血补液途径：尽早开放静脉通路补液或输血。

（2）尽早行X线和CT检查：以明确骨折及类型。

（3）排尿、导尿：患者自行排尿，尿液无血，泌尿系损伤可能性不大。如尿血可能有泌尿系统损伤，尿道口流血，表示尿道损伤；若患者不能排尿，进行导尿，导尿管顺利插入，尿道损伤可能性不大。插入导尿管后如导出血尿提示膀胱以上损伤，导不出尿时，行膀胱注水试验，阳性意味着膀胱损伤。

（4）观察直肠情况：注意有无腹膜炎或直肠周围感染表现。

（5）观察腹部：如有腹部疼痛，行诊断性腹腔穿刺，进一步明确有无腹内脏器损伤。

（6）卧床患者：做好生活护理，预防并发症。

（7）牵引及固定患者：做好相应的护理，保证固定效果并进行功能锻炼。

知识点10：骨盆骨折并发症的护理措施　　　　　副高：熟悉　正高：熟悉

（1）腹膜后血肿：观察有无腹痛、腹胀、呕吐、肠鸣音和腹膜刺激征，并定时测量腹围，以判断是否合并腹膜后血肿、腹腔脏器损伤及膀胱损伤。由于骨折出血沿腹膜后疏松结缔间隙蔓延到肾区或膈下，形成腹膜后血肿，不仅可造成失血性休克，还可引起麻痹性肠梗阻。严重创伤时可合并腹腔脏器损伤，出现腹腔内出血，表现为腹痛、腹肌紧张，腹腔穿刺抽出不凝血。膀胱充盈时易受直接打击或被骨折刺伤而致膀胱破裂，表现为腹痛明显，并有明显的腹肌紧张、压痛、反跳痛，腹腔可抽出血性尿液。如在病情稳定后，患者又出现腹胀、腹痛等症状，多为腹腔内血肿刺激而引起肠麻痹或神经紊乱所致，应给予禁食、肛管排气、胃肠减压等处理来缓解症状，同时还应密切观察病情变化。

（2）盆腔内脏损伤：①膀胱或后尿道损伤，观察患者有无血尿、排尿困难或少尿、无尿，急性腹膜炎，以判断其膀胱、尿道损伤情况。膀胱和尿道损伤时均需行修补术。如膀胱颈部或后壁破裂，尿液流入腹膜腔，会有明显的腹膜刺激征，导尿时无尿液流出；如发生尿道断裂情况，患者常表现有尿道出血、排尿障碍、疼痛等。应妥善固定导尿管，以防脱落。②直肠损伤，严格禁食，并遵医嘱静脉补液，合理应用抗生素预防感染。若行结肠造口术，保持造口周围皮肤清洁干燥，观察有无局部感染征象。

（3）神经损伤：主要是腰骶神经丛与坐骨神经损伤。及早鼓励并指导患者做肌肉锻炼，定时按摩、理疗，促进局部血液循环，防止失用性肌萎缩。有足下垂者，穿丁字鞋或应用衬垫支撑，保持踝关节功能位，防止跟腱挛缩畸形。同时，辅以神经营养药物以促进神经恢复。

（4）脂肪栓塞与静脉栓塞：嘱患者绝对卧床，予以高流量氧气吸入、抗凝、溶栓等处理，同时监测生命体征、意识、血氧饱和度、血气分析和出凝血时间等。

知识点11：骨盆骨折牵引的护理措施　　　　　副高：熟悉　正高：熟悉

（1）骨盆兜带悬吊牵引：骨盆兜带用厚帆布制成，其宽度上抵髂骨翼，下达股骨大转子，依靠骨盆挤压合拢的力量，使耻骨联合分离复位。选择宽度适宜的骨盆兜带，悬吊重量以将臀部抬离床面为宜，不要随意移动，保持兜带平整，排便时尽量避免污染兜带。

（2）下肢牵引：为了减轻疼痛和股骨头对髋臼挤压，一般都是双下肢同时牵引，因为如果只牵患侧一方，易使骨盆出现倾斜，容易造成肢体内收畸形，影响以后的走路功能，并可发生腰痛和髋部疼痛。

（3）皮牵引：重量6~8kg，牵引时保持患肢外展15°~30°中立位，维持有效牵引，不随意增减牵引的重量，定时检查牵引带的松紧、位置，受压皮肤有无红肿、水疱，骨突出处垫以棉垫，定时按摩受压部位，观察肢端皮温、颜色和足背伸活动，防止牵引带下滑卡压膝部、踝部，影响患肢血液循环。

知识点 12：骨盆骨折的健康指导　　　　副高：熟练掌握　正高：熟练掌握

（1）轻症无移位骨折回家疗养者，要告知患者卧床休息的重要性，禁止早期下床活动，防止骨折发生移位。

（2）对耻骨联合分离而要求回家休养的患者，应告知禁止侧卧，并教会其家属如何正确使用骨盆兜，以及皮肤护理、会阴清洁的方法，预防压疮和泌尿系统感染。

（3）对骨盆内固定术后出院患者，嘱患者出院后第1个月、第3个月定期复查，检查内固定有无移位及骨折愈合等情况。

（4）指导患者按康复计划进行功能锻炼，首次下床时，多数患者会出现眩晕等直立性低血压表现，嘱患者在床边站立5分钟以上未出现头晕现象再行走。

（5）生活规律，合理安排饮食，适当控制体重。

（6）保持心情愉快和充足睡眠，提高体质，促进骨折愈合。

第六节　髋关节脱位

知识点 1：髋关节脱位的概念　　　　副高：熟练掌握　正高：熟练掌握

髋关节由股骨头和髋臼构成，是人体最大的杵臼关节。髋臼为半球形，深而大，周围有韧带和肌肉附着，结构十分稳定，故往往只有较大暴力才能导致髋关节脱位。约50%髋关节脱位同时合并骨折。

知识点 2：髋关节脱位的病因与病理　　　　副高：熟悉　正高：熟悉

（1）病因：髋关节脱位为间接外力所致，即当髋关节屈曲或伴有内收时，膝部受到强大的暴力作用，经股骨干传至股骨头向后冲出关节囊。也可于患者弯腰工作时，暴力作用于腰骶部，同样可使股骨头向后冲出关节囊，发生髋关节后脱位。

（2）病理：病理改变包括骨骼和软组织两方面变化，其改变随年龄增长而日益加重。由于是强大暴力引起的脱位，所以常常伴有髋臼骨折和多发性损伤。髋关节脱位按脱位后股骨头位置分为：后脱位、前脱位、中心脱位。以后脱位最多见，占85%～90%，前脱位和中心脱位少见，多发生于重大交通事故，中心脱位都伴有骨盆骨折，甚至盆内脏器损伤，一般都出现失血性休克。

知识点 3：髋关节脱位的临床表现　　　　副高：熟练掌握　正高：熟练掌握

（1）症状：患侧髋关节疼痛，主动活动功能丧失，被动活动时引起剧痛。

（2）体征：①后脱位。髋关节呈屈曲、内收、内旋及短缩畸形。臀部可触及向后上突出移位的股骨头。合并坐骨神经损伤时，多表现以腓总神经损伤为主的体征，出现足下垂、趾背伸无力、足背外侧感觉障碍等，足部出现神经营养性改变，如早期出现皮肤潮红、皮温增高、干燥无汗等；晚期出现皮肤苍白、皮温降低、自觉寒冷及皮纹变浅等。这些多为牵拉引起的暂时性功能障碍，大多数患者在伤后可逐渐恢复。②前脱位。髋关节呈明显外旋、轻度屈曲和外展畸形，患肢很少短缩，合并周围骨折损伤也较少见。腹股沟肿胀，可摸到股骨头。

知识点4：髋关节脱位的辅助检查　　　　副高：熟练掌握　正高：熟练掌握

X线检查：可明确脱位类型及有无骨折，必要时行CT检查，明确髋臼后缘及关节内骨折情况。

知识点5：髋关节脱位的治疗要点　　　　副高：熟悉　正高：熟悉

（1）髋关节后脱位：需要在全身麻醉或椎管内麻醉下行手法复位。最初24～48小时是复位的黄金时期，应尽可能在24小时复位完毕，48～72小时后再复位十分困难。复位操作前需要充分的影像学检查，以排除相关骨折的存在。复位方法以屈髋屈膝位顺股骨轴线牵引较为稳妥可靠，提拉法（Allis法）为仰卧位牵引，悬垂法（Stimson法）为俯卧位牵引。复位时手法应徐缓，持续使用牵引力，严禁暴力或突然转向，遇有阻力时更不可强行扭转。对复杂脱位患者考虑到合并骨折，主张早期切开复位与内固定。

（2）髋关节前脱位：同样在麻醉下行手法复位。顺患肢轴线牵引时，术者自前而后推动股骨头，使其向髋臼方位移动，内收下肢使之还纳。手法复位2次不成功必须考虑切开复位。

（3）髋关节中心脱位：因可有失血性休克及合并腹部脏器损伤，必须及时处理。股骨头轻度内移者，可以行持续皮牵引。股骨头内移较明显者需要行骨牵引，股骨头不能复位或同时伴有髋臼骨折复位不良者，需要行切开复位内固定。如晚期发生严重的创伤性关节炎，可考虑人工关节置换术或关节融合术。

（4）髋关节陈旧性脱位：因髋臼内充满纤维瘢痕，周围软组织挛缩，手法复位不易成功。可根据脱位时间、局部病变和伤员情况，决定处理方法。对关节面破坏严重者，可根据患者职业决定做髋关节融合术或人工关节置换术。

知识点6：髋关节脱位的护理评估　　　　副高：熟练掌握　正高：熟练掌握

（1）健康史：了解损伤史，包括外力大小、作用部位和方向，伤后急救过程。有无骨关节疾病和先天性畸形，有无习惯性脱位等。

（2）身体状况：进行身体检查，注意全身表现，有无内脏损伤和休克。检查关节局部体征，有无疼痛、肿胀、功能障碍，尤其畸形、弹性固定、关节部位空虚等脱位特有体征。X线检查可显示有无脱位、类型及有无骨折。

（3）心理-社会支持：患者对突发事件的应对态度，对较长时间停止学习或工作的反应，焦虑与恐惧的程度，家属的态度等。

知识点7：髋关节脱位的护理诊断 副高：熟练掌握　正高：熟练掌握

（1）疼痛、肿胀：与脱位、牵引有关。

（2）躯体移动障碍：与骨折脱位、制动、固定有关。

（3）知识缺乏：缺乏外固定与康复锻炼知识。

（4）焦虑：与担忧预后有关。

（5）潜在并发症：血管、神经受损。

知识点8：髋关节脱位的护理措施 副高：熟练掌握　正高：熟练掌握

（1）心理护理：耐心倾听患者诉说，关心患者的病痛，细心照顾患者的生活，解除患者的恐惧与焦虑情绪。

（2）密切观察：观察患者的生命体征，有无休克。观察局部脱位症状，复位后是否消失。

（3）疼痛护理：任何操作都要轻柔，避免引起不必要的疼痛，伤后24小时之内冷敷，减轻肿胀疼痛，之后热敷，促进吸收、减少肌肉痉挛疼痛。疼痛较重查明原因后可酌情应用镇痛药。

（4）患肢护理：患肢抬高，以利静脉回流，减轻肿胀。固定牢固并保持功能位或必要的位置。

（5）功能锻炼：复位固定后开始功能锻炼，防止关节僵硬和肌肉萎缩。早期固定范围内肌肉等长舒缩，解除固定后逐渐增加活动力量和范围，其他关节始终保持功能锻炼。

（6）并发症护理：对并发骨折的患者，要及时发现，合理治疗。对伴有血管神经损伤的患者加强护理，观察病情进展，促进功能恢复。伴有内脏损伤者观察治疗效果。髋关节脱位可导致股骨头坏死，切忌伤后3个月之内患肢负重。

知识点9：髋关节脱位的健康指导 副高：熟练掌握　正高：熟练掌握

指导患者正确进行功能锻炼，3个月内避免患肢负重，如果病情变化，及时就诊。

第十六章　烧伤患者的护理

| 知识点1：烧伤的概念 | 副高：熟练掌握　正高：熟练掌握 |

烧伤是由热力（如火焰、热液、热蒸汽及热金属等）、电流、放射线或某些化学物质等引起皮肤甚至深部组织的损伤，以热力烧伤为多。

| 知识点2：烧伤分度及临床表现 | 副高：熟练掌握　正高：熟练掌握 |

烧伤的严重程度取决于受伤组织的范围和深度，烧伤深度可分为Ⅰ度、Ⅱ度和Ⅲ度（表3-16-1）。

表3-16-1　烧伤分度及临床表现

程　度	症　状
Ⅰ度烧伤	红斑性烧伤：有红、肿、痛、热、感觉过敏，皮肤表面干燥，无水疱
Ⅱ度烧伤	
浅Ⅱ度烧伤	水疱性烧伤：剧痛、感觉过敏、有水疱；水疱皮剥脱后，见创面均匀发红，水肿明显
深Ⅱ度烧伤	感觉迟钝，有或无水疱，基底苍白，周围红色斑点，创面潮湿
Ⅲ度烧伤	疼痛消失，皮肤无弹性，干燥无水疱，呈皮革状、蜡状、焦黄或炭化，严重时可伤及肌肉、神经、血管、骨骼和内脏

| 知识点3：烧伤的分类 | 副高：熟练掌握　正高：熟练掌握 |

根据不同的致伤原因，可将烧伤分为以下3类。

（1）热力烧伤：指由火焰、热液、高温气体、激光、炽热金属液体或固体等所引起的组织损害，为通常所称的或狭义的烧伤。

（2）电烧伤：是指因电流造成人体损伤的总称，也称为电损伤，为广义上的电烧伤。因电引起的烧伤有2类。①由电火花引起的烧伤称为电弧烧伤，其性质和处理同火焰烧伤；②由电流通过人体所引起的烧伤称为电烧伤，为狭义的电烧伤，通常所指的电烧伤为电流直接伤。其严重程度与电流强度和性质、电压、接触部位的电阻、接触时间长短和电流在体内路径等因素有关。

（3）化学烧伤：人体接触到强酸强碱类化学物质而引起的损伤。损伤程度除与化学物质的性质有关外，还取决于剂量、浓度和接触时间的长短。

知识点4：烧伤的病理生理　　　　　　　　副高：熟练掌握　正高：熟练掌握

（1）局部变化：热力作用于局部皮肤和黏膜产生炎性反应，使不同层次的细胞因蛋白质变性而坏死。组织坏死释放组胺类血管活性物质，使毛细血管扩张充血，通透性增加，血浆样液体渗透到组织间和体外，导致形成局部水肿、水疱或渗出性创面。深度烧伤可致皮肤脱水、凝固，甚至炭化形成焦痂。

（2）全身变化：较大面积烧伤后，可引起全身性的烧伤反应，机体释放出多种血管活性物质，如组胺、5-羟色胺（5-HT）、激肽、前列腺素类、儿茶酚胺、氧自由基、肿瘤坏死因子、血小板活化因子、溶酶体酶等，引起烧伤后微循环变化和毛细血管通透性增加，导致以下几种情况。①血容量减少。②能量不足和氮负平衡。③红细胞丢失。④免疫功能降低等，从而诱发休克，继发肺部感染、急性呼吸衰竭、急性肾衰竭、烧伤脓毒症、应激性溃疡等并发症，使病情恶化。

知识点5：烧伤的临床分期　　　　　　　　副高：熟练掌握　正高：熟练掌握

（1）体液渗出期：组织烧伤后立即发生的反应是体液渗出，一般以伤后6~12小时内最快，持续24~48小时，以后渐趋稳定并开始吸收。此期由于体液的大量渗出和血管活性物质的释放，容易发生低血容量性休克，临床上又称为休克期。

（2）急性感染期：烧伤48~72小时后，创面以渗出为主逐渐转化为以吸收为主，创面及组织中的毒素和坏死组织分解产物吸收入血，引起中毒症状。同时患者免疫机制抑制，易引起局部和全身感染。深度烧伤形成的凝固性坏死及焦痂，在伤后2~3周可进入广泛组织溶解阶段，此期细菌极易通过创面侵入机体引起感染，此阶段为烧伤并发全身性感染的又一高峰期。

（3）创面修复期：烧伤后组织修复在炎症反应的同时即已开始。创面的修复与烧伤的深度、面积及感染的程度密切相关。Ⅰ度烧伤和浅Ⅱ度烧伤多能自行修复，无瘢痕形成；深Ⅱ度烧伤靠残存的上皮岛融合修复，如无感染，3~4周逐渐修复，留有瘢痕；Ⅲ度烧伤形成瘢痕或挛缩，可导致肢体畸形和功能障碍，需要皮肤移植修复。

（4）康复期：深度创面愈合后，可形成瘢痕，严重者影响外观和功能，需要锻炼、工疗、体疗和整形以期恢复，某些器官功能损害及心理异常也需要一个恢复过程。深Ⅱ度烧伤和Ⅲ度烧伤创面愈合后，常有瘙痒或疼痛、反复出现水疱，甚至破溃，并发感染，形成残余创面，这种现象的终止往往需要较长时间。严重大面积深度烧伤愈合后，由于大部分汗腺被毁，机体热调节体温能力下降，在夏季，这类伤员多感全身不适，常需2~3年的调整适应过程。

知识点6：烧伤的护理评估　　　　　　　　副高：熟练掌握　正高：熟练掌握

（1）询问现病史。
（2）体格检查：包括一般查体和烧伤创面情况。

　　1）烧伤面积的计算：①九分法。②手掌法。伤员五指并拢的手掌面积为体表面积的1%，五指自然分开的手掌面积为体表面积的1.25%。适用于小面积烧伤的计算。

　　2）烧伤深度的估计：目前常用三度四分法。Ⅰ度、浅Ⅱ度为浅度烧伤，深Ⅱ度、Ⅲ度为深度烧伤。

　　3）烧伤严重性分度。

　　4）全身性反应和并发症：中度以上烧伤注意其全身性反应和并发症，如低血容量表现、感染。

　　（3）心理-社会状况：大面积烧伤可能会给患者造成畸形、功能障碍；头面部烧伤患者因担心面部留下瘢痕影响以后的生活和工作，会出现恐惧、焦虑、绝望等负性情绪，尤其是未婚女青年，表现更为突出，甚至会产生自杀的意念。故需评估患者及家属对突受打击的心理承受程度及心理变化和对治疗及康复费用的经济承受能力。评估伤者对康复期功能锻炼知识的知晓程度。

| 知识点7：烧伤的九分法 | 副高：熟练掌握　正高：熟练掌握 |

　　判断烧伤患者严重程度最基本的要素是烧伤面积和深度。烧伤面积是指皮肤烧伤区域占全身体表面积的百分数。将体表面积划分为11个9%的等份，另加1%，构成100%的总体表面积，即头颈部＝1×9%；躯干＝3×9%；双上肢＝2×9%；双下肢＝5×9%＋1%（会阴部），共为11×9%＋1%（表3-16-2）。

表3-16-2　中国新九分法

部　位		占成人体表面积（%）	占儿童体表面积（%）
头颈	发部	3	
	面部	3	9＋（12-年龄）
	颈部	3	
双上肢	双上臂	7	
	双前臂	6	9×2
	双手	5	
躯干	躯干前	13	
	躯干后	13	9×3
	会阴	1	
双下肢	双臀	5*	
	双大腿	21	
	双小腿	13	9×5-（12-年龄）
	双足	7*	

注：*成年女性的双臀和双足各占6%。

知识点8：烧伤的护理诊断 　　　　副高：熟练掌握　正高：熟练掌握

（1）皮肤完整性受损：与烧伤导致组织破坏有关。
（2）疼痛：与烧伤伤及神经末梢有关。
（3）体液不足：与烧伤时血管组织细胞壁通透性增加，导致体液大量渗出有关。
（4）营养失调——低于机体需要量：与渗出多、分解代谢旺盛和摄入不足有关。
（5）焦虑：与对烧伤本身恐惧及担忧预后等有关。
（6）气体交换受损：与呼吸道黏膜损伤或躯干部位严重烧伤有关。
（7）体温调节无效：与烧伤有关。
（8）有感染的危险：与皮肤受损及机体抵抗力低下有关。

知识点9：烧伤现场急救的护理措施 　　　副高：熟练掌握　正高：熟练掌握

烧伤的现场急救是去除致伤原因，脱离热源，抢救危及患者生命的损伤，如大出血、窒息、开放性气胸、中毒等。

（1）迅速脱离热源：尽快扑灭火焰、脱去着火或沸液浸渍的衣服，或就地翻滚压灭火焰，并用湿衣物扑打或覆盖灭火；若有水源可用大量冷水淋洗或浸入水中（水温一般为15～20℃）或用冷水浸湿的毛巾、纱垫敷于创面。

（2）保持呼吸道通畅：火焰、烟雾可致吸入性损伤，引起呼吸窘迫，可放置通气管，必要时行气管内插管或气管切开，保持呼吸道通畅，同时给予氧气吸入。合并一氧化碳吸入者应移至通风处，并吸氧。

（3）保护创面：保护好创面，防止创面再损伤和污染。对于手、足部的烧伤用冷水或冰水浸泡0.5～1.0小时，以减轻疼痛和损伤程度；裸露的创面用无菌敷料、干净布类覆盖或行简单包扎后送往医院，若烧伤面积较大者，伤后不能在2小时送到附近医院，应在原地给予抗休克治疗，待休克被控制后再转运。协助患者调整体位，避免创面受压，避免涂有色的外用药，以免影响对烧伤深度的判断。

知识点10：烧伤的初期护理措施 　　　　副高：熟练掌握　正高：熟练掌握

（1）维持呼吸道通畅；建立静脉补液通道时，应选用较粗的血管，使用套管针穿刺效果更好；酌情使用镇痛药；肌内注射破伤风抗毒素。重症患者禁食，必要时给氧。

（2）创面初期处理：又称为烧伤清创术，目的是尽量清除创面污染。①剃除烧伤部位及附近发毛，修剪指（趾）甲。②以无菌生理盐水冲洗创面，轻拭去表面黏附物。③正确处理水疱，浅Ⅱ度创面水疱小者可不予处理，大者可于底部剪破排空；深Ⅱ度创面水疱应剪除以防感染。④根据烧伤创面的部位、深度及具体条件采取包扎或暴露疗法。

知识点11：烧伤创面的处理措施　　　　副高：熟练掌握　正高：熟练掌握

主要目的是保护创面、减轻损伤和疼痛，防止感染，及时封闭创面，促进愈合。

（1）浅度创面处理：Ⅰ度烧伤创面主要是镇痛和防止再损伤；浅Ⅱ度烧伤创面除镇痛外，主要防止感染，促其早日愈合。可采用暴露、半暴露或包扎疗法。特殊部位，如头、面、颈、会阴部不便包扎，可采用暴露或半暴露疗法，趋于愈合或小片植皮的创面亦可采用半暴露疗法。创面的水疱可以保留，也可用无菌注射器将液体抽出，破裂的疱皮应予清创，表面用凡士林纱布覆盖。包扎疗法，创面用0.9%氯化钠注射液、0.1%苯扎溴铵溶液或碘伏等消毒创面，涂烧伤软膏，厚层纱布覆盖创面。

（2）深度创面处理：一般采用切痂、削痂或植皮（游离皮片移植）等方法，促使创面愈合。

（3）感染创面处理：导致烧伤创面感染的常见菌种为铜绿假单胞菌、金黄色葡萄球菌、大肠埃希菌、白色葡萄球菌等。近年来真菌感染逐渐增多，并有克雷伯菌、无芽孢厌氧菌感染。应加强无菌管理，定时翻身，避免长时间受压，充分暴露创面，局部可用1%磺胺嘧啶银霜剂或溶液，也可用碘伏处理。全身应用抗生素，可先合理选用2种抗菌药联合抗感染，以后再根据创面细菌培养和药敏试验结果加以调整，并配合营养支持治疗。

知识点12：烧伤患者维持有效呼吸的护理措施　　　副高：熟练掌握　正高：熟练掌握

及时清理呼吸道分泌物，鼓励患者自行咳嗽咳痰，对气道分泌物较多者，定时翻身、拍背，改变体位或雾化吸入，以利于分泌物排出。

（1）若经以上措施分泌物不能排出，呼吸道黏膜水肿，呼吸困难，呼吸频率增快，血氧饱和度下降、血氧分压下降时，协助医生积极做好气管内插管或气管切开。

（2）呼吸道烧伤患者多有不同程度的缺氧，一般给予鼻导管或面罩吸氧，及时改善低氧状态。

（3）针对气管内切开的患者，严格执行无菌操作，给予雾化吸入保持呼吸道湿润，稀释痰液，正确吸痰，预防肺部并发症。

（4）针对气管插管呼吸机辅助呼吸时：①吸痰前给予高浓度或纯氧，每次吸痰不超过15秒，吸痰过程中密切观察生命体征，若氧分压一时不能上升，可给予间断吸氧、吸痰。②持续湿化气道，及时补充湿化瓶内的水，不低于警戒线，其中水的吸入温度在33~35℃，湿度70%~90%。

知识点13：烧伤患者补充液体，维持有效循环血量的护理措施

　　　　　　　　　　　　　　　　　　　　　　　副高：熟练掌握　正高：熟练掌握

（1）迅速建立2~3条静脉输液通道，保证各种液体及时输入，遵循先晶后胶、先盐后糖、交替输入、先快后慢的原则合理安排输液种类和速度。

（2）根据尿量、中心静脉压、心率、末梢循环、精神状态等判断液体复苏的效果。成年人一般应维持尿量＞30ml/h，老年人为20～30ml/h，小儿为15～20ml/h，维持舒张压60mmHg以上，脉压20.25mmHg以上，心率120次/分（小儿140次/分）之内。若尿量过少，血压偏低，心率过快，说明有效循环血量不足，应加快输液速度，反之则减慢输液速度。

知识点14：烧伤患者加强创面护理，促进愈合，防止发生感染的护理措施
副高：熟练掌握　正高：熟练掌握

（1）抬高患肢：肢体烧伤者，将患肢抬高，密切观察患肢皮肤温度、颜色、肿胀动脉搏动等情况。保持关节功能位，适当进行患肢功能锻炼。对于躁动或意识障碍的患者，适当予以肢体的约束，防止损伤创面。

（2）保持敷料清洁干燥：根据创面情况给予相应敷料包扎创面，有渗出、异味时及时更换，定时为患者翻身，避免创面受压时间过长。协助医生做创面细菌培养和药物敏感试验，合理使用抗生素，并观察用药效果及不良反应。

（3）病室环境：病室环境清洁，通风好，每日紫外线空气消毒2次，床单位用含氯消毒液每日擦拭，温度适宜在28～32℃，相对湿度50%～60%。

（4）心理护理：烧伤大多数由意外事故引起，患者完全缺乏心理准备，躯体和精神都受到巨大的摧残，在整个抢救治疗过程中，由于他们担心生命安危，担心遗留瘢痕，毁容、畸形或残疾，担心医疗费用，加上创面疼痛，全身暴露疗法等原因，容易产生恐惧、焦虑、悲伤、抑郁、自卑、羞涩等心理。医务人员应耐心倾听，充分了解分析每个患者不同的心理特点，做到心理护理个性化、科学化，使患者增强信心，发挥其主观能动性。耐心解释创面愈合和治疗的过程，遵医嘱镇痛，请有亲身经历的康复者与患者交流，增加患者治疗的信心和安全感。

（5）特殊烧伤部位的护理：①眼部烧伤。及时用无菌棉签清除眼部分泌物，局部涂烧伤膏或用烧伤纱布覆盖加以保护，以保持局部湿润。②耳部烧伤。及时清理流出的分泌物，并在外耳道入口处放置无菌干棉球并经常更换，耳周部烧伤应用无菌纱布铺垫，尽量避免侧卧，以免耳郭受压，防止发生中耳炎或耳软骨炎。③鼻烧伤。及时清理鼻腔内分泌物及痂皮，鼻黏膜表面涂烧伤膏以保持局部湿润、预防出血，合并感染者用抗菌药液滴鼻。④会阴部烧伤。多采用暴露疗法。及时清理创面分泌物，保持创面干燥、清洁；在严格无菌操作下留置导尿管，并每日行会阴抹洗2～3次，预防尿路及会阴部感染。⑤口腔烧伤。早期由于水肿可致口唇外翻，呈鱼口状，为防止黏膜干燥，用湿棉签湿润口腔黏膜，拭去脱落的黏膜组织。能进流食者可用吸管吸入，以防食物残渣污染口腔创面，能进半流食或软食者，进食后要保持口腔创面清洁，进食后清洁口腔，用0.9%氧化钠注射液或硼酸溶液漱口或做口腔护理，必要时给予静脉营养。

（6）康复护理：功能锻炼对防治烧伤后关节僵直、肌肉萎缩、肌腱粘连，提高神经肌肉反应能力，增加免疫力有重要作用。指导和协助患者进行功能锻炼：①维持功能体位。②鼓励伤员进行功能锻炼。③制订并实施个体化康复治疗计划。④避免对瘢痕性创面机械性刺激，如搔抓等。⑤防止紫外线与红外线照射受伤部位，因其可促使瘢痕增生。

知识点15：烧伤患者的健康指导　　　　　　副高：熟练掌握　正高：熟练掌握

（1）烧伤患者新愈合的皮肤薄嫩，避免外伤，不可过度摩擦和搔抓，注意清洁，保护新生皮肤。多食易消化、高蛋白质、高维生素的食物。

（2）鼓励患者进行早期功能锻炼，减少瘢痕粘连与挛缩。增强患者自信心，克服自卑感。

（3）预防感染，防止并发症。

（4）加强烧伤知识的宣传教育。

第十七章　外科休克患者的护理

休克是机体在各种有害因素侵袭下引起的以有效循环血容量骤减，组织灌注不足，细胞代谢紊乱、受损，微循环障碍为特点的病理过程。休克发病急，进展快，若未能及时发现和治疗，则可发展至不可逆阶段而死亡。

根据病因，休克可分为5类：低血容量性、感染性、心源性、神经源性休克和过敏性休克。外科常见的是前2类。低血容量性休克是由于各种原因引起短时间内大量出血及体液丢失，使有效循环血量降低所致，可分为失血性休克和损伤性休克2类。感染性休克指严重感染时病原菌释放的内毒素与外毒素，引起血管痉挛、血管内皮细胞损伤和全身炎症反应综合征，导致微循环障碍、代谢改变及器官功能衰竭。

各类休克的病理生理基础是有效循环血量锐减和组织灌注不足及由此导致的微循环、代谢改变和内脏器官的继发性损害等。

（1）循环的变化：分为微循环收缩期、微循环扩张期和微循环衰竭期。微循环收缩期：交感神经-肾上腺系统释放大量儿茶酚胺和肾素-血管紧张素，全身小血管、微血管的平滑肌以及毛细血管的前括约肌收缩，毛细血管前阻力升高，出现少灌少流，灌少于流的现象。微循环扩张期：毛细血管前括约肌舒张，大量血液滞留于毛细血管内，出现灌而少流、灌大于流的情况，休克进入抑制期。微循环衰竭期：出现弥散性血管内凝血，使血液灌流停止，细胞缺氧加重，造成细胞自溶，并且损害其他细胞，引起各器官的功能性和器质性损害。如毛细血管的阻塞超过1小时，受害细胞的代谢即停止，细胞本身也将死亡。

（2）代谢的变化：休克可引起儿茶酚胺、抗利尿激素和醛固酮分泌增加；丙酮酸和乳酸产生过多，出现代谢性酸中毒；细胞膜钠-钾泵失常，细胞外钾离子无法进入细胞内，细胞外液随钠进入细胞，造成细胞肿胀、死亡。

（3）内脏器官的继发性损害：内脏器官持续处于缺血、缺氧状态，可导致肺、肾、心、脑、肝及胃肠道功能障碍，甚至出现多器官功能障碍综合征（MODS），这是休克的主要致死原因。

知识点4：休克的临床分期　　　　　　　　副高：熟练掌握　正高：熟练掌握

根据休克的发病过程，分为休克代偿期和休克抑制期，其表现见表3-17-1。

表3-17-1　休克的临床分期

分期	程度	神志	口渴	皮肤黏膜色泽	体表温度	脉搏	血压	体表血管	尿量	估计失血量
休克代偿期	轻度	神志清楚，伴有痛苦表情，精神紧张	明显	开始苍白	正常或发凉	100次/分以下，尚有力	收缩压正常或稍升高，舒张压升高，脉压缩小	正常	正常或减少	＜20%（＜800ml）
休克抑制期	中度	神志尚清楚，表情淡漠	很明显	苍白	发冷	100～120次/分	收缩压为70～90mmHg，脉压小	表浅静脉塌陷，毛细血管充盈迟缓	尿少	20%～40%（800～1600ml）
	重度	意识模糊，神志不清，昏迷	非常明显，可能无主诉	显著苍白，肢端青紫	厥冷（肢端更明显）	速而细弱，或摸不清	收缩压＜70mmHg或测不到	毛细血管充盈更迟缓，表浅静脉塌陷	尿少或无尿	＞40%（＞1600ml）

知识点5：常见的休克类型　　　　　　　　副高：熟练掌握　正高：熟练掌握

（1）低血容量性休克：是外科最常见的休克类型。主要由于各种原因引起短时间内大量出血及体液丢失，使有效循环血量降低所致。多见于大血管破裂、腹部损伤引起的肝、脾破裂，消化性溃疡出血，门静脉高压所致食管－胃底曲张静脉破裂出血及异位妊娠破裂出血等。治疗此型休克的关键是及时补充血容量、病因治疗和阻止继续失血、失液。

（2）创伤性休克：由严重创伤使血液和血浆同时丢失所引起的休克称为创伤性休克。多见于各种严重创伤，如大血管破裂、大范围组织挫伤、大面积撕脱伤、挤压伤、骨折或大手术等。根据损伤的性质和种类决定手术与否。需手术者，一般在血压回升或稳定后进行。

（3）感染性休克：常继发于以革兰阴性杆菌为主的感染，如胆道化脓性感染、急性化脓性腹膜炎、绞窄性肠梗阻、泌尿系统感染及败血症等，亦称内毒素性休克。在休克未纠正以前，以抗休克为主，同时抗感染。休克控制后，治疗感染。

知识点6：休克的辅助检查　　　　　　　　副高：熟练掌握　正高：熟练掌握

（1）实验室检查

1）血、尿和大便常规检查：①血常规。红细胞计数减少、血红蛋白下降可提示失血；

血细胞比容增高提示有血浆丢失。白细胞计数增多和中性粒细胞比例增高常提示感染的存在。②尿常规。尿比重增高常表明血液浓缩或容量不足。③大便常规：大便隐血试验阳性或呈黑便提示消化系统出血。

2）血生化检查：包括肝、肾功能检查、心肌酶学指标、血糖、血电解质等检查，可了解患者是否合并MODS，以及了酸碱平衡失调的程度等。

3）凝血功能：当血小板计数＜$80×10^9$/L、血浆纤维蛋白原＜1.5g/L或呈进行性下降、凝血酶原时间较正常延长3秒以上、血浆鱼精蛋白副凝固（3P）试验阳性、血涂片中破碎红细胞超过2%时，提示弥散性血管内凝血（DIC）。

4）动脉血气分析：动脉血氧分压（PaO_2）反映血液携氧状态，正常值为80～100 mmHg。若PaO_2＜60mmHg、吸入纯氧后仍无改善，提示急性呼吸窘迫综合征（ARDS）。二氧化碳分压（$PaCO_2$）是反映通气和换气功能的指标，可作为呼吸性酸中毒或碱中毒的判断依据，正常值为36～44mmHg。过度通气可使$PaCO_2$降低，但也可能是代谢性酸中毒呼吸代偿的结果。

5）动脉血乳酸盐：正常值为1～1.5mmol/L，反映细胞缺氧程度，可用于休克的早期诊断（＞2mmol/L），也可用于判断预后。休克时间越长，细胞缺氧程度越严重，其数值也越高，提示预后越差。

6）胃肠黏膜pH（pHi）：胃肠道对缺血、缺氧较为敏感，测定胃肠黏膜内pH，可反映组织缺血、缺氧的情况，有助于隐匿型代偿性休克的诊断。pHi的正常值为7.35～7.45。

（2）特殊检查

1）中心静脉压（CVP）：代表右心房或胸段腔静脉内的压力，可反映全身血容量及右心功能，临床常通过连续动态监测CVP准确反映右心前负荷。正常值为5～12cmH$_2$O。CVP＜5cmH$_2$O，提示血容量不足；CVP＞15cmH$_2$O，提示心功能不全；CVP＞20cmH$_2$O时，提示存在充血性心力衰竭。

2）毛细血管楔压（PCWP）：应用Swan-Ganz漂浮导管测量，反映肺静脉、左心房和左心室压力。正常值为6～15mmHg，低于正常值提示血容量不足（较CVP敏感），高于正常值提示肺循环阻力增加。如发现PCWP增高，即使CVP正常，也应限制输液量，以免发生肺水肿。此外，通过Swan-Ganz漂浮导管还可获得混合静脉血标本进行血气分析，以判断预后。

3）心排血量（CO）和心脏指数（CI）：应用Swan-Ganz漂浮导管由热稀释法测得，CO＝心率×每搏心排血量。正常成人CO值为4～6L/min。单位体表面积的CO为CI，正常值为2.5～3.5L/（min·m^2）。休克时CO及CI多降低，但某些感染性休克可增高。

（3）其他检查

1）影像学检查：X线、超声、CT、MRI等检查有助于了解脏器损伤、感染等情况，及时发现原发病。

2）B超检查：有助于发现部分患者的感染灶和引起感染的原因。

3）阴道后穹穿刺：育龄妇女有停经史时应做后穹穿刺，可抽得不凝血液。

知识点7：休克的治疗要点　　　　　　　　　　　副高：熟悉　　正高：熟悉

关键是尽早去除病因，迅速恢复有效循环血量，纠正微循环障碍，增强心肌功能，恢复人体正常代谢。

（1）现场救护紧急措施：①采取休克体位，以利血液回流；吸氧；控制出血，必要时使用休克裤。②保持呼吸道通畅。松解领扣，解除气道压迫，清除呼吸道异物或分泌物，使头部后仰，保持气道通畅。早期经鼻导管或面罩给氧，必要时行气管插管或气管切开，予呼吸机辅助呼吸。

（2）补充血容量：原则为及时、快速、足量，先输晶体液再输胶体液。在连续监测动脉血压、尿量和CVP的基础上，结合患者的神志、皮肤温度、末梢循环、脉率及毛细血管充盈时间等情况，估算补液量和判断补液效果。

（3）积极处理原发病：尽快恢复有效循环血量后，及时针对原发疾病（如内脏大出血、消化道穿孔、急性梗阻性化脓性胆管炎等）进行手术处理。有时应在积极抗休克的同时实施手术，以免延误抢救时机。

（4）纠正酸碱平衡失调：轻症酸中毒在积极扩容、微循环障碍改善后即可缓解，故不主张早期使用碱性药物。重度休克合并严重的酸中毒且经扩容治疗效果不满意时，需用碱性药物纠正，常用5%碳酸氢钠。由于酸性环境有利于氧与血红蛋白解离，增加组织氧供，有助于休克复苏，故应遵循"宁酸勿碱"的原则，一次应用碱性药物不宜过多。

（5）应用血管活性药物：①血管收缩药，常用的有去甲肾上腺素、多巴胺、间羟胺等。②血管扩张药，α受体阻断药（如酚妥拉明、酚苄明等）和抗胆碱能药（如阿托品、山莨菪碱等）。③强心药，最常用的药物为强心苷（如毛花苷C）。

（6）DIC的治疗：对诊断明确的DIC，早期可用肝素抗凝，用量为1.0mg/kg，每6小时1次。DIC晚期，纤维蛋白溶解系统亢进，则使用抗纤溶药物，如氨甲苯酸、氨基己酸，以及抗血小板黏附和聚集的药物，如阿司匹林、双嘧达莫和低分子右旋糖酐。

（7）皮质激素和其他药物的应用：皮质类固醇适用于严重休克及感染性休克的患者。

知识点8：休克的护理评估　　　　　　　　　　副高：熟练掌握　　正高：熟练掌握

（1）健康史：①一般情况。了解患者的年龄、性别、经济状况等。②既往史。了解患者有无外伤、脏器破裂、烧伤等大量失血、失液史；有无感染或过敏史；发病以来是否采取补液等治疗措施。了解患者既往健康状况。

（2）身心状况

1）生命体征：①休克患者大多体温偏低，但感染性休克可有高热，若体温突升至40℃以上或降到36℃以下，则病情危重。②血压下降是休克的主要表现之一，收缩压常低于90mmHg，脉压＜20mmHg。③脉率在休克早期增快，休克加重时脉细数。患者的脉率/收缩压称为休克指数，可用于判断有无休克及其程度。休克指数为0.5时无休克，1.0～1.5为休克，＞2.0时为严重休克。④休克加重时呼吸急促、变浅、不规则，呼吸＞30次/分或＜8次/分提示病情危重。

2）意识和表情。

3）皮肤色泽与肢端温度。

4）尿量及尿比重：反映肾血流灌注情况，尿量＞30ml/h，表明休克有改善。

（3）心理-社会支持状况：评估患者及家属对疾病的情绪反应、心理承受能力及对治疗和预后的了解程度。

| 知识点9：休克的护理诊断 | 副高：熟练掌握　正高：熟练掌握 |

（1）体液不足：与大量失血、失液有关。

（2）气体交换受损：与微循环障碍、缺氧和呼吸型态改变有关。

（3）体温异常：与感染、组织灌注不良有关。

（4）有感染的危险：与免疫力降低、侵入性治疗有关。

（5）有受伤害的危险：与微循环障碍、烦躁不安、意识不清等有关。

（6）组织灌注量改变：与有效循环血量减少、微循环障碍有关。

| 知识点10：休克的护理措施 | 副高：熟练掌握　正高：熟练掌握 |

（1）补充血容量，恢复有效循环血量：①专人护理。②建立静脉通路。迅速建立1～2条静脉输液通道。必要时行中心静脉置管。③合理补液。一般先快速输入晶体液，后输胶体液。根据血压及血流动力学监测情况调整补液速度和量（表3-17-2）。④记录出入量。详细记录24小时出入量以作为治疗的依据。⑤严密观察病情变化。每15～30分钟测体温、脉搏、呼吸、血压1次。观察意识表情、面唇色泽、皮肤肢端温度、瞳孔及尿量。若患者从烦躁转为平静，淡漠迟钝转为对答自如，唇色红，肢体转暖，尿量＞30ml/h，提示休克好转。

表3-17-2　中心静脉压（CVP）与补液的关系

CVP	血压	原因	处理原则
低	低	血容量严重不足	充分补液
低	正常	血容量不足	适当补液
高	低	心功能不全或血容量相对过多	给强心药，纠正酸中毒，舒张血管
高	正常	容量血管过度收缩	舒张血管
正常	低	心功能不全或血容量不足	补液试验

（2）改善组织灌注：①休克体位。将患者头和躯干抬高20°～30°，下肢抬高15°～20°。②使用抗休克裤。③应用血管活性药物。监测血压的变化，及时调整输液速度。

（3）使用增强心肌功能的药物：在用药过程中，注意观察心率变化及药物的不良反应。

（4）保持呼吸道通畅：①观察呼吸型态、监测动脉血气、了解缺氧程度。②避免误吸、窒息。昏迷患者，头应偏向一侧或置入口咽通气管，以免舌后坠或呕吐物误吸。有气道分泌物时及时清除。③协助患者咳嗽、咳痰。痰液及分泌物堵塞呼吸道时，及时清除，必要时给予雾化吸入。

（5）预防感染：严格执行无菌技术操作规程，遵医嘱应用抗生素。

（6）调节体温：①密切观察体温变化。②注意保暖，一般室温以20℃左右为宜。切忌应用热水袋、电热毯等进行体表加温。③输血前应将库存血复温后再输入。

（7）预防意外损伤：对于烦躁或神志不清的患者，应加床旁护栏以防坠床，必要时，四肢以约束带固定于床旁。

知识点11：外科休克患者的健康指导　　　　　　副高：熟练掌握　正高：熟练掌握

（1）疾病预防：指导患者及家属加强自我保护，避免损伤或意外伤害。

（2）疾病知识：向患者及家属讲解各项治疗、护理的必要性及疾病的转归过程，讲解意外损伤后的初步处理和自救知识。

（3）疾病康复：指导患者康复期应加强营养，若发生高热或感染应及时就诊。

第十八章　急性肾损伤患者的护理

知识点1：急性肾损伤的概念	副高：熟练掌握　正高：熟练掌握

急性肾损伤（AKI）是指由各种原因造成短时间内肾功能快速减退，肾小球滤过率（GFR）下降，伴有氮质产物如肌酐、尿素氮等潴留，水、电解质和酸碱平衡紊乱的临床综合征。

知识点2：急性肾损伤的病因	副高：熟悉　正高：熟悉

（1）肾前性AKI：又称肾前性氮质血症，指各种原因引起肾血流灌注不足所致的肾小球滤过率下降的缺血性肾损伤。初期肾实质组织结构完好。肾前性AKI常见病因包括：①血容量不足，主要为各种原因导致的出血、液体丢失或细胞外液重新分布。②心排血量减少，如充血性心力衰竭等。③周围血管扩张，如使用降压药、脓毒血症、变应性休克等。④肾血管收缩及肾自身调节受损，如使用去甲肾上腺素、血管紧张素转化酶抑制剂、非甾体抗炎药等。

（2）肾性AKI：是由肾小管、肾间质、肾血管和肾小球疾病引起的肾实质损伤。以肾缺血或肾毒性物质引起的肾小管上皮细胞损伤（如急性肾小管坏死）最常见。

（3）肾后性AKI：由急性尿路梗阻所致，梗阻可发生在从肾盂到尿道的尿路任一水平。常见病因有结石、肿瘤、前列腺增生、肾乳头坏死堵塞、腹膜后肿瘤压迫等。

知识点3：急性肾损伤的发病机制	副高：熟悉　正高：熟悉

该病的发病机制尚未完全明了，不同病因、不同病理损害类型，有其不同的始动机制和持续发展因素。主要与肾小球滤过率下降，肾小管上皮细胞损伤有关。

（1）肾血流动力学改变：肾前性AKI时肾血流灌注不足，肾通过自我调节机制扩张入球小动脉并收缩出球小动脉，以维持GFR和肾血流量。当血容量严重不足超过肾自我调节能力时可导致GFR降低。如果肾低灌注持续超过6小时未得到纠正，肾内血流重新分布，可引起肾皮质缺血、髓质淤血缺氧，进而发展为急性肾小管坏死。参与上述血流动力学异常的因素可能与肾交感神经活性增强引起的肾血管收缩、肾素-血管紧张素系统激活、内皮细胞损伤使血管收缩因子（如内皮素）生成增多、血管舒张因子（如一氧化氮、前列腺素）生成减少有关。

（2）肾小管上皮细胞损伤：当肾小管上皮细胞因急性肾缺血或肾毒性物质损伤时，肾小管重吸收钠减少，管-球反馈增强使入球小动脉和肾血管收缩，肾血管阻力增加引起GFR下降；肾小管上皮细胞脱落形成管型引起肾小管梗阻，梗阻近端肾小管内压力升高，进而使肾小球囊内压力升高，引起肾小球滤过停止；肾小管严重受损时导致肾小球滤过液反漏至肾间质引起肾间质水肿压迫肾单位，加重肾缺血。上述因素相互作用最终导致GFR进一步降低。

（3）炎症反应：肾缺血及恢复血液灌注时可引起血管内皮细胞损伤、缺血再灌注损伤和炎症反应，导致白细胞浸润和小管上皮细胞释放多种炎症介质（如TNF-α、IL-6、IL-8、IL-18、IL-1β、TGF-β等），引起肾实质进一步损伤。

知识点4：急性肾损伤的病理　　　　　　　　　副高：熟悉　正高：熟悉

由于病因及病变的严重程度不同，病理改变可有显著差异。肉眼见肾增大，质软，剖面见髓质呈暗红色，皮质肿胀，因缺血而呈苍白色。典型的缺血性急性肾损伤光镜检查见肾小管上皮细胞片状和灶性坏死，从基膜上脱落，导致肾小管管腔管型堵塞。管型由未受损或变性的上皮细胞、细胞碎片、尿调节素（Tamm-Horsfall蛋白）和色素构成。肾缺血者，肾小管基膜常遭破坏。若基膜完整性存在，则肾小管上皮细胞可迅速再生，否则上皮细胞不能再生。

肾毒性急性肾损伤形态学变化最明显的部位在近端肾小管的曲部和直部。肾小管上皮细胞坏死程度比缺血性急性肾损伤者轻。

知识点5：急性肾损伤的临床表现　　　　　　　副高：熟练掌握　正高：熟练掌握

典型临床病程可分为3期：起始期、维持期、恢复期。

（1）起始期：指肾受到缺血或肾毒性物质打击，尚未发生明显的肾实质损伤的阶段。此阶段可持续数小时至几天，患者无明显症状。若及时采取有效措施常可阻止病情进展，否则随着肾小管上皮细胞发生明显损伤，GFR逐渐下降，进入维持期。

（2）维持期：又称少尿期。此期肾实质损伤已经发生。典型者持续7~14天，也可短至几天或长至4~6周。GFR维持在低水平，患者常出现少尿或无尿。部分患者尿量可维持在400ml/d以上，称非少尿型AKI，其病情大多较轻，预后好。此阶段随着肾功能减退，患者可出现一系列临床表现。

1）AKI的全身表现：①消化系统。食欲缺乏、恶心、呕吐、腹胀、呃逆、腹泻等，严重者可出现消化道出血。②呼吸系统。可出现呼吸困难、咳嗽、憋气等症状，主要与容量过多导致的急性肺水肿和感染有关。③循环系统。多因尿量减少、水钠潴留出现高血压、心力衰竭和急性肺水肿，如呼吸困难、心悸等。因毒素滞留、电解质紊乱、贫血及酸中毒可引发各种心律失常及心肌病变。④神经系统。可出现意识障碍、躁动、谵妄、抽搐、昏迷等尿毒症脑病症状。⑤血液系统。可出现出血倾向及轻度贫血，表现为皮肤、黏膜、牙龈出血，头晕、乏力等。⑥其他。感染是AKI常见且严重的并发症，也是主要的死亡原因。常见感染部位依次为肺部、泌尿道、伤口及全身。此外，在疾病发展过程中可合并多脏器功能衰竭。

2）水、电解质和酸碱平衡紊乱：①水过多。见于水摄入量未严格控制、大量输液时，表现为稀释性低钠血症、高血压、心力衰竭、急性肺水肿和脑水肿等。②代谢性酸中毒。由于肾小管泌酸和重吸收碳酸氢根下降，酸性代谢产物排出减少，且AKI常合并高分解代谢状态，使酸性代谢产物明显增多。③高钾血症。由于少尿期肾排钾减少、感染、高分解状态、代谢性酸中毒等因素，短时间内可引起严重高钾血症，严重者发生房室传导阻滞、室内传导阻滞、心室颤动或心搏骤停等心律失常。④低钠血症。主要由于水潴留引起稀释性低钠血症，或呕吐、腹泻引起钠盐丢失过多。⑤其他。可有低钙、高磷、低氯血症等，但不如慢性肾衰竭时明显。

（3）恢复期：为肾小管细胞再生、修复，直至肾小管完整性恢复，GFR逐渐恢复至正常或接近正常范围的阶段。少尿型患者出现尿量进行性增加，每天尿量可在3~5L，通常持续1~3周，继而逐渐恢复正常。尿量增加数天后血肌酐逐渐下降。与GFR相比，肾小管上皮细胞的溶质和水重吸收功能的恢复相对延迟，常需3~6个月恢复正常。部分患者最终遗留不同程度的肾结构和功能损伤。

> **知识点6：急性肾损伤的辅助检查**　　　　副高：熟练掌握　　正高：熟练掌握

（1）血液检查：可有轻度贫血、血肌酐进行性上升，高分解代谢者上升速度较快。血清钾浓度升高（常＞5.5mmol/L）。血pH＜7.35。碳酸氢根离子浓度多＜20mmol/L。血清钠、血钙降低，血磷升高。

（2）尿液检查：尿蛋白多为＋~＋＋，常以小分子蛋白为主。尿沉渣检查可见肾小管上皮细胞、上皮细胞管型和颗粒管型及少许红、白细胞等；尿比重降低且较固定，多在1.015以下，因肾小管重吸收功能损害，尿液不能浓缩所致；尿渗透浓度＜350mosm/L，尿与血渗透浓度之比＜1.1；尿钠含量增高。滤过钠排泄分数（FE_{Na}）可反映肾排出钠的能力，即FE_{Na}＝（尿钠/血钠）/（尿肌酐/血肌酐）×100%，急性肾小管坏死（ATN）者FE_{Na}常大于1。肾衰指数［尿钠/（尿肌酐/血肌酐）］常大于1。尿液指标检查必须在输液、使用利尿药和高渗药物之前，否则结果有偏差。

（3）影像学检查：影像学检查包括B超，以排除尿路梗阻和慢性肾病，并了解AKI病因。肾区腹部X线、CT、尿路造影、放射性核素扫描等有助于发现有无肾血管病变，有时常需配合膀胱镜、逆行肾盂造影或静脉肾盂造影等检查结果来判断。

（4）肾活检：是重要的诊断手段。在排除了肾前性及肾后性原因后，没有明确致病原因（肾缺血或肾毒素）的肾性AKI都有肾活检指征。活检结果可确定包括急性肾小球肾炎、系统性血管炎、急进性肾炎及急性过敏性间质性肾炎等肾疾病。

> **知识点7：急性肾损伤的分期标准**　　　　副高：熟悉　　正高：熟悉

符合以下情况之一者，临床可诊断为AKI：①48小时内血肌酐升高≥26.5μmol/L。②确认或推测7天内血肌酐较基础值升高≥50%。③尿量减少［＜0.5ml/（kg·h），持续≥6小时］。具体见表3-18-1。

表3-18-1 AKI的分期标准

分期	血肌酐标准	尿量标准
1	绝对值升高≥26.5μmol/L或较基础值相对升高（≥50%，但＜100%）	＜0.5ml/（kg·h）（≥6小时，但＜12小时）
2	相对升高≥1倍，但＜2倍	＜0.5ml/（kg·h）（≥12小时，但＜24小时）
3	升高至≥353.6μmol/L或相对升高≥2倍，或开始肾替代治疗，或＜18岁患者估算肾小球率过滤下降至＜35ml/（min·1.73m²）	＜0.3ml/（kg·h）（≥24小时或无尿≥12小时）

知识点8：急性肾损伤的治疗要点　　　　　　　副高：熟悉　正高：熟悉

AKI的治疗原则：早期诊断，及时干预，以避免肾进一步损伤，维持水、电解质和酸碱平衡，防治并发症及适时肾替代治疗。

（1）尽早纠正可逆病因：AKI治疗首先要纠正可逆的病因，如各种严重外伤、心力衰竭、急性失血等，包括积极扩容，纠正血容量不足、休克和感染等。停用影响肾灌注或具有肾毒性的药物。尿路梗阻（如前列腺增生）引起的肾后性AKI应及时解除梗阻。

（2）维持体液平衡：每天补液量应为显性失液量加上非显性失液量减去内生水量。每天大致的进液量可按前一天尿量加500ml计算。发热患者只要体重不增加，可适当增加进液量。透析治疗者进液量可适当放宽。

（3）饮食和营养支持：补充营养以维持机体的营养状况和正常代谢，有助于损伤细胞的修复和再生，提高存活率。

（4）纠正高钾血症：最有效的方法为血液透析治疗。密切监测血钾的浓度，当血钾超过6.5mmol/L，心电图表现为QRS波增宽等异常变化时，应予以紧急处理：①10%葡萄糖酸钙10～20ml稀释后缓慢静脉注射（不少于5分钟），以拮抗钾离子对心肌的毒性作用。②5%碳酸氢钠100～200ml静脉滴注，以纠正酸中毒并促使钾离子向细胞内转移。③50%葡萄糖溶液50～100ml加普通胰岛素6～12U缓慢静滴，以促进糖原合成，使钾离子向细胞内转移。另外，可用离子交换树脂15～30g口服，每天3次，但起效慢，不作为高钾血症的急救措施。

（5）纠正代谢性酸中毒：应及时处理，如HCO_3^-低于15mmol/L，予5%碳酸氢钠100～250ml静脉滴注。严重酸中毒者应立即开始透析。

（6）控制感染：尽早根据细菌培养和药物敏感试验选用对肾无毒或毒性低的抗生素治疗，并按GFR调整用药剂量。

（7）急性左心衰的处理：利尿药和洋地黄对AKI并发心力衰竭的疗效较差，且易发生洋地黄中毒。药物治疗以扩血管、减轻后负荷的药物为主。尽早进行透析对治疗容量负荷过重的心力衰竭最为有效。

（8）透析治疗：严重高钾血症（＞6.5mmol/L）、严重代谢性酸中毒（pH＜7.15）、容量负荷过重且对利尿药治疗无效等均是透析治疗的指征。对非高分解型、尿量不少的患者可试行内科保守治疗。重症患者宜早期开始透析，治疗目的包括：①清除体内过多的水分、尿毒症毒素和炎症介质。②纠正高钾血症和代谢性酸中毒以稳定机体的内环境。③有助于液体、热量、蛋白质及其他营养物质的补充。可选择腹膜透析、间歇性肾替代治疗或连续性肾替代治疗。

（9）恢复期治疗：AKI恢复早期肾小球滤过功能尚未完全恢复，肾小管浓缩功能仍较差，每天尿量较多，治疗重点仍为维持水、电解质和酸碱平衡，控制氮质血症，治疗原发病和防治各种并发症。已进行透析者应维持透析，直至血肌酐和尿素氮降至接近正常。后期肾功能恢复，尿量正常，一般无须特殊处理，应定期随访肾功能，避免肾毒性药物的使用。

知识点9：急性肾损伤的护理评估　　　　副高：熟练掌握　正高：熟练掌握

（1）病史：评估患者受伤至就诊期间的病情变化及就诊前采取的急救措施等。
（2）身体评估：生命体征、体重、腹部移动性浊音等。
（3）实验室检查：24小时尿蛋白定量、血浆白蛋白、肾功能。
（4）心理–社会状况：因起病急，病情危重，会使患者产生对于死亡和失去工作的恐惧，昂贵的医疗费用又会进一步加重患者及家属的心理负担，使患者抑郁和悲观，甚至出现绝望的心理。

知识点10：急性肾损伤的护理诊断　　　　副高：熟练掌握　正高：熟练掌握

（1）营养失调——低于机体需要量：与患者食欲缺乏，限制饮食，透析和原发疾病等因素有关。
（2）有感染的危险：与机体抵抗力下降，限制蛋白饮食，透析等有关。
（3）体液过多：与肾小球滤过功能受损有关。
（4）潜在并发症：电解质、酸碱平衡失调，高血压、心力衰竭、心律失常、上消化道出血、DIC、多脏器衰竭等。
（5）恐惧忧虑：与肾功能急剧变化、病情重、担心疾病预后等有关。
（6）知识缺乏：缺乏疾病发生、发展及预后的相关知识。

知识点11：急性肾损伤的护理措施　　　　副高：熟练掌握　正高：熟练掌握

（1）基础护理
1）环境：病室应定时开窗通风、保持空气新鲜、安静，温度、湿度适宜。尽量将患者安置在单人房间，做好病室的消毒、保护性隔离，预防感染和感冒。
2）休息与睡眠：患者绝对卧床休息，可减少代谢产物的形成以减轻肾负担。注意保暖，及时更换衣服，保持皮肤清洁、干燥。下肢水肿者抬高下肢促进血液回流。昏迷者按昏迷患者护理常规进行护理。
3）饮食护理：急性肾损伤早期补充热量以糖为主，蛋白质给予高生物效价的优质蛋白，限制在 $0.8 \sim 1.0g/$（kg·d），并适量补充必需氨基酸，限制钾、钠、镁、磷的摄入。

4）心理护理：本病起病较急、症状多，因此思想负担大，注意做好保护性医疗，以鼓励为主，安慰患者，解除其顾虑和恐惧心理。

（2）疾病护理

1）观察病情：密切观察患者的神志、生命体征、脑水肿情况，尿量、尿常规、肾功能。应准确记录出入量。掌握水、电解质平衡。坚持"量出为入"的原则。严格记录24小时出入液量，同时将出入量的记录方法、内容告诉患者，以便得到患者的充分配合。每天监测体重。

2）用药护理：正确遵医嘱使用药物，尤其是利尿药，并观察治疗效果及不良反应。严格控制输液速度，有条件监测中心静脉压。

3）皮肤、口腔护理：卧床者定时翻身叩背，防止压疮和肺部感染的发生。由于患者病情较重、卧床时间较长，协助做好口腔护理。养成良好习惯，餐前、餐后漱口，防止压疮和口腔感染。

知识点12：急性肾损伤的健康指导　　　副高：熟练掌握　正高：熟练掌握

（1）环境：指导患者做好保护性隔离，预防感染和感冒。

（2）饮食指导：指导少尿期应严格控制水、钠的摄入量，保证机体代谢需要；恢复期需补充营养，给予高热量、高维生素、优质低蛋白饮食，并适当锻炼。

（3）预防指导：指导老年人、糖尿病、原有慢性肾病史及危重患者，应注意避免肾毒性药物、造影剂、肾血管收缩药的应用，及时维持血流动力学稳定以避免肾低灌注。高危患者如必须行造影检查需予水化疗法。加强劳动防护，避免接触重金属、工业毒物等。误服或误食毒物时，应立即进行洗胃或导泻，并采用有效解毒剂。

（4）避免诱因：注意劳逸结合，坚持体育运动，增强机体的抵抗力。

（5）心理疏导：应保持精神愉悦，乐观开朗。

（6）日常活动：指导患者饮食有节，讲究卫生，做好口腔护理，保持皮肤清洁。

（7）定期门诊随访：指导患者遵医嘱用药，定期复查尿常规、肾功能及双肾B超，了解AKI是否转变为慢性肾病。

第十九章　肾移植患者的护理

知识点1：肾移植的概述　　　　　　　　　　　　副高：熟练掌握　正高：熟练掌握

肾移植是治疗终末期肾疾病最主要的手段，术后大部分患者能够恢复正常的工作和生活能力，可以提高终末期肾病患者的生活质量。

知识点2：肾移植的适应证与禁忌证　　　　　　　　　副高：熟悉　正高：熟悉

（1）适应证：①自体肾移植的主要适应证为肾动脉起始部具有不可修复的病变者。在复杂肾内结石或畸形采用一般方法难以解决的时候，亦可行离体肾修复后，再移植至髂窝（即Bench手术）。②同种肾移植，适用于患有不可恢复的肾疾病并有慢性肾衰竭的患者。常见的如肾小球肾炎、间质性肾炎、肾盂肾炎、肾血管硬化症和多囊肾。此外还有外伤所致双肾或孤立肾丧失者。

（2）禁忌证：与肾衰竭有关的疾病应列为肾移植术的禁忌证。①当肾疾病是由全身疾病所引起的局部表现时，如淀粉样变性、结节性动脉周围炎和弥漫性血管炎等。②全身严重感染、肺结核、消化性溃疡和恶性肿瘤患者。

知识点3：肾移植的手术方式　　　　　　　　　　　副高：熟悉　正高：熟悉

肾移植手术主要分为移植肾供体的切取和移植肾受体的吻合。在进行移植肾供体切取时，常规会选择左侧肾，移植到受体的右髂窝。将移植肾的动脉与受者髂内动脉或髂外动脉吻合，移植肾的静脉与受者髂外静脉吻合，移植肾的输尿管与受者膀胱或输尿管吻合。

知识点4：肾移植供者的护理评估　　　　　　　　　副高：熟练掌握　正高：熟练掌握

同种异体器官移植时供者的选择应从免疫学和非免疫学两个方面加以考虑。①免疫学选择：选取与受者组织相容性抗原适应的供者，使移植术后排斥反应减轻，提高移植效果。免疫学检测包括ABO血型相容实验、人类白细胞（HLA）抗原配型、预存抗体的检测、混合淋巴细胞培养证。②非免疫学选择：是根据供体来源，选取符合移植要求的器官，也是移植成功的必要条件。要求供者器官功能正常，无血液病、恶性肿瘤、传染病和严重全身性感染。

知识点5：肾移植受者的术前护理评估　　　　　　副高：熟练掌握　正高：熟练掌握

（1）健康史：了解患者疾病发生、发展及治疗经过，有无其他慢性疾患。

（2）身体状况：①症状和体征。评估患者的生命体征，注意有无高血压、水肿、贫血及营养不良等情况。了解患者肾区疼痛的性质、范围、程度及有无压痛等。注意评估患者有无其他部位感染病灶。②辅助检查。了解术前常规及特殊检查结果，如各脏器功能、凝血机制、血型、HLA配型等。

（3）心理-社会支持状况：①心理状态。肾移植患者在手术前存在慢性病、手术患者的心理特征，包括抑郁、悲观、消极、意志力下降等。应通过术前评估提供有效的心理护理。②认知程度。患者对肾移植相关知识的了解程度及是否愿意接受亲属肾或尸体肾，对手术的期望程度。只有患者充分理解并愿意接受肾移植时，才能积极配合医护人员的治疗和护理。③社会支持系统。家属对肾移植的风险、术后并发症的认知程度及心理承受能力，家属及社会支持系统对肾移植所需的昂贵费用的承受能力。

知识点6：肾移植受者的术后护理评估　　　　　　副高：熟练掌握　正高：熟练掌握

（1）术中情况：了解术中血管吻合、出血、补液及尿量情况，是否输血及输血量；移植肾植入部位、病肾是否切除等。

（2）身体状况：①监测患者生命体征是否平稳。②伤口与引流管情况。评估引流管是否通畅，引流液的颜色、量、性状；评估伤口敷料处渗血、渗液情况及引流管周围皮肤情况。③移植肾功能。评估移植肾的排泄功能及体液平衡，如尿量、血肌酐及电解质变化，移植肾区局部有无肿胀和压痛等。④有无术后并发症。评估患者是否有出血、感染、排斥反应、泌尿系统并发症。

（3）心理-社会状况：评估移植后患者的心理状态，对移植肾的认同程度；患者及家属对肾移植术后治疗、康复、护理及保健知识的了解和掌握程度。

知识点7：肾移植受者的术后护理诊断　　　　　　副高：熟练掌握　正高：熟练掌握

（1）焦虑/恐惧：与对移植手术不了解、担心手术效果及移植后治疗与康复有关。

（2）疼痛：与手术切口及术后急性排斥反应有关。

（3）营养失调——低于机体需要量：与食欲缺乏、胃肠道吸收不良及低蛋白饮食等有关。

（4）有体液失衡的危险：与术前透析过度或不足、摄入水分过多或不足、术后多尿期尿液过多等有关。

（5）潜在并发症：出血、感染、急性排斥反应、泌尿系统并发症等。

（6）知识缺乏：缺乏移植手术、抗排斥药物、术后护理等知识。

知识点8：肾移植受者的术前护理措施　　　　　副高：熟练掌握　正高：熟练掌握

（1）心理护理：术前应向患者及家属介绍肾移植的基本知识，以减少对手术的不安和恐惧，术前保持良好的情绪，对术后可能出现的不良反应或并发症有充分的思想准备。

（2）协助患者做好术前检查。

（3）加强营养：根据患者的营养状况指导并鼓励患者进食高优质蛋白、高热量、高维生素、低钠、低钾、低磷、高钙的食物，必要时遵医嘱通过肠内、外途径补充营养，以改善患者的营养状况和纠正低蛋白血症，提高手术耐受性。

（4）观察高血压症状，遵医嘱给予降压药，并观察药物疗效。

（5）保护性隔离准备：对病房地面、物品、空气进行消毒并准备隔离衣、帽子、口罩、手套、鞋子等物品。

（6）做好术前皮肤准备：保持皮肤清洁卫生，预防皮肤感染；皮肤准备范围为上起自肋弓，下至大腿上1/3，两侧至腋后线；手术日前晚用消毒液擦身，然后用消毒大单包裹全腹部。

知识点9：肾移植受者的术后护理措施　　　　　副高：熟练掌握　正高：熟练掌握

（1）一般护理：①患者最好安置在空气层流病室，采取严格的消毒隔离措施，预防感染。②监测生命体征，开始时每小时测量1次，待平稳后逐渐减少测量次数。及早发现感染及排斥反应，术后如体温＞38℃，评估是否发生排斥反应或感染。③卧位。患者取平卧位，肾移植侧下肢屈曲15°~25°，以减少切口疼痛和血管吻合口张力。

（2）尿液的观察和护理：术后24小时监测并记录每小时尿液的量、颜色、性状，术后3~4日内，尿量维持在200~500ml/h为宜。尿毒症患者由于术前存在不同程度的水钠潴留和术后早期移植肾功能不全，多数患者肾移植术后3~4日内出现多尿，每小时尿量可达1000ml/h以上；当尿量＜100ml/h，应及时向医生报告，警惕移植肾发生急性肾小管坏死或急性排斥反应。

（3）导管的护理：经常检查导管是否通畅，保持引流管的正确位置，保持负压吸引管处于负压状态，以利于液体引出。

（4）伤口护理：有无红、肿、热、痛及分泌物，视伤口渗出情况及时换药；观察并记录髂窝引流管引出液的色、质、量。若引出血性液体＞100ml/h，提示有活动性出血；若引流出尿液样液体且引流量超过100ml，提示尿漏可能；若引流出乳糜样液提示淋巴漏。观察移植肾局部有无压痛。

（5）免疫抑制剂的监测：肾移植术后患者服用免疫抑制剂的同时，为了提高免疫抑制剂服用效果，同时减少药物不良反应对患者带来的危害，临床要定期测定血药浓度，以预防因血药浓度过低或过高而引起排斥反应或药物中毒。监测血药浓度谷值在服药前30分钟，监测血药浓度峰值在服药后2小时，抽血剂量要准确。

（6）饮食护理：术后肠蠕动恢复、肛门排气后，可进流质饮食，并逐渐改为半流食、普食。①肾移植术后早期增加蛋白质供给可最大限度地减轻激素引起的不良反应，减少肌肉蛋白的消耗，每天摄入量为 $1.2 \sim 1.5 g/kg$。手术后3个月由于激素用量的减少，蛋白质的摄入量调整为成人每天摄入量为 $0.6 \sim 1.0 g/kg$，若移植后仍需透析治疗，可适当增加蛋白质需要量。②低脂、低胆固醇饮食。③肾移植术后糖类摄入不宜过高，注意加强血糖监测。④肾移植术后易引起高血压、低钙高磷血症和高钾血症，因此，应严格限制钠和钾的摄入。

（7）保持排便通畅：术后3天未排便者应给予少量缓泻药，以防因大便干结增加腹压，而造成移植肾血管破裂的严重后果。

（8）排异反应的观察及处理原则：密切观察患者是否有排异反应的迹象，并鉴定是超急、急性或慢性排异反应。排异反应表现：①体温突然升高。②移植肾区自觉胀痛。③尿量显著减少，体重增加。④血压、血清肌酐升高。⑤B超发现移植肾明显肿大。对上述任何一项症状，都要及时报告医生，及时处理。护理：①观察患者的生命体征、尿量、肾功能及移植肾区局部情况，及早发现排斥反应。②发生排斥反应时，遵医嘱正确、及时执行抗排斥反应的冲击治疗，如甲基泼尼松龙（MP）、莫罗莫那 CD_3（OKT_3）等，及时观察用药效果。MP冲击治疗期间应注意观察患者腹部及大便色泽等情况，警惕应激性消化道溃疡的发生。③排斥逆转的判断，抗排斥治疗后，如果体温下降至正常，尿量增多，体重稳定，移植肾肿胀消退、质变软、无压痛，全身症状缓解或消失，血肌酐、尿素氮下降，提示排斥逆转。

知识点10：肾移植并发症的预防及护理措施　　　　副高：熟练掌握　正高：熟练掌握

（1）感染：是肾移植术后最常见的并发症，也是造成患者死亡的主要原因。主要是因为患者接受大量免疫抑制剂治疗，使机体对各种病菌的抵抗能力大大降低，极易引起感染。特别是肺部感染发生率最高。常见感染部位有切口、肺部、尿道、口腔和皮肤等。若患者出现体温逐渐升高，无尿量减少但血肌酐上升等改变，常提示存在感染。护理以预防为主。①遵医嘱合理预防性使用抗生素，做好保护性隔离，监测体温、密切观察病情变化，及时发现感染先兆。②严格执行无菌操作，做好病室消毒隔离工作，确保病室符合器官移植病房的感染控制规范要求。③做好各项基础护理，包括口腔、会阴部、皮肤、伤口和引流管护理，及时更换敷料。鼓励患者床上活动，按时翻身叩背，预防肺部感染。④预防交叉感染：医护人员进入病室前应洗手并穿戴隔离衣、帽、口罩和鞋。术后早期，患者不宜外出，若必须外出检查或治疗时，注意保暖，并戴好口罩、帽子。⑤定期检查血、尿、大便，并进行痰、咽拭子、引流液的培养，以早期发现感染病灶。⑥一旦出现疑似感染的症状，遵医嘱应用敏感抗生素或抗病毒药物，及时有效控制感染。

（2）出血或血肿：是肾移植术后早期最常见的并发症之一，出血部位常为皮下及肌层、血管吻合口、输尿管断端，多发生在术后 $1 \sim 2$ 天。表现为伤口渗血，负压引流管持续大量引流出鲜红血液，严重时出现移植肾区突然肿大及胀痛，继而血压下降，甚至休克。因此，手术后患者应平卧24小时，与移植肾同侧的下肢髋膝关节水平屈曲 $15° \sim 25°$。禁忌突然改变体位，不宜过早活动下肢，根据病情，术后第2日方可进行床上活动、术后第3日可下床活动，适度逐渐增大活动量。严密监测引流液的颜色、性状、量及生命体征的变化。

（3）消化道出血：多发生在急性排斥反应、用大量激素冲击治疗后。为防止消化道应激性溃疡出血，移植术后必须应用保护胃黏膜及抗酸类药物。

（4）尿瘘：表现为肾移植术后，患者尿量减少，腹壁伤口有尿液外渗。一旦出现尿瘘，做负压吸引，保持伤口敷料干燥，留置导尿，保持导尿管通畅。尿瘘一般能自行愈合，如不愈合，则手术处理。

知识点11：肾移植的健康指导	副高：熟练掌握　正高：熟练掌握

（1）合理活动：①合理安排休息时间，根据身体情况选择适当的活动方式，注意保护移植肾不被硬物挤压或碰撞。②保持心情愉悦，避免不良情绪刺激，采取适当方式宣泄抑郁情绪，保持心理平衡。

（2）自我监测：①指导患者自我监测体温、血压、尿量、体重等，并记录每日体温、晨起空腹体重、24小时尿量。②指导患者自我检查移植肾区情况，是否有压痛及肿胀等。

（3）预防感染：①避免交叉感染，不到人多嘈杂的环境，外出时戴口罩，居室内保持通风。②注意保暖，预防感冒，注意个人卫生，勤更换内衣，保持被褥干燥清洁。③注意饮食卫生，不到饮食卫生不合格的餐厅就餐，不吃生、冷等不洁食物。

（4）正确服药：严格遵医嘱服用免疫抑制剂，不自行增减药物。

（5）饮食指导：不食可使免疫力发生变化的食物及补品，如人参、灵芝等。

（6）定期复查：出院后第1个月每周1次；出院后第2个月每2周1次；出院后半年每月1次。若有病情变化，及时就诊。

第四篇
妇产科护理学

第一章 女性生殖系统解剖生理

第一节 女性生殖系统解剖

知识点1：女性生殖系统的概述　　　　　　副高：熟练掌握　正高：熟练掌握

女性生殖系统包括内、外生殖器及其相关组织和邻近器官。

一、外生殖器

知识点2：外生殖器的概述　　　　　　　　　　副高：熟悉　正高：熟悉

女性外生殖器是指生殖器官的外露组织，又称外阴。位于两股内侧，前为耻骨联合，后为会阴，包括阴阜、大阴唇、小阴唇、阴蒂和阴道前庭。

知识点3：阴阜的概述　　　　　　　　　　副高：熟练掌握　正高：熟练掌握

阴阜为耻骨联合前面的皮肤隆起，皮下富含脂肪组织。青春期开始生长阴毛，呈倒三角形分布。阴毛为女性第二性征之一，阴毛的粗细、疏密、色泽因个体或种族而异。

| 知识点4：大阴唇的概述 | 副高：熟练掌握　正高：熟练掌握 |

　　大阴唇为两股内侧一对纵行隆起的皮肤皱襞，起自阴阜，止于会阴。两侧大阴唇前端左右两侧相互联合形成大阴唇前联合，后端在会阴体前相融合，称为阴唇联合。大阴唇内侧面湿润似黏膜；外侧面为皮肤，长有阴毛，色素沉着，内含皮脂腺和汗腺。皮下为脂肪组织和疏松结缔组织，含丰富的血管、淋巴管和神经，外伤后易出血形成血肿。未产妇两侧大阴唇自然合拢，遮盖阴道口与尿道口；经产妇的大阴唇因受分娩的影响向两侧分开；绝经后萎缩、阴毛稀少。

| 知识点5：小阴唇的概述 | 副高：熟悉　正高：熟悉 |

　　小阴唇为位于大阴唇内侧的一对较薄的皮肤皱襞。表面湿润、微红、无阴毛，富含神经末梢，是性兴奋敏感部位。两侧小阴唇在前端融合，分成两叶包绕阴蒂，前叶形成阴蒂包皮，后叶形成阴蒂系带。大小阴唇于后端会合，在正中线形成阴唇系带。经产妇因受分娩的影响阴唇系带不明显。

| 知识点6：阴蒂的概述 | 副高：熟练掌握　正高：熟练掌握 |

　　阴蒂位于两侧小阴唇顶端下方，类似男性的阴茎海绵体，有勃起性，阴蒂自前向后分为阴蒂头、阴蒂体、阴蒂脚3部分。仅阴蒂头暴露于外阴，直径6～8mm，神经末梢丰富，为性反应器官。

| 知识点7：阴道前庭的概述 | 副高：熟练掌握　正高：熟练掌握 |

　　阴道前庭为两小阴唇之间的裂隙。其前为阴蒂，后为阴唇系带。此区域的前方有尿道外口，后方有阴道口。阴道口与阴唇系带之间有一浅窝，称舟状窝，又称阴道前庭窝，经产妇受分娩影响，此窝消失。此外，在此区内尚有以下各部。

　　（1）前庭球：又称球海绵体，位于前庭两侧，由勃起性的静脉丛构成，其前部与阴蒂相连，后部与前庭大腺相邻，表面被球海绵体肌覆盖。

　　（2）前庭大腺：又称巴氏腺，位于大阴唇后部，大小如黄豆，左右各一。腺管细长（1～2cm），向内开口于前庭后方小阴唇与处女膜之间的沟内。性兴奋时分泌黄白色黏液，起润滑作用。正常情况检查时不能触及此腺。如因感染腺管口闭塞，可形成前庭大腺脓肿或囊肿，则两者均能看到或触及。

　　（3）尿道口：位于阴蒂头的后下方及前庭前部，为尿道的开口，略呈圆形，边缘折叠而合拢。其后壁有尿道旁腺，其分泌物有润滑尿道口作用，但常为细菌潜伏所在。

　　（4）阴道口与处女膜：阴道口位于尿道口后方、前庭的后部，其形状、大小常不规则。处女膜为覆盖阴道口较薄的一层黏膜，膜的两面均为鳞状上皮所覆盖，其间含结缔组织、血管与神经末梢，中间有一孔，孔的形状、大小及膜的厚薄因人而异。处女膜多在初次性交时破裂，受分娩影响而进一步破损，经阴道分娩后仅留有处女膜痕。

二、内生殖器

知识点8：内生殖器的概述　　　　　　副高：熟练掌握　正高：熟练掌握

女性内生殖器位于真骨盆内，包括阴道、子宫、输卵管和卵巢。临床上，将输卵管和卵巢合称为子宫附件。

知识点9：阴道的概述　　　　　　　　副高：熟练掌握　正高：熟练掌握

阴道是性交器官，也是排出月经血和娩出胎儿的通道。阴道壁由黏膜层、肌层和纤维层构成。环绕子宫颈周围的组织称为阴道穹隆，可分为前、后、左、右4部分。后穹隆较深，其顶端与子宫直肠陷凹紧密相邻，是腹腔的最低部分，当该陷凹有积液时，可经阴道后穹隆进行穿刺或引流，是诊断某些疾病或实施手术的途径。阴道上端比下端宽，后壁长10～12cm，前壁长7～9cm。阴道壁富有很多皱襞及弹力纤维，伸展性大。因富有静脉丛，局部受损易出血或形成血肿。在性激素的作用下，阴道黏膜有周期性变化。幼女及绝经后妇女的阴道黏膜上皮很薄，皱襞少，伸展性小，容易受创伤及感染。

知识点10：子宫的概述　　　　　　　　副高：熟练掌握　正高：熟练掌握

（1）子宫位于骨盆腔中央，呈倒置梨形，前面扁平，后面稍凸出，是产生月经和孕育胎儿的空腔器官。成人子宫重50～70g，长7～8cm，宽4～5cm，厚2～3cm，宫腔容积约5ml。子宫上部较宽称子宫体，其上端隆突部分为子宫底，宫底两侧为子宫角，与输卵管相通。子宫下部较窄，呈圆柱状称子宫颈。成人子宫体与子宫颈的比例为2∶1，婴儿期为1∶2。

（2）子宫体与子宫颈之间形成的最狭窄部分称子宫峡部，在非孕期约长1cm。子宫峡部的上端因解剖上较狭窄，称为解剖学内口；下端因黏膜组织在此处由宫腔内膜转变为宫颈黏膜称为组织学内口。子宫颈主要由结缔组织构成，含平滑肌纤维、血管及弹力纤维。子宫颈内腔呈梭形，称子宫颈管，成年妇女长约3cm，其下端称为子宫颈外口，开口于阴道。宫颈下端伸入阴道内的部分称宫颈阴道部，在阴道以上的部分称宫颈阴道上部。子宫颈外口柱状上皮与扁平上皮交界处，是宫颈癌的好发部位。未产妇的子宫颈外口呈圆形，经产妇的宫颈外口受分娩的影响呈横裂口。

（3）宫体：子宫体壁由内向外分为子宫内膜层、肌层和浆膜层。子宫内膜与肌层直接相贴，其间没有内膜下层组织。内膜可分为致密层、海绵层和基底层。致密层和海绵层自青春期开始受卵巢激素影响发生周期性变化，又称功能层。基底层紧贴肌层，对卵巢激素不敏感，无周期性变化。子宫肌层位于内膜层和浆膜层之间，是子宫壁最厚的一层，在非孕期厚约0.8cm，由大量平滑肌组织、少量弹力纤维与胶原纤维组成，肌束纵横交错如网状，分为3层。外层多纵行，内层环行，中层多围绕血管交织排列如网，有利于子宫收缩时止血。浆膜层最薄，为覆盖在子宫底及子宫前后面的盆腔腹膜，与肌层紧贴。在子宫后面，浆膜层向下延伸，覆盖宫颈后方及阴道后穹隆再折向直肠，形成直肠子宫陷凹（也称道格拉斯陷凹）。

（4）宫颈：主要由结缔组织构成，亦含有少量平滑肌纤维、血管及弹力纤维。子宫颈内腔呈梭形，称子宫颈管，成年未生育女性的子宫颈管长2.5～3.0cm，其下端称为子宫颈外口，开口于阴道。未经阴道分娩的妇女子宫颈外口呈圆形；经阴道分娩的妇女子宫颈外口受分娩的影响形成横裂，分为宫颈前唇和宫颈后唇。子宫颈管内黏膜呈纵行皱襞，黏膜为单层高柱状上皮细胞，受性激素影响有周期性变化。黏膜层腺体分泌碱性黏液，容易形成黏液栓堵塞宫颈管，黏液酸性成分及性状受性激素影响，发生周期性变化。子宫颈阴道部有复层柱状上皮覆盖，表面光滑，而子宫颈外口柱状上皮与鳞状上皮交界处，是宫颈癌的好发部位。

| 知识点11：子宫韧带的概述 | 副高：熟练掌握　正高：熟练掌握 |

子宫借助于4对韧带以及骨盆底肌肉和筋膜的支托作用，来维持正常的位置。

（1）阔韧带：子宫前后面的腹膜自子宫侧缘向两侧延伸达到骨盆壁，形成一对双层腹膜皱襞，即为阔韧带。此韧带作用是维持子宫于盆腔正中位置。子宫动静脉、卵巢动静脉及输卵管均从阔韧带基底部穿过。

（2）圆韧带：由平滑肌和结缔组织构成。起于子宫双角的前面，向前下方伸展至两侧骨盆壁，再穿过腹股沟管终止于大阴唇前端。它是维持子宫前倾位的主要组织。

（3）主韧带：是一对坚韧的平滑肌和结缔组织纤维束，又称宫颈横韧带。横行于宫颈两侧和骨盆侧壁之间，包在阔韧带下部2层腹膜之间。它是固定子宫颈位置以维持子宫正常位置使之不致向下脱垂的重要组织。

（4）宫骶韧带：由平滑肌和结缔组织构成，此韧带有牵引子宫颈向后向上的作用。它与子宫阔韧带互相配合，维持整个子宫正常的前倾前屈位。

| 知识点12：输卵管的概述 | 副高：熟练掌握　正高：熟练掌握 |

输卵管为一对细长而弯曲的管，位于子宫阔韧带的上缘内，内侧与宫角相连通，外端游离，与卵巢接近。输卵管是精子与卵子相遇、结合，成为受精卵的部位，也是向宫腔运送受精卵的管道。输卵管黏膜受性激素的影响，也有周期性的组织学变化，但不如子宫内膜明显。全长8～14cm，根据形态由内到外分为4部分：①输卵管与子宫相连深入子宫壁内的部位为间质部。②其外侧一段为峡部，是输卵管最窄部位，长2～3cm。③壶腹部在峡部外侧，管腔较宽大，长5～8cm，是正常情况下的受精部位。④末端为伞端，呈漏斗状，开口于腹腔，长1.0～1.5cm，有"拾卵"作用。

输卵管壁分为3层：外层为浆膜层，是腹膜的一部分；中层为平滑肌层，可有节奏收缩而引起输卵管由远端向近端蠕动；内层为黏膜层，由单层高柱状上皮组成，其中有分泌细胞及纤毛细胞，纤毛向宫腔方向摆动，协助受精卵的运行。输卵管黏膜受性激素的影响有周期性变化。

知识点13：卵巢的概述　　　　　　副高：熟练掌握　正高：熟练掌握

卵巢是女性性腺器官，具有产生与排出卵子、分泌性激素的功能。

（1）卵巢在外侧的骨盆漏斗韧带和内侧的卵巢固有韧带作用下，悬于盆壁与子宫之间，借卵巢系膜与阔韧带相连。

（2）卵巢为一对扁椭圆形的腺体，成年女性卵巢的大小约4cm×3cm×1cm，重5～6g，灰白色，其大小、形状随年龄不同，青春期前表面光滑，青春期排卵后，表面逐渐凹凸不平。绝经后卵巢萎缩、变小、变硬。

（3）卵巢表面无腹膜，由单层立方上皮覆盖，其下为致密纤维组织，称卵巢白膜。白膜下的卵巢组织分为皮质与髓质两部分，皮质在外侧，其中含数以万计的原始卵泡和发育程度不同的卵泡及间质组织；髓质位于卵巢的中心，髓质内无卵泡，含有丰富的血管、淋巴管、神经、疏松结缔组织及少量与卵巢悬韧带相连续、对卵巢运动有作用的平滑肌纤维。

知识点14：内生殖器邻近器官的概述　　　副高：熟练掌握　正高：熟练掌握

（1）尿道：长4～5cm，位于阴道前面、耻骨联合后方。从膀胱三角尖端开始，穿过泌尿生殖膈，止于阴道前庭的尿道外口。由于女性尿道短而直，又接近阴道，故易发生泌尿系统感染。

（2）膀胱：位于耻骨联合之后、子宫之前。膀胱壁由浆膜层、肌层及黏膜层构成，膀胱后壁与宫颈及阴道前壁相邻。因覆盖膀胱顶的腹膜与子宫体浆膜层相连，充盈的膀胱可影响子宫的位置，其大小、形状可因其充盈及邻近器官的情况而变化。膀胱充盈时可突向骨盆腔甚至腹腔。膀胱底部两侧为输尿管口，充盈的膀胱术中易遭误伤，并妨碍盆腔检查，故妇科检查及手术前必须排空膀胱。

（3）输尿管：为一对肌性圆索状长管，长约30cm，由平滑肌构成，起自肾盂，终于膀胱，粗细不一。最细部分的直径仅3～4mm，最粗可达7～8mm。女性输尿管在腹膜后，沿腰大肌前面偏中线侧下降，在骶髂关节处，经过髂外动脉起点的前方进入骨盆腔继续下行，至阔韧带底部向前内方行，子宫颈外侧约2cm处，行在子宫动脉下方，然后再经阴道侧穹隆绕向前方进入膀胱。故施行附件切除或结扎子宫动脉时，应注意避免损伤输尿管。

（4）直肠：上接乙状结肠，下连肛管。全长15～20cm。直肠前壁与阴道后壁相贴，因此阴道后壁损伤时可累及直肠发生粪瘘。肛门距阴道外口很近，易引起阴道上行感染。肛管长2～3cm，在其周围有肛门内、外括约肌及肛提肌，累及肛门括约肌可致会阴裂伤。直肠中段腹膜折向前上方，覆盖宫颈与子宫后壁，形成直肠子宫陷凹，是腹腔中位置最低部位。少量出血、腹水最易在此发现，也常为肿瘤转移、异位的子宫内膜种植部位。妇科手术及会阴切开缝合时应注意避免损伤肛管、直肠。

（5）阑尾：上接盲肠，长7～9cm，阑尾位于右髂窝内。与右侧输卵管和卵巢相邻。孕期阑尾的位置可随妊娠月份的增加而逐渐向上外方移位。因此，患阑尾炎时有可能累及子宫附件。

三、血管、淋巴及神经

| 知识点15：血管的概述 | 副高：熟练掌握　正高：熟练掌握 |

女性内外生殖器官的血液供应主要来自卵巢动脉、子宫动脉、阴道动脉及阴部内动脉。卵巢动脉在输卵管系膜内进入卵巢门前分出若干支供应输卵管，其末梢在宫角旁与子宫动脉上行的卵巢支相吻合，并发出小支至子宫。子宫动脉为髂内动脉前干分支，在腹膜后沿盆腔侧壁向下前行，经阔韧带基底部、宫旁组织到达子宫外侧，距宫颈口水平2cm处横跨输尿管而达子宫侧缘。阴道动脉为髂内动脉前干分支，向内下行，沿途有许多小分支，分布于阴道中下段的前后面及膀胱顶、膀胱颈。阴道动脉与宫颈-阴道支和阴部内动脉分支相吻合。阴部内动脉为髂内动脉前干终支，并分出4支：痔下动脉、会阴动脉、阴蒂动脉、阴唇动脉。各部位的静脉均与同名动脉伴行，但在数量上较动脉多，并在相应器官及其周围形成静脉丛，且互相吻合，故盆腔感染易于蔓延。

| 知识点16：淋巴的概述 | 副高：熟练掌握　正高：熟练掌握 |

女性生殖器官有丰富的淋巴管及淋巴结，均伴随相应的血管而行，淋巴首先汇入沿髂动脉的各淋巴结，然后注入沿腹主动脉周围的腰淋巴结，最后汇入于第二腰椎前方的乳糜池。当内、外生殖器发生感染或肿瘤时，往往沿各部回流的淋巴管扩散或转移，导致相应部位的淋巴结肿大。女性生殖器官淋巴主要分为外生殖器淋巴与盆腔淋巴两大组。外生殖器淋巴分为腹股沟深、浅淋巴结；盆腔淋巴分为髂淋巴组、骶前淋巴组及腰淋巴组。

| 知识点17：神经的概述 | 副高：熟练掌握　正高：熟练掌握 |

外阴部的神经主要为阴部神经支配。系体干神经，由第Ⅱ、Ⅲ、Ⅳ骶神经的分支组成，与阴部内动脉相同途径。在坐骨结节内侧下方分为3支，即痔下神经、下阴蒂神经及会阴神经，分布于肛门、阴蒂、阴唇和会阴。内生殖器官主要由交感神经与副交感神经支配。交感神经纤维自腹主动脉前神经丛分出，下行入盆腔分为2部分：一为卵巢神经丛，另一为骶前神经丛。进入盆腔后大部分在阔韧带底部的子宫颈旁，形成骨盆神经丛，分布于子宫体、子宫颈及膀胱上部；骨盆神经丛分出神经支配子宫的肌肉活动，从而引起子宫的反射性收缩。但子宫平滑肌有自律活动，故完全切断其神经后仍能有节律地收缩，还能完成分娩活动。临床可见下半身截瘫的产妇仍能顺利自然分娩。

四、骨盆

| 知识点18：骨盆的概述 | 副高：熟练掌握　正高：熟练掌握 |

女性骨盆是躯干和下肢之间的骨性连接，是支持躯干和保护盆腔脏器的重要结构，同时

又是胎儿娩出的必经通道，其大小、形状直接影响分娩的顺利进行。女性骨盆宽而浅，有利于胎儿娩出。

知识点19：骨盆的组成　　　　　　　　　　　副高：熟练掌握　正高：熟练掌握

（1）构成骨盆的骨骼：骨盆是由骶骨、尾骨及左右2块髋骨组成。每块髋骨又由髂骨、坐骨及耻骨融合而成。坐骨后缘中点的突起称为坐骨棘，位于真骨盆腔中部，是分娩过程中衡量胎先露下降程度的重要标志，肛门指诊和阴道内诊可触及。耻骨两降支前部相连构成耻骨弓，所形成的角度正常为90°～100°。骶骨由5～6块骶椎合成，形似三角，其上缘向前突出，称为骶岬。尾骨由4～5块尾椎合成。

（2）构成骨盆的关节：有耻骨联合、骶髂关节和骶尾关节。耻骨联合由两侧耻骨联合面借纤维软骨构成的耻骨间连结而成。骶髂关节位于骶骨和髂骨之间，在骨盆后方。骶尾关节为骶骨与尾骨联合处。

（3）骨盆各部之间的韧带：以骶结节韧带和骶棘韧带较为重要。骶结节韧带纤维呈扇形，起于骶尾骨的侧缘，集中附于坐骨结节内侧缘。骶棘韧带较细，位于骶结节韧带的前方，起于坐骨棘，附于骶、尾骨的侧缘。上述2条韧带与坐骨大、小切迹共同围成坐骨大孔和坐骨小孔，二孔均有肌肉、血管和神经通过。

知识点20：骨盆的分界　　　　　　　　　　　副高：熟练掌握　正高：熟练掌握

骨盆是以耻骨联合上缘、髂耻缘及骶岬上缘的连线为界，将骨盆分为假真骨盆2部分。分界线以上是假骨盆又称大骨盆，为腹腔的一部分，与产道大小无直接关系，不影响胎儿通过；分界线以下是真骨盆，又称小骨盆，是胎儿娩出的骨产道。临床上，通过测量假骨盆径线的长短来了解真骨盆的大小。真骨盆是胎儿娩出的骨产道，可分为骨盆入口、骨盆腔及骨盆出口3部分。骨盆腔为一前壁短，后壁长的弯曲管道：前壁为耻骨及耻骨联合，两侧壁为坐骨、坐骨棘与骶棘韧带，后壁是骶骨和尾骨。

知识点21：骨盆标记　　　　　　　　　　　　副高：熟练掌握　正高：熟练掌握

（1）骶岬：第一骶椎上缘向前明显突出，称为骶岬，是妇科腹腔镜手术的重要标志之一和产科骨盆内测量对角径的重要标记，与骨盆入口平面大小密切相关。

（2）坐骨棘：位于真骨盆的中部，为坐骨后缘的突出部分。两坐骨棘连线的长短是衡量中骨盆大小的重要径线，坐骨棘平面是分娩时判断胎儿下降快慢的重要标志，肛诊或阴道检查时可触及。

（3）耻骨弓：角度的大小可反映骨盆出口横径的宽度。

（4）坐骨结节：位于真骨盆的下部，为坐骨体与坐骨支后部的粗糙隆起，是骨盆的最低点，可以在体表扪及。两坐骨结节内侧缘的距离是骨盆出口的横径，其长短决定着骨盆出口的大小。

（5）髂嵴：髂骨翼上缘肥厚形成弓形的髂嵴，其前端为髂前上棘。髂嵴与髂前上棘是骨盆外测量的重要标记。

知识点22：骨盆的类型　　　　　　　　　　　副高：熟练掌握　正高：熟练掌握

骨盆是胎儿娩出时必经通道，其大小、形状对分娩有直接影响。通常按Callwell与Moloy的骨盆分类法，分为4种类型。①女性型：骨盆入口呈横椭圆形，髂骨翼宽而浅，结构薄且平滑，坐骨棘间径≥10cm，有利于胎儿的娩出，是女性正常骨盆。②男性型：骨盆入口略呈三角形，两侧壁内聚，坐骨棘突出，耻骨弓较窄，坐骨切迹窄呈高弓形，骶骨较直而前倾，致出口后矢状径较短。因男性型骨盆呈漏斗形，常造成难产。③类人猿型：较少见。骨盆入口呈长椭圆形，骨盆入口、中骨盆和骨盆出口横径均较短，前后径长。坐骨切迹较宽，两侧壁稍内聚，坐骨棘较突出，耻骨弓较窄，骶骨向后倾斜，故骨盆前部较窄而后部较宽。④扁平型：较常见。骨盆入口前后径短而横径长，呈扁椭圆形。耻骨弓宽，骶骨失去正常弯度，变直向后翘或呈深弧形，故骨盆浅。

五、骨盆底

知识点23：骨盆底的组成　　　　　　　　　　副高：熟练掌握　正高：熟练掌握

骨盆底由多层肌肉和筋膜组成，封闭骨盆出口，盆腔脏器赖以承载并保持正常位置，有尿道、阴道和直肠穿过。骨盆底的前面为耻骨联合下缘，后面为尾骨尖，两侧为耻骨降支、坐骨升支及坐骨结节。骨盆底有3层组织。①外层：位于外生殖器、会阴皮肤及皮下组织的下面，由会阴浅筋膜及其深部的3对肌肉（球海绵体肌、坐骨海绵体肌及会阴浅横肌）和肛门外括约肌组成。肌肉的肌腱会合于阴道外口与肛门之间，形成中心腱。②中层：即泌尿生殖膈，由上下2层坚韧的筋膜和会阴深横肌、尿道括约肌构成。③内层：即盆膈，为骨盆底最坚韧的一层，亦是支持盆底最主要组织，由肛提肌及其筋膜组成，亦为尿道、阴道及直肠贯通。每侧肛提肌由耻尾肌、髂尾肌和坐尾肌组成，两侧肌肉互相对称，合成漏斗形。肛提肌的主要作用是加强盆底的托力，其中一部分纤维与阴道及直肠周围密切交织，加强肛门与阴道括约肌的作用。

知识点24：会阴的特点　　　　　　　　　　　副高：熟练掌握　正高：熟练掌握

会阴又称会阴体，指阴道口与肛门之间的楔形软组织，由表及里分别为皮肤、皮下脂肪、筋膜、部分肛提肌和会阴中心腱。会阴体厚3~4cm，会阴的伸展性很大。妊娠后组织变松软，有利于分娩，但也可对胎儿先露娩出形成阻碍，如产力强往往发生裂伤，故会阴保护或适时切开为助产的必要步骤之一。

第二节 女性生殖系统生理

一、妇女一生各阶段的生理特点

知识点1：妇女一生各阶段的生理特点　　　　　副高：熟练掌握　正高：熟练掌握

（1）胎儿期：指从受精卵形成至胎儿娩出，共266天（从末次月经算起为280天）。受精卵是由父系（精子）的23条染色体和母系（卵子）的23条染色体组成的23对染色体，进而形成的新个体，其中1对染色体在性发育中起决定作用，称性染色体。性染色体X与Y决定胎儿的性别，即XY合子发育为男性，XX合子发育为女性。女性胚胎因无副中肾管抑制因子，两条副中肾管发育为女性生殖道。

（2）新生儿期：出生后4周内称新生儿期。此期可出现一些特殊生理现象，均可在短期自然消退，不需特殊处理。①假泌乳：出生时新生儿外阴较丰满，乳房略隆起或有少许泌乳的现象。其机制为女性胎儿在母体内受到雌、孕激素影响的结果。②假月经：出生后数日内，阴道可有少量血性分泌物排出。其机制为新生儿体内雌、孕激素因脱离母体迅速下降，形成的激素撤退性出血。

（3）儿童期：从出生4周到12岁左右称儿童期。儿童早期（8岁以前）下丘脑-垂体-卵巢轴功能处于完全抑制状态，生殖器呈幼稚型，子宫、卵巢及输卵管均位于腹腔内，卵巢无雌激素分泌；儿童后期（8岁以后），下丘脑促性腺激素释放激素（GnRH）抑制状态解除，卵巢中开始有少量卵泡发育，但不成熟也不排卵。

（4）青春期：是指由儿童期向性成熟期过渡的一段快速生长时期，是女性内分泌、生殖、体格、心理等逐渐发育成熟的过程。世界卫生组织（WHO）提出青春期为10~19岁。①第一性征：在促性腺激素作用下，卵巢增大，卵泡开始发育和分泌雌激素；阴阜隆起，大、小阴唇变肥厚并有色素沉着；阴道长度及宽度增加，阴道黏膜变厚并出现皱襞；子宫增大，宫体和宫颈比例变为2：1；输卵管变粗，弯曲度减小，黏膜出现许多皱襞与纤毛；卵巢增大，皮质内有不同发育阶段的卵泡，致使卵巢表面稍呈凹凸不平。此时已初步具有生育能力。②第二性征：除生殖器官外，其他女性特有的性征即第二性征，包括音调变高、乳房发育、阴毛及腋毛分布，以及胸、肩部皮下脂肪增多等，这些变化呈现女性特征。③生长加速：由于雌激素、生长激素和胰岛素样生长因子-Ⅰ分泌增加，11~12岁青春期少女体格生长呈直线加速，平均每年生长9cm，月经初潮后生长减缓。④月经初潮：女性第一次月经来潮称月经初潮，为青春期的重要标志。月经来潮表明卵巢已经有卵泡发育并产生雌激素，且雌激素水平足以使子宫内膜增厚并脱落。但此时由于中枢对雌激素的正反馈机制尚未成熟，月经周期常不规律。

（5）性成熟期：卵巢功能成熟并有性激素分泌及周期性排卵的时期称为性成熟期。一般自18岁左右开始逐渐成熟，历时约30年，在这一时期，生殖器官及乳房在性激素作用下发生周期性变化，是女性生育功能最旺盛的时期，也称生育期。

（6）绝经过渡期：是指卵巢功能开始衰退至最后一次月经的时期。可始于40岁，历时短至1~2年，长至10余年。此期卵巢功能逐渐减退，卵泡不能发育成熟及排卵，因而月经不规律，常为无排卵性月经。最终由于卵巢内卵泡自然消耗，对垂体促性腺激素丧失反应，导致卵巢功能衰竭，月经永久性停止，称绝经。将卵巢功能开始衰退至绝经后1年内的时期称为围绝经期。围绝经期妇女由于卵巢功能逐渐减退，雌激素水平降低，容易出现潮热、出汗、失眠、抑郁或烦躁等，称为绝经综合征。

（7）绝经后期：是指绝经后的生命时期。女性60岁以后进入老年期。此阶段卵巢功能完全衰退、生殖器官进一步萎缩退化卵巢缩小变硬，表面光滑；子宫及宫颈萎缩；阴道逐渐缩小，穹窿变窄，黏膜变薄、无弹性；阴唇皮下脂肪减少，阴道上皮萎缩，糖原消失，分泌物减少，呈碱性，易感染发生萎缩性阴道炎。

二、月经及月经期临床表现

知识点2：月经的概念及临床表现	副高：熟悉　正高：熟悉

（1）月经是指伴随卵巢周期性变化而出现的子宫内膜周期性脱落及出血。规律月经的建立是生殖功能成熟的重要标志之一。月经初潮年龄多在13~15岁，可以早至11~12岁，或迟至15~16岁。若16岁以后月经尚未来潮，应及时就医。

（2）正常月经的临床表现：正常月经具有周期性。出血第1日为月经周期的开始，2次月经第1日的间隔时间，称为1个月经周期。一般为21~35日，平均28日。每次月经的持续时间，称为经期，一般为2~8日。每次月经的总失血量，称为经量，正常为20~60ml，超过80ml为月经过多。

知识点3：月经血的特点	副高：熟练掌握　正高：熟练掌握

月经血一般呈暗红色，主要为血液，尚有子宫内膜碎片、炎性细胞、宫颈黏液及脱落的阴道上皮细胞。月经血的主要特点是不凝固，但在正常情况下偶尔亦有些小凝块。

三、卵巢的周期性变化及内分泌功能

知识点4：卵巢的功能	副高：熟练掌握　正高：熟练掌握

卵巢为女性生殖内分泌腺。其主要功能是排卵和分泌激素。

知识点5：卵巢周期性变化	副高：熟悉　正高：熟悉

（1）卵泡的发育与成熟：在新生儿卵巢内有100万~200万个卵泡，至青春期只剩下3万~40万个，但在妇女一生中仅有400~500个卵泡发育成熟，其余的卵泡发育到一定程度即自行退化，称卵泡闭锁。临近青春期，原始卵泡开始发育，形成生长卵泡。每个月经周期一般只有1个卵泡达到成熟程度，称成熟卵泡。

（2）排卵：随着卵泡的发育成熟，其逐渐向卵巢表面移行并向外突出，当接近卵巢表面时，该处表面细胞变薄，最后破裂，出现排卵。排卵多发生在2次月经中间，一般在下次月经来潮之前14日左右，两侧卵巢轮流排卵，也可由一侧卵巢连续排卵。

（3）黄体形成：排卵后，卵泡壁塌陷，卵泡膜血管壁破裂，血液流入腔内形成血体，继而卵泡的破口由纤维蛋白封闭，残留的颗粒细胞变大，细胞质内含黄色颗粒状的类脂质，此时血体变为黄体，排卵后7～8日黄体体积和功能达到高峰。

（4）黄体退化：若卵子未受精，在排卵后9～10日黄体开始萎缩，血管减少，细胞呈脂肪变性，黄色消退，最后细胞被吸收，组织纤维化，外观色白，称为白体。排卵日至月经来潮为黄体期，一般为14日，黄体功能衰退后月经来潮，此时卵巢中又有新的卵泡发育，开始新的周期。

| 知识点6：雌、孕激素的周期性变化 | 副高：熟练掌握　正高：熟练掌握 |

（1）雌激素：在卵泡发育期，分泌量很少，随卵泡逐渐成熟，雌激素逐渐增多，在排卵前形成一个高峰，排卵后分泌稍减少。在排卵后7～8天黄体成熟时，形成又一高峰，第二高峰较平坦，峰值低于第一高峰。黄体萎缩时雌激素水平急剧下降，经前达最低水平。

（2）孕激素：在排卵后孕激素开始增多，排卵后7～8天黄体成熟时，分泌达高峰，以后逐渐下降，月经来潮时恢复到排卵前水平。

| 知识点7：雌激素的生理作用 | 副高：熟练掌握　正高：熟练掌握 |

（1）对卵巢的作用：促进卵泡发育，调节卵泡内分泌功能，有助于卵巢储存胆固醇。

（2）对子宫的作用：促进子宫发育，使子宫血行、血运增加，子宫平滑肌细胞增生肥大，提高子宫平滑肌对缩宫素的敏感性和收缩力。对子宫内膜的功能层上皮细胞和腺体有增生作用。雌激素还可使宫颈口松弛，宫颈黏液分泌增多，质变稀薄，易拉成丝状。

（3）对输卵管的作用：促进输卵管发育和加强输卵管节律性收缩的振幅，使上皮细胞分泌增多，纤毛生长，有利于受精卵的运行。

（4）对阴道上皮的作用：促进阴道上皮增生和角化。

（5）雌激素参与下丘脑-垂体-卵巢轴的正负反馈调节：控制脑垂体促性腺激素的分泌。

（6）促进水、钠潴留。

（7）促进骨钙的沉积：青春期在雌激素的影响下可使骨骺闭合，绝经后由于雌激素缺乏而发生骨质疏松。

| 知识点8：孕激素的生理作用 | 副高：熟练掌握　正高：熟练掌握 |

（1）孕激素对下丘脑垂体有正负反馈作用。

（2）对子宫的作用：使子宫肌松弛，活动力下降，对外界刺激的反应能力低下，降低妊娠子宫对缩宫素的敏感性，有利于受精卵在子宫腔内生长发育。可使增生期子宫内膜转化为分泌期内膜。抑制宫颈内膜的黏液分泌，使其稠厚，形成乳液栓。

（3）对输卵管的作用：抑制输卵管肌节律性收缩的振幅。

（4）使阴道上皮脱落加快。

（5）对乳房的作用：孕激素、雌激素和生乳素相互作用，使乳腺细胞和乳腺小叶增生发育。

（6）对代谢作用：孕激素能促进蛋白分解，增加尿素氮的排出量，促进肾排出钠离子和氯离子。

（7）对体温的作用：孕激素有升温作用，正常妇女在排卵后基础体温可升高0.3~0.5℃，这种基础体温的改变是排卵的重要指标，排卵前基础体温低，排卵后由于孕激素的作用基础体温升高。

知识点9：雄激素的生理作用　　　　副高：熟练掌握　正高：熟练掌握

女性雄激素主要来自肾上腺，卵巢也能分泌少量雄激素，包括睾酮、雄烯二酮。排卵前血液中雄激素水平升高，可促进非优势卵泡闭锁，并可提高性欲。

雄激素的主要生理功能如下。①对生殖系统的作用：青春期肾上腺功能初现，肾上腺分泌雄激素增加，促进阴毛、腋毛的生长。雄激素可减缓子宫及其内膜的生长和增殖，抑制阴道上皮的增生和角化，促使阴蒂、阴唇和阴阜的发育。②代谢作用：促进蛋白合成和肌肉生长，刺激骨髓中红细胞的增生。在性成熟期，促使长骨骨基质生长和钙的沉积；性成熟后可导致骨骺的闭合，使生长停止。

四、生殖器官的周期性变化

知识点10：子宫内膜的周期性变化　　　　副高：熟练掌握　正高：熟练掌握

（1）增殖期：在月经周期的第5~14日。在雌激素影响下，内膜上皮、腺体、间质及血管增殖，内膜由0.5mm逐渐增厚至3~5mm，子宫内膜的增生与修复在月经周期第2~3日即已开始。

（2）分泌期：在月经周期的第15~28日，与卵巢周期中的黄体期对应。排卵后，卵巢内形成黄体，分泌雌激素与孕激素，使子宫内膜在增殖期的基础上继续增厚，腺管进一步增大、弯曲，间质疏松、水肿，腺体增大，出现高度分泌现象，腺体内的分泌上皮细胞分泌糖原，为孕卵着床做准备。在排卵后的6~10日，即月经周期的第20~24日，分泌期的子宫内膜由非接受状态发展到接受状态，允许胚胎植入，即子宫内膜的容受性，这一时期也称为"种植窗"。至月经周期的第24~28日，子宫内膜可厚达10mm，呈海绵状。

（3）月经期：在月经周期的第1~4日。体内雌激素水平降低，已无孕激素存在，内膜小动脉痉挛，组织缺血缺氧而发生局灶性坏死，于是坏死的内膜组织剥脱与血液混合而排出，形成月经。

知识点11：阴道黏膜、子宫颈、输卵管的周期性变化

副高：熟练掌握　正高：熟练掌握

（1）阴道黏膜的周期性变化：①排卵前。在雌激素的作用下，阴道上皮的厚度增加，表层细胞出现角化，其程度在排卵期最明显。腺细胞内富含糖原，糖原分解成乳酸，使阴道内保持一定酸度，可以抑制致病菌的繁殖。②排卵后。在孕激素的作用下，阴道上皮细胞大量脱落，脱落细胞多为中层细胞或角化前细胞。临床上常根据阴道脱落细胞的变化，间接了解雌激素水平和排卵情况。

（2）宫颈黏液的周期性变化：①排卵前。雌激素水平逐渐增高，宫颈黏液分泌量也不断增高，其性状稀薄、透明似蛋清，在排卵前达高峰，此时黏液有较强的延展性，拉成细丝可长达10cm以上。涂片检查可见羊齿植物叶状结晶，这种结晶于月经周期的第6～7日出现，至排卵前最典型。②排卵后。受孕激素影响，黏液分泌量逐渐减少，性状黏稠而混浊，延展性也差，拉丝易断裂，做涂片检查，结晶模糊，至月经周期第22日左右结晶完全被椭圆体代替。

（3）输卵管的周期性变化：①排卵时。雌激素水平处于高峰，引起峡部收缩，出现峡部闭锁，使卵子停留于峡部-壶腹部的连接部。②排卵后。孕激素水平上升，使峡部肌肉松弛，受精卵进入峡部，进而随输卵管液被冲入子宫腔。

第二章 正常产褥期妇女的护理

第一节 产褥期妇女的身心变化

一、产褥期妇女的生理变化

| 知识点1：产褥期妇女生殖系统的变化 | 副高：熟练掌握 正高：熟练掌握 |

（1）子宫复旧：胎盘娩出后子宫逐步恢复到妊娠前大小和功能的过程称为子宫复旧。主要变化为子宫体肌纤维缩复、子宫内膜再生、子宫血管变化及子宫颈和子宫下段的复原。分娩结束时，子宫约重1000g，产后6周以后恢复到50～70g；子宫高度在脐平以下，以后每天下降1～2cm，大约10天后在腹部触不到子宫。

（2）子宫内膜修复：胎盘剥离后，表层组织因为坏死而剥落，剥落部位的边缘及内膜底层便开始细胞的增生，胎盘剥离部位的修复需要42天，形成新的子宫内膜。

（3）子宫颈复原：产后子宫颈松软，外口如袖管状、紫红色、水肿厚约1cm。之后宫口张力逐渐恢复，产后1周子宫内口关闭，宫颈管形成。产后4周宫颈形成恢复正常。初产后宫颈两侧不可避免地有轻度裂伤，故子宫颈外口呈横裂状，无法恢复到原来的椭圆形状。

（4）排卵和月经的重现：排卵和月经的再出现多发生于产后6～8周，纯母乳喂养婴儿的妇女，排卵和月经的重现时间可延后。

（5）阴道：分娩后的阴道腔扩大、阴道黏膜及周围组织水肿、黏膜皱襞减少甚至消失，导致阴道壁松弛、肌张力低下。阴道壁肌张力在产褥期逐渐恢复，但不能完全恢复未孕时的张力。阴道腔逐渐缩小，阴道黏膜皱襞在产后3周重新呈现。

（6）会阴：产后会阴有轻度水肿，2～3天消失。因产时会阴切开、裂伤，伤口水肿或痔疮而引起疼痛，大约1周后会阴不适才会渐渐消失。

（7）乳房：主要变化是泌乳。产后乳腺泌乳受神经体液调节。此外，乳汁的分泌还与产妇营养、睡眠、情绪和健康状况密切相关。

| 知识点2：产褥期妇女血液系统及循环系统的变化 | 副高：熟悉 正高：熟悉 |

（1）妊娠期增加的血容量，在产后2～3周恢复到未孕状态。但在产后最初72小时内，由于子宫缩复，大量血液从子宫涌入体循环，及妊娠期过多组织间液回吸收，导致血容量增加15%～25%。因此，产后72小时内心脏负担明显加重，心功能差的产妇容易诱发心力衰竭。

（2）产褥早期血液仍处于高凝状态，有利于胎盘剥离面形成血栓，减少产后出血量。纤维蛋白原、凝血酶、凝血酶原在产后2~4周内降到正常。红细胞计数及血红蛋白值产后1周逐渐回升。白细胞总数在产褥早期仍较多，达（15~30）×10⁹/L，产后1~2周恢复正常。红细胞沉降率在产后3~4周降到正常。

| 知识点3：产褥期妇女消化系统的变化 | 副高：熟练掌握　正高：熟练掌握 |

妊娠期胃肠肌张力及蠕动力减弱，胃酸分泌量减少，产后需1~2周恢复。产妇因分娩时能量的消耗及体液流失，产后1~2日内产妇常感口渴，喜进流食或半流食，但有食欲缺乏，以后逐渐好转。产褥期卧床时间多，缺少运动，腹肌及盆底肌松弛，加之肠蠕动减弱，容易便秘和肠胀气。

| 知识点4：产褥期妇女泌尿系统的变化 | 副高：熟练掌握　正高：熟练掌握 |

妊娠期体内潴留的水分产后主要经肾排出，故产后最初1周内尿量增多。妊娠期发生的肾盂及输尿管生理性扩张，产后2~8周恢复正常。在分娩过程中，膀胱受压致使黏膜水肿、充血及肌张力降低，以及产后会阴伤口疼痛、不习惯卧床排尿、器械助产、区域阻滞麻醉等原因，容易发生产后尿潴留，尤其在产后24小时内。

| 知识点5：产褥期妇女内分泌系统的变化 | 副高：熟悉　正高：熟悉 |

产后雌激素及孕激素水平急剧下降，至产后1周降至未孕水平。胎盘生乳素于产后6小时已不能测出。催乳素水平受哺乳的影响，若产妇哺乳，催乳素水平于产后下降，但仍高于非妊娠时水平；若产妇不哺乳，催乳素于产后2周降至非妊娠时水平。月经复潮及排卵恢复时间受哺乳影响，不哺乳产妇一般在产后6~10周月经复潮，产后10周左右恢复排卵；哺乳产妇月经复潮延迟，平均在产后4~6个月恢复排卵。产后月经复潮较晚者，复潮前多有排卵，故哺乳期妇女虽无月经来潮，仍有受孕的可能。

| 知识点6：产褥期妇女腹壁的变化 | 副高：熟练掌握　正高：熟练掌握 |

妊娠期出现的下腹正中线色素沉着在产褥期逐渐消退。紫红色的新妊娠纹变为白色、不能消退。腹壁皮肤受妊娠子宫膨胀的影响，弹性纤维断裂，使产后腹壁明显松弛，需6~8周才能恢复。

二、产褥期妇女的心理变化

| 知识点7：产褥期妇女心理调适的概述 | 副高：熟练掌握　正高：熟练掌握 |

在产后，产妇要经历一个从妊娠、分娩期的不适、疼痛、焦虑，到产后接纳新生儿的调

整过程，称为心理调适。在这一过程中，产妇的心理处于脆弱和不稳定的状态，面临着角色转换的冲突、情绪调整及家庭关系的重新构建等。因此了解产褥期妇女的心理变化，及时做好心理指导十分重要。

知识点8：产褥期妇女心理调适的主要表现　　　　　副高：熟练掌握　正高：熟练掌握

产后心理调适主要表现为2个方面。一是确立家长与孩子的关系。它指母亲接纳新生儿，将其容纳为家庭中的一员，重视并满足其作为家庭一员的特殊需要。新成员的加入改变了家庭的生活方式和互动模式，需要调节好夫妇间的生活方式及夫妇与孩子的生活方式。二是承担母亲角色的责任。它指母亲逐渐表现出情感性和动作性护理孩子的技能，情感性技能包括用积极的态度去认识考虑孩子的需要和需求，动作性技能包括具体照顾孩子的行为。

知识点9：产褥期妇女心理调适的分期　　　　　　副高：熟练掌握　正高：熟练掌握

（1）依赖期：产后1~3天。在这一时期，产妇的很多需要是通过别人来满足，如对孩子的关心、喂奶、沐浴等，同时产妇喜欢用语言表达对孩子的关心，较多地谈论自己妊娠和分娩的感受。较好的妊娠和分娩经历、满意的产后休息、丰富的营养和较早较多地与孩子间的目视及身体接触将有助于产妇较快地进入第二期。在依赖期，丈夫和家人的关心帮助，医务人员的关心指导都是极为重要的。

（2）依赖-独立期：产后3~14天。这一期表现出较为独立的行为，开始注意周围的人际关系，主动学习和练习护理孩子。但这一时期容易产生压抑，可能因为分娩后产妇感情脆弱、太多的母亲责任、新生儿诞生而产生的爱的被剥夺感、痛苦的妊娠和分娩过程、糖皮质激素和甲状腺素处于低水平等因素造成。严重者可表现为哭泣，对周围漠不关心，拒绝哺乳和护理新生儿等。此时，应及时提供护理、指导和帮助，促使产妇纠正这种消极情绪。加倍地关心产妇，并督促其家人参与关心。提供婴儿喂养和护理知识，耐心指导并帮助产妇哺乳和护理新生儿，鼓励产妇表达自己的心情并与其他产妇交流，均能提高产妇的自信心和自尊感，促进接纳孩子、接纳自己，缓解抑郁状态，平稳地度过这一时期。

（3）独立期：产后2周至1个月。此时，产妇、家人和婴儿已成为一个完整的系统，新家庭形成。夫妇两人共同分享欢乐和责任，开始逐渐恢复分娩前的家庭生活。但是，产妇及丈夫会承受更多的压力，如兴趣与需要、事业与家庭间的矛盾，哺育孩子、承担家务及维持夫妻关系等各种角色的矛盾。

知识点10：影响产褥期妇女心理变化的因素　　　　副高：熟练掌握　正高：熟练掌握

（1）年龄：小于18岁的产妇，由于自身在生理、心理及社会等各方面发展尚未成熟，在母亲角色的学习上会遇到很多困难，影响其心理适应。年龄>35岁的产妇，心理及社会等各方面发展比较成熟，但体力和精力下降，容易出现疲劳感，在事业和母亲角色之间的转换上也会面临更多的冲突，对心理适应有不同程度的影响。

（2）身体状况：产妇在妊娠期的身体健康状况、妊娠过程中有无并发症、是否剖宫产等都会影响产妇的身体状况，从而影响到产妇的心理适应。

（3）产妇对分娩经历的感受：产妇对分娩过程的感受与产妇所具有的分娩知识、对分娩的期望、分娩的方式及分娩过程支持源的获得有关。当产妇对分娩的期望与实际情况有差异时，则会影响其日后的自尊。

（4）社会支持：社会支持系统不但提供心理的支持，同时也提供物质基础。稳定的家庭经济状况、家人的理解与帮助，有助于产妇的心理适应，更能胜任新生儿的照顾角色。

第二节　产褥期妇女的护理

知识点1：产褥期妇女的临床表现	副高：熟练掌握　正高：熟练掌握

（1）生命体征：产后体温多数在正常范围内。体温可在产后最初24小时内略升高，一般不超过38℃，可能与产程延长致过度疲劳有关。产后3～4日因乳房血管、淋巴管极度充盈，乳房胀大，体温升高，在37.8～39.0℃，称为泌乳热。一般持续4～16小时体温即下降，不属病态，但需要排除其他原因，尤其是感染引起的发热。产后脉搏在正常范围内，一般略慢，每分钟在60～70次。产后呼吸深慢，一般每分钟14～16次，是由于产后腹压降低，膈肌下降，由妊娠时的胸式呼吸变为腹式呼吸所致。产褥期血压平稳，维持在正常水平。

（2）子宫复旧：胎盘娩出后，子宫圆而硬，宫底在脐下一指，产后第1日略上升至平脐，以后每日下降1～2cm，至产后第10日降入骨盆腔内。剖宫产产妇子宫复旧所需时间略长。在产褥早期因子宫收缩引起下腹部阵发性剧烈疼痛，称产后宫缩痛。于产后1～2日出现，持续2～3日自然消失，不需特殊用药。经产妇比初产妇明显，哺乳者比不哺乳者明显，因为哺乳时反射性缩宫素分泌增多，宫缩加强使疼痛加重。

（3）恶露：产后随子宫蜕膜脱落，含有血液、坏死蜕膜等组织经阴道排出，称恶露。恶露有血腥味，但无臭味，持续4～6周，总量250～500ml。因其颜色、内容物及时间不同，恶露分为以下几种。①血性恶露：色鲜红，量多，含大量血液、坏死蜕膜组织及少量胎膜。血性恶露持续产后3日后出血逐渐减少，浆液增加，转为浆液恶露。②浆液恶露：色淡红，含少量血液，但有较多的坏死蜕膜组织、宫腔渗出液、宫颈黏液、阴道排液，且有少量红细胞、白细胞和细菌。浆液恶露持续4～14日逐渐减少，白细胞增多，变为白色恶露。③白色恶露：质黏稠，色泽较白，含大量白细胞、坏死蜕膜组织、表皮细胞及细菌等。白色恶露持续3周左右干净。

（4）排泄：产褥早期，皮肤排泄功能旺盛，排出大量汗液，以夜间睡眠和初醒时更明显，称为褥汗，不属病态，产后1周内自行好转。同时，妊娠期体内潴留的液体也逐渐排出，所以产妇往往多尿，但由于分娩过程中膀胱受压导致其黏膜水肿、充血、肌张力下降，加上疲劳及伤口疼痛，容易发生尿潴留。此外，产妇卧床多活动少，肠蠕动减弱，容易发生便秘。

（5）会阴切开创口：初产妇较多见，在产后3天内切口处可有水肿，活动时有疼痛，3～5日或拆线后自然缓解。

（6）乳房问题：乳房胀痛及乳头皲裂是产妇在产后最初几日常见并发症，初产妇多见。在哺乳期的最初几日，因淋巴和静脉充盈，乳腺管不畅，乳房内乳汁淤积导致肿胀、变硬及疼痛，并可伴有轻度发热，称为乳房胀痛。此外，产前准备不足，哺乳姿势不正确，或在乳房胀痛时哺乳，可导致乳头疼痛及皲裂。

（7）体重下降：产后由于胎儿、胎盘娩出，羊水排泄及产时失血，产后体重即减轻6kg左右。产后1周时，由于子宫复旧、恶露、汗液及大量尿液排出，体重又下降约1kg。

（8）下肢静脉血栓：由于产后疲倦、伤口疼痛等，导致产妇长时间卧床，同时产妇的血液处于高凝状态，导致下肢静脉血流缓慢，血液容易淤积在静脉内，导致静脉血栓。表现为患侧下肢体表温度下降，感觉麻木，肢体有肿胀感。下肢静脉血栓发生率较低，一旦发生，可对产妇的生命安全造成影响。

（9）产后情绪低落：是产妇在产后2～3日内出现轻度或中度的情绪反应，发生率较高，30%～75%产妇会出现不同程度的心情低落，表现为心境不稳、易激惹、流泪、广泛性焦虑、睡眠和食欲缺乏。产后情绪低落的症状比较轻，持续时间短，数日内可以自行缓解。其中有20%左右产妇的心情低落可能发展为产后抑郁。

知识点2：产褥期妇女的辅助检查　　　　　　　　副高：熟悉　　正高：熟悉

产后常规体检，必要时进行血、尿常规检查，怀疑尿潴留者可行B超检查，保留导尿管者根据需要做尿常规检查，以了解是否有泌尿系统感染。发生乳腺炎或产褥感染者，做药物敏感试验，选择有效的抗生素。

知识点3：产褥期妇女的护理评估　　　　　　　副高：熟练掌握　　正高：熟练掌握

（1）健康史：评估产妇妊娠前的健康状况，是否有慢性疾病史等。评估产妇的妊娠经过，是否有妊娠期并发症、合并症及处理经过。评估产妇分娩经过是否顺利，总产程及第二产程时间、分娩方式、是否采用器械助产、产时用药情况、出血情况、会阴撕裂情况，是否行会阴切开术。评估新生儿出生时的Apgar评分，是否有窒息及抢救经过等。

（2）生命体征：评估产妇的体温、脉搏、呼吸、血压等。产后的体温多数在正常范围内，产后3～4日出现的体温升高，应考虑泌乳热。排除泌乳热，若产妇连续2次体温超过38℃应考虑感染。产后脉搏略缓慢，每分钟为60～70次，产后1周恢复正常，若脉搏过快要警惕产后出血。产后腹压降低，膈肌下降，由妊娠期的胸式呼吸变为腹式呼吸，呼吸深慢，每分钟14～16次。血压在产褥期较平稳，妊娠期高血压疾病患者产后要注意血压的恢复情况。产后出血总量一般不超过300ml。若阴道流血量多或血块＞1cm，最好用弯盘放于产妇臀下，以准确评估出血量，并查看子宫收缩情况；若阴道流血量不多，但子宫收缩不良、宫底上升者，提示宫腔内有积血；若产妇自觉肛门坠胀感，应注意是否有阴道后壁血肿；若子宫收缩好，但仍有阴道流血，色鲜红，应警惕软产道损伤。

（3）心理－社会支持：①评估产妇对妊娠及分娩经历的感受。产妇在分娩过程中的感受直接影响产后母亲角色的获得。②评估产妇的母性行为。评估母亲的行为是否属于适应性行为。母亲能满足孩子的需要并表现出喜悦，积极有效地锻炼身体，学习护理孩子的知识和技能为适应性行为。相反，不愿接触孩子，不亲自喂养孩子，不护理孩子或表现出不悦、不愿交流，食欲缺乏等为不适应性行为。③评估产妇对新生儿行为的看法。评估母亲是否认为孩子吃得好，睡得好又少哭就是好孩子，因为自己是一个好母亲；而常啼哭，哺乳困难，常常需要换尿布的孩子是坏孩子，因而自己是一个坏母亲。母亲能正确理解孩子的行为将有利于建立良好的母子关系。④产妇的自我形象。产妇孕期不适、形体的恢复等均影响其对孩子的接纳。⑤评估产妇的社会支持。评估产妇的家庭情况，包括丈夫及亲人的支持、陪伴情况，良好的家庭支持及氛围有助于产妇心理调适，也有利于家庭各成员角色的适应。

（4）生殖系统：①子宫。应每日在同一时间评估产妇的子宫底高度。评估前，嘱产妇排尿后平卧，双膝稍屈曲，腹部放松，剖宫产术后产妇应解开腹带，注意遮挡及保暖。先按摩子宫使其收缩后，再测耻骨联合上缘至子宫底的距离。正常子宫圆而硬，位于腹部中央。若子宫质地软，应考虑是否有产后宫缩乏力；子宫偏向一侧应考虑是否有膀胱充盈。子宫不能如期复原常提示异常。了解是否有宫缩痛及程度。②会阴及阴道。阴道分娩后出现的会阴水肿一般在产后2～3日自行消退。观察会阴伤口愈合情况，若会阴部伤口疼痛加重，局部出现红肿、硬结及并有分泌物，应考虑会阴伤口感染。每日应观察恶露的量、颜色及气味。若子宫复旧不全、胎盘或胎膜残留或感染，可致恶露时间延长，并有臭味，提示有宫腔感染的可能。

（5）排泄：①排尿。评估膀胱充盈程度，阴道分娩的产妇有尿意应随时排尿。若产后4小时未排尿或第1次排尿尿量少，应再次评估膀胱的充盈情况，防止尿潴留及影响子宫收缩引起子宫收缩乏力，导致产后出血。此外，观察剖宫产术后产妇尿管是否通畅，尿量及性状是否正常。②排便。产妇在产后1～2日多不排大便，可能与产后卧床时间长，加之进食较少有关，但要注意产后便秘。

（6）乳房：①乳头。评估有无乳头平坦、内陷及乳头皲裂。产妇在最初几日哺乳后容易出现乳头皲裂，表现为乳头红、裂开，有时有出血，哺乳时疼痛，可能原因是孕期乳房护理不良、哺乳方法不当、在乳头上使用肥皂及干燥剂等。②乳房胀痛。评估乳房胀痛的原因，若触摸乳房时有坚硬感，并有明显触痛，提示产后哺乳延迟或没有及时排空乳房。当产妇乳房出现局部红、肿、热、痛时，或有痛性结节，提示患有乳腺炎。③乳汁的质和量。初乳呈淡黄色，质稠，产后3日每次哺乳可吸出初乳2～20ml。过渡乳和成熟乳呈白色。乳量是否充足主要评估2次喂奶之间婴儿是否满足、安静，婴儿尿布24小时湿6次以上，大便每日几次，体重增长是否理想等。

（7）影响母乳喂养因素的评估

1）生理因素：①患有严重的疾病。②会阴或腹部切口疼痛。③使用某些药物。④乳房胀痛、乳头皲裂、乳头内陷及乳腺炎。

2）心理因素：①异常的妊娠史。②不良的分娩体验。③分娩及产后的疲劳。④失眠或睡眠不佳。⑤自尊紊乱。⑥缺乏信心。⑦焦虑。⑧压抑。

3）社会因素：①缺乏医护人员或丈夫及家人的关心、帮助。②工作负担过重或离家工作。③婚姻问题。④青少年母亲或单身母亲。⑤母婴分离。⑥缺乏相关知识与技能。

知识点4：产褥期妇女的护理诊断　　　　　　　　副高：熟练掌握　正高：熟练掌握

（1）母乳喂养无效：与母亲知识和技能不足、信心缺乏有关。

（2）尿潴留：与分娩时损伤、产后卧床、会阴切口疼痛等有关。

（3）舒适度改变：与产后宫缩痛、会阴或腹部切口疼痛、褥汗及分娩疲劳有关。

（4）便秘：与分娩损伤、产后卧床有关。

（5）情境性自尊低下：与产后自理能力下降及缺乏照护新生儿知识和技能有关。

知识点5：产褥期妇女产后2小时的护理措施　　副高：熟练掌握　正高：熟练掌握

产后2小时内是发生产后出血、产后子痫、产后心衰的关键时期，故分娩后应在产房继续观察产妇2小时，分别在产后15、30、60、90、120分钟各观察1次。观察内容如下。

（1）阴道流血量。

（2）子宫收缩情况及宫底高度。

（3）膀胱是否充盈，膀胱充盈时应及时排空，以免影响子宫收缩导致产后出血。

（4）测量血压、脉搏，特别是妊娠期高血压产妇应监测血压的变化，警惕产后子痫。

（5）是否有肛门坠胀感。

知识点6：产褥期妇女一般护理措施　　　　　　　副高：熟练掌握　正高：熟练掌握

保持休养室及床单位整洁，给产妇提供一个安静、清新的休养环境，促进产妇良好的休息和睡眠。

（1）生命体征：每日4次测量体温、脉搏、呼吸、血压，体温超过38℃应及时报告医生。妊娠期高血压产妇产后仍要密切观察血压变化，警惕产后子痫。

（2）营养与饮食：产后1小时让产妇进流食或清淡半流食，以后进普通饮食。食物应富有营养、足够热量和水分。哺乳产妇应多进蛋白质及热量丰富的食物，多吃汤汁食物，并适当补充维生素和铁剂，建议补充铁剂3个月。

（3）排尿：产后鼓励产妇尽早排尿，以免发生产后尿潴留，造成膀胱充盈影响宫缩。若出现排尿困难，首先要解除产妇担心排尿引起的疼痛的顾虑，鼓励产妇坐起排尿，观察并记录排尿时间及尿量。必要时可协助其排尿：①用热水熏洗外阴或用温开水冲洗尿道外口周围诱导排尿，热敷下腹部、按摩膀胱刺激膀胱肌收缩。②针刺关元、气海、三阴交、阴陵泉等穴位促其排尿。③肌内注射甲硫酸新斯的明1mg兴奋膀胱逼尿肌促其排尿。若上述方法均无效，应给予导尿，留置尿管1～2日。

（4）排便：产后因卧床休息、食物中缺乏纤维素、肠蠕动减弱、盆地肌张力降低等容易发生便秘，因此，鼓励产妇早下床活动，多饮水，摄入适量的蔬菜和含纤维素食物，促进排便通畅。一旦发生便秘可口服缓泻药。

（5）活动：产后应及早下床活动，自然分娩的产妇，产后6～12小时可下床轻微活动，产后24小时可在室内自由走动，并开始循序渐进做产后保健操。行会阴切开术或剖宫产的产妇，可适当延迟下床活动时间，鼓励产妇床上适当活动，预防下肢静脉血栓形成。待拆线后伤口不感疼痛时做产后健身操。由于产妇产后盆底肌肉松弛，应避免负重劳动或蹲位活动，以防止子宫脱垂。

（6）心理护理：帮助产妇保持心情愉快，精神放松，给予知识及技能的指导，使产妇能很快适应母亲角色的转变，顺利度过产褥期。

知识点7：产褥期妇女子宫收缩的护理措施	副高：熟练掌握　正高：熟练掌握

产妇分娩后进入休养室即刻、30分钟、1小时、2小时各观察1次，每次观察，先按摩子宫促进收缩，手测宫底高度、软硬度，并按压宫底，促进宫内积血的排出，以免影响子宫收缩，并记录宫底高度、恶露的质和量，检查膀胱是否充盈。以后每日观察2～3次，观察前应先嘱产妇排尿，了解子宫复旧情况及恶露包、质、量、气味。若子宫复旧不全，恶露增多、色红且持续时间延长时，应及早给予子宫收缩药。产后当日禁用热水袋外敷来减轻宫缩痛，以免子宫肌肉松弛造成出血过多。

知识点8：产褥期妇女会阴的护理措施	副高：熟练掌握　正高：熟练掌握

（1）会阴或会阴伤口水肿者用50%硫酸镁湿热敷，产后24小时红外线照射外阴。

（2）会阴部小血肿者，24小时后可湿热敷或远红外线灯照射，大的血肿应配合医生切开处理。

（3）会阴伤口有硬结者可用大黄、芒硝外敷或用95%乙醇湿热敷。

（4）会阴切口疼痛剧烈或产妇有肛门坠胀感应及时报告医生，以排除阴道壁及会阴部血肿。

（5）会阴部伤口缝线于产后3～5日拆线，伤口感染者，应提前拆线引流，并定时换药。

知识点9：产褥期妇女乳房的护理措施	副高：熟练掌握　正高：熟练掌握

产妇应穿大小适宜的胸罩，以支持增大的乳房，减轻不适感。每次哺乳前，产妇应洗净双手，用湿毛巾擦净乳房。哺乳后，应将婴儿竖直抱起，轻拍背1～2分钟，排出胃内空气以防溢奶。

产妇因各种原因不能哺乳时，应及时退奶。分娩第2天肌内注射己烯雌酚4mg，每天2次，共3天。已泌乳者可外敷芒硝，将芒硝250g碾碎放在2个薄布袋中敷于双侧乳房，用乳罩托住，芒硝结块时应更换，直至无乳汁分泌。也可用生麦芽60～90g水煎当茶饮，每日1剂，连服3～5日。

知识点10：产褥期妇女的健康指导 　　　　副高：熟练掌握　　正高：熟练掌握

（1）产褥期内饮食起居：指导产妇产褥期内合理均衡饮食，产妇居室应保持清洁，适时通风，夏季预防产褥期中暑。每日擦身，清洗外阴，保持个人清洁卫生。

（2）适当活动：经阴道分娩的产妇，产后6～12小时即可起床轻微活动，于产后第2日可在室内随意走动。行会阴侧切或行剖宫产的产妇，可适当推迟活动时间。

（3）产褥期保健操：可促进产妇腹壁盆底肌肉张力的恢复，避免腹壁皮肤过度松弛，预防尿失禁，预防膀胱直肠膨出及子宫脱垂。指导产妇出院后坚持做产后保健操，遵循运动量由小到大、由弱到强的原则，循序渐进地练习。

（4）出院指导：产妇在出院前一天，护士应认真评估其身体状况，以及是否具备护理孩子的知识及技能，是否具备自我护理的能力，若有疑问应及时给予补课，必要时应与家属交流沟通，商讨解决问题的措施。告诉产妇随访的时间，确保母婴在产后42日到医院随访。

（5）计划生育指导：产褥期内禁忌性生活。产后42日起应采取避孕措施，原则是哺乳者以工具避孕为宜，忌用含有雌激素的避孕药，以免影响乳汁分泌。不哺乳者可选用药物避孕。

（6）产后访视：产妇出院后1个月内至少要进行3次家庭访视，第一次在产妇出院后3日内，第二次在产后14日，第三次在产后28日。

（7）产后健康检查：产妇应于产后42日携新生儿去分娩医院做产后健康检查。

第三节　母乳喂养指导

知识点1：母乳喂养的益处 　　　　副高：熟练掌握　　正高：熟练掌握

母乳喂养对婴儿、产妇、家庭都是有益的。

（1）母乳最适合婴儿营养需要：母乳中蛋白质、脂肪、碳水化合物的比例最适宜，蛋白质总量虽低，但质量好，含乳清蛋白多，与酪蛋白之比为70∶30，且以α乳蛋白为主，氨基酸比例适宜，特别是含大量牛黄氨基酸，可促进婴儿大脑发育。

（2）母乳可增进婴儿抵抗力：母乳中含大量免疫物质。

（3）母乳喂养有利于促进婴儿体格健康：母乳喂养的婴儿吃得较慢，并根据需要决定吃的时间和量，这样的饮食方式能够减少日后过度饮食的倾向，有利于促进体格健康。

（4）母乳喂养时，通过婴儿吸吮乳头反射性引起缩宫素分泌增加，促进子宫收缩，利于子宫复旧。

（5）母乳喂养可增进母子感情。

（6）母乳清洁、新鲜、方便、经济，不必担心冲泡浓度和量，不必担心污染和储存问题。

知识点2：哺乳喂养方法指导　　　　　　　　　　　　副高：熟悉　正高：熟悉

（1）早开奶：正常分娩的健康产妇于产后半小时内开始哺乳，此时乳汁量虽少，但新生儿已有很好的吸吮力，通过新生儿吸吮是促进乳汁分泌的最好方法。因此，应实施母婴同室，鼓励早吸吮，按需哺乳，不给新生儿添加牛乳或其他代乳品。

（2）选择舒适的哺乳姿势：哺乳前指导产妇选择一个母亲和婴儿都舒适的姿势，可借助小靠枕之类来缓解伤口疼痛，哺乳过程确保婴儿头和身体成一条直线。

（3）正确含接乳头：指导产妇通过以下方法，判断婴儿是否正确含接乳头。婴儿紧贴母亲胸部，张嘴，含住乳头及大部分乳晕，婴儿下唇比上唇可见更少乳晕，婴儿鼻子自由呼吸，母亲不感觉乳头疼痛，哺乳完毕后乳头没有被挤压。

（4）婴儿有效吸吮及吞咽乳汁：婴儿节律性地吸吮、吞咽，听见婴儿吞咽声或看见婴儿吞咽动作，嘴角可看到少量乳汁，哺乳后婴儿有满足感，可以帮助母亲判断婴儿有效吸吮及吞咽。

（5）判断婴儿是否获得足够乳汁：以下方法可以帮助母亲判断婴儿是否吃饱。哺乳时，婴儿吸吮的节奏变慢，嘴巴放松，吐出乳头，身体放松，肢体伸展，饥饿的征兆消失，状态满足，睡眠安稳，体重增长理想。

（6）哺乳时间和次数：产后1周内是母体泌乳的过程，应指导产妇24小时内至少有8次哺乳。随着婴儿长大，哺乳次数可略减少，一般3～4小时哺乳1次。产后哺乳时间从5～10分钟开始，以后逐渐延长，但一般不超过30分钟，忌让婴儿养成含着乳头睡觉的习惯。

（7）注意事项：每次哺乳时应先吸空一侧乳房，再更换另一侧乳房。哺乳完毕，将婴儿抱起轻拍背部1～2分钟，排出胃内空气，以防溢奶。母亲的健康状况直接影响乳汁的质量，因此，母亲应保持膳食平衡，睡眠充足，心情愉快，生活规律，身体健康，慎重用药。

（8）乳汁不足：乳汁不足与哺乳延迟、限制哺乳时间和次数、食欲睡眠不佳，及新生儿过早添加辅食有关。因此，应指导产妇尽早哺乳，鼓励按需哺乳，保持休养环境安静，促进产妇良好睡眠，多摄入营养丰富的食物。除母乳外，不给新生儿添加包括水在内的其他任何食物或饮料。此外，还可以使用中药催乳或针灸催乳。

知识点3：母乳喂养健康指导　　　　　　　　　　　　副高：熟练掌握　正高：熟练掌握

（1）退乳指导：由于各种原因不宜哺乳者，指导退乳。指导产妇少摄入汤类食物，停止吸吮和挤奶。佩戴合适的胸罩，以缓解乳房胀痛，或遵医嘱口服镇痛药，2～3日后疼痛减轻。目前不推荐服用雌激素或溴隐亭退奶。可以采用中药退乳：①生麦芽60～90g，水煎当茶饮，连用3～5日。②芒硝250g，分装2个纱布袋内，外敷于乳房，湿硬时更换，直至乳房不胀为止。③维生素B_6 200mg口服，每日3次，共5～7日。

（2）出院后喂养指导：评估产妇母乳喂养的知识和技能，指导产妇出院后保证合理的休息和睡眠，饮食均衡，注意乳房卫生，坚持母乳喂养。上班的产妇可将乳汁挤出保存于冰箱中，再喂给婴儿。告知产妇母乳喂养可用支持资源情况，包括医院热线电话、社区保健人员的联系方式等。

（3）计划生育指导：产后42日之内禁止性交。根据产后检查情况，恢复正常性生活，并指导产妇选择适当的避孕措施，一般哺乳者宜选用工具避孕，不哺乳者可选用药物避孕。

第三章 胎儿窘迫的护理

知识点1：胎儿窘迫的概述　　　　　　　　副高：熟练掌握　正高：熟练掌握

胎儿在子宫内因急性或慢性缺氧危及胎儿健康与生命的综合征，称为胎儿窘迫。主要发生在临产过程，也可发生在妊娠后期。发生在临产过程者，可以是发生在妊娠后期的延续和加重。胎儿窘迫分为急性胎儿窘迫和慢性胎儿窘迫。慢性胎儿窘迫多发生在妊娠后期，急性胎儿窘迫多发生在分娩期，临产后往往表现为急性胎儿窘迫。

知识点2：胎儿窘迫的病因　　　　　　　　　　副高：熟悉　正高：熟悉

（1）母体因素：孕妇患有高血压、糖尿病、慢性肾炎、妊娠期高血压疾病、重度贫血、心脏病、慢性肺源性心脏病、高热、产前出血性疾病和创伤、子宫过度膨胀、胎膜早破、长期仰卧位、吸烟等。子宫收缩药使用不当、急产或子宫不协调性收缩，镇静药、麻醉药使用过量，产程延长等。

（2）胎儿因素：胎儿有严重的先天性心血管病，胎儿畸形，母婴血型不合引起的新生儿溶血，胎儿贫血，胎儿宫内感染等。

（3）胎儿附属物因素：脐带长度异常、缠绕胎体、打结、扭转、狭窄、血肿、帆状附着。胎盘因素有植入异常、形状异常、发育障碍、循环障碍等。

知识点3：胎儿窘迫的病理生理　　　　　　　　副高：熟悉　正高：熟悉

胎儿窘迫是由于缺血、缺氧引起的一系列病理生理变化。缺氧早期机体通过减少胎盘和自身耗氧量代偿，胎儿通过减少对肾与下肢供血等方式来保证心、脑血流量。若缺氧状态继续发展，胎儿迷走神经兴奋，动、静脉血管扩张，有效循环血量减少，主要脏器缺血缺氧加重，甚至引起严重的脏器功能损害，中枢神经系统功能抑制，胎动减少，胎心基线变异降低甚至消失。缺血缺氧后肠蠕动加快及肛门括约肌松弛而致胎粪排出。重度缺氧可导致胎儿呼吸运动加深、羊水吸入，出生后可发生新生儿吸入性肺炎。

知识点4：胎儿窘迫的临床表现　　　　　　　　副高：熟练掌握　正高：熟练掌握

（1）急性胎儿窘迫：①胎心率异常，早期胎心率增快。②羊水胎粪污染。③胎动异常，早期胎动增加。④酸中毒。

（2）慢性胎儿窘迫：①胎动减少或消失。②胎儿电子监护异常。③胎儿生物物理评分低。④胎盘功能低下。⑤羊水被胎粪污染。

知识点5：胎儿窘迫的辅助检查　　　　　　　　副高：熟练掌握　正高：熟练掌握

（1）胎盘功能检查：出现胎儿窘迫的孕妇一般24小时尿雌三醇值急骤减少30%～40%，或于妊娠末期连续多次测定在10mg/24h以下。

（2）胎心监测：胎心率＞160次/分或＜100次/分，出现胎心晚期减速、变异减速和/或基线缺乏变异，均表示胎儿窘迫。评估胎心改变不能只凭一次而确定，应多次检查并改变体位为侧卧位后，再持续监护数分钟。

（3）胎儿头皮血血气分析：若胎儿头皮血气分析pH＜7.20（正常7.25～7.35）、PO_2＜10mmHg（正常15～30mmHg）、PCO_2＞60mmHg（正常35～55mmHg），可诊断为胎儿酸中毒。

（4）羊膜镜检查：见羊水混浊呈黄染至深褐色，有助于胎儿窘迫诊断。

（5）多普勒超声血流测定：包括子宫动脉血流测定、胎儿大脑中动脉血流测定、胎儿脐动脉血流测定。

知识点6：胎儿窘迫的治疗要点　　　　　　　　　　　副高：熟悉　正高：熟悉

嘱产妇左侧卧位，减少子宫对下腔静脉的压迫。吸氧，提高母亲与胎儿间氧气分压差，密切观察、监测胎心变化，宫口开全，胎先露在棘下3cm可阴道助产。如不具备阴道分娩的条件，立即剖宫产结束分娩。做好新生儿复苏的准备。

知识点7：胎儿窘迫的护理评估　　　　　　　　副高：熟练掌握　正高：熟练掌握

（1）健康史：了解孕妇的年龄、生育史、既往史，本次妊娠经过，产程情况等。

（2）身心状况：①急性胎儿窘迫。多发生在分娩期，因脐带异常，胎盘早剥，宫缩过强，产程延长及休克等引起。在急性胎儿窘迫的早期，可表现为胎动过频，如缺氧未纠正或加重则胎动转弱且次数减少，进而消失。胎儿缺氧，引起迷走神经兴奋，肠蠕动亢进，肛门括约肌松弛，使胎粪排入羊水中，羊水呈绿色、黄绿色，进而呈混浊的棕黄色，即羊水Ⅰ度、Ⅱ度、Ⅲ度污染。破膜后羊水流出，可直接观察羊水的性状。若未破膜可经羊膜镜窥视，透过胎膜以了解羊水的性状。②慢性胎儿窘迫。常发生在妊娠末期，延续至分娩并加重，多由妊娠期高血压疾病、慢性肾炎、糖尿病等所致。主要表现为胎动减少或消失、胎儿电子监护异常、胎儿生物物理评分低、脐动脉多普勒超声血流异常。

（3）心理-社会评估：孕妇及其家人因为胎儿的生命遭遇危险而产生焦虑，对需要手术结束分娩产生犹豫、无助感。若胎儿不幸死亡，则更难以接受，情感上受到强烈的创伤。

知识点8：胎儿窘迫的护理诊断 副高：熟练掌握 正高：熟练掌握

（1）有胎儿受伤的危险：与胎儿宫内缺氧有关。

（2）焦虑：与担心胎儿宫内安危有关。

（3）预感性悲哀：与胎儿可能宫内死亡有关。

（4）气体交换障碍：与子宫－胎盘血流改变/中断（脐带受压）、血流速度减慢有关。

（5）有生育进程无效的危险：与胎儿窘迫未缓解，需要立即终止妊娠有关。

知识点9：胎儿窘迫的护理措施 副高：熟练掌握 正高：熟练掌握

（1）降低胎儿受伤程度的护理

1）急性胎儿窘迫的护理：①密切监测胎心率，如出现晚期减速，立即通知医生并吸氧，做好剖宫产准备。②因缩宫素使用不当，应遵医嘱立即停用。③宫口开大3cm以上可行人工破膜，观察羊水性状。④直肠指检或阴道检查有隐性脐带脱垂或脐带先露时，应立即协助医生在数分钟内结束分娩。⑤宫口开全估计可经阴道分娩，尽量缩短第二产程，做好新生儿窒息抢救准备。⑥胎盘娩出后，仔细检查胎盘、脐带是否异常。

2）慢性胎儿窘迫的护理：①教会孕妇自数胎动，定时吸氧。②遵医嘱定时听胎心或行胎儿电子监护。③正确留取血、尿标本，行胎盘功能检查。④协助医生积极治疗原发病或妊娠合并症。⑤遵医嘱做好剖宫产准备。⑥做好新生儿窒息抢救准备。

（2）做好孕妇及家属心理疏导，为孕妇及家属提供心理支持。

知识点10：胎儿窘迫的健康指导 副高：熟练掌握 正高：熟练掌握

（1）向孕妇及家属讲解胎儿窘迫的病因及临床表现。教会孕妇自我监测胎动，告知其相应的治疗与护理措施，耐心解答疑问。

（2）向孕妇解释保持心情愉快、情绪放松的重要性，鼓励家属给予爱的表达。

（3）告知吸氧与体位改变对改善胎儿缺氧状态的必要性，请产妇积极配合治疗。

（4）分娩过程中，告知产妇不要大声喊叫，以免引起耗氧增加、酸中毒等不良反应，加重胎儿缺氧。

第四章 妊娠期并发症妇女的护理

第一节 流 产

知识点1：流产的概述	副高：熟练掌握 正高：熟练掌握

凡妊娠不足28周、胎儿体重不足1000g而终止者称为流产。发生于妊娠12周以前者称为早期流产，发生在妊娠12周至不足28周者称晚期流产。流产分为自然流产和人工流产。

知识点2：流产的病因	副高：熟悉 正高：熟悉

（1）胚胎因素：染色体异常是自然流产最常见的原因。早期自然流产中50%～60%是由染色体异常导致的。

（2）母体因素：①全身性疾病。孕妇患全身性疾病，如严重感染、高热疾病、严重贫血或心力衰竭、血栓性疾病、慢性消耗性疾病、慢性肝肾疾病或高血压等，有可能导致流产。TORCH感染虽对孕妇影响不大，但可感染胎儿导致流产。②免疫因素。母胎双方发生免疫不适应，母体排斥胎儿发生流产；母体内有抗精子抗体，也可发生早期流产。③生殖器官异常。子宫发育不良、子宫畸形、子宫肌瘤、宫腔粘连等可影响胚胎着床发育而导致流产。子宫颈重度裂伤，宫颈内口松弛易因胎膜早破而引起晚期流产。④其他因素。母儿血型不合可引起晚期流产；妊娠期尤其妊娠早期腹部手术，过度疲劳、性交、过量吸烟、酗酒、吸毒等不良习惯，均可引起流产。

（3）胎盘因素：滋养细胞发育和功能不全是胚胎早期死亡的重要原因。此外，胎盘内巨大梗塞、前置胎盘、胎盘早期剥离而致胎盘血液循环障碍，胎儿死亡等也可致流产。

（4）环境因素：过多接触有害化学物质（汞、苯、铅、镉等）和物理因素（放射性、噪声、高温等），可直接或间接对胚胎或胎儿造成伤害而引起流产。

知识点3：流产的病理	副高：熟悉 正高：熟悉

流产过程是妊娠物逐渐从子宫壁剥离，然后排出子宫。妊娠8周前的早期流产，胚胎一般先停止发育，然后绒毛分泌的雌激素与孕激素逐渐减少，随后底蜕膜出血，造成绒毛自蜕膜分离，分离的胚胎组织如同异物，刺激子宫收缩，引起阵发性下腹痛，直至胚胎全部排出。妊娠8周内胎盘绒毛发育不成熟，妊娠产物多数可以完整地与子宫壁分离而排出，出血不多。妊娠8～12周时，胎盘绒毛发育茂盛，与底蜕膜联系较牢固，若此时发生流产，妊娠

产物往往不易完整分离排出，常有部分组织残留宫腔内，影响子宫收缩，致出血较多。妊娠12周后，胎盘已形成，流产往往先有腹痛，然后排出胎儿、胎盘。有时由于底蜕膜反复出血，凝固的血块包绕胎块，形成血样胎块稽留于宫内，也可吸收血红蛋白形成肉样胎块。血液凝结于绒毛与胎膜之间，形成凹凸不平的结节状物，突向羊膜囊，使羊膜囊被挤压变小，胎盘血液循环中断，胎儿被吸收，称为结节状胎块。如胎儿成形，已有骨骼形成、浸软，称浸软儿。胎儿皮肤贴在骨骼上呈干枯白色，胎体被压扁，称纸样胎儿。如胎儿钙化则称石胎，可长期存于子宫。

知识点4：流产的临床表现	副高：熟练掌握　正高：熟练掌握

停经、腹痛及阴道流血是流产的主要临床症状。在流产发展的各个阶段，其症状发生的时间、程度也不同。

（1）先兆流产：妊娠28周之前，先出现少量阴道流血伴阵发性下腹痛或腰背痛，宫颈口未开，胎膜未破，妊娠产物尚未排出，子宫大小与停经周数相符，经休息和治疗后症状消失，可继续妊娠；若流血增多或腹痛加剧，则可能发展为难免流产。临床表现为少量红色阴道流血，无或轻微下腹痛。

（2）难免流产：指流产已不可避免。此时表现为阴道流血增多，阵发性腹痛加剧或胎膜破裂出现阴道流水。妇科检查：子宫大小与停经周数相符或略小，宫颈口已扩张，但组织尚未排出；晚期难免流产还可有羊水流出或见胚胎组织或胎囊堵于宫口。

（3）不全流产：指部分妊娠物已排出体外，尚有部分仍残留在宫腔内影响宫缩，以致流血不止甚至发生失血性休克，下腹痛减轻。妇科检查：一般子宫小于停经周数，宫颈口已扩张，不断有血液自宫颈口内流出，有时尚可见胎盘组织堵塞于宫颈口或部分妊娠产物已排出于阴道内，而部分仍留在宫腔内，有时宫颈口已关闭。

（4）完全流产：指妊娠物已全部排出，阴道流血逐渐停止，腹痛逐渐消失。妇科检查：宫颈口已关闭，子宫接近正常大小或略大。

（5）稽留流产：又称过期流产，指胚胎或胎儿在子宫内已死亡，滞留在宫腔内尚未自然排出者。胚胎或胎儿死亡后，子宫不再增大反而缩小，早孕反应消失，若已至妊娠中期，孕妇不感腹部增大，胎动消失。妇科检查：子宫小于妊娠周数，宫颈口关闭。听诊不能闻及胎心。

（6）复发性流产：指同一性伴侣连续发生3次及3次以上的自然流产。复发性流产大多数为早期流产，少数为晚期流产。

（7）流产合并感染：流产过程中，若阴道流血时间过长、有组织残留于宫腔内或非法堕胎等，有可能引起宫腔内感染。严重时感染可扩展到盆腔、腹腔乃至全身，并发盆腔炎、腹膜炎、败血症及感染性休克等。

知识点5：流产的辅助检查	副高：熟练掌握　正高：熟练掌握

（1）B超检查：目前应用较广。对疑为先兆流产者，可根据妊娠囊的形态、有无胎心反

射及胎动，确定胚胎或胎儿是否存活，以指导正确的治疗方法。不全流产及稽留流产均可借助B超加以确定。

（2）妊娠试验：近年来临床多用试纸法，对诊断妊娠有意义。为进一步了解流产的预后，多选用放射免疫法或酶联免疫吸附试验，进行绒毛膜促性腺激素（hGG）的定量测量。

（3）其他激素测定：其他激素主要有血孕酮的测定，可以协助判断先兆流产的预后。

（4）妇科检查：了解宫颈口是否扩张、羊膜是否破裂，有无妊娠产物堵塞宫颈口内；子宫与停经周数是否相符，有无压痛等，并应检查双侧附件有无肿块、增厚及压痛等。

知识点6：流产的治疗要点 　　　　　　　　副高：熟悉　正高：熟悉

（1）先兆流产：处理原则是卧床休息，禁止性生活，减少刺激，必要时给予对胎儿危害小的镇静药。对于黄体功能不足的孕妇，每日肌内注射孕酮20mg，以利于保胎。注意及时进行超声检查，了解胚胎发育情况，避免盲目保胎。

（2）难免流产：一旦确诊，应尽早使胚胎及胎盘组织完全排出，防止出血和感染。

（3）不全流产：一经确诊，应行吸宫术或钳刮术以清除宫腔内残留组织。

（4）完全流产：如无感染征象，一般不需特殊处理。

（5）稽留流产：应及时促使胎儿和胎盘排出，以防稽留日久发生凝血功能障碍。处理前应做凝血功能检查。

（6）复发性流产：在明确病因学诊断后有针对性地给予个性化治疗，并重视对保胎治疗成功的患者进行胎儿宫内发育监测以及对所生的婴儿进行出生缺陷筛查。

（7）流产合并感染：治疗原则为控制感染的同时尽快清除宫内残留物。

知识点7：流产的护理评估 　　　　　　　　副高：熟练掌握　正高：熟练掌握

（1）健康史：详细询问孕妇的停经史、早孕反应等情况；阴道流血时间与流血量；有无腹痛，腹痛的部位、性质和程度；有无阴道水样排液及其色、量、有无臭味；有无妊娠产物排出等。了解孕妇既往病史，有无全身性疾病、生殖器官疾病、内分泌功能失调及有害物质接触史等，以识别发生流产的诱因。

（2）身体状况：观察阴道流血与腹痛情况；全面评估孕妇的各项生命体征，判断流产类型，注意有无贫血及感染征象。

（3）心理-社会支持：流产孕妇常表现为焦虑、恐惧，对阴道流血会不知所措，担心胎儿安危而影响孕妇的情绪，孕妇可表现出沮丧、郁闷、烦躁不安等。家属也可表现为紧张。

知识点8：流产的护理诊断 　　　　　　　　副高：熟练掌握　正高：熟练掌握

（1）有感染的危险：与阴道流血时间过长、宫腔内有残留组织等因素有关。

（2）焦虑：与担心胎儿能否存活或健康有关。

（3）知识缺乏：缺乏孕期保健相关知识。

| 知识点9：先兆流产孕妇的护理措施 | 副高：熟练掌握　正高：熟练掌握 |

（1）卧床休息，禁止性生活，禁灌肠等，减少各种刺激，加强营养。遵医嘱给孕妇适量镇静药、孕激素等。随时评估孕妇的病情变化，如是否腹痛加重、阴道流血量增多等。

（2）由于孕妇的情绪状态也会影响其保胎效果，因此护士还应注意孕妇情绪反应，提供心理支持，使其情绪稳定。增强保胎信心，护士需向孕妇及家属讲明以上保胎措施的必要性。同时争取家属的理解和配合。

（3）严密观察阴道流血的量、颜色及腹痛的情况。配合医师做好（3-hCG测定及B超等）检查，以监测胚胎发育情况。

| 知识点10：妊娠不能再继续者的护理措施 | 副高：熟练掌握　正高：熟练掌握 |

（1）应积极采取措施，及时做好终止妊娠准备，协助医生完成手术过程，使妊娠产物完全排出，同时开放静脉，同时做好输液、输血准备。

（2）严密监测孕妇的体温、血压及脉搏；观察其面色、腹痛、阴道流血及与休克相关的征象。

（3）有凝血功能障碍者应予纠正后再行引产或手术。

| 知识点11：流产妇女预防感染的护理措施 | 副高：熟练掌握　正高：熟练掌握 |

监测孕妇的体温、血常规及阴道流血，分泌物的性质、颜色、气味等。严格无菌操作规程，加强会阴护理。指导孕妇保持会阴部清洁，维持良好卫生习惯。有感染征象者遵医嘱予抗感染治疗。此外，护士应嘱孕妇流产后1个月返院复查，确定无禁忌证后，方可开始性生活。

| 知识点12：流产的健康指导 | 副高：熟练掌握　正高：熟练掌握 |

患者由于失去胎儿，往往会出现伤心、悲哀等情绪。护士应给予同情和理解，帮助患者及家属接受现实，顺利渡过悲伤期。此外，护士还应与孕妇及家属共同讨论此次流产的原因，并向他们讲解流产的相关知识，帮助他们为再次妊娠做好准备。此外，护士还应指导有习惯性流产史的孕妇在下一次妊娠确诊后应卧床休息，加强营养，禁止性生活，补充B族维生素、维生素E、维生素C等，治疗期必须超过以往发生流产的妊娠月份。病因明确者，应积极接受对因治疗。如黄体功能不足者，按医嘱正确使用孕酮治疗以预防流产。子宫畸形者需在妊娠前先行矫治手术，如宫颈内口松弛者应在未妊娠前做宫颈内口松弛修补术，若已妊娠，则可在妊娠14～16周时行子宫内口缝扎术。

第二节 异 位 妊 娠

正常妊娠时，受精卵着床于子宫体腔内膜。受精卵在子宫体腔外着床发育时，称为异位妊娠，又称宫外孕。异位妊娠和宫外孕的含义稍有区别。按其发生的部位不同，可分为输卵管妊娠、卵巢妊娠、腹腔妊娠、阔韧带妊娠、宫颈妊娠等，宫外孕仅指子宫以外的妊娠，宫颈妊娠不包括在内。在异位妊娠中输卵管妊娠最为常见，是妇产科常见的急腹症之一。当输卵管妊娠流产或破裂时，可引起腹腔内严重出血，如不及时诊断、处理，可危及生命。

（1）输卵管炎症：包括输卵管黏膜炎和输卵管周围炎，是输卵管妊娠的主要病因。慢性炎症使黏膜皱襞粘连，管腔变窄，或纤毛缺损，管壁与邻近器官粘连，致使输卵管扭曲，受精卵运行受阻而发生异位妊娠。

（2）输卵管妊娠史或手术史：曾有输卵管妊娠史，再次妊娠复发率达10%。输卵管绝育或手术史，输卵管妊娠发生率为10%~20%。

（3）输卵管发育不良或功能异常：输卵管过长、肌层发育差、黏膜纤毛缺乏、先天性憩室等都可影响受精卵正常运行。输卵管蠕动、纤毛活动记忆上皮细胞的分泌功能异常，也可影响受精卵的正常运行。此外，精神因素也可引起输卵管痉挛和蠕动异常，干扰受精卵的正常运送。

（4）辅助生殖技术：近年辅助生殖技术的应用使输卵管妊娠发生率增加。既往少见的卵巢妊娠、宫颈妊娠、腹腔妊娠的发生率也有增加。

（5）受精卵游走：卵子在一侧输卵管受精，受精卵经宫腔或腹腔进入对侧输卵管称受精卵游走。移行时间过长、受精卵发育增大，即可在对侧输卵管内着床形成输卵管妊娠。

（6）其他：精神因素、内分泌失调、输卵管子宫内膜异位、肿瘤压迫、宫内节育器避孕失败等因素均可引发输卵管妊娠。

输卵管妊娠时，由于管腔狭窄，管壁薄，蜕膜变化不完全，因此当输卵管妊娠发展到一定程度，可出现：

（1）输卵管妊娠流产：多见于妊娠8~12周壶腹部妊娠。受精卵种植在输卵管黏膜皱襞内，蜕膜形成不完整，发育中的囊胚常向管腔内突出生长，最终突破包膜而出血，若囊胚与管壁分离后经输卵管逆蠕动入腹腔，形成输卵管完全流产，出血一般不多；若囊胚剥离不完整，部分仍残留于管腔，则为输卵管不完全流产，出血较多。

（2）输卵管妊娠破裂：多见于妊娠6周左右峡部妊娠。囊胚生长对绒毛侵蚀管壁的肌层及浆膜，最终穿破浆膜，形成输卵管妊娠破裂。由于输卵管肌层血管丰富，破裂后的出血远较输卵管妊娠流产严重，短期内即可使孕妇陷于休克，亦可反复出血，形成盆腔及腹腔血肿。

有时输卵管妊娠流产或破裂后未得到及时治疗，或内出血已逐渐停止，病情稳定，时间过久，胚胎死亡或被吸收。但长期反复内出血形成的盆腔血肿可机化变硬，并与周围组织粘连，临床上称为陈旧性异位妊娠。

（3）继发性腹腔妊娠：无论输卵管妊娠流产或破裂，胚胎从输卵管排入腹腔内或阔韧带内，多数死亡，偶尔也有存活者。若存活胚胎的绒毛组织附着于原位或排至腹腔后重新种植而获得营养，可继续生长发育，形成继发性腹腔妊娠。

（4）持续性异位妊娠：近年来，对输卵管妊娠行保守性手术机会增多，若术中未完全清楚妊娠物，或残留有存活滋养细胞而继续生长，致术后β-hCG不下降或反而上升，称为持续性异位妊娠。

输卵管妊娠和正常妊娠一样，滋养细胞产生的绒毛膜促性腺激素（hCG）维持黄体生长，使甾体激素分泌增加，因此月经停止来潮。子宫肌纤维增生肥大，子宫增大变软，但子宫增大与停经月份不相符。子宫内膜出现蜕膜反应。蜕膜的存在于孕卵的生存密切相关，若胚胎死亡，滋养细胞活力消失，蜕膜自宫壁剥离而发生阴道流血。有时蜕膜可完整剥离，随阴道流血排出三角形的蜕膜管型；有时则呈碎片排出。排出的组织见不到绒毛，组织学检查无滋养细胞。

知识点4：异位妊娠的临床表现　　　　　　　　副高：熟练掌握　正高：熟练掌握

（1）症状

1）停经：多数患者6~8周以后出现不规则阴道流血。

2）腹痛：是就诊的主要症状。输卵管妊娠在发生流产或破裂前，因胚胎的增大，常表现为一侧下腹部隐痛或酸胀感。输卵管妊娠流产或破裂时，突感一侧下腹部撕裂样疼痛，常伴有恶心、呕吐。若血液局限于病变区，则疼痛的部位主要在下腹部；若血液积聚于直肠子宫陷凹处，可出现肛门坠胀。

3）阴道流血：胚胎死亡后导致血hCG下降，卵巢黄体分泌的激素不能维持蜕膜生长而发生剥离出血，常出现不规则阴道流血，色暗红或深褐，量少呈点滴状，一般不超过月经量，少数患者阴道出血量较多，类似月经。

4）晕厥与休克：急性腹腔内大量出血以及剧烈腹痛可引起患者晕厥甚至休克。出血量越快、越多，症状出现越迅速越严重，但与阴道出血量不成比例。

5）腹部包块：输卵管妊娠流产或破裂后所形成的血肿时间过长，可因血液凝固，逐渐机化变硬并与周围器官（子宫、输卵管、卵巢、肠管等）发生粘连而形成包块。

（2）体征：腹腔内出血量较大时，患者呈贫血貌、面色苍白、脉搏细数、血压下降；体温通常正常，休克时体温略低，腹腔内血液吸收时体温略升高，但不超过38℃。腹部检查：下腹压痛、反跳痛明显，出血较多时，叩诊有移动性浊音；盆腔检查：阴道内可有少许来自宫腔的血液。未发生流产或破裂者，可发现子宫略大较软，输卵管轻度胀大及压痛。流产或破裂者，阴道后穹饱满、有触痛、宫颈举痛明显，如将宫颈轻轻上抬或向左右摇动，可引起剧烈疼痛，这是输卵管妊娠的主要特征之一。

知识点5：异位妊娠的辅助检查　　　　　　　　副高：熟练掌握　正高：熟练掌握

（1）妊娠试验：放射免疫法测血中hCG，尤其是动态观察β-hCG的变化对诊断异位妊娠极为重要。虽然此方法灵敏度高，测出异位妊娠的阳性率一般可达80%～90%，但β-hCG阴性者仍不能完全排除异位妊娠。

（2）B超检查：B超显像有助于诊断异位妊娠。阴道B超检查较腹部B超检查准确性高。诊断早期异位妊娠，单凭B超显像有时可能误诊。若能结合临床表现及β-hCG测定等，对诊断的帮助很大。

（3）腹腔镜检查：适用于输卵管妊娠尚未流产或破裂的早期患者和诊断有困难的患者，腹腔内大量出血或伴有休克者，禁做腹腔镜检查。早期异位妊娠患者，腹腔镜可见一侧输卵管肿大，表面紫蓝色，腹腔内无出血或有少量出血。

（4）阴道后穹隆穿刺：简单、可靠，适用于疑有腹腔内出血的患者。由于腹腔内血液易积聚于子宫直肠陷凹，即使血量不多，也能经阴道后穹隆穿刺抽出。用长针头自阴道后穹隆刺入子宫直肠陷凹，抽出暗红色不凝血为阳性；如抽出血液较红，放置10分钟内凝固，表明误入血管。无内出血、内出血量少、血肿位置较高或子宫直肠陷凹有粘连时，可能抽不出血液，因而穿刺阴性不能排除输卵管妊娠存在。如有移动性浊音，可做腹腔穿刺。

（5）子宫内膜病理检查：目前临床很少应用，仅适用于阴道流血多者，排除同时合并宫内妊娠流产。将宫腔排出物或刮出物做病理检查，切片中见到绒毛，可诊断为宫内妊娠，仅见蜕膜未见绒毛者有助于诊断异位妊娠。

知识点6：异位妊娠的治疗要点　　　　　　　　副高：熟悉　正高：熟悉

异位妊娠的处理原则：手术治疗为主，其次是药物治疗。

（1）手术治疗：在积极纠正大出血、休克的同时，迅速手术抢救患者。根据输卵管破裂的情况行患侧输卵管切除根治手术或保留输卵管的保守手术。近年来腹腔镜技术发展迅速，已成为异位妊娠诊断和治疗的主要方法。

（2）药物治疗：根据中医辨证论治方法，合理运用中药，或用中西医结合的方法，对输卵管妊娠进行保守治疗已取得显著成果。近年来用化疗药物甲氨蝶呤等方法治疗输卵管妊娠，已有成功的报道。治疗机制是抑制滋养细胞增生、破坏绒毛，使胚胎组织坏死、脱落、吸收。但在治疗中若有严重内出血征象，或疑输卵管间质部妊娠或胚胎继续生长时仍应及时进行手术治疗。

知识点7：异位妊娠的护理评估　　　　　　　　副高：熟练掌握　正高：熟练掌握

（1）健康史：应详细询问月经史，以往月经是否规则，以准确推算停经时间；是否存在不孕、盆腔炎、放置宫内节育器、绝育术、输卵管吻合术等高危因素。

（2）身体状况：腹痛的性质、部位，有无压痛、反跳痛，尤以患侧明显；有无移动性浊音；阴道流血的情况；有无贫血貌及脉搏细速、血压下降等失血症状；有无晕厥或休克征象；血凝后下腹可触及包块。

（3）心理-社会支持：由于剧烈腹痛和急性大量内出血，患者可有激烈的情绪反应，表现为无助、恐惧、悲伤及面临死亡的威胁；家属往往表现极度焦虑与恐慌。

知识点8：异位妊娠的护理诊断　　　　副高：熟练掌握　正高：熟练掌握

（1）潜在并发症：失血性休克。
（2）疼痛：与输卵管妊娠破裂有关。
（3）恐惧：与担心生命安危及不能再次妊娠有关。
（4）有休克的危险：与出血有关。

知识点9：异位妊娠手术治疗的护理措施　　　　副高：熟练掌握　正高：熟练掌握

（1）积极抗休克并做好术前准备：去枕平卧、吸氧、开通静脉、做好输血准备；按医嘱及时、准确给药；迅速做好术前准备。

（2）密切观察病情变化：严密监测心率、脉搏、呼吸、血压以及神志、面色、尿量等，及时发现休克征象。

（3）提供心理支持：向患者及家属介绍疾病相关知识、治疗及手术过程，给予心理安慰；帮助术后患者正视现实，以健康心态积极配合治疗，早日康复。

知识点10：异位妊娠非手术治疗的护理措施　　　　副高：熟练掌握　正高：熟练掌握

（1）指导患者休息与饮食：患者应卧床休息，防止便秘，避免增加腹压，减少异位妊娠破裂的机会；指导患者摄入富含铁质、蛋白质的食物。

（2）严密观察病情：密切观察生命体征及一般情况；重视腹痛变化，有无突然加剧；有无肛门坠胀感，注意阴道流血的观察。

（3）加强药物治疗护理：常用药物有甲氨蝶呤。其治疗的机制是抑制滋养细胞增生、破坏绒毛，使胚胎组织坏死、脱落、吸收。不良反应较小，常表现为消化道反应，骨髓抑制以白细胞计数减少为主，有时可出现轻微肝功能异常、药物性皮疹、脱发等，大部分反应是可逆的。在用药期间，应用B超和β-hCG进行严密监护，注意观察药物疗效和不良反应。

（4）监测治疗效果：及时正确留取送检血标本，监测治疗效果。

知识点11：异位妊娠的健康指导　　　　副高：熟练掌握　正高：熟练掌握

（1）介绍异位妊娠的相关知识，增强患者自我保健意识；注意经期卫生，预防流产、产后以及宫腔术后感染；积极防止、治疗盆腔炎症。

（2）护士应做好患者的健康保健工作，防止其发生盆腔感染。教育患者保持良好的卫生习惯，勤洗浴、勤换衣，性伴侣稳定。发生盆腔炎后须立即彻底治疗。并告诫患者，下次妊娠要及时就医。

第三节　妊娠期高血压疾病

知识点1：妊娠期高血压疾病的概述	副高：熟练掌握　正高：熟练掌握

妊娠期高血压疾病是妊娠期特有的疾病，包括妊娠期高血压、子痫前期、子痫以及慢性高血压并发子痫前期和慢性高血压合并妊娠。该组疾病严重影响母婴健康，是孕产妇和围生儿病死率升高的主要原因。其中妊娠期高血压、子痫前期和子痫以往统称为妊娠期高血压综合征。多数患者在妊娠期出现一过性高血压、蛋白尿症状，分娩后随即消失。

知识点2：妊娠期高血压疾病的易发因素	副高：熟练掌握　正高：熟练掌握

妊娠期高血压疾病的发病原因至今尚未阐明，但是，在临床工作中确实发现有些因素与妊娠期高血压疾病的发病密切相关，称之为易发因素。

依据流行病学调查发现，妊娠期高血压疾病可能与以下因素有关：①初产妇。②年轻孕产妇（年龄≤18岁）或高龄孕产妇（年龄≥35岁）者。③精神过度紧张或受刺激致使中枢神经系统功能紊乱者。④寒冷季节或气温变化过大，特别是气温升高时。⑤有慢性高血压、慢性肾炎、糖尿病等病史的孕妇。⑥营养不良，如贫血、低蛋白血症者。⑦体形矮胖者，即体重指数［体重（kg）/身高（m）^{2}］＞24者。⑧子宫张力过高（如羊水过多、双胎妊娠、糖尿病巨大儿等）者。⑨家族中有高血压史，尤其是孕妇的母亲有重度妊娠期高血压史者。

知识点3：妊娠期高血压疾病的病因学说	副高：熟悉　正高：熟悉

（1）免疫学说：妊娠被认为是成功的自然同种异体移植。正常妊娠的维持，有赖于胎儿母体间免疫平衡的建立与稳定。这种免疫平衡一旦失调，即可导致一系列血管内皮细胞病变，从而发生妊娠期高血压。

（2）子宫－胎盘缺血缺氧学说：临床发现妊娠期高血压疾病易发生于初产妇、多胎妊娠、羊水过多者。本学说认为是由于子宫张力增高，影响子宫血液供应，造成子宫－胎盘缺血缺氧所致。此外，全身血液循环不能适应子宫－胎盘需要的情况，如孕妇有严重贫血、慢性高血压、糖尿病等亦易伴发本病。

（3）血管内皮功能障碍：内皮素（ET）是强有力的血管收缩因子。ET与血栓素A2（TXA2）和血管内皮细胞舒张因子（EDRFs）与前列环素（PGI2），正常时保持动态平衡，控制机体的血压与局部血流。妊娠期高血压时，患者体内调节血管收缩的ET和TXA2增加，而调节血管舒张的EDRFs和PGI2却减少，使血管收缩与舒张的调节处于失衡而发生妊娠期高血压。

（4）缺钙：根据流行病学调查，妊娠期高血压疾病的发生可能与钙缺乏有关。妊娠易引起母体缺钙，导致妊娠期高血压疾病发生，而孕期补钙可使妊娠期高血压疾病的发生率下降，但其发生机制尚不完全清楚。

知识点4：妊娠期高血压疾病的病理生理　　　　　副高：熟悉　正高：熟悉

妊娠期高血压疾病基本病理变化是全身小动脉痉挛，由于小动脉痉挛，造成管腔狭窄，周围阻力增大，内皮损伤，通透性增加，体液和蛋白质渗漏，表现为血压上升、蛋白尿、水肿和血液浓缩。全身各组织器官因缺血、缺氧而受到不同程度损害，严重时心、脑、肝、肾及胎盘等发生病理生理变化，可导致抽搐、昏迷、脑水肿、脑出血、心力衰竭、肾衰竭、肺水肿、肝细胞坏死及包膜下出血，胎盘绒毛退行性变、出血和梗死，胎盘早剥以及凝血功能障碍。

知识点5：妊娠期高血压疾病的临床表现　　　　副高：熟练掌握　正高：熟练掌握

（1）妊娠期高血压：①妊娠期血压≥140/90mmHg，并于产后12周恢复正常。②尿蛋白（-）。③患者可伴有上腹部不适或血小板减少。④产后方可确诊。

（2）轻度子痫前期：①血压≥140/90mmHg，妊娠20周以后出现。②尿蛋白≥0.3g/24h或随机尿蛋白（＋）。③可伴有上腹不适、头痛等症状。

（3）重度子痫前期：①血压≥160/110mmHg。②尿蛋白≥2.0g/24h或随机尿蛋白（＋＋）。③血肌酐＞106μmol/L。血小板计数＜100×10⁹/L。微血管病性溶血（血乳酸脱氢酶升高）。血清谷丙转氨酶（GPT）或谷草转氨酶（GOT）升高。④可出现持续性头痛或其他脑神经或视觉障碍、持续性上腹不适。

（4）子痫：在子痫前期的基础上出现抽搐发作，或伴昏迷，称为子痫。子痫多发生于妊娠晚期或临产前，称产前子痫；少数发生于分娩过程中，称产时子痫；个别发生在产后24小时内，称产后子痫。子痫典型发作过程：先表现为眼球固定，瞳孔散大，头扭向一侧，牙关紧闭，继而口角及面部肌肉颤动，数秒后全身及四肢肌肉强直（背侧强于腹侧），双手紧握，双臂伸直，发生强烈的抽动。抽搐时呼吸暂停，面色青紫。持续1分钟左右，抽搐强度减弱，全身肌肉松弛，随即深长吸气而恢复呼吸。抽搐期间患者神志丧失。病情转轻时，抽搐次数减少，抽搐后很快苏醒，但有时抽搐频繁且持续时间较长，患者可陷入深昏迷状态。抽搐过程中易发生唇舌咬伤、摔伤甚至骨折等多种创伤，昏迷时呕吐可造成窒息或吸入性肺炎。

（5）慢性高血压并发子痫前期：①高血压孕妇妊娠20周以前无蛋白尿，20周后出现尿蛋白≥0.3g/24h。②20周后突然尿蛋白增加，血压进一步升高或血小板计数＜100×10⁹/L。

（6）妊娠合并慢性高血压：妊娠前或妊娠20周前血压≥140/90mmHg，但妊娠期无明显加重，或妊娠20周后首次诊断高血压并持续到产后12周后。

知识点6：妊娠期高血压疾病的辅助检查　　　　　　副高：熟练掌握　正高：熟练掌握

（1）实验室检查：①血液检查。主要测定血红蛋白、血细胞比容、血浆黏度、全血黏度，以了解血液浓缩程度；重症患者应测定血小板计数、出凝血时间、必要时测定凝血酶原时间、纤维蛋白原和鱼精蛋白副凝试验（3P试验）等，以了解有无凝血功能异常。同时进行血气分析测定血电解质及二氧化碳结合力，以及时了解有无电解质紊乱及酸中毒。②尿液检查。留取24小时尿液，进行蛋白定量检查确定病情严重程度；根据镜检出现管型判断肾功能受损情况。③肝、肾功能测定。如测定谷丙转氨酶、血尿素氮、肌酐及尿酸等。

（2）眼底检查：眼底视网膜小动脉变化是反映妊娠期高血压疾病严重程度的一项重要参考指标。重度妊高征时，眼底小动脉痉挛，动静脉比例可由正常的2：3变为1：2，甚至1：4，或出现视网膜水肿、渗出、出血，甚至视网膜脱离，一过性失明等。

（3）尿常规检查：根据尿蛋白定量确定病情严重程度；根据镜检出现管型判断肾功能受损情况。

（4）其他检查：如心电图、超声心动图、胎盘功能、胎儿成熟度检查等，可视病情而定。

知识点7：妊娠期高血压疾病的治疗要点　　　　　　　　副高：熟悉　正高：熟悉

妊娠期高血压疾病的治疗目的是控制病情、延长孕周，确保母儿安全。基本处理原则是休息、镇静、解痉，有指征的降压、利尿，密切监测母儿情况，适时终止妊娠，以预防子痫发生，降低孕产妇及围生儿病率、病死率及严重后遗症。

（1）轻症：加强孕期检查，密切观察病情变化，注意休息、调节饮食、采取左侧卧位，以防发展为重症。

（2）子痫前期：需住院治疗，积极处理，防治发生子痫及并发症。治疗原则为解痉、降压、镇静，合理扩容及利尿，适时终止妊娠。

1）解痉药：以硫酸镁为首选。硫酸镁有预防和控制子痫发作的作用，适用于先兆子痫和子痫患者。

2）镇静药：镇静药兼有镇静和抗惊厥作用，适用于对硫酸镁有禁忌或疗效不明显时，但分娩时应慎用，以免药物通过胎盘导致对胎儿的神经系统产生抑制作用。主要常用地西泮和冬眠合剂。

3）降压药：不作为常规，仅适用于血压过高，特别是舒张压≥110mmHg或平均动脉压≥140mmHg者，以原发性高血压妊娠前已用降血压者。选用的药物以不影响心排血量、肾血流量及子宫胎盘灌注量为宜。常用药物有肼屈嗪、卡托普利等。

4）扩容药：一般不主张扩容治疗，仅用于低蛋白血症、贫血的患者。采用扩容治疗应严格掌握其适应证和禁忌证，应严密观察生命体征及尿量，防止肺水肿和心力衰竭的发生。常用的有白蛋白、全血、平衡液和低分子右旋糖酐。

5）利尿药：一般不主张应用，仅用于全身性水肿、急性心力衰竭、肺水肿、脑水肿、血容量过高且伴有潜在肺水肿者。用药过程中应严密监测患者的水和电解质平衡情况以及药物的毒副反应。常用药物有呋塞米、甘露醇等。

6）适时终止妊娠：是彻底治疗妊娠期高血压疾病的重要手段。其指征包括：①重度子痫前期孕妇经积极治疗24～48小时无明显好转者。②重度子痫前期孕妇妊娠<34周，但胎盘功能减退，胎儿估计已成熟者。③重度子痫前期孕妇妊娠>34周，经治疗好转者。④子痫控制后2小时可考虑终止妊娠。终止妊娠的方式，根据具体情况选择剖宫产或阴道分娩。

（3）子痫患者的处理：子痫是本疾病最严重的阶段，直接关系到母儿安危，应积极处理。处理原则为：控制抽搐，纠正缺氧和酸中毒，在控制血压、抽搐的基础上终止妊娠。

知识点8：妊娠期高血压疾病的护理评估	副高：熟练掌握　正高：熟练掌握

（1）**健康史**：详细询问是否存在妊娠期高血压疾病的诱发因素，本次妊娠后血压变化情况，是否伴有蛋白尿、水肿；有无头痛、视力改变及上腹不适等症状。

（2）**身体状况**

1）血压：血压高低与病情有直接关系，测出的血压值应与基础血压比较，初次测血压升高者应休息1小时后复测。

2）尿蛋白：应取中段尿检查，凡尿蛋白定量≥0.3g/24h者为异常。尿蛋白量的多少直接反映了肾血管痉挛的程度及肾小管上皮细胞缺氧及其功能损害的程度。

3）水肿：妊娠期高血压疾病孕妇的水肿一般休息后不缓解。应评估有无水肿及水肿的范围。水肿局限于膝以下为"＋"，延及股为"＋＋"，延及外阴、腹部为"＋＋＋"，全身水肿或伴有腹水为"＋＋＋＋"。若孕妇体重1周内增加超过0.5kg以上，表明有隐性水肿的可能。

4）自觉症状：孕妇出现头痛、视物模糊、上腹部不适等症状时，提示病情进一步发展，应引起高度重视。

5）子痫：子痫发作时抽搐、昏迷是最严重的临床表现，护士应特别注意发作状态、频率、持续及间隔时间、神志情况；有无唇舌咬伤、摔伤、窒息等。

（3）**心理－社会支持**：妊娠期高血压孕妇常因担心胎儿安危而表现出沮丧、郁闷、烦躁不安，若疾病控制效果不明显会表现悲观、失望、不知所措；家属则表现紧张。

知识点9：妊娠期高血压疾病的护理诊断	副高：熟练掌握　正高：熟练掌握

（1）**体液过多**：与下腔静脉受增大子宫压迫使血液回流受阻或营养不良性低蛋白血症有关。

（2）**有受伤的危险**：与发生子痫抽搐、昏迷有关。

（3）**潜在并发症**：胎盘早剥、肾衰竭、弥散性血管内凝血。

知识点10：妊娠期高血压疾病的一般护理措施	副高：熟练掌握　正高：熟练掌握

（1）**饮食与休息**：保持病室整洁、安静，保证充足睡眠，每日不少于10小时，取左侧

卧位为宜；指导孕妇进食富含蛋白质、维生素、铁、钙和锌等微量元素的食物；减少过量盐和脂肪摄入。

（2）病情观察：关注孕妇有否头痛、视物模糊、上腹部不适等症状；每日测血压及体重一次，每日或隔日复查尿蛋白；注意监测胎心、胎动和宫缩等情况。

（3）间断吸氧：增加血氧含量，改善全身主要脏器与胎盘的氧供。

知识点11：妊娠期高血压疾病的用药护理措施　　　副高：熟练掌握　正高：熟练掌握

（1）硫酸镁：是治疗子痫的一线药物，也是子痫前期预防子痫的预防药物。

1）用药方法：静脉给药结合肌内注射。①控制子痫：负荷剂量硫酸镁2.5～5.0g，溶于10%葡萄糖20ml静脉注射（15～20分钟），或者5%葡萄糖100ml快速静脉滴注，继而1～2g/h静脉滴注维持。或者夜间睡前停用静脉给药，改为肌内注射，用法为25%硫酸镁20ml＋2%利多卡因2ml深部臀肌内注射。24小时硫酸镁总量25～30g，疗程24～48小时。②预防子痫发作：负荷和维持剂量同控制子痫处理。用药时间长短依病情而定，一般为日静脉滴注6～12小时，24小时总量不超过25g。用药期间每日评估病情变化，决定是否继续用药。

2）不良反应：硫酸镁的治疗浓度与中毒浓度相近，用药过程中应严密观察其毒性作用。硫酸镁过量可导致膝反射减弱或消失，全身肌张力减退，呼吸肌麻痹，甚者心搏骤停。

3）注意事项：用药过程中加强患者血压监测。在用药前、用药中及用药后均应监测以下指标：膝腱反射必须存在；呼吸≥16次/分；尿量≥600ml/24h或≥25ml/h；尿少提示排泄功能受抑制，镁离子易蓄积而发生中毒。出现严重不良反应时应立即停用硫酸镁并静脉缓慢注射（5～10分钟）10%葡萄糖酸钙10ml。

（2）镇静药：用地西泮、冬眠药物时嘱孕妇绝对卧床休息，防止直立性低血压。

（3）降压药：用降压药时，严密监测血压，根据监测血压来调节用药速度及药量。

（4）利尿药：在全身或主要脏器严重水肿的情况下应用利尿药，应严密监测有无血容量不足的临床表现。

知识点12：妊娠期高血压疾病患者分娩期与产后的护理措施

副高：熟练掌握　正高：熟练掌握

（1）分娩期护理：应严密观察产程进展，加强全产程护理。第一产程应让产妇保持安静、休息；密切监测血压、脉搏、尿量、胎心、宫缩情况，重视产妇的主诉。尽量缩短第二产程、避免产妇过度用力屏气，做好接产与会阴切开、手术助产准备。第三产程中高度重视预防产后出血，在胎儿前肩娩出后立即注射缩宫素，及时娩出胎盘并按摩宫底，监测血压变化。使用缩宫素时监测血压、宫缩及胎心。做好抢救母儿的准备，需剖宫产者做好手术准备。

（2）产后护理：胎儿娩出后监测血压，病情稳定后方可送回病房。病情严重者仍需使用硫酸镁24～48小时，产后48小时内至少每4小时观察1次血压，防止产后子痫。大量硫酸镁治疗的患者易发生宫缩乏力性产后出血，应密切观察子宫复旧情况，严防产后出血。

知识点13：妊娠期高血压疾病患者的子痫护理措施
副高：熟练掌握　正高：熟练掌握

（1）协助医生控制抽搐：控制患者抽搐是首要任务。硫酸镁为首选药物，必要时同时应用高效镇静药等药物。

（2）保持呼吸道通畅：立即给氧；患者抽搐昏迷时禁食、禁水，取头低偏侧位，防止呕吐物吸入引起窒息或吸入性肺炎，并备好气管插管物品和吸引器，以利及时吸出呕吐物及呼吸道分泌物。

（3）专人护理，严密监护：密切观察血压、脉搏、呼吸、体温及尿量，记录出入量；做好血、尿检验和各项特殊检查，及时发现肺水肿、急性肾衰竭、脑出血等并发症。

（4）防止受伤：取出义齿；用开口器或缠裹纱布的压舌板置于上下磨牙间，用舌钳固定舌，以防舌唇咬伤；用床护栏防止患者坠床，必要时用约束带。患者取头低侧卧位，以防黏液吸入呼吸道或舌头阻塞呼吸道，也可避免发生低血压综合征。必要时，用吸引器吸出喉部黏液或呕吐物，以免窒息。在患者昏迷或未完全清醒时，禁止给予饮食和口服药，以防误入呼吸道而致吸入性肺炎。

（5）避免刺激：将患者置于单人暗室，保持绝对安静，避免声光刺激；治疗、护理集中操作、动作轻柔，防止诱发抽搐。

（6）做好终止妊娠准备：子痫发作后多自然临产，应及时发现临产征兆并做好母儿抢救准备。如经治疗病情得以控制仍未临产者，应在孕妇清醒后24～48小时内引产，或子痫患者经药物控制后6～12小时，考虑终止妊娠。护士应做好终止妊娠的准备。

知识点14：妊娠期高血压疾病患者的心理护理措施
副高：熟练掌握　正高：熟练掌握

耐心倾听患者主诉，了解其心理变化；说明本病的病理过程及转归，解释治疗、护理方法和目的，取得配合；教会患者自我放松的方法，如听轻音乐、与人交流、倾诉，以减轻紧张、忧虑的情绪，积极配合治疗护理。

知识点15：妊娠期高血压疾病患者的健康指导　副高：熟练掌握　正高：熟练掌握

对轻度妊娠期高血压疾病患者，应进行饮食及休息指导，以左侧卧位为主，加强胎儿监护，自数胎动，掌握自觉症状，加强产前检查，定期接受产前保护措施。对重度妊娠期高血压疾病患者，应使患者掌握识别不适症状及用药后的不适反应。还应掌握产后的自我护理方法，加强母乳喂养的指导。同时，注意家属的健康教育，使孕妇得到心理和生理的支持。

第四节　胎盘早剥

知识点1：胎盘早剥的概述	副高：熟练掌握　正高：熟练掌握

妊娠20周以后或分娩期，正常位置的胎盘在胎儿娩出前，部分或全部从子宫壁剥离，称为胎盘早剥。胎盘早剥是妊娠晚期的一种严重并发症，起病急、进展快，若处理不及时，可危及母儿生命。

知识点2：胎盘早剥的病因	副高：熟悉　正高：熟悉

胎盘早剥的确切病因及发病机制目前尚不清楚，可能与下述因素有关。

（1）血管病变：妊娠期高血压疾病、慢性高血压、慢性肾疾病或全身血管病变的孕妇可并发胎盘早剥。妊娠合并上述疾病时，底蜕膜螺旋小动脉痉挛或硬化，引起远端毛细血管缺血坏死，以致破裂出血，血液流至底蜕膜层与胎盘之间形成血肿，导致胎盘自子宫壁剥离。另外，孕妇长时间仰卧位时由于子宫静脉淤血，静脉压升高，导致蜕膜静脉床淤血或破裂，也可导致胎盘剥离。

（2）机械性因素：外伤尤其腹部受到挤压或撞击；脐带过短（＜30cm）或因脐带绕颈、绕体相对过短时，或分娩过程中胎儿下降牵拉脐带。

（3）宫腔内压力骤然下降：多胎妊娠、羊水过多等发生胎膜早破，或孕妇在破膜时羊水流出过快，或双胎妊娠的孕妇在分娩的第一个胎儿后，均可使宫腔压力剧减而发生胎盘早剥。

（4）其他高危因素：高龄孕妇、经产妇、吸烟、吸毒、孕妇代谢异常、有血栓形成倾向、子宫肌瘤、接受辅助生殖技术助孕等。

知识点3：胎盘早剥的分类及病理生理	副高：熟悉　正高：熟悉

胎盘早剥的主要病理变化是底蜕膜出血，形成血肿，使胎盘自附着处剥离。按病理分为3种类型。

（1）显性剥离或外出血：为底蜕膜出血，量少，出血较快停止，多无明显的临床表现。若继续出血，形成胎盘后血肿，剥离面随之增大，血液冲破胎盘边缘沿胎膜与子宫壁间经宫颈向外流出，形成阴道流血。

（2）隐性剥离或内出血：若胎盘边缘仍附着于子宫壁或由于胎先露部固定于骨盆入口，使血液积聚于胎盘与子宫壁之间，无阴道流血。

（3）混合性出血：当内出血逐渐增多，胎盘后血肿越积越大，血液也可冲开胎盘边缘与胎膜，向宫颈外流出，形成混合性出血。偶有出血穿破胎膜溢入羊水中称为血性羊水。

胎盘早剥内出血严重时，血液浸入子宫肌层，引起肌纤维分离、断裂甚至变性，当血液渗透至浆膜层时，子宫表面呈现紫蓝色瘀斑，称为子宫胎盘卒中。子宫肌层由于血液浸润，收缩力减弱，造成产后出血。

严重的胎盘早剥，可以引发弥散性血管内凝血（DIC）等一系列临床表现。

知识点4：胎盘早剥的临床表现　　　　副高：熟练掌握　正高：熟练掌握

（1）Ⅰ度：多见于分娩期，胎盘剥离面通常不超过胎盘的1/3。主要症状为阴道流血，出血量多，色暗红，无明显腹痛或伴轻微腹痛，贫血体征不显著。腹部检查：子宫软、大小与妊娠月份相符、宫缩有间歇、胎位清、胎心率多正常，若出血量多，胎心可异常。产后检查见胎盘母体面有凝血块及压迹。

（2）Ⅱ度：胎盘剥离面为胎盘面积的1/3左右。临床表现为突然发生持续性腹痛、腰酸或腰背痛，疼痛程度与剥离面大小及胎盘后积血量成正比。无阴道流血或仅有少量阴道流血，贫血程度与阴道出血量不相符。腹部检查：子宫大于妊娠周数，宫底随胎盘后血肿的扩大而升高。有压痛，以胎盘附着处最为明显，但若胎盘附着于子宫后壁，则子宫压痛不明显，宫缩有间歇，胎位可扪及，胎儿存活。

（3）Ⅲ度：胎盘剥离面超过胎盘面积的1/2，临床表现较Ⅱ度重。患者可出现恶心、呕吐，以及面色苍白、出汗、脉弱及血压下降等休克症状，且休克程度大多与阴道出血量不成正比。腹部检查见子宫硬如板状，子宫多处于高张状态，宫缩间歇期不能放松，胎位扪不清，胎心消失。若患者无凝血功能障碍属Ⅲa，有凝血功能障碍属Ⅲb。

知识点5：胎盘早剥对母儿的影响　　　　副高：熟练掌握　正高：熟练掌握

（1）对孕妇的影响：①凝血功能障碍。胎盘早剥是孕妇发生凝血功能障碍最常见的原因。由于从剥离处的胎盘绒毛和蜕膜中释放大量的组织凝血活酶进入孕妇血液循环，激活凝血系统而发生弥散性血管内凝血。②羊水栓塞。羊水可经剥离面开放的子宫血管进入孕妇血液循环，羊水中的有形成分栓塞肺血管，引起肺动脉高压。③急性肾衰竭。胎盘早剥大量出血使肾灌注严重受损，导致肾皮质或肾小管缺血坏死。且胎盘早剥多伴发妊娠期高血压疾病、慢性高血压、慢性肾疾病等，使肾内小动脉痉挛，肾小球前小动脉极度狭窄，肾缺血，进而出现急性肾衰竭。④产后出血。无论显性或隐性剥离，出血量多时可致休克。发生子宫胎盘卒中时，子宫肌层收缩受影响可致严重产后出血，凝血功能障碍也是导致出血的原因。若并发DIC，产后出血难以纠正，可引起休克、多脏器功能衰竭、脑垂体及肾上腺皮质坏死，导致希恩综合征的发生。

（2）对胎儿/新生儿的影响：胎儿窘迫、早产、新生儿窒息或死亡的发生率升高。

知识点6：胎盘早剥的辅助检查　　　　副高：熟练掌握　正高：熟练掌握

（1）B超检查：可协助了解胎盘的部位及胎盘早剥的类型，并可明确胎儿大小及存活情况。但是，B超检查阴性结果不能完全排除胎盘早剥，尤其位于子宫后壁的胎盘。

（2）化验检查：主要了解贫血程度与凝血功能。重型胎盘早剥患者应检查肾功能与二氧化碳结合力。若并发DIC时进行筛选试验（血小板、凝血酶原时间、纤维蛋白酶原测定）与纤溶确诊试验（凝血酶时间、优球蛋白溶解时间、血浆鱼精蛋白副凝试验）。

（3）产科检查：通过四步触诊评定胎方位、胎心情况、宫高变化、腹部压痛范围和程度等。

知识点7：胎盘早剥的治疗要点　　　　　　副高：熟悉　　正高：熟悉

纠正休克、及时终止妊娠、防止并发症，是胎盘早剥的处理原则。终止妊娠的方法，可依据早剥的严重程度、胎次、胎儿宫内状况及宫口开大等情况而定，及早发现并处理凝血功能障碍、产后出血和急性肾衰竭等并发症。

知识点8：胎盘早剥的护理评估　　　　　副高：熟练掌握　　正高：熟练掌握

（1）健康史：了解孕妇有无妊娠期高血压疾病或慢性高血压病史、慢性肾炎史、胎盘早剥史、外伤史以及仰卧位低血压综合征史等，进行全面评估。

（2）身体状况：评估妊娠晚期或临产时有无突发持续性腹部剧痛，有无急性贫血，有无恶心、呕吐、面色苍白、脉搏细速、血压下降等休克症状；有无阴道流血或少量流血，外出血量与贫血程度是否相符。腹部检查可见子宫硬如板状，有压痛，以胎盘附着处最明显；子宫大于妊娠周数，宫底因胎盘后血肿增大而升高。子宫多处于高张状态，宫缩间歇期亦不能松弛，胎位因此触不清。若胎盘剥离面积超过1/2，则胎儿因缺氧死亡而胎心消失。

应重点评估腹痛的程度、性质与压痛的范围，孕妇的生命体征，判断胎方位、宫高变化及胎心情况；评估阴道流血量、色以及一般身体情况；注意有无胎心异常。

（3）心理－社会支持：因胎盘早剥病情危急，孕妇及家属常表现为高度紧张和恐惧，对病情不能理解。

知识点9：胎盘早剥的护理诊断　　　　　副高：熟练掌握　　正高：熟练掌握

（1）恐惧：与胎盘早剥起病急、进展快，危及母儿生命有关。
（2）有受伤的危险：胎儿胎盘剥离面积大可导致胎儿窘迫、死产。
（3）潜在并发症：产后出血、弥散性血管内凝血、急性肾衰竭、失血性休克。
（4）有心脏组织灌注不足的危险：与胎盘剥离导致子宫－胎盘循环血量下降有关。

知识点10：胎盘早剥的护理措施　　　　　副高：熟练掌握　　正高：熟练掌握

（1）纠正休克，改善患者一般情况：迅速开放静脉，积极补充血容量及凝血因子，及时输新鲜血液等改善血液循环。抢救中给予吸氧、保暖等。

（2）密切观察病情变化，及时发现并发症：严密监测孕妇生命体征；观察阴道流血情况；宫底高度、压痛，宫缩；有无皮下、黏膜或注射部位出血、子宫出血不凝等表现；有无少尿、无尿等急性肾衰竭表现；同时密切监测胎儿宫内状态。一旦发现异常情况，及时报告医生并配合处理。

（3）做好终止妊娠准备：一旦确诊，应及时终止妊娠。依据孕妇一般情况、胎盘早剥类型、出血量多少决定分娩方式，做好相应的配合与新生儿抢救的准备。

（4）预防产后出血：应及时给予宫缩剂、配合按摩子宫，必要时按医嘱做好切除子宫的术前准备。未发生产后出血者，仍应加强生命体征观察，预防晚期产后出血。

（5）产褥期护理：密切观察生命体征、宫缩、恶露、伤口愈合等情况。保持会阴清洁，防止感染。若发生母婴分离，为了保持泌乳功能，护士应指导和协助产妇在产后6小时后进行挤奶，及时将母乳送至新生儿重症监护病房（NICU），夜间也要坚持，并及时发现有无乳房肿块。

（6）心理护理：护士在采取快速、积极的抢救及护理措施的同时，向患者及家属讲述胎盘早剥的相关知识，给予心理上的支持，使其能有效配合各项急救治疗及护理。

知识点11：胎盘早剥的健康指导	副高：熟练掌握　正高：熟练掌握

（1）加强妊娠期保健，指导孕妇在妊娠晚期避免长时间仰卧位及腹部外伤。

（2）做好预防教育，对妊娠期高血压疾病孕妇或合并慢性高血压、肾病的孕妇，应增加产前检查次数，积极配合医生进行治疗。

（3）向孕妇及家属解释胎盘早剥发生的原因、相关知识及诊疗护理措施，取得孕妇及家属的理解与支持。

（4）指导孕妇绝对卧床休息，保持会阴清洁，预防感染。

（5）指导孕妇如有腹痛、鼻出血、皮下瘀斑或阴道流血等表现，及时告知医护人员。

（6）指导出院后注意休息，加强营养，纠正贫血。

（7）为胎儿死亡和子宫切除的产妇提供心理支持，鼓励家属陪伴，帮助其渡过哀伤期。

第五节　前置胎盘

知识点1：前置胎盘的概述	副高：熟练掌握　正高：熟练掌握

正常胎盘附着于子宫体的后壁、前壁或侧壁。妊娠28周后若胎盘附着于子宫下段，下缘达到或覆盖宫颈内口时，位置低于胎儿先露部，称为前置胎盘。前置胎盘是妊娠晚期的严重并发症，也是妊娠晚期阴道流血最常见原因，若处理不当可危及母儿生命。

知识点2：前置胎盘的病因	副高：熟悉　正高：熟悉

（1）子宫内膜病变或损伤：多次刮宫、多产、产褥感染、剖宫产等，引起子宫内膜炎或子宫内膜损伤，使子宫蜕膜血管生长不良，当受精卵植入时，血液供应不足，胎盘为摄取足

够的营养而扩大面积，延伸到子宫下段，形成前置胎盘。

（2）胎盘异常：由于多胎妊娠或巨大儿形成的大胎盘伸展至子宫下段或遮盖子宫颈内口，或有副胎盘延伸至子宫下段。

（3）受精卵滋养层发育迟缓：受精卵到达子宫腔后，滋养层尚未发育到可以着床的阶段，继续下移到达子宫下段，并在此处着床而发育成前置胎盘。

（4）宫腔形态异常：子宫畸形或子宫肌瘤等原因使宫腔的形态改变，致胎盘附着在子宫下段。

（5）其他高危因素：吸烟、吸毒者可引起胎盘血流减少，缺氧使胎盘代偿性增大，也可导致前置胎盘。

| 知识点3：前置胎盘的分类 | 副高：熟悉　正高：熟悉 |

依据胎盘下缘与子宫颈内口的关系，前置胎盘分为3种类型。

（1）完全性前置胎盘：又称中央性前置胎盘，胎盘组织完全覆盖子宫颈内口。

（2）部分性前置胎盘：胎盘组织部分覆盖子宫颈内口。

（3）边缘性前置胎盘：胎盘附着于子宫下段，胎盘边缘到达但未覆盖子宫颈内口。

胎盘边缘与子宫颈内口的关系随着子宫颈的消失和子宫颈口的扩张而改变，通常按处理前最后一次检查结果决定分类。

| 知识点4：前置胎盘的临床表现 | 副高：熟练掌握　正高：熟练掌握 |

妊娠晚期或临产时发生无诱因、无痛性反复阴道流血是前置胎盘的典型症状。阴道流血发生的时间、反复发生次数、出血量多少与前置胎盘类型有关。

（1）对孕妇的影响：①植入性胎盘。子宫下段蜕膜发育不良，胎盘绒毛穿透底蜕膜，侵入子宫肌层，形成植入性胎盘，使胎盘剥离不全而发生产后出血。②产时、产后出血。附着于前壁的胎盘行剖宫产时，当子宫切口无法避开胎盘，则出血明显增多。胎儿娩出后，子宫下段肌组织菲薄，收缩力较差，附着于此处的胎盘不易完全剥离，开放的血窦不易关闭，易发生产后出血。③产褥感染。前置胎盘剥离面接近宫颈外口，细菌易经阴道上行侵入胎盘剥离面，加之多数产妇因反复失血而致贫血、体质虚弱，容易发生产褥期感染。

（2）对胎儿的影响：反复出血或一次出血量过多可使胎儿宫内缺氧，严重者胎死宫内。早产率和新生儿死亡率也增加。

| 知识点5：前置胎盘的辅助检查 | 副高：熟练掌握　正高：熟练掌握 |

（1）产科检查：子宫大小与停经月份一致，胎方位清楚，先露高浮，胎心可正常或异常或消失。

（2）超声检查：B超断层像可清楚看到子宫壁、胎头、宫颈和胎盘的位置，并根据胎盘下缘与宫颈内口的关系确定前置胎盘类型。

（3）产后检查胎盘及胎膜：对产前出血孕妇，产后应仔细检查胎盘胎儿面边缘有无血管断裂，可提示有无副胎盘。若前置部位的胎盘母体面有陈旧性黑紫色血块附着，或胎膜破口距胎盘边缘距离＜7cm，则为前置胎盘。

（4）其他：胎儿电子监护、血常规、凝血功能检查等。

知识点6：前置胎盘的治疗要点　　　　副高：熟悉　正高：熟悉

处理原则：抑制宫缩、止血、纠正贫血及预防感染。根据阴道流血量、有无休克、孕周大小、胎儿是否存活、胎盘前置类型以及是否临产等综合分析，制订处理方案。

（1）期待疗法：适用于全身情况良好、胎儿存活、妊娠＜34周或估计胎儿体重＜2000g、阴道流血量不多的孕妇。在保证孕妇安全的前提下，尽可能延长胎龄，以提高胎儿存活率。

（2）终止妊娠：适用于孕妇反复发生出血甚至休克者；妊娠≥36周者，或妊娠未达36周而出现胎儿窘迫征象者。应采取积极措施选择最佳方式终止妊娠。剖宫产术既能在短时间内娩出胎儿，又能迅速止血，是处理前置胎盘的主要手段。

知识点7：前置胎盘的护理评估　　　　副高：熟练掌握　正高：熟练掌握

（1）健康史：了解孕妇的孕产史、产次及既往分娩情况；有无子宫内膜病变与损伤史，如剖宫产史、人工流产史、子宫内膜炎及辅助生育治疗史。是否出现无痛性、无诱因的反复阴道流血的症状。

（2）身体状况：评估有无面色苍白、脉搏细速、血压下降等休克症状；阴道流血时间与流血量；判断有无宫缩；注意有无胎心异常。

（3）心理-社会支持：前置胎盘孕妇常表现为焦虑、恐惧，对阴道流血不知所措，担心胎儿安危而表现出沮丧、郁闷、烦躁不安等；家属可表现为紧张。

知识点8：前置胎盘的护理诊断　　　　副高：熟练掌握　正高：熟练掌握

（1）有感染的危险：与胎盘剥离面靠近宫颈口，细菌易经阴道上行感染及贫血有关。

（2）有胎儿受伤的危险：与阴道大量出血，致胎儿窘迫，甚至死亡有关。

（3）潜在并发症：失血性休克、产后出血。

（4）有心脏组织灌注不足的危险：与阴道反复流血导致循环血量下降有关。

（5）舒适度改变：与绝对卧床休息、活动无耐力有关。

知识点9：前置胎盘的护理措施　　　　副高：熟练掌握　正高：熟练掌握

（1）增进孕妇与胎儿的健康

1）期待疗法：①嘱孕妇绝对卧床休息，左侧卧位。②定时间断吸氧，每日3次，每次

1小时。③严密观察阴道流血情况，常规配血备用。④注意观察有无宫缩，如阴道流血增多或出现宫缩应立即通知医生。⑤指导正确计数胎动，必要时进行胎心监护。⑥指导孕妇进食高蛋白、高维生素、富含铁及粗纤维食物。⑦禁止直肠指检，慎做阴道检查。⑧妊娠不能继续时遵医嘱给予地塞米松促胎肺成熟。

2）休克患者：①立即开放静脉，遵医嘱输液或输血，给予止血药。②持续吸氧。

3）严密监测血压、脉搏、呼吸及阴道出血量，记录24小时出入液量。

4）严密监测胎儿宫内情况，必要时进行连续胎心监护，做好新生儿抢救准备。

5）术前准备。

（2）预防感染：①严密观察与感染有关的体征，发现异常及时通知医生。②会阴护理，使用消毒卫生巾，勤换内衣裤。③遵医嘱使用抗生素，并观察药物疗效。④鼓励患者进食，注意摄入高蛋白食物。⑤产后鼓励产妇勤翻身、早下床活动。

（3）加强生活护理：①加强巡视，将呼叫器及生活用品置于患者伸手可及之处。②协助进食，提供吸管。③大小便后会阴护理。

（4）提供心理支持，做好解释、安抚工作。

知识点10：前置胎盘的健康指导　　　　　　　副高：熟练掌握　正高：熟练掌握

定期产前检查，做到早期发现，正确处理；向患者讲解前置胎盘的相关知识，嘱其卧床休息，避免剧烈活动；妊娠晚期若有阴道流血，及时就医。

第五章　妊娠合并心脏病妇女的护理

妊娠合并心脏病是严重的妊娠合并症。妊娠期、分娩期和产褥期生理变化可使心脏负担加重和血流动力学改变而诱发心力衰竭，危及孕产妇及围生儿生命安全，是非产科因素导致孕产妇死亡的首要原因。

（1）妊娠期：妊娠期妇女循环血容量于妊娠第6~8周开始逐渐增加，至32~34周达高峰，较妊娠前增加30%~45%。此后维持在较高水平，产后2~6周逐渐恢复正常。总循环血量的增加可引起心排血量增加和心率加快。妊娠早期主要引起心排血量增加，妊娠4~6个月时增加最多，平均较妊娠前增加30%~50%。孕妇体位对心排血量影响较大，约5%孕妇可因体位改变引起心排血量减少而出现不适，发生"仰卧位低血压综合征"。妊娠中晚期需增加心率以适应血容量的增多，至妊娠末期孕妇心率每分钟平均约增加10次。随妊娠进展子宫增大、膈肌升高，使心脏向上、向左前发生移位，心尖搏动向左移位2.5~3.0cm，导致心脏大血管轻度扭曲，又由于心率增快和心排血量增加，使心脏负荷进一步加重。对于妊娠合并血流限制性损害的心脏病，如二尖瓣狭窄及肥厚性心肌病，易出现明显症状甚至诱发心力衰竭而危及生命。

（2）分娩期：为心脏负担最重的时期。在第一产程，每次宫缩有250~500ml血液挤入周围循环，增加外周阻力和回心血量，心排血量增加约24%。第二产程除宫缩外，腹肌及骨骼肌参与运动和产妇屏气用力，使肺循环阻力和周围循环阻力升高，使原来左向右分流转为右向左分流而出现发绀。第三产程胎儿娩出后，子宫迅速缩小，胎盘循环停止，腹压骤减，大量血液流向内脏，回心血量急剧减少，使功能不良的心脏在此时发生心力衰竭。

（3）产褥期：产后3日内仍是心脏负担较重的时期。除子宫收缩使大量血液进入体循环，加之产妇组织间滞留的大量液体也开始回到体循环，使循环血量再度增加，易诱发心力衰竭。

心脏病不影响患者受孕。心脏病变较轻、心功能Ⅰ~Ⅱ级、无心力衰竭病史且无其他并发症者，在密切监护下可以妊娠，必要时给予治疗。但有下列情况者一般不宜妊娠：心脏病变较重、心功能Ⅲ~Ⅳ级、既往有心力衰竭病史、肺动脉高压、严重心律失常、右向左分流型先天性心脏病（法洛四联症等）、围生期心肌病遗留有心脏扩大、并发细菌性心内膜炎、风湿热活动期者，因患者在孕期极易诱发心力衰竭，故不宜妊娠。若已妊娠应在早期终止。

心脏病孕妇心功能状态良好者，母儿相对安全，且多以剖宫产终止妊娠。不宜妊娠的心脏病患者一旦受孕或妊娠后心功能状态不良者，流产、早产、死胎、胎儿生长受限、胎儿窘迫及新生儿窒息的发生率明显增加，围生儿死亡率增高。并且部分治疗心脏病的药物对胎儿也存在潜在毒性反应，如地高辛可通过胎盘屏障到达胎儿体内，对胎儿产生影响。多数先天性心脏病为多基因遗传，部分可为单基因遗传缺陷或染色体畸变所致。单基因遗传缺陷是由单个基因的异常导致的疾病发生，包括肺动脉瓣狭窄、瓣膜缺损、室间隔缺损等。多基因遗传缺陷是指多对致病基因的累积效应，导致疾病的出现，是遗传因素与环境因素共同作用的结果，在临床中完全性房室间隔缺损等疾病就是由多基因缺陷造成。

知识点4：妊娠合并心脏病的辅助检查　　　　　副高：熟练掌握　　正高：熟练掌握

（1）心电图检查：常规12导联心电图帮助诊断心率（律）异常、心肌缺血、心肌梗死及梗死的部位等，有助于判断心脏起搏状况和药物或电解质对心脏的影响。

（2）X线检查：显示有心脏扩大，尤其个别心腔扩大。

（3）超声心动图：通过实时观察心脏和大血管结构、各心腔大小的变化以及心瓣膜结构及功能情况，了解心脏病变。

（4）胎儿电子监护：胎儿基线率改变、NST及OCT结果异常提示胎儿窘迫。

（5）24小时动态心电图：协助阵发性或间歇性心律失常和隐匿性心肌缺血的诊断，提供心律失常的持续时间和频次等，为临床诊治提供依据。

（6）心肌酶学和肌钙蛋白检测提示有无心肌损伤。脑钠肽的检测可作为有效的心力衰竭筛查和判断预后的指标。血常规、肝肾功能、凝血功能、血气分析等，根据病情酌情选择。

知识点5：妊娠合并心脏病的治疗要点　　　　　　　　副高：熟悉　　正高：熟悉

（1）妊娠期：①加强孕期保健，发现异常均应及时住院治疗。②减轻心脏负担，及时去除心力衰竭诱因。③积极控制心力衰竭。④于预产期前1~2周入院待产。

（2）分娩期：提前选择适宜的分娩方式，心功能Ⅰ~Ⅱ级无产科手术指征者，可在严密监护下经阴道分娩，其余可选择剖宫产。

（3）产褥期：①产后1周内，尤其是产后3日内，应卧床休息并严密观察。②心功能Ⅲ级及Ⅳ级者，不宜哺乳，应及时退奶。③预防控制感染。

知识点6：妊娠合并心脏病的护理评估　　　　　副高：熟练掌握　　正高：熟练掌握

（1）健康史：询问孕妇妊娠、分娩或产褥期情况，包括既往妊娠经过、分娩过程和方式以及产褥恢复情况等。询问其心脏病史及诊治情况，了解孕产妇心脏功能。了解是否存在导致心力衰竭的诱因，如呼吸道感染、贫血、妊娠并发症以及过度疲劳。

（2）身体状况：询问本次妊娠过程。了解心悸、胸闷和气促等症状出现的时间。观察双下肢水肿情况。查体，正确评估心界，了解心率、心律及有无异常心音和杂音。正确判断心脏功能，及时发现早期心力衰竭。行产科检查，评估胎儿发育情况，注意有无异常产科情况。

1）根据美国纽约心脏病协会（NYHA）分级方案判定心功能状态，确定孕产妇的心功能。NYHA根据患者生活能力状况，将心脏病孕妇心功能分为4级（表4-5-1）。

表4-5-1　NYHA心功能分级

分级	特　点
Ⅰ级	一般体力活动不受限制
Ⅱ级	一般体力活动轻度受限制，活动后心悸、轻度气短，休息时无症状
Ⅲ级	一般体力活动明显受限制，休息时无不适，轻微日常工作即感不适、心悸、呼吸困难，或既往有心力衰竭史者
Ⅳ级	一般体力活动严重受限制，不能进行任何体力活动，休息时有心悸、呼吸困难等心力衰竭表现

此种分级方案简便易行，但主要依据主观症状，与客观检查有一定差异。体力活动的能力受平时训练、体力强弱、感觉敏锐性的影响，个体差异大。因此NYHA对心脏病心功能分级进行多次修订，1994年采用并行的2种分级方案，第一种是上述患者主观功能容量，第二种是根据客观检查手段（心电图、负荷试验、X线、超声心动图等）来评估心脏病严重程度。后者将心脏病分为A、B、C、D级（表4-5-2）。其中轻、中、重度的标准未作出明确规定，由医生根据检查结果进行判断。将患者的2种分级并列，如心功能Ⅱ级C、Ⅰ级B等。

表4-5-2　NYHA心功能分级（修订）

分级	特　点
A级	无心血管病的客观依据
B级	客观检查表明属于轻度心血管病患者
C级	客观检查表明属于中度心血管病患者
D级	客观检查表明属于重度心血管病患者

2）评估与心脏病有关的症状和体征：如呼吸、心率、有无活动受限、发绀、心脏增大征、肝大、水肿等。尤其注意评估有无早期心力衰竭的表现。对于存在诱发心力衰竭因素的孕产妇，须及时识别心力衰竭的指征。①妊娠期：评估胎儿宫内健康状况，胎心、胎动计数。孕妇宫高、腹围及体重的增长是否与停经月份相符。评估患者的睡眠、活动、休息、饮食、出入量等情况。②分娩期：评估宫缩及产程进展情况。③产褥期：评估母体康复及身心适应状况，尤其注意评估与产后出血和产褥感染相关的症状和体征，如生命体征、宫缩、恶露的量、色及性质、疼痛与休息、母乳喂养及出入量等，注意及时识别心力衰竭的先兆。

（3）心理-社会支持：评估孕产妇及家属的相关知识认知情况，加强沟通，判断孕产妇有无良好家庭社会支持系统。随着妊娠的进展，心脏负担逐渐加重，孕产妇及家属的心理负担也逐渐加重，甚至产生恐惧心理而拒绝合作。

知识点7：妊娠合并心脏病的护理诊断　　　　　副高：熟练掌握　正高：熟练掌握

（1）知识缺乏：缺乏有关妊娠合并心脏病的自我护理知识。
（2）焦虑：与担心自己无法承担妊娠分娩压力有关。
（3）活动无耐力：与心排血量下降有关。
（4）自理能力缺陷：与心功能不全需绝对卧床休息有关。
（5）潜在并发症：心力衰竭和感染。

知识点8：妊娠合并心脏病患者加强孕期保健的护理措施

　　　　　　　　　　　　　　　　　　　　　副高：熟练掌握　正高：熟练掌握

妊娠20周前每2周行产前检查1次，妊娠20周后需每周检查1次，由产科医生和心血管内科医生共同完成，并根据病情需要调节检查间期。重点评估心脏功能情况及胎儿宫内情况，可早期发现诱发心力衰竭的各种潜在危险因素。有早期心力衰竭征象者，应立即入院。若孕期经过顺利，应在妊娠36～38周提前入院待产。

知识点9：妊娠合并心脏病患者预防心力衰竭的护理措施

　　　　　　　　　　　　　　　　　　　　　副高：熟练掌握　正高：熟练掌握

（1）充分休息，避免劳累：保证每晚10小时以上的睡眠及2小时的午休，避免因劳累及情绪激动诱发心力衰竭。必要时，妊娠30周后完全卧床休息。宜采取左侧卧位或半卧位。

（2）科学安排膳食营养：指导孕妇摄入高热量、高维生素、低盐低脂饮食，饮食宜多样化以保障微量元素的供给。整个孕期，孕妇体重增加不超过12kg，孕中晚期，每日盐的摄入量不超过5g。

（3）及时去除诱发心力衰竭的因素：卧床休息期间注意翻身拍背，协助排痰，保持外阴清洁，加强保暖。必要时持续监测心率、心律、呼吸、血压、血氧饱和度等。使用输液泵严格控制输液滴速。风湿性心脏病致心衰者，协助患者经常变换体位，活动双下肢，以防血栓的形成。临产后及时加用抗生素以防感染。

知识点10：妊娠合并心脏病患者急性心力衰竭的护理措施

　　　　　　　　　　　　　　　　　　　　　副高：熟练掌握　正高：熟练掌握

（1）体位：帮助患者取半卧位或端坐位，双腿下垂，以减少回心血量，必要时可考虑应用四肢轮流三肢结扎法。

（2）吸氧：立即高流量鼻导管吸氧，根据动脉血气分析结果进行氧流量调整，严重者采用无创呼吸机持续加压（CPAP），增加肺泡内压，加强气体交换，对抗组织液向肺泡内渗透。

（3）开放静脉通道，按医嘱用药：注意观察用药时的毒性反应。对妊娠晚期，有严重心力衰竭者，宜与内科医生联系，在控制心力衰竭的同时，紧急行剖宫产术取出胎儿，以减轻心脏负担，挽救孕妇的生命。

知识点11：妊娠合并心脏病患者分娩期的护理措施

副高：熟练掌握　　正高：熟练掌握

（1）评估产妇心功能状态。

（2）协助左侧卧位，上半身抬高30°，持续吸氧。

（3）给予产妇安慰、鼓励，遵医嘱使用镇静药。

（4）第一产程护理：①每15~30分钟测血压、脉搏、呼吸、心率及心律1次。②临产后遵医嘱使用抗生素至产后1周左右。③使用胎儿电子监护仪评估胎心率变化。④鼓励产妇多休息，在2次宫缩间歇尽量放松。⑤运用呼吸及腹部按摩缓解宫缩痛。⑥严格控制液体滴速。⑦助产士应始终陪伴产妇身旁，随时解答问题。

（5）第二产程护理：①避免过早屏气用力。②宫口开全后及时行会阴侧切术，经阴道助产缩短第二产程。③做好抢救新生儿准备。④分娩时指导孕妇于宫缩时张口哈气，间歇时完全放松。

（6）第三产程护理：①胎儿娩出后，立即在腹部放置1kg重沙袋持续24小时。②遵医嘱肌内注射哌替啶，严密观察血压、脉搏、子宫收缩情况。③静脉或肌内注射缩宫素10~20U，禁用麦角新碱。④产后出血多时，遵医嘱及时输血、输液，并严格控制速度。⑤在产房观察3小时，病情稳定后送母婴同室。

知识点12：妊娠合并心脏病患者产褥期的护理措施

副高：熟练掌握　　正高：熟练掌握

（1）产后72小时内密切观察生命体征及心功能变化，及时发现早期心衰。

（2）保证充足的睡眠，必要时遵医嘱给予小剂量镇静药，如地西泮口服。

（3）指导产妇注意饮食，预防便秘。

（4）预防感染：保持外阴清洁，使用消毒会阴垫，遵医嘱给予抗生素，并适当延长给药天数。

（5）不宜哺乳者应及时退奶并开展人工喂养宣传指导，退奶时不宜使用雌激素，以免加重水钠潴留。

知识点13：妊娠合并心脏病患者的心理护理措施　副高：熟练掌握　　正高：熟练掌握

为产妇提供安静、舒适的休养及分娩环境，实施无痛陪伴分娩。及时提供相关信息，告知医疗和护理计划及围生儿情况，增加孕产妇的安全感和自信心。根据妊娠及分娩结局的不同，为产妇及家属提供相应的心理支持，减轻孕产妇及其家属的焦虑、紧张等不良情绪。

| 知识点14：妊娠合并心脏病的健康指导 | 副高：熟练掌握　正高：熟练掌握 |

（1）指导开展避孕节育措施：不宜妊娠者，指导采取有效措施严格避孕或实施绝育术。

（2）帮助孕产妇及其家属识别早期心衰的表现，并指导应对措施，发现异常应及时住院治疗。

（3）鼓励产妇适度参与照顾新生儿，促进亲子关系建立。

第六章　异常分娩妇女的护理

第一节　产力异常

产力包括子宫收缩力、腹肌及膈肌收缩力和肛提肌收缩力，其中以子宫收缩力为主，产力是临产后贯穿于分娩全过程的主要动力，具有节律性、对称性、极性及缩复作用的特点。任何原因引发的子宫收缩的节律性、对称性及极性不正常或收缩力的强度、频率变化均可导致产力异常。临床上产力异常主要有2类，子宫收缩乏力及子宫收缩过强。

一、子宫收缩乏力

（1）胎位异常或头盆不称：临产后，当骨盆异常或胎位异常时，胎儿先露部下降受阻，胎先露不能紧贴子宫下段及子宫颈内口，不能有效刺激子宫阴道神经丛引起有力的反射性子宫收缩，是导致继发性宫缩乏力的最常见原因。

（2）子宫局部因素：子宫壁过度膨胀（如双胎、羊水过多、巨大胎儿妊娠等），可使子宫肌纤维过度伸展，失去正常收缩能力；高龄产妇、经产妇或宫内感染者、子宫肌纤维变性、结缔组织增生而影响子宫收缩；子宫肌瘤、子宫发育不良、子宫畸形（如双角子宫）等也能引起原发性宫缩乏力。

（3）精神因素：初产妇，尤其35岁以上高龄初产妇，精神过度紧张，临产后进食不足以及过多地消耗体力，均可导致宫缩乏力。

（4）内分泌失调：临产后产妇体内激素分泌不足，均可影响子宫肌纤维收缩能力，导致宫缩乏力。

（5）药物影响：临产后大剂量使用镇静药，可使宫缩受到抑制。

（6）产道与胎儿因素：骨盆狭窄、头盆不称或胎位异常时，胎儿先露部下降受阻，胎先露不能紧贴子宫下段及子宫颈内口，因而不能反射性引起有效子宫收缩，此类原因多表现为继发性宫缩乏力。

（7）其他：因疾病所致体质虚弱，产妇过度疲劳、体力消耗，膀胱、直肠充盈等均可影响子宫收缩。

知识点3：子宫收缩乏力的临床表现　　　　　副高：熟练掌握　正高：熟练掌握

（1）子宫收缩乏力类型：可分为以下2种，临床表现也有不同。

1）协调性子宫收缩乏力：又称低张性子宫收缩乏力，子宫收缩具有正常的节律性、对称性和极性，但收缩力弱，宫腔内压力低（<15mmHg），持续时间短，间歇期长且不规律，宫缩<2次/10分钟。当子宫收缩达极期时，子宫体不隆起和变硬，用手指压宫底部肌壁仍可出现凹陷，产程延长或停滞。

2）不协调性子宫收缩乏力：又称高张性子宫收缩乏力，多见于高龄初产妇，子宫收缩极性倒置，宫缩的兴奋点不是起自两侧子宫角部，而是来自子宫下段某处或宫体多处，子宫收缩波由下向上扩散，收缩波小，节律不协调，其特点为宫缩时宫底部不强，而是子宫中段或下段强，宫缩间歇期子宫壁不能完全松弛，表现为子宫收缩不协调。这种宫缩不能使宫口扩张和胎先露部下降，属无效宫缩。产科检查：下腹部有压痛，胎位触不清，胎心不规律，宫口扩张早期缓慢或停滞，胎先露部下降延缓或停滞，产程延长。

（2）根据发生时期可分为原发性和继发性2种：①原发性宫缩乏力，指产程开始即出现子宫收缩乏力，宫口不能如期扩张，胎先露不能如期下降，产程延长。②继发性宫缩乏力，指产程开始时子宫收缩正常，只在产程进展到某阶段（多在活跃期或第二产程），子宫收缩减弱，产程进展缓慢，甚至停滞。

（3）产程异常：宫缩乏力导致的产程曲线异常有以下7种。①潜伏期延长：从临产规律宫缩开始至宫口扩张3cm称为潜伏期。初产妇潜伏期正常约需8小时，最大时限16小时，超过16小时称为潜伏期延长。②活跃期延长：从宫口扩张3cm开始至宫口开全称为活跃期。初产妇活跃期正常约需4小时，最大时限8小时，超过8小时称为活跃期延长。③活跃期停滞：进入活跃期后，宫口扩张停止超过4小时称为活跃期停滞。④第二产程延长：第二产程初产妇超过2小时（硬膜外麻醉无痛分娩时以超过3小时为标准）、经产妇超过1小时尚未分娩，称为第二产程延长。⑤胎头下降延缓：活跃期晚期及第二产程，胎头下降速度初产妇每小时<1cm，经产妇每小时<2cm，称为胎头下降延缓。⑥胎头下降停滞：活跃期晚期胎头停留在原处不下降达1小时以上，称为胎头下降停滞。⑦滞产：指总产程超过24小时者。

知识点4：子宫收缩乏力对母儿影响　　　　　副高：熟练掌握　正高：熟练掌握

（1）对母体的影响：①体力损耗。由于产程延长，产妇休息不好，进食少，严重时可引起脱水、酸中毒、低钾血症。精神与体力消耗，可出现疲乏无力、肠胀气、排尿困难等，加重宫缩乏力。②产伤。由于第二产程延长，膀胱被压迫于胎先露部（尤其是胎头）和耻骨联合之间，可导致组织缺血、水肿、坏死，形成膀胱-阴道瘘或尿道-阴道瘘。③产后出血。因子宫收缩乏力，影响胎盘剥离、娩出和子宫壁的血窦关闭，容易引起产后出血。④产后感染。产程延长、滞产、胎膜早破、产后出血、多次肛查或阴道检查等均增加产后感染的机会。

（2）对胎儿、新生儿的影响：由于产程延长，尤其是不协调性宫缩乏力不能使子宫肌壁完全放松，致使胎盘血流障碍，从而使胎盘供血、供氧不足，易发生胎儿窘迫。协调性子宫收缩乏力容易造成胎头在盆腔内旋转异常，使产程延长，导致手术干预及产伤机会增多，进而可致新生儿颅内出血发病率及死亡率增加。胎膜早破容易造成脐带受压或脱垂易导致胎儿窘迫、新生儿窒息或死亡。

知识点5：子宫收缩乏力的辅助检查　　　　　副高：熟练掌握　正高：熟练掌握

（1）胎心电子监护检查可及时发现心率减慢、过快或心律不齐。评估宫口开大及先露下降情况，了解产程进展，对产程延长者及时查找原因并进行处理。

（2）绘制产程图并分析产程曲线。

（3）实验室检查：尿液检查可出现尿酮体阳性，血液生化检查可出现钾、钠、氯及钙等电解质的改变、二氧化碳结合力可降低。

（4）Bishop宫颈成熟度评分：可以利用Bishop宫颈成熟度评分法，判断引产和加强宫缩的成功率（表4-5-3）。该评分法满分为13分。若产妇得分≤3分，人工破膜多失败，应该用其他方法；4～6分的成功率约为50%；7～9分的成功率约为80%；≥10分引产成功。

表4-5-3　Bishop宫颈成熟度评分

指　标	分　数			
	0	1	2	3
宫口开大（cm）	0	1～2	3～4	≥5
宫颈管消退%（未消退为3cm）	0～30	40～50	60～70	≥80
先露位置（坐骨棘水平＝0）	-3	-2	-1～0	+1～+2
宫颈硬度	硬	中	软	—
宫口位置	后	中	前	—

知识点6：子宫收缩乏力的治疗要点　　　　　副高：熟悉　正高：熟悉

（1）协调性子宫收缩乏力：确定病因，针对病因加以处理。若排除头盆不称等产科指征，予以加强宫缩处理。

（2）不协调性子宫收缩乏力：调节宫缩，使其变为协调性宫缩后，按协调性宫缩乏力处理。处理无效或处理过程中出现胎儿窘迫等产科指征者，应行剖宫产术。

知识点7：子宫收缩乏力的护理评估　　　　　副高：熟练掌握　正高：熟练掌握

（1）健康史：了解产妇婚孕史、本次妊娠经历产前检查过程；了解产妇精神状态，对分娩相关知识了解程度。

（2）产程进展情况：了解临产时间，临产后腹痛部位，评估腹痛持续、间歇时间是否具有规律，产妇腹痛时腹壁硬度，手指按压能否按压出凹陷。评估胎心音情况，分析胎心监护宫缩曲线；了解产程进展情况，通过肛诊、阴道检查了解宫口开大胎先露下降等情况，通过产程图描记分析产力与产道等因素的相关性。

（3）心理-社会支持：了解产妇精神心理情况，对分娩有无充分心理准备，有无恐惧、焦虑和来自家庭的压力。

知识点8：子宫收缩乏力的护理诊断   副高：熟练掌握   正高：熟练掌握

（1）舒适度改变：与宫缩、产时分娩体位固定有关。

（2）疲乏：与产程延长、过度疲乏有关。

（3）有体液不足的危险：与产程延长、体力消耗有关。

知识点9：子宫收缩乏力的护理措施   副高：熟练掌握   正高：熟练掌握

（1）协调性子宫收缩乏力者：①第一产程的护理。改善全身状况，保证休息，补充营养，保持膀胱和直肠空虚状态。加强子宫收缩，针刺穴位、刺激乳头、人工破膜、缩宫素静脉滴注。剖宫产。②第二产程的护理。进入第二产程，应做好阴道助产和抢救新生儿的准备，密切观察胎心、宫缩及胎先露下降情况。③第三产程的护理。密切观察子宫收缩、阴道流血情况及生命体征的各项指标；注意产后及时保暖，预防产后出血及感染。

（2）不协调性子宫收缩乏力者：①心理护理，稳定产妇情绪，减轻疼痛。②充分休息，缓解不适。③做好剖宫产术和抢救新生儿的准备。

（3）提供心理支持，减轻产妇的焦虑与恐惧。

知识点10：子宫收缩乏力的健康指导   副高：熟练掌握   正高：熟练掌握

（1）对孕妇进行产前教育，使其对分娩有一定的认识，解除孕妇思想顾虑和恐惧心理，增强自然分娩的信心。

（2）指导产妇进食易消化、富含营养、高热量的半流质食物，多饮水，勤排尿，以免膀胱充盈影响宫缩。

（3）指导减轻宫缩痛的方法，耐心细致地向产妇解释疼痛的原因，并告知产妇及家属处理的方法及措施。

（4）做好计划生育工作。

二、子宫收缩过强

知识点11：子宫收缩过强的病因   副高：熟悉   正高：熟悉

（1）急产多发生于经产妇，其主要原因是软产道阻力小。

（2）缩宫素应用不当，如引产时剂量过大、误注子宫收缩药或个体对缩宫素过于敏感，分娩发生梗阻或胎盘早剥血液浸润肌层，均可导致强直性子宫收缩。

（3）产妇的精神过度紧张、产程延长、极度疲劳、胎膜早破及粗暴地、多次宫腔内操作等，均可引起子宫壁某部肌肉呈痉挛性不协调性宫缩过强。

| 知识点12：子宫收缩过强的临床表现 | 副高：熟练掌握　正高：熟练掌握 |

（1）协调性子宫收缩过强：子宫收缩的节律性、对称性和极性均正常，仅子宫收缩力过强、过频（10分钟内达5次或以上），宫腔压力≥60mmHg。若产道无阻力、无头盆不称及胎位异常情况，往往产程进展很快，初产妇宫口扩张速度≥5cm/h，经产妇宫口扩张速度≥10cm/h，胎儿娩出全过程在3小时内完成者，称"急产"，多见于经产妇。由于宫缩过频，致使胎盘血液循环受影响，易发生胎儿窘迫、死产或新生儿窒息等。此外，胎头通过产道过速，也可引起颅内损伤。因分娩过快，常致措手不及，易发生严重产道损伤、胎盘或胎膜残留、产后出血及感染。如注意不够，胎儿有可能产出时坠地受伤及发生脐带断裂出血等。

（2）不协调性子宫收缩过强

1）强直性子宫收缩：如因头盆不称或因其他原因使分娩受阻，子宫可出现强直性收缩，上段有过度的收缩与缩复，变肥厚，下段极薄且有压痛。因子宫上下段肌壁厚薄相差悬殊，在交界处可出现一环形浅沟，称"病理性缩复环"，为子宫破裂先兆，同时常伴有血尿，如不及时处理，可发生子宫破裂。产妇表现为烦躁不安、持续性腹痛、拒按。胎位触诊不清，胎心音听不清。

2）子宫痉挛性狭窄环：子宫局部平滑肌呈痉挛性不协调性收缩形成的环状狭窄，持续不放松，称为子宫痉挛性狭窄环。狭窄环可发生在宫颈、宫体的任何部位，多在子宫上下段交界处，也可在胎体某一狭窄部，以胎颈、胎腰处常见。多因产妇精神紧张、过度疲劳以及不适当的应用子宫收缩药或粗暴地进行阴道内操作所致。产妇可出现持续性腹痛、烦躁、宫颈扩张缓慢、胎先露下降停滞、胎心时快时慢。此环与病理缩复环不同，其特点是不随宫缩上升，阴道检查时在宫腔内可触及较硬而无弹性的狭窄环。

| 知识点13：子宫收缩过强对母儿的影响 | 副高：熟练掌握　正高：熟练掌握 |

（1）对母体的影响：急产可致产妇软产道损伤，由于来不及接产可致产褥感染；强直性宫缩和痉挛性狭窄环由于产程长、产妇持续性腹痛消耗可导致产妇衰竭，手术产机会多，甚至引起子宫破裂危及母儿生命，产后肌纤维缩复不良可导致产后出血。

（2）对胎儿、新生儿的影响：易发生胎儿窘迫、新生儿窒息甚至死亡。胎儿娩出过快或产程停滞均可使颅内压改变，致新生儿颅内出血等新生儿损伤。如果来不及消毒即分娩，新生儿易感染，坠地可致骨折、外伤等。

| 知识点14：子宫收缩过强的辅助检查 | 副高：熟练掌握　正高：熟练掌握 |

产时重点检查有无病理性缩复环和尿常规，慎防先兆子宫破裂；产后重点检查有无软产

道裂伤，新生儿有无外伤、颅内出血等并发症。

知识点15：子宫收缩过强的治疗要点　　　　副高：熟悉　　正高：熟悉

（1）协调性子宫收缩过强：有急产史的孕妇，提前入院待产。临产征兆出现时即做好接生准备，积极预防母儿并发症。

（2）不协调性子宫收缩过强：一旦确诊为强直性子宫收缩，应认真寻找导致子宫痉挛性狭窄环的原因，采取相应措施抑制宫缩，若无胎儿窘迫征象，给予镇静药，一般可消除异常宫缩。当宫缩恢复正常时，可根据母儿情况决定行阴道助产或等待自然分娩。

知识点16：子宫收缩过强的护理评估　　　　副高：熟练掌握　　正高：熟练掌握

（1）健康史：①通过询问和查看产前检查记录了解本次妊娠情况。核实临产时间、宫缩情况等。了解产妇的母亲分娩经历。②经产妇要了解有无急产史和既往分娩情况。

（2）身心状况：评估腹痛程度、宫缩频率和产程进展情况。急产导致产妇及家属无思想准备，产妇多有恐惧和无助感，担心胎儿和自身的安危。

知识点17：子宫收缩过强的护理诊断　　　　副高：熟练掌握　　正高：熟练掌握

（1）焦虑：与担心胎儿和自身安危有关。
（2）疼痛：与宫缩过频、过强有关。

知识点18：子宫收缩过强的护理措施　　　　副高：熟练掌握　　正高：熟练掌握

（1）预防急产的护理：有急产史的产妇在产前检查时告知要在预产期前2周入院，入院后不宜独自行动，以防发生意外。如果待产后出现分娩先兆，应左侧卧位休息。

（2）分娩期护理：有临产征兆后，提供缓解疼痛、减轻焦虑的护理措施，鼓励产妇做深呼吸，提供背部按摩，嘱其不要向下屏气，以减慢分娩过程。密切观察产程进展及产妇状况，发现异常及时通知医生并配合处理。宫缩过强时按医嘱给予宫缩抑制剂，如25%硫酸镁20ml加入5%葡萄糖注射液20ml内缓慢静脉推注（不少于5分钟），等待异常宫缩自然消失。若属梗阻性原因，应停止一切刺激，如禁止阴道内操作、停用缩宫素等。当子宫收缩恢复正常时，可行阴道助产或等待自然分娩。经上述处理不能缓解，宫口未开全，胎先露较高，或伴有胎儿窘迫征象者，均应行剖宫产。接生时防止会阴撕裂，遇有宫颈、阴道及会阴撕裂伤，应及时发现并予缝合。新生儿按医嘱给维生素K_1肌内注射，以预防颅内出血。

（3）产后护理：除观察宫体复旧、会阴伤口、阴道流血、生命体征等情况外，应向产妇进行健康教育及出院指导。若新生儿出现意外，需协助产妇及家属顺利度过哀伤期，并为产妇提供出院后的避孕指导。

知识点19：子宫收缩过强的健康指导　　　副高：熟练掌握　正高：熟练掌握

（1）有急产史的孕妇应提前入院待产，以免发生意外。

（2）告知产妇子宫收缩过强的表现及并发症，让产妇提前做好心理准备，一旦出现产兆，及时告知医护人员。

（3）告知产妇有便意时需先告知医护人员，不可随意如厕，以防在厕所内分娩，造成意外伤害。指导产妇在第二产程宫缩时做深呼吸，不向下屏气，以减慢分娩过程。

（4）嘱产妇产后保持外阴清洁，有阴道流血增多、会阴切口疼痛、体温升高时应及时就诊。

第二节　产道异常

知识点1：产道异常的概述　　　副高：熟练掌握　正高：熟练掌握

产道异常包括骨产道异常和软产道异常，前者多见。

一、骨产道异常

知识点2：骨产道异常的概述　　　副高：熟练掌握　正高：熟练掌握

骨盆径线过短或伴有形态异常，致使骨盆腔小于胎先露可通过的限度，阻碍胎儿下降，影响产程顺利进展，称为狭窄骨盆。狭窄骨盆可以为一个径线过短或多个径线过短，也可以为一个平面狭窄或多个平面狭窄，临床上需要综合分析，作出判断。常见的狭窄骨盆有扁平骨盆、漏斗骨盆、均小骨盆、畸形骨盆等。

知识点3：骨产道异常的临床表现　　　副高：熟练掌握　正高：熟练掌握

（1）骨盆入口平面狭窄：扁平骨盆最常见，以骨盆入口平面前后径狭窄为主，其形态呈横扁圆形。常见有单纯扁平骨盆和佝偻病性扁平骨盆两种。由于骨盆入口平面狭窄，于妊娠末期或临产后影响胎头衔接，不能入盆。初产妇腹部多呈尖腹，经产妇多呈悬垂腹，经检查胎头跨耻征阳性；若已经临产，常导致潜伏期及活跃早期延长，出现胎膜破裂及脐带脱垂，也可发生梗阻性难产，出现病理性缩复环、肉眼血尿等先兆子宫破裂征象。若胎先露长时间嵌入骨盆入口平面，血液循环障碍，可形成泌尿生殖道瘘。在强大的宫缩压力下，胎头颅骨重叠，严重时刻出现颅骨骨折及颅内出血。

（2）中骨盆平面狭窄：中骨盆平面狭窄较入口平面狭窄更常见，主要见于男型骨盆及类人猿型骨盆，以坐骨棘间径及中骨盆后矢状径狭窄为主。临产后先露入盆不困难，胎头能正常衔接，但胎头下降至中骨盆时，由于内旋转受阻，胎头双顶径被阻于中骨盆狭窄部位以上，常出现持续性枕横位或枕后位，同时出现继发性宫缩乏力，产程进入活跃晚期及第二产程后进展缓慢，甚至停滞。胎头受阻于中骨盆，有一定可塑性的胎头开始发生变形，颅骨重叠，胎头受压，使软组织水肿，产瘤较大，严重时可发生颅内出血及胎儿窘迫。若中骨盆狭窄程度严重，宫缩又较强，可发生先兆子宫破裂及子宫破裂。强行阴道助产，可导致严重软产道裂伤及新生儿产伤。

（3）骨盆出口平面狭窄：常与中骨盆平面狭窄相伴行，主要见于男型骨盆，以坐骨结节间径及骨盆出口后矢状径狭窄为主。若单纯骨盆出口平面狭窄者，第一产程进展顺利，胎头达盆底受阻，第二产程停滞，继发宫缩乏力，胎头双顶径不能通过出口横径。强行产道助产，可导致严重软产道裂伤及新生儿产伤。中骨盆平面和出口平面的狭窄常见于以下两种类型：①漏斗型骨盆，骨盆入口平面各径线值正常，两侧骨盆壁向内收，状似漏斗，其特点是中骨盆及骨盆出口平面均明显狭窄，使坐骨棘间径和坐骨结节间径缩短，坐骨切迹宽度（骶棘韧带宽度）＜两横指，耻骨弓角度＜90°，坐骨结节间径与出口后矢状径之和小于15cm，常见于男型骨盆。②横径狭窄骨盆，与类人猿型骨盆类似。骨盆各平面横径均缩短，入口平面呈纵椭圆形。常因中骨盆及骨盆出口平面横径狭窄导致难产。

（4）骨盆3个平面狭窄：骨盆外形属正常女性骨盆，但骨盆3个平面各径线均比正常值小2cm或更多，称为均小骨盆。多见于身材矮小、体形匀称的妇女。

（5）畸形骨盆：骨盆失去正常形态及对称性，包括偏斜骨盆和畸形骨盆。偏斜骨盆的特征是骨盆两侧的侧斜径（一侧髂后上棘与对侧髂前上棘间径）或侧直径（同侧髂后上棘与髂前上棘间径）之差＞1cm。畸形骨盆常见于尾骨骨折使尾骨尖前翘或骶尾关节融合使骨盆出口前后径缩短，导致骨盆出口狭窄而影响分娩。

知识点4：骨产道异常对母儿的影响　　　　　副高：熟练掌握　正高：熟练掌握

（1）对母体的影响

1）若为骨盆入口平面狭窄，影响胎先露部衔接，容易发生胎位异常，引起继发性子宫收缩乏力，导致产程延长或停滞。

2）若为中骨盆平面狭窄，影响胎头内旋转，容易发生持续性枕横位或枕后位。胎头长时间嵌顿于产道内，压迫软组织引起局部缺血、水肿、坏死、脱落，于产后形成生殖道瘘；胎膜早破及手术助产增加感染机会。严重梗阻性难产若不及时处理，可导致子宫破裂，危及产妇生命。

（2）对胎儿和新生儿的影响

头盆不相称容易发生胎膜早破、脐带脱垂，导致胎儿窘迫，甚至胎儿死亡；产程延长，胎头受压，缺血、缺氧容易发生颅内出血；产道狭窄，手术助产机会增多，易发生新生儿产伤及感染。

知识点5：骨产道异常的处理原则　　　　　　副高：熟悉　　正高：熟悉

评估骨产道是否异常是决定分娩方式的重要前提，但并非决定分娩方式的唯一指标。多数骨盆狭窄为相对性骨盆狭窄，需参考产力、胎位和胎儿大小等综合因素决定分娩方式。狭窄骨盆分娩时的处理原则是明确狭窄骨盆的类别和程度，了解胎位、胎儿大小、胎心、宫缩强弱、宫颈扩张程度、破膜与否，结合年龄、产次、既往分娩史，综合判断，决定分娩方式。

（1）骨盆入口平面狭窄的处理

1）明显头盆不称（绝对性骨盆狭窄）：骶耻外径小于16cm，骨盆入口前后径小于8.5cm者，足月活胎不能入盆，不能经阴道分娩，应在接近预产期或临产后行剖宫产结束分娩。

2）轻度头盆不称（相对性骨盆狭窄）：骶耻外径16～18cm，骨盆入口前后径8.5～9.5cm，足月活胎体重小于3000g，胎位、胎心正常，应在严密监护下试产。若试产2～4小时，胎头仍迟迟不能入盆，或伴有胎儿窘迫征象，应及时行剖宫产术结束分娩。若胎膜已破，为了减少感染，应适当缩短试产时间。

（2）中骨盆及骨盆出口平面狭窄的处理：在分娩过程中，胎儿在中骨盆平面完成俯屈及内旋转动作。若中骨盆平面狭窄，则胎头俯屈及内旋转受阻，易发生持续性枕横位或枕后位；若宫口开全，胎头双顶径达坐骨棘水平或更低，可经阴道助产；若胎头双顶径未达坐骨棘水平，或出现胎儿窘迫征象，应行剖宫产术结束分娩。

（3）骨盆3个平面均狭窄的处理：主要是均小骨盆。若估计胎儿不大，头盆相称，可以试产；若胎儿较大，有绝对性头盆不称，胎儿不能通过产道，应尽早行剖宫产术。

（4）畸形骨盆的处理：根据畸形骨盆的种类、狭窄程度、胎儿大小、产力等情况具体分析。若畸形严重，头盆不称明显者，应及时行剖宫产术。

知识点6：骨产道异常的护理评估	副高：熟练掌握　正高：熟练掌握

（1）健康史：了解产妇既往分娩史，有无内、外科疾病史，如心脏病、佝偻病、骨结核及外伤等。

（2）身体情况：评估产妇本次妊娠经过及身体情况，是否有病理妊娠及妊娠并发症。做好相关检查。①一般检查：观察产妇的体型、步态是否跛行，脊柱、髋关节有无畸形，米氏菱形窝是否对称，有无悬垂腹等体征。身高小于145cm者，需警惕均小骨盆。②腹部检查：测量宫底高度和腹围，以估计胎儿大小。四步触诊法检查胎位是否正常。③胎头跨耻征检查：以判断头盆是否相称。产妇排尿后仰卧，两腿伸直，检查者将手放在耻骨联合上方，将浮动的胎头向骨盆方向推压。若胎头低于耻骨联合平面表示胎头可以入盆，即头盆相称，称为跨耻征阴性；若胎头与耻骨联合在同一平面，即表示可疑，称跨耻征可疑阳性；若胎头高于耻骨联合平面，即表示头盆明显不相称，称跨耻征阳性。此项检查在初产妇预产期前两周或经产妇临产后胎头还未入盆时有临床意义。④骨盆测量：包括内测量和外测量。⑤B超检查：显示胎先露与骨盆的关系，测量胎头双顶径，预测胎儿体重等，以判断胎儿能否顺利通过产道。

（3）心理-社会支持：了解产妇的情绪，评估其对分娩的相关知识有无了解、有无恐惧心理、家庭的支持如何。

知识点7：骨产道异常的护理诊断	副高：熟练掌握　正高：熟练掌握

（1）有感染的危险：与胎膜早破、产程延长、手术操作有关。

（2）有新生儿窒息的危险：与产道异常、产程延长有关。

（3）潜在并发症：子宫破裂、胎儿窘迫。

知识点8：骨产道异常的护理措施　　　　副高：熟练掌握　　正高：熟练掌握

（1）对有明显头盆不称不能经阴道分娩者，遵医嘱做好术前准备。

（2）相对头盆不称者，遵医嘱在严密监护下试产。①专人守护，做好心理护理、健康教育。②保证产妇的营养、休息与睡眠，提供减轻疼痛的方法；必要时遵医嘱静脉补充能量；若出现宫缩乏力、胎膜未破者，可考虑人工破膜或静脉滴注缩宫素，加强宫缩。③试产2～4小时，胎头仍未衔接或伴有胎儿窘迫应停止试产。④在试产过程中应严密观察宫缩的强度、频率，注意子宫下段有无压痛、有无出现病理缩复环，发现异常立即停止试产并及时通知医生，协助医生做好相应处理。

（3）中骨盆狭窄若宫口已开全，胎头双顶径已达坐骨棘水平以下2.5cm，应做好胎头吸引、产钳等阴道助产及新生儿抢救的准备；若胎头未达坐骨棘水平或有胎儿窘迫征象，应做好剖宫产准备。

（4）出口平面狭窄者，遵医嘱做好剖宫产准备。

（5）行阴道助产者，常规行会阴侧切并注意保护会阴，以防会阴深度裂伤。

（6）胎儿娩出后及时注射宫缩剂，胎盘娩出后常规按摩子宫，预防产后出血。

（7）遵医嘱使用抗生素，保持外阴清洁，会阴擦洗每日2次，预防感染。

（8）胎先露长时间压迫阴道或出现血尿时，应及时留置导尿，并保持尿管通畅。

（9）密切观察恶露性状、切口愈合、体温、脉搏等情况，及早发现感染征象。

知识点9：骨产道异常的健康指导　　　　副高：熟练掌握　　正高：熟练掌握

（1）指导孕妇定期产前检查，以便及早发现异常骨盆。

（2）告知有头盆不称、胎先露高浮的孕妇，妊娠晚期少活动，避免增加腹压的动作，及时治疗咳嗽、便秘等，近预产期住院待产。

（3）告知一旦发生胎膜早破，应平卧并立即就诊。

（4）告知产妇试产的指征、必要性与试产的方法，随时告知产程进展及目前胎儿的情况，减少产妇焦虑。

（5）指导产妇保持外阴清洁，以防感染。

二、软产道异常

知识点10：软产道异常的概述　　　　副高：熟练掌握　　正高：熟练掌握

软产道包括阴道、宫颈、子宫及盆底软组织。软产道异常可由先天发育异常及后天疾病引起。软产道异常所致的难产远比骨产道异常所致的难产少见，因而易被忽略，造成漏诊。故应于妊娠早期常规行阴道检查，以了解生殖道及盆腔有无异常。

知识点11：软产道异常的临床表现　　　副高：熟练掌握　正高：熟练掌握

（1）阴道异常：①阴道横隔。多位于阴道下段。在横隔中央或稍偏一侧多有小孔，易被误认为宫颈外口。阴道横隔影响胎先露部下降，当横隔被撑薄，此时可在直视下自小孔处将横隔做"X"形切开。若横隔高且坚厚，阻碍胎先露部下降，则需行剖宫产结束分娩。②阴道纵隔。若伴有双子宫、双宫颈，当位于一侧子宫内的胎儿下降，通过该侧阴道分娩时，纵隔被推向对侧，分娩多无阻碍。当阴道纵隔发生于单宫颈时，有时纵隔位于胎先露的前方，胎先露部继续下降，若纵隔薄可自行断裂，分娩无阻碍。若纵隔厚阻碍胎先露部下降时，须在纵隔中间剪断才能分娩。③阴道狭窄。由产伤、药物腐蚀、手术感染致使阴道瘢痕挛缩形成阴道狭窄者，如位置低、狭窄轻，可作较大的会阴侧切，经阴道分娩；如位置高、狭窄广，应行剖宫产结束分娩。④阴道尖锐湿疣。妊娠期湿疣生长迅速，可阻塞产道，阴道分娩可造成严重的阴道裂伤，以行剖宫产术为宜。

（2）宫颈异常：①宫颈外口粘连。多在分娩受阻时发现，表现为宫颈管已消失而颈口却不扩张。②宫颈水肿。多见于扁平骨盆、持续性枕后位或滞产，宫口未开全过早使用腹压，致使宫颈前唇长时间被压于胎头与耻骨联合之间，血液回流受阻引起水肿，影响宫颈扩张。③宫颈坚韧。常见于高龄初产妇，宫颈组织缺乏弹性，或精神过度紧张，使宫颈挛缩，宫颈不易扩张。④宫颈瘢痕。宫颈陈旧性损伤，如宫颈锥形切除术后，宫颈裂伤修补术后、宫颈深部电烙术后等所致的宫颈瘢痕，通常于妊娠后可以软化。

（3）子宫异常：包括子宫畸形和瘢痕子宫。子宫畸形包括中隔子宫、双子宫、双角子宫等，子宫畸形时难产发生率明显增加，胎位和胎盘位置异常的发生率增加，易出现子宫收缩乏力、产程异常、宫颈扩张慢和子宫破裂。子宫畸形合并妊娠者，临产后应严密观察，适当放宽剖宫产手术指征。瘢痕子宫包括曾经行剖宫产、穿过子宫内膜的肌瘤挖除术、输卵管间质部及宫角切除术、子宫成形术的孕妇，瘢痕子宫再孕分娩时子宫破裂的风险增加。

（4）盆腔肿瘤：包括子宫肌瘤和卵巢肿瘤。生长在子宫下段及宫颈的较大肌瘤，占据盆腔或阻塞于骨盆入口时，影响胎先露部进入骨盆入口，应行剖宫产术。卵巢肿瘤位于骨盆入口阻碍胎先露部衔接者，应行剖宫产同时切除肿瘤。

知识点12：软产道异常的处理原则　　　副高：熟悉　正高：熟悉

对软产道异常应根据局部组织的病变程度及对阴道分娩的影响，选择局部手术治疗处理，或行剖宫产术结束分娩。

知识点13：软产道异常的护理评估　　　副高：熟练掌握　正高：熟练掌握

（1）健康史：了解产妇既往分娩史，外阴、阴道、宫颈有无内、外科疾病史，如皮肤病、性病、手术及外伤等。

（2）身体情况：①检查外阴：有无瘢痕、水肿，是否缺乏弹性可能造成阴道口狭窄。

②检查阴道：是否有阴道纵隔或阴道横膈；阴道瘢痕的范围、部位，是否影响胎先露下降；尖锐湿疣患者评估其病变累及范围是否可能造成分娩时阴道裂伤、血肿及对感染；检查阴道是否有肿物，评估能否胎先露下降。③检查宫颈：宫颈是否有粘连、水肿、瘢痕、肌瘤及恶变等，评估是否可能影响胎头下降，造成难产。

（3）心理-社会支持：了解产妇的心理状态，评估其对分娩的相关知识有无了解，是否全面配合治疗护理，有无恐惧焦虑心理，家庭的支持如何。

知识点14：软产道异常的护理诊断	副高：熟练掌握　正高：熟练掌握

（1）有感染的危险：与胎膜早破、产程延长、手术操作有关。

（2）有新生儿窒息的危险：与产道异常、产程延长有关。

（3）潜在并发症：子宫破裂、胎儿窘迫、产道撕裂伤。

知识点15：软产道异常的护理措施	副高：熟练掌握　正高：熟练掌握

（1）外阴异常：外阴瘢痕、外阴坚韧，如影响分娩可行会阴切开术，严重者宜行剖宫产术。外阴静脉曲张者，行会阴切开术，尽量避开曲张静脉，切开后及时缝扎血管，以减少出血。

（2）阴道异常：①阴道横隔、纵隔。当隔膜较薄时，可因胎先露扩张和压迫自行断裂。隔膜过厚影响胎儿娩出时行切开。如阴道横隔位置过高且过厚，则需遵医嘱做好剖宫产准备。②阴道狭窄。位置低或瘢痕小者可行大的会阴切开术，经阴道分娩；位置高、范围广者宜行剖宫产术。③阴道尖锐湿疣：为预防新生儿感染，宜行剖宫产术。

（3）宫颈异常：①宫颈水肿。待产妇抬高臀部，减轻胎头对宫颈的压力或遵医嘱行宫颈封闭。②宫颈坚韧。可遵医嘱静脉注射地西泮或行宫颈封闭。③宫颈癌。宜行剖宫产术。④宫颈肌瘤。若阻碍胎头入盆或胎头下降，宜采用剖宫产术。

（4）陪伴在产妇身旁，给予安慰、关心，以增加安全感。

（5）严密观察胎儿情况及产程进展，发现异常及时通知医师。经阴道分娩者做好阴道助产及抢救新生儿的准备。

（6）促进产妇健康舒适，防止并发症。胎儿娩出后肌内注射缩宫素，胎盘娩出后及时按摩子宫、缝合会阴切口以减少产后出血。有阴道操作者，遵医嘱给予抗生素预防感染。产后保持会阴清洁，注意观察体温、脉搏变化及切口愈合情况。

知识点16：软骨产道异常的健康指导	副高：熟练掌握　正高：熟练掌握

（1）告知产妇及家属软产道异常的种类、可能对产程及胎儿的影响、采取的干预措施等，随时让产妇了解产程进展及胎儿宫内状况。

（2）拟定阴道分娩者，向产妇及家属讲解阴道分娩的可能性与优点，增强分娩信心。

第三节　胎位异常

知识点 1：胎位异常的概述　　　　副高：熟练掌握　正高：熟练掌握

胎儿异常包括胎位异常和胎儿发育异常两种情况。分娩时除枕前位为正常胎位外，其余均为异常胎位，是造成难产的常见原因。胎位异常包括胎头位置异常、臀先露及肩先露等，其中以头先露胎位异常最常见。

一、持续性枕后位、枕横位

知识点 2：持续性枕后位、枕横位的概述　　　　副高：熟悉　正高：熟悉

在分娩过程中，胎头以枕后位或枕横位衔接，胎头枕部持续不能转向前方，直至分娩后期仍位于母体骨盆的后方或侧方，致使分娩发生困难者，称为持续性枕后位或持续性枕横位。

知识点 3：持续性枕后位、枕横位的病因　　　　副高：熟悉　正高：熟悉

多因骨盆异常、胎头俯屈不良等，枕后位的胎先露部不易紧贴宫颈及子宫下段，常导致协调性子宫收缩乏力而致内旋转受阻，而子宫收缩乏力，影响胎头下降、俯屈及内旋转容易造成持续性枕横位或枕后位，两者互为因果关系。另外，头盆不称、前置胎盘、膀胱充盈、子宫下段肌瘤等均可影响胎头内旋转，形成持续性枕横位或枕后位。

知识点 4：持续性枕后位、枕横位的临床表现　　　　副高：熟练掌握　正高：熟练掌握

因先露部不能紧贴宫颈及子宫下段，常导致宫缩乏力及产程进展缓慢。因胎儿枕骨持续位于骨盆后方压迫直肠，产妇自觉肛门坠胀及排便感，过早屏气用力，过早使用腹压易导致宫颈水肿、胎头水肿、产妇疲劳，影响产程的进展，常致活跃期停滞或第二产程延长。

知识点 5：持续性枕后位、枕横位对母儿的影响　　　　副高：熟练掌握　正高：熟练掌握

（1）对产妇的影响：胎位异常导致继发性宫缩乏力，使产程延长，常需阴道助产，容易发生软产道损伤，增加产后出血及感染的机会。若胎头长时间压迫软产道，可发生缺血、坏死，形成生殖道瘘。

（2）对胎儿、新生儿的影响：常出现胎儿窘迫、新生儿窒息，使围生儿死亡率增高。

知识点6：持续性枕后位、枕横位的辅助检查　　副高：熟练掌握　正高：熟练掌握

（1）腹部触诊：在宫底部触及胎臀，胎背偏向母体后方或侧方；听诊胎心在脐下一侧偏外方最响亮。

（2）肛门检查或阴道检查：枕后位时，骨盆后部空虚，胎头矢状缝位于骨盆斜径上，大囟门在骨盆前方，小囟门在骨盆后方。枕横位时，胎头矢状缝位于骨盆横径上，大小囟门分别位于骨盆的两侧，也可借助胎儿耳郭、耳屏的方向判断胎位。

知识点7：持续性枕后位、枕横位的治疗要点　　副高：熟悉　正高：熟悉

骨盆无异常、胎儿不大时，可以试产；试产失败则需行剖宫产术。

知识点8：持续性枕后位、枕横位的护理评估　　副高：熟练掌握　正高：熟练掌握

（1）健康史：了解既往生产史；详细了解产前检查资料，包括身高、骨产道测量、软产道检查及超声检查的结果，注意有无头盆不称、巨大儿、畸形儿等。

（2）身体情况：评估是否有妊娠并发症，如糖尿病、高血压等；是否有继发宫缩乏力；产程进展是否顺利；有无胎膜早破、脐带先露或脐带脱垂，胎心是否正常；观察产妇是否有肛门坠胀感及排便感。①腹部检查：持续性枕后位、臀位时胎体纵轴与母体纵轴一致，子宫为纵椭圆形。如果在宫底触及胎臀，胎背偏向母体后方或侧方，前腹壁触及胎体，胎心在脐下偏外侧听得最清楚时，一般为枕后位。②肛门或阴道检查：当宫颈口部分开大或开全时行肛诊或阴道检查，如感到盆腔后部空虚，胎头矢状缝在骨盆斜径上，前囟在骨盆的前方，后囟在骨盆的后方，提示持续性枕后位。肛门检查不宜超过10次，必要时方行阴道检查，注意严格执行无菌操作技术。③B超检查：于产前评估头盆是否相称，胎头的位置、大小，胎儿发育有无异常等。④实验室检查：可疑为巨大儿的孕妇，产前要做血糖、尿糖检查，孕晚期抽羊水作胎儿肺成熟度检查、胎盘功能检查；疑为脑积水合并脊柱裂时，妊娠期可行血清或羊水甲胎蛋白检查。

知识点9：持续性枕后位、枕横位的护理诊断　　副高：熟练掌握　正高：熟练掌握

（1）有新生儿窒息的危险：与分娩因素异常有关。

（2）恐惧：与难产及胎儿发育异常的结果有关。

（3）潜在并发症：产道裂伤、生殖道瘘、产褥感染。

知识点10：持续性枕后位、枕横位的护理措施　　副高：熟练掌握　正高：熟练掌握

（1）宫口未开全时，嘱产妇不要过早屏气用力，以防宫颈水肿。

（2）嘱产妇朝向胎腹的方向侧卧，以利胎头枕部转向前方。

（3）严密观察胎心及产程进展。

（4）可行人工破膜，若产力欠佳，遵医嘱静滴缩宫素促进产程进展。

（5）嘱产妇侧卧，予背部按摩，教其放松、减轻疼痛技巧。

（6）有头盆不称或试产过程中出现胎儿窘迫，应做好剖宫产准备。

（7）做好阴道助产术的准备并给予配合：当胎头双顶径达坐骨棘平面以下2cm或更多时，配合医生行胎头吸引术或产钳术。

知识点11：持续性枕后位、枕横位的健康指导	副高：熟练掌握　正高：熟练掌握

（1）向产妇说明胎位异常对母婴的影响，可能出现的并发症。

（2）根据不同的分娩方式，向产妇及家属介绍各种诊疗计划、措施，以取得配合。

（3）指导产妇朝向胎背的对侧方向卧位，以利于胎头枕部转向前方。

（4）告知产妇不要过早屏气用力，以免引起宫颈前唇水肿及体力消耗。

（5）督促产妇及时排空膀胱，以免影响胎头下降及宫缩。

（6）向产妇介绍使用非药物镇痛的方法，如改变姿势、腰骶部按摩等，以增加舒适度。教会产妇屏气用力的技巧。

（7）向产妇及家属讲解难产儿的护理知识，消除其紧张情绪。

二、臀先露

知识点12：臀先露的概述	副高：熟练掌握　正高：熟练掌握

臀先露即臀位，指胎儿以臀、足或膝为先露，以骶骨为指示点，在骨盆的前、侧、后构成6种胎位的总称，是最常见的异常胎位，占妊娠足月分娩总数的3%～4%。因胎头比胎臀大，分娩时后出的胎头无变形机会，易造成娩出困难，加之常发生胎膜早破、脐带脱垂、新生儿产伤等并发症，围生儿死亡率是枕先露的3～8倍。

知识点13：臀先露的病因	副高：熟悉　正高：熟悉

胎儿在宫腔内活动范围过大或受限以及胎头衔接受阻都可导致臀位。

知识点14：臀先露的临床表现	副高：熟练掌握　正高：熟练掌握

孕妇常感肋下或上腹部有圆而硬的胎头，由于胎臀不能紧贴子宫下段及宫颈，常导致子宫收缩乏力、宫颈扩张缓慢，致使产程延长。

知识点15：臀先露对母儿的影响	副高：熟练掌握　正高：熟练掌握

（1）对产妇的影响：胎臀形状不规则，不能紧贴子宫下段及宫颈内口，容易发生胎膜早破和脐带脱垂、继发性宫缩乏力及产程延长，使产后出血与产褥感染的机会增多，产伤和手

术产率升高。若宫口未开全强行牵拉，容易造成宫颈撕裂甚至延及子宫下段。

（2）对胎儿、新生儿的影响：脐带脱垂受压可致胎儿窘迫甚至死亡，胎膜早破使早产儿、低体重儿增多，因后出胎头困难及手术助产使新生儿窒息、产伤增多，故臀先露导致围生儿的发病率、死亡率均增高。

知识点16：臀先露的辅助检查　　　　副高：熟练掌握　　正高：熟练掌握

（1）腹部检查：子宫为纵椭圆形，在宫底部可触及硬而圆、有浮球感的胎头，若未衔接，耻骨联合上方触及宽而软、不规则的胎臀，胎心在脐左上方或右上方听得最清楚。

（2）肛查可触及软而不规则的胎臀或胎足。

（3）若胎膜已破，阴道检查可触及胎臀、外生殖器、肛门以及胎足。

知识点17：臀先露的治疗要点　　　　　　副高：熟悉　　正高：熟悉

（1）妊娠期：妊娠30周前，臀先露多能自行转为头先露。若30周后仍为臀先露应予以矫正。

（2）分娩期：应根据产妇年龄、产次、骨盆类型、胎儿大小、胎儿是否存活、臀先露类型以及有无合并症，于临产初期作出正确判断，决定分娩方式。

知识点18：臀先露的护理评估　　　　副高：熟练掌握　　正高：熟练掌握

（1）健康史：了解既往生产史；详细了解产前检查资料，包括身高、骨产道测量、软产道检查及超声检查的结果，注意有无头盆不称、巨大儿、畸形儿等。

（2）身体情况：评估是否有妊娠并发症，如糖尿病、高血压等，是否有继发宫缩乏力。①产程腹部检查：如果在宫底触及圆而硬、按压有浮球感的胎头，在耻骨联合上方触及软而宽且不规则的胎臀，胎心在脐上听得最清楚时，为臀位。②肛门或阴道检查：若触及软而宽且不规则的胎臀、胎足或生殖器等，则可确定为臀位。若胎膜已破，阴道检查可触及胎臀、外生殖器、肛门或胎足。

知识点19：臀先露的护理诊断　　　　副高：熟练掌握　　正高：熟练掌握

（1）有新生儿窒息的危险：与分娩因素异常有关。

（2）恐惧：与难产及胎儿发育异常的结果有关。

（3）潜在并发症：产道裂伤、生殖道瘘、产褥感染。

知识点20：臀先露的护理措施　　　　副高：熟练掌握　　正高：熟练掌握

（1）妊娠期：定期产检，提前2周入院待产；做好健康宣教，注意劳逸结合，避免胎膜早破，如胎膜已破者，应绝对卧床休息，防止脐带脱垂。

（2）分娩期：①第一产程，指导产妇取左侧卧位，不宜站立走动；已破膜者绝对卧床休息，并抬高臀部；少做直肠指检，禁忌灌肠，尽量避免胎膜破裂，一旦破膜立即听胎心，行直肠指检，了解有无脐带脱垂。严密观察产程进展、胎心及宫缩情况。②第二产程，导尿排空膀胱，初产妇常规行会阴侧切，做好预防产后出血、新生儿窒息复苏的准备。③第三产程，胎儿娩出后应注射缩宫素，防止产后出血，软产道裂伤者给予缝合。④仔细检查新生儿体表有无异常，做好新生儿护理。⑤倾听产妇诉说，及时告知产程进展情况，提供心理护理，促进母体舒适。

知识点21：臀先露的健康指导	副高：熟练掌握　正高：熟练掌握

（1）定期产前检查，向孕妇讲解臀先露对母婴的影响，争取其配合，及时矫正异常胎位。

（2）告知孕妇及家属，有剖宫产指征者应提前入院。

（3）拟经阴道分娩，及时告知产妇产程进展及胎儿情况，以减轻产妇的焦虑、恐惧情绪。对所进行的操作、处理给予必要的解释，鼓励家属陪伴。

（4）第一产程指导产妇采取左侧卧位，不宜站立走动；已破膜者绝对卧床休息，抬高臀部。

（5）第二产程指导产妇正确屏气用力。

（6）臀先露阴道分娩者，由于受产道挤压，可出现新生儿足、外生殖器水肿、淤血等情况，应向产妇及家属进行解释。

第四节　胎儿发育异常

知识点1：胎儿发育异常的概述	副高：熟练掌握　正高：熟练掌握

胎儿发育异常包括胎儿体质量超常（巨大儿）和胎儿畸形（脑积水、无脑儿、连体双胎等），均易引起难产。

知识点2：胎儿发育异常的分类及临床表现	副高：熟悉　正高：熟悉

（1）巨大胎儿：出生体重≥4000g者，称巨大胎儿。多见于父母身材高大、孕妇患轻型糖尿病、经产妇、过期妊娠等。常引起头盆不称、肩难产、软产道损伤、新生儿产伤等不良后果。

（2）胎儿畸形：脑积水，临床表现为明显头盆不称，跨耻征阳性，如不及时处理可致子宫破裂。

知识点3：胎儿发育异常的护理措施　　　　　　　　　副高：熟练掌握　正高：熟练掌握

（1）严密观察产程进展，注意胎头下降、宫缩强弱情况，如有先兆子宫破裂、胎儿窘迫现象，立即通知医生，做好剖宫产准备。

（2）根据情况给产妇吸氧，严密监测胎心变化，必要时使用胎心监护仪持续监测胎心，发现异常及时通知医生，给予相应处理。

（3）胎儿过大，产程进展缓慢者，应适当放宽剖宫产指征。

（4）做好肩难产的预防准备工作。

（5）产妇保持良好的营养状况，维持水电解质平衡，必要时给予补液。

（6）为畸形儿的产妇接产时须正确保护会阴，尽量避免会阴撕裂，必要时行毁胎术。

（7）做好心理护理，减轻产妇的焦虑情绪，避免与有新生儿的产妇同室，帮助分娩畸形儿的产妇尽快度过悲伤期。

知识点4：胎儿发育异常的健康指导　　　　　　　　　副高：熟练掌握　正高：熟练掌握

（1）对巨大儿拟经阴道分娩者，应及时向产妇提供产程信息，增强信心。

（2）宫缩时指导产妇做深呼吸运动或腹部按摩等减轻疼痛。

（3）鼓励分娩畸形儿的产妇诉说心中的伤感，鼓励家属陪伴。

第七章　产后出血妇女的护理

产后
出血

| 知识点1：产后出血的概述 | 副高：熟练掌握　正高：熟练掌握 |

胎儿娩出后24小时内阴道分娩者出血量超过500ml，剖宫产时超过1000ml者为产后出血。产后出血是分娩期的严重并发症，是产妇死亡的重要原因之一，居产妇死亡原因的首位。短时间内大量失血可迅速发生失血性休克，重者危及产妇生命，休克时间过长可引起脑垂体缺血坏死，继发严重的腺垂体功能减退——希恩综合征。

| 知识点2：产后出血的病因 | 副高：熟悉　正高：熟悉 |

（1）子宫收缩乏力：是产后出血最常见的原因。产妇精神极度紧张，对分娩过度恐惧，临产后过多使用镇静药、麻醉药或子宫收缩抑制药，合并慢性全身性疾病，体质虚弱；产程延长、难产、产时宫缩乏力等全身因素；多胎妊娠、羊水过多、前置胎盘、胎盘早剥、子宫肌瘤等局部因素。

（2）胎盘因素：胎盘滞留，胎盘粘连或植入，胎盘、胎膜残留。

（3）软产道损伤：外阴、阴道及宫颈裂伤，产道血肿。

（4）凝血机制障碍：羊水栓塞、胎盘早剥及死胎均可并发DIC。妊娠合并血液系统疾病。

| 知识点3：产后出血的临床表现 | 副高：熟练掌握　正高：熟练掌握 |

产后出血主要表现为胎儿娩出后阴道流血量过多和/或伴有因失血而引起的相应症状。

（1）阴道流血：①阴道大量流血：胎儿娩出以后立即发生阴道流血，血液颜色鲜红，应考虑产道裂伤所致。胎儿娩出后数分钟内出现阴道流血，血液颜色暗红，要考虑胎盘因素。胎盘娩出后阴道流血较多，要考虑子宫收缩乏力所致。②阴道隐性流血：即胎儿娩出后没有明显的阴道流血，血液积存在宫腔里面或者阴道中，当腹压增加的时候，有血块或暗红色的血液从阴道里流出。

（2）低血压症状：阴道流血量多时，产妇可出现面色苍白、出冷汗，诉口渴、心悸、头晕，出现脉搏细数、血压下降等低血压甚至休克症状。

| 知识点4：产后出血的辅助检查 | 副高：熟练掌握　正高：熟练掌握 |

（1）正确评估产后出血量：目前临床常用方法有4种。

1）称重法：失血量（ml）＝［胎儿娩出后所有敷料湿重（g）−胎儿娩出前所有敷料干重（g）］/1.05［血液比重（g/ml）］。

2）容积法：用有刻度的容器收集阴道流出血液，较简便、可靠地了解出血量。

3）面积法：将血液浸湿的敷料面积按10cm×10cm为10ml计算，目前临床较少用。目测失血量往往只有实际出血量的一半，临床一般不用。

4）休克指数法（SI）：休克指数＝脉率/收缩压（mmHg），SI＝0.5正常；SI＝1为轻度休克；1.0~1.5时，失血量为全身血容量的20%~30%；1.5~2.0时为30%~50%；若2.0以上，为50%以上，属重度休克。

（2）实验室检查：检查血常规、出凝血时间、凝血酶原时间及纤维蛋白原等。其中血红蛋白每下降10g/L，估计出血量在400~500ml。但需注意产后出血早期，由于血液浓缩，血红蛋白值常不能准确反映实际出血量。

（3）测量中心静脉压：若中心静脉压低于2cmH$_2$O，常提示右心房充盈压力不足，即静脉回流不足，血容量不足。

知识点5：产后出血的治疗要点　　　　　　　　　　副高：熟悉　　正高：熟悉

（1）一般治疗：①立即建立静脉通道，做好输血准备，加快输液速度。②遵医嘱应用止血药或宫缩药、输血。

（2）产后子宫收缩乏力：①产后宫缩乏力者，立即按摩子宫促进子宫收缩，按摩子宫有3种方法。第一种方法：一手置于产妇腹部，触摸子宫底部，拇指在子宫前壁，其余4指在子宫后壁、均匀而有节律地按摩子宫，促使子宫收缩，是最常用的方法。第二种方法：一手在产妇耻骨联合上缘按压下腹中部，将子宫向上托起，另一手握住宫体，使其高出盆腔，在子宫底部进行有节律地按摩子宫，同时间断地用力挤压子宫，使积存在子宫腔内的血块及时排出。第三种方法：一手在腹部按压子宫体后壁，另一手握拳置于阴道前穹隆压挤子宫前壁，两手相对紧压子宫并做按摩，不仅可刺激子宫收缩，还可压迫子宫血窦，减少出血。此法快捷有效。②胎肩娩出后立即使用宫缩药，常用缩宫素10U加入5%葡萄糖注射液500ml中静脉滴注，可预防或减少宫缩乏力的发生，也可用10U直接注射于子宫体；或使用麦角新碱0.2~0.4mg肌内注射或宫体直接注射（心脏病、妊娠期高血压疾病者慎用）；还可使用前列腺素类药物PGF$_{2\alpha}$500~1000μg肌内注射或子宫体注射，米索前列醇200μg舌下含化，卡前列甲酯1mg经阴道或直肠给药。③采用宫腔纱布条填塞止血者，应24小时取出纱布条，取出前滴注缩宫素10U，并应给予抗生素预防感染，取出纱布条后应密切观察子宫收缩和阴道流血情况。④结扎盆腔血管止血。

（3）胎盘因素导致的出血：①协助医生清除残留的胎盘碎片和血块。②剥离困难疑有植入性胎盘者，根据医嘱做好子宫切除的手术准备。

（4）软产道损伤所致出血：①彻底止血，并按解剖层次缝合伤口，不留死腔，避免缝线穿透直肠黏膜。②对软产道血肿者可行血肿切开清除术，彻底止血，同时注意补充血容量。

（5）凝血功能障碍所致出血：①应针对不同病因和疾病种类进行治疗。②尽快输新鲜全血，补充血小板、纤维蛋白原或凝血酶原复合物、凝血因子。

（6）手术治疗：如发生产后出血，经上述治疗无效仍出血不止者，为抢救产妇生命，可行手术治疗，充分做好术前准备，严密监测产妇的生命体征、神志变化，及早发现休克征兆。

| 知识点6：产后出血的护理评估 | 副高：熟练掌握　正高：熟练掌握 |

（1）健康史：除收集一般病史外，尤其要注意收集与诱发产后出血有关的病史，如孕前患有出血性疾病、重症肝炎、子宫肌瘤；多次人工流产史及产后出血史；妊娠期合并高血压疾病、前置胎盘、胎盘早剥、多胎妊娠、羊水过多；分娩期产妇精神过度紧张，过多使用镇静药、麻醉剂；产程过长，产妇衰竭或急产以及软产道损伤等。

（2）身体状况：评估产后出血量及由产后出血所导致的症状和体征的严重程度。初始出血阶段产妇可有代偿功能，失血体征不明显，一旦出血失代偿状态则很快进入休克，同时易发生感染。全身状况较差或合并内科疾病的产妇，即使出血量不太多，也可能发生休克。

（3）心理-社会支持：一旦发生产后出血，产妇会表现异常惊慌失措、恐惧，失血严重时甚至有濒死感，担心自己生命安危，而精神极度的紧张又会加重出血，很快进入休克；家属则会表现出手足无措、恐惧。

| 知识点7：产后出血的护理诊断 | 副高：熟练掌握　正高：熟练掌握 |

（1）潜在并发症：失血性休克。
（2）有感染的危险：与失血后抵抗力降低及手术操作有关。
（3）恐惧：与阴道大量流血有关。
（4）疲乏：与失血性贫血、产后体质衰弱有关。

| 知识点8：产后出血的护理措施 | 副高：熟练掌握　正高：熟练掌握 |

（1）积极预防产后出血

1）妊娠期：①加强孕期保健，定期接受产前检查，及时治疗高危妊娠或必要时及早终止妊娠。②对具有产后出血高危因素的孕妇，如妊娠期高血压疾病、妊娠合并血液系统疾病及肝病、贫血、多胎妊娠、巨大胎儿、羊水过多、子宫手术史等的孕妇，要加强产前检查，建议孕妇提前入院。③提供积极的心理支持。精神因素是决定分娩的四大要素之一，为孕妇提供积极的心理和情感上的支持，让其了解分娩的相关知识，使孕妇感到舒适安全，树立分娩自信心。

2）分娩期：严密观察及正确处理产程。①第一产程：密切观察产程进展；合理使用子宫收缩药物，防止产程延长；注意水和营养的补充，防止产妇疲劳；消除产妇紧张情绪，必要时给予镇静药以保证良好的休息。②第二产程：对于有高危因素的产妇，应建立静脉通道；正确掌握会阴切开指征并熟练助产；指导产妇正确使用腹压，避免胎儿娩出过急过快；阴道检查及手术助产时动作轻柔、规范；严格执行无菌技术操作。③第三产程：胎肩娩出后立即肌注或静脉滴注缩宫素，以加强子宫收缩，减少出血；正确处理胎盘娩出，胎盘未剥离前，不可过早牵拉脐带或按摩、挤压子宫，见胎盘剥离征象后，及时协助胎盘娩出，并仔细检查胎盘、胎膜是否完整，检查软产道有无裂伤及血肿；准确收集和测量出血量。

3）产褥期：①产后2小时是发生产后出血的高峰期，约80%的产后出血发生在这一时期。产妇应留在产房接受严密观察：注意观察产妇的子宫收缩、阴道流血及会阴伤口情况，定时测量生命体征，发现异常及时处理。②督促产妇及时排空膀胱，以免影响子宫收缩致产后出血。③若无特殊情况，应尽早实施母乳喂养，以刺激子宫收缩，减少阴道流血。④对可能发生大出血的高危产妇，注意保持静脉通道，充分做好输血和急救的准备，并为产妇做好保暖。

（2）观察病情变化：严密监测产妇的生命体征、子宫收缩、阴道流血的量和性质、会阴切口情况。观察尿量的变化，若每小时尿量＜17ml为少尿；观察产妇的意识、皮肤黏膜的颜色，重视产妇主诉。检查软产道，如宫颈、阴道后穹隆及会阴部有无裂伤、血肿，必要时行肛查。检查胎盘及胎膜的完整性，胎盘边缘有无断裂的血管，胎盘表面有无陈旧性血块附着，胎膜破口距胎盘边缘的距离等。

（3）针对病因止血：①子宫收缩乏力性出血。立即按摩子宫，同时遵医嘱注射缩宫药以加强子宫收缩。②胎盘因素出血。原则是助娩胎盘。明确胎盘是否剥离，如已剥离，可协助胎盘娩出；若为胎盘部分残留，可用手取出，必要时行刮宫术，防止子宫穿孔；若为植入性胎盘，切除植入部分或行次全子宫切除术，切忌用手强行挖取。③软产道裂伤出血。协助医生及时准确地修补缝合。若为阴道血肿，在补充血容量的同时，切开血肿，清除血块，缝合止血。④凝血功能障碍。若发现出血不凝、会阴伤口出血不止等，应立即通知医生，并抽血做有关凝血功能的检查。针对不同病因、病种进行护理，必要时请内科医生会诊。

（4）纠正失血性休克：对失血较多但尚未休克者，应及早补充血容量；对失血多发生休克者，注意为其提供安静的环境，保持平卧位、吸氧、保暖、快速建立静脉通道并保持通畅，遵医嘱及时输液、输血等，以维持足够的循环血量。医护人员必须密切配合，在确定原因的同时争分夺秒地进行抢救。

（5）预防和控制感染：各项操作严格遵守无菌原则；遵医嘱给予抗生素预防感染；产后加强会阴护理，同时观察切口及恶露的量、色、味的变化。

（6）心理护理：在采取各种护理措施前，给予产妇详细地解释，消除其顾虑，主动关心产妇，鼓励产妇说出内心的感受，减轻焦虑、恐惧感。

知识点9：产后出血的健康指导　　　　　　副高：熟练掌握　　正高：熟练掌握

（1）加强营养，讲解产褥期的卫生知识。产褥期禁止盆浴、性生活。恶露的生理性变化，异常恶露的表现及可能的原因，及时到医院就诊的必要性。再次妊娠时，应将本次出血史告知医护人员，按高危孕妇管理。

（2）加强孕期宣传保健工作，及时治疗可能引起产后出血的疾病。

（3）早期哺乳，以减少阴道流血量。

第八章　生殖系统炎症妇女的护理

第一节　概　　述

知识点1：女性生殖器的自然防御功能	副高：熟练掌握　正高：熟练掌握

（1）外阴皮肤为鳞状上皮；两侧大阴唇自然合拢，遮盖阴道口、尿道口，防止外界微生物污染。

（2）由于盆底肌肉的作用，阴道口闭合，阴道前后壁紧贴一起，可防止外界污染。经产妇的阴道松弛，这种防御功能较差。

（3）阴道自净作用：阴道上皮在卵巢雌激素作用下增生变厚，增强抵抗病原菌侵入的能力。同时阴道上皮细胞含有丰富的糖原，在阴道杆菌的作用下分解为乳酸，维持阴道正常酸性环境，使适应于弱碱性环境中繁殖的病原菌的活动和繁殖受到抑制。

（4）子宫颈分泌的黏液形成黏液栓，堵塞子宫颈管，宫颈内口平时紧闭，病原体不易侵入。

（5）子宫内膜周期性剥脱，也是消除宫内感染的有利条件。此外，子宫内膜分泌液也含有乳铁蛋白、溶菌酶，可清除少量进入宫腔的病原体。

（6）输卵管黏膜上皮细胞的纤毛向宫腔方向摆动及输卵管的蠕动都有利于阻止病原菌侵入。输卵管分泌液与子宫内膜分泌液一样，含有乳铁蛋白、溶菌酶，清除偶尔进入输卵管的病原体。

（7）宫颈阴道部表面覆以复层扁平上皮，具有较强的抗感染能力。

尽管女性生殖系统在解剖、生理、生化方面有较强的自然防御功能，但是妇女在特殊生理时期如月经期、妊娠期、分娩期，防御功能受到破坏，病原体容易侵入生殖道。

知识点2：病原体	副高：熟悉　正高：熟悉

（1）细菌：①需氧菌。棒状杆菌、表皮葡萄球菌、非溶血性链球菌。②兼性厌氧菌。大肠埃希菌、乳杆菌。③厌氧菌。类杆菌、梭杆菌。

（2）原虫：阴道毛滴虫最为多见，其次为阿米巴原虫。

（3）真菌：以假丝酵母菌为主。

（4）病毒：以疱疹病毒、人乳头瘤病毒为多见。

（5）螺旋体：多见苍白密螺旋体。

（6）衣原体：常见为沙眼衣原体，其感染症状不明显，但常导致严重的输卵管黏膜结构和功能破坏，并可引起盆腔广泛粘连。

（7）支原体：是正常阴道菌群的一种，在一定条件下可引起生殖道炎症，包括有人型支原体、生殖支原体以及解脲支原体。

知识点3：传染途径　　　　　　　　副高：熟练掌握　正高：熟练掌握

（1）沿黏膜上行蔓延：病原体由外阴侵入阴道，沿黏膜上行，通过子宫颈、子宫内膜、输卵管内膜到达卵巢及腹腔，是非妊娠期、非产褥期盆腔炎性疾病的主要感染途径。葡萄球菌、淋病奈瑟球菌及沙眼衣原体多沿此途径蔓延。

（2）经血液循环播散：病原体先侵入人体其他器官组织，再通过血液循环侵入生殖器官，此为结核分枝杆菌的主要传播途径。

（3）经淋巴系统蔓延：病原体由外阴、阴道、宫颈及宫体创伤处的淋巴管侵入后，经丰富的淋巴系统扩散至盆腔结缔组织、子宫附件与腹膜，是产褥感染、流产后感染及放置宫内节育器后感染的主要传播途径。链球菌、大肠埃希菌、厌氧菌多沿此途径而致感染。

（4）直接蔓延：腹腔脏器感染后直接蔓延到内生殖器，如阑尾炎可引起输卵管炎。

知识点4：炎症的发展与转归　　　　　　副高：熟练掌握　正高：熟练掌握

（1）痊愈：患者抵抗力强、病原体致病力弱或治疗及时、抗生素使用恰当，病原体可完全被消灭，炎症很快被控制，坏死的组织及炎性渗出物完全被吸收，患者痊愈。一般情况下，痊愈后组织结构、功能都可以恢复正常，不留痕迹。但有时虽炎症消退，病原体被消灭，但如果坏死组织、炎性渗出物发生机化形成瘢痕或粘连，则组织结构和功能不能完全恢复正常。

（2）转为慢性：炎症治疗不彻底、不及时或病原体对抗生素不敏感，身体防御功能和病原体的作用处于相持状态，则炎症长期持续存在。机体抵抗力强时，炎症可以被控制并逐渐好转，一旦机体抵抗力降低，慢性炎症可再呈急性发作。

（3）扩散与蔓延：患者抵抗力低下而病原体数量多及致病力强时，炎症可经淋巴和血行扩散或蔓延到邻近器官。严重时可形成败血症或脓毒症，危及生命。由于抗生素的快速发展，此种情况已不多见。

第二节　阴道炎症

一、滴虫阴道炎

知识点1：阴道炎症的概述　　　　　　副高：熟练掌握　正高：熟练掌握

阴道炎症是阴道黏膜及黏膜下结缔组织的炎症，是妇科门诊常见疾病。当阴道的自然防御功能下降时，病原体易于侵入，导致阴道炎症。婴幼儿及绝经后女性由于缺乏雌激素，阴道上皮菲薄，细胞内糖原含量减少，阴道pH在7左右，导致阴道抵抗力低下，故比青春期及育龄期女性易受感染。常见的阴道炎症有滴虫阴道炎、外阴阴道假丝酵母菌病、萎缩性阴道炎。

知识点2：滴虫阴道炎的概述	副高：熟练掌握　正高：熟练掌握

由阴道毛滴虫引起的阴道炎称为滴虫阴道炎，多发生于育龄期、青春期。

知识点3：滴虫阴道炎的病因	副高：熟悉　正高：熟悉

阴道毛滴虫呈梨形，体积为中性粒细胞的2～3倍，其顶端有4根鞭毛，体部有波动膜，后端尖并有轴柱凸出。活的阴道毛滴虫透明无色，呈水滴状，鞭毛随波动膜的波动而活动。适宜生长的温度25～40℃，pH 5.2～6.6的潮湿环境最适宜其生长繁殖，能在3～5℃生存21天，在46℃生存20～60分钟，在半干燥环境中生存约10小时；在普通肥皂水中也能生存45～120分钟。月经前后，阴道pH发生变化，月经后接近中性，隐藏在腺体及阴道皱襞中的滴虫在月经前后得以繁殖，造成滴虫阴道炎。其次，妊娠期、产后等阴道环境改变，适于滴虫生长繁殖而发生滴虫阴道炎。滴虫能消耗或吞噬阴道上皮细胞内的糖原，也可吞噬乳杆菌，阻碍乳酸生成，以降低阴道酸度而有利于繁殖。滴虫阴道炎患者的阴道pH一般在5.0～6.5，多数＞6.0。阴道毛滴虫不仅寄生于阴道，还可寄生于尿道、尿道旁腺、膀胱、肾盂，以及男性包皮褶、尿道、前列腺等处。滴虫能消耗氧，使阴道成为厌氧环境，利于厌氧菌繁殖，约60%患者合并有细菌性阴道病。

知识点4：滴虫阴道炎的传播方式	副高：熟练掌握　正高：熟练掌握

（1）经性交直接传播：是主要的传播方式。与女性患者有一次非保护性交后，约70%男性可发生感染，但通过性交男性传染给女性的几率可能更高。由于男性感染滴虫后常无症状，易成为传染源。

（2）间接传播：经公共浴池、浴盆、浴巾、游泳池、坐式便器、衣物等间接传播，还可通过污染的器械及敷料传播。

知识点5：滴虫阴道炎的临床表现	副高：熟练掌握　正高：熟练掌握

潜伏期4～28天，25%～50%的患者感染初期无症状，主要表现为阴道分泌物增多及外阴瘙痒，间或有灼热、疼痛、性交痛等。分泌物特点为稀薄脓性、黄绿色、泡沫状、有臭味。分泌物呈脓性是因分泌物中含有大量白细胞，若合并其他感染则呈黄绿色；泡沫状、有臭味是因滴虫无氧酵解碳水化合物，产生腐臭气体所致。瘙痒部位主要为阴道口及外阴，若尿道口有感染，可有尿频、尿痛，有时可见血尿。阴道滴虫能吞噬精子，影响精子在阴道内存活，可致不孕。妇科检查见阴道黏膜充血，严重者有散在出血点，甚至宫颈有出血点，形

成"草莓样"宫颈。少数患者阴道内有滴虫存在而无炎症反应，阴道黏膜无异常改变，称为带虫者。

知识点6：滴虫阴道炎的辅助检查　　　　副高：熟练掌握　正高：熟练掌握

在阴道分泌物中寻找病原体，滴虫阴道炎分泌物涂片镜检可见滴虫。

（1）0.9%氯化钠溶液悬滴法：低倍显微镜下找寻滴虫，阳性率可达80%～90%。

（2）培养法：可疑者但悬滴法多次未找到滴虫时，可送培养，阳性率可达98%左右。

（3）聚合酶链反应（PCR）：该方法较培养法简单，且敏感性、特异性与培养法相似。

知识点7：滴虫阴道炎的治疗要点　　　　　　　副高：熟悉　　正高：熟悉

滴虫阴道炎患者可同时存在尿道、尿道旁腺、前庭大腺多部位滴虫感染，治愈此病需全身用药，并避免冲洗。主要治疗药物为硝基咪唑类药物。

初次治疗可选择甲硝唑。服用甲硝唑者，服药后12～24小时内避免哺乳。服用替硝唑者，服药后3日内避免哺乳。由于滴虫阴道炎患者再感染率很高，最初感染3个月内需要追踪、复查。若治疗失败，可重复应用甲硝唑。为避免重复感染，对密切接触的用品如内裤、毛巾等建议高温消毒。

知识点8：滴虫阴道炎的护理评估　　　　副高：熟练掌握　正高：熟练掌握

（1）健康史：询问患者的年龄、发病可能的诱因，追问月经史、婚育史、哺乳史、糖尿病史及肺结核史，有无接受大剂量雌激素治疗或长期应用抗生素治疗病史。

（2）身体状况：询问外阴皮肤瘙痒、疼痛、烧灼等主观感觉，及其与活动、性交、排尿、排便的关系；询问患者白带的量、性状、气味；评估患者的阴道出血量、出血时间、伴随症状；当炎症扩散到盆腔时，可有腰骶部疼痛，盆腔部下坠痛；若有腹膜炎，则出现消化系统症状；若有脓肿形成，则有下腹包块及局部压迫刺激症状。

（3）心理-社会状况：通过与患者接触、交谈、观察其行为变化，以了解患者情绪、心理状态的改变。

知识点9：滴虫阴道炎的护理诊断　　　　副高：熟练掌握　正高：熟练掌握

（1）皮肤黏膜的完整性受损：与炎症引起的阴道、外阴皮肤黏膜充血、破损有关。

（2）睡眠型态紊乱：与局部瘙痒不适、住院环境等有关。

（3）焦虑：与病程长、易反复发作有关。

（4）知识缺乏：与不了解生殖系统炎症的防范知识有关。

（5）性生活型态改变：与炎症引起性交痛，治疗期间禁性生活有关。

知识点 10：滴虫阴道炎的护理措施 　　　副高：熟练掌握　正高：熟练掌握

（1）保持外阴清洁、干燥，避免搔抓。

（2）治疗期间禁止性生活、勤换内裤，内裤及坐浴用物应煮沸消毒5～10分钟。

（3）定期复查阴道分泌物，送检时标本应保暖。

（4）观察用药后反应，如有食欲缺乏、恶心、呕吐、头痛、皮疹等应立即报告医生。

（5）向患者说明遵医嘱用药、规范治疗的必要性。

知识点 11：滴虫阴道炎的健康指导 　　　副高：熟练掌握　正高：熟练掌握

（1）做好卫生宣传，积极开展普查普治工作，消灭传染源，提高群体公德意识和自我防护意识。

（2）取阴道分泌物检查前24～48小时避免性生活、阴道灌洗或局部用药。

（3）做好消毒隔离，防止交叉感染。告知患者性伴侣应同时治疗，治疗期间禁止性生活。

（4）治疗后按时复查，连续3次月经后复查阴道分泌物，均为阴性者为治愈。

（5）保持外阴清洁、干燥，每日更换内裤，清洗外阴，用物应煮沸消毒。

（6）甲硝唑可通过乳汁排出，哺乳期妇女用药后不宜哺乳。

二、外阴阴道假丝酵母菌病

知识点 12：外阴阴道假丝酵母菌病的概述 　　　副高：熟练掌握　正高：熟练掌握

外阴阴道假丝酵母菌病（VVC）是假丝酵母菌在一定条件下侵犯人体组织引起阴道、外阴的炎症。

知识点 13：外阴阴道假丝酵母菌病的病因及发病机制 　　　副高：熟悉　正高：熟悉

引起外阴阴道假丝酵母菌病的病原体80%～90%为白假丝酵母菌，10%～20%为光滑假丝酵母菌、近平滑假丝酵母菌或热带念珠菌等。假丝酵母菌是一种寄生于阴道、口腔、肠道的条件致病菌。它适宜在温度为25～40℃、酸性（pH多在4.0～4.7）、潮湿环境中生长。当机体抵抗力下降，阴道内糖原增加，阴道pH下降或性激素水平增高时，均可引起假丝酵母菌的生长繁殖。常见于妊娠、糖尿病患者及接受大量雌激素或应用大量免疫抑制药治疗者。

知识点 14：外阴阴道假丝酵母菌病的传播方式 　　　副高：熟练掌握　正高：熟练掌握

（1）内源性感染：为主要感染途径，假丝酵母菌除作为条件致病菌寄生于阴道外，还可寄生于口腔、肠道，这3个部位的假丝酵母菌可互相传染，当局部环境条件适合时易发病。

（2）性交传染：部分患者可通过性交直接传染。

（3）间接传染：少数患者是接触感染的衣物而间接传染。

知识点15：外阴阴道假丝酵母菌病的临床表现　　副高：熟练掌握　正高：熟练掌握

主要为外阴瘙痒、灼痛、性交痛以及尿痛，部分患者阴道分泌物增多。尿痛特点是排尿时尿液刺激水肿的外阴及前庭导致疼痛。阴道分泌物由脱落上皮细胞和菌丝体、酵母菌和假丝菌组成，其特征是白色稠厚呈凝乳或豆腐渣样。妇科检查可见外阴红斑、水肿，常伴有皮肤抓痕，严重者可见皮肤皲裂、表皮脱落。阴道黏膜红肿，小阴唇内侧及阴道黏膜附有白色块状物，擦除后露出红肿黏膜面，急性期还可见到糜烂及浅表溃疡。

目前根据其流行情况、临床表现、微生物学、宿主情况而分为单纯性VVC和复杂性VVC，见表4-5-4。10%～20%的妇女表现为复杂性VVC。一年内有症状并经真菌学证实的VVC发作4次或以上，称为复发性外阴阴道假丝酵母菌病（RVVC），发生率约为5%。其中VVC的临床表现按VVC评分标准划分，评分≥7分为重度VVC，而<7分为轻、中度VVC，见表4-5-5。

表4-5-4　VVC临床分类

	单纯性VVC	复杂性VVC
发生频率	散发或非经常发作	复发性
临床表现	轻到中度	重度
真菌种类	白假丝酵母菌	非白假丝酵母菌
宿主情况	免疫功能正常	免疫功能低下、应用免疫抑制剂、未控制的糖尿病、妊娠

表4-5-5　VVC临床评分标准

评分项目	0分	1分	2分	3分
瘙痒	无	偶有发作，可被忽略	能引起重视	持续发作，坐立不安
疼痛	无	轻	中	重
阴道黏膜充血、水肿	无	轻	中	重
外阴抓痕、皲裂、糜烂	无	—	—	有
分泌物量	无	轻正常多	量多，无溢出	量多，有溢出

知识点16：外阴阴道假丝酵母菌病的辅助检查　　副高：熟练掌握　正高：熟练掌握

（1）悬滴法：将阴道分泌物涂片滴入10%氢氧化钾溶液镜下找真菌孢子和假菌丝，阳性率为70%～80%。

（2）革兰染色法：阳性率为80%。

（3）培养法：阳性率很高，多用于难治性VVC或复发性VVC患者的检查。

知识点17：外阴阴道假丝酵母菌病的治疗要点 　　副高：熟悉　　正高：熟悉

消除病因：积极治疗糖尿病，及时停用广谱抗生素、雌激素及皮质类固醇激素。根据患者具体情况选择局部或全身应用抗真菌药。单纯性VVC主要以局部短疗程抗真菌药为主，复杂性VVC患者可采用强化治疗及巩固治疗。严重VVC者，外阴局部可应用低浓度糖皮质激素软膏或唑类霜剂。在治疗前应做真菌培养确诊。治疗期间定期复查监测疗效及药物不良反应，一旦发现不良反应，应立即停药。

知识点18：外阴阴道假丝酵母菌病的护理评估 　　副高：熟练掌握　　正高：熟练掌握

（1）健康史：询问患者的年龄、发病可能的诱因，追问月经史、婚育史、哺乳史、糖尿病史及肺结核史，有无接受大剂量雌激素治疗或长期应用抗生素治疗病史。

（2）身体状况：询问外阴皮肤瘙痒、疼痛、烧灼等主观感觉，及其与活动、性交、排尿、排便的关系；询问患者白带的量、性状、气味；评估患者的阴道出血量、出血时间、伴随症状；当炎症扩散到盆腔时，可有腰骶部疼痛，盆腔部下坠痛；若有腹膜炎，则出现消化系统症状；若有脓肿形成，则有下腹包块及局部压迫刺激症状。

（3）心理-社会支持：通过与患者接触、交谈、观察其行为变化，以了解患者情绪、心理状态的改变。

知识点19：外阴阴道假丝酵母菌病的护理诊断 　　副高：熟练掌握　　正高：熟练掌握

（1）皮肤黏膜的完整性受损：与炎症引起的阴道、外阴皮肤黏膜充血、破损有关。

（2）睡眠型态紊乱：与局部瘙痒不适、住院环境等有关。

（3）焦虑：与病程长、易反复发作有关。

（4）知识缺乏：与不了解生殖系统炎症的防范知识有关。

（5）性生活型态改变：与炎症引起性交痛，治疗期间禁性生活有关。

知识点20：外阴阴道假丝酵母菌病的护理措施 　　副高：熟练掌握　　正高：熟练掌握

（1）加强健康教育，积极治疗糖尿病，正确使用抗生素、雌激素，避免诱发假丝酵母菌阴道炎。

（2）做好卫生宣教，养成良好的卫生习惯，每日清洗外阴、更换内裤。切忌搔抓。内裤应煮沸消毒。

（3）阴道灌洗注意药液浓度和治疗时间，灌洗药物要充分溶化，温度一般40℃，切忌过高，以免皮肤烫伤。

（4）孕妇要积极治疗，否则阴道分娩时新生儿易被传染患鹅口疮。

（5）假丝酵母菌阴道炎常在月经前复发，治疗后应在月经前复查白带。假丝酵母菌阴道炎治疗后5%～10%复发，对复发病例应检查原因。

（6）对有症状的性伴侣应同时进行治疗，无症状者无须治疗。

知识点21：外阴阴道假丝酵母菌病的健康指导　　副高：熟练掌握　正高：熟练掌握

（1）注意个人卫生，保持外阴清洁、干燥。治疗期间勿去公共浴池、游泳池，浴盆、浴巾等用具应消毒。注意经期、孕期、分娩期和产褥期的卫生。指导性生活卫生，减少性传播疾病，经期禁止性交。

（2）积极开展普查普治，指导患者定期进行妇科检查，及早发现异常，并积极治疗。

（3）生殖器炎症常需局部用药，教会患者自己用药的方法及注意事项。此外，向患者讲解有关药物的作用、不良反应，使患者明确各种不同的用药途径，以保证疗程和疗效。

（4）向患者及家属讲解常见妇科炎症的病因、诱因、预防措施。

三、细菌性阴道病

知识点22：细菌性阴道病的概述　　副高：熟练掌握　正高：熟练掌握

细菌性阴道病（BV）是育龄妇女最常见的阴道感染，它的自然病史表现为自愈性或复发性。未予治疗，部分细菌性阴道病患者可自愈，细菌性阴道病不是性传播疾病，无性经历女性也可发生细菌性阴道病。

知识点23：细菌性阴道病的病因及发病机制　　副高：熟悉　正高：熟悉

细菌性阴道病为阴道内菌群失调所致的一种混合感染，当阴道内的优势菌乳酸杆菌减少，其他细菌如加德纳菌、各种厌氧菌等大量繁殖，破坏了正常阴道菌群之间的相互平衡时将引起阴道疾病。

知识点24：细菌性阴道病的临床表现　　副高：熟练掌握　正高：熟练掌握

多发生在性活跃期女性。10%～40%患者无临床症状，有症状者主要表现为阴道分泌物增多，有鱼腥味，性交后加重，可伴有轻度外阴瘙痒或烧灼感。妇科检查见阴道黏膜无充血的炎症表现，分泌物呈灰白色或灰黄色，均匀一致，稀薄，常黏附于阴道壁，但黏度很低，容易将分泌物从阴道壁拭去。

细菌性阴道病还可引起子宫内膜炎、盆腔炎、子宫切除术后阴道断端感染，妊娠期细菌性阴道病可导致绒毛膜炎、胎膜早破、早产。

知识点25：细菌性阴道病的辅助检查　　　　　　副高：熟练掌握　正高：熟练掌握

（1）氨试验：将阴道分泌物涂抹在玻片上，滴1～2滴氢氧化钾溶液产生烂鱼样腥臭味即为阳性。

（2）线索细胞检查：将阴道分泌物涂抹在玻片上，滴1滴0.9%氯化钠溶液混合后，高倍显微镜下寻找线索细胞，当线索细胞＞20%时为阳性。

（3）阴道pH检查：pH 4.7～5.7。

知识点26：细菌性阴道病的治疗要点　　　　　　　　　副高：熟悉　正高：熟悉

有症状者均需治疗，无症状者除早产高风险孕妇外，一般不需治疗。治疗选用抗厌氧菌药物，主要药物有甲硝唑和克林霉素。

（1）全身用药：口服甲硝唑连续服药7天。

（2）局部用药：甲硝唑置于阴道内，连续7天。

（3）性伴侣治疗：对于反复发作或难治性BV患者方给予性伴侣治疗。

（4）妊娠妇女的治疗：因本病在妊娠期有合并上生殖道感染的可能，故对于有无症状的孕妇都应给予治疗。口服甲硝唑连续服药7天。

知识点27：细菌性阴道病的护理评估　　　　　　副高：熟练掌握　正高：熟练掌握

（1）健康史：询问患者的年龄、发病可能的诱因，追问月经史、婚育史、哺乳史、糖尿病史及肺结核史，有无接受大剂量雌激素治疗或长期应用抗生素治疗病史。

（2）身体状况：询问外阴皮肤瘙痒、疼痛、烧灼等主观感觉，及其与活动、性交、排尿、排便的关系；询问患者白带的量、性状、气味；评估患者的阴道出血量、出血时间、伴随症状；当炎症扩散到盆腔时，可有腰骶部疼痛，盆腔部下坠痛；若有腹膜炎，则出现消化系统症状；若有脓肿形成，则有下腹包块及局部压迫刺激症状。

（3）心理-社会状况：通过与患者接触、交谈、观察其行为变化，了解患者情绪、心理状态的改变。

知识点28：细菌性阴道病的护理诊断　　　　　　副高：熟练掌握　正高：熟练掌握

（1）皮肤黏膜的完整性受损：与炎症引起的阴道、外阴皮肤黏膜充血、破损有关。

（2）睡眠型态紊乱：与局部瘙痒不适、住院环境等有关。

（3）焦虑：与病程长、易反复发作有关。

（4）知识缺乏：与不了解生殖系统炎症的防范知识有关。

（5）性生活型态改变：与炎症引起性交痛，治疗期间禁性生活有关。

知识点29：细菌性阴道病的护理措施　　　　　　副高：熟练掌握　　正高：熟练掌握

（1）一般护理

1）注意性卫生，避免过频或无保护的性生活。

2）孕期注意个人卫生，保持外阴阴道卫生。

3）教会患者自我护理的方法，保持外阴清洁干燥，避免交叉感染。

（2）疾病护理

1）治疗期间勤换内裤，避免性生活。

2）指导患者注意局部用药前、后手的卫生，减少感染的机会。

3）口服药物首选甲硝唑400mg，每日2次，口服，共7日。替代方案：替硝唑2g，口服，每日1次，连服3日；或替硝唑1g，口服，每日1次，连服5日；或克林霉素300mg，每日2次，连服7日。阴道局部用药，如甲硝唑栓剂200mg，每晚1次，连用7日；或2%克林霉素软膏阴道涂布，每次5g，每晚1次，连用7日。任何有症状的细菌性阴道病孕妇及无症状早产高风险孕妇均需筛查及治疗。用药为甲硝唑或克林霉素，剂量及用药时间同非孕妇女。

4）指导患者配偶同时进行治疗，如甲硝唑或替硝唑2g顿服，并告知患者口服上述药后需24小时或72小时禁酒。

5）因甲硝唑可透过胎盘到达胎儿体内，故妊娠20周前禁用此药。

6）哺乳期全身用药，因甲硝唑可通过乳汁排泄，服药期间及服药后12小时内不宜哺乳。

7）及时发现用药不良反应，并报告医生停药。

知识点30：细菌性阴道病的健康指导　　　　　　副高：熟练掌握　　正高：熟练掌握

（1）向患者讲解细菌性阴道病发生的原因及疾病治疗护理的相关知识。

（2）为妊娠患病妇女讲解治疗的必要性，消除其顾虑，方便其配合治疗。

（3）教育患者养成良好的卫生习惯。

（4）教育患者洁身自好，避免不洁性行为。

四、萎缩性阴道炎

知识点31：萎缩性阴道炎的概述　　　　　　　　副高：熟练掌握　　正高：熟练掌握

萎缩性阴道炎常见于妇女绝经后，因卵巢功能减退，雌激素水平降低，阴道壁萎缩，黏膜变薄，致局部抵抗力下降，病菌易入侵并繁殖引起炎症。

知识点 32：萎缩性阴道炎的病因及发病机制　　　　　副高：熟悉　正高：熟悉

妇女绝经后、手术切除双侧卵巢或盆腔放射治疗后，雌激素水平降低，阴道上皮萎缩，黏膜变薄，上皮细胞糖原减少，阴道内 pH 增高，阴道自净作用减弱，致使病菌易入侵并繁殖，引起炎症。

知识点 33：萎缩性阴道炎的临床表现　　　　　副高：熟练掌握　正高：熟练掌握

（1）症状：白带增多，分泌物稀薄，呈淡黄色，伴严重感染时白带可呈脓性，有臭味。黏膜有表浅溃疡时，分泌物可为血性，有的患者可有点滴出血，可伴外阴瘙痒、灼热、尿频、尿痛、尿失禁症状。

（2）体征：检查见阴道呈老年性改变；上皮萎缩；皱襞消失；上皮平滑；菲薄；阴道黏膜充血；常有小出血点。

知识点 34：萎缩性阴道炎的辅助检查　　　　　副高：熟练掌握　正高：熟练掌握

（1）阴道分泌物检查：显微镜下可见大量白细胞及基底层细胞，无滴虫及念珠菌。

（2）宫颈防癌涂片检查：与子宫恶性肿瘤相鉴别。

（3）局部活组织检查：阴道溃疡者与阴道癌相鉴别。

知识点 35：萎缩性阴道炎的治疗要点　　　　　副高：熟悉　正高：熟悉

（1）增加阴道内酸度抑制细菌生长：用 0.5% 醋酸或 1% 乳酸阴道灌洗，每日 1 次。灌洗后局部应用抗生素。

（2）增加阴道抵抗力：全身用药可口服尼尔雌醇或小剂量雌激素。局部用药可阴道涂抹雌激素软膏。乳腺癌和子宫内膜癌患者慎用雌激素制剂。

知识点 36：萎缩性阴道炎的护理评估　　　　　副高：熟练掌握　正高：熟练掌握

（1）健康史：询问患者的年龄、发病可能的诱因，追问月经史、婚育史、哺乳史、糖尿病史及肺结核史，有无接受大剂量雌激素治疗或长期应用抗生素治疗病史。

（2）身体状况：询问外阴皮肤瘙痒、疼痛、烧灼等主观感觉，及其与活动、性交、排尿、排便的关系；询问患者白带的量、性状、气味；评估患者的阴道出血量、出血时间、伴随症状；当炎症扩散到盆腔时，可有腰骶部疼痛，盆腔部下坠痛；若有腹膜炎，则出现消化系统症状；若有脓肿形成，则有下腹包块及局部压迫刺激症状。

（3）心理-社会状况：通过与患者接触、交谈、观察其行为变化，以了解患者情绪、心理状态的改变。

知识点37：萎缩性阴道炎的护理诊断　　　　副高：熟练掌握　正高：熟练掌握

（1）皮肤黏膜的完整性受损：与炎症引起的阴道、外阴皮肤黏膜充血、破损有关。

（2）睡眠型态紊乱：与局部瘙痒不适、住院环境等有关。

（3）焦虑：与病程长、易反复发作有关。

（4）知识缺乏：与不了解生殖系统炎症的防范知识有关。

知识点38：萎缩性阴道炎的护理措施　　　　副高：熟练掌握　正高：熟练掌握

（1）对围绝经期、老年妇女进行健康教育，使其掌握萎缩性阴道炎的预防措施和技巧。

（2）指导患者或家属阴道灌洗、上药方法，注意操作前先洗净双手、消毒器具。局部治疗时药物应置于阴道深部。

（3）保持外阴清洁，勤换内裤。穿棉织内裤，减少刺激。

（4）对卵巢切除、放疗患者给予雌激素替代治疗指导，并进行相关知识指导。

知识点39：萎缩性阴道炎的健康指导　　　　副高：熟练掌握　正高：熟练掌握

（1）教育患者养成良好的卫生习惯，尽量避免使用盆浴，必要时专人专盆。

（2）指导患者便后擦拭应遵循从前到后的顺序，防止粪便污染外阴。

五、婴幼儿外阴阴道炎

知识点40：婴幼儿外阴阴道炎的概述　　　　副高：熟练掌握　正高：熟练掌握

婴幼儿阴道炎是由大肠埃希菌及葡萄球菌、链球菌、淋菌、滴虫等病原体通过患病母亲或保育员的手、衣物、浴盆、毛巾等引起的炎症，多与外阴炎同时存在。常见于5岁以下幼女。

知识点41：婴幼儿外阴阴道炎的病因及发病机制　　　　副高：熟悉　正高：熟悉

婴幼儿外阴未发育，不能遮盖尿道口及阴道前庭，加之缺乏雌激素，阴道上皮较薄，细菌极易侵入；阴道pH呈中性适合病原菌的生长和繁殖；婴幼儿卫生习惯不良，粪便污染、外阴不洁、外阴损伤或蛲虫感染，阴道异物等都会引起炎症。

知识点42：婴幼儿外阴阴道炎的临床表现　　　　副高：熟练掌握　正高：熟练掌握

（1）外阴瘙痒，患儿烦躁不安、哭闹不止或手抓外阴部。

（2）分泌物增多，外阴、阴蒂、尿道口、阴道口黏膜充血、水肿，有脓性分泌物自阴道口流出。

知识点43：婴幼儿外阴阴道炎的辅助检查　　副高：熟练掌握　正高：熟练掌握

（1）阴道分泌物检查：找滴虫或假丝酵母菌。
（2）阴道分泌物涂片染色做病原学检查。
（3）阴道分泌物做细菌培养。

知识点44：婴幼儿外阴阴道炎的治疗要点　　副高：熟悉　正高：熟悉

（1）针对病原体选择相应的口服抗生素治疗。
（2）局部用0.5%～1.0%乳酸液通过小号导尿管做阴道冲洗。
（3）如有异物，可在麻醉下取出。

知识点45：婴幼儿外阴阴道炎的护理评估　　副高：熟练掌握　正高：熟练掌握

（1）健康史：询问患儿家属发病可能的诱因。
（2）身体状况：询问外阴皮肤瘙痒、疼痛、烧灼等主观感觉。
（3）心理－社会状况：部分患儿症状反复发作，对其身心均造成极大的伤害。

知识点46：婴幼儿外阴阴道炎的护理诊断　　副高：熟练掌握　正高：熟练掌握

（1）皮肤黏膜的完整性受损：与炎症引起的阴道、外阴皮肤黏膜充血、破损有关。
（2）睡眠型态紊乱：与局部瘙痒不适有关。
（3）焦虑：与病程长、易反复发作有关。

知识点47：婴幼儿外阴阴道炎的护理措施　　副高：熟练掌握　正高：熟练掌握

（1）一般护理：①保持外阴清洁、干燥，减少摩擦。②避免穿开裆裤，减少污染机会。③养成良好的卫生习惯，便后清洗外阴。④防止交叉感染，专盆专用。
（2）疾病护理：①指导家长对患儿外阴护理。②指导家长用药的方法。

知识点48：婴幼儿外阴阴道炎的健康指导　　副高：熟练掌握　正高：熟练掌握

指导家长培养患儿良好的卫生习惯。每日清洗外阴，更换内裤，保持外阴清洁、干燥。便后擦拭肛门应由前向后，避免肠道菌感染。内裤以棉质为宜，单独清洗并暴晒。嘱患儿勿搔抓外阴皮肤，并由家长监督。

第三节 子宫颈炎

知识点1：子宫颈炎的概述   副高：熟练掌握   正高：熟练掌握

子宫颈炎是妇科最常见的下生殖道炎症之一，包括宫颈阴道部炎症及宫颈管黏膜炎症，临床上宫颈管黏膜炎较多见。若急性宫颈炎得不到及时彻底治疗，可导致慢性宫颈炎。

知识点2：子宫颈炎的病因   副高：熟悉   正高：熟悉

急性宫颈炎可由多种病原体、物理因素、化学因素刺激、机械性宫颈损伤引起。病原体主要为性传播疾病病原体和内源性病原体。性传播疾病病原体，如淋病奈瑟球菌、沙眼衣原体，主要见于性传播疾病的高危人群。因宫颈阴道部扁平上皮与阴道扁平上皮相延续，阴道炎症可引起宫颈阴道部炎症。慢性宫颈炎可由急性宫颈炎迁延而来，也可以是病原体持续隐藏于宫颈黏膜内所致。

知识点3：子宫颈炎的临床表现   副高：熟练掌握   正高：熟练掌握

（1）急性子宫颈炎：①大部分患者无症状，有症状者主要表现为阴道分泌物增多。分泌物的性状依据病原体的种类、炎症的程度而不同，可呈乳白色黏液状、呈淡黄色脓性或血性白带。阴道分泌物刺激可引起外阴瘙痒及灼热感，有时也可出现经间期出血、性交后出血等症状。若合并尿路感染，可出现尿急、尿频、尿痛等症状。②妇科检查时可见宫颈充血、水肿、黏膜外翻，有黏液脓性分泌物附着，甚至从宫颈管流出，宫颈管黏膜质脆，容易诱发出血。若为淋病奈瑟球菌感染，因尿道旁腺、前庭大腺受累，可见尿道口、阴道口黏膜充血、水肿以及多量脓性分泌物。

（2）慢性子宫颈炎：部分患者没有明显症状，少数患者可有阴道分泌物增多，淡黄色或脓性，性交后出血或月经间期出血，偶有分泌物刺激，引起外阴瘙痒或不适。子宫颈炎向子宫韧带扩展时，还会出现腰骶部酸痛不适，尤其在月经期比较明显。妇科检查可见子宫颈呈糜烂样改变，或有黄色分泌物覆盖子宫颈口或从此流出，也可表现为子宫颈肥大或子宫颈息肉。

知识点4：子宫颈炎的辅助检查   副高：熟练掌握   正高：熟练掌握

（1）宫颈细胞学检查：巴氏涂片检查法是传统的宫颈细胞学检查方法，其分级标准为巴氏Ⅰ～Ⅴ级，其中巴氏Ⅱ级为子宫颈炎。

（2）阴道镜检查：从视觉和组织学上确定宫颈和下生殖道的状况，全面观察鳞、柱状细胞交界处，评定其病变，确定并取活体组织，作出组织学诊断，为进一步处理提供依据。

（3）活体组织检查：为确诊的最可靠方法，可检出宫颈湿疣、癌细胞、结核、梅毒等，与一般慢性子宫颈炎鉴别。

知识点5：子宫颈炎症的治疗要点　　　副高：熟悉　正高：熟悉

（1）急性子宫颈炎：主要是抗生素治疗。可根据不同情况采用经验性抗生素治疗或针对病原体的抗生素治疗。若为淋病奈瑟球菌或沙眼衣原体感染，性伴侣要进行相应的检查和治疗。

（2）慢性子宫颈炎：宫颈糜烂样改变若无临床症状，不需治疗，仅需要做细胞学筛查。若细胞学异常，则根据细胞学结果进行相应处理。对糜烂样改变伴有分泌物增多、乳头状增生或接触性出血者，常给予物理治疗，包括激光、冷冻和微波治疗，也可辅以保妇康栓等中药治疗。治疗前应排除宫颈上皮内瘤样病变和宫颈癌。慢性子宫颈管黏膜炎可针对病因进行治疗；病原体不清者，尚无有效治疗方法，可使用物理治疗；子宫颈息肉可行息肉摘除术；子宫颈肥大一般无须治疗。

知识点6：子宫颈炎的护理评估　　　副高：熟练掌握　正高：熟练掌握

（1）健康史：了解婚育史、阴道分娩史及妇科手术史、宫颈损伤等情况，以评估发病的原因。

（2）身体状况：评估白带性状及量，是否有阴道分泌物增多或性质的改变。有无外阴瘙痒，有无腰酸或下腹部坠痛。有无尿急、尿频、尿痛等泌尿系统症状。妇科检查见宫颈有无充血、水肿、糜烂或黏膜脓性分泌物从宫颈管流出。

（3）心理-社会状况：患者因有不洁性生活史而出现典型的临床症状而产生恐惧心理，但又不敢及时就医或去医院治疗，加重了患者的思想负担。

知识点7：子宫颈炎的护理诊断　　　副高：熟练掌握　正高：熟练掌握

（1）排尿异常：与慢性子宫颈炎蔓延至膀胱三角区或膀胱周围组织造成尿频或排尿困难有关。

（2）皮肤完整性受损：与外阴瘙痒而搔抓过度所致有关。

（3）焦虑：与担心患宫颈癌有关。

（4）自尊紊乱：与慢性子宫颈炎致不孕有关。

知识点8：子宫颈炎的护理措施　　　副高：熟练掌握　正高：熟练掌握

（1）一般护理：给予高蛋白、高热量、高维生素饮食，适当卧床休息。做好会阴护理，及时更换会阴垫，保持床单位及衣物清洁。

（2）病情观察：监测生命体征，发现体温异常或感染性休克的症状，应报告医生及时处理。此症常合并子宫内膜炎、阴道炎，注意观察有无相关症状出现。

（3）治疗护理

1）急性子宫颈炎：按医嘱规范使用抗生素，观察药物副作用。

2）慢性子宫颈炎：物理治疗为主要方法。临床常用的物理治疗方法有激光治疗、冷冻治疗、红外线凝结疗法及微波疗法等。其原理都是将宫颈糜烂面的单层柱状上皮破坏，结痂脱落后新的扁平上皮覆盖创面，为期3～4周，病变较深者，需6～8周，宫颈恢复光滑外观。接受物理治疗的患者应注意：①治疗前应常规做宫颈刮片行细胞学检查，排除宫颈癌和宫颈上皮内瘤样病变。②有急性生殖器炎症者列为禁忌。③治疗时间选择在月经干净后3～7天内进行。④术后应每日清洗外阴2次，保持外阴清洁，在创面尚未愈合期间（4～8周）禁盆浴、性交和阴道冲洗。⑤患者术后均有阴道分泌物增多，在宫颈创面痂皮脱落前，阴道有大量黄水流出，在术后1～2周脱痂时可有少量血水或少许流血，若出血量多需急诊处理，局部用止血粉或压迫止血，必要时加用抗生素。⑥一般于两次月经干净后3～7日复查，了解创面愈合情况，同时注意观察有无宫颈管狭窄。未痊愈者可择期再做第2次治疗。

知识点9：子宫颈炎的健康指导   副高：熟练掌握   正高：熟练掌握

（1）定期复查：指导育龄女性定期妇科检查，发现子宫颈炎应常规先做宫颈刮片细胞学检查，筛查宫颈癌后及时治疗。

（2）告知物理治疗后注意事项：①阴道分泌物会增多，甚至有大量水样排液，术后1～2周脱痂时，可有少许出血。应每日擦洗外阴2次，勤换卫生垫，保持清洁、干燥。若分泌物有臭味或量多，应及时复诊。②治疗后2个月内禁止性生活、盆浴及阴道灌洗。③一般在治疗后的2次月经干净后3～7天复查，效果欠佳者可遵医嘱做第2次治疗。

第四节　盆腔炎性疾病

知识点1：盆腔炎性疾病的概述   副高：熟悉   正高：熟悉

盆腔炎性疾病（PID）是指女性上生殖道的一组感染性疾病，主要包括子宫内膜炎、输卵管炎、输卵管卵巢脓肿（TOA）、盆腔腹膜炎。炎症可局限于一个部位，也可同时累及几个部位，最常见的是输卵管炎及输卵管卵巢炎，单纯的子宫内膜炎或卵巢炎较少见。盆腔炎性疾病多发生在性活跃期、有月经的妇女，初潮前、绝经后或无性生活者很少发生盆腔炎性疾病，若发生盆腔炎性疾病，也往往是由邻近器官炎症扩散所致。若盆腔炎性疾病被延误诊断或未能得到有效治疗，有可能导致上生殖道感染后遗症（不孕、输卵管妊娠、慢性腹痛、炎症反复发作等），称为盆腔炎性疾病后遗症，从而严重影响妇女的生殖健康。

知识点2：盆腔炎性疾病的感染途径   副高：熟悉   正高：熟悉

（1）沿着生殖道黏膜上行蔓延：非妊娠期和非产褥期盆腔炎的主要感染途径，淋菌及葡萄球菌常沿此途径扩散。

（2）经淋巴系统蔓延：是产褥感染，产后感染及宫内节育器放置后感染的主要途径，厌氧菌、大肠埃希菌，链球菌多沿此途径蔓延。

（3）经血传播：病原体首先侵入身体其他系统后再经血液循环感染生殖器官，为结核分枝杆菌的主要感染途径。

（4）直接蔓延：腹腔内的其他脏器感染后，直接蔓延到内生殖器，如阑尾炎可直接感染右输卵管引起输卵管炎。

一、急性盆腔炎

知识点3：急性盆腔炎的概述　　副高：熟练掌握　正高：熟练掌握

女性内生殖器官及其周围的结缔组织、盆腔腹膜发生炎症时称为盆腔炎。引起盆腔炎的病原体有两个来源，来自原寄居在阴道内的菌群，包括需氧菌、厌氧菌和来自外界的病原体如淋病奈瑟球菌、沙眼衣原体、结核分枝杆菌等。急性盆腔炎治疗不及时可引起弥漫性腹膜炎、败血症、感染性休克。甚至危及生命。

知识点4：急性盆腔炎的病因　　副高：熟悉　正高：熟悉

（1）产后或流产后感染：流产后、产后妊娠组织残留，阴道流血时间过长；手术器械消毒不严格；手术无菌操作不正确造成术后感染。

（2）宫腔内手术操作后感染：如放置或取下宫内节育器、刮宫、输卵管通气、通液、碘油造影术、宫腔镜检查、剖宫产等由于手术消毒不严格或原有慢性炎症，经手术干扰可引起急性发作并扩散。

（3）经期卫生不良：使用不洁的月经垫、经期性交等。

（4）感染性疾病传播：不洁性交史、早年性交、多个性伴侣、性交过频者均可导致病原体侵入。

（5）邻近器官炎症直接蔓延：阑尾炎、腹膜炎等邻近器官的炎症经过直接蔓延也可致盆腔炎。

知识点5：急性盆腔炎的临床表现　　副高：熟练掌握　正高：熟练掌握

（1）症状：①轻者无症状或症状轻微不易被发现，常因延误正确治疗而导致上生殖道感染后遗症。常见症状为下腹痛、发热、阴道分泌物增多。腹痛为持续性、活动或性交后加重。②重者可有寒战、高热、头痛、食欲缺乏等。月经期发病者可出现经量增多、经期延长。腹膜炎者出现消化系统症状，如恶心、呕吐、腹胀、腹泻。若有脓肿形成，可有下腹包块及局部压迫刺激症状。患者若有输卵管炎的症状及体征并同时伴有右上腹疼痛者，应怀疑有肝周围炎。

（2）体征：患者呈急性病容，体温升高，心率加快；下腹部有压痛、反跳痛及肌紧张，叩诊鼓音明显，肠鸣音减弱或消失。盆腔检查：阴道充血，可见大量脓性臭味分泌物从宫颈口外流；穹隆有明显触痛，宫颈充血、水肿、举痛明显；宫体增大，有压痛，活动受限；宫旁一侧或两侧片状增厚，或有包块，压痛明显。

知识点6：急性盆腔炎后遗症的临床表现　　　　副高：熟练掌握　正高：熟练掌握

患者有时出现低热、乏力等，临床多表现为不孕、异位妊娠、慢性盆腔痛，或盆腔炎性疾病反复发作等症状。妇科检查通常发现子宫大小正常或稍大，常呈后位，活动受限，或粘连固定、触痛；宫旁组织增厚，骶韧带增粗、触痛；或在附件区可触及条索状物，囊性或质韧包块，活动受限，有触痛。如果子宫被固定或封闭于周围瘢痕化组织中，则呈"冰冻骨盆"状态。

知识点7：急性盆腔炎的辅助检查　　　　　　　副高：熟练掌握　正高：熟练掌握

（1）实验室检查：①血常规可见白细胞计数明显增多，中性粒细胞比例升高、核左移并有中毒颗粒。②血培养或阴道后穹隆穿刺涂片、细菌培养及药物敏感试验。

（2）特殊检查：B超或腹腔镜检查有助于诊断。腹腔镜的肉眼诊断标准有：①输卵管表面明显充血；②输卵管壁水肿；③输卵管伞端或浆膜面有脓性渗出物。

（3）在作出急性盆腔炎的诊断后，要明确感染的病原体，通过剖腹探查或腹腔镜直接采取感染部位的分泌物做细菌培养及药物敏感试验结果最准确，但临床应用有一定局限性。宫颈管分泌物及后穹隆穿刺液的涂片、培养及免疫荧光检测对明确病原体有帮助。

知识点8：急性盆腔炎的治疗要点　　　　　　　副高：熟悉　正高：熟悉

（1）急性盆腔炎：主要为及时、足量的抗生素治疗，必要时手术治疗。

（2）盆腔炎性疾病后遗症：多采用综合性治疗方案控制炎症，同时注意增强机体抵抗力，缓解症状，增加受孕机会。包括：①物理疗法，能促进盆腔局部血液循环，改善组织营养状态，提高新陈代谢，有利于炎症吸收和消退，常用的有激光、短波、超短波、微波、离子透入等。②中药治疗，结合患者特点，通过清热利湿、活血化瘀或温经散寒、行气活血达到治疗目的。③西药治疗，针对病原菌选择有效抗生素控制炎症，还可采用透明质酸酶等使炎症吸收。④输卵管积水者可手术治疗。⑤不孕女性可选择辅助生育技术达到受孕目的。

知识点9：急性盆腔炎的护理评估　　　　　　　副高：熟练掌握　正高：熟练掌握

（1）健康史：询问近期有无流产和宫腔内手术操作史，经期卫生保健情况，有无邻近器官炎症、有无宫腔内授精的病史。

（2）身体状况：测量生命体征。评估下腹疼痛程度及腹痛的性质，有无肌紧张、压痛、反跳痛。观察阴道分泌物状态，评估白带性质、量、气味。

（3）心理-社会状况：患者发病较急，病情重，身体虚弱，要评估患者的心理反应，有无手术治疗恐惧或无助不安，是否需要咨询指导。

知识点10：急性盆腔炎的护理诊断　　　　副高：熟练掌握　　正高：熟练掌握

（1）疼痛：与生殖器官及周围结缔组织炎症有关。
（2）体温过高：与盆腔炎症有关。
（3）知识缺乏：与缺乏经期卫生知识有关。
（4）舒适的改变——腹胀：与盆腔腹膜炎症使肠蠕动减慢有关。
（5）自理缺陷：与卧床休息、输液有关。

知识点11：急性盆腔炎的护理措施　　　　副高：熟练掌握　　正高：熟练掌握

（1）一般护理：①卧床休息，取半卧位，有利于脓液积聚于子宫直肠陷凹，使炎症局限。②给予高热量、高蛋白、高维生素、流质或半流饮食，并遵医嘱纠正电解质紊乱和酸碱失衡。③高热时采用物理降温，若有腹胀应行胃肠减压。④每日消毒外阴2次，保持外阴清洁，减少不必要的盆腔检查，避免炎症扩散。

（2）观察病情：观察患者精神状态及营养；检查生命体征，是否有寒战、发热、恶心、呕吐、食欲缺乏、疲乏无力；下腹痛的部位、持续时间及伴随症状，是否有阴道分泌物增多；是否用药，观察疗效及不良反应。

（3）治疗护理：①要使患者了解及时、足量的抗生素治疗的重要性。经恰当的抗生素积极治疗，绝大多数盆腔炎性疾病患者能彻底治愈，使其建立信心，主动配合。②护士应经常巡视，并观察患者的用药反应。对于药物治疗无效、脓肿持续存在、脓肿破裂者需要手术切除病灶，根据患者情况选择经腹手术或腹腔镜手术。需要手术治疗者，为其提供相应的护理措施。③对于接受抗生素治疗的患者，应在72小时内随诊以确定疗效，评估有无临床情况的改善，若此期间症状无改善，则需进一步检查，重新进行评估，必要时行腹腔镜或手术探查。对沙眼衣原体及淋病奈瑟球菌感染者，可在治疗后4～6周复查病原体。

（4）检查配合：协助抽血检查血常规、血或阴道分泌物化验检查或培养及药物敏感试验等；B超检查有助于发现盆腔积液或包块。

（5）预防并发症：严密观察，防止脓毒血症、败血症及肝周围炎的发生。

（6）防治后遗症：为预防盆腔炎性疾病后遗症的发生，应该注意：①严格掌握手术指征，严格遵循无菌操作规程，为患者提供高质量的围手术期护理。②及时诊断并积极正确治疗下生殖道感染及盆腔炎性疾病。③注意性生活卫生，减少性传播疾病。对于被确定为盆腔炎性疾病后遗症的患者，要使其了解通过中西医结合的综合性治疗方案有望缓解症状，减轻患者的焦虑情绪。

（7）心理护理：关心患者的疾苦，耐心倾听患者的诉说，尽可能满足患者的需求，并告知患者绝大多数盆腔炎性疾病是可以治愈的，使其建立信心，减轻焦虑。

| 知识点12：急性盆腔炎的健康指导 | 副高：熟练掌握　正高：熟练掌握 |

（1）讲解有关疾病知识和经期卫生知识，改变个人不良卫生习惯，避免不必要的妇科检查。

（2）针对患者的心理状况，帮助其利用有助于健康的社会保健。

（3）对无生育计划的女性，应采取有效的避孕措施，减少人工流产的次数。

二、慢性盆腔炎

| 知识点13：慢性盆腔炎的病因 | 副高：熟悉　正高：熟悉 |

慢性盆腔炎常因急性盆腔炎治疗不彻底、不及时或患者体质较弱，病程迁延而致。慢性盆腔炎病程长，症状可在月经期加重，机体抵抗力下降时反复发作，严重影响妇女健康。

| 知识点14：慢性盆腔炎的病理 | 副高：熟悉　正高：熟悉 |

（1）慢性输卵管炎与输卵管积水：慢性输卵管炎多为双侧，输卵管呈轻度或中度肿大。输卵管呈结节性增厚称为结节性输卵管炎。当伞端及颊部粘连闭锁，浆液性渗出物积聚而形成输卵管积水。

（2）输卵管卵巢炎及输卵管卵巢囊肿：当输卵管炎症波及卵巢时可互相粘连形成炎性包块，或伞端与卵巢粘连贯通液体渗出而形成输卵管卵巢脓肿，脓液被吸收后可形成输卵管卵巢囊肿。

（3）慢性盆腔结缔组织炎：炎症蔓延至宫骶韧带使纤维组织增生、变硬。若蔓延范围广泛，宫颈旁组织增厚变硬，向外呈扇形达盆壁而形成"冰冻骨盆"。

（4）慢性子宫内膜炎：常见于流产后、产后，胎盘胎膜残留或子宫复旧不良引发感染；绝经后妇女雌激素低下，子宫内膜薄易受感染，严重者宫颈管粘连形成宫腔积脓。

| 知识点15：慢性盆腔炎的临床表现 | 副高：熟练掌握　正高：熟练掌握 |

（1）症状：①全身症状多不明显，有时可有低热，全身不适，易疲劳。②慢性盆腔痛，下腹坠痛、腰痛、肛门坠胀、月经期或性交后症状加重，也可有月经失调、痛经或经期延长。③不孕及异位妊娠由于输卵管阻塞而致。

（2）体征：妇科检查可见子宫常呈后位，活动受限，粘连固定，输卵管炎可在子宫一侧或两侧触及增厚的输卵管呈条索状，输卵管卵巢积水或囊肿可摸到囊性肿物。

| 知识点16：慢性盆腔炎的辅助检查 | 副高：熟练掌握　正高：熟练掌握 |

（1）宫颈或阴道分泌物检查：有淋菌和/或结核分枝杆菌感染。

（2）血液检查：红细胞沉降率增快，白细胞增多，C反应蛋白水平增高。

（3）影像学检查：有盆腔或输卵管积液、输卵管卵巢肿物。

知识点17：慢性盆腔炎的治疗要点　　　　副高：熟悉　正高：熟悉

（1）中药治疗：以清热利湿、活血化瘀为主，也可用中药灌肠。

（2）物理疗法：常用方法有短波、超短波、离子透入、蜡疗等。

（3）其他药物治疗：在应用抗生素的同时使用α-糜蛋白酶或透明质酸酶，以利粘连和炎症的吸收，提高疗效。

（4）手术治疗：输卵管积水，输卵管卵巢囊肿可手术治疗。

（5）一般治疗：加强锻炼，增加营养，提高机体抵抗力。

知识点18：慢性盆腔炎的护理评估　　　　副高：熟练掌握　正高：熟练掌握

（1）健康史：询问近期有无流产和宫腔内手术操作史，经期卫生保健情况，有无邻近器官炎症、有无宫腔内授精的病史。

（2）身体状况：测量生命体征。评估下腹疼痛程度及腹痛的性质，有无肌紧张、压痛、反跳痛；观察阴道分泌物状态，评估白带性质、量、气味。

（3）心理-社会状况：患者发病较急，病情重，身体虚弱，要评估患者的心理反应，有无手术治疗恐惧或无助不安，是否需要咨询指导。

知识点19：慢性盆腔炎的护理诊断　　　　副高：熟练掌握　正高：熟练掌握

（1）高热：与脓肿形成有关。

（2）舒适的改变：与腰骶部疼痛及下坠感有关。

（3）焦虑：与病程长、治疗效果不明显有关。

知识点20：慢性盆腔炎的护理措施　　　　副高：熟练掌握　正高：熟练掌握

（1）一般护理：①为患者提供心理支持，减轻患者心理压力，增强战胜疾病的信心。②指导患者积极锻炼身体，养成良好的卫生习惯，减少疾病的发生。

（2）疾病护理：①指导患者遵医嘱用药，不中途停药，确保疗效。②减轻患者不适，遵医嘱给予镇静、镇痛药，注意观察用药后反应。③为需手术治疗的患者提供术前和术后护理。

知识点21：慢性盆腔炎的健康指导　　　　副高：熟练掌握　正高：熟练掌握

（1）指导患者保持良好的卫生习惯，注意劳逸结合，增强机体抵抗力，预防慢性盆腔炎急性发作。

（2）做好经期、孕期、产褥期的卫生教育及性卫生指导，避免不洁的性生活，减少性传播疾病，禁止经期性行为。

（3）为患者讲解盆腔炎发病原因及预防复发的相关知识。

（4）做好心理疏导减轻患者心理压力，并取得患者的配合。

（5）指导患者连续足疗程用药，防止转为慢性盆腔炎。

第九章 月经失调妇女的护理

第一节 异常子宫出血

正常子宫出血又叫月经，正常的月经周期一般为21~35天，每次月经持续2~8天，平均一次失血量为20~60ml。凡月经不正常，内、外生殖器无明显器质性病变或全身出血性疾病，而由神经内分泌调节紊乱引起的月经的频率、规律性、经期出血量或持续时间与正常月经不同的，称为异常子宫出血（AUB），AUB是一种常见的妇科疾病，可发生于月经初潮至绝经间的任何年龄，50%的患者发生于绝经前期，育龄期占30%，青春期占20%。

AUB可分为无排卵性AUB和排卵性AUB两类，其中，85%为无排卵性AUB。无排卵性AUB多见于青春期和围绝经期，排卵性多见于育龄期女性。

根据中华医学会妇科科学分会内分泌学组2014年建议，目前已不再使用"功能失调性子宫出血（功血）"一词。

（1）无排卵性AUB：无排卵性AUB是由于机体受到内部和外部各种异常因素，诸如精神过度紧张、情绪变化、环境气候改变、营养不良、贫血、代谢紊乱、甲状腺功能异常等疾病影响时，通过中枢神经系统引起下丘脑－垂体－卵巢轴功能调节异常，从而导致月经失调。

1）青春期AUB：主要原因是下丘脑－垂体对雌激素的正反馈反应异常。同时患者由于青春期下丘脑－垂体－卵巢轴尚未成熟，未能建立稳定的周期性调控机制，如果此时受到机体内部和外界等诸多因素的应激刺激或肥胖等遗传因素的影响，就可能引起AUB。

2）绝经过渡期AUB：绝经过渡期AUB的主要原因是，卵巢功能逐渐减退，卵泡逐渐耗尽，剩余卵泡对垂体促性腺激素的反应性减低，雌激素分泌量波动，不能形成排卵前高峰，排卵停止。

3）育龄期AUB：可因某种内外环境刺激，如劳累、应激、流产、手术或疾病等引起短暂的无排卵。亦可因肥胖、多囊卵巢综合征、高催乳素血症等长期存在的因素引起持续无排卵性。

4）其他因素：无排卵性AUB还与子宫内膜出血的自限性机制缺陷有关，如子宫内膜组织脆性增加、子宫内膜脱落不全、血管结构与功能异常、凝血与纤溶异常、血管舒缩因子异常等。

（2）排卵性AUB：较无排卵性AUB少见，多发生于生育期妇女，患者有排卵，但黄体功能异常。常见两种类型。

1）黄体功能不足（LPD）：黄体功能健全发育的前提是足够水平的促卵泡激素（FSH）和黄体生成素（LH），LH/FSH比值以及卵巢对LH的良好反应，而黄体功能不全的因素主要有卵泡发育不良，LH排卵高峰分泌不足，LH排卵峰后低脉冲缺陷。

2）子宫内膜不规则脱落：又称黄体萎缩不良，是由于下丘脑－垂体－卵巢轴调节功能紊乱或溶黄体机制异常引起黄体萎缩不全，内膜持续受孕激素影响，使子宫内膜不能如期完全脱落。

知识点3：异常子宫出血的临床表现　　　　　　　　　　副高：掌握　正高：掌握

（1）无排卵性AUB：临床最常见的症状是子宫不规则出血，表现为经期长短不一，甚至可达1个月以上，经量多少不定，从淋漓不断而至大量出血。出血期一般不伴有下腹疼痛或其他不适，出血量多或时间长的患者常继发贫血。

（2）排卵性AUB：多见于育龄女性，部分见于青春期少女和更年期女性。其中可分为排卵型月经过多、黄体功能不全、子宫内膜脱落不规则脱落和排卵期出血等类型。

1）黄体功能不足表现为月经周期缩短，月经频发（周期<21日），有时月经周期虽在正常范围内，但卵泡期延长、黄体期缩短（<11日）。患者不易受孕或易早期流产。

2）子宫内膜不规则脱落者，表现为月经周期正常，但经期延长，长达9～10日，且出血量多，后几日常表现为少量淋漓不断出血。

3）表现为月经过多，周期正常。

4）表现为围排卵期出血，即在月经中期有少量阴道流血，伴或不伴腹痛。

知识点4：异常子宫出血的辅助检查　　　　　　　　　　副高：掌握　正高：掌握

（1）妇科检查：盆腔检查排除器质性病灶，常无异常发现。

（2）诊断性刮宫：于月经前3～7日或月经来潮12小时内刮宫，以确定排卵或黄体功能。为确定是否子宫内膜不规则脱落，应在月经期第5～6日进行诊刮。不规则流血者可随时进行刮宫。

（3）宫腔镜检查：直接观察子宫内膜情况，表面是否光滑、有无组织突起及充血。

（4）基础体温测定（BBT）：是测定排卵的简易可行方法。不仅可判断有无排卵，还可了解黄体功能的情况。无排卵性AUB患者BBT无上升改变呈单相曲线，提示无排卵。黄体功能不足患者BBT呈双相型，但高温相<11日。子宫内膜脱落患者BBT呈双相型，但下降缓慢。

（5）宫颈黏液结晶检查：经前出现羊齿植物叶状结晶提示无排卵。

（6）阴道脱落细胞涂片检查：判断雌激素影响程度。

（7）激素测定：于月经周期黄体期合适时间（第21日）测定血孕酮值，若升高提示近期有排卵。

（8）凝血功能检查：包括凝血酶原时间、部分凝血活酶时间、纤维蛋白原含量等，判断患者是否存在出血性疾病。

（9）妊娠试验：即血或尿中人绒毛膜促性腺激素（hCG）检查，明确患者是否怀孕。

（10）全血细胞计数：帮助确定患者是否存在贫血或血小板减少性疾病。

（11）影像学检查：超声检查可用于评估子宫情况；宫腔声学造影可观察患者是否有子宫内膜息肉、子宫内膜癌、子宫畸形、黏膜下肌瘤等多种疾病；宫腔镜检查可直接观察子宫内膜、宫颈管的生理病理情况。

知识点5：异常子宫出血的治疗要点　　　　　　　　副高：掌握　正高：掌握

（1）无排卵性AUB

1）支持治疗：加强营养，保证休息；贫血者补充铁剂、维生素C和蛋白质，严重贫血者遵医嘱输血；出血时间长者遵医嘱给予抗生素预防感染。

2）药物治疗：青春期和育龄期女性以止血、调整月经周期、促排卵为主；围绝经期女性以止血、调整月经周期、减少经量和防止子宫内膜病变为主。多采用性激素止血和调整月经周期，出血期可辅以促凝血和抗纤溶药物治疗。①孕激素：可促进子宫内膜的周期转化，达到止血效果。适用于体内已有一定水平雌激素的患者。常用药物有地屈孕酮、微粒化孕酮、孕酮。但停药后内膜脱落，可引起撤药性出血，不适合严重贫血的患者。②复方短效口服避孕药：适用于长期的严重无排卵性异常子宫出血。常用药物有炔雌醇环丙孕酮片、屈螺酮炔雌醇片、屈螺酮炔雌醇片Ⅱ、去氧孕烯炔雌醇片、复方左炔诺孕酮等。③高效合成孕激素：适用于血红蛋白含量较低患者，青春期患者不适用。常用药物有炔诺酮、甲羟孕酮，一般在出血停止、贫血被纠正后停止用药。④左炔诺孕酮宫内缓释系统：是一种宫内节育器，可在子宫内缓慢地释放低剂孕激素，避孕效果好，而且可长期保护子宫内膜，减少子宫出血量，不良反应较小。⑤促排卵：适用于有迫切怀孕愿望的患者。常用的药物有氯米芬、来曲唑等。⑥雌孕激素序贯疗法：适用于内源性雌激素不足的患者。常用药物有戊酸雌二醇片、雌二醇环丙孕酮片、雌二醇片、地屈孕酮片。

3）其他辅助治疗药物：①一般止血药，常用氨甲环酸，具有抗纤溶作用。②雄激素类药物，可抵抗雌激素的作用，增强子宫平滑肌张力，减少盆腔充血、增加子宫血管张力，减少子宫出血速度，具有协助止血、改善贫血的作用。常用药物有丙酸睾酮。③改善贫血药物，中、重度贫血患者可适当补充铁剂、叶酸或使用促红细胞生成素。④抗感染药，主要适用于出血时间较长、贫血症状严重、抵抗力较差并有感染症状的患者，应及时使用抗生素。

4）手术治疗：①刮宫术，最常用，可以迅速止血。围绝经期女性激素治疗前常规刮宫以排除子宫内膜病变，青春期患者应持谨慎态度。②子宫内膜切除术，使月经减少甚至闭经，适用于经量多的围绝经期患者和经激素治疗无效且无生育要求的育龄期女性。③子宫切除术，用于对各种治疗效果不佳或无效者，要在患者和家属了解所有治疗功血的可行方法后，由患者和家属自行选择是否切除子宫。适用于无生育要求、症状重、年龄大或药物治疗失败的患者。

（2）排卵性AUB

1）支持治疗：同无排卵性AUB。

2）黄体功能不足的治疗：①促进卵泡发育和诱发排卵。于月经第5日开始每日口服氯米芬50mg，连服5日。②刺激黄体功能。于基础体温上升后开始隔日肌内注射绒毛膜促性腺激素（hCG）1000~2000IU，共5次。③黄体功能替代。于排卵后开始每日肌内注射孕酮10mg，共10~14日。

（3）子宫内膜不规则脱落的治疗：其治疗原则为调节下丘脑－垂体－卵巢轴的反馈功能，促进黄体及时萎缩。常用药物为孕激素和hCG。对于无生育要求者，可口服避孕药，调整周期。

知识点6：异常子宫出血的护理评估	副高：熟练掌握　正高：熟练掌握

（1）健康史：详细了解患者异常子宫出血的类型、发病时间、病程经过、出血前有无停经史及以往治疗经过，注意患者的年龄、月经史、婚育史、避孕措施、激素类治疗药物使用史及全身与生殖系统有无相关疾病，如肝病、血液病、糖尿病、甲状腺功能亢进或甲状腺功能低下等。询问有无贫血和感染征象。

（2）身体状况：观察营养状况、有无贫血貌；询问阴道流血量。青春期异常子宫出血患者因缺乏对疾病的认识而不能及时就诊，导致病程延长或止血效果不佳；绝经过渡期及生育期异常子宫出血患者因异常阴道流血，怀疑患恶性肿瘤。患者会表现出情绪不稳定，烦躁，焦虑不安等心理反应。

（3）心理－社会状况：年轻患者常因害羞或其他顾虑而不及时就诊。因病程时间长并发感染或因止血效果不佳，绝经前期患者往往怀疑或惧怕长期不规则出血是生殖器官肿瘤所致。生育年龄女性因黄体功能不全而导致的孕早期流产与不孕，也同样造成患者的极大精神负担与心理障碍。

知识点7：异常子宫出血的护理诊断	副高：熟练掌握　正高：熟练掌握

（1）疲乏：与子宫异常出血导致的继发性贫血有关。

（2）焦虑：与子宫不规则出血、月经紊乱导致的工作、学习不方便有关，与性激素治疗的不良反应有关。

（3）知识缺乏：缺乏性激素相关知识。

（4）有感染的危险：与子宫不规则出血、出血量多导致严重贫血，机体抵抗力下降有关。

知识点8：异常子宫出血的护理措施	副高：熟练掌握　正高：熟练掌握

（1）一般护理

1）休息与活动：出血期间患者抵抗力较低，应卧床休息，适当限制活动及探视时间，充分休息。

2）营养指导：患者加强营养，改善全身情况，可以补充铁剂、维生素C和蛋白质，经量多者应额外补充铁，向患者推荐含铁较多的食物，如猪肝、豆角、蛋黄、胡萝卜、葡萄干等。多食粗纤维食物，保证获得足够的营养。

3）保持清洁，预防感染：勤换卫生垫和内裤；出血期间禁止性生活及盆浴；保持室内空气新鲜，每天通风2次。

（2）疾病护理

1）疾病观察：注意观察患者阴道流血情况、皮肤及黏膜苍白的程度。

2）预防感染：严密观察与感染有关的症状及体征，如体温、子宫体压痛等。监测白细胞计数和中性粒细胞分类。同时做好会阴护理保持局部清洁。如果有感染征象，及时与医生联系并遵医嘱进行治疗。

3）大出血患者的护理：绝对卧床休息，注意观察意识状态；详细记录患者的生命体征及出血量，嘱患者保留会阴垫和内裤等以便准确估计出血量；对出血量多者，应绝对卧床休息，遵医嘱做好配血、输血和采取止血措施，执行治疗方案维持患者正常血容量；配合医生采取止血措施，如刮宫术等。

4）用药护理：遵医嘱正确使用性激素，指导患者在治疗期间如出现不规则阴道流血，应及时就诊。

5）心理护理：加强护患沟通；帮助患者减轻心理负担，向患者解释病情及提供相关信息。

知识点9：异常子宫出血的健康指导　　　　　　　副高：掌握　正高：熟练掌握

（1）通过健康教育，使患者及其家属提高对疾病的认识，及早察觉异常，及时就医。

（2）青春发育期少女及更年期女性分别处于生殖功能发育和衰退的过渡时期，情绪不稳定，应保持身心健康，注意增加营养，加强身体锻炼。

（3）月经期避免剧烈活动，勤换内裤，禁止盆浴，出血期间禁止性交，出血时间长者更应该保持会阴清洁，以防上行感染。

（4）有贫血者要补充铁剂，加强营养。

（5）指导测定基础体温，预测是否为排卵周期，如为持续单相体温，提示无排卵，应及时治疗。

第二节　痛　　经

知识点1：痛经的概述　　　　　　　　　　　副高：熟练掌握　正高：熟练掌握

凡在行经前后或在行经期出现腹痛、腰酸、下腹坠胀或其他不适并影响生活和工作者称为痛经，是妇科最常见的症状之一。痛经分为原发性和继发性两种。前者是指生殖器官无器质性病变的痛经，后者指由于盆腔器质性疾病所引起的痛经。

| 知识点2：痛经的病因及发病机制 | 副高：熟悉　正高：熟悉 |

与原发性痛经有关的主要原因是与子宫内膜合成和释放前列腺素增加有关。原发性痛经者子宫内膜和月经血中前列腺素（PGF_{2a}）高于正常妇女。PGF_{2a}刺激子宫肌肉引起收缩，子宫肌肉强烈的痉挛则造成供应子宫血液的血管收缩，而导致子宫肌肉缺血和疼痛PGE_2则抑制子宫收缩，使宫颈松弛，因此，当PGF_{2a}水平升高、PGE_2水平下降时，疼痛可加剧。此外，原发性痛经的发生还与精神、心理社会因素有关。

| 知识点3：痛经的临床表现 | 副高：熟练掌握　正高：熟练掌握 |

原发性痛经在青少年期常见，多在初潮后1～2年内发病，无排卵型月经一般不发生痛经。痛经多于月经第1～2天出现，常为下腹部阵发性绞痛，有时也放射至肛门、腰部及阴道，疼痛程度也多变异，可表现为轻微痉挛性疼痛，严重时患者不能忍受，疼痛剧烈时出现头晕、低血压、面色苍白及出冷汗，甚至晕厥。也有部分患者经前1～2天即开始下腹部疼痛，月经来潮时加剧。膜状月经患者疼痛剧烈，一旦排出后疼痛迅速减轻。妇科检查可无异常发现。

| 知识点4：痛经的辅助检查 | 副高：熟练掌握　正高：熟练掌握 |

（1）妇科检查：无阳性体征。有时可见子宫过度前屈/后屈、子宫发育不良、子宫内膜呈管状脱落的膜状月经。

（2）宫颈分泌物培养和血液检查：若怀疑痛经由感染造成，该检查有助于确诊。

（3）盆腔超声检查：原发性痛经患者盆腔B超检查无异常情况发生。继发性痛经患者盆腔B超检查可发现子宫畸形、子宫均匀增大或不规则增大、盆腔包块等病变。

（4）宫腔镜检查：可发现黏膜下子宫肌瘤及双子宫、纵隔子宫等子宫畸形。

（5）腹腔镜检查：可明确盆腔有无内膜异位症病变、粘连等情况。

（6）CT和MRI检查：可以了解盆腔包块的大小、部位及质地。

| 知识点5：痛经的治疗要点 | 副高：熟悉　正高：熟悉 |

应避免过度疲劳和精神刺激，主要以对症治疗为主。

（1）病因治疗：加强营养、增强体质、保持身心适当休息。宫颈狭窄者可行宫颈扩张术。

（2）中药治疗：以活血行气、散瘀镇痛为原则，宜用少腹逐瘀汤加减。

（3）激素治疗

1）雌激素：常用于子宫发育不良者。妊马雌酮0.625mg或17β-雌二醇1mg，连续21天，可在服药后期加用孕激素，停药8～10天，重复使用3～6个月，停药观察，根据情况可重复使用。

2）孕激素：抑制子宫收缩。①自经前7～10天开始，每天肌内注射孕酮10～20mg，连续5天；或从经前10天起口服甲羟孕酮4～8mg，连服7天。②自月经第5天开始，每天口服炔诺酮2.5～5.0mg或甲羟孕酮4～8mg，连服22天，连用3个周期。③雌激素、孕激素复合物：适用于少量女性痛经较顽固者。口服避孕药1号或2号，与避孕药服用方法相同，连服3～6个周期。

（4）前列腺素抑制剂的应用：适用于不要求避孕或对口服避孕药效果不好的原发性痛经患者。从月经第20～22天开始，用复方阿司匹林0.5g，每天2～3次，或吲哚美辛25mg，每天3次，连服7天；氟芬那酸200mg，每天3次，或甲芬那酸500mg，每天3次，于月经第1天开始服药，连续2～3天。

（5）对症治疗：痛经发作期间可用阿托品、颠茄合剂等解痉药对症治疗。吗啡类镇痛药因容易成瘾，不宜久用。

知识点6：痛经的护理评估　　　　副高：熟练掌握　正高：熟练掌握

（1）健康史：了解年龄、婚姻状况、月经史与生育史，询问与诱发痛经相关的因素，疼痛与月经的关系，疼痛发生的时间、部位、性质及程度，是否服用镇痛药缓解疼痛，用药量及持续时间，疼痛时伴随的症状以及自觉最能缓解疼痛的方法和体位。

（2）身体状况：评估下腹痛严重程度及伴随症状。注意与其他原因造成的下腹部疼痛症状相鉴别。妇科检查无阳性体征。

（3）心理-社会状况：痛经引起小腹胀痛或腰酸的感觉，影响正常的生活，往往会使患者有意识或无意识地怨恨自己是女性，认为来月经是"倒霉""痛苦"，甚至出现神经质的性格。

知识点7：痛经的护理诊断　　　　副高：熟练掌握　正高：熟练掌握

（1）舒适的改变——恶心、呕吐：与痛经有关。
（2）疼痛：与月经期子宫痉挛性收缩，子宫肌组织缺血缺氧有关。
（3）恐惧：与长时期痛经症状造成的精神紧张有关。
（4）焦虑：与反复疼痛有关。

知识点8：痛经的护理措施　　　　副高：熟练掌握　正高：熟练掌握

（1）一般护理：提醒患者注意生活规律，劳逸结合，适当营养并保证充足的睡眠，加强经期卫生，避免剧烈运动，防止受寒。

（2）治疗护理：对于痛经不能忍受者，可用镇痛、解痉药。常用前列腺素合成酶抑制剂减少前列腺素PG产生，如奥沙普秦0.2g/d或氟芬那酸0.6g/d。月经来潮即开始服药，连续2～3天。必要时用镇痛药对症处理，但应防止药物依赖或成瘾。顽固性病例可口服避孕药抑制排卵，因分泌型子宫内膜中前列腺素含量明显高于增殖型子宫内膜，药物抑制排卵后，使子宫内膜不呈分泌型改变，疗效达90%以上。

（3）心理护理：原发性痛经应重视心理护理，要关心并理解患者的不适和恐惧心理，讲解有关月经期的生理反应及痛经有关知识，消除患者恐惧、焦虑及精神负担，鼓励患者积极参与社会活动，保持乐观情绪，减轻心理压力。

| 知识点9：痛经的健康指导 | 副高：熟练掌握　正高：熟练掌握 |

（1）进行月经期保健指导：指导患者经期忌食生冷、寒凉食物，注意保暖，避免焦虑、精神紧张和过度劳累。经期保持清洁卫生，禁止性生活，加强经期保护，预防感冒。饮食宜清淡，加强营养，保证充足的休息和睡眠。

（2）提供精神心理支持：关心并理解患者的不适和恐惧心理，经期不适是正常人可以承受的生理反应。疼痛不能忍受时可以采用非麻醉性镇痛治疗，适当使用镇痛、镇静、解痉药可以缓解痛经症状，不必恐惧。

（3）应用生物反馈法：增加患者的自我控制感，使身体放松，以解除痛经。

（4）减轻疼痛症状：指导患者用热水袋敷下腹部或进食热汤或热茶等，可以减轻疼痛症状。

第三节　围绝经期综合征

| 知识点1：围绝经期综合征的概述 | 副高：熟练掌握　正高：熟练掌握 |

围绝经期是指妇女自生殖年龄过渡到无生殖年龄的生命阶段，包括从出现与绝经有关的内分泌、生物学和临床特征起，至最后1次月经后1年。绝经综合征（MPS）是指妇女绝经前后出现性激素波动或减少所致的一系列躯体及心理症状，是每一个妇女生命进程中必然发生的生理过程。

绝经可分为自然绝经和人工绝经。其中，前者指卵巢内卵泡生理性耗竭所致的绝经；后者指双侧卵巢经手术切除或受放射线照射等因素影响致卵巢功能丧失所致的绝经。人工绝经者更易发生围绝经期综合征。绝经年龄与遗传、营养、地区、环境、吸烟等因素有关。

| 知识点2：围绝经期综合征的病因及发病机制 | 副高：熟悉　正高：熟悉 |

（1）内分泌因素：由于卵巢萎缩，围绝经期最早的变化是卵巢功能衰退，然后为下丘脑和垂体的功能退化。卵巢功能衰退致雌激素水平下降，孕激素水平相对不足或缺乏，反馈性的卵泡刺激素（FSH）水平增高。加快了卵泡发育速度，导致卵泡期缩短，卵泡数目逐渐减少直至耗竭，卵巢分泌激素继续下降，使正常的下丘脑-垂体-卵巢轴之间平衡失调。影响了自主神经中枢及其支配下的各脏器功能，从而出现一系列性激素减少所致的症状。当卵巢切除或放疗损伤卵巢后，由于雌激素突然急剧下降所造成症状更为明显。

（2）神经递质：血β-内啡肽及其自身抗体含量绝经后明显降低，引起神经内分泌调节功能紊乱。神经递质5-羟色胺水平异常，与情绪变化密切相关。

（3）遗传因素、个体人格特征、神经类型：均与围绝经期综合征的发病及症状严重程度有关。围绝经期综合征患者大多神经类型不稳定，或有神经压抑及精神上受过较强烈刺激的病史。另外，经常从事体力劳动的人发生围绝经综合征的较少，即使发生也较轻、消退较快。

知识点3：围绝经期综合征的近期症状　　　　　　副高：熟练掌握　正高：熟练掌握

（1）月经紊乱：绝经过渡期的常见症状，由于稀发排卵或无排卵，表现为月经周期不规则、经期持续时间长及经量增多或减少。该症状的出现取决于卵巢功能状态的波动性变化。

（2）血管收缩症状：主要表现为潮热，是雌激素降低的特征性症状。其特点是反复出现短暂的面部和颈部及胸部皮肤阵阵发红，伴有烘热，继之出汗。一般持续1~3分钟。症状轻者每天发作数次，严重者10余次或更多，夜间或应激状态易促发。该症状可持续1~2年，有时长达5年或更长。潮热严重时为避免影响工作、生活和睡眠需性激素治疗。该症状可持续1~2年，有时长达5年或更长。

（3）自主神经失调症状：常出现如心悸、眩晕、头痛、失眠、耳鸣等自主神经失调症状。

（4）精神神经症状：围绝经期女性往往感觉注意力不易集中，并且情绪波动大。表现为激动易怒、焦虑不安或情绪低落、抑郁、不能自我控制等情绪症状，记忆力减退也较常见。

知识点4：围绝经期综合征的远期症状　　　　　　副高：熟练掌握　正高：熟练掌握

（1）泌尿生殖道症状：主要表选为泌尿生殖道萎缩症状，出现阴道干燥、性交困难及反复阴道感染，排尿困难、尿痛、尿急等反复发生的尿路感染。

（2）骨质疏松：绝经后女性雌激素缺乏使骨质吸收快于骨质生成，导致骨量快速丢失而出现骨质疏松。50岁以上女性半数以上会发生绝经后骨质疏松，一般发生在绝经后5~10年内，最常发生在椎体。

（3）阿尔茨海默病：是老年性痴呆的主要类型。绝经后期女性比老年男性罹患率高，可能与绝经后内源性雌激素水平降低有关。

（4）心血管病变：绝经后妇女糖、脂肪代谢异常增加，动脉粥样硬化、冠心病的发病风险较绝经前明显增加可能与雌激素水平低下有关。

知识点5：围绝经期综合征的辅助检查　　　　　　副高：熟练掌握　正高：熟练掌握

（1）妇科检查：发现外阴阴道萎缩，大小阴唇变薄，皱襞减少，阴道萎缩，如合并感染，阴道分泌物增多、味臭，子宫颈及子宫萎缩变小，尿道口因萎缩而成红色。

（2）血清激素测定：①血清FSH值及E_2值测定。检查血清FSH值及E_2值可了解卵巢功能。绝经过渡期血清FSH＞10U/L，提示卵巢储备功能下降。闭经、FSH＞40U/L且

$E_2 < 10 \sim 20pg/ml$，提示卵巢功能衰竭。但围绝经期性激素水平处于波动状态，所以卵泡刺激素、雌二醇正常也不能否认更年期的存在。②抑制素B。血清抑制素B$\leqslant 45ng/l$，是卵巢功能减退的最早标志，比FSH更敏感。③抗米勒管激素（AMH）。AMH$\leqslant 0.5 \sim 1.1ng/ml$，提示卵巢储备功能下降，低至0.2ng/ml提示即将绝经，绝经后此值一般测不出。

（3）血常规检查：了解贫血程度及有无出血倾向。

（4）血脂检查：胆固醇增高主要是β脂蛋白。

（5）尿常规、细菌学检查、膀胱镜检查：以排除泌尿系病变。

（6）宫颈刮片：进行防癌涂片检查。

（7）分段诊断性刮宫：除外器质性病变。

（8）心电图检查：检查有无心肌缺血、心律失常等心脏疾病。

（9）B超检查：了解子宫及附件情况。可观察到基础状态卵巢的窦卵泡数减少、卵巢容积缩小、子宫内膜变薄。阴道不规则流血患者应排除器质性病变。

（10）其他：必要时行X线、阴道脱落细胞、腹腔镜等检查。

知识点6：围绝经期综合征的治疗要点　　　　副高：熟悉　正高：熟悉

选择心理治疗配合对症治疗或激素治疗。

（1）一般治疗：①围绝经期精神症状可因神经类型不稳定或精神状态不健全而加剧，故应进行心理治疗。②必要时，选用适量镇静药助睡眠，谷维素调节自主神经功能，可以缓解潮热症状。③为预防骨质疏松坚持锻炼，增加日晒时间，摄入足量蛋白质及含钙丰富食物，并按医嘱补充钙剂。

（2）激素替代治疗（HRT）：在有适应证、无禁忌证的前提下，在治疗的窗口期使用。

1）适应证：①缓解绝经相关症状（如血管舒缩症状及与其相关的睡眠障碍等）尤其是血管舒缩障碍如潮热、盗汗，睡眠障碍等；同时有助于改善疲倦感；缓解患者易激动、烦燥的情绪，以及焦虑、紧张或心境低落等。②泌尿生殖道萎缩相关的问题，如阴道干涩、疼痛、排尿困难、性交痛、反复发作的阴道炎、反复泌尿系统感染、夜尿、尿频和尿急。③预防绝经后期骨质疏松症，包括有骨质疏松症的危险因素（如低骨量）及绝经后期骨质疏松症。

2）禁忌证：①已知或怀疑妊娠；原因不明的阴道流血。②已知或怀疑患有乳腺癌。③已知或怀疑患有性激素依赖性恶性肿瘤。④患有活动性静脉或动脉血栓栓塞性疾病（最近6个月内）。⑤严重肝肾功能障碍；血卟啉症、耳硬化症。⑥脑膜瘤（禁用孕激素）等。

3）慎用情况：子宫肌瘤、子宫内膜异位症、子宫内膜增生史，尚未控制的糖尿病及严重高血压，有血栓形成倾向，胆囊疾病、癫痫、偏头痛、哮喘、高催乳素血症，系统性红斑狼疮，乳腺良性疾病，乳腺癌家族史。

4）制剂及剂量：主要药物为雌激素，常同时使用孕激素。剂量个体化，以取最小有效量为佳。

5）用药方案：①序贯给药，有子宫者在雌激素治疗的后半周期加用孕激素制剂。②联合用药，雌、孕激素合剂。

6）用药时间：应用HRT时，应个性化用药，且在综合考虑治疗目的和危险的前提下，使用能达到治疗目的的最低有效剂量，没有必要限制HRT的期限。应用HRT时应至少每年进行1次个体化危险/受益评估，根据评估情况决定疗程的长短，并决定是否长期应用。在受益大于危险时，可继续给予HRT。

（3）非激素类药物：①选择性5-羟色胺再摄取抑制剂，如盐酸帕罗西汀20mg，每日1次早晨口服，可有效改善血管舒缩症状及精神神经症状。②钙剂，如氨基酸螯合钙胶囊每日口服1粒（含1g），可减缓骨质丢失。③维生素D适用于围绝经期妇女缺少户外活动者，每日口服400～500U，与钙剂合用有利于钙的完全吸收。④谷维素可调节自主神经功能。

知识点7：围绝经期综合征的护理评估 　　　　副高：熟练掌握　正高：熟练掌握

（1）健康史：对40岁以上女性，若月经紊乱应重点了解月经史、生育史、有无泌尿生殖道炎症及高血压等，并注意其社会环境以及精神、经济因素等。

（2）身体状况：了解卵巢功能减退及雌激素不足引起的症状，如月经紊乱、潮热；了解家庭因素或社会因素诱发的症状；了解个性特点与精神因素引起的症状。

（3）心理-社会状况：女性在绝经期以前曾有过精神状态不稳定，绝经期以后则往往较易发生失眠、多虑、抑郁、易激惹等。

知识点8：围绝经期综合征的护理诊断 　　　　副高：熟练掌握　正高：熟练掌握

（1）有感染的危险：与绝经过渡期膀胱黏膜变薄致反复发作膀胱炎有关，与内分泌及局部组织结构改变致抵抗力低下有关。

（2）焦虑：与绝经过渡期内分泌改变、家庭和社会环境改变、个性特点、精神因素等有关。

（3）知识缺乏：缺乏围绝经期综合征的相关知识。

（4）自我形象紊乱：与月经紊乱、出现精神和神经症状等围绝经期症候群有关。

知识点9：围绝经期综合征的护理措施 　　　　副高：熟练掌握　正高：熟练掌握

（1）一般护理：注意加强营养和有良好的饮食习惯。营造良好的睡眠环境，保证每晚睡眠7～8小时。饮食和运动的指导是非常重要的。更年期女性易出现骨质疏松症，除鼓励其坚持到户外活动、多晒阳光外，注意补充足够蛋白质，以减慢骨的丢失；多吃富钙食物，必要时补充钙剂、降钙素等也都有助于防止骨丢失，并预防自主神经功能紊乱症状。

（2）医护治疗配合：指导患者了解激素治疗的用药目的、药物剂量、用药方法及可能出现的不良反应。对长期接受激素治疗者要嘱患者定期随访，以调整用药，寻求适合于个体的最佳用量，以防不良反应。

（3）心理护理：与围绝经期女性交往时，通过语言、表情、态度、行为等去影响患者的认识、情绪和行为，使护理人员和患者双方发挥积极性，相互配合，达到缓解症状的目的。

同时也使患者家属了解围绝经期女性可能出现的症状并给予同情、安慰。

| 知识点10：围绝经期综合征的健康指导 | 副高：熟练掌握　正高：熟练掌握 |

（1）向围绝经期女性及其家属讲解绝经是一个生理过程，绝经发生的原因及绝经前后身体将发生变化，帮助患者消除因绝经变化产生的恐惧心理，并对将发生的变化做好心理准备。

（2）介绍减轻绝经期前后症状的方法，以及预防围绝经期综合征的措施。适当地增加钙质和维生素D摄取，减少因雌激素水平降低而致的骨质疏松。参加力所能及的体力和脑力劳动，保持良好的生活习惯。坚持适度的体育锻炼，均有助于分散注意力，缓解不适。规律的运动如散步、骑自行车等可以促进血液循环，维持肌肉良好的张力，延缓老化的速度，还可以刺激骨细胞的活力，延缓骨质疏松症的发生。

（3）帮助患者了解围绝经期是正常生理过程。消除无谓的恐惧和焦虑，以乐观积极的态度对待老年期的到来，帮助解决各种心理矛盾、情绪障碍、心理冲突等问题。

（4）耐心解答患者提出的问题，建立护患合作和相互信任关系，共同发挥防治作用。

（5）宣传雌激素补充疗法的有关知识。

第十章 葡萄胎妇女的护理

知识点1：葡萄胎的概述　　　　　　　　　　　副高：熟练掌握　正高：熟练掌握

　　妊娠后胎盘绒毛滋养细胞增生、间质水肿变性，形成大小不一的水泡，水泡间借蒂相连成串形如葡萄，称为葡萄胎，也称水泡状胎块（HM）。葡萄胎是一种滋养细胞的良性病变，可发生于任何年龄的生育期妇女，葡萄胎可分为完全性葡萄胎与部分性葡萄胎两类。完全性葡萄胎表现为宫腔内充满水泡状组织，胎儿及其附属物缺如，年龄＜20岁及＞35岁妊娠妇女的发病率明显升高，可能与该年龄段容易发生异常受精有关。

　　部分性葡萄胎表现为有胚胎，胎盘绒毛部分水泡状变性，并且有滋养细胞增生。部分性葡萄胎的发病率远低于完全性葡萄胎，其高危因素可能与口服避孕药及不规则月经等有关，但与年龄和饮食因素无关。此外，葡萄胎的发生可能还与遗传基因有关。

知识点2：完全性葡萄胎的病因　　　　　　　　　　副高：熟悉　正高：熟悉

　　完全性葡萄胎的发病原因尚不完全清楚。目前认为可能与种族、营养状况、社会经济因素、病毒感染、卵巢功能失调、细胞遗传异常及免疫功能等有关。

　　（1）营养缺乏：营养状况与社会经济因素是可能的高危因素之一。饮食中缺乏维生素A及其前体胡萝卜素和动物脂肪者发生葡萄胎的概率显著升高。

　　（2）年龄及前次妊娠史：＞35岁和40岁的妇女妊娠时葡萄胎的发生率分别是年轻妇女的2倍和7.5倍，故年龄是高危因素。前次妊娠有葡萄胎史也是高危因素，既往自然流产史和不孕史也被认为可增加葡萄胎的发生。

　　（3）遗传学因素：因缺乏母系染色体参与调控，则引起印迹紊乱。

　　（4）其他：如气候、地理环境、病毒感染及免疫等方面，在葡萄胎发病中也起作用。

知识点3：葡萄胎的病理生理　　　　　　　　　　副高：熟练掌握　正高：熟练掌握

　　（1）完全性葡萄胎

　　1）巨检：水泡状物形似葡萄，大小不一，占满整个宫腔，其间有纤细的纤维素相连，常混有血块及蜕膜碎片。无胎儿及其附属物或胎儿痕迹。

　　2）镜检：①绒毛间质水肿呈水泡样。②滋养细胞不同程度的增生。③间质内无胎源性血管。

　　（2）部分性葡萄胎

　　1）巨检：部分绒毛呈水泡状，仍保留部分正常绒毛，伴有或不伴有胚胎或胎儿组织。

2）镜检：①部分绒毛水肿，轮廓不规则。②滋养细胞轻度增生，常仅为合体滋养细胞增生。③间质内可见含有有核红细胞的胎源性血管。④可见胚胎和胎膜的组织结构。

知识点4：葡萄胎的临床表现　　　　　　　　　副高：熟练掌握　　正高：熟练掌握

（1）完全性葡萄胎

1）停经后阴道流血：为最常见的症状。多数患者停经8～12周发生不规则阴道流血，时出时停，量多少不定，如果母体大血管破裂可造成大量出血，导致休克甚至死亡，有时在血中可发现水泡状物。

2）子宫异常增大、变软：由于绒毛水肿及宫腔积血约半数以上患者的子宫大于停经月份，质地极软，并伴血清hCG水平异常升高。约1/3患者的子宫大小和停经月份相符，子宫小于停经月份的只占少数。

3）妊娠呕吐：出现时间较正常妊娠早，症状严重且持续时间长。发生严重呕吐未及时纠正者可导致水电解质紊乱。

4）妊娠期高血压疾病征象：多发生于子宫异常增大和HCG水平异常升高者，可在妊娠早期出现高血压、蛋白尿和水肿等症状，而且比正常妊娠出现时间更早（妊娠24周前），而且症状严重，容易发展为子痫前期，但子痫罕见。

5）卵巢黄素化囊肿：大量绒毛膜促性腺激素（hCG）刺激卵巢卵泡内膜细胞发生黄素化而形成囊肿，称为卵巢黄素化囊肿。常为双侧性，也可单侧，大小不等，囊壁薄，表面光滑。通常无症状，偶可发生扭转致急腹痛。黄素化囊肿在水泡状胎块清除后2～4个月自行消退。

6）腹痛：为阵发性下腹隐痛。常发生在阴道流血前，往往不剧烈，可忍受。如发生黄素化囊肿扭转或破裂时，可出现急性腹痛。

7）甲状腺功能亢进征象：约7%患者出现轻度甲状腺功能亢进，表现为心动过速、皮肤潮湿和震颤，但突眼少见。

（2）部分性葡萄胎的症状没有完全性葡萄胎典型，除阴道流血常见外，一般无子痫前期、卵巢黄素化囊肿等，妊娠呕吐也较轻。子宫多数与停经月份相符，甚至更小。易误诊为不全流产或过期流产，需对流产组织进行病理学检查方能确诊。

知识点5：葡萄胎的辅助检查　　　　　　　　　副高：熟练掌握　　正高：熟练掌握

（1）hCG测定：是诊断葡萄胎的一项重要辅助检查。正常妊娠时hCG的分泌高峰在妊娠的60～70天。葡萄胎滋养细胞高度增生，产生大量hCG，血清中hCG浓度高，高于正常妊娠月份值或持续不降。

（2）影像学检查

1）超声检查：是一项常用的辅助检查，可多采用经阴道彩色多普勒超声。完全性葡萄胎表现为子宫大于相应孕周，无妊娠囊或胎心搏动，宫腔内充满"落雪状"或"蜂窝状"图像。部分性葡萄胎可在胎盘局部出现异常征象，有时还可见胎儿或羊膜囊，但通常畸形。此外，还可测到双侧或一侧卵巢囊肿。

2）MRI检查：此检查具有无创、软组织对比度好及多断面成像等优点。葡萄胎的MRI表现为子宫增大，宫腔内有"蜂窝状"或"葡萄状"图像，病变包膜完整，宫腔及肌层未见明显增粗、迂曲的血管等。

3）X线检查：主要用于肺部检查，是发现葡萄胎肺转移首选的检查方法。

4）CT检查：对肺部较小病灶和脑、肝等部位的转移灶有较高的诊断价值。

（3）组织学检查：是葡萄胎的确诊方法。①全部或部分胎盘绒毛变性、肿胀呈葡萄样水泡，无胚胎、脐带、羊膜等胎儿附属物。②镜下，绒毛肿大、间质水肿；间质血管稀少或消失；滋养细胞不同程度地增生。

（4）甲状腺激素测定：葡萄胎伴有甲状腺功能亢进患者，血清游离T_3、T_4水平升高。

知识点6：葡萄胎的处理原则 　　　　　　　　副高：熟悉　正高：熟悉

（1）清宫：葡萄胎一经确诊，应及时清除宫腔内容物，一般采用吸宫术。具有手术时间短、出血少、不易发生子宫穿孔等优点。

（2）子宫切除术：对于年龄＞40岁、无生育要求者，或临床有恶变可能，可行预防性子宫切除术，但不是常规处理方法。

（3）预防性化疗：因葡萄胎有恶变可能，故对下列高危病例应进行预防性化疗，但不是常规推荐：①年龄＞40岁。②葡萄胎排空前hCG异常增高或清宫后hCG下降缓慢或始终处于高值。③伴有咯血者。④无条件随访者。一般采用氟尿嘧啶或放线菌素D单药化疗1～2个疗程。

（4）卵巢黄素囊肿：一般不需要处理，随着hCG的下降就会自然消失。若发生扭转，可以在B超或腹腔镜下穿刺吸出囊液，使其复位，扭转时间较长发生坏死者，需行患侧附件切除术。

知识点7：葡萄胎的护理评估 　　　　　　　　副高：熟练掌握　正高：熟练掌握

（1）健康史：询问患者年龄、社会经济情况、营养状况等相关致病因素。了解患者及家族的既往疾病史，包括滋养细胞疾病史、月经史、生育史等。葡萄胎患者多有2～4个月停经史。

（2）身体状况：①询问患者停经后有无不规则阴道流血及流血发生的时间和量的多少，有无水泡样物随血排出，是否伴有腹痛。葡萄胎患者因子宫快速增大可有腹部不适或阵发性隐痛，发生黄素囊肿急性扭转时则有急性腹痛。出血时间长者可有贫血和感染表现。②了解早孕反应情况，症状严重程度及持续时间。葡萄胎患者早孕反应重、持续时间长，常为妊娠剧吐；还可在妊娠24周前出现高血压、蛋白尿及水肿等妊娠期高血压疾病征象。③检查子宫、卵巢的大小、质地。半数以上患者子宫大于停经月份，质地变软，系因葡萄胎迅速增长及宫腔积血所致。少数因绒毛退行性变，停止发育，子宫大小与停经月份相符或小于停经月份。子宫大小如孕5个月时，仍触不到胎体、听不到胎心、无自觉胎动。双侧卵巢常呈囊性增大。

（3）心理-社会状况：①评估患者及家属的情绪反应，对葡萄胎有关知识了解的程度，是否有错误认识及不必要的担心和顾虑，对清宫术有无恐惧或焦虑心理。②葡萄胎发生不规则流血时，部分患者会误认为流产而行保胎治疗，当治疗效果欠佳或明确诊断后，患者及家属常感不安，担忧此次妊娠的结局及今后是否能生育正常孩子，并表现出对清宫手术的恐惧。

| 知识点8：葡萄胎的护理诊断 | 副高：熟练掌握　正高：熟练掌握 |

（1）焦虑：与担心清宫术及预后有关。
（2）自尊紊乱：与得到正常新生儿的愿望不能满足及对将来妊娠担心有关。
（3）知识缺乏：缺乏葡萄胎相关疾病知识。
（4）感染的危险：与不规则阴道流血有关。

| 知识点9：葡萄胎的护理措施 | 副高：熟练掌握　正高：熟练掌握 |

（1）一般护理：保持病房内空气清新，环境安静、温度适宜，告知患者卧床休息。鼓励患者进高热量、高蛋白、高维生素、易消化饮食，对不能进食或进食不足者，应遵医嘱静脉补充营养。注意观察尿便情况。

（2）病情观察：①严密观察阴道流血情况。排出物中有无水泡样组织，并嘱患者保留会阴垫，以便准确估计出血量。②监测生命体征。发现阴道大量流血及清宫术中大出血时，应立即报告医生，并严密观察面色、血压、脉搏、呼吸等。

（3）对症护理

1）预防感染：①保持病室空气新鲜，定期消毒病房。严格控制探视，避免交叉感染。②每日用温开水擦洗外阴1~2次，保持外阴清洁，使用消毒会阴垫，以防上行感染。③严密监测体温、血白细胞计数及分类、阴道排出物性状等，发现感染征象及时报告医生。遵医嘱给予抗生素。

2）子宫切除术患者的护理：对年龄较大、无条件随访需切除子宫者，要妥善做好术前准备和术后护理。

3）清宫术患者的护理：①术前配血，做好输液、输血准备，并备好清宫术所需器械、物品及抢救药品，并建立静脉输液通路。②术中必要时遵医嘱静脉滴注缩宫素，防止大出血休克。清宫术过程中陪伴在患者身旁，注意观察面色及生命体征变化，了解患者的感受，发现异常及时报告医生并配合处理。③葡萄胎一般需清宫两次，每次术后均需取较小的靠近子宫壁的葡萄状组织送病理检查。

（4）心理护理：①引导患者说出心理感受，评估患者对疾病的心理承受能力、接受清宫术的心理准备及目前存在的主要心理问题。②多与患者沟通，了解其思想动态，耐心倾听其诉说，解除不必要的思想顾虑。③给患者及家属讲解疾病有关知识，解释各种检查及治疗的目的及必要性，以取得配合。

知识点10：葡萄胎的健康指导　　　　　　　　　副高：熟练掌握　正高：熟练掌握

（1）二次刮宫：葡萄胎清宫不易一次吸刮干净，一般于1周后行第二次刮宫。刮宫术后禁止性生活1个月，保持外阴清洁，以防感染。

（2）葡萄胎排出后，在相当长一段时间内仍有恶变的可能。一般认为有5%～20%的葡萄胎可发展为侵蚀性葡萄胎，故应告诉患者定期随访，以便早期发现恶变。①随访时间：葡萄胎清除后应每周检测hCG 1次，直至转为阴性后仍需每周复查1次，3个月内如一直阴性则改为每2周1次，共3个月。如连续阴性，改为每月检查1次并持续半年。第2年起每半年1次，至少随访2年。②随访内容：除常规检测hCG外，应注意询问有无异常阴道流血、咳嗽、咯血及其他转移灶症状；并做盆腔检查了解阴道有无紫蓝色结节，子宫大小、有无结节状突出，卵巢黄素囊肿是否消退。必要时进行X线胸片及盆腔B超检查。③注意事项：随访期间应严格避孕，以免妊娠后混淆病情。避孕方法最好选用阴茎套。

第十一章　腹部手术妇女的护理

第一节　妇科腹部手术妇女的一般护理

妇科手术是妇科疾病常用的治疗手段之一，主要包括腹部手术和外阴及阴道手术两大类。手术既是治疗的过程，也是创伤的过程。根据手术的范围，可以分为剖腹探查术、附件切除术、次全子宫切除术、全子宫切除术、全子宫及附件切除术、子宫根治术、肿瘤减灭术等；根据手术的急缓程度，可以分为择期手术、限期手术和急诊手术。

一、术前护理

（1）实验室检查：包括以下方面。①血、尿、粪三大常规检查：了解患者的一般健康情况，了解红细胞总数、血红蛋白含量，排除贫血。②凝血功能测定：测定凝血酶原时间及血小板计数，排除出凝血功能异常。③水、电解质水平测定：排除水、电解质紊乱。④肝、肾功能检查：排除肝肾疾病。⑤空腹血糖或糖化血红蛋白测定：排除糖尿病。

（2）影像学检查：常规进行胸部X线摄片，排除呼吸道感染；年龄＞60岁，肺气肿、肺纤维化、胸廓畸形、肺叶切除术后的患者应做肺功能测定。

（3）其他检查：心电图检查，了解心功能。心电图显示有心律失常者，应做24小时动态心电图检查，器质性心脏病患者应做超声心动图检查。

（1）了解患者的一般情况：年龄、婚姻状况、职业、文化程度、民族；询问患者目前居住的地址、联系方式等。

（2）了解患者当前情况：疾病诊断、治疗方案、护理措施等。

（3）了解手术的理由和目的；了解拟施行的手术；了解手术的迫切性。

（4）了解月经史、婚姻史和生育史，如末次月经的时间、月经紊乱病史，以避免月经期手术；了解药物过敏史和其他过敏史。

（5）了解既往的疾病史，根据年龄了解患者是否有该年龄段常见病或者多发病史，评估老年患者身体各器官退化状况，判断是否存在视力或者听力减退，是否伴有老年病、慢性病，排除手术禁忌证。

（6）询问饮食情况和睡眠情况，若有异常要评估原因，以便及时纠正。

（7）评估患者的健康信念，判断是否对治疗和护理产生负面影响。

知识点4：妇科腹部手术妇女术前护理评估——身体状况

　　　　　　　　　　　　　　　　　　　　副高：熟练掌握　正高：熟练掌握

（1）疾病情况：评估疾病相关的症状和体征，判断疾病对患者的影响及其程度，评估自理能力。

（2）评估生命体征：测量体温、脉搏、血压及呼吸，体温高于37.5℃，要考虑是否为感染；脉搏、血压异常，可能有心、血管病变。对异常者应及时报告医生查明原因，给予适当处理。评估患者是否有疼痛，若有，要了解疼痛的性质和程度。目前采用疼痛量表测量疼痛的程度，若有中至重度的疼痛要采取干预措施。

（3）全身状况：了解患者的身高、体重；观察患者的全身营养状况；观察患者皮肤的颜色、弹性等，是否有贫血貌，若有营养不良或贫血，要纠正后再行手术；评估皮肤的完整性，特别是手术部位的皮肤完好性；评估睡眠型态和质量；评估目前是否有阴道流血。存在阴道流血的患者要避免手术，但大出血需要抢救者除外。

（4）了解患者原发病的治疗情况，判断是否对本次手术有影响，若发现手术禁忌证要及时报告医生，纠正后再行手术。

知识点5：妇科腹部手术妇女术前护理评估——心理、社会状况

　　　　　　　　　　　　　　　　　　　　副高：熟练掌握　正高：熟练掌握

（1）了解患者对医院陌生环境的适应程度，是否对患者休息和睡眠有负面的影响。

（2）了解患者对疾病、手术、预后的了解程度和态度，特别是对手术的态度和心理准备情况，与医务人员在手术期间合作配合的可能性和合作度。

（3）了解患者对手术可能引起的情况是否存在焦虑、恐惧等心理反应。

（4）如果患者拟施行子宫和/或卵巢切除术，要了解患者对切除子宫后可能的结果是否了解，是否有正确的认识。

（5）评估患者对手术期间不能履行母亲、妻子、女儿等家庭角色和上班等工作角色而产生的焦虑、不安、悲观、抑郁等情况。

（6）了解患者家人如丈夫、子女对患者疾病和手术的相关知识及态度，手术和治疗是否存在经济困难等。了解患者家庭的沟通模式，家庭关系和相互间信任和依赖的程度。

知识点6：妇科腹部手术妇女的术前护理诊断　　　副高：熟练掌握　正高：熟练掌握

（1）知识缺乏：缺乏手术相关知识及手术前准备相关知识。

（2）焦虑：与医院陌生环境刺激、手术具有危险性有关。

（3）舒适度减弱：与手术前需要做各种准备工作，及改变原有生活型态有关。

知识点7：妇科腹部手术妇女的术前一般护理措施　副高：熟练掌握　正高：熟练掌握

在等待手术期间，患者应尽可能保证充足睡眠，健康饮食；保持良好的心态，增强体质，预防感冒。

知识点8：妇科腹部手术妇女的术前心理护理措施　副高：熟练掌握　正高：熟练掌握

当患者与医务人员达成共识，接受手术治疗方案后，从生理上和心理上开始准备手术，因此，会产生心理压力。患者会担心麻醉的安全，手术是否顺利，术后的疼痛程度，手术后是否会因为某些功能的丧失而影响日常生活和夫妻生活。要亲切耐心接待患者入院，做好病室环境、病友及医护人员的介绍，减少陌生感。及时充分了解患者的担忧和需要，并尽可能地满足或给予比较满意的解释。用浅显易懂的言语、资料或图片，介绍相关疾病医学知识，让患者了解手术目的及手术前后的注意事项。纠正错误认知，如子宫切除后会早衰，会失去性功能。同时，在不影响治疗护理的前提下，尊重患者的信仰和习惯，鼓励患者诉说自己的感受，共同探讨适合于个体缓解心理应激的方法，从而减轻患者心理应激。另外，还要向家属进行健康指导，争取他们的支持与配合。

知识点9：妇科腹部手术妇女的术前指导　　　　副高：熟练掌握　正高：熟练掌握

（1）提供相关知识和信息：要根据患者年龄和文化程度，使用患者可以理解和接受的方式，提供相关知识和信息。可启发患者讨论、提问题，让患者在心情放松的情况下接受知识和信息。①手术治疗的必要性、重要性和可行性：给患者提供相关的疾病知识，与患者分析手术治疗对治疗疾病的必要性和重要性。向患者介绍医务人员和医疗设备，加深对此类手术的自信心和优势条件的理解。②围手术期护理知识：告知患者术前准备的内容，如备皮、阴道准备、肠道准备；介绍拟订的手术、麻醉方式，鼓励患者与医务人员很好地配合完成手术前的准备工作。与患者讨论手术后可能出现的不适和健康问题及可能的处理方法，如术后患者将会进入复苏室，可能继续静脉输液，有留置的尿管或引流管，可能有手术部位的疼痛感，因为麻醉使胃肠蠕动功能减弱而致术后腹胀，告知术后镇痛的方法及其选择，告知早期活动可促进胃肠功能的恢复，预防坠积性肺炎等好处，并指导怎样进行术后早期活动。

（2）指导适应性功能锻炼：术后患者常因为切口疼痛等不愿意咳嗽和翻身，所以术前要训练患者深呼吸、咳嗽、咳痰的方法，如指导患者用手按住切口两侧，限制腹部活动的幅度，以胸式呼吸用力咳嗽。同时应教会患者在别人协助下床上翻身，做肢体运动的方法。让患者反复练习，直到掌握为止。

知识点10：妇科腹部手术妇女的术前准备　　　副高：熟练掌握　　正高：熟练掌握

（1）观察生命体征：生命体征与患者的病情密切相关，应根据医嘱观察测量。术前3日，每8小时测体温、脉搏、呼吸1次，每日测血压1次。

（2）保证足够营养：术前应指导患者进高蛋白、高热量、富含维生素的食物；若年老、体弱、进食困难者应与营养师讨论，调整饮食结构，制定合理食谱，必要时通过肠外营养方式补充，如输白蛋白、输血。

（3）处理术前合并症：对合并贫血、营养不良、高血压、糖尿病、心脏疾患等患者，要及时给予适当的治疗，争取调整到最佳身心状态，为手术创造条件。

（4）确认术前检查项目的完整性：确认必要的术前检查，如血、尿、大便常规，心电图、肝功能、肾功能、出、凝血时间及交叉配血试验的报告及结果；确认没有手术禁忌证。

（5）签手术同意书。

（6）如果判断将要施行的手术范围较大，患者腹腔内粘连严重，手术可能涉及肠道时，遵医嘱术前3日做肠道准备。

（7）术前1日准备

1）皮肤准备：受术者于术前一日完成沐浴更衣等个人卫生后，进行手术区域皮肤的准备。通常以顺毛、短刮的方式进行手术区剃毛备皮，其范围是上自剑突下，下至两大腿上1/3处及外阴部，两侧至腋中线。备皮完毕用温水洗净、拭干，以消毒治疗巾包裹手术野。美国疾病感染控制中心发表的有关伤口部位感染的预防资料（1999年）提示：手术患者不必常规去除毛发，除非毛发密集在切口或周围干扰手术进行时需要，并建议采用脱毛剂或剪毛器去除毛发，以避免刮毛、剃毛时损伤皮肤，增加感染机会。还有资料表明，备皮时间越近手术时间感染率越低，即术前即刻备皮者的伤口感染率明显低于手术前24小时备皮者。最新观点指出，尽可能使用无损伤性剃毛刀备皮，时间尽量安排在临手术时，以免备皮过程产生新创面，增加感染机会。如经腹行全子宫切除术，在备皮同时需做阴道准备。

2）消化道准备：根据手术需要，有的患者术前一日进行清洁灌肠，直至排出的灌肠液中无大便残渣。预计手术可能涉及肠道时，例如卵巢癌有肠道转移者，肠道准备应从术前3天开始；患者于手术前3日进无渣半流饮食，并按医嘱给肠道抑菌药物。术前口服番泻叶水，可代替多次灌肠，效果良好；但应少量试服，按个体反应性选择番泻叶用量，尤其年老、体弱者，以防发生腹泻导致脱水。

3）镇静药：为减轻患者的焦虑程度，保证患者充足睡眠，完成手术前准备后，按医嘱可给患者适量镇静药，如异戊巴比妥、地西泮等肌内注射。手术前一日晚间要经常巡视患者，注意说话低声、动作轻巧，避免影响其休息。如有必要，可第二次给镇静药，但应在手术用药之前4小时，以减少这些药物的协同作用，防止出现呼吸抑制状况。

4）其他：与外科手术患者一样，护士要认真核对受术者生命体征、药物敏感试验结果、交叉配血情况等；必要时应与血库取得联系，保证术中血源供给；全面复习各项辅助检查和实验室检查报告，发现异常及时与医生联系。确保患者术前处于最佳身心状态。

（8）手术日准备

1）手术日晨，护士宜尽早看望受术者，核查体温、血压、脉搏、呼吸等，询问患者的自我感受。一旦发现月经来潮、表现为过度恐惧或忧郁的患者，需及时通知医生；若非急诊手术，应协商重新确定手术时间。

2）术前嘱患者取下可活动的义齿、发夹、首饰及贵重物品，长发者应梳成辫子，头戴布帽以防更换体位时弄乱头发或被呕吐物污染。

3）术前常规安置导尿管并保持引流通畅，以避免术中伤及膀胱、术后尿潴留等并发症。女性尿道长约4cm，短且直，导尿时必须严格执行无菌操作规程以防逆行感染。

4）拟行全子宫切除术者，手术日晨阴道常规冲洗后，分别用2.5%碘伏、75%乙醇消毒宫颈口，擦干后再用1%甲紫涂宫颈及阴道穹隆（作为手术者切除子宫的标志），并用大棉球拭干。

5）根据麻醉师医嘱于术前半小时给基础麻醉药，常用苯巴比妥和阿托品或地西泮、山莨菪碱等，目的在于缓解患者的紧张情绪并减少唾液腺分泌，防止支气管痉挛等因麻醉引起的副交感神经过度兴奋的症状。

6）手术室护士、病房护士在床旁需认真核对患者姓名、住院号、床号等病历资料，并随同患者至手术室。由病房护士直接向手术室巡回护士介绍患者，当面点交、核对无误后签字。

7）病房护士根据患者手术种类及麻醉方式铺好麻醉床，准备好术后监护用具及急救用物等。

（9）急诊手术准备

1）提供安全环境：在患者对病情一无所知的情况下，护士通过实施娴熟技术使患者确信自己正被救治中。配合医师向家属耐心解说病情，解答提问，并告知一些注意事项，让家属了解目前正为患者进行的各种术前准备工作。在条件许可的情况下允许家属陪伴，避免患者初到新环境的孤独感。

2）迅速完成术前准备：急诊患者通常病情危重，处于极度痛苦、衰竭甚至休克状态。患者到来后，护士需立即观察病情，记录体温、血压、脉搏、呼吸等。遇到失血性休克患者，除抢救休克外，手术前准备力求快捷。如用肥皂水擦洗腹部；常规备皮后不必灌肠；若情况允许，刚进食者手术可推迟2~3小时进行；阴道准备可与手术准备同时进行；麻醉前也不必常规给药等。术前准备的全过程要保证患者在舒适的环境中获得心理安全感。医护人员要以熟练的专业技巧在最短时间内完成腹部手术准备，并取得患者和家属的信任和配合，使救治和护理工作有序、高效进行。

二、术后护理

知识点11：妇科腹部手术妇女的术后护理概述　　　　副高：熟练掌握　　正高：熟练掌握

术后护理应从手术完毕至患者出院。术后短时间内，应以观察患者生命体征为护理重点，以后则应注意各系统功能的恢复情况。目的是使患者能尽快康复，防止各种手术并发症的发生。针对患者存在的问题，采取相应的护理措施，让患者和家属参与到护理活动中，发挥患者的主观能动性，提高患者自护能力。

知识点12：妇科腹部手术妇女的术后辅助检查　　副高：熟练掌握　正高：熟练掌握

不做常规要求，根据患者情况进行相应的检查。如术中出血多的患者，要随访红细胞计数，以排除贫血；疑有感染发生时，做胸部X线摄片或血液细菌培养。

知识点13：妇科腹部手术妇女的术后护理评估　　副高：熟练掌握　正高：熟练掌握

（1）健康史：详细阅读手术记录单、麻醉师和手术室护士的交接记录单等，详细了解患者的手术情况，如麻醉的方式及效果，手术范围，术中出血量，术中尿量，输血、输液及用药情况。

（2）身体状况

1）生命体征：及时测量患者血压、脉搏、呼吸和体温，观察术后血压并与术前、术中比较；了解呼吸的频率、深度；注意脉搏是否有力，节律是否整齐；了解体温的变化情况。

2）神志：观察全麻患者的神志，以了解麻醉恢复的情况；对腰麻及硬膜外麻醉患者，了解有无神志的异常变化。

3）皮肤：评估皮肤的颜色和温度，特别应观察切口、麻醉针孔处敷料是否干燥，有无渗血；手术过程中受压部位皮肤及骨突出处皮肤是否完整。

4）疼痛：评估患者术后疼痛的部位、性质、程度，了解患者的镇痛方式；如采用硬膜外置管和自控镇痛装置，需观察管道是否固定通畅；采用注射或口服药物时，要了解药物剂量和使用间隔时间，观察镇痛后患者疼痛的缓解程度。

5）各种引流管：了解引流管的放置部位和作用，观察引流管是否固定通畅，评估引流液的质、色、量，是否有异味等；了解术中是否有腹腔内用药。妇科腹部手术患者常见的引流管有尿管、腹腔引流管、盆腔引流管、胃肠减压管等。

（3）心理－社会状况：患者对手术是否成功，有无并发症最为关心，对术后出现的不适往往感到紧张焦虑。应通过评估患者对手术的耐受情况，亲切耐心的与患者交流，观察心理反应。同时，了解患者有无家属或丈夫陪伴，了解其他支持情况。

知识点14：妇科腹部手术妇女的术后护理诊断　　副高：熟练掌握　正高：熟练掌握

（1）慢性疼痛：与手术创伤有关。
（2）舒适度减弱：与虚弱、疼痛、携带各种导管影响活动度有关。
（3）有感染的危险：与手术创伤有关。

知识点15：妇科腹部手术妇女的术后护理措施　　副高：熟练掌握　正高：熟练掌握

（1）准备环境：为术后患者提供安静、舒适、空气清新的休息环境，备好麻醉床，根据不同手术做好物品的准备，如输液架、心电监护仪、各种引流袋。根据需要准备好氧气等抢救物品。

（2）交接患者：与手术室护士或麻醉师交接患者，测量血压与脉搏，检查静脉通路，各类引流管是否通畅，评估皮肤的完整性。

（3）安置体位：根据手术及麻醉的方式决定体位。

1）全麻未清醒的患者取平卧位，头偏向一侧，保持呼吸道通畅，防止呕吐物、分泌物呛入气管引起窒息或吸入性肺炎，清醒后可根据患者需要选择卧位。未清醒时防止坠床。

2）椎管麻醉者取平卧位，头侧向一侧，第2天改为半卧位，有利于腹腔引流，使术后腹腔内的液体、炎性渗出液局限在直肠子宫陷凹，避免对膈肌的激惹，减少脏器刺激。同时半卧位可松弛腹部肌肉，降低腹部切口张力，减轻疼痛；使肺扩张有利于呼吸、咳嗽、排痰，减少术后肺部并发症。

无论采取何种卧位，都应注意在保证患者舒适的情况下，定时给患者翻身、协助肢体活动，以促进术后恢复。

（4）病情观察：主要观察生命体征、腹部切口、麻醉恢复情况。

1）生命体征：认真观察并记录生命体征。通常术后每30分钟监测1次血压、脉搏和呼吸，直至平稳。平稳后，改为每4~6小时1次；24小时以后，每日测4次，正常后再测3日。术后有心电监护仪者，根据医嘱监测血压、脉搏、呼吸至平稳后，每4小时监测1次直至停止使用心电监护。若测得生命体征异常或有内出血征象，应增加监测的次数，及时报告医生。术后应每日测体温4次，由于机体对手术创伤的反应，术后1~3日体温稍有升高，但一般不超过38℃，如果体温持续升高，或正常后再次升高，应观察有无切口、肺部、泌尿道等部位的感染。

2）切口：术后24小时内注意观察腹部切口有无出血、渗液，切口敷料是否干燥，切口周围皮肤有无红、肿、热、痛等感染征象，敷料污染或渗出多时要请示医生予以更换。对子宫全切的患者，应观察有无阴道流血及阴道分泌物的量、质、色，以判断阴道切口的愈合情况。

3）麻醉的恢复：观察全麻患者意识的恢复情况，观察椎管腰麻患者下肢感觉的恢复情况。一般情况下，停药6小时后麻醉作用消失。

（5）缓解疼痛：疼痛是术后主要的护理问题，麻醉作用消失至术后24小时内疼痛最明显。患者常常因为疼痛而拒绝翻身、检查，甚至产生焦虑、恐惧、失眠等。可按医嘱使用镇痛药或镇痛泵，以缓解患者的疼痛症状。护士应掌握镇痛的方法和技巧，正确指导患者使用自控镇痛装置，或在评估患者疼痛的基础上及时给予镇痛药，常用哌替啶、吗啡。另外，应保持病室安静，环境舒适；用腹带帮助固定伤口，并帮助患者采取半卧位以减轻疼痛。

（6）术后留置管：包括导尿管护理和引流管护理。

1）导尿管的护理：注意以下方面：①导尿管保留时间。全子宫切除术者48小时，中手术（囊肿剥除术）保留24小时，广泛全子宫切除＋盆腔淋巴清扫术患者要保留10~14天。②置管期间定期观察并记录尿液的色、质、量。③集尿袋每周更换2次，保持引流通畅、避免导管扭曲或受压，避免尿潴留及逆流。④置管期间用0.25%~0.50%碘伏溶液每日擦洗会阴2次，鼓励患者多饮水，预防感染。⑤拔管后鼓励患者多饮水、及时排尿，排尿困难者要测残余尿量。

2）引流管的护理：护理的原则是保持引流管固定，引流通畅，保持引流管周围皮肤清洁干燥，同时观察引流物的量、质、色，并做好记录。①留置时间：妇科患者术后通常有留置的腹腔或盆腔引流管，医生根据患者手术情况和引流量决定保留时间。一般留置2～3天。②观察：要观察引流量，一般在24小时负压引流液不超过200ml。若量多应了解是否术中有腹腔内用药；量多且色鲜红，要警惕内出血。

（7）饮食护理：一般手术患者，术后6小时进流质饮食，应避免产气食物如牛奶、豆浆，以免肠胀气。大手术流质饮食1～2天，中手术1天。肛门排气后改流质或半流饮食，以后逐步过渡到普通饮食；涉及肠道的手术患者，术后应禁食，排气后才能进流质饮食，逐步过渡到半流质、普通饮食。术后饮食应以营养丰富、易消化、高热量及富含维生素为原则。鼓励患者进食，促进肠道功能恢复及术后康复，不能进食或进食不足期间，应静脉补充液体和电解质，必要时给静脉高营养。

（8）休息与活动：在镇痛的前提下，要保证患者有良好的休息和足够的睡眠。同时按循序渐进的原则，鼓励患者早期活动。每2小时协助卧床患者翻身1次，生命体征平稳后鼓励患者尽早下床活动，改善循环，促进肺功能恢复，防止下肢静脉血栓形成。活动时，注意防止患者特别是老年患者因体位变化引起血压不稳定，防止突然起床或站立时发生跌倒。

（9）术后心理护理：减轻患者疼痛，解除不适，告知手术的情况及术后的注意事项，帮助患者提高自理能力；做好家属的健康教育，取得其积极的配合，有效降低术后患者不良的心理反应。

知识点16：妇科腹部手术妇女术后常见并发症的护理措施
副高：熟练掌握　正高：熟练掌握

（1）腹胀：多因手术、麻醉致患者肠蠕动减弱所致，炎症、低钾血症等也可引起术后腹胀。通常患者在术后48小时排气，标志肠蠕动恢复。超过48小时未排气的患者应注意观察有无腹胀及腹胀的程度，查找腹胀的原因并进行处理。出现腹胀者排除肠梗阻后可采取热敷腹部、肛管排气、针灸、皮下注射新斯的明（0.5mg）等措施刺激肠蠕动，缓解腹胀。炎症或低钾者可给予抗生素或补钾。同时，鼓励早期下床活动，预防或减轻腹胀。

（2）便秘：术后由于活动减少，胃肠蠕动减弱，患者容易便秘。除鼓励活动外，能进食的患者应多饮水，吃蔬菜、水果，必要时根据患者情况给予麻仁丸、液体石蜡、番泻叶等缓泻剂来预防便秘，保持排便通畅，避免用力排便造成切口疼痛、切口裂开或愈合不良。

（3）泌尿系统症状：①尿潴留。不习惯卧床排尿、留置尿管的机械性刺激是术后患者尿潴留的主要原因。预防措施：术前床上排便的有效训练；术后鼓励患者坐位排尿；增加液体入量；拔尿管前，夹管并定时开放，以训练膀胱功能；可听流水声诱导排尿。若以上措施无效，则再导尿。②尿路感染。尿潴留者多需留置尿管，尽管注意无菌操作技术也难免发生细菌上行性感染。老年患者、术后必须长期卧床者以及过去有尿路感染史的患者都容易发生泌尿系统感染。术后出现尿频、尿痛、并有高热等症者，应按医嘱做尿培养，确定是否有泌尿系统感染。受术者一般在拔管后4～8小时内可自解小便，注意记录尿量和排尿时间。

（4）切口血肿、感染、裂开：妇产科手术切口多数是清洁封闭创口，能迅速愈合，甚少形成瘢痕。如果创口上没有引流物，直到拆线都无须更换敷料。如切口出血甚多，或压痛明显、肿胀、检查有波动感，应考虑为切口血肿。少数患者，尤其年老体弱或过度肥胖者，可出现切口裂开的严重并发症。此时患者自觉切口部位轻度疼痛，有渗液从切口流出；更有甚者腹部敷料下可见大网膜、肠管脱出。护士应及时通知医生并立即用无菌手术巾覆盖包扎，送手术室协助处理。

知识点 17：妇科腹部手术妇女的健康指导 　　　副高：熟练掌握　正高：熟练掌握

（1）饮食：应进食高蛋白、高热量、高维生素的饮食，但应逐步增加食量。饮食搭配应均衡合理、适合患者饮食习惯。既保证营养的质量，又保证营养丰富，多吃新鲜蔬菜和水果。老年患者消化吸收能力降低，应配制易消化的食物，如肉末、鱼汤，少食多餐。

（2）休息与活动：术后多休息，可使身心放松，有利于康复。康复期间应有足够的睡眠。运动可促进全身血流量改善，促进消化吸收、肌肉骨骼的营养供应，促进全身平衡和运动协调。逐渐增加活动时间及活动量，活动量应以患者的耐受力而定。

（3）症状观察：注意伤口愈合情况。若伤口出现红肿、硬结、疼痛或发热等症状及时来院就医。全宫切除术后 7～14 天，阴道可有少量粉红色分泌物。这是阴道残端肠线溶化所致，为正常现象，不需处理，适当休息即可。如阴道出血量多如月经量，应及时就诊。伤口拆线后可淋浴。

（4）全宫切除术后 3 个月内禁止性生活及盆浴。子宫肌瘤剔除术、卵巢囊肿剔除术及异位妊娠手术后 1 个月内禁止性生活及盆浴。妇科手术患者出院后应在 1 个月至 1 个半月来医院复查。

第二节　宫　颈　癌

知识点 1：宫颈癌的概述 　　　副高：熟练掌握　正高：熟练掌握

宫颈癌是女性生殖系统最常见的恶性肿瘤之一，高发年龄为 50～55 岁，近年来有年轻化趋势，严重威胁广大女性的健康。人乳头状瘤病毒（HPV）是本病发生的最主要危险因素。近年来我国政府高度重视对宫颈癌的普查、普治工作，大力开展对宫颈癌的早期发现、早期诊断和早期治疗工作，有效地控制了宫颈癌的发生和发展，也使晚期宫颈癌的发病率和死亡率明显下降。

知识点 2：宫颈癌的病因及发病机制 　　　副高：熟悉　正高：熟悉

宫颈癌的发病因素目前尚不清楚。多种迹象表明，宫颈癌的发病可能是多种因素综合引起的，至于各种因素间有无协同或对抗作用，尚待进一步研究。国内外大量流行病学资料表明宫颈癌与人乳头瘤病毒感染、多个性伴侣、性生活过早（＜16 岁）、性传播疾病、吸烟、经济状况低下和免疫抑制等因素有关。

（1）病毒感染：人乳头瘤病毒感染是宫颈癌的主要危险因素。应用核酸杂交技术检测发现90%以上宫颈癌患者伴有HPV感染，其中以HPV-16及HPV-18型最常见。此外单纯疱疹病毒Ⅱ型及人巨细胞病毒等也可能与宫颈癌发生有关，可能是妊娠期妇女免疫功能低下、病毒活性增强所致。

（2）不良性行为及婚育史：早婚、早育、多产以及有性乱史者宫颈癌的发病率明显增高。初次性生活＜16岁者发病的危险性是20岁以上的2倍，可能与青春期宫颈发育尚未成熟对致癌物比较敏感有关。分娩次数增多，致使宫颈创伤概率增加；妊娠及分娩期的内分泌及营养变化使患宫颈癌的危险性增加。凡患有阴茎癌、前列腺癌或前妻曾患宫颈癌者均为高危男子，与高危男子有性接触的妇女易患宫颈癌。

（3）其他：吸烟可抑制机体的免疫功能，增加感染效应。宫颈癌发病率还与经济状况、种族和地理因素等有关。近年来还发现，应用屏障避孕法可降低宫颈癌发病的危险性。

知识点3：宫颈癌的病理生理　　　　　　　　　　　　　副高：熟悉　正高：熟悉

（1）鳞状细胞浸润癌：以具有鳞状上皮分化（即角化）、细胞间桥，而无腺体分化或黏液分泌为病理要点。多数起源于移行带区的非典型增生上皮和原位癌。

1）巨检：微小浸润癌经肉眼观察无明显异常，或类似宫颈柱状上皮异位。随着病程的发展，表现为以下4种类型。①外生型：又称菜花型，此型最常见。有息肉样或乳头状隆起，继而发展为向阴道内突出的大小不等的菜花状赘生物，质脆易出血。②内生型：又称浸润型。癌灶向宫颈深部组织浸润，宫颈肥大、质硬，表面光滑或仅有表浅溃疡，整个宫颈段膨大如桶状。③溃疡型：不论外生型或内生型病变进一步发展，癌组织坏死脱落，可形成溃疡或空洞，形如火山口。④颈管型：癌灶发生在子宫颈管内，常侵入宫颈管及子宫峡部的供血层，并转移到盆腔淋巴结。

2）显微镜检：①镜下早期浸润癌：指在原位癌的基础上镜检发现小滴状，锯齿状癌细胞团突破基底膜浸润间质。②宫颈浸润癌：癌灶浸润间质范围已超过镜下早期浸润癌，多呈网状或团块浸润间质。根据癌细胞分化程度可分为：Ⅰ级，高分化鳞状细胞癌（角化性大细胞型）；Ⅱ级，中分化鳞状细胞癌（非角化性大细胞型）；Ⅲ级，低分化鳞状细胞癌（小细胞型）。

（2）腺癌

1）巨检：来自宫颈管内，浸润管壁；或自颈管内向颈管外口突出生长，常可侵犯宫旁组织。病灶向宫颈管内生长时，宫颈外观可正常，但因宫颈管膨大，形如桶状。

2）显微镜检：主要有两种组织学类型。①黏液腺癌：最常见，来源于宫颈管柱状黏液细胞，镜下见腺体结构，腺上皮细胞增生呈多层，异型性明显，可见核分裂象，癌细胞呈乳突状突入腺腔，可分为高、中、低分化腺癌。②恶性腺癌：又称微偏腺癌，属于高分化宫颈管黏膜腺癌。腺上皮细胞无异型性，但癌性腺体多，大小不一，形态多变，呈点状突起伸入宫颈间质深层，腺上皮细胞无异型性，常伴有淋巴结转移。

（3）腺鳞状细胞癌：少见，是由储备细胞同时向腺细胞和鳞状细胞分化发展而成，癌组织中含有腺癌和鳞状细胞癌2种成分。

（4）其他：非常少见，如神经内分泌癌、未分化癌、混合性上皮/间叶肿瘤、间叶肿瘤、黑色素瘤、淋巴瘤等。

知识点4：宫颈癌的转移途径　　　　　　　　　　　　*副高：掌握　正高：掌握*

以直接蔓延和淋巴转移为主，血行转移极少见。

（1）直接蔓延：最常见，癌组织局部浸润，向邻近器官及组织扩散。常向下累及阴道壁，极少向上由子宫颈管累及宫腔；癌灶向两侧扩散可累及主韧带及子宫颈旁、阴道旁组织直至骨盆壁；癌灶压迫或侵及输尿管时，可引起输尿管阻塞及肾积水。晚期可向前、后蔓延侵及膀胱或直肠，形成膀胱阴道瘘或直肠阴道瘘。

（2）淋巴转移：是宫颈癌最重要的转移途径。一般沿宫颈旁淋巴管先转移至闭孔、髂内及髂外等区域淋巴结，后再转移至髂总、骶前和腹主动脉旁淋巴结。晚期患者可远处转移至锁骨上及深、浅腹股沟淋巴结。宫颈癌的淋巴结转移根据转移时间的先后可分为一级组和二级组。一级组淋巴结包括：①宫旁淋巴结：横跨宫旁组织的一组小淋巴结。②宫颈旁或输尿管旁淋巴结：位于输尿管周围横跨子宫动脉段附近淋巴结。③闭孔或髂内淋巴结：围绕闭孔血管及神经的淋巴结。④髂内淋巴结：沿髂内静脉近髂外静脉处淋巴结。⑤髂外淋巴结：位于髂外动、静脉周围的6~8个淋巴结。⑥骶前淋巴结。二级组淋巴结包括：①髂总淋巴结。②腹股沟淋巴结，包括腹股沟深、浅淋巴结。③腹主动脉旁淋巴结。

（3）血行转移：比较少见，晚期可转移至肺、肝或骨骼。

知识点5：宫颈癌的临床分期　　　　　　　　　　　　*副高：掌握　正高：掌握*

根据国际妇产科联盟（FIGO）2009年的分期标准，临床分期应在治疗前进行，治疗后不再更改。

（1）Ⅰ期：肿瘤局限在子宫颈（扩展至宫体将被忽略）。

1）ⅠA：镜下浸润癌（所有肉眼可见的病灶，包括表浅浸润，均为ⅠB期）；间质浸润深度＜5mm，宽度≤7mm。包括：①ⅠA1：间质浸润深度≤3mm，宽度≤7mm。②ⅠA2：间质浸润深度＞3mm且＜5mm，宽度≤7mm。

2）ⅠB：临床癌灶局限于子宫颈，或者镜下病灶＞ⅠA。包括：①ⅠB1：临床癌灶≤4cm。②ⅠB2：临床癌灶＞4cm。

（2）Ⅱ期：肿瘤超越子宫，但未达骨盆壁或未达阴道下1/3。

1）ⅡA：肿瘤侵犯阴道上2/3，无明显宫旁浸润。包括：①ⅡA1：临床可见癌灶≤4cm。②ⅡA2：临床可见癌灶＞4cm。

2）ⅡB：有明显宫旁浸润，但未达到盆壁。

（3）Ⅲ期：肿瘤已扩展到骨盆壁，在进行直肠指诊时，在肿瘤和盆壁之间无间隙，肿瘤累及阴道下1/3，由肿瘤引起的肾盂积水或肾无功能的所有病例，除非已知道由其他原因所引起。①ⅢA：肿瘤累及阴道下1/3，没有扩展到骨盆壁。②ⅢB：肿瘤扩展到骨盆壁，或引起肾盂积水或肾无功能。

（4）Ⅳ期：肿瘤超出了真骨盆范围，或侵犯膀胱和/或直肠黏膜。①ⅣA：肿瘤侵犯邻近的盆腔器官转移。②ⅣB：远处器官转移。

<table><tr><td>知识点6：宫颈癌的临床表现</td><td>副高：熟练掌握　正高：熟练掌握</td></tr></table>

早期宫颈癌常无明显症状和体征，随病变发展，可出现以下表现。

（1）症状

1）阴道流血：早期多为接触性出血，发生在性生活后或妇科检查后；晚期为不规则阴道流血。出血量根据病灶大小、侵及间质内血管情况而不同；晚期侵蚀大血管可引起大出血。年轻患者也可表现为经期延长、经量增多、周期缩短等；老年患者常在绝经后出现不规则阴道流血。宫颈癌患者如果合并妊娠，常因阴道流血而就医。一般外生型癌出血较早，出血量多；内生型癌出血较晚。

2）阴道排液：阴道排液增多，多为白色或血性，稀薄如水样或米汤状，或伴有腥臭。晚期因癌组织坏死伴感染，可有大量泔水样或脓性恶臭白带。

3）晚期症状：根据癌灶累及范围，可出现不同的继发症状。病变累及盆壁、闭孔神经和腰骶神经时，可出现严重地持续性腰骶部或坐骨神经痛；病变侵犯膀胱或直肠时，可出现尿频、尿急、便秘等；癌肿压迫或累及输尿管时，可出现输尿管梗阻、肾盂积水及肾功能衰竭；当盆腔病变广泛时，可由于静脉和淋巴回流受阻，引起下肢肿痛。晚期还可有贫血、恶病质等全身衰竭症状。

（2）体征：原位癌及微小浸润癌可无明显肉眼病灶，宫颈光滑或仅为柱状上皮异位。外生型宫颈癌可见息肉状、菜花状赘生物，常伴感染，肿瘤质脆易出血；内生型宫颈癌表现为宫颈肥大、质硬、宫颈管膨大；晚期癌组织坏死脱落，形成溃疡或空洞伴恶臭。阴道壁受累时，可见赘生物生长于阴道壁或阴道壁变硬；宫旁组织受累时，双合诊、三合诊检查可扪及宫颈旁组织增厚、结节状、质硬或形成冰冻状盆腔。

<table><tr><td>知识点7：宫颈癌的辅助检查</td><td>副高：熟练掌握　正高：熟练掌握</td></tr></table>

（1）宫颈刮片细胞学检查：是宫颈癌筛查的主要方法，应在宫颈移行带区取材，行染色和镜检，能发现宫颈癌前病变、宫颈癌细胞。

（2）宫颈碘试验：正常宫颈阴道部扁平上皮含丰富糖原，碘溶液涂染后呈棕色或深褐色，不染色区说明该处上皮缺乏糖原，可能有病变。在碘不染色区行活组织检查可提高诊断率。

（3）阴道镜检查：宫颈刮片细胞学检查巴氏Ⅲ级及Ⅲ级以上，TBS分类为鳞状上皮内瘤变，均应在阴道镜观察下。选择可疑癌变区行活组织检查。检查前72小时禁止性生活，前48小时禁止阴道冲洗和用药，以免影响检查结果。

（4）宫颈和宫颈管活组织检查：为确诊宫颈癌及其癌前病变的依据。宫颈无明显癌变可疑区时，可在鳞、柱状细胞交接部的3、6、9、12点4处取材或在碘试验、阴道镜下取材做病理检查。所取组织应包括间质及邻近正常组织。若宫颈有明显病灶，可直接在癌变区取材。做检查前48小时禁止性生活，此外还应避开月经期和宫颈急性炎症期。

（5）宫颈锥切术：宫颈刮片检查多次阳性而宫颈活检阴性，或活检为原位癌需确诊者，均应做宫颈锥切送病理组织学检查。

（6）血清肿瘤标记物检查：检查血清鳞状细胞癌抗原（SCC）和细胞角蛋白19片段（CYFRA21-1）等。此外，还可以做甲胎蛋白（AFP）、癌胚抗原（CEA）、癌抗原标志物（CA19-9、CA125）等检测，有助于宫颈癌的确诊和随访。

（7）影像学检查：可根据需要做阴道超声、CT、磁共振成像（MRI）、PET-CT等检查，可确定肿瘤大小、位置关系以及侵犯范围，进一步了解肿瘤是否发生转移，以及转移的部位。

知识点8：宫颈癌的治疗要点　　　　　　　　　　　　　　　副高：熟悉　　正高：熟悉

可根据患者的临床分期、年龄、全身情况、生育要求以及医院的设备和医疗技术水平等因素，综合分析后确定个体化治疗方案。目前主要采用手术和放疗为主、化疗为辅的综合治疗方案。

（1）手术治疗：主要适用于早期、无手术禁忌证的宫颈癌患者。①宫颈原位癌一般主张行全子宫切除术。如果患者有生育要求，也可在充分与患者及家属沟通的前提下，行宫颈锥形切除术，术后密切定期随访。②Ⅰa～Ⅱa期患者多采用根治性子宫切除术及盆腔淋巴结切除术。由于宫颈癌较少发生卵巢转移，因此卵巢无病变的年轻患者可保留双侧或单侧卵巢。

（2）放疗：几乎所有期都可采用放疗，适用于ⅡB期、Ⅲ期、Ⅳ期患者，或无法手术患者。包括体外照射及腔内照射。体外照射多用直线加速器、钴-60（^{60}Co）等。腔内多用后装治疗机，腔内照射用于控制局部原发病灶，体外照射用以治疗宫颈旁及盆腔淋巴结转移灶。早期病例以局部腔内照射为主，体外照射为辅；晚期则体外照射为主，腔内为辅。对于局部病灶较大者，可先做放疗待癌灶缩小后手术。手术治疗后如具有上述高危因素可术后放疗消灭残存癌灶减少复发。目前标准的宫颈癌根治性放疗方案为盆腔体外照射加腔内近距离照射，同时应用以铂类为基础的同步放化疗（CCRT）。

（3）化疗：主要适用于晚期或有复发转移的患者，也可用于手术或放疗的辅助治疗。常用抗癌药有顺铂、卡铂、氟尿嘧啶和紫杉醇等。常采用以铂类为基础的联合化疗方案，如TP（顺铂与紫杉醇）、FP（顺铂与氟尿嘧啶）、BVP（博来霉素、长春新碱与顺铂）、BP（博来霉素与顺铂）等。多采用静脉化疗，也可用动脉局部灌注化疗。

知识点9：宫颈癌合并妊娠的治疗　　　　　　　　　　　　副高：熟练掌握　　正高：熟练掌握

在妊娠期出现阴道流血，在排除产科因素引起出血后，妇科检查对子宫颈有可以病变时应做宫颈刮片、阴道镜检查，必要时在阴道镜指导下行宫颈活检明确诊断。宫颈活检并不会有出血危险，但不能做颈管内膜刮取术。锥形切除术可能引起出血、流产、早产等，因此可在锥形切除术同时行环扎术。宫颈癌合并妊娠应根据临床期别及胎儿情况、患者及家属意愿进行个体化治疗。

（1）妊娠20周前发现宫颈癌：如为ⅠB1期或ⅡA期，在妊娠13周后，可做化疗以达胎儿成熟后手术，连同胎儿一并进行广泛性子宫切除术和盆腔淋巴结切除术，也可终止妊娠后放化疗。

（2）妊娠28周后发现期宫颈癌：可等待胎儿成熟估计可存活时行剖宫产，同时行广泛性子宫切除术和盆腔淋巴结切除术，也可产后放化疗。

（3）妊娠20~28周期间发现宫颈癌：ⅠB1期及ⅠB1期以前患者可推迟治疗，在推迟治疗期间可用化疗控制病情，待胎儿成熟估计可存活时行剖宫产，同时行广泛性子宫切除术和盆腔淋巴结切除术，也可产后放化疗。ⅠB2期及以上患者一般不推荐延迟治疗。

（4）所有患者终止妊娠时间不宜超过34周。

知识点10：宫颈癌的护理评估	副高：熟练掌握　正高：熟练掌握

（1）健康史：询问婚育史、性生活史，特别是与高危男子有性生活接触史。注意未治疗的慢性子宫颈炎、遗传等诱发因素。评估患者有无接触性出血，评估患者疼痛的程度及性质。

（2）身体状况：早期患者一般无自觉症状，多在普查中发现子宫颈刮片报告异常。随病程进展出现典型的临床表现。评估患者及家属对预后的焦虑、恐惧的程度，了解患者家庭经济承受能力及对患者的关心支持情况等。

（3）心理-社会状况：患者在被确诊为早期宫颈癌后感到震惊，首先的反应是不相信，继而希望癌肿没有转移，开始寻求帮助。鉴于目前医治宫颈癌的医疗水平，一般患者的心理反应不算太大，她们将治愈的希望寄托于医护人员。已有浸润性癌肿的患者心理反应剧烈，极度恐惧感使患者出现血压升高、心率加快、食欲缺乏、睡眠障碍等表现。

知识点11：宫颈癌的护理诊断	副高：熟练掌握　正高：熟练掌握

（1）恐惧：与需要手术治疗及担心疾病预后有关。
（2）知识缺乏：缺乏疾病相关知识和手术相关知识。
（3）疼痛：与晚期癌浸润或手术后创伤有关。
（4）排尿障碍：与宫颈癌根治术后影响膀胱功能有关。

知识点12：宫颈癌的护理措施	副高：熟练掌握　正高：熟练掌握

（1）一般护理

1）预防保健：积极宣传与宫颈癌发病相关的高危因素，及时诊治宫颈肿瘤。30岁以上妇女到妇科门诊就医时应常规接受宫颈刮片检查，有异常者及时处理。已婚妇女，特别是绝经前后有月经异常或接触性出血者应及时就医。

2）饮食护理：评估患者目前营养状况，纠正不良饮食习惯，满足患者营养需求，维持体重不继续下降。术前3天半流质饮食，术前2天流质饮食，术前1天晚10点后禁食、禁水直至手术。

3）卫生护理：指导患者注意个人卫生，协助患者勤擦洗，保持床单位清洁，注意室内空气流通，促进舒适。指导患者勤换会阴垫，定期会阴护理。

（2）术前护理

1）术前检查：指导并协助患者完成各项术前检查。

2）术前指导：采用通俗易懂的语言耐心地向患者讲解所患疾病的相关知识，拟实施的手术名称、经过和麻醉方式等，给予手术前饮食、休息和个人卫生指导。

3）积极协助医生处理内科合并症，如纠正营养不良或贫血，控制血压、血糖等，使患者以最佳的体能状况接受手术。

4）术前3天选用消毒剂或氯己定等消毒宫颈和阴道。术前48小时避免性生活，术前8小时进食，术前4小时禁水。手术前1日进行皮肤准备、消化道准备、药物过敏试验、备血，协助患者沐浴、更衣和促进睡眠等。菜花型癌患者有活动性出血可能，需用消毒纱条填塞止血，并认真交班。拟行全子宫切除术者，手术日晨阴道常规冲洗后，用1%甲紫涂宫颈、阴道穹隆以作为手术中切除子宫的标记。

5）观察患者生命体征和病情变化，随时发现是否有需要暂停手术的情况发生，如发热、血压过高、过度恐惧、月经来潮等，并及时通知医生。

6）手术当日早晨，协助患者取下活动的义齿、发夹、首饰及贵重物品，交家属或护士保管；手术前半小时给基础麻醉药；病房护士仔细查对患者床号、姓名、年龄、住院号、手术名称等病历资料后，将患者送入手术室，并与手术室护士进行仔细交接班。

7）病房护士根据患者手术种类和麻醉方式，铺好麻醉床，准备好手术后的监护设备和急救用物。

（3）术后护理

1）术后严密观察生命体征及阴道流血情况。

2）保持阴道引流管的通畅，观察引流液性状、量、颜色的变化，将颜色与量结合起来观察，正常颜色为淡血水样，一般24小时内负压引流液不超过200ml，若量多应了解是否在术中有腹腔内用药，量多且色鲜红，要警惕内出血。

3）促进膀胱功能恢复：术后留置尿管7～14天，拔管前3天尿管每2～4小时开放1次，锻炼膀胱功能。拔管后4～6小时嘱患者排尿后测膀胱残余尿量，如少于100ml说明膀胱功能已基本恢复；如多于100ml应继续留置尿管定时开放，保留3～5天后，再行拔管测残余尿，直至残余尿量少于100ml。术后第2天鼓励患者进行盆底肌肉训练（缩肛训练），促进膀胱功能恢复。留置尿管期间保持外阴清洁，每日擦洗会阴2次，防止感染发生。

4）术后需接受放疗、化疗者按有关内容进行护理。

（4）对症护理：宫颈癌并发大出血时应及时报告医生，备齐急救药品和物品，配合抢救，并以吸收性明胶海绵及纱布填塞阴道，压迫止血。有大量米汤样或恶臭脓样阴道排液者，可用1∶5000高锰酸钾溶液擦洗阴道。有贫血、消瘦、感染、发热等恶病质表现者，应加强护理，预防肺炎、口腔感染、压疮等并发症，按医嘱行支持疗法和抗生素治疗。

（5）化疗药物毒副反应护理

1）胃肠道护理：在患者出现恶心、呕吐时应采取舒服的卧位，鼓励患者漱口，注意口腔清洁。遵医嘱予止吐剂，口服止吐剂后应卧床休息半小时至1小时后再起床。及时去除呕吐物，保持环境清洁、安静。告知患者化疗前后不要大量进食，饮食清淡，饭后1~2小时不要马上卧床。

2）骨髓抑制及护理：密切观察骨髓抑制征象，定时为患者进行血细胞计数和骨髓检查，当白细胞计数 $< 4 \times 10^9/L$，血小板计数下降到 $100 \times 10^9/L$ 时，除停止化疗外，应予以保护性隔离。

3）皮肤、黏膜护理：化疗期间应嘱患者多次饮水。保持口腔清洁，口腔炎发生后应改用2%雷夫诺尔与1%过氧化氢交替漱口，并给予西瓜霜等治疗。嘱患者不要使用牙刷，而使用棉签轻轻擦洗口腔牙齿。给予无刺激性软食，因口腔疼痛而导致进食困难者给予2%普鲁卡因含漱，镇痛后再进食。

4）泌尿系统护理：除医嘱外，应鼓励患者多次饮水，保证每天液体入量 $> 4000ml$，尿量 $> 3000ml$；对液体入量已够，但尿量少者，应给予利尿药以促进药排泄。尿碱化时保证尿液 $pH > 6.5$。

（6）心理护理：介绍诊治过程可能出现的不适及有效的应对措施。介绍宫颈癌的预后，使患者采取乐观的态度积极配合治疗，为患者提供舒适的环境。

知识点13：宫颈癌的出院指导   副高：熟练掌握   正高：熟练掌握

（1）随访：①鼓励患者、家属参与制订切实可行的院外康复计划，说明认真随访的重要性，核实患者的通信地址及电话，以保证随访计划的实施。②出院后2年内，应每3个月随访1次；3~5年内，每6个月随访1次；第6年开始，每年复查1次。③随访内容包括盆腔B超、妇科检查、阴道细胞学检查、胸部X线摄片等。④随访期间如患者出现异常情况，应及时行进一步检查。

（2）出院时因膀胱功能未恢复而不能拔除尿管的患者：①应教会患者保留尿管的护理，如多饮水、保持外阴清洁、勿将尿袋高于膀胱口避免尿液倒流等。②继续进行盆底、膀胱功能锻炼，遵照医嘱按时到医院拔除尿管。③鼓励患者康复后逐步增加活动强度，适当参加社交活动，逐步恢复正常工作等。

知识点14：宫颈癌的预防护理措施   副高：熟练掌握   正高：熟练掌握

（1）普及防癌知识教育，提高广大女性的防癌意识，使适龄女性积极参与防癌普查，及早发现、及早就医。大力宣传女性吸烟的害处。

（2）开展性卫生知识教育，避免过早性行为，固定性伴侣、避免性生活紊乱，实行科学避孕，提倡晚婚少育、计划生育等。

（3）高度重视宫颈癌高危因素和高危人群，积极治疗性传播疾病、慢性子宫颈炎等，早期发现及治疗宫颈上皮不典型增生（CIN），阻断病程发展。

（4）加强围生期保健，推广新法接生，正确处理产程，避免分娩中损伤宫颈。

（5）建立健全防癌保健网，大规模开展宫颈癌普查筛查，做到早期发现、早期诊断、早期治疗。

（6）普查、筛查原则：一般已婚女性，每1~2年普查1次，常规做宫颈刮片细胞学检查。有宫颈癌高危因素或高危人群3~6个月检查1次，可进行宫颈刮片细胞学检查与高危型HPV-DNA检测的联合应用。尤其是出现接触性出血的女性、围绝经期及绝经后出现异常阴道流血的女性均应及时就诊。

知识点15：宫颈复发癌的临床表现　　　　　副高：熟练掌握　正高：熟练掌握

（1）症状

1）阴道流血和水样排液：常见于放疗后复发。宫颈癌治疗后再出现阴道流水或分泌物增多，伴/不伴臭味；及阴道少量或不规则流血，是宫颈癌中心性复发最常见的症状。

2）疼痛：可表现为下腹痛、股臀部和/或腰骶部疼痛及下肢痛，通常为肿瘤盆壁复发，压迫神经或骨转移引起。

3）下肢水肿：淋巴管被癌栓逐渐阻塞或静脉阻塞回流受阻。

4）咳嗽、胸闷、憋气，甚至呼吸困难：提示可能有肺转移。

5）晚期症状表现：肿瘤晚期可侵犯和压迫周围脏器致全身多个器官转移，而表现出相应的症状和体征。如肿瘤浸润膀胱时，可出现泌尿系症状。侵犯压迫直肠时，可出现排便困难和肛门下坠等。发生脑转移时，可出现头痛、恶心或喷射性呕吐及视物模糊和语言障碍等中枢神经系统受损的一系列症状。最终患者表现为恶病质全身消耗症状。

（2）体征：阴道和子宫颈局部结节或肿块、溃疡状结节伴坏死及子宫颈管增粗或宫体增大是中心性肿瘤复发的常见体征。下肢水肿和盆壁或近盆壁肿块常提示子宫旁或盆腔淋巴结复发/转移。若发生锁骨上区淋巴结转移，可在锁骨区触及大小不等，甚至呈融合状的肿大淋巴结。

知识点16：宫颈复发癌的辅助检查　　　　　副高：熟练掌握　正高：熟练掌握

（1）细胞学和阴道镜检查：对中心性复发的早期诊断有帮助。但放疗后局部变化，尤其阴道上段闭锁者常影响检查的可靠性，需有经验者进行检查以提高准确率。

（2）病理检查：是诊断复发必须做的检查。可对可疑部位行多点活检、颈管内膜刮取术或分段诊刮刮取子宫内膜，必要时行穿刺活检等。

（3）血清肿瘤标志物检查：如鳞状上皮细胞癌抗原（SCCA）是目前临床上用于子宫颈鳞状细胞癌诊断、病情监测和放化疗后随诊的重要肿瘤标志物，血清SCCA常在临床发现肿瘤复发前数月或同时升高。其他如CA125、CEA等对宫颈癌是非特异性肿瘤标志物，不适合单独应用。

（4）影像学检查：诊断为晚期宫颈癌或可疑宫颈癌复发时，应常规行胸片、盆腹腔CT、MRI及B超检查，必要时可行放射性核素骨扫描、静脉肾盂造影，甚至PET或PET-CT检查，为诊断盆腔复发和/或盆腔外脏器转移提供重要的依据，同时对治疗方案的制订和疗效的评价有重要的指导价值。

| 知识点17：宫颈复发转移癌的治疗 | 副高：熟练掌握　正高：熟练掌握 |

（1）放疗后局部复发宫颈癌的治疗：大多数放疗后盆腔局部复发的宫颈癌患者并不适合再次放疗，对于这些患者来说盆腔脏器切除术是唯一的治疗方法。

（2）子宫根治术后局部复发宫颈癌的治疗：①选择盆腔脏器切除术。②选择放射治疗。对于体积较小的复发患者往往可通过增加体外放射的剂量提高局部控制率，但对于体积较大的复发患者来说，增加放射剂量并不能改善其预后。因此，为提高子宫根治术后局部复发患者的存活率，关键是加强初次治疗后的随访，争取及早诊断其复发。

（3）转移性宫颈癌的治疗：①全身化疗，对转移性宫颈癌患者而言，全身化疗可作为一种姑息性治疗措施，顺铂（DDP）是最有效的化疗药物。②放疗，作为局部治疗手段对缓解转移部位疼痛及脑转移灶的治疗具有明显作用，对于预计生存期较短的转移性宫颈癌患者给予短疗程放疗可提高生活质量。

| 知识点18：宫颈残端癌 | 副高：熟练掌握　正高：熟练掌握 |

宫颈残端癌早期，患者有时可无症状，但有阴道不规则出血、白带增多及阴道排液，体征同宫颈癌。宫颈活检病理检查是确诊的可靠方法。

根据不同临床期别来决定治疗方案。以手术、放疗为主，晚期病例则采取手术、放疗及化疗的综合治疗，治疗效果与疗前临床分期、组织病理形态、肿瘤生长方式及患者的全身状况有关。

（1）由于次全子宫切除术后残留的子宫颈管较短，腔内放疗受到很大限制，子宫旁及盆腔组织的照射剂量较一般腔内放疗量低，需通过外照射做部分补充，但放射性直肠炎和膀胱炎的发病率相应增高。

（2）Ⅰ～ⅡA期子宫颈残端癌可采取手术治疗，但由于前次手术后盆腔结构有变化，手术难度大，极易出现输尿管及肠管损伤。不能手术者可行放疗。

第三节　子宫肌瘤

子宫肌瘤

| 知识点1：子宫肌瘤的概述 | 副高：熟练掌握　正高：熟练掌握 |

子宫肌瘤为女性生殖器官最常见的良性肿瘤，是由子宫平滑肌组织增生而形成的良性肿瘤，也称为子宫平滑肌瘤。多发生于30～50岁的女性，40～50岁最为多见。由于子宫肌瘤生长较快，当供血不良时，可以发生不同变性，使肌瘤失去原有结构，包括玻璃样变、囊性变、红色变、肉瘤变、钙化，肌瘤愈大，缺血愈严重，则继发变性愈多。

| 知识点2：子宫肌瘤的病因及发病机制 | 副高：熟悉　正高：熟悉 |

子宫肌瘤确切病因不明，可能有：①体内雌激素水平过高，长期受雌激素刺激有关。雌

激素能使子宫肌细胞增生肥大，肌层变厚，子宫增大。雌激素还通过子宫肌组织内的雌激素受体起作用。②近年来发现，孕激素也可以刺激子宫肌瘤细胞核分裂，促进肌瘤生长。细胞遗传学研究显示25%～50%子宫肌瘤存在细胞遗传学的异常。③由于卵巢功能、激素代谢均受高级神经中枢的调节控制，故有人认为神经中枢活动对肌瘤的发病也可能起作用。

知识点3：子宫肌瘤的分类	副高：掌握　正高：掌握

（1）按肌瘤生长部位：分为宫体肌瘤和宫颈肌瘤，前者占大多数，约占90%。

（2）按肌瘤与子宫肌壁的关系：①肌壁间肌瘤。占60%～70%，肌瘤位于子宫肌壁间，周围均被肌层包围。②浆膜下肌瘤。约占20%，肌瘤向子宫浆膜面生长，并突出于子宫表面，肌瘤表面仅由子宫浆膜覆盖。若瘤体继续向浆膜面生长，仅有一蒂与子宫相连，称为带蒂浆膜下肌瘤，营养由蒂部血管供应。若血供不足，肌瘤可变性坏死。如蒂扭转断裂，肌瘤脱落形成游离性肌瘤。如肌瘤位于宫体侧壁向宫旁生长突出于阔韧带两叶之间，称阔韧带肌瘤。③黏膜下肌瘤。占10%～15%。肌瘤向宫腔方向生长，突出于宫腔，仅为黏膜层覆盖。黏膜下肌瘤易形成蒂，在宫腔内生长犹如异物，常引起子宫收缩，肌瘤可被挤出宫颈外口而突入阴道。

（3）按发生频率：子宫肌瘤常为多个，以上各类肌瘤可单独发生也可同时发生。2个或2个部位以上肌瘤发生在同一子宫者，称为多发性子宫肌瘤。

知识点4：子宫肌瘤的变性	副高：掌握　正高：掌握

肌瘤的血运来自肿瘤的假包膜，当肿瘤生长迅速时血运不足，可发生中心性缺血，造成一系列变性。肿瘤生长越快、越大，缺血越严重，可引起急性或慢性退行性变，常见变性有玻璃样变、囊性变、红色样变、肉瘤样变及钙化。

（1）玻璃样变：又称透明变性，最常见。肌瘤剖面旋涡状结构消失，由均匀透明样物质取代。镜下见病变区肌细胞消失，为均匀透明无结构区。

（2）囊性变：子宫肌瘤玻璃样变继续发展，肌细胞坏死液化即可发生囊性变，此时子宫肌瘤变软，很难与妊娠子宫或卵巢囊肿区别。肌瘤内出现大小不等的囊腔，其间有结缔组织相隔，数个囊腔也可融合成大囊腔，腔内含清亮无色液体，可凝固成胶冻状。镜下见囊腔为玻璃样变的肌瘤组织构成，内壁无上皮覆盖。

（3）红色样变：多见于妊娠期或产褥期，为肌瘤的一种特殊类型坏死。患者可有剧烈腹痛伴恶心、呕吐、发热，白细胞计数升高，检查发现肌瘤迅速增大、压痛。肌瘤剖面为暗红色，如半熟的牛肉，有腥臭味，质软，旋涡状结构消失。镜检见组织高度水肿，假包膜内大静脉及瘤体内小静脉血栓形成，广泛出血伴溶血，肌细胞减少，细胞核常溶解消失，并有较多脂肪小球沉积。

（4）肉瘤样变：肌瘤恶变为肉瘤少见，多见于绝经后伴疼痛和出血的患者。绝经后妇女肌瘤增大应警惕恶变可能。肌瘤恶变后，组织变软且脆，切面灰黄色，似生鱼肉状，与周围组织界限不清。镜下见平滑肌细胞增生，排列紊乱，旋涡状结构消失，细胞有异型性。

（5）钙化：多见于蒂部细小、血供不足的浆膜下肌瘤以及绝经后妇女的肌瘤。常在脂肪变性后进一步分解成甘油三酯，再与钙盐结合，沉积在肌瘤内。X线摄片可清楚看到钙化阴影。镜下可见钙化区为层状沉积，呈圆形，有深蓝色微细颗粒。

知识点5：子宫肌瘤的病理生理   副高：掌握   正高：掌握

（1）巨检：多为球形实质性包块，表面光滑，质地较子宫肌层硬，与周围肌组织有明显界限；单个或多个，大小不一，大体观可为大瘤体上附有小的仔瘤，但常为散在性多个分布。肌瘤外表有被压缩的肌纤维束和结缔组织构成的假包膜覆盖。肌瘤切面呈灰白色，可见漩涡状或编织状结构。肌瘤的颜色和硬度则与所含纤维组织的多少有关。含平滑肌多，色略红，质较软，纤维组织多则色较白，质较硬。

（2）镜检：可见肌瘤主要由梭形平滑肌细胞和不等量的纤维结缔组织相互交织而成，细胞大小均匀，排列成漩涡状或棚状，核为杆状，核染色较深。

知识点6：子宫肌瘤的临床表现   副高：熟练掌握   正高：熟练掌握

（1）症状：大多数患者无明显的症状，一般仅在查体时偶然发现。患者的症状与肿瘤部位、有无变性有关，与肌瘤大小、数目多少的关系不大。常见症状包括：

1）月经改变：含平滑肌多，色略红，质较软，纤维组织多则色较白，质较硬。肌瘤一旦发生坏死、溃疡、感染时，则有持续性或不规则阴道流血或脓血性排液等。长期经量过多可继发贫血。

2）下腹部肿块：肌瘤较小时在腹部摸不到肿块，肌瘤较大使子宫超过3个月妊娠大小时，患者可自觉腹部胀大，下腹扪及肿物，伴有下坠感，尤其是膀胱充盈将子宫推向上方时更容易扪及。实性、无压痛、可活动。

3）白带增多：肌壁间肌瘤使宫腔内膜面积增大，内膜腺体分泌增加，并伴盆腔充血致白带增多，脱出于阴道内的黏膜下肌瘤表面极易感染、坏死，产生大量脓血性排液及腐肉样组织排出，伴臭味。

4）腹痛、腰酸、下腹坠胀：一般患者无腹痛，当肌瘤压迫盆腔器官、神经、血管时，常有下腹坠胀、腰背酸痛等，月经期加重。当浆膜下肌瘤蒂扭转时，可出现急性腹痛；肌瘤红色变时，腹痛剧烈且伴发热。

5）压迫症状：肌瘤向前或向后生长，可压迫膀胱、尿道或直肠，引起尿频、排尿困难、尿潴留或便秘。当肌瘤向两侧生长，则形成阔韧带肌瘤，其压迫输尿管时，可引起输尿管或肾盂积水；如压迫盆腔血管及淋巴管，可引起下肢水肿。

6）不孕或流产：肌瘤压迫输卵管使之扭曲，或使宫腔变形，影响精子运行、妨碍受精卵着床，导致不孕或流产。

7）继发性贫血：若患者长期月经过多可导致继发性贫血，出现全身乏力、面色苍白、气短、心悸等症状。

8）低血糖症：子宫肌瘤伴发低血糖症亦属罕见。主要表现为空腹血糖低，意识丧失以致休克，葡萄糖注射后症状可以完全消失。肿瘤切除后低血糖症状即完全消失。

（2）体征：肌瘤较大时，腹部检查可触及形状不规则、质硬的结节状肿物。妇科检查有时可见宫口扩张，肌瘤位于宫口内或脱出宫颈外口，呈粉红色，表面光滑，伴感染时，表面有坏死、出血及脓性分泌物。双合诊检查子宫增大，表面有单个或多个结节状突起，形状不规则；浆膜下肌瘤可扪及单个实质性球形肿物与子宫有蒂相连；黏膜下肌瘤在宫腔内时，子宫呈均匀性增大。多见于大的肌壁间肌瘤及黏膜下肌瘤，肌瘤使宫腔增大，子宫内膜面积增加并影响子宫收缩，此外肌瘤可能使肿瘤附近的静脉受挤压，导致子宫内膜静脉丛血管扩张，从而引起经量增多、经期延长。

知识点7：子宫肌瘤的辅助检查　　　　　　　　副高：熟练掌握　　正高：熟练掌握

（1）B超检查：诊断率高，能较准确地显示肌瘤数目、大小和部位，为更好确定肌瘤的位置，最好在分泌期子宫增厚，内膜回声清楚时检查。①子宫增大：增大的程度视肌瘤的大小和部位而定，微小的肌瘤子宫增大可不明显。②子宫形态改变：大的子宫肌瘤引起子宫形态失常，局部突起或凹凸不平。③瘤体样回声：肌瘤回声一般表现为较均匀的圆形低回声光团，边界清楚，可见包膜回声；当肌瘤含纤维的成分多、细胞的成分少时，也可表现为近似旋涡状结构的不规则较强回声光团；如肌瘤变性或为几个肌瘤融合的大肌瘤可表现为混合性回声，囊性变时可见液性暗区并可有分隔。④子宫内膜线移位或受压中断：黏膜下肌瘤或肌壁间肌瘤可导致内膜线移位，肌瘤占据宫腔可使内膜受压而内膜线中断。⑤子宫肌壁不对称增厚：由于生长部位的子宫壁明显增厚引起。

（2）腹腔镜检查：子宫旁发现的实质性肿块难以确定其来源和性质，尤其在B超检查也难确定时，可行腹腔镜检查并可在直视下进行穿刺活检以明确诊断。腹腔镜可以仔细观察肌瘤的大小、位置、与周围脏器的关系，也可同时了解输卵管的情况。此检查应在月经干净3～7天内进行，当天清晨空腹。

（3）宫腔镜检查：宫腔镜可直视观察宫腔内情况，有助于黏膜下肌瘤及内突型肌壁间肌瘤的诊断。此外，可在直视下确定病变部位，准确取材活检，并能同时切除黏膜下肌瘤。在宫腔镜下，可见瘤体位于宫腔内或部分在宫腔内，呈圆形或半球形隆起，表面有被膜包裹且光滑，较规则，基底部较宽或有蒂，不随宫腔内液体移动，表面浅粉或苍白，有溃疡或出血者呈紫红色，有时可见粗大血管，血管走向规则，大肌瘤可致宫腔狭窄变形，呈芽形裂隙状。此检查一般在月经干净后一周内进行最佳，术前3天禁止性生活。

（4）宫腔探查及诊断性刮宫：通过宫腔探针探测宫腔的大小，感觉宫腔形态（有肌瘤的宫腔一般较深或有变形），尤其应注意宫腔底部有无突起，有无肿瘤悬吊的感觉，并将刮出的子宫内膜送病理检查，以除外子宫内膜增生过长或其他内膜疾病。对小的黏膜下肌瘤的诊断有帮助，但常有10%～35%宫腔内病变被漏诊。

知识点8：子宫肌瘤的治疗要点　　　　　　　　　　副高：熟悉　　正高：熟悉

根据患者年龄、症状、肌瘤大小、数目、生长部位及对生育功能的要求等情况进行全面分析后选择处理方案。

（1）随访观察：肌瘤小，症状不明显或已近绝经期的女性，可每3～6个月定期复查，加强随访观察，必要时再考虑进一步治疗措施。

（2）药物治疗：子宫小于2个月妊娠大小，症状不明显或较轻者，尤其已近绝经期或全身情况不能手术者，在排除子宫内膜癌的情况下，可采用药物对症治疗。常用药物：①雄激素，可对抗雌激素，促使子宫内膜萎缩；也可直接作用于平滑肌，使其收缩而减少出血。②抗雌激素制剂，如他莫昔芬治疗。月经量明显增多者，用药后月经量明显减少，肌瘤也能缩小，但停药后又逐渐增大；不良反应为出现潮热、急躁、出汗、阴道干燥等围绝经期综合征的症状。③米非司酮，是受体水平的孕激素拮抗药，达到控制症状和抑制肌瘤生长的目的。但长期使用可导致闭经。一般从月经周期第2天开始，10～25mg/d口服，连续服用6个月，作为术前用药或提前绝经使用。此外，在子宫肌瘤出血期，若出血量多，还可用子宫收缩药和止血药。④促性腺激素释放激素激动药（GnRH-a），通过抑制垂体、卵巢功能，降低体内性激素水平，达到治疗目的。但停药后又逐渐增大到原来大小。用药6个月以上可产生绝经综合征、骨质疏松等副作用，故长期用药受限制。

（3）手术治疗：目前，手术治疗是子宫肌瘤的主要治疗方法。适应证：①月经过多致继发贫血，药物治疗无效。②严重腹痛、性交痛或慢性腹痛、有蒂肌瘤扭转引起的急性腹痛。③体积大或引起膀胱、直肠等压迫症状。④能确定肌瘤是不孕或反复流产的唯一原因者。⑤疑有肉瘤变。手术可经腹、经阴道或经宫腔镜及腹腔镜进行。手术方式有以下几种。

1）经腹或经腹腔镜子宫肌瘤剔除术：适用于年轻患者或需保留生育功能的患者，对子宫切除术有顾虑的患者可行子宫肌瘤剔除术，然后行子宫整形术。

2）经阴道黏膜下肌瘤扭除术：黏膜下肌瘤若已脱出子宫颈坠入阴道，可自阴道将蒂扭断摘除肌瘤，然后用刮匙刮除残留之蒂部。

3）宫腔镜下手术治疗黏膜下肌瘤：对于较小的黏膜下肌瘤可应用宫腔镜下电切术。

4）子宫次全切或子宫全切：对于肌瘤较大、生长迅速，或者临床症状明显，患者无生育要求，已近更年期或绝经期者，可行子宫次全切除术或子宫全切术，保留一侧或双侧附件，为子宫肌瘤最彻底、最可靠的治疗方法。可行开腹手术或腹腔镜手术行子宫次全切或子宫全切术。

知识点9：子宫肌瘤合并妊娠的处理　　　　　　副高：掌握　正高：掌握

（1）妊娠合并肌瘤者多能自然分娩，不必急于干预，但应预防产后出血。

（2）肌瘤过大阻碍胎儿下降者或发生胎位异常、产力异常者应行剖宫产结束分娩。

（3）妊娠期及产褥期肌瘤发生红色变性时，多采用保守治疗不做手术。

（4）浆膜下肌瘤发生蒂扭转经确诊后应手术治疗。

（5）剖宫产手术时是否同时切除子宫肌瘤及子宫，应根据肌瘤的大小、数目、部位和患者的情况决定。

知识点 10：子宫肌瘤的护理评估　　　　　副高：熟练掌握　　正高：熟练掌握

（1）健康史：询问患者月经史、生育情况、流产史和有无长期服用雌激素等用药史的因素存在；询问患者家族中有无子宫肌瘤发病史。

（2）身体状况：①症状。重点详细评估患者月经情况，包括何时月经发生改变，与以往比较经量和经期的变化情况；对长期经量增多的患者还要评估有无嗜睡、乏力、心悸等症状的发生及发生时间；同时还要评估白带有无改变、有无异味，有无接触性阴道流血和阴道不规则流血或血样脓性排液等现象的发生；对腹部触及包块的肌瘤患者主要评估有无下腹坠胀、排尿异常或便秘等现象发生；当浆膜下肌瘤患者出现急性腹痛、恶心等急腹症表现时，应及早评估有无肌瘤蒂扭转发生；对妊娠和产褥期肌瘤患者出现症状，应首先评估有无肌瘤红色变性的发生。②体征。子宫增大变硬，可呈不规则或均匀增大，表面可触及单个或多个结节状突起。若黏膜下肌瘤脱出于宫颈口，可见表现光滑的红色实质性肿块，伴感染者则表面有渗出物或溃疡形成。肌瘤较大者，可在下腹部正中扪及肿块。

（3）心理-社会状况：①由于患者多数无明显临床症状，为查体偶然发现，缺少思想准备和对肿瘤的相关知识。一部分患者在得知诊断时表现出惊讶、恐惧心理，多家医院重复检查，甚至坚决要求住院手术切除等心理；另一部分患者因为子宫肌瘤是良性肿瘤而表现出轻视心理，不能配合医生检查，不能按期随诊观察。②有月经改变、阴道不规则流血的患者，由于影响起居和性生活，可表现出焦虑、失眠、烦躁等社会心理现象。

知识点 11：子宫肌瘤的护理诊断　　　　　副高：熟练掌握　　正高：熟练掌握

（1）知识缺乏：缺乏对疾病的正确认识，而不重视随访观察，不配合治疗方案。

（2）焦虑：与担心肌瘤恶变、害怕手术有关。

（3）有感染的危险：与黏膜下肌瘤有关。

（4）潜在并发症：贫血。

（5）营养失调——低于机体需要量：与长期出血导致贫血有关。

（6）应对无效：与选择子宫肌瘤治疗方案的无助感有关。

知识点 12：子宫肌瘤的一般护理措施　　　　副高：熟练掌握　　正高：熟练掌握

（1）为患者提供舒适清洁的环境，保证充足的休息。

（2）注意补充高蛋白、高热量、高维生素、富含铁的饮食，禁止吃含有雌激素类的药品、食品或补品。

知识点 13：子宫肌瘤的术前护理措施　　　　副高：熟练掌握　　正高：熟练掌握

（1）术前观察症状的变化，有无并发症、继发性改变的发生。若有异常变化应立即报告医生，并做好急诊手术准备。

（2）术前教会、督促患者进行术后卧床时生活习惯改变的锻炼，如呼吸的锻炼、排尿、排便习惯的锻炼。教会患者进行肛门阴道缩舒练习，提高盆底肌肉的韧性。

（3）术前常规护理：术前1日进流食，术前8～12小时禁饮水。经腹子宫次全切除的患者，术前1日灌肠2次；经腹子宫全切的患者，术前3日进无渣半流食，术前1日行清洁灌肠。术前半小时插导尿管，术中持续开放，并注意观察。腹腔镜手术术前，腹部皮肤准备时应着重注意脐部的清洁护理。

（4）术前专科护理：阴道擦洗与上药。经腹子宫次全切除的患者，术前1日行阴道灌洗；经腹子宫全切的患者，术前3日每日阴道灌洗1次，手术当日早晨常规阴道擦洗后，宫颈口、阴道穹隆部消毒处理；保持外阴清洁干燥，防止感染。腹腔镜手术时，遵照手术医生的要求及时更换体位。

知识点14：子宫肌瘤的术后护理措施　　　副高：熟练掌握　正高：熟练掌握

病情观察：心电监护，体温，所测数值及时记录；如果有引流管注意观察引流管的通畅情况，引流物的性质、颜色和量；鼓励患者尽早自主排尿，术后24～48小时拔除导尿管。观察有无腹痛、腹胀等异常情况发生，尤其腹腔镜手术者，要注意区分人工气腹和肠道损伤引起的腹痛腹胀，排便排尿情况，若术后出现肩痛及上肢不适，向患者说明是因腹腔留有残余气体所致，但如果出现腹痛、腹胀等症状要高度重视，及时报告医生。观察手术切口情况，外阴阴道的分泌渗出物情况。

知识点15：子宫肌瘤患者的心理护理措施　　　副高：熟练掌握　正高：熟练掌握

帮助患者正确认识疾病，告知患者子宫肌瘤为良性肿瘤，极少发生癌变，预后好。让患者了解随访、药物、手术治疗的方法，使患者解除思想顾虑，增强信心，积极配合治疗。

知识点16：子宫肌瘤贫血、预防感染的护理措施
　　　　　　　　　　　　　　　　　　　　副高：熟练掌握　正高：熟练掌握

遵医嘱做好血液生化检查，采血、配血、输血、止血措施，执行治疗方案，维持患者正常血容量；保持患者会阴清洁，认真做好会阴擦洗护理，注意阴道分泌物情况，若有臭味等异常及时报告医生。

知识点17：子宫肌瘤的健康指导　　　副高：熟练掌握　正高：熟练掌握

（1）嘱患者如出现超过月经量的阴道流血、异常分泌物、下腹疼痛及时到医院就诊。

（2）指导患者注意个人卫生，可洗淋浴，3个月后可洗盆浴，全子宫切除患者3个月内禁止性生活，子宫肌瘤剔除者1个月内禁止性生活。

（3）嘱患者避免重体力劳动，多注意休息，适当参加户外活动，劳逸结合，但应避免从

事会增加盆腔充血的活动，如跳舞、久站等，因盆腔组织的愈合需要良好的血液循环。

（4）阴式手术患者指导其出院后不要做剧烈运动，避免负重过久、如久坐、久蹲、久站，要保持排便通畅，必要时可口服泻药。

（5）告知患者随访的目的、时间、联系方式。手术患者出院后1~3个月应到门诊复查。

> **知识点18：子宫肌瘤的随访及药物治疗的护理措施**
>
> 副高：熟练掌握　　正高：熟练掌握

（1）患者的随访时间为每3~6个月随访1次，通过盆腔B超检查了解肌瘤生长速度；通过月经、经量的动态观察，了解子宫肌瘤的生长情况。在随访中，一定要耐心讲解随访的重要性，引起患者重视，若有病情变化，应及时到医院就诊。

（2）药物治疗过程中，观察症状缓解情况和有无药物不良反应的发生。①促性腺激素释放激素类似物（GnRH-a）：可通过性腺轴反馈调节作用，降低雌激素水平，抑制子宫肌瘤生长，临床常用亮丙瑞林或戈舍瑞林。此类药物长期服用，可引起围绝经期综合征、骨质疏松等副作用，也可导致阿尔茨海默病（老年性痴呆）高发危险。②米非司酮：常用于术前用药，但长期应用可出现拮抗糖皮质激素的副作用。③近绝经期的女性，可用抗雌激素制剂雄激素或他莫昔芬治疗，雄激素每月总量不应超过300mg，以防男性化。他莫昔芬长期服用可使子宫内膜增生，需定期检查随访。

第十二章　会阴部手术妇女的护理

知识点1：会阴部手术的概述	副高：熟练掌握　正高：熟练掌握

会阴部手术是指女性外生殖器部位的手术；包括外阴癌根治术、外阴切除术、局部病灶切除术、处女膜切开术、前庭大腺脓肿切开引流术、阴道成形术、陈旧性会阴裂伤修补术、尿瘘修补术、宫颈手术、阴道前后壁修补术、子宫黏膜下肌瘤摘除术、阴式子宫切除术等。

知识点2：会阴部手术术前辅助检查	副高：熟练掌握　正高：熟练掌握

基本要求同腹部手术。已婚妇女进行白带常规检查和阴道脱落细胞检查，排除外阴阴道部炎症。

知识点3：会阴部手术术前护理评估	副高：熟练掌握　正高：熟练掌握

（1）健康史

1）了解患者的一般情况：年龄、婚姻状况、职业、文化程度、民族；询问患者目前居住的地址、联系方式等。因先天性无阴道需要手术再造的患者多为年轻人，而因盆底功能减退要行阴式子宫切除及阴道前后壁修补的患者一般为老年人。

2）了解患者疾病的发病时间和病程中症状变化，确定患者是否需要急诊手术，若为外阴、阴道创伤引起的出血或血肿，通常需要急诊手术。

3）了解手术的理由和目的，了解拟施行的手术，了解手术的迫切性。

4）了解月经史、婚姻史和生育史。如末次月经时间、月经紊乱病史，以避免月经期手术。了解药物过敏史和其他过敏史。

5）了解既往疾病史，根据年龄了解患者是否有该年龄段常见病或者多发病史，评估年老患者身体各器官退化状况，是否存在视力或者听力减退，是否伴有老年病、慢性病，排除手术禁忌证。

6）询问饮食情况和睡眠情况。若有异常要评估原因，以便及时纠正。

（2）身体状况：阴道手术前应该评估患者的全身及局部情况，其内容和方法与腹部手术前的身体评估相似。评估重点是手术部位皮肤的完整性，是否有皮肤感染的症状和体征。

（3）心理-社会支持：外阴阴道是女性特别隐私的部位，应评估患者对疾病、外阴阴道手术方式及预后的反应。先天性无阴道患者多为年轻女性，往往不愿意谈及疾病，常表现为羞怯、怕被世人看不起；外阴癌患者担心手术后康复及疾病预后，易出现焦虑、自尊紊乱等心理反应。了解家属，特别是丈夫的反应，评估患者在家庭中的角色功能是否因疾病而改变。

| 知识点4：会阴部手术术前护理诊断 | 副高：熟练掌握　正高：熟练掌握 |

（1）情景性低自尊：与外阴、阴道疾病，手术暴露或手术切除外阴有关。
（2）知识缺乏：缺乏疾病发生、发展、治疗及护理知识。
（3）恐惧：与突发创伤事件有关。
（4）疼痛：与外阴、阴道创伤有关。
（5）潜在并发症：失血性休克。
（6）有感染的危险：与创面有关。
（7）焦虑、自我形象紊乱：与外阴、阴道损伤有关。
（8）性功能障碍：与外阴、阴道损伤或性交疼痛有关。

| 知识点5：会阴部手术术前护理措施 | 副高：熟练掌握　正高：熟练掌握 |

术前的护理措施与腹部手术护理基本相同，但由于外阴阴道的位置靠近肛门，血管、神经丰富，又属机体隐私部位，护理上应该加强下列几个方面的护理。

（1）心理护理：针对外阴阴道手术患者的心理特征，最大限度地保护患者隐私。有条件者，患者宜住单间或患者数相对少的房间；术前准备、检查、各种操作时宜用屏风，避免闲杂人员，尽量减少暴露部位。同时与患者、家属一起讨论疾病治疗相关事项，协助做好家属特别是丈夫的工作，让其理解患者，配合治疗及护理。

（2）皮肤准备：患者通常术前1日行皮肤准备，皮肤准备范围上至耻骨联合上10cm，下至外阴部、肛门周围、臀部及股内侧上1/3。会阴部手术患者术前要特别注意个人卫生，每日清洗外阴。外阴局部皮肤感染或有湿疹者，治愈后方能手术。此外，若手术需要植皮的患者，应遵医嘱做好供皮区的准备。

（3）肠道准备：由于阴道与肛门解剖位置很近，术后排便易污染手术视野，因此会阴部手术前应做好肠道准备。可能涉及肠道的手术患者术前3日进少渣饮食，并按医嘱给肠道抗生素。每日肥皂水洗肠1次或20%甘露醇250ml加等量水口服；术前1日禁食，给予静脉补液；术前日晚及术晨行清洁灌肠。

（4）阴道准备：阴道正常情况下不是无菌环境，为防止术后感染，术前3日开始准备，行阴道冲洗或坐浴，每日2次，常用1:5000的高锰酸钾、0.2‰的聚维酮碘或1:1000苯扎溴铵溶液等；手术日晨行宫颈阴道消毒。消毒时应特别注意阴道穹隆，消毒后用大棉签蘸干，必要时涂甲紫。

（5）特殊用物准备：根据患者手术所采取的体位准备相应的物品，膀胱截石位需准备软垫，避免压迫腘窝处的血管、神经，致血液循环障碍；膝胸卧位者，应为患者准备支托；根据术后患者的具体需要准备灭菌的棉垫、绷带、阴道模型等。

（6）导尿管放置：会阴部手术患者一般不应在术前放置导尿管，但应排空膀胱。

知识点6：会阴部手术术后辅助检查　　　　　副高：熟练掌握　正高：熟练掌握

不做常规要求，根据患者情况进行相应的检查。如术中出血多的患者，要随访红细胞计数以排除贫血；疑有感染发生时，做胸部X线摄片或血液细菌培养。

知识点7：会阴部手术术后护理评估——健康史　　副高：熟练掌握　正高：熟练掌握

详细阅读手术记录单、麻醉师和手术室护士的交接记录单等，详细了解患者的手术情况，如麻醉的方式及效果，手术范围，术中出血量，术中尿量，输血、输液及用药情况。

知识点8：会阴部手术术后护理评估——身体状况　　副高：熟练掌握　正高：熟练掌握

（1）生命体征：及时测量患者血压、脉搏、呼吸和体温，观察术后血压并与术前、术中比较；了解呼吸的频率、深度；注意脉搏是否有力，节律是否整齐；了解体温的变化情况。

（2）神志：观察全麻患者的神志，以了解麻醉恢复的情况；对腰麻及硬膜外麻醉患者，了解有无神志的异常变化。

（3）皮肤：评估皮肤的颜色和温度，特别应观察切口、麻醉针孔处敷料是否干燥，有无渗血；手术过程中受压部位皮肤及骨突出处皮肤是否完整。

（4）疼痛：评估患者术后疼痛的部位、性质、程度，了解患者的镇痛方式；如采用硬膜外置管和自控镇痛装置，需观察管道是否固定通畅；采用注射或口服药物时，要了解药物剂量和使用间隔时间，观察镇痛后患者疼痛的缓解程度。

（5）各种引流管：了解引流管的放置部位和作用，观察引流管是否固定通畅，评估引流液的质、色、量，是否有异味等；了解术中是否有腹腔内用药。妇科腹部手术患者常见的引流管有尿管、腹腔引流管、盆腔引流管、胃肠减压管等。

患者对手术是否成功，有无并发症最为关心，对术后出现的不适往往感到紧张、焦虑。应通过评估患者对手术的耐受情况，亲切耐心地与患者交流，观察心理反应。同时，了解患者有无家属或丈夫陪伴，了解其他支持情况。

知识点9：会阴部手术术后护理诊断　　　　　副高：熟练掌握　正高：熟练掌握

（1）慢性疼痛：与外阴、阴道疾病及手术创伤有关。
（2）情景性低自尊：与手术后局部护理过程中隐私部位暴露所致的羞愧、内疚有关。
（3）有感染的危险：与疾病及手术的部位接近阴道口、尿道口及肛门口有关。

知识点10：会阴部手术术后护理措施　　　　　副高：熟练掌握　正高：熟练掌握

术后护理措施基本同腹部手术的术后护理措施，由于外阴、阴道局部血管、神经丰富，前后毗连尿道口和肛门，还应特别注意以下几个方面。

（1）安置体位：根据不同手术采取相应的体位：行外阴根治术的外阴癌患者术后采取平卧位，双腿外展屈膝，膝下垫软枕，可减少腹股沟及外阴部的张力，促进切口愈合；膀胱阴道瘘患者术后应对瘘口位置采取健侧卧位，减少尿液对修补瘘口处的浸泡，有利愈合；应尽早取半卧位，利于盆腔引流，但接受阴道壁修补术的患者术后以平卧为宜，禁止半卧位，以免增加局部压力，影响预后。子宫脱垂患者做阴式子宫切除术后早期也要避免半卧位，以免引起阴道和会阴部的水肿。

（2）观察切口：外阴、阴道肌肉组织少，张力大，切口愈合相对缓慢，除观察局部切口有无出血、渗液、红肿热痛等感染征象外，还应观察局部皮肤的颜色、温度、有无坏死等。阴道内留置纱条压迫止血者，要注意观察其阴道分泌物的量、性质、颜色及气味，纱条一般于术后12～24小时内取出。此外，外阴加压包扎者，应观察双下肢的皮温，观察足背动脉搏动等，若有异常及时与医生联系。

（3）积极镇痛：外阴神经末梢丰富，对疼痛敏感，要给予患者及时、充分的镇痛。可按医嘱给予镇痛药或者使用自控镇痛泵，并注意观察用药后的镇痛效果。

（4）护理会阴：置消毒会阴垫，保持外阴清洁干燥，每日行外阴擦洗2次，保持床单及接触外阴部的物品清洁干燥。排尿、便后清洁会阴。

（5）保持排尿、便通畅：一般留置尿管5～7日，按保留尿管患者的护理常规进行护理，特别注意导尿管的通畅；为防止排便对切口的牵拉，一般从术后第3日开始口服液体石蜡30ml，每晚1次，软化大便，避免排便困难。

（6）避免增加腹压的动作：告诉患者腹压加大会增加局部切口的张力，影响切口的愈合，患者避免下蹲，避免用力排便等增加腹压的动作。

知识点11：会阴部手术术后健康指导　　　　副高：熟练掌握　　正高：熟练掌握

出院前指导，患者术后3个月内避免重体力劳动，避免用力排便、剧烈咳嗽等增加腹压的动作。定期随访，检查确定伤口完全愈合后方可恢复性生活。

第一节　外阴、阴道创伤妇女的一般护理

知识点12：外阴、阴道创伤的概念及病因　　　　副高：熟练掌握　　正高：熟练掌握

由于意外损伤，也可由于性交损伤而引起外阴、阴道破裂或血肿称为外阴、阴道损伤。

知识点13：外阴、阴道创伤的病因及发病机制　　　　副高：熟练掌握　　正高：熟练掌握

分娩是外阴、阴道创伤的主要原因。此外，可见于外阴骑跨伤后，粗暴性交，以及外阴阴道发育不良者性交后。初次性交处女膜破裂绝大多数可自行愈合，偶见裂口延及小阴唇及阴道黏膜者。幼女受到性侵时，可因生殖道发育不全，出现外阴及阴道软组织损伤。药物性外阴阴道损伤，多系阴道置药不当或使用过酸或过碱等腐蚀性药物所致。外阴和阴道创伤严

重者，可因累及尿道、膀胱或直肠，导致严重后果。

知识点14：外阴、阴道创伤的临床表现　　　　　副高：掌握　正高：掌握

（1）疼痛：为主要症状，可从轻微疼痛至剧痛，严重者甚至出现疼痛性休克。

（2）局部肿胀：为水肿或血肿，是常见的表现。

（3）外出血：由于血管破裂可导致少量或大量的鲜血自阴道流出。

（4）其他：患者可有头晕、乏力、心悸、出汗等贫血或失血性休克的症状；合并感染时可有体温升高和局部红、肿、热、痛等表现。由于局部肿胀、疼痛，患者常出现坐卧不安、行走困难等。药物性损伤者可见局部红肿及糜烂，病程长者因瘢痕形成致阴道口或阴道狭窄，导致性交困难。

知识点15：外阴、阴道创伤的辅助检查　　　　　副高：掌握　正高：掌握

（1）妇科检查：了解外阴或阴道裂伤的部位、程度，观察血肿的大小、部位，局部组织有无红、肿及脓性分泌物。另外，应注意创伤有无穿透膀胱、直肠甚至腹腔等。外阴皮肤及阴道黏膜可见局部水肿、血肿形成或裂口。血肿多见于外阴大阴唇下方，呈紫蓝色块状物突起，压痛明显；裂口处可见活动性出血。伤及尿道和膀胱者可见尿液自阴道溢出，伤及直肠者可见直肠黏膜外翻。

（2）实验室检查：出血多者红细胞计数减少及血红蛋白值下降；有感染者，可见白细胞计数增多。

知识点16：外阴、阴道创伤的治疗要点　　　　　副高：掌握　正高：掌握

以止血、镇痛、防止感染和抗休克为治疗要点。活动性出血者应迅速缝合止血。

知识点17：外阴、阴道创伤的护理措施　　　　　副高：熟练掌握　正高：熟练掌握

（1）观察生命体征，预防和纠正休克

1）对于外出血量多或较大血肿伴面色苍白者立即使患者平卧、吸氧，开放静脉通路，做好血常规检查及配血输血准备；给予心电监护，密切观察患者血压、脉搏、呼吸、尿量及神志的变化。

2）注意观察血肿的变化，有活动性出血者应按解剖关系迅速缝合止血。

3）小于5cm的血肿，应立刻进行冷敷，也可用棉垫、丁字带加压包扎。

4）对大的外阴、阴道血肿应在抢救休克的同时配合医生进行止血，并做好术前准备，术后加用大剂量抗生素防治感染。

（2）心理护理：护士应在抢救休克准备手术的过程中使用轻松而且具有鼓励性的语言安慰患者，鼓励其面对现实，积极配合治疗，同时做好家属的心理护理，使其顺利、安全、平

静地接受和配合手术，从而缩短术时间。

（3）保守治疗患者的护理

1）对血肿小采取保守治疗者，嘱患者采取正确的体位，避免血肿受压。

2）保持外阴部的清洁、干燥，每天外阴冲洗3次，大便后及时清洁外阴。

3）按医嘱及时给予止血、止痛药。

4）24小时内冷敷，降低局部血流速度及局部神经的敏感性，减轻患者的疼痛与不适感。

5）24小时后可以热敷或行外阴部烤灯，以促进血肿吸收。

（4）做好术前准备：做好配血、皮肤准备，嘱患者暂时禁食，充分消毒外阴及伤口，向患者及家属讲解手术的必要性、手术的过程及注意事项。

（5）术后护理

1）注意观察患者生命体征变化，观察外阴阴道伤口敷料有无渗血，询问有无进行性疼痛加剧等。

2）患者疼痛明显，应积极镇痛。可协助患者取外展屈膝平卧位，以减轻外阴部张力，缓解疼痛。

3）阴道纱条取出或外阴包扎松解后应密切观察阴道及外阴伤口有无出血，患者有无进行性疼痛加剧或阴道、肛门坠胀等再次血肿的症状。

4）保持外阴部清洁、干燥。每天行外阴冲洗2次，大便后及时清洁外阴。

5）按医嘱给予抗生素。

知识点18：外阴、阴道创伤的健康指导　　　　　副高：掌握　正高：熟练掌握

（1）伤口未完全愈合前，避免增加腹压的动作，如拾重物、下蹲、用力咳嗽以及用力排便。

（2）保持大便通畅，预防便秘。多食富含纤维素的蔬菜和水果，多饮水，适当运动。

（3）保持外阴清洁、干燥，便后及时清洗外阴。

第二节　外　阴　癌

知识点1：外阴癌的概述　　　　　　　　　副高：熟练掌握　正高：熟练掌握

外阴癌是女性外阴恶性肿瘤中最常见的一种（约占90%），占女性生殖道癌的3%~5%，常见于60岁以上绝经后女性，近年发病率具有增高趋势。其组织类型较多，以外阴鳞状细胞癌最常见，其他有恶性黑色素瘤、基底细胞癌、前庭大腺癌等。

知识点2：外阴癌的病因及发病机制　　　　　　副高：熟悉　正高：熟悉

外阴癌的病因目前尚不清楚，可能与人乳头状瘤病毒（HPV）感染、外阴硬化性苔藓等外阴非肿瘤性上皮病变、性传播疾病有关。人乳头瘤病毒（HPV）与外阴癌及其癌前病变具有密切关系，其中以HPV-16、HPV-18、HPV-31等感染较多见。单纯疱疹病毒Ⅱ型和巨细胞病毒等也与外阴癌的发生有关。慢性外阴营养不良是外阴癌的高危因素，其发展为外阴癌的危险性为5%～10%。性病包括淋巴结肉芽肿、湿疣及梅毒等也与外阴癌的发病有关。

知识点3：外阴癌的病理和转移　　　　副高：熟悉　正高：熟悉

（1）原发性外阴癌90%以上为鳞状细胞癌，有角珠和细胞间桥。前庭和阴蒂的病灶倾向于分化差或未分化，常有淋巴管和神经周围的侵犯。外阴癌的癌前病变称为外阴上皮内瘤样病变，包括外阴上皮不典型增生及原位癌。

（2）外阴癌的转移方式以直接浸润、淋巴转移为常见，晚期可经血运转移。①直接浸润：肿瘤可以沿阴道黏膜蔓延累及阴道、尿道、肛门，进一步发展可以累及尿道上段及膀胱，甚至直肠黏膜。②淋巴转移：外阴淋巴管丰富，早期多沿同侧淋巴管转移，然后到达腹股沟浅淋巴结，再通过腹股沟深淋巴结扩散到盆腔淋巴结，最后通过腹主动脉旁淋巴结扩散出去。③血行转移：发生于疾病晚期，经血行播散，多见肺、骨等。

知识点4：外阴癌的临床表现　　　　副高：熟练掌握　正高：熟练掌握

（1）症状：外阴瘙痒是最常见症状，且持续时间较长，或同时患有外阴硬化性萎缩性苔藓或外阴增生性营养障碍。外阴癌还常伴各种不同形态的肿物，如结节状、菜花状、溃疡状，如伴有感染则分泌物增多有臭味，并有疼痛或出血。

（2）体征：癌灶可生长在外阴任何部位，大阴唇最多见，其次是小阴唇、阴蒂、会阴、尿道口、肛周等。早期局部表现为丘疹、结节或小溃疡；晚期可见不规则肿块，若病灶已转移，可在双侧或一侧腹股沟处扪及增大、质硬、固定的淋巴结。

知识点5：外阴癌的辅助检查　　　　副高：熟练掌握　正高：熟练掌握

（1）妇科检查：外阴局部特别是大阴唇处，有单个或多个融合或分散的灰白色、粉红色丘疹或斑点，也可能是硬结、溃疡或菜花样的赘生物。同时检查双侧腹股沟有无增大、质硬而固定的淋巴结，外阴皮肤是否有增厚、色素改变以及溃疡。

（2）细胞学检查：病灶有糜烂、溃疡或色素沉着者可作细胞学涂片或印片。由于外阴病灶合并感染，其阳性率仅50%左右。

（3）病理组织学检查：通过外阴活体组织病理检查以明确诊断。对一切外阴赘生物，包括菜花灶、溃疡灶、结节灶、白色病灶等均需做活体组织检查，对合并坏死的病灶取材应有足够的深度，避免误取坏死组织。常采用1%甲苯胺蓝涂抹外阴病变皮肤，待干后用1%醋酸液擦洗脱色，在蓝染部位做活检，或借助阴道镜做定位活检，以提高活检的阳性率，对外阴癌诊断具有重要意义。超声指引下细针穿刺活检是诊断腹股沟淋巴结转移的方法，诊断敏感度达93%。对晚期患者，还应行膀胱镜和/或直肠镜检查，以便了解尿道、膀胱和直肠黏膜的受侵情况。

（4）影像学检查：B超、CT、MRI检查可以了解晚期外阴癌灶与周围组织和脏器的受累情况，腹盆腔腹膜后淋巴结转移和其他远处转移情况，而制订正确治疗方案。

（5）膀胱镜、直肠镜检查：了解晚期外阴癌膀胱直肠是否受侵犯和受累深度及范围。

知识点6：外阴癌的治疗要点　　　　　　　　　　副高：熟悉　正高：熟悉

外阴癌以手术治疗为主。对于早期的外阴癌患者应进行个体化治疗，即在不影响预后的前提下，尽量缩小手术范围，减少手术创伤和并发症，尽量保留外阴的生理结构，提高患者的生活质量。对于晚期患者应采用综合治疗的方法，手术治疗的同时辅以放疗、化疗，利用各种治疗的优势，最大限度地减少患者的痛苦，提高治疗效果，改善生活质量。

（1）手术治疗：手术的范围取决于临床分期、病变的部位、肿瘤细胞分化的程度、浸润的深度、患者的身体状况及年龄等。包括外阴肿瘤切除术和腹股沟淋巴结切除术。外阴肿瘤切除分为广泛外阴切除术、改良广泛外阴切除术和外阴扩大切除术；腹股沟淋巴结切除术分为腹股沟淋巴结根治切除术（腹股沟淋巴结清扫术）、腹股沟前哨淋巴结切除术和腹股沟淋巴结活检术。一般采用外阴根治术及双侧腹股沟深浅淋巴结清扫术。

1）0期：采用单纯浅表外阴切除术。

2）ⅠA期：外阴局部或单侧广泛切除术。

3）ⅠB期：外阴广泛切除术及病灶同侧或双侧腹股沟淋巴结清扫术。

4）Ⅱ期：外阴广泛切除术及双侧腹股沟淋巴结清扫和/或盆腔淋巴结清扫术。

5）Ⅲ期：同Ⅱ期或并做部分下尿道、阴道与肛门皮肤切除。

6）Ⅳ期：除外阴广泛切除、双侧腹股沟及盆腔淋巴结清扫术外，分别根据膀胱、上尿道或直肠受累情况做相应切除。

（2）放射治疗：外阴鳞状细胞癌对放射治疗较敏感，但外阴组织对放射线耐受性极差，易发生放射反应。

1）术前放疗：适用于外阴肿瘤体积大、范围广并累及尿道、阴道和肛门，以及手术切除困难、影响排尿、排便功能的患者。可缩小肿瘤体积，利于完全切除病灶、保留器官功能并提高手术疗效。若肿瘤侵犯阴道，可同时行阴道塞子腔内放疗。

2）术后放疗：术后若手术侧切缘或基底未净、肿瘤距切缘距离近（＜1cm）、腹股沟多个淋巴结转移或肿瘤浸透淋巴结包膜，需要行放疗。如果有腹股沟淋巴结或盆腔淋巴结转移者，应补充盆腔淋巴结区域放疗。如果腹股沟淋巴结明显肿大，可先切除，经病理确诊为转移性淋巴结后行腹股沟区放疗，以减轻下肢水肿。

3）单纯放疗：适用于病变范围广、侵及周围器官、肿瘤固定无法切除的晚期肿瘤患者，或有严重合并症不能耐受手术及拒绝手术治疗的患者。外阴前庭大腺腺样囊性癌术后辅助放疗疗效尚不确定。由外阴基底细胞癌对放疗不敏感，彻底手术后一般不需要放疗，对于肿瘤未切尽或基底阳性的，可补充放疗。

（3）化学治疗：多用于晚期治疗或复发治疗，外阴癌单纯化疗效果较差，常配合手术或放射治疗，可缩小手术范围或提高放射治疗效果，提高肿瘤的控制率和患者生存率。常用的药物有博来霉素、多柔比星、顺铂类、氟尿嘧啶等。外阴前庭大腺腺样囊性癌术后辅助化疗的疗效尚不确定。由于外阴基底细胞癌对化疗不敏感，彻底手术后一般不需要化疗。外阴Paget病化疗可选用丝裂霉素、VP16、顺铂、5-FU等，近年报道5%咪喹莫特可有不错疗效。

（1）健康史：外阴癌一般发生在60岁以上的老年人，该年龄组人群常伴有高血压、冠心病、糖尿病等，应仔细评估患者各系统的健康状况。了解患者有无不明原因的外阴瘙痒史、外阴赘生物史等。

（2）身体状况：早期患者外阴部有瘙痒、烧灼感等局部刺激的症状。注意外阴局部有无丘疹、硬结、溃疡或赘生物，并观察其形态、涉及范围及伴随症状如疼痛、瘙痒、恶臭分泌物、尿频、尿痛或排尿困难等。晚期患者主要症状是疼痛，疼痛程度与病变范围、深浅及发生的部位有关。若癌灶已转移至腹股沟淋巴结，可扪及一侧或双侧腹股沟淋巴结增大、质硬并且固定。应评估患者双侧腹股沟有无增大、质硬、固定的淋巴结。

（3）心理-社会状况：外阴癌患者为恶性肿瘤，患者常感到悲哀、恐惧、绝望；外阴部手术使身体的完整性受到影响等原因常使患者出现自尊低下、自我形象紊乱等心理方面的问题。

（1）慢性疼痛：与晚期癌肿侵犯神经、血管和淋巴系统有关。
（2）潜在并发症——感染：与手术切口及长期留置尿管有关。
（3）自我形象紊乱：与外阴切除有关。
（4）焦虑：与疾病确诊后无助，或在治疗过程中不知结果有关。
（5）有性生活障碍的可能：有手术改变女性生殖器的结构，造成性心理障碍有关。

提供心理支持，讲解外阴恶性肿瘤相关知识，鼓励患者表达造成恐惧的因素，给予耐心解释，增强患者信心、主动配合治疗。

（1）手术前进行全面的体格检查和评估，积极治疗各种内科疾病，完善各项实验室检查。特别是糖尿病患者，维持血糖正常水平，防止影响术后切口愈合。
（2）阴道准备：手术前3～5天，外阴局部用1:5000高锰酸钾坐浴，每日2次。
（3）皮肤准备：范围上至耻骨联合上10cm，下至会阴部、肛门周围、腹股沟及股内侧上1/3。备皮后洗净皮肤。

（4）胃肠道准备：①妇科手术患者一般于手术前1日灌肠1~3次，选用的灌肠剂有温肥皂液、等渗盐水或甘油溶液等，必要时可先口服缓泻剂后（如25%硫酸镁溶液、20%甘露醇溶液、聚乙二醇电解质溶液、番泻叶水等）再灌肠，效果更佳。②术前晚可进食易消化食物，术前禁食6~8小时，禁水4~6小时。③因病情需要，手术有可能累及肠道时，术前需进行充分肠道准备，清洁灌肠。

（5）膀胱准备：术前常规安置保留尿管。

知识点11：外阴癌的术后护理措施　　　　　　　　副高：熟练掌握　正高：熟练掌握

（1）体位：术后取平卧外展屈膝体位，并在腘窝垫一软枕。

（2）严密观察切口有无渗血，皮肤有无红、肿、热、痛等感染征象以及皮肤湿度、温度、颜色等移植皮瓣的愈合情况。

（3）保持引流通畅，注意观察引流物的量、色、性状等。

（4）按医嘱给予抗生素，外阴切口术后3天拆线，腹股沟切口术后7天拆线。

（5）会阴部、腹股沟部可用红外线照射，每天2次，每次20分钟，促进伤口愈合。

（6）指导患者合理饮食，术后第5天按医嘱给予液状石蜡30ml口服，每日1次，连服3次，软化大便，预防便秘。

（7）鼓励患者上半身及上肢活动，预防压疮。

知识点12：外阴癌放疗后皮肤的护理措施

　　　　　　　　　　　　　　　　　　　　　副高：熟练掌握　正高：熟练掌握

皮肤损伤是放疗的常见不良反应，放疗者常在照射后8~10天出现皮肤反应，护理人员应在患者放疗期间及以后的一段时间内随时观察照射皮肤颜色、结构及完整性，根据损伤程度进行护理。轻度损伤表现为皮肤红斑，然后转化为干性脱屑，此期在保护皮肤的基础上可继续照射。中度损伤表现为水泡、溃烂和组织皮层丧失，此时应停止放疗，待其痊愈，注意保持皮肤清洁、干燥，避免感染，勿刺破水泡，可涂1%甲紫或用无菌凡士林纱布换药。重度损伤表现为局部皮肤溃疡，应停止照射，避免局部刺激，除保持局部清洁干燥外，可用生肌散或抗生素软膏。

知识点13：外阴癌的健康指导　　　　　　　　副高：熟练掌握　正高：熟练掌握

（1）出院后保持外阴清洁，定期随访。外阴癌因病理类型多，应个体化制订随访方案。告知患者应于外阴根治术后3个月返回医院复诊以全面评估其术后恢复情况，医生与患者一同商讨治疗及随访计划。外阴癌放疗以后2年内复发的患者约占80%，5年内约占90%，因此应指导患者具体随访时间，第1年，1~6月每月1次，7~12月每2月1次；第2年，每3个月1次；第3~4年每半年1次；第5年及以后每年1次。

（2）化疗及放疗患者按时治疗。

（3）指导患者休息时适当抬高下肢，如发现有下肢肿胀或疼痛时，及时就诊。

（4）鼓励患者进高热量、高蛋白、富含纤维素的食物，并适量饮水，每日2000～3000ml。

第三节　子宫脱垂

知识点1：子宫脱垂的概述　　　　　　　　　　副高：熟练掌握　正高：熟练掌握

正常情况下，因韧带的牵拉，子宫位于骨盆的中央，宫颈外口位于坐骨棘水平以上。子宫从正常位置沿阴道下降，宫颈外口达坐骨棘水平以下，甚至子宫全部脱出于阴道口外，称为子宫脱垂。常合并阴道前后壁膨出。其发病常与多产、产伤、卵巢功能减退，以及长期腹压增高有关。

知识点2：子宫脱垂的病因　　　　　　　　　　副高：熟悉　正高：熟悉

（1）分娩损伤：分娩损伤是主要原因。分娩时，第二产程延长或阴道助产，造成宫颈、子宫韧带及盆底肌过度延伸，甚至出现撕裂，产后局部张力降低，则导致本病。

（2）产褥期过早重体力劳动及负重：产妇参加体力劳动或蹲式劳动，可使腹压增高，增高的腹压将子宫推向阴道而发生脱垂。

（3）长期腹压增高：长期慢性咳嗽、习惯性便秘、长时间站立或蹲位、经常重体力劳动以及巨大腹腔肿瘤等，可使腹压增高、子宫下移而发生脱垂。

（4）盆底组织发育不良或退行性变：子宫脱垂偶见于未产妇或处女，多系先天性盆底组织发育不良或营养不良所致；部分老年女性患者及长期哺乳的妇女，因体内雌激素水平下降，导致盆底组织缺乏弹性，萎缩退化，也可导致子宫脱垂或加重子宫脱垂的程度。

知识点3：子宫脱垂的分度　　　　　　　　　　副高：熟悉　正高：熟悉

以患者平卧用力向下屏气时子宫下降程度，将子宫脱垂分为3度。

（1）Ⅰ度：轻型，宫颈外口距处女膜缘＜4cm，尚未达到处女膜缘；重型，宫颈外口已达处女膜缘，在阴道口能见到宫颈。

（2）Ⅱ度：轻型，宫颈已脱出阴道口外，宫体仍在阴道内；重型，宫颈及部分宫体已脱出至阴道口外。

（3）Ⅲ度：整个子宫体与宫颈以及全部阴道前壁及部分阴道后壁均翻脱出阴道口外。

知识点4：子宫脱垂的临床表现　　　　　　　　副高：熟练掌握　正高：熟练掌握

子宫脱垂程度较轻的Ⅰ度患者一般可无自觉症状，程度较重的Ⅱ度、Ⅲ度患者可有腰骶部酸痛或下坠感，并有肿物自阴道脱出。此外，患者还有可能伴有排尿、排便异常。

（1）腰骶部疼痛及下坠感：由于子宫脱垂牵拉腹膜、子宫各韧带及盆底组织引起，走路、负重后症状加重，卧床休息可减轻。

（2）肿物自阴道脱出：Ⅱ度患者在行走、劳动、下蹲或排便时腹压增加，有肿物自阴道口脱出，初始时在平卧休息时可减小或消失，严重者休息后肿物也无法自行回缩，往往需用手推送才能将其还纳入阴道内。若脱出的子宫及阴道黏膜高度水肿，即使用手协助也很难回纳，长时期脱出在外，患者行动极不方便，长期摩擦可造成宫颈溃疡、出血。溃疡继发感染时，有脓性分泌物渗出。

（3）排便异常：Ⅲ度子宫脱垂的患者常伴有重度阴道前壁脱垂，容易出现尿潴留，还可发生压力性尿失禁。如果继发泌尿系统感染可出现尿频、尿急、尿痛等。如合并有直肠膨出的患者可有便秘、排便困难。

不能回纳的子宫脱垂常伴有阴道前后壁、膀胱及直肠膨出，阴道黏膜增厚角化、宫颈肥大并延长。

知识点5：子宫脱垂的辅助检查　　　　　　　　　　副高：熟练掌握　正高：熟练掌握

（1）妇科检查：注意评估子宫脱垂的程度、宫颈、阴道壁有无溃疡及溃疡面的大小、深浅等。同时应注意有无阴道前后壁膨出。

（2）压力性尿失禁的检查：让患者先憋尿，在膀胱结石位下咳嗽，如有尿液溢出，检查者用示、中指分别置于尿道口两侧，稍加压再嘱患者咳嗽，如能控制尿液外溢，证明有压力性尿失禁。

（3）实验室检查：宫颈有溃疡者，可建议患者行宫颈细胞学检查，以排除癌变。

（4）影像学检查：骨盆超声、盆腔核磁共振等可用于观察盆腔内是否存在其他异常。

知识点6：子宫脱垂的治疗要点　　　　　　　　　　　　　副高：熟悉　正高：熟悉

（1）非手术治疗：非手术疗法是子宫脱垂的一线治疗方法，包括应用子宫托、盆底康复治疗和行为指导等，适用于希望保留生育功能、不能耐受手术治疗或者不愿意手术治疗的重度脱垂患者，治疗目标为缓解症状，增加盆底肌肉的强度、耐力和支持力，预防脱垂加重，避免或延缓手术干预。因此，除非合并张力性尿失禁，无症状患者不需要治疗，有症状患者采取保守治疗或手术治疗，治疗方案应个体化。治疗应以安全、简单和有效为原则。①一般支持疗法：包括加强营养，合理安排休息和工作，避免重体力劳动，保持排便通畅，积极治疗引起腹压增加的疾病，盆底肌肉锻炼，绝经后女性补充雌激素。②盆底肌肉锻炼：这是针对阴道前壁脱垂治疗方法，可增加盆底肌肉群的张力。适用于轻症的子宫脱垂患者，也可作为重症患者手术前后的辅助治疗方法。患者行收缩肛门运动，用力收缩盆底肌肉5~10秒后放松，每次10~15分钟，每日2~3次。③子宫托治疗：用子宫托治疗子宫脱垂是利用子宫托的支撑作用，使脱垂的子宫上升至阴道内，从而改善盆底组织血液循环，达到病情好转。

（2）手术治疗：目的是消除症状，修复盆底支持组织。应根据患者的年龄、脱垂程度、生育情况、全身状况选择手术方式。①阴道前后修补术：适用于Ⅰ度、Ⅱ度阴道前、后壁脱垂的患者。②阴道前后修补术加主韧带缩短及宫颈部分切除术：适用于年龄较轻、宫颈延长，希望保留子宫的Ⅱ度、Ⅲ度子宫脱垂伴有阴道前、后壁脱垂的患者。③经阴道子宫全切除及阴道前后修补术：适用于Ⅱ度、Ⅲ度子宫脱垂伴有阴道前、后壁脱垂、年龄较大、不需要保留子宫的患者。④阴道纵隔形成术：适用于年老体弱不能耐受大手术、不需要保留性能力者。⑤阴道、子宫悬吊术：通过缩短圆韧带，或利用生物材料制成各种吊带悬吊子宫和阴道。

1）适应证：①严重生殖道脱垂而有显著症状者。②子宫脱垂伴有重度会阴裂伤。③曾经非手术治疗无效者。④子宫脱垂并有明显子宫颈延长、肥大。

2）禁忌证：①有外阴炎、阴道炎、盆腔炎者，须先治炎症，然后手术。②子宫颈及阴道有溃疡者，治愈后再手术。③有严重心脏病、高血压、肾炎、糖尿病、肝功能损害、活动性肺结核、慢性支气管炎、恶性肿瘤及出血性疾病等，暂不宜手术，待病情好转后再考虑。④子宫颈或子宫体有恶性病变者。⑤月经期、妊娠期不宜手术。

知识点7：子宫脱垂的护理评估　　副高：熟练掌握　正高：熟练掌握

（1）健康史：询问患者有无腰骶部酸痛和下坠感，若有，应询问其严重程度，在久站、下蹲、行走与劳动时是否会加重，并询问与月经的关系。询问患者既往生育史，是否有滞产、产伤病史。同时，还应评估患者有无长期腹压增高情况，如慢性咳嗽、盆腹腔肿瘤、便秘等。

（2）身体状况：了解患者有无下腹部坠胀、腰痛症状，是否有排尿、便困难，阴道肿物脱出。是否在用力蹲下、增加腹压时上述症状加重，甚至出现尿失禁，但卧床休息后症状减轻。评估脱垂子宫的程度及局部情况，长期暴露的子宫可见宫颈及阴道壁溃疡，有少量出血或脓性分泌物。嘱患者在膀胱充盈时咳嗽，观察有无溢尿，即压力性尿失禁情况。评估阴道前后壁脱垂应用单叶窥器进行检查：当压住阴道后壁，嘱患者向下用力，可显示阴道前壁膨出的程度及尿道走行的改变。同样压住阴道前壁时嘱患者向下用力，可显示阴道后壁、直肠膨出的程度及肠疝。肛门指诊是区别直肠膨出和肠疝的有效方法，同时亦可评估肛门括约肌的功能。

（3）心理-社会状况：由于长期的子宫脱垂使患者行动不便，不能从事体力行动，排尿、便异常导致其烦恼的心理反应。严重者性生活受到影响，患者出现焦虑、情绪低落，因保守治疗效果不佳而悲观失望，不愿与他人交往。

知识点8：子宫脱垂的护理诊断　　副高：熟练掌握　正高：熟练掌握

（1）焦虑：与长期子宫脱垂影响正常的生活有关。
（2）慢性疼痛：与牵拉韧带、宫颈及阴道壁溃疡有关。
（3）尿潴留、尿失禁：与脱垂的子宫压迫膀胱颈有关。

知识点9：子宫脱垂的一般护理措施　　　　　　副高：熟练掌握　　正高：熟练掌握

（1）改善患者的全身状况，加强营养，鼓励患者采用高蛋白和高维生素饮食，以增强体质。避免重体力劳动，保持排便通畅，积极治疗长期腹压增加的疾病。

（2）注意休息，指导患者开展盆底肌肉和肛门肌肉的运动锻炼，增强盆底肌肉及肛门括约肌的张力，每日3次，每次5~10分钟。同时积极治疗原发疾病，如慢性咳嗽、习惯性便秘。

（3）保持外阴清洁，保护脱出阴道口的组织，每日给予1:5000高锰酸钾液坐浴，坐浴后，擦干溃疡面，给予己烯雌酚或鱼肝油软膏局部涂抹。

知识点10：子宫脱垂使用子宫托的护理措施　　　副高：熟练掌握　　正高：熟练掌握

配合医生选择大小适宜的子宫托，以放置后不脱出且无不适感为宜。指导患者正确取放子宫托。

（1）放置子宫托：放置前嘱患者排尽尿、便，洗净双手，两腿分开蹲下，一手握子宫托柄使托盘呈倾斜状进入阴道口内，向阴道顶端旋转推进，直至托盘达子宫颈，放妥后，将托柄弯度朝前，正对耻骨弓。

（2）取出子宫托：取子宫托时，洗净双手，手指捏住子宫托柄，上、下、左、右轻轻摇动，待子宫托松动后向后外方牵拉，子宫托即可自阴道滑出。用温水洗净子宫托，拭干后包好备用。

（3）注意事项：放置前阴道应有一定水平的雌激素作用。绝经后妇女可选用阴道雌激素霜剂，一般在用子宫托前4~6周开始应用，并在放托的过程中长期使用。子宫托应在每日清晨起床后放入，每晚睡前取出，并洗净包好备用。久置不取可发生子宫托嵌顿，甚至引起压迫坏死性生殖道瘘。保持阴道清洁，月经期和妊娠期停止使用。放托后3个月复查。

知识点11：子宫脱垂的手术护理措施　　　　　　副高：熟练掌握　　正高：熟练掌握

（1）术前准备：术前5天开始进行阴道准备，Ⅰ度子宫脱垂患者，用41~43℃、1:5000高锰酸钾溶液或0.02%碘伏每日坐浴2次；Ⅱ、Ⅲ度子宫脱垂患者，阴道冲洗，每日2次，有溃疡者冲洗后局部涂40%紫草油或抗生素软膏，戴无菌手套还纳脱垂的子宫，嘱患者床上平卧半小时。积极治疗局部炎症，按医嘱使用抗生素及局部涂含雌激素的软膏。

（2）术后护理：除按一般外阴和阴道手术术后患者的护理外，还应嘱患者卧床休息7~10天，留置尿管10~14天。每日行外阴冲洗。注意观察阴道分泌物的情况；避免增加腹压的动作，如下蹲或咳嗽，多进食富含纤维素的饮食预防便秘，必要时用缓泻剂。应用抗生素预防感染。

知识点12：子宫脱垂的心理护理措施　　　　　　副高：熟练掌握　　正高：熟练掌握

子宫脱垂病程较长，长期影响患者正常的工作和生活，甚至影响性生活，患者易出现焦虑、情绪低落。护士应理解患者，与患者及家属一起共同讨论解除焦虑的方法，告知患者子宫脱垂的手术及非手术方法，使患者对治疗充满信心。做好家属工作，多关心、体贴患者，帮助其早日康复。

| 知识点13：子宫脱垂的健康指导 | 副高：熟练掌握　正高：熟练掌握 |

（1）加强休息：手术后一般休息3个月，出院后1个月复查伤口愈合情况，3个月再次复查，医生确认完全恢复后方可恢复性生活，半年内避免重体力劳动。

（2）指导患者进行盆底肌及肛提肌收缩训练，加强其功能。

（3）宣传先进生育理念，防止分娩损伤：提倡晚婚晚育，防止生育过早、过多和过密；正确处理产程，避免产程延长；提高助产技术，避免产伤；避免产后过早体力劳动；积极治疗慢性咳嗽和习惯性便秘等；提倡做产后保健操。

第十三章　计划生育妇女的护理

第一节　计划生育妇女的一般护理

| 知识点1：计划生育措施 | 副高：掌握　正高：掌握 |

计划生育措施主要包括避孕（工具避孕、药物避孕及其他避孕方法）、绝育（输卵管结扎术、输卵管粘堵术等）以及避孕失败补救措施（早期人工流产术、中期妊娠引产术）。其中计划生育手术（宫内节育器放置与取出术、人工流产术和中期妊娠引产术、输卵管结扎术）的质量，直接关系到妇女一生的健康和家庭的幸福，护士需不断提高技术水平，以强烈的责任心、爱心和科学的态度，积极配合医师保证受术者的安全。

| 知识点2：计划生育妇女的辅助检查 | 副高：掌握　正高：掌握 |

（1）妇科检查：外阴、阴道有无赘生物及皮肤黏膜完整性；宫颈有无糜烂、裂伤；白带性状、数量和气味；子宫位置、大小、活动度、有无压痛及脱垂；附件有无肿块等。

（2）血、尿常规和出凝血时间。

（3）阴道分泌物常规检查、心电图、肝肾功能及腹部B超检查等。

| 知识点3：计划生育妇女的护理评估 | 副高：熟练掌握　正高：熟练掌握 |

（1）病史：详细询问欲采取计划生育措施妇女的现病史、既往史、婚育史、月经史等，了解有无各种计划生育措施的禁忌证，如欲采取宫内节育器者有无月经过多过频史、有无带器脱落史；欲采取药物避孕者有无心血管疾病（高血压、冠心病等）、内分泌疾病（甲状腺功能亢进、糖尿病）、肿瘤及血栓性疾病等；欲行输卵管结扎术者要了解有无感染、神经官能症及盆腔炎等。

（2）身体状况：要全面评估欲采取计划生育措施妇女的身体状况，如有无发热、有无急、慢性疾病。妇科检查：阴道黏膜情况；宫颈有无糜烂、裂伤；白带性状、量；子宫位置、大小、有无压痛及脱垂；附件有无肿块、压痛等。

（3）心理-社会状况：由于缺乏相关知识，妇女对采取不同的计划生育措施会存在一定的思想顾虑，如采用药物避孕者可能担心月经异常或增加肿瘤的发生率等，尚未生育的妇女会担心药物避孕影响以后的正常生育；采用宫内节育器避孕者害怕节育器脱落、移位以及带器妊娠等；采用避孕套者，担心影响性生活质量；接受输卵管结扎术的妇女常担心术中疼痛、术后出现后遗症及影响性生活等。因此，护士必须全面评估拟实施计划生育妇女的生理及心理状况，按照个体化原则，给予良好的心理护理，为其提供最佳的医疗服务。

知识点4：计划生育妇女的护理诊断　　副高：熟练掌握　正高：熟练掌握

（1）有感染的危险：与腹部手术切口及子宫腔创面有关。

（2）知识缺乏：缺乏计划生育的医学知识。

知识点5：计划生育妇女的护理措施　　副高：熟练掌握　正高：熟练掌握

（1）计划生育措施的选择：育龄夫妇有对避孕节育措施的知情选择权，根据每对夫妇的具体情况和需求，协助其选择最安全、最有效、最适宜的避孕或节育措施。①短期内不想生育的新婚夫妇，可采用男性避孕套或女用阴道套或外用避孕药，必要时采用紧急避孕。②对于生育后的夫妇，宫内节育器是首选方法，长效、安全可靠。也可用避孕药。也可采用口服避孕药物、皮下埋植避孕，一般不实施绝育手术。③哺乳期妇女，宜选用宫内节育器、避孕套或阴茎套，不宜选择用药物避孕。即选择不影响乳汁质量和婴儿健康的避孕方法。如果哺乳期放置宫内节育器，应首先排除妊娠，放置操作应轻柔，防止损伤子宫。④围绝经期妇女，可选用宫内节育器、避孕套或外用避孕药。

（2）减轻疼痛、预防感染：尽量设法减轻受术者的疼痛，为其提供舒适安静的休息环境。根据手术的需要和受术者身体状况，可卧床休息2～24小时，逐渐增加活动量。住院期间定时测量受术者的生命体征，密切观察受术者的阴道流血、腹部伤口和腹痛情况。按医嘱给予镇静、镇痛、抗生素等药物，以缓解疼痛、预防感染、促进康复。对于受术者放置宫内节育器后出现的疼痛，要认真了解节育器的位置及大小是否合适，指导其服用抗炎及解痉药物，并督促其保持外阴清洁。

知识点6：计划生育妇女的健康指导　　副高：熟练掌握　正高：熟练掌握

（1）宫内节育器的放置与取出术、人工流产术等可在门诊进行，受术者术后稍加休息便可回家休养。医护人员应告知妇女如果出现阴道流血量多、持续时间长、腹部疼痛加重等情况，及时就诊。放置或取出宫内节育器术后，应禁止性生活2周，人工流产术后，应禁止性生活及盆浴4周。

（2）拟行输卵管结扎术的患者需入院。输卵管结扎后受术者应休息3～4周，禁止性生活1个月。经腹腔镜受术者，术后静卧数小时后即可下床活动，注意观察有无腹痛、腹腔内出血或脏器损伤征象。早孕行钳刮术后的受术者应休息3～4周，注意保持外阴部清洁，1个月内禁止性生活及盆浴。术后1个月应到门诊复查，若有腹痛、阴道流血多者，应该随时就诊。

（3）要教会采用其他工具避孕和药物避孕的妇女正确的使用方法，告知其如何观察不良反应、并发症及一般应对措施。

第二节　避孕方法指导及护理

| 知识点1：避孕的概述 | 副高：熟练掌握　正高：熟练掌握 |

避孕是采用科学手段，在不妨碍夫妻正常性生活和身心健康的前提下，使女性暂时不受孕，是计划生育的重要组成部分。避孕主要控制生殖过程中3个关键环节：①抑制精子与卵子产生。②阻止精子与卵子结合。③使子宫环境不利于精子获能、生存，或不适宜受精卵着床和发育。目前，常用的女性避孕方法有放置宫内节育器、口服或针剂药物避孕及外用避孕药等。男性避孕在我国主要是阴茎套及输精管结扎术。

一、药物避孕

| 知识点2：药物避孕的概述 | 副高：熟练掌握　正高：熟练掌握 |

药物避孕又称激素避孕，是指女性采用甾体激素达到避孕效果，目前，国内主要为人工合成的甾体激素避孕药，其主要成分是雌激素和孕激素。

| 知识点3：药物避孕的原理 | 副高：熟悉　正高：熟悉 |

（1）抑制排卵：通过影响下丘脑-垂体-卵巢轴的内分泌功能，抑制下丘脑释放GnRH，从而使垂体分泌的FSH和LH减少；同时影响垂体对GnRH的反应，使LH不出现高峰，因此不能排卵。

（2）干扰受精：通过改变宫颈黏液的黏稠度，不利于精子的穿透，阻止受精。

（3）干扰受精卵着床：改变子宫内膜的功能和形态，使子宫内膜分泌不典型，不利于孕卵着床。

（4）干扰输卵管的功能：在雌、孕激素的作用下，影响输卵管的正常分泌和蠕动功能，干扰受精卵的着床。

| 知识点4：药物避孕的适应证及禁忌证 | 副高：熟练掌握　正高：熟练掌握 |

（1）适应证：有避孕要求的健康育龄女性。

（2）禁忌证：①严重心血管疾病，避孕药中孕激素影响血脂蛋白代谢，加速冠状动脉硬化；雌激素使凝血功能亢进，增加冠状动脉硬化者心肌梗死发生率，还通过增加血浆肾素活性而升高血压，增加高血压患者脑出血的发病率。②急、慢性肝炎或肾炎患者。③内分泌疾病，如糖尿病需用胰岛素控制者、甲状腺功能亢进者。④恶性肿瘤或癌前病变、子宫或乳房肿块患者。⑤哺乳期女性，因雌激素可抑制乳汁分泌，影响乳汁质量。⑥严重精神病长期服药，生活不能自理者。⑦血液病或血栓性疾病患者。⑧月经稀少或年龄大于45岁者。

知识点5：药物避孕的不良反应及处理　　　　　　　　副高：熟悉　正高：熟悉

（1）类早孕反应：如恶心、头晕、乳房胀痛、食欲缺乏等，一般不需处理，坚持服药数个周期后自然消失，症状严重者可考虑更换制剂或改用其他避孕措施。

（2）阴道流血：轻者不需特殊处理，流血多者服用避孕药的同时加服雌激素，直至停药；若流血似经量，或时间已近月经期，则停药，作为一次月经来潮，于出血第5天开始服用下一周期。

（3）闭经：多数可在停药后恢复。若停药后仍无月经来潮，需排除妊娠，停药7天后继续服药，若连续停经3个月，需停药观察。

（4）色素沉着：多数可于停药后消退。

（5）体重增加：炔诺酮具有弱雄激素活性，促进体内合成代谢，以及雌激素促使水、钠潴留所致，对健康无影响。

（6）其他影响：偶可出现皮疹、头痛、复视等，可对症处理，严重者停药。

知识点6：甾体激素避孕药的种类　　　　　　　　　　副高：熟悉　正高：熟悉

（1）短效口服避孕药：是雌激素与孕激素组成的复合制剂，主要避孕机制是抑制排卵，正确使用则有效率近100%。根据整个周期中雌、孕激素的剂量和比例变化可分为以下几种。①单相片：整个周期中雌、孕激素剂量固定。自月经周期第5日起，每晚1片，连服22日不间断。若漏服必须于次晨补服。一般于停药后2~3日出现撤药性出血，类似月经来潮，于下一次月经第5日，开始下一个周期用药。若停药7日尚无阴道出血，于当晚或第2日开始第2周期服药。若服用两个周期仍无月经来潮，则应该停药，考虑更换避孕药种类或就医诊治。②双相片：前7片孕激素剂量小，后14片明显增加，雌激素在整个周期中变化不大。服药方法同单相片。③三相片：第一相（第1~6片）共6片，含低剂量雌激素与孕激素；第二相（第7~11片）共5片，雌激素及孕激素剂量均增加；第三相（第12~21片）共10片，孕激素剂量再增加，雌激素减至第一相水平。三相片配方合理，避孕效果可靠，控制月经周期作用良好，突破性出血和闭经发生率显著低于单相片，恶心、呕吐等副作用也少。药盒内每一相药物颜色不同，每片药旁标有星期几，提醒服药者按箭头指示顺序服药。于月经周期第3日开始服药，每日1片，连服21日不间断。三相片应用渐趋广泛。

（2）长效口服避孕药：由长效雌激素和人工合成的孕激素配伍而成。长效雌激素被胃肠道吸收后储存于脂肪组织中缓慢释放起长效避孕作用，其避孕有效率达96%~98%。因不良反应较多，已较少应用。

（3）长效避孕针：有单纯孕激素和雌、孕激素复合制剂2类，有效率达98%以上。单纯孕激素制剂因不含雌激素可用于哺乳期女性，但易并发月经紊乱。用法和注意事项如下。雌、孕激素复合制剂：每月肌内注射1次，可避孕1个月。首月应于月经周期第5日和第12日各肌内注射1支，第2个月起于每次月经周期第10~12日肌注1支，一般于注射后12~16日月经来潮。单孕激素制剂：醋酸甲羟孕酮避孕针，每隔3个月注射1针，避孕效果好。应用长效避孕针前3个月内，可能出现月经周期不规则或经量过多，可应用止血药、雌激素或短效口服避孕药进行调整。月经频发或经量过多者不宜选用长效避孕针。

（4）速效避孕药：又称紧急避孕药，不能作为常规的避孕手段，建议每年使用次数不超过3次，否则可能干扰女性内分泌系统造成月经紊乱。

（5）缓释系统避孕药：是将避孕药与具有缓释性能的高分子化合物制成多种剂型，使避孕药在体内持续恒定进行微量释放，达到长效避孕效果。常用剂型有皮下埋植剂、阴道避孕环、微球和微囊避孕针等。

1）皮下埋植剂：含有左炔诺孕酮的皮下埋植剂分为左炔诺孕酮硅胶棒Ⅰ型和Ⅱ型，Ⅰ型每根硅胶棒含有左炔诺孕酮36mg，总量是216mg，使用期限是5～7年；Ⅱ型的硅胶棒每根含有左炔诺孕酮75mg，总量是150mg，使用年限是3～5年。用法是在月经周期开始的7天内放置，硅胶棒埋入左上臂内侧的皮下，6根皮埋剂呈扇形放置，放置后24小时会发挥避孕作用，每天释放大约30μg，平均年妊娠率是0.3%。由于是单一的孕激素制剂，点滴出血或者不规则出血是主要的不良反应，少数会出现闭经，随着放置时间的延长会逐步改善，不需要处理，如果流血时间较长，不能耐受，可给予雌激素治疗。

2）缓释阴道避孕环：将甾体激素避孕药装在载体上，制成环状放入阴道，每日释放小剂量的激素，利用阴道黏膜上皮直接吸收药物，产生避孕作用。国产的硅胶阴道环也称甲硅环，体外测定每日可释放甲地孕酮133μg，一次放置，避孕1年，经期不需取出，有效率达97.3%。月经干净后将甲硅环放入阴道后穹隆或套在宫颈上，缓释阴道避孕环具有取、放方便的优点。对于阴道宫颈炎症、阴道前后壁膨出、子宫脱垂、尿失禁、反复泌尿系统感染、重度便秘等妇女，不适于选用阴道避孕环。

3）微球和微囊避孕针：是一种新型缓释系统避孕针，采用具有生物降解作用的高分子聚合物与甾体激素避孕药混合或包裹制成微球或微囊，将其注入皮下，每日缓慢释放恒定数量避孕药，而高分子聚合物能够在体内降解、吸收，无须取出。

知识点7：药物避孕的护理评估	副高：熟练掌握　　正高：熟练掌握

（1）健康史：询问年龄、婚育史、现病史及过去史，决定是否适合药物避孕，同时了解是否愿意接受药物避孕。

（2）身体状况：①做全身体格检查和妇科检查，了解能否使用药物避孕。②辅助检查，如血常规、肝肾功能等。

（3）心理-社会状况：了解避孕的女性和家人对药物避孕的了解情况和态度。

知识点8：药物避孕的护理诊断	副高：熟练掌握　　正高：熟练掌握

（1）缺乏知识：缺乏药物避孕知识。

（2）焦虑：与担心药物不良反应、避孕失败有关。

知识点9：药物避孕的护理措施 副高：熟练掌握 正高：熟练掌握

（1）耐心告知避孕药物的避孕效果、用法、不良反应和对策，让有避孕要求的女性自主选择适宜的避孕药并确定其已掌握用法为止。

（2）进行全面身心评估，排除禁忌证。

（3）妥善保管药物，防止儿童误服。存放于阴凉干燥处，药物受潮后可能影响避孕效果，不宜使用。

（4）注射避孕时，应将药液吸尽，并做深部肌内注射。若停用时叮嘱患者要在停药后服用短效口服避孕药3个月，以免引起月经紊乱。

（5）使用长效避孕药停药6个月后再考虑妊娠。

知识点10：药物避孕的健康指导 副高：熟练掌握 正高：熟练掌握

耐心解答服药者提出的问题，解除思想顾虑。对不能应用避孕药的女性，说明情况，帮助选择适合的避孕方法。

二、工具避孕

知识点11：工具避孕的概述 副高：熟练掌握 正高：熟练掌握

工具避孕是利用某种器具阻止精子与卵子结合或改变宫腔环境使不利于受精卵着床而达到避孕目的的方法。

知识点12：阴茎套的概述 副高：熟练掌握 正高：熟练掌握

阴茎套也称为避孕套，为男用避孕工具，作为屏障使精液排在阴茎套内不能进入阴道而达到避孕目的。正确使用避孕率高，可达93%～95%。阴茎套同时还具有防止性传播疾病的作用，因此应用广泛。

知识点13：阴茎套的形状与型号 副高：熟练掌握 正高：熟练掌握

阴茎套为筒状优质薄型乳胶制品，按照筒径可分为29mm、31mm、33mm、35mm 4种规格，顶端为容量1.8ml的小囊，排精后精液储存在小囊内，使之不能进入阴道。

知识点14：阴茎套使用的注意事项 副高：熟练掌握 正高：熟练掌握

（1）使用前吹气检查有无漏孔，同时排出小囊内的空气。

（2）射精后在阴茎软缩前用手捏住阴茎与套口一起取出。

（3）应选择合适型号的阴茎套，事后必须检查阴茎套有无破裂，若有破裂或使用过程中发生阴茎套脱落，需采取紧急避孕措施。每次性交均使用，且不能反复使用。

知识点15：女用避孕套的概述　　　　　　　　副高：熟练掌握　　正高：熟练掌握

女用避孕套又称阴道套，是由聚氨酯（或乳胶）制成的宽松、柔软的袋状物，长15~17cm，开口处连接直径7cm的柔韧"外环"，套内游离直径6.5cm的"内环"。也通过屏障作用达到避孕目的，同时具有防止性传播疾病的作用。

知识点16：宫内节育器的概述　　　　　　　　副高：熟练掌握　　正高：熟练掌握

宫内节育器（IUD）是一种经济、简便、安全、有效、可逆的节育器具，易于为广大女性接受，是我国育龄期女性主要的避孕措施。我国是世界上使用IUD最多的国家，占世界IUD避孕总人数的80%。

知识点17：宫内节育器的种类　　　　　　　　　　副高：熟悉　　正高：熟悉

（1）惰性宫内节育器：为第一代IUD，由惰性材料，如金属、硅胶、尼龙制成，我国主要为不锈钢圆环及改良制品，因带器妊娠率和脱落率高，目前已经停止生产使用。

（2）活性宫内节育器：为第二代IUD，支架材料为塑料、聚乙烯、记忆合金等，其内含有活性物质如金属铜、激素、药物及磁性物质，可提高避孕效果，减少不良反应。我国主要应用以下几种。①带铜宫内节育器：有T形、V形等。T形放置时间可达10~15年；伞形可放置5~8年；V形可放置5~8年；宫形可放置20年左右；含铜无支架IUD有尾丝，可放置5~8年。②药物缓释宫内节育器：目前我国临床主要应用含孕激素IUD和含消炎痛的带铜IUD。a. 含孕激素T形IUD：采用T形聚乙烯为支架，孕激素储存在纵杆的药管中，管外包有聚二甲基硅氧烷膜，控制药物释放。孕激素使子宫内膜变化，不利于受精卵着床，带器妊娠率较低，还可使子宫平滑肌静止，脱落率降低，并可使月经量减少，但易发生突破出血。目前研制出左炔诺孕酮（LNG）IUD，以中等量释放左炔诺孕酮（20μg/d），放置时间为5年，具有脱落率低、带器妊娠率低、经量少的优点。主要不良反应为点滴出血及闭经，取出IUD后不影响月经的恢复和妊娠。b. 含消炎痛的带铜IUD：其特点是年妊娠率、脱落率及出血率低、继续存放率高。

知识点18：宫内节育器的避孕原理　　　　　　　　　副高：熟悉　　正高：熟悉

目前认为IUD的抗生育作用体现在多个方面，主要是局部组织对异物的组织反应所致。

（1）对精子和胚胎的毒性作用：IUD引起宫腔内局部炎性反应，主要是机械性压迫、子宫收缩时摩擦和放置IUD时损伤子宫内膜所致。宫内炎性细胞增多，IUD压迫局部宫腔内膜使炎症转为慢性无菌性巨噬细胞、淋巴细胞和浆细胞分泌物、中性粒细胞溶解产物和损伤内膜细胞溶解释放物使宫腔液有细胞毒性作用。宫腔液逆流至输卵管，影响输卵管内的精子活动度、胚泡运送速度并毒杀胚泡。含铜IUD释放的铜离子具有使精子头尾分离的毒性作用，使精子不能获能。

（2）干扰受精卵着床：长期异物刺激导致子宫内膜损伤及慢性炎症反应，产生前列腺素，改变输卵管蠕动，使受精卵运行速度与子宫内膜发育不同步，受精卵着床受阻。子宫内膜受压缺血及吞噬细胞的作用，激活纤溶酶原，局部纤溶酶活性增强，致使囊胚溶解吸收。含铜IUD释放的铜离子进入细胞核和线粒体，干扰细胞正常代谢。含孕激素IUD使子宫内膜腺体萎缩、间质蜕膜化、间质炎性细胞浸润，不利于受精卵着床，还可改变宫颈黏液性状，使宫颈黏液稠厚，不利于精子穿透。

知识点19：宫内节育器放置适应证及禁忌证　　　　　副高：熟悉　正高：熟悉

（1）放置适应证：凡育龄女性要求放置宫内节育器而无禁忌证者均可放置，无相对禁忌证。要求紧急避孕或继续以IUD避孕者。

（2）放置禁忌证：①妊娠或可疑妊娠者。②生殖器官炎症者。③生殖器官肿瘤或子宫畸形者。④月经频发、月经过多或不规则阴道流血。⑤宫颈过松、重度裂伤、重度狭窄或重度子宫脱垂。⑥生殖器官畸形。⑦宫腔<5.5cm或>9.0cm者。⑧较严重的全身急、慢性疾病。⑨各种性病未治愈。⑩盆腔结核。⑪人工流产术后子宫收缩不良，怀疑有妊娠组织残留或感染。⑫产时或剖宫产时胎盘娩出后。⑬有铜过敏史者，禁止放置含铜IUD。

知识点20：宫内节育器放置时间　　　　　　　副高：熟练掌握　正高：熟练掌握

（1）月经干净后3～7天无性交。

（2）产后42日子宫恢复正常，恶露已净，会阴切口已愈合。

（3）剖宫产术后半年。

（4）人工流产吸宫术和钳刮术后，中期妊娠引产术后24小时内或清宫术后子宫收缩不良、出血过多或有感染可能者除外。

（5）含孕激素IUD在月经第3日放置。

（6）自然流产于正常转经后放置，药物流产，2次正常月经后放置。

（7）哺乳期或月经延期放置时应先排除早孕。

（8）紧急避孕应在性交后5日内。

知识点21：宫内节育器放置操作方法　　　　　　副高：熟练掌握　正高：熟练掌握

（1）受术者排空膀胱后取膀胱截石位。

（2）双合诊检查子宫位置、大小及双附件情况。

（3）外阴阴道部0.5%聚维酮碘溶液常规消毒铺无菌洞巾，阴道窥器暴露宫颈，消毒宫颈与宫颈管，用宫颈钳夹持宫颈前唇。

（4）用子宫探针探测宫腔深度，然后用放置器将节育器送入宫腔底部，带尾丝者在距宫口2cm处剪断尾丝。

（5）观察无出血即取出宫颈钳和阴道窥器。

知识点22：宫内节育器放置护理要点　　　　　副高：熟悉　正高：熟悉

（1）协助医生选择合适型号的节育器。

（2）术前告知受术者宫内节育器放置术的目的和过程，取得其理解与配合。

（3）术后健康教育：①休息3天，1周内禁止重体力劳动。②保持外阴清洁，2周内禁止盆浴及性生活。③前3个月内每次行经或大便时注意有无节育器脱落。④术后第3、6、12个月各随访1次，以后每年1次，直至停用。⑤术后可出现少量阴道流血及轻度下腹不适，若发热、下腹痛或阴道流血量多等，应及时就诊。

知识点23：宫内节育器取出适应证及禁忌证　　　副高：熟练掌握　正高：熟练掌握

（1）取出适应证：①放环后不良反应严重、出现并发症经治疗无效者。②带器妊娠者。③需改用其他避孕措施或绝育者。④放置期限已满或绝经1年者。⑤计划再生育者或已无性生活不需要再避孕者。⑥绝经过渡期停经半年后或月经紊乱者。

（2）取出禁忌证：应待病情好转后再取出。①生殖器官急性或亚急性炎症者。②严重全身性疾病者。

知识点24：宫内节育器取出时间　　　　　　　副高：熟练掌握　正高：熟练掌握

（1）月经干净3～7天，出血多者随时可取。

（2）带器妊娠者行人工流产手术同时取环。

（3）带器异位妊娠者术前诊刮或术后出院前取出。

（4）子宫不规则出血者随时取出。

知识点25：宫内节育器取出操作方法　　　　　副高：熟练掌握　正高：熟练掌握

取器前应通过查看尾丝、B超、X线检查，确定宫腔内有无IUD及其类型。常规消毒外阴、阴道及宫颈，有尾丝者用血管钳夹住尾丝轻轻牵拉取出；无尾丝者先用子宫探针探查清楚IUD位置，再用取环钩或取环钳夹住节育器下缘牵拉取出。取器困难者应在B超指引下进行操作，必要时在宫腔镜下取出。

知识点26：宫内节育器取出护理要点　　　　　　　副高：熟悉　正高：熟悉

术前准备同放置术。术后休息1日，禁止性生活和盆浴2周，保持外阴清洁，预防感染。

知识点27：宫内节育器取出不良反应及处理　　　副高：熟练掌握　正高：熟练掌握

（1）阴道流血：常发生于放置IUD后6个月左右，特别是3个月内较为常见，主要表现为月经过多、经期延长或月经周期中不规则出血，一般无须处理，3～6个月可逐渐恢复，若需药物治疗，可按医嘱给予前列腺素合成酶抑制剂吲哚美辛，并抗感染止血、纠正贫血。经上述处理无效，应考虑取出IUD，更改其他避孕方法。

（2）腰酸腹胀：IUD与宫腔大小形态不符时，可引起子宫频繁收缩出现腰腹酸胀感。症状轻者无须处理，症状重者应考虑更换其他适合的节育器或选择避孕方法。

知识点28：宫内节育器并发症与处理　　　副高：熟练掌握　正高：熟练掌握

（1）感染：因无菌操作不严、尾丝过长等所致。有明确宫腔感染者，应在抗生素治疗的同时取出节育器。

（2）节育器异位：多因术前未查清子宫位置和大小、术中操作不当引起。一旦发生节育器异位，应经腹或经阴道取出节育器。

（3）节育器脱落：因节育器与宫腔大小及形态不符、放置时未将节育器放至子宫底部、宫颈内口过松或经量过多等所致。节育器脱落易发生在术后第1年，尤其是最初3个月，常与经血一起排出，不易察觉。

（4）节育器嵌顿或断裂：常因节育器放置时损伤子宫壁、带器时间过长或绝经后未及时取出所致。一经确诊，应及时取出，钩取时IUD大部分松动并将其拉至宫颈口外，将环丝拉直并将其剪断后缓慢抽出。若取出困难时，应在X线或B型超声监视下或借助宫腔镜取出。完全嵌入肌层者，需经腹手术取出。

（5）带器妊娠：带器妊娠容易发生流产，但也有妊娠至足月分娩者。一经确诊，行人工流产同时取出节育器。

知识点29：宫内节育器避孕的护理评估　　　副高：熟练掌握　正高：熟练掌握

（1）健康史：了解既往疾病史、月经史、孕产史及避孕措施。评估有无放置宫内节育器的禁忌证。

（2）身体状况：询问末次月经时间、是否哺乳期等。测量体温、血压是否正常，了解近3日内有无性交。

（3）心理－社会状况：受术者因为对手术不了解，担心避孕效果或放置后有不良反应，可产生焦虑、恐惧等心理反应。

知识点30：宫内节育器避孕的护理诊断　　　副高：熟练掌握　正高：熟练掌握

（1）知识缺乏：缺乏宫内节育器避孕的知识。

（2）焦虑/恐惧：与害怕手术或担心不良反应及并发症有关。

（3）舒适的改变：与节育器放置后初期出现腰酸、腹痛、月经紊乱等有关。

（4）有感染的危险：与宫腔内手术有关。

知识点31：宫内节育器避孕的术前护理措施　　　副高：熟练掌握　正高：熟练掌握

（1）做好受术者的心理护理：向受术者解释避孕的原理、手术的目的和简要过程、使其理解并主动配合手术。

（2）术前嘱受术者排空膀胱，帮助患者取膀胱截石位，协助外阴清洁、消毒。

（3）用物准备：无菌器械包（内含有弯盘1个、阴道窥器1个、宫颈钳1把、宫颈扩张器4～6号各1根、上环器1个、取环钩1个、剪刀1把、子宫探针1个、孔巾1块），干棉球数个，干纱布3～4块，无菌手套1副。

（4）节育器消毒：金属宫内节育器可煮沸、高压灭菌、75%乙醇或1‰苯扎溴铵溶液浸泡30分钟。塑料或混合型宫内节育器可用75%乙醇或1‰苯扎溴铵溶液浸泡30分钟。消毒包装的节育器使用前应查看有无破损或过期。凡浸泡消毒的节育器，使用前需用无菌生理盐水冲洗。

知识点32：宫内节育器避孕的术中护理措施　　　副高：熟练掌握　正高：熟练掌握

术中要陪伴和关心受术者，注意倾听其主诉，指导受术者在术中身体放松，不要乱动，如发现异常情况及时报告医生。放置或取出时应将节育器给受术者辨认。

（1）宫内节育器放置方法：①向受术者简要介绍手术过程及术中配合要求，缓解其紧张情绪。②常规消毒外阴、铺巾，整理器械。③行双合诊检查，了解子宫的大小、位置及附件情况。④用阴道窥器暴露、消毒子宫颈。⑤根据子宫位置用宫颈钳钳夹宫颈前唇或后唇，用子宫探针探测宫腔深度。⑥用宫颈扩张器依次扩张宫颈。⑦用上环器将选择好的节育器送入宫腔底部，带尾丝的在宫颈口外2cm处剪断尾丝。⑧观察无出血后，取下宫颈钳及阴道窥器。⑨填写手术记录。

（2）宫内节育器取出方法：①通过尾丝、B超、X线检查，确定宫内节育器的类型及其在宫腔内的位置。②常规消毒外阴、铺巾，整理器械。③双合诊检查。④用阴道窥器暴露、消毒子宫颈。⑤用子宫探针探测宫腔深度及宫内节育器所在的位置。⑥有尾丝者用血管钳夹住尾丝后牵引取出。无尾丝者将取环钩送入宫底，转动取环钩钩住节育器的下缘，轻轻向外牵拉取出。⑦填写手术记录。

知识点33：宫内节育器避孕的健康指导　　　副高：熟练掌握　正高：熟练掌握

（1）预防感染：嘱受术者保持会阴清洁，每日清洗外阴，使用消毒会阴垫；2周内禁性交及盆浴。

（2）休息与工作：放置宫内节育器术后休息3日，1周内应避免重体力劳动。取出宫内节育器术后休息1日。

（3）术后异常情况：如有腹痛、发热、出血等症状，应随时就诊。

（4）复查：嘱受术者分别于放置宫内节育器术后1、3、6个月及1年到医院复查，以后每年1次，复查应在月经干净后。不同类型的节育器应按规定时间取出或更换，否则将影响避孕效果。

（5）放置的节育器达到规定期限后应到医院取出或更换。

三、其他避孕方法

知识点34：紧急避孕	副高：熟练掌握　正高：熟练掌握

又称房事后避孕，是指在无保护性生活或避孕失败后的数小时或数日内，为防止非意愿妊娠而采取的紧急补救避孕方法，包括放置宫内节育器和口服紧急避孕药两类。避孕机制是阻止或延迟排卵、干扰受精或阻止受精卵着床。该避孕方法只能起一次性保护作用，其有效率明显低于常规避孕方法，且副作用大，不能替代常规避孕方法。

知识点35：安全期避孕	副高：熟练掌握　正高：熟练掌握

又称自然避孕法（NFP），是根据女性自然生理规律，不用任何避孕方法，在易孕期禁欲而达到避孕目的。多数育龄女性具有正常月经周期，排卵多在下次月经前14天，排卵前后4～5日内为易受孕期，其余时间不易受孕为安全期。安全期避孕需要根据本人的月经周期，结合基础体温测量和宫颈黏液变化特点来推算，排卵因受情绪、健康状况、外界环境等多种因素的影响，此方法并不十分可靠，失败率高达20%，不宜推广。

知识点36：外用杀精剂	副高：熟练掌握　正高：熟练掌握

本方法是性交前阴道给药，具有灭活精子作用的一类化学避孕制剂，目前临床常用的有栓剂、片剂、胶冻剂、凝胶剂及避孕薄膜等。于每次性交前给药，片剂、栓剂、薄膜需溶解后才能起效，若置入30分钟尚未性交，需重新放置；阴道分泌物较少者，不易溶解，最好选用胶冻剂或凝胶剂。正确使用，有效率达95%以上。如使用失误，失败率高达20%以上，故不作为避孕首选药。

知识点37：免疫避孕法	副高：熟练掌握　正高：熟练掌握

（1）导向药物避孕：利用单抗药物导向受精卵或滋养细胞，引起抗原抗体反应从而达到抗着床目的。其可提高靶细胞药物浓度，降低血中药物滞留，减少药物对机体的非特异性损伤。

（2）抗生育疫苗：其能使卵子透明带产生抗体、中和hCG的疫苗已进入临床研究。

第三节 终止妊娠方法及护理

> **知识点1：终止妊娠的概述** 　　　　　　　副高：熟练掌握　正高：熟练掌握

人工终止妊娠是没有避孕或避孕措施失败的补救方法，主要用于避孕失败后妊娠及妇女由于各种原因不能继续妊娠或检查发现胚胎异常需终止妊娠。常用的人工终止妊娠的方法有人工流产、药物流产。

一、人工流产

> **知识点2：人工流产的概述** 　　　　　　　副高：熟练掌握　正高：熟练掌握

人工流产又称手术流产，是指采用手术方法终止妊娠，适用于早期妊娠终止。包括负压吸引术和钳刮术。负压吸引术适用于妊娠10周以内者，钳刮术适用于妊娠10～14周，术后应注意预防出血与感染。

> **知识点3：人工流产的适应证及禁忌证** 　　　　　　　副高：熟悉　正高：熟悉

（1）适应证：①妊娠14周内，自愿要求终止妊娠，而无禁忌证者。②因某种疾病不宜继续妊娠者。

（2）禁忌证：①严重全身性疾病或全身状况不良，不能耐受手术者。②急性传染病或慢性传染病发作期患者。③生殖系统急性炎症患者。④发热患者，如术前相隔4小时，2次体温均在37.5℃以上者。

> **知识点4：人工流产的物品准备** 　　　　　　　副高：熟练掌握　正高：熟练掌握

阴道窥器1个，宫颈钳1把，子宫探针1个，宫颈扩张器1套，不同号吸管各1个，有齿卵圆钳2把，刮匙1把，长镊子2个，弯盘1个，洞巾1块，无菌手套1副，纱布2块，棉球若干，0.5%聚维酮碘液，人工流产负压电吸引器。

> **知识点5：人工流产的镇痛与麻醉** 　　　　　　　副高：熟练掌握　正高：熟练掌握

手术流产操作时间短，一般不需要麻醉，但为了减轻受术者疼痛，也可在麻醉下进行。常用的麻醉方法有：

（1）依托咪酯静注法：本品为快速催眠性静脉全身麻醉药，是目前手术流产较常用的麻醉方法。术前禁食6小时，将依托咪酯溶液10ml（20mg）于15～60秒内静脉推注完毕，药物起效后开始手术。

（2）宫旁神经阻滞麻醉：取1%利多卡因于宫颈旁4、8点钟处各注射2.5ml，5分钟后开始手术。

（3）宫腔、宫颈表面麻醉：用细导尿管分别向宫腔内和宫颈管内注入2%利多卡因3ml和1ml，约3分钟后开始手术。

（4）氧化亚氮吸入麻醉：氧化亚氮是由50%O_2和50%N_2O组成的混合气体，受术者吸入后进入睡眠状态，开始施术。此法起效快，作用消失快，最大特点为镇痛作用强而麻醉作用弱。

知识点6：人工流产的操作方法　　　　　　　　　　　　　　副高：熟悉　　正高：熟悉

（1）负压吸宫术

1）体位与消毒：受术者排空膀胱后，取膀胱截石位，常规消毒外阴和阴道，铺无菌巾。行双合诊复查子宫位置、大小、倾屈度及附件情况。用阴道窥器扩张阴道、拭净阴道积液，暴露宫颈并消毒。

2）探测宫腔与扩张宫颈：用宫颈钳夹持宫颈前唇，用子宫探针顺子宫屈度方向逐渐进入宫腔，探测宫腔方向及深度。用宫颈扩张器顺着探明的子宫方向扩张宫颈管，自5号起循序渐进扩至大于准备用的吸管半号或1号。扩张时注意用力均匀，如宫颈内口较紧切忌强行进入宫腔，可加用润滑剂，以免发生宫颈内口损伤或用力过猛造成子宫穿孔。

3）吸管负压吸引：根据孕周及宫颈口大小选择吸管及负压大小，负压一般控制在400～500mmHg。吸引前，将吸管末端与消毒橡皮管相连，并连接到负压吸引器橡皮管前端接头上，进行负压吸引试验，无误后，将吸管头部缓慢送入宫底，按顺时针方向吸引宫腔1～2圈，并上下移动，吸到胚囊所在部位时吸管常有震动并感到有组织物流向吸管，当感觉子宫缩小、吸管被包紧、子宫壁有粗糙感、吸管头部移动受阻时，表示妊娠产物已被吸净，此时可捏紧折叠橡皮管，阻断负压后缓慢取出吸管。再用小刮匙轻刮宫底及两侧宫角，检查宫腔是否吸净。确认已吸净，取下宫颈钳，用棉球拭净宫颈及阴道血迹，观察无异常后取出阴道窥器，结束手术。

4）检查吸出物：用纱布过滤全部吸出物，测量血液及组织容量，仔细检查有无绒毛、胚胎组织或水泡状物，所吸出量是否与孕周相符，若肉眼未发现绒毛或肉眼见到水泡状物，需送病理检查。

（2）钳刮术：适用于妊娠10～14周者。因胎儿较大，术前需充分扩张宫颈。可用橡皮导尿管扩张宫颈管，将无菌16号或18号导尿管于术前12小时插入宫颈管内，手术前取出；也可术前口服、肌注或阴道放置扩张宫颈药物，如前列腺素制剂，能使宫颈扩张、软化；术中用宫颈扩张器扩张宫颈管。先用小弯头卵圆钳经宫颈管、沿宫腔屈向放入，寻找有囊性感的部位夹破胎膜，使羊水流尽，酌情应用缩宫素。用弯卵圆钳深入宫腔，探测胎盘的附着部位，当触到胎盘组织有柔软感时，用卵圆钳尽量钳夹胎盘组织，轻轻向下牵拉，使其松动、剥离，以便将胎盘组织钳出。当大部分胎盘被钳出后，胎儿常可被宫缩挤出，否则用卵圆钳分别钳取胎儿各部。必要时用刮匙轻刮宫腔一周，观察有无出血，若有出血，加用缩宫素。术后注意预防出血与感染。由于此时胎儿较大、骨骼形成，容易造成并发症，如出血过多、宫颈裂伤、子宫穿孔等，故护士应尽早告知孕妇及家属手术风险性。

知识点7：人工流产的并发症及处理 　　　　副高：熟练掌握　正高：熟练掌握

（1）人工流产综合反应：受术者在术中或术后出现心动过缓、血压下降、面色苍白、冷汗、头晕甚至晕厥等迷走神经兴奋症状。这与受术者的情绪、身体状况、手术操作有关。发现症状后立即停止手术，给予吸氧，大多数可在手术后逐渐恢复。严重者阿托品0.5~1.0mg静脉注射。术前重视精神安慰，缓慢扩张宫颈，适当降低吸宫的压力，各种操作要轻柔，术前肌内注射阿托品0.5mg，均可避免发生人工流产综合征。

（2）子宫穿孔：是人工流产严重并发症，常见于术者操作技术不熟练，哺乳期子宫或子宫壁有瘢痕。疑有穿孔者应立即停止手术，用缩宫素和抗生素。密切观察受术者的生命体征，有无腹痛及内出血情况。必要时可剖腹探查处理。

（3）吸宫不全：为人工流产常见并发症，多见于术者技术不熟练或子宫过度前屈或后屈。常表现为人工流产后10日流血量仍多，或者止血后又有多量流血者。流血多者，立即刮宫；流血不多者可先用抗生素，然后再刮宫。

（4）漏吸：已确诊为宫内妊娠，术时未能吸出胚胎或胎盘绒毛称为漏吸。常见于子宫畸形、孕周过小、子宫过度屈曲和术者技术不熟练等。一旦发现漏吸，应复查子宫位置、大小与形状，重新探查宫腔后，再行吸宫术。

（5）术中出血：手术未吸出胚胎及绒毛组织。常见于子宫畸形、位置异常或术者操作不熟练。应复查子宫位置、大小、形态，重新探查宫腔，再次行负压吸引术。

（6）术后感染：多因吸宫不全、术后过早性交、敷料和器械消毒不严以及术中无菌观念不强引起。初起为急性子宫内膜炎，若治疗不及时，可扩散至子宫肌层、附件和盆腔腹膜，严重时可导致败血症。主要表现为发热、下腹痛、白带混浊和不规则阴道流血。妇科检查时子宫或附件区有压痛。治疗为半卧位休息，全身支持疗法，应用广谱抗生素。宫腔内有妊娠产物残留者，应按感染性流产处理。

（7）羊水栓塞：少见，偶可发生于钳刮术，由于宫颈损伤及胎盘剥离使血窦开放，此时应用缩宫素促使羊水进入母体血液循环而发生羊水栓塞。妊娠早、中期时羊水中有形成分极少，即使发生羊水栓塞，其症状和严重性也不如晚期妊娠发病凶猛。

知识点8：人工流产的护理诊断 　　　　副高：熟练掌握　正高：熟练掌握

（1）知识缺乏：缺乏人工流产的相关知识及术后避孕知识。
（2）有感染的危险：与手术操作有关。
（3）焦虑和恐惧：与担心手术疼痛及术后是否能够再次妊娠有关。

知识点9：人工流产的护理要点 　　　　副高：熟练掌握　正高：熟练掌握

（1）术前应仔细询问停经时间、生育史及既往病史，测量体温、脉搏和血压，根据双合诊检查、尿hCG检查和B型超声检查进一步明确早期宫内妊娠诊断，并进行血常规、出凝血时间以及白带常规等检查。协助医生掌握手术适应证与禁忌证，签署知情同意书。

（2）术前告知受术者手术过程以及可能出现的情况，缓解其思想顾虑。

（3）术中严密观察受术者的面色、生命体征，并指导减轻不适的技巧。

（4）术后受术者在观察室卧床休息1小时，观察其腹痛及阴道流血情况。

（5）术后嘱保持外阴清洁，1个月内禁止盆浴及性生活，预防感染。

（6）吸引术后休息3周，钳刮术后休息4周。

（7）若有腹痛或阴道流血增多，嘱及时就诊。

（8）指导避免重复流产。

二、药物流产

知识点10：药物流产的概述	副高：熟练掌握　正高：熟练掌握

药物流产又称药物抗早孕，是用药物终止早期妊娠的方法。目前，临床常用药物为米非司酮配伍米索。米非司酮具有抗孕激素和抗糖皮质激素作用，米索具有兴奋子宫和软化宫颈的作用，二者协同作用终止早孕的成功率达90%以上。药物流产方法简便、无创伤。

知识点11：药物流产的适应证及禁忌证	副高：熟悉　正高：熟悉

（1）适应证：①停经49日以内经B型超声证实为宫内妊娠，且胎囊最大直径≤2.5cm；本人自愿要求使用药物终止妊娠的健康妇女。②手术流产的高危对象，如瘢痕子宫、多次手术流产及严重骨盆畸形等。③对手术流产有疑虑或恐惧心理者。

（2）禁忌证：①有使用米非司酮禁忌证者，如肾上腺疾病、糖尿病、血液病等、血管栓塞。②有使用前列腺素类药物禁忌证，如青光眼、哮喘、癫痫、结肠炎、心血管疾病等。③其他，如过敏体质、带器妊娠、异位妊娠、妊娠剧吐以及长期服用抗结核、抗抑郁、抗癫痫、抗前列腺素药等。

知识点12：药物流产的用药方法	副高：熟练掌握　正高：熟练掌握

（1）顿服法：用药第1日顿服米非司酮200mg，第3日早上口服米索前列醇0.6mg。

（2）分服法：米非司酮150mg分次口服，第1日晨服50mg，8～12小时后再服25mg，第2日早、晚各服25mg，第3日上午7时再服25mg。每次服药前后至少空腹1小时。于第3日服用米非司酮1小时后，口服米索前列醇0.6mg。

知识点13：药物流产的护理要点	副高：熟练掌握　正高：熟练掌握

（1）术前应详细询问停经时间、生育史、既往病史及药物过敏史，根据双合诊检查、尿hCG检查和B型超声检查明确早期宫内妊娠诊断，并进行血常规、出凝血时间以及白带常规等检查。协助医师严格核对孕妇药物流产的适应证和禁忌证，签署知情同意书。

（2）关注患者心理变化，介绍药物流产相关知识，陪伴患者，减轻思想顾虑。

（3）耐心详细地讲解米非司酮、米索前列醇的使用剂量、次数、用药方法及不良反应等，告知患者遵医嘱服用药物，切记不可出现漏服、少服或者多服现象，不可提前或推迟服药。

（4）向患者说明服药后排出胎囊的可能时间，大多数患者在服药6小时内会出现阴道少量流血，胎囊随之排出。个别需要更长时间，需密切观察，耐心等待，告知患者可能会出现阴道流血、小腹下坠感、腹痛等症状。

（5）协助患者如厕，指导患者使用专用便器或一次性杯收集妊娠排出物。协助医生根据排出物鉴定妊娠囊大小、是否完整。

（6）密切观察阴道流血、腹痛等情况，如若流产不全或流产失败协助医生做好清宫准备。

（7）嘱患者药物流产后注意休息，保持外阴清洁，1个月内禁止性生活及盆浴，预防感染。

（8）帮助流产后女性选择合适的避孕方法，避免重复流产。

知识点14：药物流产的不良反应与处理　　　　副高：熟练掌握　正高：熟练掌握

（1）胃肠道反应：服药过程中部分患者可出现恶心、呕吐或腹泻，这是因为米非司酮和米索前列醇抑制胃酸分泌及胃肠道平滑肌收缩所致。症状轻者不需特殊处理，给予心理安慰即可。症状较重者，应按医嘱口服维生素B_6 20mg或甲氧氯普胺10mg，必要时给予补液治疗。

（2）阴道流血：出血时间长、出血多是药物流产的主要不良反应。用药后应严密随访，如果出血时间长超过两周且出血量较多、疑为不全流产时应及时行刮宫术，应用抗生素以预防感染。

三、中期妊娠终止方法

知识点15：中期妊娠终止方法的概述　　　　副高：熟练掌握　正高：熟练掌握

常用的中期妊娠终止方法有乳酸依沙吖啶注入羊膜腔内引产和水囊引产两种。①乳酸依沙吖啶引产：乳酸依沙吖啶能刺激子宫平滑肌兴奋、使内源性前列腺素升高导致宫缩，也能使胎儿中毒死亡。②水囊引产：将水囊置于子宫壁与胎膜之间，水囊内注入适量无菌生理盐水，借膨胀的水囊增加宫内压力，刺激子宫引起宫缩，促使胎儿及附属物排出。由于水囊引产须经阴道操作，感染率较药物引产高，故目前临床应用较少。

知识点16：中期妊娠终止方法的适应证及禁忌证　　　　副高：熟练掌握　正高：熟练掌握

（1）适应证：①妊娠13周至不足28周，因某种原因不宜继续妊娠者。②妊娠早期因接触导致胎儿畸形的因素，检查时发现胚胎异常者。

（2）禁忌证：①严重全身性疾病不能耐受手术者（肝、肾疾病能胜任手术者除外）。

②各种急性感染性疾病、慢性疾病急性发作期、生殖器官急性炎症或穿刺局部皮肤感染者。③剖宫产术或肌瘤挖除术后2年内者。瘢痕子宫、宫颈陈旧性撕裂伤者慎用。④前置胎盘或腹部皮肤感染者。⑤术前24小时内2次体温≥37.5℃者。

知识点17：中期妊娠终止方法的物品准备　　　　　副高：熟练掌握　正高：熟练掌握

（1）羊膜腔内注入法：卵圆钳2把，7号或9号腰椎穿刺针1个，弯盘1个，5ml及50ml注射器各1个，洞巾1块，纱布4块，棉球若干，0.5%聚维酮碘液，0.2%依沙吖啶液25～50ml，无菌手套1副，胶布。

（2）宫腔内羊膜腔外注入法：长镊子2把，阴道窥器1个，宫颈钳1把，敷料镊2把，橡皮导尿管1根，5ml及50ml注射器各1个，洞巾1块，布巾钳2把，纱布6块，棉球若干，0.5%聚维酮碘液，0.2%依沙吖啶液25～50ml，无菌手套1副，药杯及10号丝线。

（3）水囊引产法：阴道窥器1个，宫颈钳1把，敷料镊2把，宫颈扩张器1套，阴茎套2个，14号橡皮导管1根，10号丝线，棉球若干，0.5%聚维酮碘液，0.9%氯化钠溶液500ml，无菌手套1副。将消毒后的两个阴茎套套在一起成双层来制备水囊，再将14号橡皮导管送入阴茎套内1/3，用丝线将囊口缚扎于导尿管上。排空囊内空气后将导尿管末端扎紧，高压消毒后以备用。

知识点18：中期终止妊娠的操作方法　　　　　　　副高：熟练掌握　正高：熟练掌握

（1）依沙吖啶引产：该药为黄色结晶粉末，是一种强力杀菌药，是中期妊娠引产最常用药物。将其注入羊膜腔内或羊膜外宫腔内，可使胎盘组织变性坏死，增加前列腺素的合成，引起宫颈软化、扩张及子宫收缩。依沙吖啶经胎儿吸收后，损害胎儿主要生命器官，使胎儿中毒死亡。临床常用依沙吖啶羊膜腔内注入法，引产成功率达90%～100%。依沙吖啶引产注药5日后仍未临产者，应及时报告医师，遵医嘱给予处置。

1）羊膜腔内注射法：孕妇排空膀胱后取仰卧位，常规消毒腹部皮肤，铺无菌巾。穿刺点用0.5%利多卡因行局部浸润麻醉，用腰椎穿刺针垂直刺入腹壁，穿刺阻力第一次消失表示进入腹腔，继续进针又有阻力表示进入子宫壁，阻力再次消失表示进入羊膜腔。腰椎穿刺针进入羊膜腔内后，拔出针芯，见羊水溢出，接上注射器抽出少量羊水，注入0.2%依沙吖啶溶液25～50ml。拔出穿刺针，局部消毒，纱布压迫数分钟后用胶布固定。

2）宫腔内羊膜腔外注入法：孕妇排空膀胱后取膀胱截石位，常规消毒外阴阴道，铺无菌巾。阴道窥器暴露宫颈及阴道，再次消毒，用宫颈钳钳夹宫颈前唇，用敷料镊将无菌导尿管送入子宫壁与胎囊间，将0.2%依沙吖啶溶液25～50ml由导尿管注入宫腔。折叠并结扎外露的导尿管，放入阴道穹隆部，填塞纱布。24小时后取出纱布及导尿管。

（2）水囊引产：将消毒水囊放置在子宫壁和胎膜之间，囊内注入一定量0.9%氯化钠溶液，以增加宫腔压力和机械性刺激宫颈管，激发子宫收缩，促使胎儿和胎盘排出。

孕妇排空膀胱后取膀胱截石位，常规外阴阴道消毒，铺无菌巾。阴道窥器暴露宫颈，消毒阴道和宫颈，用宫颈钳钳夹宫颈前唇，用宫颈扩张器依顺序扩张宫颈口至8～10号。再用敷料镊将准备好的水囊逐渐全部送入子宫腔内，使其置于子宫壁和胎膜之间，缓慢向水囊内注入无菌的0.9%氯化钠溶液300~500ml，并加入数滴亚甲蓝以利于识别羊水或注入液。折叠导尿管，扎紧后放入阴道穹隆部。放置水囊24小时后取出。

知识点19：中期妊娠终止方法的注意事项　　　　副高：熟练掌握　正高：熟练掌握

（1）用依沙吖啶引产。

1）依沙吖啶通常应用剂量为50~100mg，不超过100mg。

2）中期引产的孕妇，一般自羊膜腔注药到胎儿、胎盘娩出需24~48小时，注意观察子宫收缩情况及产程进展。

3）羊膜腔外注药时，避免导尿管接触阴道壁，防止感染。

（2）水囊引产

1）水囊注水量不超过500ml。

2）放置水囊后出现规律宫缩时应取出水囊。若出现宫缩乏力，或取出水囊无宫缩，或有较多阴道流血，应静脉点滴缩宫素。

3）放置水囊不得超过2次。再次放置，应在前次取出水囊72小时之后且无感染征象。

4）放置水囊时间不应超过48小时。若宫缩过强、出血较多或体温超过38℃，应提前取出水囊。

5）放置水囊后定时测量体温，特别注意观察有无寒战、发热等感染征象。

知识点20：中期终止妊娠方法的护理要点　　　　副高：熟练掌握　正高：熟练掌握

（1）术前协助医生严格掌握适应证和禁忌证。详细询问病史，测量生命体征，做相关的术前检查。术前3天禁止性生活，做好穿刺部位的皮肤准备，术前每天冲洗1次阴道。

（2）严密观察手术过程，及时识别呼吸困难、发绀等羊水栓塞症状，做好抢救准备。对引产者应无菌接生，仔细检查胎盘胎膜完整性，使用抗生素。

（3）患者应尽量卧床休息，防止突然破水。注意监测受术者生命体征，严密观察并记录宫缩出现的时间和强度、胎心与胎动消失的时间及阴道流血等情况。产后仔细检查胎盘胎膜是否完整，有无软产道裂伤，若发现裂伤，及时缝合。胎盘胎膜排出后常规行清宫术。注意观察产后宫缩、阴道流血及排尿情况，若妊娠月份大的产妇引产后出现泌乳，需指导其及时采取回奶措施，保持外阴清洁，预防感染。

（4）嘱受术者保持外阴清洁，禁止盆浴及性生活1个月。

（5）有腹痛和阴道流血增多等异常情况应随时就诊。

（6）指导采取安全可靠的避孕措施。

知识点21：中期终止妊娠方法的并发症及处理　　　　副高：熟练掌握　正高：熟练掌握

（1）全身反应：偶有在24~48小时内体温升高者，一般不超过38℃可在胎儿排出后短时间内恢复。

（2）产后出血：约80%的患者有出血，但不超过100ml，个别患者超过400ml；需要清宫。

（3）胎盘胎膜残留：疑有胎盘、胎膜残留者，可行清宫术。防止出血及感染。目前多主张胎盘排出后即行清宫术。

（4）感染：发生率较低，一旦发现感染征象，应立即处理。

（5）产道裂伤：少数患者可有不同程度的软产道裂伤。

知识点22：中期终止妊娠方法的健康指导 　　副高：熟练掌握　正高：熟练掌握

（1）药物流产、吸宫术及钳刮术术后休息2周；引产术术后休息1个月。

（2）术后1个月内禁止盆浴和性生活。

（3）术后如出现明显腹痛、发热、阴道流血量多或持续流血超过10天，应及时到医院就诊。

第四节　女性绝育

知识点1：女性绝育的概述 　　　　　　　　副高：掌握　正高：掌握

绝育是利用人工的方法阻断受精途径，而达到永久性不生育的目的。目前主要采用输卵管绝育术。这是一种安全、创伤小、永久性的节育措施，而且是可逆的，如绝育后的妇女需要再次妊娠，可行输卵管吻合术，成功率达80%以上。

输卵管绝育术按手术途径可分为经腹输卵管绝育术、经腹腔镜输卵管绝育术和经阴道输卵管绝育术。目前临床上常用的是前两种，而经阴道绝育术极少施行。

一、经腹输卵管绝育术

知识点2：经腹输卵管绝育术的适应证及禁忌证 　　副高：熟悉　正高：熟悉

（1）适应证：①自愿接受绝育手术而无禁忌证者。②患严重的全身性疾病不宜生育者。③患遗传性疾病不宜生育者。

（2）禁忌证：①全身状况不能耐受手术者，如产后失血性休克、心力衰竭、肝肾功能不全等。②各种疾病急性期。③腹部皮肤存在感染灶或者有急性生殖道和盆腔炎症者。④严重神经官能症者。⑤24小时内2次间隔4小时测量体温≥37.5℃者。

知识点3：经腹输卵管绝育术的手术时间 　　　　副高：熟悉　正高：熟悉

（1）非孕女性月经干净后3~7天。

（2）人工流产：中期妊娠终止或宫内节育器取出术后可立即施行手术；自然流产待1个

月转经后再行绝育术。

（3）哺乳期或闭经者需排除妊娠。

知识点4：经腹输卵管绝育术的物品准备　　副高：熟练掌握　正高：熟练掌握

甲状腺拉钩2个，中号无齿镊2把，短无齿镊1把，弯蚊式钳4把，12cm弯钳2把，鼠齿钳2把，布巾钳4把，弯头无齿卵圆钳1把，有齿卵圆钳2把，输卵管钩（或指板）1个，持针器1把，弯剪刀1把，刀片2个，刀柄1把，弯盘1个，酒杯2个，5ml注射器1个，1号及4号线各1团，9×24弯三角针1枚，9×24弯圆针1枚，6×4弯圆针1枚，双层方包布1块，双层特大包布1块，腹单1块，治疗巾5块，手术衣2件，细纱布10块，粗纱布2块，无菌手套3副。

知识点5：经腹输卵管绝育术的手术步骤　　副高：熟悉　正高：熟悉

（1）麻醉：根据患者情况和术式酌情选择合适的麻醉方法，可采用局部浸润麻醉或硬膜外麻醉。

（2）体位：受术者排空膀胱，取臀高头低仰卧位，常规消毒、铺无菌巾。

（3）选择腹部切口：取下腹正中耻骨联合上方2横指（3~4cm）约2cm长纵切口或横切口，产妇则在宫底下方2cm处做切口，依次切开皮肤。皮下脂肪、腹直肌前鞘和腹膜直至打开腹腔。

（4）寻找提取输卵管：术者左手示指伸入腹腔，沿宫底后方滑向一侧，到达卵巢或输卵管后，右手持卵圆钳将输卵管夹住，轻轻提至切口，并以两把无齿镊交替依次夹取输卵管直至伞端，并检查卵巢情况。也可用指板或吊钩法提取输卵管。

（5）结扎输卵管：主要有抽心近端包埋法和压挫结扎切断法两种方法。

1）抽心近端包埋法：用2把组织钳提夹输卵管峡部无血管处，两钳相距1.5~2.0cm，用0.5%的普鲁卡因1~2ml注入浆膜下，使浆膜与输卵管芯分开，在输卵管背侧注射的膨胀处纵行切开浆膜约2cm，用2把蚊式钳分别夹住浆膜口的边缘，轻轻分离浆膜层，钳夹管芯的两端，钳距为1cm，切除两钳间的输卵管芯约1cm，用4号丝线分别结扎两断端，近端包埋于系膜内，用1号丝线间断缝合浆膜切口，远端用1号丝线缝扎固定于浆膜外。同法结扎对侧输卵管。

2）压挫结扎切断法：选择输卵管峡部系膜血管较少处，用组织钳夹输卵管峡部，使之折叠，在距钳夹顶端1.5~2.0cm处用血管钳横夹输卵管压挫肌层及内膜，取下血管钳，用4号丝线缝扎经过压挫之系膜，分别结扎压痕处，先结扎近子宫端，再返回结扎另一端，剪去距线上方1cm处的输卵管，近端再用细线结扎断端。为防止粘连也可用输卵管系膜包埋管腔。同法结扎对侧输卵管。

知识点6：经腹输卵管绝育术的手术并发症　　副高：熟悉　正高：熟悉

（1）出血或血肿：多因操作粗暴、过度牵拉、钳夹而损伤输卵管或其系膜所致。也可见于血管漏扎或结扎不紧引起出血。一旦发现须立即止血后再缝合。

（2）感染：可能由于体内原有感染灶尚未控制，也可能因为手术无菌操作不严所致。要严格掌握手术适应证及禁忌证，加强无菌观念，规范操作程序。严格掌握手术适应证和禁忌证，术后预防性用抗生素。

（3）脏器损伤：多因操作粗暴或解剖关系辨认不清，损伤膀胱或肠管。术中严格执行操作规程，一旦发现误伤要及时修补，并注意术后观察。

（4）绝育失败：偶有发生，多由于绝育方法本身缺陷或手术技术误差引起。操作时手术者思想高度集中，严防误扎、漏扎输卵管，引起输卵管再通。

知识点7：经腹输卵管绝育术的护理评估　　　副高：熟练掌握　正高：熟练掌握

（1）健康史：询问年龄、月经、婚育史。了解其现在和过去有无与本次手术禁忌的病史。了解末次月经干净时间或末次流产、分娩时间。

（2）身体状况：①全身查体，了解生命体征、心、肺、肝、肾功能有无异常情况。②妇科检查，注意内外生殖器和盆腔，有无急、慢性炎症及肿瘤。③辅助检查，血、尿常规，出、凝血时间，肝、肾功能检查，阴道分泌物检查，心电图，胸透等。

（3）心理－社会状况：了解受术者是否害怕手术过程，担心手术效果，担心绝育术会影响女性特征及性生活。家属对绝育术是否支持。

知识点8：经腹输卵管绝育术的护理诊断　　　副高：熟练掌握　正高：熟练掌握

（1）有感染的危险：与手术操作、出血有关。

（2）有受伤的危险：与脏器解剖位置及术者技术水平有关。

（3）恐惧：与缺乏手术知识有关。

知识点9：经腹输卵管绝育术的护理措施　　　副高：熟练掌握　正高：熟练掌握

（1）协助医生掌握手术的适应证与禁忌证，选择合适手术时间。①非孕妇女以月经干净后3～7日为宜。②人工流产或分娩后宜在48小时内施术；剖宫产实施同时即可作绝育术。③难产或疑有产时感染者，需抗生素预防感染3～5日后，无异常情况可施行手术。④哺乳期或闭经妇女绝育须先排除妊娠。

（2）术前为受术者提供良好的心理支持，耐心回答其所提的各种疑问，解除其思想顾虑。

（3）术前仔细询问病史，通过全身体格检查、妇科检查、白带检查、血常规、尿常规、出凝血时间、肝功能、肾功能等检查，全面评估受术者。

（4）术前遵医嘱按腹部手术要求做好皮肤准备。

（5）术后密切观察生命体征及有无并发症发生。评估有无腹痛、内出血或脏器损伤征象等。如发生脏器损伤等，应严格执行医嘱，给予药物治疗。

（6）术后鼓励受术者及早排尿。

（7）术后鼓励受术者尽早下床活动。除行硬膜外麻醉外，受术者不需要禁食。

（8）保持切口敷料清洁、干燥，防止感染。

（9）保持外阴清洁，术后休息3～4周，1个月内禁止性生活和盆浴。

二、经腹腔镜输卵管绝育术

知识点10：经腹腔镜输卵管绝育术的适应证及禁忌证　　副高：熟悉　正高：熟悉

（1）适应证：①自愿接受绝育手术而无禁忌证者。②患严重的全身性疾病不宜生育者。③患遗传性疾病不宜生育者。

（2）禁忌证：患有心肺功能不全、腹腔粘连、膈疝等禁用，其他同经腹输卵管结扎术。

知识点11：经腹腔镜输卵管绝育术的物品准备　　副高：熟练掌握　正高：熟练掌握

腹腔镜，气腹针，CO_2气体，单极或双极电凝钳，电凝剪，钳夹器及套管针，弹簧夹或硅胶环2个，有齿卵圆钳2把，组织镊2把，持针器1把，缝合线，圆针，角针，刀柄1把，刀片，线剪刀1把，棉球，棉签，纱布及0.5%聚维酮碘液等。

知识点12：经腹腔镜输卵管绝育术的步骤　　副高：熟悉　正高：熟悉

硬膜外或全身麻醉。手术时取头低仰卧位，常规消毒腹部皮肤，于脐孔下缘做1.0～1.5cm的横弧形切口，把气腹针插进腹腔，充CO_2气体2～3L，然后插入套管针放置腹腔镜。在腹腔镜直视下将弹簧夹或硅胶环置于输卵管峡部。也可用双极电凝烧灼输卵管峡部1～2cm。上述方法失败率，以电凝术再通率最低1.9‰，硅胶环3.3‰，弹簧夹27.1‰。但机械性绝育术与电凝术相比，组织损伤小，为以后输卵管复通提供更高成功率。

知识点13：经腹腔镜输卵管绝育术的护理评估　　副高：熟练掌握　正高：熟练掌握

（1）健康史：询问年龄、月经、婚育史。了解其现在和过去有无与本次手术禁忌的病史。了解末次月经干净时间或末次流产、分娩时间。

（2）身体状况：①全身查体，了解生命体征、心、肺、肝、肾功能有无异常情况。②妇科检查，注意内外生殖器和盆腔，有无急、慢性炎症及肿瘤。③辅助检查，血、尿常规，出、凝血时间，肝、肾功能检查，阴道分泌物检查，心电图，胸透等。

（3）心理–社会状况：了解受术者是否害怕手术过程，担心手术效果，担心绝育术会影响女性特征及性生活。家属对绝育术是否支持。

知识点14：经腹腔镜输卵管绝育术的护理诊断　　副高：熟练掌握　正高：熟练掌握

（1）有感染的危险：与手术操作、出血有关。

（2）有受伤的危险：与脏器解剖位置及术者技术水平有关。

（3）恐惧：与缺乏手术知识有关。

知识点15：经腹腔镜输卵管绝育术的护理措施　　副高：熟练掌握　正高：熟练掌握

同经腹输卵管绝育术。

第五篇

儿科护理学

第一章　小儿体格生长发育及评价

知识点1：小儿体格生长指标概述　　　　副高：熟练掌握　正高：熟练掌握

观察儿童体格生长，常选用具有特征的可测量项目作指标，如体重、身高（长）、头围、胸围、囟门、牙齿等，其中体重与身高（长）最重要。

一、体格生长指标

知识点2：体重　　　　　　　　　　　　副高：熟练掌握　正高：熟练掌握

体重为各器官、组织、体液的总重量，是衡量儿童体格生长与营养状况的最灵敏指标，也常作为计算药量、静脉输液量等的依据。

（1）我国男婴出生时的平均体重为（3.33±0.39）kg，女婴为（3.24±0.39）kg；1岁时体重约为出生时的3倍（9~10kg），2岁时体重约为出生时的4倍（12~13kg）；2岁至青春前期体重增长减慢，年增长值约2kg。临床可用以下公式估计1~12岁儿童的体重：体重（kg）＝年龄×2＋8（kg）。

（2）正常同年龄、同性别儿童的体重存在个体差异，一般在10%左右。

（3）由于生后摄入不足、胎粪、体表水分丢失等原因，会出现暂时性生理性体重下降。出生后3~4天达最低点，下降为3%~9%，7~10天恢复至出生体重。

知识点3：身高（长）　　　　　　　　　　　　副高：熟练掌握　正高：熟练掌握

身高（长）是指头顶到足底的全身长度，是反映骨骼发育的重要指标。3岁以下小儿取仰卧位测量，称身长；3岁以后立位测量，称身高。

（1）出生时身长平均为50cm，1岁时75cm，2岁时86～87cm。2岁后身高（长）每年增长5～7cm。

（2）2～12岁身高（长）估计公式：身高（长）cm＝年龄×7（cm）＋75cm。

（3）身长包括头部、躯干（脊柱）和下肢的长度。3部分发育速度并不相同，一般出生后第一年头部发育最快，躯干次之，而青春期身高增长则以下肢为主。有些疾病可造成身体各部分的比例失常，临床需要分别测量上部量（从头顶至耻骨联合上缘）和下部量（从耻骨联合上缘至足底）以帮助判断。出生时上部量＞下部量（中点在脐上）；随着下肢长骨的增长，中点下移，2岁时在脐下；6岁时在脐与耻骨联合上缘之间；12岁时中点位于耻骨联合上缘，即上、下部量相等。

知识点4：坐高　　　　　　　　　　　　　　　　副高：掌握　正高：掌握

坐高是指由头顶到坐骨结节的长度，＜3岁儿童取仰卧位测量，称顶臀长。坐高代表头颅与脊柱的发育，坐高占身高的百分数随年龄增长而下降，由出生时的67%降到14岁时的53%。儿童患克汀病、软骨发育不良时，坐高占身高百分比明显增大。

知识点5：头围　　　　　　　　　　　　　　　　副高：掌握　正高：掌握

经眉弓上方、枕后结节绕头一周的长度为头围，与脑的发育和颅骨生长密切相关。出生时平均为34cm，头围在1岁以内增长较快，1岁时为46cm，2岁时为48cm，5岁时为50cm，15岁时为54～58cm。头围测量在2岁前最有价值。头围过小常提示脑发育不良、小头畸形，头围增长过快则提示脑积水、佝偻病。

知识点6：胸围　　　　　　　　　　　　　　　　副高：掌握　正高：掌握

胸围是平乳头下缘绕胸1周的长度。代表肺与胸廓的生长。出生时胸围32cm，略小于头围1～2cm；1岁左右胸围与头围大致相等；以后胸围超过头围（约为头围＋年龄−1cm）。

知识点7：腹围　　　　　　　　　　　　　　　　副高：熟悉　正高：熟悉

腹围是指平脐（小婴儿以剑突与脐之间的中点）水平绕腹1周的长度。2岁前腹围与胸围大致相等，2岁后腹围比胸围小。有腹水时需测量腹围。

| 知识点8：上臂围 | 副高：熟悉　正高：熟悉 |

上臂围是沿肩峰与尺骨鹰嘴连线中点的水平绕上臂1周的长度，代表上臂肌肉、骨骼、皮下脂肪和皮肤的生长，反映小儿的营养状况。1岁以内上臂围增长迅速，1～5岁增长缓慢。在无条件测体重和身高的地方，可测量上臂围以筛查1～5岁小儿的营养状况：＞13.5cm为营养良好；12.5～13.5cm为营养中等；＜12.5cm为营养不良。

二、骨骼牙齿的发育

| 知识点9：骨骼的发育 | 副高：熟练掌握　正高：熟练掌握 |

（1）颅骨的发育：颅骨随脑的发育而长大，出生时前囟为1.5～2.0cm，1岁至1岁半闭合。后囟出生时很小或闭合，最迟于生后6～8周闭合。颅骨缝于3～4个月闭合。前囟早闭或过小见于脑发育不良、小头畸形，晚闭或过大见于佝偻病、先天性甲状腺功能减低症。前囟饱满反映颅内压升高，前囟凹陷见于脱水或极度消瘦患儿。

（2）脊柱的发育：新生儿时脊柱仅轻微后凸；3～4个月能抬头时出现颈椎前凸，形成颈曲；6～7个月会坐时胸椎后凸，形成胸曲；1岁能行走时出现腰椎前凸，逐渐形成腰曲；6～7岁时这些自然弯曲为韧带固定。脊柱自然弯曲有利于身体平衡。

（3）长骨发育：长骨的生长主要依靠干骺端软骨骨化和骨膜下成骨作用。干骺端骨性融合，标志长骨生长结束。随年龄的增长，长骨干骺端的软骨次级骨化中心按一定的顺序和骨解剖部位有规律出现。出生时股骨远端及胫骨近端出现次级骨化中心，是新生儿长骨发育成熟的标志；4～6个月，婴儿腕部出现次级骨化中心。次级骨化中心的出现可反映长骨生长发育成熟程度，有助于判断骨发育年龄，称之为骨龄。腕部次级骨化中心出现顺序为：头状骨、钩骨（3～4个月）；下桡骨骺（约1岁）；三角骨（2岁至2岁半）；月骨（3岁左右）；大、小多角骨（3岁半至5岁）；舟骨（5～6岁）；下尺骨骺（6～8岁）；豆状骨（9～10岁）。10岁时出全，共10个，故1～9岁腕部骨化中心的数目约为其岁数加1。正常骨化中心出现的年龄有较大个体差异。

| 知识点10：牙齿的发育 | 副高：熟练掌握　正高：熟练掌握 |

人一生有乳牙和恒牙2副牙齿。乳牙共20颗，出生后4～10个月开始萌出，13个月尚未出牙视为出牙延迟，3岁前出齐。2岁以内乳牙数目为月龄减4～6。

6岁左右萌出第一恒磨牙（又称六龄齿），12岁左右萌出第二恒磨牙，18岁以后萌出第三恒磨牙（智齿），也有终生不萌出第三恒磨牙者，恒牙28～32颗。

三、生殖系统的发育

| 知识点11：女性生殖系统的发育 | 副高：熟练掌握　正高：熟练掌握 |

女性生殖系统包括内、外生殖器官及其相关组织。女性内生殖器，包括阴道、子宫、输

卵管及卵巢。女性外生殖器指生殖器官的外露部分，又称外阴。包括阴阜、大阴唇、小阴唇、阴蒂、阴道前庭。女性生殖系统发育包括女性生殖器官的形态、功能发育和第二性征发育。第二性征发育顺序为乳房、阴毛、腋毛。女孩多在9~11岁乳房发育，是第二性征中出现最早的征象，为青春期始动的标志，继而阴毛和外生殖器发育，出现月经来潮及腋毛发育。平均在13岁左右（10~16岁）月经首次来潮，被称为初潮，标志女性生殖功能发育成熟。女孩在8岁以前出现第二性征，为性早熟，即青春期提前；14岁后仍无第二性征出现，即性发育延迟。

知识点12：男性生殖系统的发育　　　　副高：熟练掌握　正高：熟练掌握

男性生殖器官分内生殖器和外生殖器两部分。内生殖器包括睾丸、附睾、输精管、射精管和附属腺。外生殖器包括阴茎、阴囊和阴阜。男性生殖系统发育包括男性生殖器官的形态、功能发育和第二性征发育。第二性征发育顺序为睾丸、阴茎、阴囊、阴毛、腋毛、变声、胡须及喉结。出生时睾丸大多已降至阴囊，未下降或不完全下降，即为隐睾，一般于1岁内都会下降到阴囊，2岁以后仍未下降者需手术治疗。睾丸增大是男孩青春期的第一征象，其分泌的雄激素促进第二性征的出现。首次遗精标志男性性功能发育成熟。男孩在9岁以前出现第二性征，为性早熟，即青春期提前；16岁后仍无第二性征出现，即性发育延迟。

第二章　小儿营养与喂养

第一节　婴儿喂养

一、母乳喂养

知识点1：母乳喂养的概述　　　　　　　　副高：熟练掌握　正高：熟练掌握

婴儿喂养方式有母乳喂养、混合喂养和人工喂养3种。母乳是婴儿生理和心理发育的最适宜的天然食品。

知识点2：母乳喂养的优点　　　　　　　　　副高：熟悉　正高：熟悉

（1）营养丰富，比例合适、满足生长需求：母乳所含蛋白质、脂肪、糖的比例适当，有利于婴儿消化。

（2）增强免疫：通过母乳，婴儿获得免疫因子，增加自身抵御能力，减少疾病。如分泌型IgA（SIgA）、乳铁蛋白、溶菌酶、补体、双歧因子及巨噬细胞等丰富的抗感染物质。因此，母乳喂养儿很少患腹泻、呼吸道感染等。

（3）哺喂简便：母乳的温度适宜，不易污染，省时、方便、经济。

（4）利于母婴的情感交流。

（5）有利于母亲产后恢复：哺乳可加快子宫复原，对母亲产后身体恢复起促进作用，还可减少母亲患乳腺癌和卵巢肿瘤的可能性。

知识点3：母乳的成分　　　　　　　　　　副高：熟练掌握　正高：熟练掌握

（1）蛋白质：母乳中含有较多的乳清蛋白和少量酪蛋白，遇胃酸时凝块较小，有利于消化。

（2）脂肪：母乳脂肪颗粒小，且含多种消化酶，加上小儿吸吮乳汁时舌咽分泌的舌脂酶，易于消化和吸收。母乳含不饱和脂肪酸较多，除含有亚油酸、亚麻酸外，还含有微量的花生四烯酸和二十二碳六烯酸（DHA），胆固醇亦丰富，有利于婴儿脑和神经的发育。脂肪是母乳中变化最多的成分，并且可提供高达50%的热量。

（3）碳水化合物：母乳中碳水化合物主要是乙型乳糖，有利于脑发育；可促进双歧杆菌和乳酸杆菌的生长，产生B族维生素；利于促进肠蠕动；有助于于钙、镁和氨基酸吸收。母乳中还含有糖脂、糖蛋白、核苷酸及低聚糖。低聚糖是母乳特有的，因其与肠黏膜上皮细胞的细胞黏附抗体的结构相似，可阻止细菌黏附于肠黏膜，促进乳酸杆菌生长。母乳中乳糖含量比所有哺乳动物高，提供婴儿能量需求的40%。

（4）矿物质：含量较低，与牛乳相比，母乳中钙的含量虽较低，但由于钙、磷比例合理，吸收率较高。

（5）酶：母乳中含有较多的淀粉酶、乳脂酶等消化酶。

（6）免疫因子：母乳中含有较多的免疫因子，能有效抵抗病原微生物的侵袭。①免疫球蛋白：人乳中尚含有IgG、IgA和IgM等多种抗体，主要成分为IgA。②细胞成分：人乳中含大量免疫活性细胞，包括巨噬细胞、中性粒细胞和淋巴细胞。具有吞噬和杀灭葡萄球菌、致病性大肠埃希菌和酵母菌的能力，能合成C_3、C_4、溶菌酶和乳铁蛋白，在预防疾病方面有重要意义。③其他因子：双歧因子在母乳中含量高而稳定，可促进肠道内乳酸杆菌生长，从而抑制大肠埃希菌、志贺菌属的生长繁殖。母乳中溶菌酶能水解细菌细胞膜上的黏多糖，溶解其细胞膜而杀伤细菌。初乳中的C_3、C_4经活化后具调理性的趋化性，可溶解破坏与特异性抗体结合的细菌。

（7）生长调节因子：一组对细胞增殖、发育有重要作用的因子。主要包括：①牛磺酸。对肺、视网膜、肝、血小板、脑，特别是脑和视网膜的发育很重要。②表皮生长因子（EGF）：能促进发育未成熟的胃肠上皮细胞、肝上皮细胞分化，还可以参与调节胃液pH。③神经生长因子（NGF）：可以促进神经元生长和分化。④胰岛素样生长因子（IGF）-1和IGF-2：促进细胞增殖、分化和分泌作用，促进脂肪和糖原合成。帮助体细胞对葡萄糖和氨基酸的吸收以及运输，加快骨骼和肌肉组织生长。⑤转化生长因子（TGF）：对炎症创伤、组织修复、胚胎发育等方面具有重要的调节作用，保护心脏和脑部在供氧不足的情况下免遭伤害。提高神经细胞的活性，帮助促进大脑发育。

知识点4：母乳喂养的断奶时间及禁忌　　　　　副高：熟练掌握　　正高：熟练掌握

（1）断奶时间：生后6个月开始添加辅食，以补充不足。世界卫生组织建议在合理添加其他食物的基础上，母乳喂养至2岁。

（2）母乳喂养的禁忌：母亲患有急、慢性传染病，严重的肝、肾、心脏疾病不宜或暂停哺乳。

知识点5：母乳喂养的哺乳方法　　　　　　　　副高：熟练掌握　　正高：熟练掌握

（1）时间与次数：主张尽早开奶（产后15分钟至2小时内），可减轻生理性黄疸，同时减轻生理性体重下降和预防低血糖的发生。0~2个月小婴儿每日多次、按需哺乳，使乳头受到多次刺激，乳汁分泌增加。2个月后可根据睡眠规律，每2~3小时喂1次，以后随月龄的增加添加辅食并逐渐减少哺乳的次数。每次哺乳时间不宜过长，每次哺乳时通常在开始哺乳的2~3分钟内乳汁分泌最快（占乳汁的50%），4分钟时吸乳量占全部乳量的80%~90%，以后乳汁渐少，因此每次哺乳时间大致保持每侧10分钟左右。

（2）方法：哺乳前先给婴儿换尿布，清洗双手，清洁乳头、乳晕，随后轻轻按摩乳头。乳母一般采用坐位，一手怀抱婴儿，使其头、肩部枕在母亲哺乳侧肘弯部；另一手的拇指和其余4指分别放在乳房上、下方，掌托住乳房，使婴儿含住大部分乳晕及乳头且能用鼻呼吸。两侧乳房应交替进行哺乳，每次最好使一侧乳房吸空后再吸另一侧。哺乳结束后，为防止溢乳，应将婴儿竖抱起，用手掌轻拍背部，以帮助其排出吞咽下的气体。然后将婴儿保持右侧卧位，以防呕吐，造成窒息。

知识点6：母乳喂养的注意事项	副高：熟练掌握　正高：熟练掌握

（1）保持乳头卫生，预防乳腺感染：若婴儿哺喂后能安静入睡，体重增加速度正常，而且吸吮时能听到咽奶的声音，则表示奶量充足，反之则不足。

（2）掌握母乳喂养禁忌证：母亲患有严重心、肾疾病或感染人类免疫缺陷病毒（HIV），急、慢性传染病和活动性肺结核时，不宜哺喂。

知识点7：母乳喂养的护理评估	副高：熟练掌握　正高：熟练掌握

（1）向母亲了解哺喂时间，如是否按需哺乳，24小时内哺乳次数，每次持续时间，夜间是否哺乳，有无延时哺喂而积聚乳汁及2次哺喂之间是否给婴儿添加水及其他乳制品等。

（2）观察哺喂时母婴体位是否舒适、正确。

（3）了解母婴双方的一般情况，如母亲膳食安排和液体摄入量，婴儿体重、睡眠及排泄情况等。婴儿乳量充足表现为每次哺乳时能听到咽乳声，喂后安静入睡；每天有1次量多或少量多次的软便，10余次排尿。生后最初2个月每周测体重1次，以后延长至每2周及每个月1次，小儿体重均按正常速度增加。

（4）防治乳房疾患：如有乳头凹陷，应按摩乳头，或用吸奶器吸出乳头，也可用吸奶器吸出乳汁，适当加温后用奶瓶哺喂；如有乳头皲裂，用温水洗净，使之暴露、干燥，之后涂少量羊毛脂，用乳头罩哺喂；若患乳腺炎则暂不哺患侧，但仍要定时将乳汁排空，并积极治疗。

（5）指导断奶：断奶期是一个从完全依靠乳类喂养逐渐过渡到多元化食物的过程。随着婴儿的长大，母乳已不能满足小儿生长发育的需要，同时婴儿的各项生理功能也逐步适应于非流质食物。因此，婴儿6个月开始引入半固体食物，并逐渐减少哺乳次数，增加引入食物的量，继续母乳喂养至24月龄。

二、混合喂养

知识点8：混合喂养	副高：熟练掌握　正高：熟练掌握

混合喂养指母乳与牛乳或其他代乳品混合使用的一种喂养方法。分为补授法和代授法2种。

（1）补授法：当母乳分泌量确实不足而无法改善，或其他原因不能完全由母乳喂养时，先喂母乳，将乳房吸空，再补充代乳品，以帮助刺激母乳分泌，称为补授法。

（2）代授法：用代乳品1次或数次代替母乳，称为代授法。母乳喂养婴儿4~6个月时为断离母乳、开始引入配方奶或动物乳时宜采用代授法。即在某一次母乳哺喂时，有意减少哺母乳量，以增加配方奶或动物乳量，逐渐替代此次母乳量。以此类推直到完全替代所有母乳。

三、人工喂养

知识点9：人工喂养的概述	副高：熟练掌握　正高：熟练掌握

婴儿4~6个月由于各种原因不能进行母乳喂养时采用配方奶或其他兽乳，如牛乳、羊乳、马乳等哺喂婴儿，称为人工喂养。配方奶营养成分与母乳接近，是首选的代乳品。

知识点10：人工喂养的哺喂技巧	副高：熟练掌握　正高：熟练掌握

人工喂养哺喂婴儿也需要有正确的哺喂技巧，包括正确的哺喂姿势、婴儿完全醒觉状态，还应注意选用适宜的奶嘴和奶瓶、奶液的温度、哺喂时奶瓶的位置。

喂奶时应将婴儿抱起，斜卧于喂食者怀中，将适宜温度的乳液置于奶瓶中，奶瓶倾斜，使奶嘴充满乳汁，以避免小儿在吸奶同时吸入空气。哺喂完毕竖抱并轻拍小儿后背，促使其将吞咽的空气排出。

知识点11：摄入量估计	副高：熟练掌握　正高：熟练掌握

婴儿的体重、推荐摄入量以及配方制品规格是估计婴儿配方摄入量的必备资料，应该按照配方奶的说明进行正确配制。

建议选择适合孩子年龄的奶粉，补充生长需求所需要的营养成分，了解孩子具体的年龄、体重以及实际的吃奶量后，根据需求来选择喂养的频率和次数。奶粉的浓度要注意不能过浓、过稀，如果过浓容易造成吸收不良，过稀则会使孩子不能有效摄取奶粉中的营养成分。

知识点12：人工喂养的注意事项	副高：熟练掌握　正高：熟练掌握

（1）选择适宜的奶瓶和奶嘴，奶嘴的软硬度与奶嘴孔的大小应适宜，奶嘴孔的大小应以奶瓶盛水倒置时液体呈滴状连续滴出为宜。奶温应与体温相似。哺喂前先将乳汁滴在成人手腕腹面测试温度，若无过热感，则表明温度适宜。

（2）家长还要做好奶具的消毒工作，每次喂奶前后，要及时把孩子所用的奶具进行消毒，以免细菌滋生，从而引发腹泻等疾病。

（3）人工喂养应定时、定量。

（4）婴儿的食量个体差异很大，要观察小儿食欲、体重以及大便的性状，随时调整乳量。正确的喂养应该是小儿发育良好，排便正常，喂奶后安静或入睡。

四、辅助食品的添加

| 知识点13：辅助食品添加的原则 | 副高：熟悉　正高：熟悉 |

（1）添加方式：根据小儿营养需要及消化能力循序渐进，适应1种食品后再增加1种，从少到多、从稀到稠、从细到粗，逐步过渡到固体食物。

（2）添加时机：天气炎热或患病期间，应减少辅食量或暂停辅食，以免造成消化不良。

（3）食物质量：添加食品应单独制作，不要以成人食物代替辅食，应保证质量。

| 知识点14：辅助食品添加步骤 | 副高：熟悉　正高：熟悉 |

添加辅助食品的时机和种类，见表5-2-1。

表5-2-1　换乳期食物的引入

月　龄	食物形状	引入的食物	餐　数 主　餐	辅　餐	进食技能
6月龄	泥状食物	含铁配方米粉、配方奶、蛋黄、菜泥、水果泥	6次奶（夜间断奶）	逐渐加至1次	用勺喂
7~9月龄	末状食物	粥、烂面、烤馒头片、饼干、鱼、全蛋、肝泥、肉末	4次奶	1餐饭1次水果	学用杯
10~12月龄	碎食物	厚粥、软饭、面条、馒头、碎肉、碎菜、豆制品、带馅食品等	3次奶	2餐饭1次水果	抓食 断奶瓶 自用勺

（1）6月龄：该阶段的婴儿唾液中已含有唾液淀粉酶，可以消化淀粉类食物，此期婴儿体内的贮存铁已消耗殆尽，首先添加含铁的米粉，其次引入根块茎蔬菜、水果，以补充维生素、矿物质。为培养婴儿的进食能力应注意引入的方法，使婴儿学习主动吞咽半固体食物、训练咀嚼能力。

（2）7~9月龄：该月龄婴儿乳牙已萌出，及时添加饼干、馒头片等食物促进牙齿生长及锻炼咀嚼能力，并逐渐引入鱼、蛋类、肉类动物性食物。但应保证每日600~800ml的乳量，因乳类仍为此期婴儿营养的主要来源。让婴儿熟悉多种食物，如粥、烂面、肉末、肝泥等，有利于儿童期完成食物转换。

（3）10~12月龄：食物的性状由泥状过渡到碎末状以帮助咀嚼，增加食物的能量密度。此期还应注意婴儿神经心理发育对食物转变的作用，如手抓食物，既可增加婴儿进食的兴趣，又利于眼手动作协调和培养独立能力。

第二节　儿童、少年膳食安排

| 知识点1：儿童、少年膳食安排原则 | 副高：熟练掌握　正高：熟练掌握 |

儿童、少年的膳食安排应符合下列原则：满足生理需要，合理烹调制作，适合消化功能，保持良好食欲。

| 知识点2：幼儿的膳食 | 副高：熟练掌握　正高：熟练掌握 |

幼儿生长发育快，乳牙逐渐出齐，咀嚼及消化能力逐渐成熟，食物由液体变成固体，从乳类变成谷类为主，但蛋白质应以优质蛋白为主，能量要充分，食物制作要细、软、碎，易于咀嚼、便于消化，渐渐增加食物品种及花色，并注意养成孩子的良好习惯，定时进餐、不挑食、不吃零食等。此期儿童四餐（奶类2，主食2）两点为宜，奶量每日应在400～500ml。频繁进食、夜间进食、过多饮水均会影响儿童的食欲。幼儿在满12月龄后应与家人一起进餐，在继续提供辅食的同时，鼓励尝试家庭食物，并逐渐过渡到与家人一起进食家庭食物。随着幼儿自我意识的增强，应鼓励幼儿自主进食，同时注意良好生活习惯和进食技能的培养。蛋白质每日40g左右，其中优质蛋白（动物蛋白质和豆类蛋白质）应占总蛋白的1/2。蛋白质、脂肪和碳水化合物产能比约1∶3∶6。

幼儿进食特点：①食物摄取量相对减少。1岁后儿童生长速度逐渐减慢，对能量的需求较婴儿期相对减少，食欲有所下降。②受心理行为影响。幼儿期神经心理发育迅速，对周围世界好奇心强，进食时表现出强烈的自我进食欲望，有探索性行为及自主选择食物的欲望。③受家庭成员进食习惯的影响。幼儿喜好模仿，家庭成员对食物的反应及进食行为可作为幼儿的榜样。幼儿注意力易分散，切忌边进食边玩或看电视，导致进食速度下降和消化不良。④与进食技能的培养有关：幼儿的进食技能发育状况与婴儿期的训练有关，错过训练吞咽、咀嚼的关键期，长期食物过细，幼儿期会表现不愿吃固体食物。

| 知识点3：学龄前儿童的膳食 | 副高：熟练掌握　正高：熟练掌握 |

学龄前儿童正处于生长发育阶段，对各种营养素的需要量相对高于成人。学龄前儿童的膳食以谷类食物为主，并适当注意粗细粮的合理搭配，以一日三餐两点为宜。多吃蔬菜和水果，经常吃适量的鱼、禽、蛋、瘦肉、豆制品。每天饮奶300～400ml。膳食应清淡少盐，合理烹调，少调料少油炸。正确选择零食，少喝含糖高的饮料。多饮水，每天水的总摄入量1300～1600ml。食量与体力活动要平衡，保证体重增长。参与食物选择与制作，增进对食物的认知和喜爱。食物多样，规律就餐，自主进食，不挑食、不偏食，培养良好饮食习惯。

知识点4：学龄儿童的膳食	副高：熟练掌握　正高：熟练掌握

　　学龄儿童时期是一个人体格和智力发育的关键时期，也是一个人行为和生活方式形成的重要时期。学龄儿童生长发育迅速，充足的营养是智力和体格正常发育的基础。膳食原则包括：主动参与食物选择和制作，提高营养素插入；吃好早餐，合理选择零食，培养健康饮食行为；天天喝奶，足量饮水，少喝含糖饮料，禁止饮酒；多参与户外活动，减少视屏时间，每天60分钟以上的中高强度身体活动；定期监测体格发育，保持体重适宜增长。

知识点5：青春期少年的膳食	副高：熟练掌握　正高：熟练掌握

　　青春期少年体格发育进入高峰时期，尤其肌肉、骨骼的增长比较突出。伴随紧张学习，各种考试的负荷及体育锻炼，各种营养素，如蛋白质、维生素及总能量的需要量增加。该阶段的膳食原则主要为吃富含优质蛋白质的食物；以谷类为主食，要吃饱；每天喝牛奶，保证骨骼、牙齿健康发育；每周吃1次动物肝脏；每顿饭都要吃新鲜蔬菜，每天吃水果；少吃各种高能量低营养的加工零食；少喝含糖饮料，多喝白开水。女孩因月经来潮，在饮食中应供给足够的铁剂。

第三章　新生儿及新生儿疾病的护理

第一节　足月新生儿的特点与护理

> 知识点1：足月新生儿的概述　　　　　　　　副高：熟练掌握　正高：熟练掌握

正常足月新生儿是指胎龄满37～42周出生，体重2500～4000g，身长47cm以上，无任何畸形和疾病的活产新生儿。

> 知识点2：足月新生儿的外观特点　　　　　　　　副高：熟悉　正高：熟悉

体重2500g以上（约3000g），身长47cm以上（约50cm）。哭声响亮，皮肤红润，胎毛少，耳郭软骨发育良好，耳舟清楚。指（趾）甲发育良好，可达到或超过指（趾）尖，整个足底有较多深而交错的足纹。四肢肌张力好，呈屈曲状。乳晕清晰，乳头突起，乳房可扪及结节。男婴睾丸已降至阴囊，女婴大阴唇完全覆盖小阴唇。

> 知识点3：足月新生儿的生理特点　　　　　　　　副高：熟练掌握　正高：熟练掌握

（1）呼吸系统：腹式呼吸为主。呼吸次数为40～60次/分，呼吸较表浅，节律不规则。

（2）循环系统：心率波动较大，范围为90～160次/分，一般120～140次/分，血压平均为70/50mmHg。胎儿出生后血液循环发生巨大变化：①脐带结扎，胎盘－脐血循环终止，体循环阻力上升；②呼吸建立和肺膨胀，肺血管阻力降低，肺血流增加；③从肺静脉回流到左心房的血量显著增加，压力升高，使卵圆孔功能性关闭，肺循环阻力下降使动脉导管的分流量明显下降，加上前列腺素的作用，生后72小时内动脉导管功能性关闭，完成胎儿循环向成人循环的转变。

（3）消化系统：足月儿吞咽功能已经完善，但食管下端括约肌松弛，控制能力差，常发生胃食管反流。胃呈水平位，幽门括约肌较发达，易发生溢乳和呕吐。出生后10～12小时内开始排胎便，约3天内排完。胎便由胎儿肠道分泌物、胆汁及咽下的羊水等组成，呈墨绿色，若超过24小时还未见胎便排出，应检查是否存在肛门闭锁及其他消化道畸形。

（4）血液系统：足月儿血容量平均为85ml/kg。新生儿出生时血液中白细胞和红细胞计数较多，血红蛋白中血红蛋白F（HbF）约占70%～80%，出生后5周内会减少到55%，后渐被成人血红蛋白（HbA）替代。足月儿刚出生时白细胞计数增多，第3天开始下降，第4～6天中性粒细胞和淋巴细胞几乎相等，出现第一次交叉。由于胎儿肝脏维生素K储存量少，凝血因子活性低，故生后常规注射维生素K_1。

（5）泌尿系统：新生儿一般在生后24小时内排尿，如生后48小时仍不排尿，需进一步检查原因。出生后前几天内尿色深、稍浑、放置后有红褐色沉淀，此为尿酸盐结晶，不需处理。新生儿肾小球的滤过率低，肾稀释功能与成人相似，但浓缩功能较差，不能迅速有效地处理过多的水和溶质，易发生水肿或脱水症状。

（6）神经系统：足月新生儿有特殊的生理性神经反射如觅食反射、吸吮反射、握持反射、拥抱反射和交叉伸腿反射等原始反射。新生儿巴宾斯基（Babinski）征、克尼格（Kerning）征、面神经（Chvostek）征阳性属正常现象。新生儿脑占比重相对较大，重300～400g，占体重10%～20%（成人仅2%）。大脑皮质兴奋性低，睡眠时间长。新生儿视觉、听觉、味觉、触觉、温觉发育良好，痛觉、嗅觉（除对母乳外）相对较差。

（7）免疫系统：新生儿特异性免疫功能和非特异性免疫功能均不成熟。皮肤黏膜薄嫩，易被擦伤；脐部为开放性伤口，细菌容易繁殖并进入血液；血中补体含量低，缺乏趋化因子，白细胞吞噬能力差。新生儿通过胎盘从母体中获得免疫球蛋白G（IgG），因此不易感染一些传染性疾病，而免疫球蛋白A（IgA）和免疫球蛋白M（IgM）则不能通过胎盘传给新生儿，因此，新生儿易患呼吸道、消化道感染和大肠埃希菌、金黄色葡萄球菌败血症。

（8）体温调节：体温调节功能差，新生儿皮肤血管收缩的反应性比较强，皮下脂肪较薄，体表面积相对较大，保温能力较差；产热主要依靠棕色脂肪的代谢。室温过高时足月儿能通过皮肤蒸发和出汗散热，但如体内水分不足，血液浓缩而发热称脱水热；室温过低时可引起新生儿硬肿症。

（9）能量和体液代谢：新生儿患病时易发生酸碱平衡失调，引起代谢性酸中毒，需及时纠正。

知识点4：足月新生儿的特殊生理状态   副高：熟练掌握   正高：熟练掌握

（1）生理性黄疸：黄疸一般在出生后2～3天出现，4～5天最明显，10～14天消退。患儿一般情况良好，食欲正常，无其他临床症状。

（2）新生儿生理性体重下降：新生儿出生数天内，因进食少、水分丢失、胎便排出导致体重下降，一般不超过10%，生后10天左右恢复到出生时体重。

（3）乳腺肿大：生后第3～5天，男、女新生儿均可发生乳腺肿大，是由于母亲的孕酮和催乳素经胎盘传至胎儿，出生后母体雌激素影响中断所致。切勿挤压，以免继发感染。一般生后2～3周内消退。

（4）假月经：一些女婴生后5～7天阴道可见血性分泌物，可持续1周，称假月经。系因妊娠后期母亲雌激素进入胎儿体内，生后突然中断，形成类似月经的出血，一般不必处理。

（5）"马牙"和"螳螂嘴"：新生儿上腭中线和齿龈切缘上常有黄白色米粒大小的小斑点，俗称"马牙"、"上皮珠"和"板牙"，系上皮细胞堆积或黏液腺分泌物淤积所致，属正常现象，于生后数周至数月自行消失。新生儿面颊部有脂肪垫，俗称"螳螂嘴"，对吸乳有利，不应挑割，以免发生感染。

（6）新生儿红斑及粟粒疹：生后1～2天，在头部、躯干及四肢常出现大小不等的多形性斑丘疹，称为"新生儿红斑"。生后1～2天，可在鼻尖、鼻翼、面颊部长出细小的、黄白色的、突出在皮肤表面的皮疹，称为"新生儿粟粒疹"，系新生儿皮脂腺功能未完全发育成熟所致，多自行消退，一般不必处理。

知识点5：足月新生儿的护理诊断　　　　　　　副高：熟练掌握　　正高：熟练掌握

（1）有窒息的危险：与易溢奶、呕吐有关。
（2）体温改变的危险：与体温调节中枢发育不完善有关。
（3）有感染的危险：与新生儿免疫功能低下及皮肤黏膜屏障功能差有关。
（4）有受伤的危险：与没有自我防卫能力有关。

知识点6：足月新生儿娩出后的护理措施　　　　副高：熟练掌握　　正高：熟练掌握

（1）娩出后，开始呼吸前，应迅速清除口、咽、鼻部的黏液及羊水，保持呼吸道通畅以免引起吸入性肺炎。
（2）新生儿娩出后立即结扎脐带断端，并将残端无菌包扎。
（3）用消毒纱布或脱脂棉清洁眼部，可给予0.25%氯霉素滴眼液滴眼。
（4）出生后，将头皮、耳后、腋下及其皮肤皱褶处的血迹和较多的胎脂轻轻拭去。因胎脂对新生儿有保护作用，不必洗去，在生后数小时胎脂会逐渐被吸收。用干毛巾吸干羊水，擦干皮肤后，用预先温热好的包被包裹婴儿，然后置于中性温度环境中，以保持体温稳定。
（5）戴好名签：给新生儿戴上写明母亲姓名、床号，婴儿性别、出生日期、出生时间的名签。

知识点7：足月新生儿保持呼吸道通畅的护理措施

　　　　　　　　　　　　　　　　　　　副高：熟练掌握　　正高：熟练掌握

（1）经常检查新生儿鼻腔是否通畅，清除鼻腔内的分泌物。
（2）保持新生儿适宜的体位，一般以右侧卧位为好。仰卧时应避免颈部前屈或过度后仰。婴儿俯卧时，应有专人看护，防止发生窒息。
（3）避免包被、奶瓶、母亲的乳房或其他物品遮盖新生儿口鼻腔，或按压胸部。

知识点8：足月新生儿保持体温恒定的护理措施　　副高：熟练掌握　　正高：熟练掌握

（1）保暖：新生儿体温调节功能尚不完善，因此应有足够的保暖措施。新生儿出生后应立即擦干身体，用温暖的毛巾包裹，以减少辐射、对流及蒸发散热，并应因地制宜采取不同的保暖措施，使新生儿处于适中温度，即能维持正常体温及皮肤温度的最适宜的环境温度，此温度下身体耗氧量最少，蒸发散热量最少，新陈代谢最低。保暖方法有戴帽、母亲胸前怀抱、母亲"袋鼠"式怀抱，应用热水袋预热、婴儿暖箱和远红外辐射床等。此外，接触新生儿的手、仪器、物品等均应保持温暖。

（2）新生儿室条件：有条件的医院应设立新生儿病区或在病区中设立新生儿病室。新生儿室应安置在阳光充足、空气流通的朝南区域。室内备有空调和空气净化设备，保持室温在 $22 \sim 24℃$、相对湿度在 $55\% \sim 65\%$。每张床最好拥有 $3m^2$ 的空间，床间距宜在1m以上。规模较大的病区应设入院观察室、危重监护室、足月儿室及早产儿室，另配 $1 \sim 2$ 间空房间，供临时隔离或空气消毒时轮换使用。条件许可还应设置血气分析等检查室。

知识点9：足月新生儿喂养的护理措施　　副高：熟练掌握　正高：熟练掌握

正常足月儿提倡早哺乳，一般生后半小时内即可让新生儿吸吮母亲乳头，鼓励按需哺乳。确实无母乳者，可给予配方乳。人工喂养者，应注意奶具专用和清洁、消毒，奶流速以能连续滴出为宜。母亲哺乳前应清洗乳头，喂奶后将婴儿竖立抱起、轻拍背部，以排出咽下的空气，防止溢乳。哺乳量以哺乳后安静、无腹胀、体重增长（每日 $15 \sim 30g$）为标准。定时测量体重，以了解营养状况和发育情况。

知识点10：足月新生儿预防感染的护理措施　　副高：熟练掌握　正高：熟练掌握

（1）严格执行消毒隔离制度：接触新生儿前后勤洗手，避免交叉感染。各类医疗器械定期消毒，每季度对工作人员做1次咽拭子培养，对患感染性疾病或带菌者暂调离新生儿室。病室应该使用湿式法进行日常清洁，每天用紫外线行空气消毒30分钟以上，并要定期进行全面的清洁消毒。

（2）保持脐部清洁干燥：一般在新生儿分娩后立即结扎脐带，消毒处理好残端。脐带脱落前应注意每天检查脐部有无渗血，涂以95%乙醇，使其干燥。如有感染可用3%过氧化氢洗净后，再用3%碘伏消毒，或局部使用抗生素。

（3）做好皮肤护理：新生儿出生后，初步处理皮肤褶皱处的血迹，擦干皮肤后给予包裹。体温稳定后，每天沐浴1次，以保持皮肤清洁和促进血液循环。重点护理颈部、腹股沟、腋下等皮肤褶皱区域。检查脐带、皮肤完整性及有无肛旁脓肿等情况，每次排便后用温水清洗会阴及臀部并擦干，以防尿布性皮炎。衣着要宽大、质地要柔软，不用纽扣。

知识点11：足月新生儿确保安全的护理措施　　副高：熟练掌握　正高：熟练掌握

避免让新生儿处于高空台面，可能触及热源、电源及尖锐物品等危险的环境。照顾者指甲要短而钝。

知识点 12：足月新生儿的健康指导　　　　　　　副高：熟练掌握　　正高：熟练掌握

（1）宣传有关育儿保健知识：与家长沟通时，介绍喂养、保暖、皮肤护理、预防接种、添加辅食的原则等知识。

（2）促进母婴感情建立：正常新生儿出生后即可让其伏于母亲胸部，吸吮乳头，既可刺激乳汁的分泌，又可促进母子情感的培养。提倡母婴同室和母乳喂养，尽早（出生后15分钟至2小时）将新生儿放在母亲身旁。在婴儿安静、清醒时，鼓励家长给婴儿以良性的皮肤刺激，如抚摸头部、面颊、额头和四肢等，以及轻轻抱起和摇动，眼神和语言的交流有利于婴儿身心发育。

（3）新生儿筛查：一般是在婴儿出生后3天采取足跟血的纸片上进行，用快速、简便、敏感的实验室方法对新生儿的先天性、遗传性疾病进行筛查，其目的是对患病的新生儿在临床症状尚未表现之前或表现轻微时给予筛查，得以早期诊断，并给予有效治疗，防止机体组织器官发生不可逆的损伤。使体格发育和智力发育正常。护士应了解先天性甲状腺功能减退症、苯丙酮尿症和半乳糖症等新生儿筛查的相关项目，并给予相应的指导。

第二节　早产儿的特点与护理

知识点 1：早产儿的概述　　　　　　　　　　　副高：熟练掌握　　正高：熟练掌握

早产儿指胎龄满28周至不满37足周（196～259天）的婴儿。由于提前娩出，各器官功能均不成熟，生活能力及抵抗力均低，对外界适应能力差，故发病率及死亡率高，且胎龄越小，体重越轻，死亡率越高。因此，加强对早产儿观察及护理，对降低新生儿死亡率具有重要意义。

知识点 2：早产儿的外观特点　　　　　　　　　　副高：熟悉　　正高：熟悉

体重大多在2500g以下，身长不到47cm，哭声低弱，颈肌软弱四肢肌张力低下，皮肤薄、红嫩，胎毛多；耳郭软骨发育不成熟，紧贴颅骨；乳晕不清，乳腺结节小或不能摸到；足底光滑，纹理少；指（趾）甲软，未达到指（趾）尖；男婴睾丸未降至阴囊，女婴大阴唇不能覆盖小阴唇。

知识点 3：早产儿的生理特点　　　　　　　　　副高：熟练掌握　　正高：熟练掌握

（1）呼吸系统：早产儿呼吸中枢发育不成熟，呼吸浅表而不规则，常出现呼吸暂停。呼吸暂停指呼吸停止时间达15～20秒，或虽不到15秒，但伴有心率减慢（<100次/分）并出现发绀及四肢肌张力减低。早产儿的肺泡，表面活性物质少，易发生肺透明膜病。有宫内窒迫史的早产儿，易发生吸入性肺炎。

（2）循环系统：心率偏快，血压偏低。部分早产儿有动脉导管未闭（PDA）。

（3）消化系统：早产儿吸吮能力较弱，食物耐受力差，出生1周内热量供给低于足月儿。早产儿各种消化酶不足，尤其是胆酸的分泌较少，对脂肪的消化吸收较差。在缺血、缺氧、喂养不当情况下易发生坏死性小肠炎。此外，由于早产儿的胎便形成较少和肠蠕动乏力，易发生胎便延迟排出。生理性黄疸重。

（4）血液系统：早产儿由于红细胞生成素水平低下，先天储铁不足，血容量迅速增加，生理性贫血出现早，胎龄越小、贫血持续时间越长，程度越重，早产儿血小板数量较足月儿略少，贫血常见；维生素K及维生素D贮存较足月儿低，更易发生出血和佝偻病。

（5）神经系统：神经系统的功能和胎龄有密切关系，胎龄越小、吞咽、吸吮、觅食、对光反射等反射越差，均不敏感。早产儿易发生缺氧，从而导致缺氧缺血性脑病。早产儿脑室管膜下存在发达的胚胎生发层组织，因而易导致颅内出血。

（6）泌尿系统：肾浓缩功能差，肾小管对醛固酮反应低下，排钠分数高，易产生低钠血症。葡萄糖阈值低，易发生糖尿。碳酸氢根阈值低，肾小管排酸能力差。

（7）免疫系统：早产儿皮肤娇嫩，屏障功能弱，体液免疫和细胞免疫系统均不成熟，IgG和补体水平较足月儿更低，易患各种感染性疾病。

（8）体温调节：早产儿体温中枢调节功能更差，棕色脂肪少，基础代谢率低，产热不足，而体表面积相对大，皮下脂肪少，易散热，同时汗腺发育不成熟和缺乏寒战反应，保暖性能差。早产儿的体温易随环境温度变化而变化，且常因寒冷而导致硬肿症的发生。

知识点4：胎儿窘迫的辅助检查　　　　　　　副高：熟练掌握　　正高：熟练掌握

（1）胎盘功能检查：出现胎儿窘迫的孕妇一般24小时尿雌三醇（E_3）＜10mg或连续监测急剧减少＞30%，或于妊娠末期连续多次测定在10mg/24h以下。

（2）胎心监测：胎动时胎心率加速不明显，基线变异率＜3次/分，出现晚期减速、变异减速等。

（3）胎儿头皮血血气分析：诊断胎儿窘迫pH＜7.2（正常值7.25～7.35），PaO_2＜10mmHg，$PaCO_2$＞60mmHg，可诊断为代谢性酸中毒。

知识点5：胎儿窘迫的治疗要点　　　　　　　　　　副高：熟悉　　正高：熟悉

（1）改变产妇体位：建议产妇左侧卧位，避免平卧。

（2）吸氧：高流量吸氧，持续30分钟，观察胎心变化。

（3）降低宫缩的频率和强度：如因缩宫素使宫缩过强造成胎心率减慢者，应立即停止静脉滴注，必要时使用宫缩抑制药。

（4）改善产妇的血液循环：如产妇有脱水、血容量不足的情况，应予补液、补血，纠正低血压状态。

（5）纠正酸中毒和电解质紊乱。

（6）急性胎儿窘迫者，如宫口开全，胎先露部已达坐骨棘平面以下3cm者，应尽快阴道助产娩出胎儿；宫颈未完全扩张，胎儿窘迫情况不严重者，给予吸氧，嘱产妇左侧卧位，观察10分钟，如胎心率变为正常，可继续观察。病情紧迫或经上述处理无效者，立即剖宫产结束分娩。

知识点6：胎儿窘迫的护理评估　　　　　　　　副高：熟练掌握　正高：熟练掌握

（1）健康史：了解孕妇的年龄、生育史、内科疾病史，如高血压、慢性肾炎、心脏病等；本次妊娠经过如妊娠高血压疾病、胎膜早破、子宫过度膨胀（如羊水过多和多胎妊娠）；分娩经过如产程延长（特别是第二产程延长）、缩宫素使用不当。了解胎盘功能情况及有无胎儿畸形。

（2）身体状况：胎儿窘迫时，孕妇自感胎动变化。在缺氧早期可表现为胎动过频，每12小时＞30次，如缺氧未纠正或加重则胎动转弱且次数减少，进而消失。胎儿轻微或慢性缺氧时，胎心率加快，＞160次/分，且不规律或减弱；如长时间或严重缺氧，则会使胎心率减慢，＜120次/分，以减低氧的消耗。胎心率＜100次/分，提示胎儿危险。胎儿缺氧可致胎便排入羊水中，使羊水出现不同程度的污染。

（3）心理-社会状况：孕产妇因为胎儿的生命遭遇危险而产生焦虑、恐惧，对需要手术结束分娩产生犹豫。对于胎儿不幸死亡的孕产妇，心理受到强烈的创伤，通常会经历否认、愤怒、抑郁、接受的心理过程。

知识点7：早产儿的护理诊断　　　　　　　　　副高：熟练掌握　正高：熟练掌握

（1）体温过低：与体温调节中枢发育不成熟及产热储备力不足有关。
（2）营养失调——低于机体需要量：与吸吮、吞咽、消化功能差有关。
（3）自主呼吸受损：与呼吸中枢不成熟、肺发育不良、呼吸肌无力有关。
（4）有感染的危险：与免疫功能不足及皮肤黏膜屏障功能差有关。

知识点8：早产儿维持体温恒定的护理措施　　　副高：熟练掌握　正高：熟练掌握

早产儿体温中枢发育不完善，体温升降不定，多为体温低下。根据早产儿的体重、成熟度及病情，给予不同的保暖措施，加强体温监测，每日4～6次。一般体重＜2000g者，应尽早应用婴儿暖箱保暖，体重越轻、胎龄越小、日龄越低，箱温要求越高；体重＞2000g可在箱外保暖者，给予戴帽保暖，以降低氧耗量和散热量。暴露操作应在远红外辐射床保暖下进行；没有条件者，因地制宜，加强保暖，尽量缩短操作时间。维持室温在24～26℃，晨间护理时提高到27～28℃，相对湿度在55％～65％。

知识点9：早产儿合理喂养的护理措施　　　　　副高：熟练掌握　正高：熟练掌握

早产儿生长发育所需营养物质多，但各种消化酶不足，消化吸收能力差。应尽早开奶，以防止低血糖。早产儿喂养以母乳为最优，无法母乳喂养者予早产儿配方乳。喂乳量根据早产儿日龄、体重及耐受力而定，以不发生胃潴留及呕吐为原则（表5-3-1）。体重过低、吸吮能力差和吞咽不协调者可用间歇鼻饲喂养、持续鼻饲喂养，不能经消化道喂养者以静脉高营养补充并合理安排，补液与喂养时间交叉，尽可能减少血糖浓度波动。每天详细记录出入量、定时准确测量体重，以便分析、调整喂养方案，满足能量需求。早产儿缺乏维生素K依赖凝血因子，出生后应及时补充维生素K，预防出血。此外，还应补充维生素A、维生素C、维生素D、维生素E和铁剂等物质。

表5-3-1　早产儿喂乳量与间隔时间

出生体重（g）	开始量（ml）	每天隔次增加量（ml）	哺乳间隔时间（h）
＜1000	1～2	1	1
1000～1499	3～4	2	2
1500～1999	5～10	5～10	2～3
1500～1999	10～15	10～15	3

知识点10：早产儿维持有效呼吸的护理措施　　　副高：熟练掌握　正高：熟练掌握

保持呼吸道通畅，早产儿仰卧时可在肩下放置小软枕，避免颈部弯曲、呼吸道梗阻。监测血氧饱和度、心率、呼吸，注意观察面色，出现发绀时应查明原因，同时给予吸氧，吸氧浓度以维持动脉血氧分压50～80mmHg或经皮血氧饱和度在88%～93%为宜。一旦症状改善及时停用，预防氧疗并发症。呼吸暂停者给予拍打足底、叩背、刺激皮肤等处理，条件允许可使用水囊床垫，利用水振动减少呼吸暂停的发生。反复发作者可遵医嘱给予氨茶碱静脉输注或机械正压通气。

知识点11：早产儿密切观察病情的护理措施　　　副高：熟练掌握　正高：熟练掌握

早产儿病情变化快，症状不明显，常出现呼吸暂停等生命体征的改变，除监测体温、脉搏、呼吸等生命体征外，还应注意观察患儿的进食情况、精神反应、哭声、反射、面色、皮肤颜色、肢体末梢的温度等情况。若早产儿摄入量不足或疾病影响需药物治疗及补液时，要加强补液管理。

知识点12：早产儿预防感染的护理措施　　　副高：熟练掌握　正高：熟练掌握

早产儿免疫功能差，易发生感染。应严格执行消毒隔离制度，工作人员相对固定，严格控制入室人数，室内物品定期更换消毒，防止交叉感染。每次接触早产儿前后要洗手或用快速消毒液擦拭手部，严格控制医源性感染。每天做好早产儿的口腔护理，脐部及臀部的皮肤护理。

| 知识点13：早产儿的健康指导 | 副高：熟练掌握　正高：熟练掌握 |

生育早产儿的母亲往往会有忧虑，接受早产儿需要特殊照顾的观念常需一段时间。由于早产儿常需要较长时间的住院，父母无法确切了解孩子的生活，因此应在提供隔离措施的前提下，鼓励父母进入早产儿室，亲密接触孩子（如抱抚、亲自喂奶等）。指导父母冲调奶粉、沐浴、预防接种、门诊随访的相关事项等，以使他们得到良好的信息支持并树立照顾患儿的信心。

第三节　新生儿黄疸

| 知识点1：新生儿黄疸的概述 | 副高：熟练掌握　正高：熟练掌握 |

新生儿黄疸又称新生儿高胆红素血症，是指新生儿期胆红素代谢不成熟，血中胆红素水平升高，在体内积聚而出现皮肤、黏膜、巩膜等黄染的临床现象。新生儿由于胆红素生成较多，肝功能不成熟加上肠肝循环增加，摄取、结合、排泄胆红素的能力较低，仅为成人的 $1\% \sim 2\%$，所以极易出现黄疸。

| 知识点2：新生儿胆红素代谢特点 | 副高：熟练掌握　正高：熟练掌握 |

（1）胆红素生成较多：新生儿每日生成胆红素是成人的2倍以上。其原因是：①胎儿氧分压偏低，红细胞计数代偿性增多，出生后氧分压升高，红细胞破坏多。②血红蛋白F半衰期短，新生儿红细胞寿命比成人短（早产儿70天，足月儿80天，成人120天），形成胆红素的周期缩短。③其他来源的胆红素生成较多，来自肝脏和其他组织中的血红素蛋白和骨髓中无效造血的胆红素前体较多。

（2）运转胆红素的能力不足：刚娩出的新生儿常有不同程度的酸中毒，影响血中胆红素与白蛋白的联结，早产儿白蛋白的数量较足月儿为少，运送胆红素的能力不足。

（3）肝功能发育未完善：①新生儿肝细胞内摄取胆红素必需的Y、Z蛋白含量低，5~10天后才达成人水平。②形成间接胆红素的能力差，即肝细胞内脲苷二磷酸葡萄糖醛酸基转移酶（UDPGT）的含量低，生后1周才接近正常，且活力不足，仅为正常的30%，不能有效地将脂溶性游离胆红素（间接胆红素），致游离胆红素潴留在血液中。

（4）肠肝循环的特性：新生儿肠蠕动性差、肠道菌群尚未完全建立，不能将肠道内的胆红素还原成粪胆原、尿胆原；肠道内葡萄糖醛酸酐酶活性较高，可将结合胆红素转变成游离胆红素，再通过肠道重吸收，导致肝肠循环增加，血清胆红素水平升高。此外，若胎便含胆红素较多，当排泄延迟时，也可使胆红素重吸收增加。

| 知识点3：新生儿生理性黄疸的临床表现 | 副高：熟练掌握　正高：熟练掌握 |

主要由于新生儿肝葡萄糖醛酸转移酶活力不足引起。黄疸一般生后2~3天开始出现，

4～5天达高峰，5～7天消退，最迟不超过2周；早产儿黄疸多于生后3～5天出现，5～7天达高峰，7～9天消退，早产儿可延迟到3～4周。血清胆红素足月儿＜221μmol/L，早产儿＜256.5μmol/L。一般情况良好，以血中游离胆红素水平升高为主。

| 知识点4：新生儿病理性黄疸的临床表现 | 副高：熟练掌握　正高：熟练掌握 |

（1）一般特点：①黄疸出现早，一般在生后24小时内出现。②黄疸程度重，血清胆红素足月儿＞205.2μmol/L，早产儿＞256.5μmol/L。③黄疸进展快，血清胆红素每日上升＞85μmol/L。④黄疸持续时间长，足月儿超过2周或早产儿超过4周黄疸仍不退或退而复现。⑤血清间接胆红素＞34μmol/L。⑥重者可引起胆红素脑病，又称核黄疸，是由于血中游离胆红素通过血脑屏障引起脑组织的病理性损害。

（2）胆红素脑病一般发生在生后2～7天，早产儿更易发生。临床上分为警告期、痉挛期、恢复期、后遗症期。①警告期：嗜睡、吸吮力减弱、肌张力低下，持续12～24小时。②痉挛期：发热、两眼凝视、肌张力升高、抽搐、两手握拳、双臂伸直内旋、角弓反张，持续12～48小时，多数因呼吸衰竭或肺出血死亡。③恢复期：抽搐减少或消失。恢复吸吮能力，反应好转，此期约持续2周。④后遗症期：于生后2个月或更晚时出现，表现为手足徐动、眼球运动障碍、听力障碍、牙釉质发育不良、智力障碍等。

| 知识点5：新生儿黄疸的辅助检查 | 副高：熟练掌握　正高：熟练掌握 |

（1）体格检查：观察黄疸的部位，特别注意有无神经系统症状，如前囟是否紧张、四肢肌张力有无减低或增高、新生儿各种生理反射是否减弱或消失等。

（2）血生化检查：胆红素水平升高。

| 知识点6：新生儿黄疸的治疗要点 | 副高：熟悉　正高：熟悉 |

（1）病因治疗：采取相应的措施，治疗基础疾病。

（2）降低血清胆红素：给予蓝光疗法；提高喂养诱导正常菌群的建立，减少肠肝循环；保持排便通畅，减少肠壁对胆红素的再吸收。

（3）保护肝：不用对肝有损害及可能引起溶血、黄疸的药物。

（4）控制感染：注意保暖、供给营养，及时纠正酸中毒和缺氧。

（5）肝酶诱导剂：常用苯巴比妥钠每日5mg/kg，分2～3次口服，共4～5天。

（6）血浆和白蛋白：降低游离胆红素。

| 知识点7：新生儿黄疸的护理评估 | 副高：熟练掌握　正高：熟练掌握 |

（1）健康史：评估患儿有无新生儿肝炎、败血症等感染性疾病，有无新生儿溶血、胆道闭锁病史；有无母乳性黄疸的可能；有无易发生黄疸的遗传代谢病，如葡萄糖-6-磷酸脱氢

酶缺乏症、半乳糖血症等；有无药物性黄疸的可能，如应用维生素 K_3、维生素 K_4、新生霉素等。

（2）身体状况：了解患儿黄疸的部位，胆红素值检查结果，评估患儿有无神经系统症状。

（3）心理-社会状况：评估患儿家长对本病的认知程度，能否积极配合治疗，正确护理患儿。

知识点8：新生儿黄疸的护理诊断　　　　副高：熟练掌握　　正高：熟练掌握

（1）潜在并发症：胆红素脑病。
（2）知识缺乏（家长）：缺乏黄疸护理的有关知识。

知识点9：新生儿黄疸的护理措施　　　　副高：熟练掌握　　正高：熟练掌握

（1）密切观察病情：①观察皮肤颜色。根据皮肤黄染的部位、范围和深度，估计血清胆红素升高的程度，判断其转归。当血清胆红素达到 $85.5 \sim 119.7\mu mol/L$ 时，在自然光线下，可观察到面部皮肤黄染；随着胆红素浓度升高，黄疸程度加重，逐步由躯干向四肢发展，当血清胆红素达 $307.8\mu mol/L$ 时，躯干成橘黄色而手足成黄色；当手足转为橘黄色时，血清胆红素达 $342\mu mol/L$ 以上，此时，易发生胆红素脑病（核黄疸）。②观察生命体征。注意体温、脉搏、呼吸及有无出血倾向，观察患儿哭声、吸吮力、肌张力的变化，判断有无胆红素脑病的发生。③观察排泄情况。观察患儿排尿、便次数，量和性状，如有胎便延迟排出，应给予灌肠处理。

（2）注意保暖：维持体温在 $36 \sim 37℃$，低体温影响胆红素与白蛋白结合。

（3）尽早喂养：可刺激肠道蠕动，促进胎便的排出，同时，有利于建立肠道正常菌群，减少胆红素的肠肝循环，减轻肝的负担。应少量多次，耐心、细致喂养患儿，保证患儿营养及热量的摄入。

（4）处理感染灶：观察皮肤有无破损及感染灶，脐部如有脓性分泌物，可用3%过氧化氢溶液清洗，保持脐部清洁、干燥。

（5）光照疗法：按蓝光照射法护理。

（6）遵医嘱用药，给予补液及白蛋白治疗，调整液体速度，纠正酸中毒和防止胆红素脑病的发生。

（7）必要时换血治疗。

知识点10：新生儿黄疸的健康指导　　　　副高：熟练掌握　　正高：熟练掌握

（1）对既往有新生儿溶血症流产或死胎的孕妇，讲解产前检查和胎儿宫内治疗的重要性，防止发生新生儿溶血症。

（2）向家长讲解黄疸的病因及临床表现，使家长了解病情的转归，积极配合治疗。

（3）告知母乳性黄疸的患儿家长，母乳喂养可暂停1~4天，或改为隔次母乳喂养，黄疸消退后再恢复母乳喂养。

（4）指导有胆红素脑病后遗症的患儿家长相关康复治疗和护理方法。

（5）告知葡萄糖-6-磷酸脱氢酶缺乏症患儿家长，患儿应忌食蚕豆及其制品。患儿衣物保管时勿放入樟脑丸，注意药物的选用，以免诱发溶血。

（6）指导家长给予新生儿合理的喂养，防止感染。

（7）若有黄疸退而复现应立即来院复诊。

第四章　营养性疾病患儿的护理

第一节　维生素D缺乏性佝偻病

知识点1：维生素D缺乏性佝偻病的概述　　　　副高：熟练掌握　正高：熟练掌握

维生素D缺乏性佝偻病是由于儿童体内维生素D不足致钙和磷代谢紊乱，造成骨骼病变为特征的全身慢性营养性疾病，是婴幼儿常见的慢性营养缺乏症，是我国儿童保健重点防治的"四病"之一。主要见于2岁以下的婴幼儿，我国佝偻病发病率北方高于南方。

知识点2：维生素D的来源　　　　　　　　　　副高：熟悉　正高：熟悉

（1）母体-胎儿的转运：胎儿可通过胎盘从母体获得维生素D。早期新生儿体内维生素D水平与母体的维生素D的营养状况及胎龄有关。

（2）食物中的维生素D：天然食物及母乳中含维生素D很少。但婴幼儿可从配方奶粉、米粉等维生素D强化食品中获得充足的维生素D。

（3）皮肤的光照合成：人类维生素D的主要来源。皮肤中的7-脱氢胆固醇经日光中紫外线照射后转化为胆骨化醇，即内源性维生素D_3。

知识点3：维生素D的生理功能　　　　　　　　副高：熟悉　正高：熟悉

（1）促进小肠黏膜对钙、磷的吸收。

（2）增加肾近曲小管对钙、磷的重吸收，特别是磷的重吸收。

（3）促进成骨细胞增殖，促进骨样组织成熟和钙盐沉积，促进破骨细胞分化，使旧骨中骨盐溶解，以增加细胞外液钙、磷浓度。

知识点4：维生素D代谢的调节　　　　　　　　副高：熟悉　正高：熟悉

（1）自身反馈作用：血中1,25-$(OH)_2D_3$浓度自行调节，即生成的1,25-$(OH)_2D_3$的量达到一定水平时，可抑制1-α羟化过程。

（2）血清钙浓度、血清磷浓度与甲状旁腺素（PTH）、降钙素调节：①低钙或高钙血症可刺激PTH分泌增加或减少而间接促进或抑制合成1,25-$(OH)_2D_3$。②低血磷可直接增加血浆1,25-$(OH)_2D_3$浓度。③PTH促进1-α羟化过程，使1,25-$(OH)_2D_3$的合成增多。④生长激素、胰岛素和雌激素等也可促进1,25-（OH）$_2$D$_3$合成。

知识点5：维生素D缺乏性佝偻病的病因　　　　副高：熟悉　正高：熟悉

（1）日光照射不足：体内维生素D主要通过皮肤内7-脱氢胆固醇经紫外线照射生成。紫外线不能通过普通玻璃窗，婴幼儿缺乏户外活动，可使内源性维生素D不足。城市高大建筑、烟雾、尘埃、气候等因素，均影响内源性维生素D的生成。

（2）维生素D摄入不足：天然食物及母乳中含维生素D少，不能满足婴幼儿需要。若日光照射不足或未添加鱼肝油等，则易患佝偻病。

（3）生长过速：因生长过快需要量增加，造成相对不足。早产儿或双胎婴儿体内储存不足，出生后生长速度较足月儿快，若未及时补充维生素D和钙，极易发病。

（4）疾病与药物的影响：胃肠道或肝胆疾病影响维生素D及钙磷的吸收和利用；长期服用抗惊厥药、糖皮质激素均可导致小儿发生佝偻病。

（5）围生期维生素D不足：母亲妊娠期特别是妊娠后期维生素D营养不足，如母亲严重营养不良、肝肾疾病、慢性腹泻，以及早产、双胎均可导致婴儿体内维生素D贮存不足。

知识点6：维生素D缺乏性佝偻病的发病机制　　　　副高：熟悉　正高：熟悉

维生素D缺乏时，肠道吸收钙磷减少，血钙、血磷水平降低。血钙降低刺激甲状旁腺素分泌增加，从而加速旧骨溶解，释放骨钙入血，以维持血钙正常或接近正常水平。但因甲状旁腺素抑制肾小管对磷的重吸收而使尿磷排出增加，导致血磷水平降低，最终骨样组织钙化受阻，成骨细胞代偿性增生，局部骨样组织堆积，碱性磷酸酶增多，从而形成骨骼病变和一系列佝偻病的症状体征以及血液生化改变。

知识点7：维生素D缺乏性佝偻病的临床表现　　　　副高：熟练掌握　正高：熟练掌握

维生素D缺乏性佝偻病多见于3个月至2岁的婴幼儿，临床上将其病程分为4期，即初期、激期、恢复期、后遗症期。

（1）初期（活动早期）：多自2～3个月开始发病，以神经、精神症状为主，易激惹、烦躁不安、夜惊、夜啼、多汗。因汗液刺激头部，常摇头擦枕致枕后脱发，形成"枕秃"或"脱发圈"。

（2）激期（活动期）：表现为多汗、易惊、面色苍白、肌无力等。除明显的神经、精神症状外，主要表现为骨骼改变和运动功能发育迟缓。骨骼改变最先发生在生长速度快的部位，而不同部位骨骼的生长速度随年龄而不同，所以以不同年龄有不同的骨骼改变。

1）骨骼改变：①头部。6个月以内的婴儿可见颅骨软化，前囟边缘软，颅骨薄，指尖略用力压顶骨、枕骨后部，可有压乒乓球的感觉，称乒乓球征；6个月以后，尽管病情继续，但是颅骨软化消失，额骨、顶骨中心部位逐渐变厚；7～8个月时，变成"方盒样"头型，即"方颅"，头围也较大。②胸部。胸廓畸形多见于1岁左右婴儿。肋骨与肋软骨交界处因骨样组织堆积而膨大有钝圆形隆起，呈串珠状，称为佝偻病串珠；膈肌附着部位的肋骨长期受膈肌牵拉而内陷，形成一条沿肋骨走向的横沟，称为肋膈沟或郝氏沟；肋骨与胸骨相连处软化内陷，致胸骨柄前突，形成"鸡胸"；胸骨剑突部向内陷，可形成"漏斗胸"。这些胸廓畸形均可影响呼吸功能，导致并发呼吸道感染，甚至肺不张。③四肢。6个月以上患儿腕、踝部肥厚的骨骺形成钝圆形环状隆起，称佝偻病手、足镯；能站立或会行走的1岁左右患儿，由于骨质软化与肌肉关节松弛，双下肢因负重可出现下肢弯曲，形成严重的膝内翻（O形腿）、膝外翻（X形腿）畸形。④脊柱。婴幼儿会坐或站立后，因韧带松弛可致脊柱后凸或侧凸畸形。⑤骨盆。严重者可致骨盆畸形，形成扁平骨盆，成年后女性可致难产。⑥患儿出现出牙迟，齿列不齐，易患龋齿。

2）运动功能发育迟缓：由于低血磷致肌肉糖代谢障碍，使全身肌肉松弛，肌张力降低和肌力减弱，坐、立、行等运动功能发育落后，腹肌张力低下、腹部膨隆如蛙腹。

3）神经、精神发育迟缓：重症患儿神经系统发育迟缓，表情淡漠，语言发育落后，条件反射形成缓慢；免疫力低下，易合并感染及贫血。

（3）恢复期：患儿经治疗及日光照射后，神经、精神症状消失，体征逐渐减轻，运动功能恢复。

（4）后遗症期：多见于2岁以后的患儿。留有不同部位、不同程度的骨骼畸形。

知识点8：维生素D缺乏性佝偻病的辅助检查　　　副高：熟练掌握　正高：熟练掌握

（1）钙、磷乘积：活动期小于正常，碱性磷酸酶水平升高，维生素D降低。

（2）长骨X线检查：可见干骺端增宽，临时钙化带模糊，边缘不齐呈毛刷状，骨干密度降低。

知识点9：维生素D缺乏性佝偻病的治疗要点　　　　　副高：熟悉　正高：熟悉

（1）治疗目的：控制活动期，防止骨骼畸形。①活动期可口服维生素D 2000～4000IU/d，连服1个月后改为400～800IU/d。如有条件，应监测血清钙、磷、碱性磷酸酶及1,25-$(OH)_2D_3$水平。如患儿口服困难或存在腹泻等影响吸收情况时，可采用大剂量突击疗法，维生素D一次15万～30万IU肌内注射，1个月后再以维生素D 400～800IU/d剂量维持。②钙剂补充：维生素D缺乏性佝偻病在补充维生素D的同时，也可给予适量的钙剂，对改善症状，促进骨骼发育是有益的。同时调整膳食结构，增加膳食钙的摄入。③微量营养素补充：维生素D缺乏性佝偻病多伴有锌、铁等微量元素的降低，及时适量地补充微量元素，有利于儿童骨骼健康成长，也是防治佝偻病的重要措施之一。

（2）后遗症期的治疗：严重的骨骼畸形4岁以后可给予外科手术矫正。

知识点10：维生素D缺乏性佝偻病的护理评估　　　副高：熟练掌握　正高：熟练掌握

（1）健康史：了解患儿母亲孕期健康状况及患儿出生史、喂养史、生活习惯、患病史及用药史等。母亲妊娠期，特别是妊娠后期有无营养不良、肝肾疾病、慢性腹泻，以及患儿是否为早产、双胎。患儿是否有胃肠道疾病、肾脏疾病，日照是否充足等。

（2）身体状况：了解患儿是否有易激惹、烦躁、枕秃等症状；根据患儿年龄，重点检查易发生的骨骼改变，患儿是否有运动迟缓。了解患儿血生化及骨骼X线检查情况。

（3）心理-社会状况：患儿多为3岁以下，一般不需住院治疗。可有烦躁、睡眠不安等心理变化，激期出现感知觉发育滞后。有骨骼畸形的重症患儿，随着年龄增长，对自我形象的感知及运动能力与他人的差异，可产生自卑心理，影响心理健康和社会交往。了解患儿家长对喂养、户外活动的认识程度，对病情进展的焦虑。

知识点11：维生素D缺乏性佝偻病的护理诊断　　副高：熟练掌握　正高：熟练掌握

（1）营养失调——低于机体需要量：与日光照射少和摄入维生素D不足有关。

（2）有感染的危险：与免疫功能低下有关。

（3）潜在并发症：发生骨骼畸形，维生素D过量致中毒。

（4）知识缺乏：家长缺乏对佝偻病的预防及护理知识。

（5）生长发育迟缓：与钙磷代谢异常致骨骼、神经发育迟缓有关。

知识点12：维生素D缺乏性佝偻病的护理措施　　副高：熟练掌握　正高：熟练掌握

（1）环境与休息：居室应安静、整洁，通风、光照好。衣着应柔软、宽松，床铺要松软，以免影响骨骼发育。每日接受日光照射，应在背风处，在不影响保暖的情况下尽量暴露皮肤。每日接受光照由10分钟开始渐延长到1~2小时。因患儿出汗多，要保持皮肤清洁，勤换内衣、被褥、枕套，减少汗液刺激引起的不适。少带患儿到公共场所，减少呼吸道感染。

（2）饮食护理：提倡母乳喂养，按时引入换乳期食物，给予富含维生素D、钙、磷和蛋白质的食物。

（3）病情观察：患儿烦躁、夜啼、多汗、枕秃有无好转。应用维生素D制剂期间如出现食欲缺乏、烦躁不安、呕吐、腹泻或顽固性便秘、体重下降、表情淡漠等表现时，应考虑维生素D中毒。可暂停维生素D使用，必要时遵医嘱给予拮抗剂，减少肠黏膜对钙的吸收，并加速其排泄。

（4）对症护理：①预防骨骼畸形。患病期间可定时户外活动，但不能坐、站、走时间过长，以免发生骨骼变形。若已有畸形发生，如"鸡胸"可取俯卧位，做抬头挺胸运动；膝内翻按摩外侧肌群；膝外翻按摩内侧肌群；增强肌张力促使畸形矫正。②防止骨折。护理操作时动作要轻柔，换尿布时动作要轻要慢，在协助做治疗和检查过程中不能用力过猛、过大，以防发生骨折。

（5）用药护理：①口服维生素D。可将浓缩鱼肝油（维生素AD制剂）直接滴于婴儿口内、母亲乳头上、饼干上或少量奶中喂服以保证用量。服用鱼肝油时，若用量过大有发生中毒的可能。②注射维生素D。注射前应事先补钙，以防发生低钙惊厥。注射部位要深，并要更换注射部位，以利于吸收。

（6）心理护理：医务人员要有爱心、有耐心，态度和蔼，对入睡困难、哭闹的儿童要耐心护理，必要时给予爱抚、搂抱，使患儿平静入睡。

知识点13：维生素D缺乏性佝偻病的健康指导　　副高：熟练掌握　正高：熟练掌握

（1）介绍佝偻病的预防及护理知识。给患儿父母讲述佝偻病病因、预防及护理方法，示教日光浴、喂服维生素D及按摩肌肉纠正畸形的方法。

（2）从胎儿期即开始预防，孕妇及哺乳母亲应接受日光照射，每日应在1小时以上。饮食中应含有丰富的维生素D、钙、磷。冬春季妊娠末期3个月每日服维生素D 400U。

（3）婴儿要多晒太阳，提倡母乳喂养，及时添加富含维生素D和钙的辅食。婴儿生后2周起，给予预防量的维生素D制剂，每日常规补充维生素D 400U，入夏后接受日光照射增多，可间断补充。以上预防措施应持续至2岁。早产、多胎及北方冬季日光照射短者可适当增加预防量。

第二节　维生素D缺乏性手足搐搦症

知识点1：维生素D缺乏性手足搐搦症的概述　　副高：熟练掌握　正高：熟练掌握

维生素D缺乏性手足搐搦症是缺乏维生素D引起血中钙离子减少，导致神经－肌肉兴奋性增强而出现以惊厥、手足搐搦或喉痉挛为主要症状的病症，多见于6个月以下的小婴儿。目前由于维生素D缺乏预防工作普及，该病发病率已逐年降低。

知识点2：维生素D缺乏性手足搐搦症的病因及发病机制　　副高：熟悉　正高：熟悉

维生素D缺乏时，血钙下降而甲状旁腺不能代偿性分泌增加，则低血钙不能恢复，一般血清总钙量＜1.75mmol/L或钙离子＜1.0mmol/L时即可导致神经肌肉兴奋性增高，出现手足抽搐、喉痉挛，甚至全身性惊厥的症状。可促使血清钙浓度进一步降低而诱发维生素D缺乏性手足搐搦症情况如下。

（1）维生素D缺乏早期、血钙水平下降，而甲状腺功能下降，骨钙不能及时游离入血致血钙降低。

（2）初夏季节接受日光照射增多或维生素D治疗之初，骨脱钙减少，肠道钙吸收钙相对不足，而骨骼加速钙化、大量钙沉积于骨使血钙降低。

（3）发热、感染、饥饿时组织细胞分解，释放磷使血磷增加，血钙降低。

知识点3：维生素D缺乏性手足搐搦症的典型症状　副高：熟练掌握　正高：熟练掌握

可表现为手足搐搦、喉痉挛和惊厥三者之一，或共存。以惊厥最为常见，以手足搐搦最具特征，单独以喉痉挛出现最少，但最具危险性。部分患儿有程度不等的佝偻病激期的表现。

（1）惊厥：多见于婴儿期，突然发作，表现为突然发生四肢抽搐、眼球上翻、面肌痉挛、神志不清。惊厥持续数秒、数分钟或更长，发作时间长者可伴口周发绀。缓解后多入睡，醒后活泼如常。发作可1日数次，甚至数十次，发作停止后，意识恢复，醒后活泼如常。轻者仅表现为短暂的两眼上翻、面肌抽动或惊跳，而意识正常，一般不发热。

（2）手足搐搦：多见于2岁以上儿童。发作时手足痉挛呈弓状，双手腕部屈曲，手指伸直，拇指贴近掌心，呈"助产士手"；踝关节伸直、足趾向下伸直，似"芭蕾舞足"。

（3）喉痉挛：婴儿多见，主要表现为喉部肌肉及声门突发痉挛，呼吸困难，可突然发生窒息而猝死。

知识点4：维生素D缺乏性手足搐搦症的隐性体征　　副高：熟练掌握　　正高：熟练掌握

血清钙浓度多在1.75～1.88mmol/L，没有典型发作症状，但可通过刺激神经肌肉引出下列体征。

（1）面神经征：以指尖或叩诊锤轻叩击耳前面神经穿出处（颧弓与口角间的面颊部），引起眼睑和口角抽动者为阳性，新生儿期可呈阳性。

（2）腓反射：以叩诊锤叩击膝下外侧腓骨头上方腓神经处，可见足向外展者为阳性。

（3）陶瑟征：用血压计袖带包裹上臂，打气使血压维持在收缩压与舒张压之间，5分钟内可见手痉挛症状者为阳性。

知识点5：维生素D缺乏性手足搐搦症的辅助检查　　副高：熟练掌握　　正高：熟练掌握

正常血清钙浓度为2.25～2.27mmol/L。患儿血清钙低于1.75mmol/L，或离子钙低于1.0mmol/L。

知识点6：维生素D缺乏性手足搐搦症的治疗要点　　副高：熟悉　　正高：熟悉

治疗原则为控制惊厥，解除痉挛，补充钙剂。

（1）急救处理：立即吸氧，保持呼吸道通畅，迅速控制惊厥或喉痉挛。喉痉挛者须立即将舌拉出口外，进行人工呼吸或加压给氧，必要时行气管插管或气管切开。控制惊厥或喉痉挛可用10%水合氯醛保留灌肠，每次40～50mg/kg，或地西泮每次0.1～0.3mg/kg肌内注射或缓慢静脉注射。

（2）补充钙剂：尽快给予10%葡萄糖酸钙溶液5～10ml加入10%葡萄糖溶液5～20ml中，缓慢静脉注射（＞10分钟）或静脉滴注，以免引起心搏骤停。惊厥反复发作时，可每日注射2～3次，不可皮下或肌内注射钙剂，以免造成局部坏死。惊厥停止后改为口服钙剂。

（3）补充维生素D：急诊情况控制后，按维生素D缺乏性佝偻病治疗方法采用维生素D

治疗。

知识点7：维生素D缺乏性手足搐搦症的护理评估　副高：熟练掌握　正高：熟练掌握

（1）健康史：了解患儿出生史，是否为早产儿、多胞胎儿，母亲有无维生素D缺乏史；了解喂养史，是否为人工喂养，有无接受日光照射、补充维生素D；询问近期有无发热、感染、腹泻或接受大剂量维生素D等。

（2）身体状况：询问患儿是否有惊厥、呼吸困难等症状，血生化检查。

（3）心理－社会状况：惊厥发作有碍患儿自身形象，常严重挫伤年长患儿的自尊心。此外，惊厥反复发作可发生窒息导致生命危险，使患儿紧张、害怕、焦虑，对生活缺乏自信。

知识点8：维生素D缺乏性手足搐搦症的护理诊断　副高：熟练掌握　正高：熟练掌握

（1）窒息的危险：与惊厥发作及喉痉挛、呼吸道分泌物增多有关。

（2）受伤的危险：与惊厥发作及手足搐搦有关。

（3）营养失调——低于机体需要量：与维生素D缺乏有关。

（4）知识缺乏：家长缺乏惊厥和喉痉挛的护理知识。

知识点9：维生素D缺乏性手足搐搦症的一般护理措施
副高：熟练掌握　正高：熟练掌握

保持病室环境安静，避免外界的各种刺激，应尽量减少对患儿的刺激。将患儿的头放低，偏向一侧，使唾液和呼吸道分泌物由口角流出，并及时吸出。不可强行喂食、喂水以防止窒息。备好各种抢救器材、药物准备抢救。

知识点10：维生素D缺乏性手足搐搦症的急救护理措施
副高：熟练掌握　正高：熟练掌握

（1）惊厥发作：应迅速将患儿就地平放，松开衣领，颈部伸直，头向后仰，偏向一侧，以保持呼吸道通畅，移去患儿身边的危险物品以免受伤。可针刺人中穴、合谷穴使惊厥停止。

（2）防止受伤：可在患儿上下牙齿之间放置用纱布包裹的压舌板，在手心放置纱布卷，防止皮肤损伤及舌咬伤。应有专人看护，防止坠床。惊厥发作时，切忌用力按压肢体，以免造成骨折、肌肉撕裂及关节脱位。

（3）防止缺氧：惊厥期缺氧者应立即吸氧，喉痉挛者须立即将舌拉出口外，并进行口对口人工呼吸或加压给氧，必要时做气管插管以保证呼吸道通畅。

知识点11：维生素D缺乏性手足搐搦症的病情观察措施

副高：熟练掌握　正高：熟练掌握

密切关注患儿惊厥发作的表现，注意保持呼吸道通畅，观察有无缺氧症状。按医嘱用药过程中应加强巡视，密切观察患儿呼吸、心律、血压的变化。

知识点12：维生素D缺乏性手足搐搦症的用药护理措施

副高：熟练掌握　正高：熟练掌握

（1）抗惊厥药：惊厥使机体耗氧增加，喉痉挛可引起窒息，二者均需立即处理。苯巴比妥每次3～5mg/kg，肌内注射。10%水合氯醛保留灌肠，每次40～50mg/kg。地西泮肌内注射或静脉注射，每次0.1～0.3mg/kg，静脉注射时速度要慢，每分钟不超过1mg，以免抑制呼吸。

（2）补充钙剂：10%葡萄糖酸钙5～10ml，加双倍量10%葡萄糖溶液静脉注射，时间不少于10分钟，必要时每日可重复2～3次。注射钙剂不能渗出血管外，以防引起组织坏死。一旦渗出可用0.25%普鲁卡因局部封闭，20%硫酸镁湿敷。第2日补钙，给10%氯化钙口服，每次5～10ml，每日3次，一般用1周后改用钙剂，以防中毒，为避免影响钙剂吸收，勿与乳类同服。

（3）补充维生素D：症状控制后按医嘱补充维生素D。

知识点13：维生素D缺乏性手足搐搦症的心理护理措施

副高：熟练掌握　正高：熟练掌握

消除患儿紧张、焦虑和害怕的心理，给予同情和理解。解除患儿家属恐惧、不安的心理负担，配合医护人员进行抢救。

知识点14：维生素D缺乏性手足搐搦症的健康指导　副高：熟练掌握　正高：熟练掌握

教会患儿家长对惊厥、喉痉挛发作时的处理。新生儿生后2周应每日给予预防量维生素D（每日400U），处于生长发育高峰的婴幼儿更应采取综合性预防措施，即保证一定时间的户外活动，给予预防量的维生素D和钙剂并及时添加辅食。饮食应含丰富的维生素D、钙、磷和蛋白质等营养物质。

第五章　腹泻患儿的护理

| 知识点1：小儿腹泻的概述 | 副高：熟练掌握　正高：熟练掌握 |

　　小儿腹泻是由多种病原及因素引起的，以排便次数增多和大便性状改变为特点的一组消化道综合征。严重者可引起水、电解质紊乱和酸碱平衡失调，是婴幼儿时期的常见病，多发生于6个月至2岁的婴幼儿，夏秋季发病率最高，为我国儿科重点防治的"四病"之一。

| 知识点2：小儿腹泻的易感因素 | 副高：熟悉　正高：熟悉 |

　　（1）婴幼儿消化系统发育不完善：胃酸及消化酶分泌少，且消化酶活性低，不能适应食物量及质的大量变化。

　　（2）小儿生长发育快：需要营养物质相对多，消化道负担重。

　　（3）胃肠道防御功能较差：婴儿胃酸分泌少，对进入胃内的细菌杀灭能力较弱；加之婴儿血清IgG、IgA和胃肠道SIgA水平均较低，对感染的防御能力差。

　　（4）肠道菌群失调：新生儿生后尚未建立正常肠道菌群，改变饮食使肠道内环境改变或因使用广谱抗生素可使肠道正常菌群失调，引起肠道感染。

　　（5）人工喂养：母乳中含有大量SIgA、乳铁蛋白等体液因子，巨噬细胞和粒细胞、溶菌酶、溶酶体等，有很强的抗肠道感染作用。配方奶中虽有某些上述成分，但在加热过程中被破坏，而且人工喂养的食物和食具易受污染，故人工喂养儿肠道感染发生率明显高于母乳喂养儿。

| 知识点3：小儿腹泻的病因 | 副高：熟悉　正高：熟悉 |

　　引起婴儿腹泻的主要病因有感染因素与非感染因素2类。前者占85%以上，又分为肠道内感染和肠道外感染。

　　（1）感染因素：感染性腹泻病原体有细菌、真菌、病毒与原虫等。肠道内感染以轮状病毒和致病性大肠埃希菌最常见；肠道外感染可由于发热及病原体毒素作用而导致腹泻。

　　（2）非感染因素：主要由饮食不当引起的食饵性腹泻、过敏性腹泻；乳糖酶、双糖酶缺乏或气候突然变化等因素所致腹泻。

| 知识点4：小儿腹泻的发病机制 | 副高：熟悉　正高：熟悉 |

　　（1）感染性腹泻：病原体侵入消化道，致肠黏膜发生充血、水肿、炎症细胞浸润和渗

出等病变，使食物的消化、吸收发生障碍，未消化的食物被细菌分解（腐败、发酵），其产物造成肠蠕动亢进及肠腔内渗透压升高引起腹泻。另外，病原体产生毒素，使小肠液分泌增加，导致腹泻。腹泻后丢失大量的水和电解质，引起脱水、酸中毒及电解质紊乱。

（2）非感染性腹泻：当摄入食物的量过多或食物的质发生改变，食物不能被充分消化吸收而堆积，使局部酸度减低，肠道下部细菌上移，食物发生腐败和发酵造成肠蠕动亢进，引起腹泻。

知识点5：小儿腹泻的共同临床表现 　副高：熟练掌握　正高：熟练掌握

不同病因引起的腹泻常具有不同临床过程。病程在2周以内的腹泻为急性腹泻；病程在2周至2个月之间的腹泻为迁延性腹泻；病程超过2个月的腹泻为慢性腹泻。

（1）轻型腹泻：多为饮食因素或肠道外感染引起，起病可急、可缓，以胃肠道症状为主，表现为食欲缺乏，腹泻，偶有恶心、呕吐，排便每天十余次，每次量少，呈黄色或黄绿色，常见白色奶瓣和泡沫及少量黏液，大便镜检可见大量脂肪球和少量白细胞。一般无脱水及全身中毒症状，多在数日内痊愈。

（2）重型腹泻：多为肠道内感染，起病急，胃肠道症状重，经常伴有脱水、电解质紊乱及发热等全身中毒症状。①胃肠道症状：腹泻频繁，每日大便从十余次到数十次。除腹泻外，常伴有呕吐、腹胀、腹痛、食欲缺乏等。大便呈黄绿色水样或蛋花汤样，量多，含水分多，可有少量黏液，少数患儿也可有少量血便。②水、电解质和酸碱平衡紊乱症状：有脱水、代谢性酸中毒、低钾及低钙、低镁血症等。③全身中毒症状：发热，体温可达40℃，烦躁不安或萎靡、嗜睡，进而意识模糊，甚至昏迷、休克等。

知识点6：轮状病毒肠炎的临床特点 　副高：熟练掌握　正高：熟练掌握

轮状病毒肠炎是秋冬季节小儿腹泻最常见的疾病，故又称秋季腹泻。经粪-口途径传播，也可通过气溶胶经呼吸道感染而致病。多见于6个月至2岁的婴幼儿，4岁以上者少见，潜伏期1~3天。起病急，常伴有发热和上呼吸道感染症状，一般无明显中毒症状。病初即出现呕吐、腹泻，大便次数多，每日可在10次左右，量多，呈黄色或淡黄色，水样或蛋花汤样。大便镜检偶有少量白细胞，感染后1~3天，大便中可以检测出大量的轮状病毒病原。常并发脱水、酸中毒及电解质紊乱。本病为自限性疾病，数日以后呕吐渐停，腹泻减轻，自然病程3~8天。近年报道，轮状病毒感染也可侵犯中枢神经系统、心肌等。

知识点7：产毒性细菌引起的肠炎的临床特点 　副高：熟练掌握　正高：熟练掌握

多发生在夏季。潜伏期1~2天，起病较急。轻症仅为大便次数稍增，性状轻微改变。重症腹泻频繁，量多，呈水样或蛋花汤样，混有黏液，镜检无白细胞。常伴呕吐、脱水、电解质和酸碱平衡紊乱。本病为自限性疾病，自然病程3~7天，亦可较长。

知识点8：侵袭性细菌性肠炎的临床特点　　　　副高：熟练掌握　　正高：熟练掌握

全年均可发病，多见于夏季，潜伏期长短不等。常引起细菌性痢疾样病变。侵袭性细菌包括侵袭性大肠埃希菌、空肠弯曲菌、耶尔森菌，鼠伤寒杆菌等引起的肠炎起病急，多有发热。腹泻频繁，大便呈黏液状，带脓血，有腥臭味。常伴恶心、呕吐、腹痛和里急后重，可出现严重的全身中毒症状，如高热不退，意识改变，甚至感染性休克。大便镜检有大量白细胞及数量不等的红细胞。大便细菌培养可找到相应的致病菌。其中空肠弯曲菌肠炎多发生在夏季，常侵犯空肠和回肠，有脓血便，腹痛剧烈，容易误诊为阑尾炎，还可引起严重的并发症。耶尔森菌小肠结肠炎多发生在冬春季节，可引起淋巴结肿大，亦可产生肠系膜淋巴炎，严重病例可产生肠穿孔和腹膜炎。以上两者均需与阑尾炎鉴别。鼠伤寒沙门菌小肠结肠炎有胃肠炎型和败血症型，夏季发病率高，新生儿和1岁以内的婴儿尤易感染，新生儿多为败血症型，常引起暴发流行，可排深绿色黏液脓便或白色胶冻样便，有特殊臭味。

知识点9：出血性大肠埃希菌肠炎的临床特点　　　　副高：熟练掌握　　正高：熟练掌握

大便开始呈黄色水样便，后转为血水便，有特殊臭味，常伴腹痛恶心、呕吐，大便镜检有大量红细胞，一般无白细胞。

知识点10：抗生素相关性腹泻的临床特点　　　　副高：熟练掌握　　正高：熟练掌握

指应用抗生素后发生的、与抗生素有关的腹泻。

（1）金黄色葡萄球菌肠炎：肠道菌群失调引起的金黄色葡萄球菌肠炎以腹泻为主，呈水样便或稀便。腹泻多于抗菌药治疗后或手术后3～6天发生，并伴发热、呕吐、腹泻，不同程度中毒症状、脱水和电解质紊乱，甚至发生休克。腹泻初期为黄绿色糊状便，3～4天后多变为有腥臭味、黏液较多的暗绿色水样便。大便镜检有大量脓细胞和成簇的革兰阳性（G^+）球菌，培养有葡萄球菌生长。

（2）伪膜性小肠结肠炎：由难辨梭状芽孢杆菌引起，除了万古霉素和胃肠道外用的氨基糖苷类抗生素外，各种抗生素均可诱发本病。主要症状为腹泻，轻者每日数次，停用抗生素后很快痊愈；重者腹泻频繁，呈黄绿色水样便，可有毒素致肠黏膜坏死所形成的伪膜排出，大便厌氧菌培养、组织培养法检测细胞毒素可协助诊断。

（3）真菌性肠炎：多为白念珠菌感染所致，常并发于其他感染如鹅口疮，2岁以下的婴幼儿发病较多，起病可急可缓，大便次数增多，黄色稀便，泡沫较多带黏液，有时可见豆腐渣样细块（菌落）。真菌性肠炎，包括念珠菌性肠炎、曲霉菌性肠炎、毛霉菌性肠炎以及副球孢子菌肠炎等，大便镜检有真菌孢子和菌丝。

知识点11：迁延性腹泻和慢性腹泻的临床特点　　　　副高：熟练掌握　　正高：熟练掌握

迁延性腹泻和慢性腹泻多与营养不良和急性期治疗不彻底有关，多见于人工喂养儿、营养不良儿。表现为腹泻迁延不愈，病情反复，大便次数和性质不稳定，严重时可出现水、电解质紊乱。营养不良儿腹泻时易迁延不愈，持续腹泻又加重了营养不良，形成恶性循环，最终引起免疫功能低下，继发感染，导致多脏器功能异常。

知识点12：生理性腹泻的临床特点　　　　副高：熟练掌握　正高：熟练掌握

生理性腹泻多见于6个月以内的婴儿，外观虚胖，常有湿疹，表现为生后不久即出现腹泻，但除大便次数增多外，无其他症状，食欲好，无呕吐，不影响生长发育，体重增加正常。添加换乳期食物后，大便即逐渐转为正常。此类腹泻可能为乳糖不耐受的一种特殊类型。

知识点13：小儿腹泻的辅助检查　　　　　　副高：熟练掌握　正高：熟练掌握

（1）血常规：细菌感染时白细胞总数增多及中性粒细胞比例升高，降低提示病毒感染；寄生虫感染和过敏性腹泻时嗜酸性粒细胞比例升高。

（2）病原学检查：细菌性肠炎大便培养可检出致病菌；真菌性肠炎，大便镜检可见真菌孢子和菌丝；病毒性肠炎可做病毒分离等检查。

（3）血液生化：血钠浓度测定可了解脱水的性质；血钾浓度测定可了解有无低钾血症；血钙浓度测定有助于判断有无低钙血症；碳酸氢盐浓度测定可了解体内酸碱平衡失调的性质及程度。

（4）大便检查：可以鉴别是否有感染。轮状病毒肠炎，镜检偶有少量白细胞，染色后可发现典型轮状病毒；细菌性感染，大便标本可培养出致病菌，如大肠埃希菌、空肠弯曲菌、小肠结肠炎耶尔森菌、金黄色葡萄球菌以及难辨梭状芽孢杆菌。

（5）抗体检查法：大便轮状病毒抗体检查可确认是否为轮状病毒引起的腹泻，阳性率较高；酶联免疫吸附试验（ELISA）能检出血清中IgM抗体，较补体结合法更为敏感。

知识点14：小儿腹泻的治疗要点　　　　　　　　副高：熟悉　正高：熟悉

腹泻的治疗原则为调整饮食，控制感染，预防和纠正水、电解质紊乱和酸碱平衡失调。合理用药，加强护理，预防并发症。不同时期的腹泻治疗重点各有侧重，急性腹泻多注意维持水、电解质平衡；迁延性腹泻及慢性腹泻则应注意肠道菌群失调及饮食疗法。

（1）调整饮食：腹泻时进食和吸收减少，而营养需要量增加，强调继续进食，根据疾病的特殊病理生理状况、个体消化吸收功能和平时的饮食习惯进行合理调整，以满足生理需要，补充疾病消耗，缩短腹泻后的康复时间。

（2）预防和纠正水、电解质紊乱及酸碱平衡失调。口服补液盐（ORS）可用于预防脱水及纠正轻、中度脱水，中、重度脱水伴周围循环衰竭者需静脉补液。重度酸中毒或经补液后仍有酸中毒症状者，给予5%碳酸氢钠溶液纠正酸中毒。有低钾血症者遵循"见尿补钾"的原则，可口服或静脉补充，但静脉补钾浓度不超过0.3%，且不可推注。

（3）药物治疗：①控制感染。病毒性肠炎以饮食疗法和支持疗法为主，一般不用抗生素。其他肠炎应对因选药，如大肠埃希菌肠炎可选用抗革兰阴性杆菌抗生素；抗生素诱发性肠炎应停用原用的抗生素，可选用万古霉素、新型青霉素、抗真菌药等；寄生虫性肠炎可选用甲硝唑、大蒜素等。②肠道微生态疗法。有助于恢复肠道正常菌群的生态平衡，抵御病原菌侵袭，控制腹泻，常用双歧杆菌、嗜酸乳杆菌等制剂。③肠黏膜保护剂。腹泻与肠黏膜屏障功能破坏有密切关系，因此维护和修复肠黏膜屏障功能是治疗腹泻的方法之一，常用蒙脱石散。④补锌治疗。世界卫生组织（WHO）/联合国儿童基金会建议，对于急性腹泻患儿，年龄＞6个月者，应每日给予锌20mg；年龄＜6个月者，应每日给予锌10mg。疗程10～14天，可缩短病程。⑤对症治疗。腹泻一般不宜用止泻药，因止泻会增加毒素的吸收。腹胀明显者可肌内注射新斯的明或肛管排气，呕吐严重者可肌内注射氯丙嗪或针刺足三里等。

（4）预防并发症：迁延性、慢性腹泻常伴营养不良或其他并发症，病情复杂，必须采取综合治疗措施。

知识点15：小儿腹泻的护理评估	副高：熟练掌握　正高：熟练掌握

（1）健康史：评估患儿喂养史，有无饮食不当、饮食不洁及对牛奶过敏史；了解患儿有无腹部受凉及上呼吸道感染、肺炎等肠道外感染病史；评估患儿有无其他疾病及长期使用抗生素史或激素等。

（2）身体状况：了解患儿腹泻次数、性质和量；评估患儿精神、神志、体温、呼吸、心率、血压等生命体征；了解有无水、电解质紊乱和酸碱平衡失调等情况。

（3）心理-社会状况：评估家长对疾病的心理反应及认识程度、文化程度、喂养及护理知识等；评估患儿家庭的居住环境、经济状况、卫生习惯等。了解患儿对陌生的医院环境、侵入性的治疗等产生的恐惧程度。

知识点16：小儿腹泻的护理诊断	副高：熟练掌握　正高：熟练掌握

（1）体液不足：与呕吐、腹泻体液丢失过多和摄入不足有关。

（2）营养失调——低于机体需要量：与呕吐、腹泻丢失过多和摄入不足有关。

（3）体温过高：与肠道感染有关。

（4）有皮肤完整性受损的危险：与排便次数增多，刺激臀部皮肤有关。

（5）知识缺乏：家长缺乏喂养知识及与腹泻相关的护理知识。

知识点17：小儿腹泻的一般护理措施	副高：熟练掌握　正高：熟练掌握

重症患儿卧床休息，病房要通风，温、湿度适宜。严格执行消毒隔离制度，感染性腹泻与非感染性腹泻患儿应分室居住。护理患儿前后认真洗手，腹泻患儿用过的尿布、便盆应分类消毒，以防交叉感染。

知识点18：小儿腹泻的饮食护理措施　　　　　　　　　副高：熟练掌握　正高：熟练掌握

根据个体情况调整饮食，限制饮食过严或禁食过久易造成营养不良，并引发酸中毒，造成病情迁延不愈而影响生长发育，故应继续进食，以满足生理需要，缩短病程，促进恢复。一般不禁食，呕吐严重者可暂禁食4～6小时（不禁水），待好转后继续喂食。母乳喂养儿继续哺乳，暂停辅食；人工喂养儿可喂稀释的牛奶、米汤、脱脂奶等，待腹泻次数减少后给予流质或半流质饮食，逐步过渡到正常饮食。病毒性肠炎多有双糖酶（主要是乳糖酶）缺乏，应暂停乳类喂养，改用豆浆、去乳糖配方奶粉等，以减轻腹泻，缩短病程。腹泻停止后逐渐恢复营养丰富的饮食，并每日加餐1次，共2周。对少数严重病例口服营养物质不能耐受者，应加强支持疗法，必要时全静脉营养。

知识点19：小儿腹泻的病情观察措施　　　　　　　　　副高：熟练掌握　正高：熟练掌握

（1）监测生命体征：如患儿神志、反应、体温、脉搏、呼吸、血压等。

（2）观察排便情况：观察并记录排便次数，大便性状、量及颜色、气味等，为治疗和输液方案提供可靠依据。

（3）观察全身中毒症状：如发热、精神萎靡、烦躁、嗜睡等。

（4）观察水、电解质紊乱和酸碱平衡失调症状：如脱水情况及其程度、代谢性酸中毒表现、低钾血症表现等。

知识点20：小儿腹泻维持水、电解质及酸碱平衡的护理措施

　　　　　　　　　　　　　　　　　　　　　　　副高：熟练掌握　正高：熟练掌握

（1）口服补液：ORS用于腹泻时可预防脱水及纠正轻、中度脱水。轻度脱水约需50～80ml/kg，中度脱水约需80～100ml/kg，于8～12小时内将累积损失量补足。脱水纠正后，可将ORS用等量水稀释按病情需要随时口服。超过24小时未饮用完应弃去，2岁以下患儿每1～2分钟喂5ml（约1小勺），如有呕吐，停10分钟后再喂，每2～3分钟喂5ml，4～6小时服完。服用期间应让患儿照常饮水，防止高钠血症的发生。有明显腹胀、上睑水肿、休克、心功能不全或其他严重并发症者及新生儿不宜口服补液。

（2）静脉补液：用于中、重度脱水或呕吐、腹泻严重或腹胀的患儿。根据不同的脱水程度和性质，结合患儿年龄、营养状况、自身调节功能，决定补给溶液的总量、种类和输液速度。

1）第一天补液：①输液总量。包括累积损失量、继续损失量和生理需要量。一般轻度脱水为90～120ml/kg，中度脱水为120～150ml/kg，重度脱水为150～180ml/kg。对于营养不良以及心、肺、肾功能不全的患儿应根据具体病情分别进行精确计算。②输液种类。根据脱水性质而定，若临床判断脱水性质有困难时，可先按等渗性脱水处理。③输液速度。主要取决于累积损失量（脱水程度）和继续损失量，遵循"先快后慢"的原则，若呕吐、腹泻缓解，可酌情减少补液量或改为口服补液。

2）第二天及以后补液：此时脱水和电解质紊乱已基本纠正，一般只补继续损失量和生理需要量，于12～24小时内均匀输入，能口服者应尽量口服。

| 知识点21：小儿腹泻的对症护理措施 | 副高：熟练掌握　正高：熟练掌握 |

（1）腹泻：一般不宜用止泻药，因止泻会增加毒素的吸收。

（2）呕吐：严重者予禁食，必要时可肌内注射氯丙嗪或针刺足三里穴等。

（3）腹胀：腹胀明显者可肌内注射新斯的明或肛管排气。

（4）臀红护理：应选用吸水性强的柔软布类尿布，避免使用不透气塑料布或橡胶单，尿布要勤换、勤洗。每次便后用温水洗净臀部并拭干，局部皮肤发红者可涂5%鞣酸软膏或40%氧化锌油。如局部皮肤已破损，可将臀部皮肤暴露于空气中，也可用红外线或鹅颈灯照射，每次照射时间为15～20分钟，每日2～3次。照射时严格掌握灯与臀部的距离，一般为30～40cm，要有专人照护，严格交接班，防止烫伤。女婴尿道口接近肛门，应注意会阴部的清洁，预防上行性尿路感染。

（5）控制感染：按医嘱选用针对病原菌的抗生素以控制感染。严格执行消毒隔离，感染性腹泻与非感染性腹泻患儿应分室居住，护理患儿前后认真洗手，腹泻患儿用过的尿布、便盆应分类消毒，以防交叉感染。发热的患儿，根据情况给予物理降温或药物降温。

| 知识点22：小儿腹泻的用药护理措施 | 副高：熟练掌握　正高：熟练掌握 |

微生态制剂是活菌制剂，服用时应用冷开水送服，与口服抗生素间隔1小时以上。

| 知识点23：小儿腹泻的心理护理措施 | 副高：熟练掌握　正高：熟练掌握 |

向患儿及家长介绍病房环境及医务工作人员，减少陌生感；为患儿创造安静、舒适的休息环境；用患儿能理解的语言解释治疗目的，以取得其配合；多与家长交谈，增强家长和患儿战胜疾病的信心，帮助他们克服焦虑、紧张心理。

| 知识点24：小儿腹泻的健康指导 | 副高：熟练掌握　正高：熟练掌握 |

（1）指导护理：向家长讲解腹泻的病因、病程、预后以及相关的治疗措施；指导家长正确洗手并做好污染尿布及衣物的处理、出入量的监测以及脱水等表现的观察；说明调整饮食的重要性；指导家长配制和使用口服补盐液，强调应少量多次饮用，呕吐不是禁忌证。

（2）做好预防：①提倡母乳喂养，按时添加辅食，指导家长科学断乳。②注意饮食卫生，食物要新鲜，食具要消毒，教育小儿饭前便后洗手，勤剪指甲，培养良好的卫生习惯。③加强体格锻炼，进行适当的户外活动，注意气候变化，防止受凉或过热。④避免长期滥用广谱抗生素等。

第六章　肺炎患儿的护理

知识点1：小儿肺炎的概述　　　　　副高：熟练掌握　正高：熟练掌握

肺炎是指各种不同病原体及其他因素所引起的肺部炎症。临床上以发热、咳嗽、呼吸急促、呼吸困难和肺部固定湿啰音为特点。肺炎是婴幼儿时期的常见病，一年四季均可发生，冬春寒冷季节多见，多由急性上呼吸道感染或支气管炎向下蔓延所致。肺炎不仅发病率高，病死率也高，占我国儿童死亡原因的第一位，是我国儿童保健重点防治的"四病"之一。

知识点2：肺炎的分类　　　　　　　　副高：熟练掌握　正高：熟练掌握

肺炎的分类尚无统一分法，目前常用以下6种方法分类。

（1）根据解剖病理分类：分为支气管肺炎、大叶性肺炎和间质性肺炎等。儿童以支气管肺炎最常见。

（2）根据病因分类：①感染性肺炎。病毒性肺炎、细菌性肺炎、支原体肺炎、原虫性肺炎、衣原体肺炎、真菌性肺炎等。②非感染性肺炎。吸入性肺炎、坠积性肺炎、嗜酸性粒细胞肺炎等。

（3）根据病程分类：①急性肺炎。病程在1个月以内。②迁延性肺炎。病程为1~3个月。③慢性肺炎。病程在3个月以上。

（4）根据病情分类：①轻症肺炎。以呼吸系统症状为主，无全身中毒症状。②重症肺炎。除呼吸系统严重受累外，其他系统也受累，全身中毒症状明显。

（5）根据临床分类：①典型肺炎。肺炎链球菌、金黄色葡萄球菌、肺炎杆菌、流感嗜血杆菌、大肠埃希菌等引起的肺炎。②非典型肺炎。常见病原体为肺炎支原体、衣原体、军团菌、病毒等。

（6）根据肺炎感染途径分类：①社区获得性肺炎（CAP），指无明显免疫抑制的患儿在院外或住院48小时内发生的肺炎。②院内获得性肺炎（HAP），指住院48小时后发生的肺炎，又称医院内肺炎（NP）。

知识点3：支气管肺炎的概述　　　　　副高：熟练掌握　正高：熟练掌握

为儿童时期最常见的肺炎，以2岁以下婴幼儿最多见。起病急，四季均可发病，多发于冬春季节。加强对本病的防治及护理十分重要。

知识点4：支气管肺炎的病因　　　　　　　　副高：熟悉　正高：熟悉

（1）内在因素：婴幼儿机体的免疫功能不健全，加上呼吸系统解剖生理特点，故婴幼儿易患肺炎。低出生体重、营养不良、维生素D缺乏性佝偻病、先天性心脏病者更易患肺炎。

（2）环境因素：如居室拥挤、通风不良、空气污浊、阳光不足、冷暖失调等均可使机体的抵抗力降低，对病原体的易感性增加，为肺炎的发生创造有利的条件。

（3）病原体：常见的病原体为病毒和细菌。病毒以呼吸道合胞病毒（RSV）最多见，其次是鼻病毒、副流感病毒等；细菌以肺炎链球菌多见，其他有流感嗜血杆菌、金黄色葡萄球菌、表皮葡萄球菌等。近年来，肺炎支原体肺炎、肺炎衣原体肺炎及流感嗜血杆菌肺炎日见增多。发达国家主要是病毒性肺炎，发展中国家以细菌性肺炎常见，如肺炎链球菌肺炎，也可在病毒感染的基础上并发细菌感染，形成混合感染。

（4）由于抗生素的广泛应用，耐药菌株（如铜绿假单胞菌、金黄色葡萄球菌、真菌）所致的肺炎增多。由于实验室诊断水平的提高，确诊为肺炎支原体肺炎也日见增多。

知识点5：支气管肺炎的发病机制　　　　　　副高：熟悉　正高：熟悉

病原体常由呼吸道入侵，少数经血行入肺，引起肺组织充血、水肿、炎性细胞浸润。炎症使肺泡壁充血水肿而增厚，支气管黏膜水肿，管腔狭窄，造成通气和换气功能障碍，导致缺氧和二氧化碳潴留，从而造成一系列病理生理改变。

（1）酸碱平衡失调与电解质紊乱：缺氧和二氧化碳潴留致呼吸性酸中毒、呼吸衰竭；低氧血症、高热；进食少致代谢性酸中毒。所以重症肺炎常出现混合性酸中毒。进食少、利尿及激素治疗又可致低血钾，导致低钾性碱中毒。

（2）循环系统：缺氧和二氧化碳潴留造成肺小动脉收缩，导致肺动脉高压，引起右心负荷加重，加之病原体毒素作用于心肌，致中毒性心肌炎、心力衰竭。

（3）神经系统：缺氧和二氧化碳潴留致脑毛细血管扩张，管壁通透性增加，水外渗引起脑水肿。病原体毒素作用也可引起脑水肿、中毒性脑病。

（4）消化系统：低氧血症和病原体毒素可致中毒性肠麻痹，胃肠道毛细血管通透性增加可致消化道出血。

知识点6：小儿支气管肺炎的临床表现　　　　副高：熟练掌握　正高：熟练掌握

本病2岁以下的婴幼儿多见。起病大多较急，发病前数日多数患儿有上呼吸道感染。

（1）呼吸系统症状和体征：主要表现为发热、咳嗽、呼吸急促和肺部的细湿啰音。

1）发热：热型不一，多数为不规则热，也可为弛张热或稽留热，早产儿、重度营养不良儿可不发热。

2）咳嗽：较频繁，初为刺激性干咳，极期咳嗽略减轻，恢复期咳嗽有痰，新生儿、早产儿仅表现为口吐白沫。

3）呼吸急促：多在发热、咳嗽之后出现。呼吸急促，每分钟可达40~80次，重者可有鼻煽、点头呼吸、三凹征、唇周发绀。

4）典型病例肺部可听到较固定的中细湿啰音，以背部两肺下方脊柱旁较多，吸气末更为明显。新生儿、小婴儿常不易闻及湿啰音。

5）其他症状：精神症状、食欲缺乏、烦躁不安、腹泻或呕吐。

（2）循环系统表现：轻度缺氧可致心率增快，重症肺炎可合并心肌炎、心力衰竭。心肌炎主要表现为面色苍白、心动过速、心音低钝、心律不齐及心电图ST段下移、T波平坦或倒置。心力衰竭主要表现为：①呼吸困难加重，呼吸频率加快（>60次/分）。②心率增快（>180次/分）。③烦躁不安，面色苍白或发灰，指（趾）甲微血管充盈时间延长。④肝迅速增大。⑤心音低钝，奔马律。⑥尿少或无尿。重症革兰阴性杆菌肺炎还可发生微循环障碍，出现面色灰白、四肢发凉、脉搏细弱等。

（3）神经系统表现：轻度缺氧表现为精神萎靡、烦躁不安或嗜睡。脑水肿时，出现意识障碍、惊厥、前囟膨隆，可有脑膜刺激征，呼吸不规则，瞳孔对光反射迟钝或消失。

（4）消化系统表现：轻者常伴有食欲缺乏、呕吐和腹泻、腹胀等症状。发生中毒性肠麻痹时，可表现为肠鸣音消失，严重的腹胀使膈肌抬高，加重呼吸困难。有消化道出血时，可吐咖啡渣样物，大便隐血试验阳性或柏油便。

（5）弥散性血管内凝血（DIC）：重症患儿可出现弥散性血管内凝血，表现为血压下降，四肢凉，脉细数，皮肤、黏膜及胃肠道出血。

| 知识点7：小儿支气管肺炎并发症的临床表现 | 副高：熟练掌握 正高：熟练掌握 |

病原体致病力强者尤其是金黄色葡萄球菌感染，可引起脓胸、脓气胸及肺大疱，还可发生肺脓肿、化脓性心包炎、败血症等。

| 知识点8：小儿呼吸道合胞病毒肺炎的特点 | 副高：熟悉 正高：熟悉 |

该病由呼吸道合胞病毒感染所致，是造成5岁以下儿童急性下呼吸道感染的最常见的病因。其发病机制一般认为是RSV直接侵害肺引起肺间质炎症。本病多见于3岁以下婴幼儿，尤以1岁以内的婴儿多见，重症者主要见于6个月以下患儿。新生儿也可以通过母亲传播。潜伏期3~5天，起初会出现鼻塞和咳嗽症状，主要症状为咳嗽、喘息、气促。轻者发热及呼吸困难等症状不显著，中重症患儿有明显的呼吸困难、喘憋、口周发绀、鼻煽、吸气性三凹征及不同程度的发热（低、中或高热）。肺部听诊多有细小或粗、中湿啰音，约2/3患儿有喘鸣音。叩诊一般无浊音。X线表现为两肺可见小点片状、斑片状阴影，部分患儿有不同程度的肺气肿。白细胞总数大多正常。中重型的呼吸道合胞病毒肺炎容易合并心力衰竭、中毒性脑病和中毒性肠麻痹。该病是目前小儿最常见的病毒性肺炎。

| 知识点9：小儿腺病毒肺炎的特点 | 副高：熟悉 正高：熟悉 |

腺病毒肺炎为腺病毒感染引起，多见于6个月至2岁婴幼儿，本病常呈流行性，病死率

较高。临床主要特点为起病急，体温在1～2天之内即可达到39℃以上，多为稽留热。热程长，轻者持续7～10天开始退热，重者持续2～3周。咳嗽较剧烈，频咳或阵咳，呈阵发性喘憋、呼吸困难、发绀等。本病早期出现精神萎靡、嗜睡、烦躁、面色苍白等全身中毒症状。肺部体征出现较晚，常在高热3～4天后才开始出现少许湿啰音，随后出现因病变融合所致的肺实变体征。X线检查示肺部改变较肺部体征早，可见大小不等的片状阴影或融合成大病灶，并可见病灶周围性肺气肿。病灶吸收较缓慢，需数周至数月。此型肺炎病情严重，病程迁延，往往留有严重的肺功能损害，是婴幼儿肺炎中最严重的类型之一。

知识点10：小儿金黄色葡萄球菌肺炎的特点　　　　副高：熟悉　正高：熟悉

多见于新生儿及婴幼儿。本病大多并发于金黄色葡萄球菌败血症，病原体可由呼吸道侵入或经血行播散入肺。新生儿免疫功能不全是金黄色葡萄球菌感染的重要易感因素。金黄色葡萄球菌能产生多种毒素与酶，使肺部发生广泛性出血、坏死及多发性小脓肿，并可引起迁徙化脓性病变。临床起病急，病情重，进展迅速。除有肺炎的临床表现外，中毒症状明显，多呈弛张性高热，烦躁不安、面色苍白，偶有呕吐、腹胀。皮肤可见猩红热样皮疹或荨麻疹样皮疹。严重者出现惊厥甚至休克。肺部体征出现较早，早期呼吸音减低，双肺可闻及中细湿啰音，在发展过程中容易并发肺脓肿、脓胸、脓气胸、肺大疱等。白细胞计数明显增多，中性粒细胞比例升高，有核左移现象。小婴儿及体弱儿白细胞计数可正常或减少，中性粒细胞比例仍高。胸部X线表现依病变不同，可出现小片浸润影、小脓肿、肺大疱或胸腔积液等。

知识点11：小儿流感嗜血杆菌肺炎的特点　　　　副高：熟悉　正高：熟悉

由流感嗜血杆菌引起，多见于4岁以下儿童，常并发于流感病毒或葡萄球菌感染的患儿。由于大量使用广谱抗生素、免疫抑制剂及院内感染等原因，近年来发病有上升趋势。临床起病较缓慢，病程呈亚急性，但全身中毒症状明显，表现为发热、痉挛性咳嗽、呼吸困难、发绀等。肺部有湿啰音或实变体征。易并发脓胸、脑膜炎、败血症、心包炎、化脓性关节炎、中耳炎等。病程长达数周之久，严重者出现心力衰竭或心脏压塞表现。外周血白细胞计数明显增多。胸部X线表现多种多样，可为支气管肺炎征象或大叶性肺炎阴影，常伴胸腔积液。

知识点12：小儿肺炎支原体肺炎的特点　　　　副高：熟悉　正高：熟悉

又称原发性非典型肺炎，是一种学龄儿童和青少年常见的肺炎，由肺炎支原体（MP）感染所致。本病全年均可发生，各年龄段的儿童均可发病，占儿童肺炎的20%左右。起病缓慢，潜伏期2～3周。大多起病不甚急，病初有全身不适、乏力、头痛等症状，2～3天后出现发热，体温常达39℃左右，可持续1～3周。常伴有咽痛和肌肉酸痛。初期刺激性干咳为突出表现，酷似百日咳样咳嗽，咳出黏稠痰，甚至带血丝。一般无呼吸困难的表现。有些患儿有胸痛、食欲缺乏、恶心、呕吐、腹泻等症状。婴幼儿起病急，病程长、病情重，以呼吸困难、喘憋和双肺哮鸣音较突出，可闻及湿啰音。部分患儿可出现多系统的损害，如心肌炎、肝炎、脑膜炎、肾炎等。肺部体征常不明显，但X线胸片提示肺炎征象，大体改变可分为以下4种：①肺门阴影增浓为突出表现。②支气管肺炎改变。③间质性肺炎改变。④均一的片状影。X线阴影消失缓慢，比症状消失晚2～3周。血常规白细胞计数增多或正常，支原体抗体呈阳性。支原体肺炎首选大环内酯类抗生素，目前临床上以阿奇霉素为首选药物，剂量5～10mg/（kg·d），每日1次，疗程10～14天。

<hr>

知识点13：小儿衣原体肺炎的特点　　　　　　　　副高：熟悉　　正高：熟悉

由衣原体引起潜伏期6～14天。

（1）沙眼衣原体肺炎：沙眼衣原体是引起新生儿及6个月以下婴儿肺炎的重要致病因素，主要通过母婴垂直传播。起病缓慢，多不发热或仅有低热。开始可有鼻塞、流涕等上呼吸道感染的症状，后出现气促和频繁咳嗽，有的类似百日咳样阵咳，但无回声。偶见呼吸暂停或呼气喘鸣。肺部有湿啰音。X线胸片可见弥漫性间质或小片状浸润，双肺过度充气。

（2）肺炎衣原体肺炎：肺炎衣原体通过呼吸道进入人体，在单核细胞内繁殖并释放毒素，经血流播散至肺及全身组织。该病多见于5岁以上儿童，多为轻症，发病隐匿，无特异性临床表现。早期为上呼吸道感染的症状，1～2周后上呼吸道感染的症状逐渐消退，而咳嗽逐渐加重，可持续1～2个月。两肺部可闻干、湿啰音。X线胸片可见肺炎病灶，多为单侧肺下叶浸润，少数呈广泛单侧或双侧性病灶。衣原体肺炎首先大环内酯类抗生素。

（3）鹦鹉热衣原体肺炎：鹦鹉热衣原体肺炎为人通过接触受感染的鸟类或吸入其分泌物及大便污染的尘埃而发生肺部感染。潜伏期6～14天，发病呈感冒样症状，常有发热，咳嗽初期为干咳，以后有痰，呼吸困难或轻或重。有相对缓脉、肌痛、胸痛、食欲缺乏，偶有恶心、呕吐。如为全身感染，可有中枢神经系统感染症状或心肌炎表现，偶见黄疸，多见肝、脾大。

<hr>

知识点14：小儿支气管肺炎的辅助检查　　　　　　副高：熟练掌握　　正高：熟练掌握

（1）外周血检查：病毒性肺炎白细胞计数大多正常或减少；细菌性肺炎白细胞计数增多，中性粒细胞比例升高，并有核左移，胞质中可见中毒颗粒。细菌感染时血清C反应蛋白（CRP）浓度升高，非细菌感染时CRP上升不明显。

（2）胸部X线检查：支气管肺炎早期可见肺纹理增粗，以后出现大小不等的斑片状阴影，可融合成片，以双肺下野、中内带多见。

（3）病原学检查：①细菌培养。取气管分泌物、胸腔积液及血液、痰液、肺穿刺液等培养，可以明确致病菌，但阳性率低。②病毒分离。取鼻咽拭子或气管分泌物做病毒分离，此法的阳性率高，所需的时间长，不适于早期诊断。免疫学方法进行病原特异性抗原检测；冷凝集试验、病原特异性抗体测定、聚合酶链反应或特异性的基因探针检测病原体的DNA。

知识点15：小儿支气管肺炎的治疗要点 　　　　副高：熟悉　正高：熟悉

主要是抗感染与对症治疗。

（1）控制感染：明确为细菌感染或病毒感染继发细菌感染者，根据不同病原体选择抗生素。使用原则：①根据病原菌选用敏感药物。②早期治疗。③联合用药。④选用渗入下呼吸道浓度高的药物。⑤足量、足疗程。重症者宜静脉给药。细菌感染选用敏感抗生素，重症者宜选用2种广谱抗生素联合应用，并做到早期、足量、足疗程、静脉给药。

不同类型小儿支气管肺炎治疗药物的选择，见表5-6-1。

表5-6-1　不同类型小儿支气管肺炎治疗药物的选择

类　型	选择药物	注意事项
肺炎链球菌肺炎	首选青霉素。青霉素敏感者首选青霉素或阿莫西林；青霉素中介者首选大剂量青霉素或阿莫西林；青霉素耐药者首选头孢曲松、头孢噻肟、万古霉素；青霉素过敏者选用大环内酯类抗生素，如红霉素等	抗生素一般用至体温正常后的5～7天，临床症状、体征消失后3天。病毒感染者，应选用利巴韦林口服或静脉滴注，或干扰素等抗病毒药物。金黄色葡萄球菌肺炎易复发及产生并发症，体温正常后继续用药2～3周，总疗程一般≥6周。支原体肺炎至少用药2～3周
金黄色葡萄球菌肺炎	甲氧西林敏感者首选苯唑西林或氯唑西林，耐药者首选万古霉素或联合应用利福平	
流感嗜血杆菌肺炎	首选阿莫西林加克拉维酸或氨苄西林加舒巴坦，备选第二代、第三代头孢菌素或新大环内酯类（罗红霉素、阿奇霉素、克拉霉素）	
大肠埃希菌肺炎和肺炎克雷伯菌肺炎	不产超广谱β内酰胺酶（ESBLs）首选头孢他啶、头孢哌酮；产ESBLs首选亚胺培南、美罗培南	
肺炎支原体肺炎或肺炎衣原体肺炎	首选大环内酯类，如红霉素、罗红霉素及阿奇霉素	

（2）对症治疗：有缺氧症状时应及时吸氧；发热、咳嗽、咳痰者，给予退热、祛痰、镇咳保持呼吸道通畅；喘憋严重者可用支气管解痉药；腹胀伴低钾者及时补钾；中毒性肠麻痹者，应禁食和胃肠减压，也可使用酚妥拉明静脉注射。应注意纠正水、电解质、酸碱平衡紊乱。

（3）中毒症状明显或严重喘憋、脑水肿、感染性休克、呼吸衰竭者，可短期应用糖皮质激素。应防治心力衰竭、中毒性肠麻痹、中毒性脑病等，并积极治疗脓胸、脓气胸等并发症。

知识点16：小儿支气管肺炎的护理评估 　　　　副高：熟练掌握　正高：熟练掌握

（1）健康史：了解有无反复呼吸道感染史，发病前是否有麻疹、百日咳等呼吸道传染病；询问出生时是否足月顺产，有无窒息史，生后是否按时接种疫苗，患儿生长发育是否正常。家庭成员是否有呼吸道疾病病史。

（2）身体状况：评估患儿有无发热、咳嗽、咳痰及性质，体温升高的程度、热型；了解呼吸、心率、肺部啰音；有无呼吸困难及口周发绀等症状和体征；有无循环系统、神经系统、消化系统受累的临床表现。

（3）心理－社会状况：了解患儿既往是否有住院的经历，家庭经济情况如何，评估患儿是否有因发热、缺氧等不适及环境陌生、与父母分离产生焦虑和恐惧，是否有哭闹、易激惹。患儿家长是否有因患儿住院时间长、知识缺乏等产生的焦虑。

知识点17：小儿支气管肺炎的护理诊断　　　副高：熟练掌握　正高：熟练掌握

（1）清理呼吸道无效：与呼吸道分泌物过多、痰液黏稠、体弱无力排痰有关。

（2）气体交换受损：与肺部炎症导致的通气和换气障碍有关。

（3）体温过高：与肺部感染有关。

（4）潜在并发症：心力衰竭、中毒性脑病、中毒性肠麻痹、脓胸、脓气胸等。

知识点18：小儿支气管肺炎的一般护理措施　　　副高：熟练掌握　正高：熟练掌握

（1）环境：保持病室空气新鲜，室温控制在18～22℃，湿度55%～60%为宜。

（2）体位：根据病情可取半卧位，或抬高床头30°～60°，以利于肺的扩张。经常帮助患儿更换体位，以利于呼吸道分泌物排出。卧床休息，减少活动。被褥暖和，内衣应宽松，穿衣不要过多，以免影响呼吸。各种处理应集中进行，尽量使患儿处于安静的状态，以减少氧的需要量。

（3）饮食：给予高热量、高蛋白、高维生素、易消化饮食。应少量多餐，避免食用油炸食物及易产气的食物，以免造成腹胀。哺喂时应耐心，每次喂食必须将患儿头部抬高或抱起，以免呛入气管发生窒息。进食有困难者，可按医嘱静脉补充营养。鼓励患儿多饮水，使呼吸道黏膜湿润，以利于痰液咳出，有助于黏膜病变修复及纤毛运动，可以防止发热、脱水。

知识点19：小儿支气管肺炎的密切观察病情措施　　　副高：熟练掌握　正高：熟练掌握

（1）生命体征、咳嗽、咳痰情况的观察：有无发绀及呼吸困难程度。呼吸急促、发绀患儿应及早给氧，以改善低氧血症。

（2）心力衰竭的观察：当患儿出现烦躁不安、面色苍白、呼吸频率加快（＞60次/分）、心率＞180次/分、心音低钝、奔马律、肝在短时间内急剧增大时，应及时报告医生，做好抢救的准备。

（3）脑水肿的观察：密切观察患儿意识、瞳孔及肌张力等变化，若有烦躁或嗜睡、惊厥、昏迷、呼吸不规则、肌张力增高等颅内压升高表现时，应立即报告医生，采取降低颅内压的措施。

（4）若患儿咳粉红色泡沫痰为肺水肿的表现，可给患儿吸入经20%～30%乙醇湿化的氧气，但每次吸入不宜超过20分钟。

（5）中毒性肠麻痹的观察：观察患儿有无腹胀、肠鸣音是否减弱或消失。

（6）并发症的观察：如患儿病情突然加重，出现剧烈咳嗽、烦躁不安、呼吸困难、胸痛、患侧呼吸运动受限，体格检查发现气管移位、患侧呼吸音消失等，提示并发了脓胸或脓气胸，应及时配合医生进行胸腔穿刺或胸腔闭式引流。

知识点20：小儿支气管肺炎的对症护理措施　　副高：熟练掌握　正高：熟练掌握

（1）吸氧护理：一般采用鼻导管给氧，氧流量为0.5～1.0L/min，氧浓度不超过40%；缺氧明显者用面罩给氧，氧流量为2～4L/min，氧浓度为50%～60%；出现呼吸衰竭时，应使用人工呼吸器。吸氧过程中经常检查导管是否通畅，患儿缺氧症状是否改善，发现异常应及时处理。

（2）保持呼吸道通畅：指导患儿进行有效咳嗽，排痰前协助转换体位，帮助清除呼吸道分泌物。病情许可的情况下，可进行体位引流，根据病灶的部位取不同的体位，五指并拢、稍向内合掌呈空心状，由下向上、由外向内的轻拍背部，边拍边鼓励患儿咳嗽，促使肺泡及呼吸道的分泌物排出。痰液黏稠者可使用超声雾化吸入，使痰液变稀薄，利于咳出。用上述方法不能有效咳出痰液者，可用吸痰器吸出痰液。

（3）发热的护理：对高热者予以降温措施。

知识点21：小儿支气管肺炎的用药护理措施　　副高：熟练掌握　正高：熟练掌握

（1）按医嘱给予抗生素、祛痰药或支气管解痉药。抗生素一般用至体温正常后的5～7天，临床症状基本消失后3天。金黄色葡萄球菌肺炎在体温正常后继续用药2～3周，总疗程一般≥6周。支原体肺炎至少用药2～3周。

（2）对重症患儿应准确记录24小时出入量，要严格控制静脉滴注速度，最好使用输液泵，保持液体均匀滴入。

（3）发生心力衰竭时应减慢输液速度，并给予吸氧、呋塞米及酚妥拉明等。静脉注射毛花苷C应稀释、速度应缓慢，给药前数脉搏，婴儿心率<90次/分（年长儿心率<80次/分）或脉律不齐应暂停给药，与医生联系。严重喘憋应使用糖皮质激素。中毒性脑病者颅内压升高时给予甘露醇等。

知识点22：小儿支气管肺炎的心理护理措施　　副高：熟练掌握　正高：熟练掌握

鼓励患儿及家长，积极配合治疗。

知识点23：小儿支气管肺炎的健康指导　　　　　　副高：熟练掌握　正高：熟练掌握

（1）指导家长加强患儿的营养，增强体质，多进行户外活动，及时接种各种疫苗。养成良好的个人卫生习惯。

（2）有营养不良、佝偻病、贫血及先天性心脏病的患儿应积极治疗，增强抵抗力，减少呼吸道感染的发生。教会家长处理呼吸道感染的方法，使患儿在疾病早期能得到及时治疗。

第七章　先天性心脏病患儿的护理

先天性心脏病是由于胎儿的心脏在母体内发育有缺陷或部分发育停顿所造成的畸形，是先天性畸形中最常见的一种。由于心导管检查、心血管造影术和超声心动图等的应用，介入性导管术及在低温麻醉和体外循环下心脏直视手术的发展，术后监护技术的提高，许多常见的先天性心脏病得到准确的诊断，多数患儿获得根治，先天性心脏病的预后已大为改观。儿童先天性心脏病以室间隔缺损、房间隔缺损、动脉导管未闭、肺动脉狭窄、法洛四联症和大动脉错位等常见，室间隔缺损是最常见的先天性心脏病。

（1）室间隔缺损（VSD）：发病率较高，占儿童先天性心脏病的30%～50%。根据缺损位置的不同，可分为3种类型：①膜周部缺损。是缺损最常见的部位，又分为单纯膜部缺损、嵴下型缺损、隔瓣后型缺损。②漏斗部缺损。又分为干下型缺损和嵴内型缺损。③肌部缺损。较少见。缺损可以只有1个，也可同时存在几个缺损。根据缺损的大小可分为小型缺损（缺损＜0.5cm）、中型缺损（缺损为0.5～1.0cm）和大型缺损（缺损＞1.0cm）。

（2）房间隔缺损（ASD）：占先天性心脏病发病总数的7%～15%，女性较多见，男女比约为1：2。儿童时期症状较轻，不少患者到成年后才被发现。ASD是由胚胎发育过程中房间隔发育不良、吸收过度或心内膜垫发育障碍，两心房之间存在通路所致。根据解剖病变的不同分为原发孔型缺损、继发孔型缺损和静脉窦型缺损。卵圆孔不闭合并不发生左向右分流，不能称为缺损。

（3）动脉导管未闭（PDA）：占先天性心脏病发病总数的9%～12%（不包括早产儿的动脉导管未闭），男女比例为1：（2～3）。动脉导管是胎儿循环的重要途径，于出生后数小时至数天在功能上关闭；出生后3个月左右解剖上完全关闭。如持续开放并出现左向右分流者即为动脉导管未闭。根据未闭的动脉导管大小、长短和形态不一，一般分为3型：管型、漏斗型和窗型。

（4）肺动脉狭窄（PS）：为右室流出道梗阻的先天性心脏病，根据狭窄部位的不同，分为肺动脉瓣狭窄、漏斗部狭窄、肺动脉干及肺动脉分支狭窄，以肺动脉瓣狭窄最常见。发病率占先天性心脏病总数的10%～20%。

（5）法洛四联症（TOF）：是1岁以后儿童最常见的青紫型先天性心脏病，发病率占所有先天性心脏病的10%～15%，男女发病比例接近。法洛四联症由4种畸形组成：①肺动脉狭窄，以漏斗部狭窄多见。②室间隔缺损。③主动脉骑跨，主动脉骑跨于室间隔之上。④右心室肥厚，为肺动脉狭窄后右心室负荷增加的结果。其中对患儿的病理生理和临床表现有重要影响的是肺动脉狭窄。

知识点2：小儿先天性心脏病的病因　　　　　　副高：熟悉　正高：熟悉

引起胎儿心脏发育畸形的原因有很多，目前认为是由遗传因素和环境因素相互作用形成。遗传因素主要包括染色体异常及单基因突变等遗传缺陷。环境因素主要为子宫内病毒感染，尤以风疹病毒感染为突出；另外还有羊膜病变；药物；高原环境；早产；妊娠早期先兆流产；高龄（35岁以上）、患糖尿病、营养不良的母亲；胎儿受压；放射线的使用等。

知识点3：小儿先天性心脏病的分类　　　　　　副高：熟悉　正高：熟悉

先天性心脏病的种类有很多，并且可能会有2种及2种以上畸形并存，因此临床上可根据左右两侧及大血管之间有无分流分为3类。

（1）无分流型（无青紫型）：左右两侧血液循环途径之间无异常的沟通，不产生血液的分流，也无发绀。包括单纯肺动脉口狭窄、肺动脉瓣关闭不全、主动脉口狭窄、主动脉瓣关闭不全、右位心、异位心等。

（2）由左至右分流型（潜伏青紫型）：左右两侧血液循环途径之间有异常的沟通，使动脉血从左侧心腔的不同部位分流入右侧心腔或肺静脉的静脉血中，无发绀。包括心房间隔缺损、心室间隔缺损（包括左心室-右心房沟通）、动脉导管未闭、心内膜垫缺损、心房心室联合缺损、心室间隔缺损伴动脉导管未闭等。

（3）由右至左分流型（青紫型）：左右两侧血液循环途径之间有异常的沟通，使静脉血从右侧心腔的不同部位分流入左侧心腔或主动脉的动脉血中，故有发绀，其中有些又同时有左至右分流。包括法洛四联症、大血管等。

知识点4：小儿先天性心脏病的病理生理　　　　　副高：熟悉　正高：熟悉

（1）室间隔缺损：主要是左、右心室之间有一异常通道。由胚胎期的发育不全所致，由于左心室压力高于右心室，室间隔缺损引起的分流是自左向右，一般无青紫。分流致肺循环血量增加，回流至左心房和左心室的血量增多，使左心房和左心室的负荷加重，导致左心房和左心室肥大。随着病情的发展或分流量大时，可产生肺动脉高压。此时自左向右分流量减少，最后出现双向分流或反向分流而呈现青紫。当肺动脉高压显著，产生自右向左分流时，临床出现持久性青紫，即称艾森格综合征。分流量大小取决于缺损面积、心室间压差及肺小动脉阻力。

（2）房间隔缺损：出生后随着肺循环血量的增加，左心房压力超过右心房压力，分流自左向右，分流量取决于缺损大小和两侧心房压力差及心室顺应性。新生儿及婴儿早期，由于左、右两侧心室充盈压相似，顺应性也相似，故分流量不多。随年龄增长，体循环压力升高，肺阻力及右心室压力降低，心房水平自左向右的分流增加。分流造成右心房和右心室负荷过重而产生右心房和右心室增大、肺循环血量增多和体循环血量减少。分流量大时可产生肺动脉压力升高，晚期当右心房压力大于左心房压力时，则可产生右向左分流，出现持续性青紫。

（3）动脉导管未闭：由于主动脉压力高于肺动脉压力，故无论收缩期或舒张期血液均自主动脉向肺动脉分流，肺循环血量增加，回流至左心房和左心室的血量增加，左心房和左心室压力和负荷加重而肥厚扩大，甚至出现左心衰竭。长期的左向右分流，刺激肺小动脉痉挛，肺循环压力升高，致右心室负荷加重，右心室逐渐肥大。如肺循环持续高压则由功能性转变为器质性肺动脉高压。当肺动脉压力超过主动脉时，即产生右向左分流，患儿呈现下半身青紫，左上肢轻度青紫，右上肢正常，称为差异性发绀。由于主动脉血在舒张期亦流入肺动脉，故周围动脉舒张压下降而致脉压增大。

（4）肺动脉狭窄：右心室排出受阻，收缩期负荷加重，右心室压力升高，导致右心室代偿性肥厚。右心室扩大以致右心衰竭。如伴有房间隔缺损或卵圆孔未闭，可产生右向左分流而出现青紫。

（5）法洛四联症：主要取决于肺动脉狭窄的程度和室间隔缺损的大小。肺动脉狭窄较轻者，可有左向右分流，此时患者可无明显的青紫，右心室流出道梗阻时，右心室后负荷加重，引起右心室代偿性肥厚；狭窄严重时，右心室压力超过左心室，此时为右向左分流，血液大部分进入骑跨的主动脉。由于主动脉骑跨于两心室之上，主动脉除接受左心室的血液外，还直接接受一部分来自右心室的静脉血，输送到全身各部，因而出现青紫。同时肺动脉狭窄，肺循环进行气体交换的血流减少，更加重了青紫程度。此外由于进入肺动脉的血液减少，增粗的支气管动脉与肺血管之间形成侧支循环。

知识点5：小儿先天性心脏病的临床表现　　　　　副高：熟练掌握　　正高：熟练掌握

（1）室间隔缺损：①症状。症状严重程度取决于缺损的大小和肺循环的阻力。小型室间隔缺损，患儿无明显症状，生长发育正常，胸廓无畸形，大、中型室间隔缺损在新生儿后期及婴儿期即可出现症状，表现为喂养困难，吸吮时常因气急而中断，面色苍白，多汗，生长发育落后，反复出现肺部感染及充血性心力衰竭。长期肺动脉高压的患儿多有活动力下降、青紫和杵状指。②体征。可见心前区隆起，心界向左下扩大，胸骨左缘第3～4肋间可闻及Ⅲ～Ⅴ级粗糙的全收缩期杂音，向心前区广泛传导，并可在杂音最响处触及收缩期震颤，肺动脉第二心音增强。明显肺动脉高压者，肺动脉第二心音显著亢进而心脏杂音较轻，此时右心室肥大较明显，左向右分流减少，当出现右向左分流时，患儿呈现青紫。③并发症。室间隔缺损易并发支气管炎、支气管肺炎、充血性心力衰竭、肺水肿和感染性心内膜炎。

（2）房间隔缺损：①症状。房间隔缺损的症状因缺损的大小而不同。缺损小者可无症状。缺损大者由于分流量大，使体循环血量减少而表现为易感乏力、体型瘦长、面色苍白，由于肺循环血量的增多使肺充血，患儿活动后气促、易患呼吸道感染，当哭闹、患肺炎或心力衰竭时，右心房压力可超过左心房，出现暂时性青紫。②体征。可见体格发育落后、消瘦，心前区隆起，心尖搏动弥散，心浊音界扩大，胸骨左缘第2～3肋间可闻及Ⅱ～Ⅲ级收缩期喷射性杂音（肺动脉瓣相对狭窄），肺动脉瓣区第二心音增强或亢进和固定分裂。分流量大时，胸骨左缘下方可闻及舒张期隆隆样杂音。③并发症。常见的为肺炎，至青中年期可合并心律失常、肺动脉高压和心力衰竭。

（3）动脉导管未闭：①症状。临床症状取决于动脉导管的粗细和肺动脉压力的大小。导管口径较细者，分流量小及肺动脉压力正常，临床可无症状，仅在体检时发现心脏杂音。导管粗大者，分流量大，影响生长发育，患儿活动后气急、乏力、多汗，易发生反复呼吸道感染和感染性心内膜炎，晚期可发生心力衰竭。如合并重度肺动脉高压，即出现呼吸困难且日渐加重，青紫。②体征。多可见患儿消瘦，轻度胸廓畸形，心前区隆起，心尖搏动增强，胸骨左缘第2～3肋间可闻及粗糙响亮的连续性机器样杂音，占据整个收缩期和舒张期，向左上和腋下传导，可伴有震颤，肺动脉瓣区第二心音增强或亢进。婴幼儿期及合并肺动脉高压或心力衰竭时，主动脉与肺动脉舒张期压力差很小，可仅有收缩期杂音。由于肺动脉分流使动脉舒张压降低，收缩压多正常，脉压多大于40mmHg，可有水冲脉、毛细血管搏动和股动脉枪击音等周围血管征。伴有显著肺动脉高压者可出现差异性青紫，多限于左上肢及下半身青紫。③并发症。常见充血性心力衰竭、感染性心内膜炎、肺血管的病变等。

（4）肺动脉狭窄：①症状。轻度肺动脉狭窄一般无症状，只有在体检时才发现。狭窄程度越重，症状越明显，主要为活动后有气急、乏力和心悸，生长发育落后。重症肺动脉狭窄婴儿期即可发生青紫及右心衰竭。②体征。可见心前区隆起，胸骨左缘搏动较强。肺动脉瓣区可触及收缩期震颤，并可闻及响亮的喷射性全收缩期杂音，传导广泛，可传及颈部、整个心前区甚至背部。轻、中度狭窄杂音为Ⅱ～Ⅳ级，重度狭窄可达Ⅴ级，但极重度狭窄时杂音反而减轻。杂音部位与狭窄的类型有关，瓣膜型以第2肋间最响，漏斗部狭窄以第3～4肋间最响。如右心室代偿失调而扩大，则于三尖瓣区可闻及收缩期吹风样杂音，同时可有颈静脉怒张、肝大、下肢水肿等右心衰竭表现。

（5）法洛四联症

1）症状：①青紫。多在生后3～6个月出现，也有少数到儿童期或成人期才出现。发绀在运动和哭闹时加重，平静时减轻。②呼吸困难和缺氧发作。多在生后6个月开始出现，由于组织缺氧，活动耐力较差，动则呼吸急促，严重者可出现缺氧性发作、意识丧失或抽搐。③蹲踞。是法洛四联症患儿临床上一种特征性姿态。蹲踞可缓解呼吸困难和青紫。

2）体征：可见患儿生长发育迟缓，青紫和杵状指（趾），心前区可稍隆起，胸骨左缘第2～4肋间可闻及Ⅱ～Ⅲ级喷射性收缩期杂音，一般以第3肋间最响，其响度取决于肺动脉狭窄程度。狭窄重，流经肺动脉的血液少，则杂音轻而短。肺动脉第二心音明显减弱或消失。

3）并发症：由于长期缺氧、红细胞计数增多，血液黏稠，血流变慢引起脑血栓，若为细菌性血栓，则易形成脑脓肿。常见并发症还有亚急性细菌性心内膜炎。

知识点6：小儿先天性心脏病的辅助检查　　　　　　　　副高：熟练掌握　　正高：熟练掌握

（1）室间隔缺损：①X线检查。小型缺损者无明显改变。中、大型缺损者肺充血增多，心影增大，肺动脉段凸出，搏动强烈，肺门阴影扩大，心脏以左心室增大为主，左心房也常增大，晚期可出现右心室增大。②心电图。小型室间隔缺损，心电图多数正常；中型室间隔缺损可见左心室增大；大型室间隔缺损或有肺动脉高压时，心电图示左右心室增大。③超声心动图。可见左心室、左心房和右心室内径增大，主动脉内径缩小。二维超声心动图可显示室间隔回声中断，并可提示缺损的位置和大小。彩色多普勒血流成像可直接显示分流的位置、方向，区别分流的大小，还能确诊多个缺损的存在。④心导管检查。近年来非侵入性检查如超声心动图等可对多数室间隔缺损作出诊断，合并重度肺动脉高压、其他心脏畸形或对解剖有疑点，须做右心导管检查，可发现右心室血氧含量明显高于右心房，右心室和肺动脉压升高。

（2）房间隔缺损：①X线检查。右心房、右心室增大，主动脉结缩小，肺动脉段突出，肺血管纹理增多，肺门舞蹈征。②心电图。电轴右偏，完全性或不完全性右束支传导阻滞，右心房、右心室增大。原发孔房间隔缺损常见电轴左偏及心室肥大。③超声心动图。右心房、右心室增大，右心室流出道增宽，室间隔与左心室后壁呈同向运动。二维切面可显示房间隔缺损的位置及大小。④心导管检查。疑有肺动脉高压存在，可做心导管检查。右心导管检查可发现右心房血氧含量高于上、下腔静脉平均血氧含量。心导管可由右心房通过缺损进入左心房。⑤心血管造影。临床表现与无创性检查能确诊者，心导管检查可省略。导管造影显示造影剂注入右上肺静脉，可见其通过房间隔缺损迅速由左心房进入右心房。

（3）动脉导管未闭：①X线检查。导管细、分流量小者，心影正常；导管粗、分流量大者，多见左心房、左心室增大，主动脉结增宽，可有漏斗征，肺动脉段突出，肺充血增多，重症病例左右心室均肥大。②心电图。导管细、分流量小者心电图正常，导管粗、分流量大者可有左心室肥大和左心房肥大，合并肺动脉高压时右心室肥大。③超声心动图。左心房、左心室大。主动脉内径增宽。二维超声心动图可直接显示肺动脉与降主动脉之间有导管的存在，并显示导管的管径和长度。彩色多普勒血流成像可直接见到分流的方向和大小。④心导管检查。多数患儿不需心导管检查，早产儿禁忌。

（4）肺动脉狭窄：①X线检查。肺野清晰，肺纹理减少。右心室增大，有时右心房亦增大，肺动脉段明显凸出。②心电图。轻者正常。中度以上狭窄者，显示不同程度的电轴右偏，右心室肥大，部分患者有右心房肥大。③超声心动图。右心室和右心房内径增宽，右心室前壁和室间隔增厚。扇形切面显像可见肺动脉瓣增厚和活动受限。漏斗部狭窄可见右心室流出道狭小。彩色多普勒血流成像可估测跨瓣压差。④心导管检查。右心导管显示右心室收缩压增高，而肺动脉收缩压降低。导管从肺动脉拉到右心室的同时进行连续测压，可记录肺动脉和右心室之间的压力阶差，一般大于15mmHg。根据连续压力曲线变化可判断狭窄类型和程度。

（5）法洛四联症：①X线检查。心影呈靴形，上纵隔增宽，肺动脉段凹陷，心尖上翘，肺纹理减少，右心房、右心室肥厚。②心电图。电轴右偏，右心房、右心室肥大。③超声心动图。显示主动脉骑跨及室间隔缺损，右心室流出道、肺动脉狭窄，右心室内径增大，左心室内径缩小。④血常规。周围血红细胞计数增多，血红蛋白和血细胞比容升高。

知识点7：小儿先天性心脏病的治疗要点 　　　　副高：熟悉　正高：熟悉

（1）室间隔缺损

1）药物治疗：目前没有能够针对性治疗室间隔缺损的药物，药物多用于并发症治疗。主要是防治感染性心内膜炎、肺部感染和心力衰竭。为预防感染性心内膜炎，应在拔牙、做扁桃体或其他咽部手术时预防性使用抗生素。可选用地高辛、利尿药等控制心力衰竭。

2）介入性心导管术：通过介入性心导管术封堵室间隔缺损。

3）手术治疗：①膜部小型室间隔缺损。左向右分流量小，可以随访观察，一股不主张过早手术，但是有发生细菌性心内膜炎的潜在危险。如果不能自然闭合，可在学龄前期手术。②小婴儿大型间隔缺损。大量左向右分流伴心脏明显增大，反复肺炎、心力衰竭，内科治疗无效者，宜及时行室间隔缺损修补术，可防止心肌损害和不可逆的肺血管病变产生。③婴幼儿大型室间隔缺损伴动脉导管未闭或主动脉缩窄。持续性充血性心力衰竭、反复呼吸道感染、肺动脉高压及生长发育不良者应尽早手术。④肺动脉瓣下型室间隔缺损。自愈倾向低，且易主动脉瓣右窦脱垂形成关闭不全者应及时手术。

（2）房间隔缺损：许多房间隔缺损在儿童时期会自行关闭。

1）介入性心导管术：在排除其他合并畸形、严格掌握指征的情况下，可通过介入性心导管术用扣式双盘堵塞装置、蚌状伞或蘑菇伞关闭缺损。目前适用于年龄≥3岁患儿，缺损周围有足够房间隔边缘者。

2）手术治疗：1岁以内患儿分流量小，无症状，有自行闭合的可能，一般不主张手术治疗。最佳手术年龄为3～5岁。房间隔缺损患儿唯一的手术禁忌证是不可逆性肺动脉高压，当静息时肺血管阻力升高到$8～12U/m^2$，使用肺血管扩张药也不能下降至$7U/m^2$以下，即为手术禁忌证。

（3）动脉导管未闭

1）药物治疗：对于早产儿可用吲哚美辛或阿司匹林口服，以抑制前列腺素合成，促使导管平滑肌收缩而关闭导管。但对足月儿、儿童或成人无效，不应使用。

2）介入性心导管术：创伤小、疗效好、恢复快，已成为动脉导管未闭首选治疗方法，可采用微型弹簧圈或蘑菇伞堵塞动脉导管。

3）手术治疗：凡确诊动脉导管未闭的患儿，原则上都应择期手术治疗。且早治愈可防止心力衰竭及感染性心内膜炎的发生。一旦发生心内膜炎，应正规抗感染治疗，治愈后3个月再手术。合并肺动脉高压时应及早手术，术前可使用药物降低肺血管压力。已有右向左分流，出现差异性发绀时则为手术禁忌。伴有法洛四联症、主动脉弓中断、肺动脉瓣、三尖瓣闭锁等肺血流减少的复杂先天性心脏病，在根治术前不能单独先闭合导管。

（4）肺动脉狭窄

1）药物治疗：为预防肺部感染或心内膜感染，可预防性使用抗生素进行治疗。

2）介入性心导管术：经皮穿刺心导管球囊扩张成形术目前在临床应用广泛，是治疗肺动脉瓣狭窄的首选，多数效果良好。

3）手术治疗：如果出现下列情况，应尽早采取手术治疗。①活动后有气促、心悸，或有右心衰竭及发绀表现者，或临床症状不明显，但有右心室肥大伴劳损者。②休息时右心室收缩压＞60mmHg，或肺动脉－右心室压差＞30mmHg。③肺动脉瓣口面积＜$0.5cm^2$。

（5）法洛四联症

1）内科治疗：及时治疗呼吸道感染，防治感染性心内膜炎，预防脱水及并发症。

2）外科治疗：①姑息手术。该手术常应用于因各种原因不能够直接进行矫正术的患儿，能够优先保证患儿存活，争取进一步做心内矫正手术的机会。主要包括锁骨下动脉与肺动脉吻合、用人工血管在升主动脉或锁骨下动脉与肺动脉之间架桥、上腔静脉与肺动脉吻合等。②法洛四联症矫正术。心内矫正手术包括室间隔缺损修补、妥善解除右室流出道梗阻。

知识点8：小儿先天性心脏病的护理评估　　副高：熟练掌握　　正高：熟练掌握

（1）健康史：了解母亲妊娠史，尤其妊娠最初2个月内有无感染史、接触放射线和用药、饮酒史，母亲是否患有代谢性疾病，家族中有无先天性心脏病患者。患儿发现心脏病的时间，既往患儿生长发育、喂养及体重增加情况。患儿有无反复的呼吸道感染病史，是否喜欢蹲踞，有无阵发性呼吸困难或突然晕厥发作史。

（2）身体状况：观察患儿精神状态、生长发育的情况。皮肤黏膜有无发绀及其程度、有无杵状指（趾）、胸廓畸形。心脏杂音位置、性质和强度，是否有心音分裂、亢进，特别是肺动脉瓣区第二心音有无异常。有无呼吸急促、鼻煽，以及肺部啰音、肝大、颈静脉怒张等心力衰竭的表现。

（3）心理-社会状况：了解家长对疾病以及治疗、防护知识的了解程度，家庭经济状况，评估家长和患儿目前的心理状况。

知识点9：小儿先天性心脏病的护理诊断　　副高：熟练掌握　　正高：熟练掌握

（1）活动无耐力：与先天性心脏病体循环血量减少或血氧饱和度下降有关。

（2）有感染的危险：与肺内血液增多有关。

（3）营养失调——低于机体需要量：与喂养困难、食欲缺乏、体循环血量减少、组织缺氧有关。

（4）生长发育迟缓：与体循环血量减少或血氧饱和度下降影响生长发育有关。

（5）潜在并发症：感染性心内膜炎、心力衰竭等。

（6）焦虑：与自幼患病、症状长期反复存在有关。

（7）知识缺乏：缺乏疾病相关知识。

（8）有心排血量减少的危险：与心脏手术创伤致心脏收缩力下降有关。

（9）组织灌注量改变的危险：与手术导致血容量改变有关。

（10）有不能维持自主呼吸的危险：与麻醉药物作用及手术损伤有关。

（11）疼痛：与手术创伤有关。

（12）低效性呼吸型态：与手术对胸廓的骨骼和肌肉的损伤有关。

（13）清理呼吸道无效：与伤口疼痛影响咳嗽排痰有关。

（14）体液过多的危险：与体外循环血液稀释有关。

知识点10：小儿先天性心脏病的术前护理措施　　副高：熟练掌握　　正高：熟练掌握

（1）评估患儿病情：观察生长发育状况，监测体液平衡，记录生命体征和出入量。对患儿及其父母进行健康宣教，使患儿准备好接受诊断检查和治疗。

（2）建立合理的生活制度：安排好患儿的作息时间，保证睡眠、休息，根据病情安排适当活动量，减少心脏负担。集中护理，避免引起情绪激动和大哭大闹。严重患儿应卧床休息。

（3）注意营养搭配：供给充足热量、蛋白质和维生素，保证营养需要，增强体质，以提高对手术的耐受。对喂养困难的患儿要耐心喂养，可少量多餐，避免呛咳和呼吸困难，必要时让家长陪护。心功能不全有水钠潴留者，应根据病情，采用无盐或低盐饮食。

（4）预防感染：注意体温变化，按气温改变及时增减衣服，避免受凉引起呼吸系统感染。注意保护性隔离，以免交叉感染。做小手术时（如拔牙），应给予抗生素预防感染，防止感染性心内膜炎发生。一旦发生感染应积极治疗。

（5）注意观察，防止法洛四联症患儿因活动、哭闹、便秘引起缺氧发作，一旦发生应将患儿置于膝胸卧位，给予吸氧，并与医生合作给予吗啡及普萘洛尔抢救治疗。

（6）法洛四联症患儿血液黏稠度高，发热、出汗、呕吐和腹泻时，体液量减少，加重血液浓缩易形成血栓，因此要注意供给充足液体，必要时可静脉输液。

（7）观察有无心力衰竭出现：如出现心率增快、呼吸困难、端坐呼吸、咳泡沫样痰、水肿、肝大等表现，立即置患儿于半卧位，给予吸氧，及时与医生取得联系，并按心力衰竭护理。

（8）心理护理：对患儿关心、爱护、态度和蔼，建立良好的护患关系，消除患儿的紧张心理。对家长和患儿解释病情和检查治疗经过，取得理解和配合。

（9）进行健康教育：使家长掌握先天性心脏病的日常护理知识，建立合理的生活制度，适当的营养与喂养。合理用药，预防感染和其他并发症。定期复查，调整心功能到最佳状态，使之能安全到达手术年龄，顺利渡过手术关。

知识点11：小儿先天性心脏病的术后护理措施　　　　副高：熟练掌握　　正高：熟练掌握

（1）实施监护：手术结束后，将患儿置于监护室，专人严密监护，护士应了解患儿术中的经过和目前情况，进行气管插管，连接监护仪、呼吸机（应预先按患儿年龄、体重调好各种指标）和各种引流管、测压管，定时记录心率、心律、血压、呼吸、中心静脉压等各种生命体征，根据变化随时调整治疗。

（2）减轻患儿痛苦：按医嘱定时给予镇痛药。

（3）管理好机械通气：定时吸痰、测血气，调整氧浓度和氧流量。

（4）保持呼吸道通畅：定时为患儿翻身、叩背，协助排痰。

（5）限制水、盐入量：适当增加胶体液，维持正常血细胞比容，保证有效血容量。

（6）用药护理：使用血管活性药物时，应严格掌握点滴速度，最好使用输液泵。

（7）严格无菌操作：避免医源性感染。

（8）注意心理护理：尊重患儿，各种操作应尽量向患儿解释清楚，及时与家长沟通，取得合作。

知识点12：小儿先天性心脏病的健康指导　　　　　　副高：熟练掌握　　正高：熟练掌握

（1）向家长讲述疾病的相关护理知识和各种检查的必要性，以取得配合。

（2）指导患儿及家长掌握活动种类和强度。

（3）告知家长如何观察病情变化，一旦发现异常（婴儿哭声无力、呕吐、不肯进食、手脚发软、皮肤出现花纹，较大患儿自诉头晕等），应立即呼叫。

（4）向患儿及家长讲述重要药物如地高辛的作用及注意事项。

（5）注意预防感冒、肺炎、外伤等。

（6）加强营养、合理饮食、增加抵抗力。

（7）加强患儿早期教育，促进其心理和智力的正常发育，减少疾病对其的影响。

第八章 泌尿系统疾病患儿的护理

第一节 急性肾小球肾炎

知识点1：急性肾小球肾炎的概述 　　　副高：熟练掌握　正高：熟练掌握

急性肾小球肾炎（AGN）是一组不同病因所致的临床表现为急性起病，多有前驱感染，以血尿、水肿、高血压为主，伴不同程度蛋白尿或肾功能不全等特点的肾小球疾病。可分为急性链球菌感染后肾小球肾炎和非链球菌感染后肾小球肾炎。

知识点2：急性肾小球肾炎的病因及发病机制 　　　副高：熟悉　正高：熟悉

最常见的病因是A组乙型溶血性链球菌引起的急性上呼吸道感染或皮肤感染后诱发的一种免疫复合物性肾小球肾炎。

一般认为是由于链球菌刺激机体产生相应抗体，并形成抗原抗体复合物沉积于肾小球基膜，同时激活补体，释放出多种生物活性物质，引起肾小球一系列免疫性损伤和炎症，造成细胞增生、肿胀，使肾小球毛细血管腔狭窄，甚至阻塞，导致肾小球血流量减少，肾小球滤过率降低，引起体内水、钠潴留，临床上出现水肿、少尿、高血压及急性循环充血等表现。肾小球基膜因免疫损伤而断裂，血浆蛋白、红细胞、白细胞漏出，临床上出现血尿、蛋白尿、管型尿。

知识点3：急性肾小球肾炎的典型症状 　　　副高：熟练掌握　正高：熟练掌握

（1）前驱症状：90%的病例有链球菌的前驱感染，以呼吸道及皮肤感染为主。在前驱感染后经1～3周无症状的间歇期而急性起病。咽炎引起者间歇期为6～12天（平均10天），皮肤感染引起者14～28天（平均20天）。

（2）水肿、少尿：早期常有水肿，先见于眼睑，严重时迅速延及全身。水肿时尿量减少。

（3）血尿：50%～70%的病例有肉眼血尿，呈茶褐色或烟蒂水样（酸性尿），也可呈洗肉水样（中性或弱碱性尿），一般1～2周后转为显微镜下血尿，少数持续3～4周，而镜下血尿一般持续数月，运动后或并发感染时血尿可暂时加剧。

（4）蛋白尿：程度不等，约有20%病例蛋白尿达肾病综合征水平。

| 知识点4：急性肾小球肾炎的体征 | 副高：熟练掌握　正高：熟练掌握 |

（1）水肿：程度不等，呈非凹陷性，严重病例可有少量胸腔积液或腹水。

（2）高血压：30%~80%患儿有高血压，学龄期儿童＞130/90mmHg，学龄前期儿童＞120/80mmHg，一般在1~2周内随尿量增多而恢复正常。

| 知识点5：急性肾小球肾炎的严重表现 | 副高：熟练掌握　正高：熟练掌握 |

少数患儿在疾病早期（2周内）可出现严重表现。

（1）高血压脑病：多发生于急性肾小球肾炎病程早期，血压可达（150~160）mmHg/（100~110）mmHg。起病一般较急，表现为剧烈头痛、频繁恶心呕吐，继之视力障碍，眼花、复视、暂时性黑矇，并有嗜睡或烦躁，如不及时治疗则发生惊厥、昏迷，少数可有暂时偏瘫、失语，严重时发生脑疝。

（2）严重循环充血：轻者仅有呼吸频率增快和肺部湿啰音，严重者临床表现为气急、不能平卧、胸闷、咳嗽、咳粉红色血性泡沫，听诊肺底有湿啰音、奔马律，肝大压痛等左、右心力衰竭症状。危重者可因肺水肿于数小时死亡。

（3）急性肾功能不全：常发生于疾病初期，临床表现为少尿或无尿，血尿素氮、血肌酐水平升高，高血钾，代谢性酸中毒，一般持续3~5天，常不超过10天。

| 知识点6：急性肾小球肾炎的非典型表现 | 副高：熟练掌握　正高：熟练掌握 |

（1）无症状性：患儿仅有显微镜下血尿或仅有血清补体C3降低，无其他临床症状表现。

（2）肾外症状性：患儿有明显水肿、高血压症状，甚至有严重循环充血及高血压脑病，但尿改变轻微或尿常规检查正常，可有链球菌前驱感染和血清补体C3水平明显降低。

（3）以肾病综合征为表现：少数患儿以急性肾炎起病，但水肿和蛋白尿突出，伴低蛋白血症和高胆固醇血症，临床表现似肾病综合征。

| 知识点7：急性肾小球肾炎的辅助检查 | 副高：熟练掌握　正高：熟练掌握 |

（1）尿液检查：尿蛋白＋~＋＋＋，红细胞＋＋~＋＋＋＋，可以见到白细胞，以及透明管型、颗粒或红细胞管型等。尿常规一般在6~8周后转为正常。

（2）血液检查：外周血红细胞计数减少，血红蛋白水平轻度降低，白细胞计数增多或正常，红细胞沉降率增快，抗链球菌溶血素"O"（ASO）水平往往升高。早期血清补体CH50、C3水平下降，多于病后6~8周恢复正常。少尿期有轻度氮质血症，尿素氮、肌酐暂时升高。

（3）肾穿刺活检：对可能为急进性肾炎或临床、实验室检查不典型或病情迁延者进行肾穿刺活体组织检查以确定诊断。

知识点8：急性肾小球肾炎的治疗要点　　　　　副高：熟悉　正高：熟悉

本病为自限性疾病，无特异性治疗。以卧床休息、清除链球菌感染病灶、对症治疗为主。急性期卧床休息，给予低盐饮食，严重水肿或高血压者需无盐饮食。有氮质血症者应限制蛋白摄入，有严重循环充血时限制水的摄入。

（1）清除链球菌感染病灶：对仍有咽部、皮肤感染灶者，应及时用青霉素10~14天，青霉素过敏者改用红霉素，避免使用肾毒性药物。

（2）对症治疗：①水肿。有明显水肿、少尿或有高血压及循环充血者，应用利尿药，常选用氢氯噻嗪、呋塞米等。②高血压。凡经休息、限盐、利尿而舒张压仍＞90mmHg时，给予降压药，如硝苯地平、卡托普利等。高血压脑病时，用硝普钠加入葡萄糖溶液中缓慢静脉滴注。③严重循环充血。首先应用呋塞米脱水，如症状不缓解可加用硝普钠，可适当使用毛花苷C。④急性肾衰竭。及时处理水、电解质紊乱及酸碱平衡失调，必要时采用透析治疗，以度过危险期。

知识点9：急性肾小球肾炎的护理评估　　　　　副高：熟练掌握　正高：熟练掌握

（1）健康史：询问患儿病前1~3周有无上呼吸道或皮肤感染史，目前有无发热、乏力、头痛、呕吐及食欲缺乏等全身症状。若主要症状为水肿或血尿，应了解水肿开始时间、持续时间、发生部位、发展顺序及程度。了解患儿24小时排尿次数及尿量、尿色。询问目前药物治疗情况，用药的种类、剂量、疗效及不良反应等。

（2）身体状况：重点评估患儿目前的体征，包括一般状态，如神志、体位、呼吸、脉搏、血压及体重等。检查水肿的部位、程度及指压迹，有无颈静脉怒张及肝大，肺部有无啰音，心率是否增快及有无奔马律等。

（3）心理-社会状况：了解患儿及家长的心态及对本病的认识程度。患儿多为年长儿，心理压力来源较多，除因疾病和治疗对活动及饮食严格限制的压力外，还有来自家庭和社会的压力，如中断了日常与同伴的玩耍或不能上学而担心学习成绩下降等，会产生紧张、忧虑、抱怨等心理，表现为情绪低落、烦躁易怒等。家长因缺乏本病的有关知识，担心转为慢性肾炎影响患儿将来的健康，可产生焦虑、失望等心理，渴望寻求治疗方法，愿意接受健康指导与医务人员合作。学龄期患儿的老师及同学因缺乏本病的有关知识，会表现出过度关心和怜悯，易使患儿产生自卑心理。

知识点10：急性肾小球肾炎的护理诊断　　　　　副高：熟练掌握　正高：熟练掌握

（1）体液过多：与肾小球滤过率下降、水钠潴留有关。

（2）活动无耐力：与水肿、血压升高有关。

（3）营养失调——低于机体需要量：与蛋白丢失、水肿导致消化功能下降及限盐饮食有关。

（4）潜在并发症：高血压脑病、严重循环充血、急性肾功能不全、营养障碍、贫血等。

（5）焦虑：与病程长、医疗性限制及缺乏疾病治疗、护理知识等有关。

| 知识点11：急性肾小球肾炎的一般护理措施 | 副高：熟练掌握 正高：熟练掌握 |

（1）要求病室阳光充足，空气新鲜，室温保持在18～20℃。减少病室的探访人数及次数，以防交叉感染。

（2）休息：起病2周内患儿应卧床休息，待水肿消退、血压降至正常、肉眼血尿消失，可下床轻微活动。红细胞沉降率正常后可上学，但应避免体育运动和重体力活动，尿沉渣细胞绝对计数正常后方可恢复体力活动。

（3）饮食：有水肿及高血压的患儿应限制钠盐摄入，钠盐量60mg/（kg·d）；有氮质血症时限制蛋白的入量，0.5g/（kg·d）；供给高糖饮食以满足患儿热量需要；除非严重少尿或循环充血，一般不必严格限水。在尿量增加，水肿消退，血压正常后可恢复正常饮食，以保证患儿生长发育的需要。

（4）皮肤护理：加强全身皮肤黏膜清洁工作，注意保护水肿部位的皮肤，以免损伤而引起感染。注意腰部保暖，可促进血液循环，增加肾血流量，增加尿量，减轻水肿。

| 知识点12：急性肾小球肾炎的重点护理措施 | 副高：熟练掌握 正高：熟练掌握 |

（1）观察病情变化：①观察尿量、尿色，准确记录24小时出入液量，每日晨测体重1次。患儿尿量增加，肉眼血尿消失，提示病情好转。如尿量持续减少，出现头痛、恶心、呕吐等，要警惕急性肾功能不全的发生，此时应嘱患儿绝对卧床休息，精确记录出入液量，严格控制液体量，给予无盐、优质低蛋白、高碳水化合物饮食，并做好透析前的准备工作。②每8小时监测1次血压，血压显著升高者，酌情增加测量次数。若出现血压突然升高，剧烈头痛、视物模糊、呕吐等，提示高血压脑病可能，立即绝对卧床休息，抬高头肩15°～30°，吸氧，并遵医嘱予镇静、降压、利尿处理。③密切观察患儿有无烦躁不安、不能平卧、胸闷、心率增快、尿少、肝大，发现上述症状立即予以吸氧、半卧位、严格控制液体摄入，并通知主管医生。观察患儿有无咳嗽及粉红色泡沫痰，观察呼吸、心律、心率或脉率变化，警惕严重循环充血的发生。若发生严重循环充血，应将患儿置于半卧位、吸氧，并遵医嘱药物治疗。

（2）观察药物治疗的效果和不良反应：应用降压药后应定时测量血压，评价降压效果，并观察有无不良反应。如应用利血平后可有鼻塞、面红、嗜睡等不良反应；应用硝苯地平降压的患儿应避免突然起立，以防直立性低血压的发生；应用利尿药，尤其静脉注射呋塞米后，要注意有无利尿过度，导致脱水、电解质紊乱等。

| 知识点13：急性肾小球肾炎治疗过程中可能出现的情况及应急措施 |
| 副高：熟练掌握 正高：熟练掌握 |

（1）症状体征的观察：监测体重、血压，观察水肿、尿量、尿色、尿的性质等情况。出

现异常情况应及早与医生联系，积极处理。

（2）观察药物疗效和不良反应：应用利尿药时应按时监测电解质情况。应用降压药应注意交替使用的降压效果。①水肿、少尿者遵医嘱给予利尿药，应用利尿药前后，要注意观察并记录尿量、水肿及体重的变化，静脉应用呋塞米后要注意有无脱水、电解质紊乱等现象。②高血压者遵医嘱给予降压药，应用降压药后应监测血压的变化，并避免患儿突然站立，以防直立性低血压的发生。③患儿出现高血压脑病时遵医嘱给予硝普钠治疗，严格控制输液速度，严密监测血压、心率变化，观察有无恶心、呕吐、头痛、情绪不稳定和肌肉痉挛等不良反应。

知识点14：急性肾小球肾炎的健康指导	副高：熟练掌握　　正高：熟练掌握

（1）向患儿和家长宣传本病是一种自限性疾病，目前尚无特异疗法。本病预后良好，发展成慢性肾炎少见，使患儿及家长增强信心，更好地与医护人员合作。

（2）指导患儿和家长制订食谱，强调限制患儿钠、水及蛋白质摄入的重要性。

（3）强调限制患儿活动是控制病情进展的重要措施，尤以前2周最为关键。指导患儿活动量的控制，向患儿及家长讲解患儿休息的重要意义，阐明本病的病程较长，整个病程中应始终对活动进行适当限制，直到尿液检查完全正常。

（4）强调按医嘱用药，介绍所用药物可能出现的不良反应，解除患儿及家长的疑虑，使其能配合医务人员观察和记录尿量、尿色及血压。

（5）做好出院指导及预防宣教工作，强调锻炼身体、增强体质，避免或减少上呼吸道感染是预防本病的根本方法。一旦发生上呼吸道感染或皮肤感染，应及早应用青霉素或红霉素彻底治疗。溶血性链球菌感染后1~3周内定期检查尿常规。

（6）指导家长及患儿出院后定期门诊复查。

第二节　肾病综合征

知识点1：肾病综合征的概述	副高：熟练掌握　　正高：熟练掌握

肾病综合征（NS）是指一组由多种原因引起的肾小球基膜通透性增大，导致大量蛋白质从尿中丢失而引起一系列临床综合征。在儿童肾疾病中发病率仅次于急性肾小球肾炎，居第二位。发病年龄多为学龄前期儿童，3～5岁为发病高峰期。临床具有四大特点：①大量蛋白尿。②低蛋白血症。③高胆固醇血症。④明显水肿。①、②为诊断必备条件。

知识点2：肾病综合征的分类	副高：熟悉　　正高：熟悉

（1）根据病因：分为先天性、原发性和继发性三大类型。原发性肾病病因不明，根据其临床表现又分为单纯性肾病和肾炎性肾病2型，其中以单纯性肾病多见。继发性肾病是指在诊断明确的原发病基础上出现肾病表现，多见于过敏性紫癜、系统性红斑狼疮和乙型肝炎病

毒相关性肾炎等疾病。先天性肾病多发生于新生儿或于出生后6个月内起病，我国少见。儿童时期的肾病综合征约90%为原发性肾病综合征。

（2）根据临床表现：分为单纯型肾病和肾炎型肾病。

（3）根据糖皮质激素反应：①激素敏感型肾病。给予泼尼松足量2mg/（kg·d）或者60mg/（m²·d）治疗≤8周尿蛋白转阴。②激素耐药型肾病。以泼尼松足量治疗＞8周尿蛋白仍呈阳性。③激素依赖型肾病。对激素敏感，但连续2次减量或停药2周内复发。④肾病复发与频复发。复发是指连续3天，尿蛋白由阴性转为（＋＋＋）或（＋＋＋＋），或24小时尿蛋白定量≥50mg/kg或尿蛋白/肌酐（mg/mg）≥2.0；频复发是指肾病病程中半年内复发≥2次，或1年内复发≥3次。

知识点3：肾病综合征的病因及发病机制	副高：熟悉　正高：熟悉

病因及发病机制目前尚不明确。单纯性肾病的发生可能与T淋巴细胞免疫功能紊乱有关，肾炎性肾病患儿的肾病变中常可发现免疫球蛋白和补体成分沉积，提示与免疫病理损伤有关。

知识点4：肾病综合征的病理生理	副高：熟悉　正高：熟悉

（1）大量蛋白尿：是肾病综合征最根本的病理生理改变。由于免疫损伤至肾小球滤过屏障，造成肾小球基膜通透性增大，血浆蛋白大量漏出，远远超过近曲肾小管的重吸收能力，出现大量蛋白尿。

（2）低白蛋白血症：因血浆蛋白从尿中丢失及肾小管对重吸收的白蛋白分解，出现低蛋白血症。

（3）水肿：低白蛋白血症导致血浆胶体渗透压降低，水和电解质由血管内渗到组织间隙而出现水肿。水和电解质渗出致使患儿有效循环血容量不足，激活肾素-血管紧张素-醛固酮系统，造成水、钠潴留，进一步加重水肿。

（4）高脂血症：低蛋白血症促使肝合成蛋白增加，脂蛋白合成也随之增加，大分子的脂蛋白难以从肾排出，导致血脂（特别是血清总胆固醇、低密度脂蛋白、极低密度脂蛋白）升高，出现高脂血症。持续高脂血症可以使肾小球硬化以及间质纤维化。

知识点5：单纯型肾病的临床表现	副高：熟练掌握　正高：熟练掌握

任何年龄均可发病，2～7岁为发病高峰，男女发病比例为（2～4）：1。

（1）水肿：高度水肿为本病最突出最常见症状，也是就诊的主要原因。轻者仅晨起时眼睑及面部水肿，两眼难以睁开；重者水肿逐渐波及全身，出现凹陷性水肿。严重者出现体腔积液，腹水、胸腔积液、心包积液可引起呼吸困难；男性可出现阴囊水肿，使阴囊表皮薄而透亮，甚至有液体渗出。

（2）其他表现：病初患儿一般情况尚好，随着病情加重常有面色苍白、乏力、全身不适、皮肤干燥、嗜睡、食欲缺乏等情况。严重者可有尿量减少。一般无高血压和血尿。

知识点6：肾炎型肾病的临床表现　　　　　副高：熟练掌握　正高：熟练掌握

发病年龄多在学龄期，见于7岁以上儿童，水肿一般不严重。血压可有不同程度地升高，常有发作性或持续性高血压和血尿。血清补体水平可降低，可有不同程度的持续性氮质血症。除具备肾病四大特征外，凡具有以下4项之一或多项者属于肾炎型肾病：①2周内分别3次以上离心尿检查红细胞≥10个/HP，并证实为肾小球源性血尿者。②反复或持续高血压（学龄期儿童≥130/90mmHg，学龄前期儿童≥120/80mmHg），并除外糖皮质激素等原因所致。③肾功能不全，并排除由于血容量不足等所致。④持续低补体血症。

知识点7：先天性肾病的临床表现　　　　　副高：熟练掌握　正高：熟练掌握

少见，在新生儿期或生后6个月内发病，预后较差，为隐性遗传性疾病，表现与单纯性肾病相似。

知识点8：肾病综合征并发症的临床表现　　　　副高：熟练掌握　正高：熟练掌握

（1）感染：由于病程迁延，患儿机体抵抗力降低，易并发各种感染，常见为呼吸道、皮肤、泌尿系统感染和原发性腹膜炎等，其中以上呼吸道感染最多见，占50%以上。呼吸道感染中病毒感染常见，细菌感染中以肺炎链球菌为主，结核分枝杆菌感染亦应引起重视。另外，肾病患儿的医院内感染以呼吸道感染和泌尿系统感染最多见，致病菌以条件致病菌为主。

（2）血栓形成和栓塞：该疾病患儿纤维蛋白溶解酶原和纤维蛋白溶解酶（纤溶酶）均减少，血小板、血浆纤维蛋白原等增多，机体呈高凝状态，加之该病特点是易发生动脉和静脉血栓，以肾静脉血栓最常见，临床易出现血尿、腰痛。

（3）急性肾衰竭：多数为起病或复发时低血容量所致的肾前性肾功能衰竭，部分与原因未明的滤过系数降低有关，少数为肾组织严重的增生性病变。

（4）生长延迟：主要见于频繁复发和长期接受大剂量皮质激素治疗的患儿。

（5）电解质紊乱和低血容量：常见的电解质紊乱有低钠、低钾及低钙血症。患儿不恰当长期禁用食盐或长期食用不含钠的食盐代用品、过多使用利尿药，以及感染、呕吐、腹泻等因素均可致低钠血症。其临床表现可有食欲缺乏、乏力、懒言、嗜睡、血压下降，甚至出现休克、抽搐等。另外由于低蛋白血症、血浆胶体渗透压下降、显著水肿而常有血容量不足，尤其在各种诱因引起低钠血症时易出现低血容量性休克。

知识点9：肾病综合征的辅助检查　　　　　副高：熟练掌握　正高：熟练掌握

（1）尿液检查：尿蛋白定性一般为＋＋＋~＋＋＋＋，尿中可见红细胞、管型等。

24小时尿蛋白定量≥50mg/（kg·d），随机或晨尿尿蛋白/肌酐（mg/mg）≥2.0。

（2）血液检查：血浆总蛋白及白蛋白明显减少，血浆白蛋白低于25g/L，白蛋白、球蛋白比例（A/G）倒置，胆固醇明显升高>5.7mmol/L，红细胞沉降率明显增快；肾炎型肾病者可有血清补体（CH50、C3）降低，有不同程度的氮质血症。

（3）肾功能检查：可有轻重不等的肾功能障碍，水肿初期，有效血容量降低，尿少，轻度氮质血症。

（4）肾活体组织检病理检查：多数儿童肾病综合征不需要进行诊断性肾活体组织检查。肾病综合征肾活体组织检查的指征：①对糖皮质激素治疗耐药或频繁复发者。②对临床或实验室证据支持肾炎型肾病或继发性肾病综合征者。

（5）肾B超检查：双肾正常或缩小。

知识点10：肾病综合征的治疗要点　　　　　　副高：熟悉　　正高：熟悉

（1）注意休息：在一定范围内过正常孩子的生活，水肿、高血压、低血容量等症状严重时限制活动。

（2）饮食治疗：不需特别忌口，适合患儿的饮食，适当增加蛋白质，如水肿、高血压明显时限盐，控制摄水量。激素治疗过程中，注意另补维生素D和钙剂。

（3）防治感染：避免到公共场所。抗生素不作为预防用药，一旦发生感染应及时治疗。预防接种需在病情完全缓解且停用糖皮质激素6个月后才进行。

（4）利尿：对糖皮质激素耐药或未使用糖皮质激素而水肿较重伴尿少者可配合使用利尿药，但需密切观察出入水量、体重变化及有无电解质紊乱。

（5）糖皮质激素：是肾病综合征较有效的首选药物，初发肾病综合征的激素治疗可分为2个阶段：①诱导缓解阶段，泼尼松2mg/（kg·d），最大剂量不超过80mg/d，先分次口服，尿蛋白转阴后改为每晨顿服，疗程6周。②巩固维持阶段，隔日晨顿服1.5mg/（kg·d），最大剂量60mg/d，共6周，再逐渐减量，一般巩固维持阶段以泼尼松原2天足量的2/3，隔日晨顿服4周，如尿蛋白持续转阴，以后每2～4周减2.5～5.0mg，至0.5～1.0mg/kg时维持3个月，以后每2周减2.5～5.0mg直至停药。

（6）免疫抑制剂：适用于激素部分敏感、耐药、依赖及复发的病例，在小剂量糖皮质激素隔日使用的同时可选用环磷酰胺（CTX）、环孢素等免疫抑制剂。

（7）抗凝治疗：应用肝素钠、尿激酶、双嘧达莫等可防治血栓。

（8）其他：如免疫调节剂、血管紧张素转换酶抑制剂、中医药治疗等。

知识点11：肾病综合征的护理评估　　　　　　副高：熟练掌握　　正高：熟练掌握

（1）健康史：了解患儿既往体质情况，是否为过敏体质，发病前有无感染、劳累、预防接种等诱因。询问首次发病情况、病程长短、诊疗经过，了解患儿有无诊断明确的原发病。

（2）身体状况：评估患儿水肿的程度，有无少尿、血尿、高血压等，观察有无并发症。

（3）心理-社会状况：评估患儿和家长的心理状态，了解患儿和家长对本疾病的认识程度，了解患儿家庭经济情况和社会保障情况，指导进一步治疗。

知识点12：肾病综合征的护理诊断   副高：熟练掌握   正高：熟练掌握

（1）体液过多：与蛋白尿引起低蛋白血症导致的水、钠潴留有关。

（2）营养失调——低于机体需要量：与大量蛋白尿、食欲缺乏有关。

（3）有皮肤完整性受损的危险：与高度水肿及免疫力低下有关。

（4）潜在并发症：感染、电解质紊乱、血栓形成及急性肾衰竭等。

（5）活动无耐力：与低蛋白血症有关。

（6）焦虑：与病程长、反复，药物不良反应及担心疾病预后等有关。

知识点13：肾病综合征的护理措施   副高：熟练掌握   正高：熟练掌握

（1）休息与活动：全身严重水肿，合并胸腔积液、腹水、出现呼吸困难者应绝对卧床休息，取半坐卧位。保持肢体的适度活动，防止血栓形成。

（2）用药护理：注意药物的疗效和用药后的不良反应。

（3）饮食：正常量的优质蛋白$1.5\sim2.0g/$（$kg\cdot d$），少食动物油脂，多食植物油脂，水肿时低盐饮食，注意各种维生素及微量元素的补充。

（4）预防感染：积极预防感染，遵医嘱应用抗生素。

（5）心理护理：鼓励患儿及家长乐观对待疾病，树立治愈的信心。

知识点14：肾病综合征的健康指导   副高：熟练掌握   正高：熟练掌握

（1）告知家长及患儿出院后应继续保持良好的休息，合理饮食。

（2）告知家长及患儿定期门诊复诊。

（3）指导家长预防各种感染的发生。

第九章　营养性缺铁性贫血患儿的护理

营养性缺铁性贫血（IDA）是由于体内铁缺乏致使血红蛋白合成减少而引起的一种小细胞低色素性贫血，多见于6个月至2岁婴幼儿，对儿童健康危害大，是我国重点防治的儿童疾病之一。

（1）先天性储铁不足：早产儿、双胎、胎儿失血、孕母患缺铁性贫血可致胎儿储存铁减少。

（2）铁摄入不足：食物中铁供应不足是导致小儿缺铁性贫血的主要原因。单纯牛乳、人乳、谷类等食物含铁量均低。未及时添加铁剂丰富食物喂养的婴儿和偏食儿常导致缺铁。

（3）生长发育快：婴儿期、青春期的儿童生长发育快，早产儿生长发育更快，其铁的需要量相对增多，易发生缺铁。

（4）丢失过多和/或吸收减少：正常婴儿每日排铁量比成人多。用未经加热的鲜牛奶喂养婴儿、肠息肉、膈疝、钩虫病可引起慢性小量肠出血，致铁丢失过多。慢性腹泻、反复感染可减少铁的吸收，增加铁消耗，影响铁利用。

铁是构成血红蛋白必需的原料。铁缺乏时，血红蛋白合成减少，而缺铁时对细胞的分裂、增殖影响较小，红细胞数量减少的程度不如血红蛋白减少得明显，而形成小细胞低色素性贫血。同时，缺铁可影响肌红蛋白的合成，也可使某些酶（细胞色素C、过氧化酶、单胺氧化酶、腺苷脱氨酶等）的活性降低，这些酶与生物氧化、组织呼吸、神经递质的合成和分解有关。铁缺乏时，因酶活性下降，细胞功能发生紊乱，而导致一系列非血液系统症状，如小儿神经精神行为、消化、免疫、肌肉运动等功能异常。

本病起病缓慢，早期症状不明显。

（1）一般表现：突出表现为皮肤、黏膜、甲床苍白。头发枯黄、倦怠乏力、烦躁不安、精神不振，年长儿可自诉头晕、视物模糊、耳鸣等症状。

（2）髓外造血表现：肝、脾可轻度增大。年龄越小，病程越久、贫血越重，肝脾大越明显。但增大程度很少有超过中度者。淋巴结肿大较轻。

（3）非造血系统表现：①消化系统。表现为食欲缺乏、呕吐、腹泻，少数有异食癖（喜食泥土、煤渣等）；重者可出现口腔炎、舌乳头萎缩、吸收不良综合征等。②神经系统。表现为注意力不集中、易激惹、记忆力减退，智力多低于同龄儿。③心血管系统。贫血时心率增快，严重者可有心脏扩大或心力衰竭等。④其他表现，如皮肤干燥，毛发枯黄易脱落，反甲，易感染等。

知识点5：营养性缺铁性贫血的辅助检查　　　　**副高：熟练掌握　正高：熟练掌握**

（1）血常规：红细胞计数减少和血红蛋白含量降低，以血红蛋白含量降低为显著，呈小细胞低色素性贫血。血涂片可见红细胞大小不均，以小细胞为主，中央淡染区扩大。网织红细胞计数正常或轻度减少。白细胞、血小板一般无特殊改变。

（2）骨髓象：增生活跃，以中晚幼红细胞最明显。各期红细胞体积均比正常小，胞质少，染色偏蓝，胞质发育落后于胞核。粒细胞和巨核细胞一般无改变。骨髓铁染色检查示细胞外铁减少或消失（0～＋），铁粒幼细胞数＜15%。

（3）铁代谢检查：①血清铁、总铁结合力和转铁蛋白饱和度。血清铁（SI）＜10.7μmol/L，总铁结合力（TIBC）＞62.7μmol/L，转铁蛋白饱和度（TS）＜15%，即可诊断为缺铁性贫血。②血清铁蛋白（SF）是体内贮铁的敏感指标，铁缺乏（ID）期已降低，在红细胞生成缺铁期和缺铁性贫血期降低更明显。SF＜16μg/L时提示缺铁。③红细胞游离原卟啉（FEP）：红细胞内缺铁时FEP升高，当FEP＞0.9μmol/L时提示红细胞内缺铁。

知识点6：营养性缺铁性贫血的治疗要点　　　　**副高：熟悉　正高：熟悉**

关键是去除病因和铁剂治疗。

（1）去除病因：根据不同病因，采取相应的治疗措施，如治疗肠道慢性失血、纠正不合理的饮食。

（2）一般治疗：加强护理、注意营养、防治感染。

（3）补铁治疗：口服铁剂选用二价铁盐易吸收，常用铁剂有硫酸亚铁、葡萄糖酸亚铁等。口服铁元素每日2～6mg/kg，分3次服。铁剂服用至血红蛋白达正常水平2个月左右再停药，以补充铁的贮存。注射铁剂如右旋糖酐铁，常用于口服不耐受或吸收不良的患儿。

（4）输血治疗：一般不需输血，重度贫血并发心力衰竭或明显感染者输浓缩红细胞，注意慢速、小量输血，以防加重心力衰竭。

知识点7：营养性缺铁性贫血的护理评估　　　　**副高：熟练掌握　正高：熟练掌握**

（1）健康史：了解患儿的喂养方法及饮食习惯，有无饮食不合理或偏食。询问母亲孕期是否有贫血，有无早产、多胎等引起铁剂贮备不足的因素。了解患儿有无生长发育过快、慢性疾病（慢性腹泻）、肠道寄生虫、吸收不良综合征、反复感染等。

（2）身体状况：了解患儿贫血程度，有无皮肤黏膜苍白、头发枯黄、乏力、记忆力减退、烦躁不安、头晕、耳鸣等表现，贫血较重者要注意有无心率增快、心脏增大、心力衰竭体征，还应了解有无精神改变、异食癖等。

（3）心理-社会状况：评估患儿及家长的心理状态，对本病病因及预防知识的了解程度，对健康的需求及家庭背景等。

知识点8：营养性缺铁性贫血的护理诊断　　副高：熟练掌握　正高：熟练掌握

（1）营养失调——低于机体需要量：与铁摄入不足、吸收不良、丢失过多或消耗增加有关。

（2）活动无耐力：与贫血致组织器官缺氧有关。

（3）知识缺乏：与家长及年长患儿缺乏营养知识有关。

（4）有感染的危险：与缺铁导致机体免疫功能低下有关。

（5）潜在并发症：心力衰竭。

知识点9：营养性缺铁性贫血的护理措施　　副高：熟练掌握　正高：熟练掌握

（1）休息与活动：轻、中度缺铁性贫血患儿，不必严格限制日常活动，但应避免剧烈运动，活动间歇充分休息，保证足够睡眠。重度贫血的患儿，因血红蛋白明显减少造成组织缺氧，可有心悸、气促或活动后症状明显加重，应注意休息、吸氧、卧床，减少氧耗。

（2）饮食护理：①每日需要铁剂。婴儿 $7 \sim 10mg$，幼儿及学龄前期儿童 $10mg$，学龄期儿童 $10 \sim 16mg$，青春期儿童 $16 \sim 18mg$。婴儿可从母乳或添加含铁剂的奶粉摄入，其他年龄段，需纠正不良饮食习惯，合理搭配饮食，满足机体铁的需求。②选择含铁丰富食物。饮食中以肝、肾、动物血等铁剂的含量最多，其次是肉类。一般由饮食摄取的铁剂其吸收率为 6%，而贫血患儿的吸收率可达 35%。

（3）观察病情：心率、心脏增大、心力衰竭体征，有无烦躁不安、头晕、面色苍白。

（4）对症护理：贫血患儿免疫功能差，应注意勿与感染患儿接触，做好口腔护理，保持皮肤清洁，勤换内衣、裤。

（5）应用铁剂的护理：①告知患儿及家长用药方法。口服铁剂最好在两餐之间服用，以减少铁剂对胃肠黏膜的刺激。若服用液态铁剂，须用吸管吸取，以防牙齿着色。铁剂与维生素C同服，有利于吸收（可喝含维生素C的果汁，如橙汁、柠檬汁等），不宜与牛奶、钙片、茶水等同服。②告知服用铁剂后患儿大便颜色的改变。由于未被吸收的铁剂随大便排出，大便发黑是正常现象，停药后可恢复。应该向患儿及家长解释，以减轻焦虑。③注射铁剂。应深部肌内注射，以防铁剂渗入皮下组织，造成注射部位疼痛、皮肤着色，甚至引起局部组织坏死。注射部位应轮换。④观察疗效。铁剂治疗如有效，患儿的网织红细胞在用药后 $2 \sim 3$ 天升高，$5 \sim 7$ 天达高峰，$2 \sim 3$ 周后逐渐正常，当血红蛋白逐渐增加时，症状逐渐好转。⑤观察药物不良反应。胃肠道不适、恶心、呕吐、腹泻等，可根据医嘱减量或停用数日，待症状好转再从小剂量开始重新补铁。

| 知识点10：营养性缺铁性贫血的健康指导 | 副高：熟练掌握　正高：熟练掌握 |

（1）坚持全疗程铁剂治疗，切勿自行停药。

（2）定期门诊随访。

（3）向家长及年长患儿讲解疾病的有关知识和护理要点。

（4）指导合理喂养，提倡母乳喂养，及时添加含铁丰富且吸收率高的食物。

（5）贫血纠正后，仍要坚持合理安排患儿饮食，培养良好的饮食习惯，这是防止复发及保证正常生长发育的关键。

（6）因缺铁性贫血致智力减低者，应与其父母沟通，并与父母和年长患儿一起制订学习计划。

第十章　化脓性脑膜炎患儿的护理

化脓性脑膜炎是由各种化脓性细菌感染引起的脑膜炎症，是儿童尤其是婴幼儿时期常见的中枢神经系统感染性疾病，多为暴发性或急性起病，早期诊断并合理治疗，多数患儿预后良好，如不及时治疗可遗留各种神经系统后遗症。

化脓性脑膜炎常见的病原体有脑膜炎球菌、流感嗜血杆菌、大肠埃希菌、肺炎链球菌、葡萄球菌等，其中脑膜炎球菌、流感嗜血杆菌最为多见。新生儿及出生2个月内的婴儿则以革兰阴性细菌为主，如大肠埃希菌、副大肠埃希菌等，革兰阳性球菌可见金黄色葡萄球菌感染。出生2个月至儿童期时，以流感嗜血杆菌、脑膜炎球菌和肺炎链球菌为主。

在细菌毒素和多种相关细胞因子作用下，形成软脑膜、蛛网膜和表层脑组织为主的炎症反应，表现为广泛性血管充血、大量中性粒细胞浸润和纤维蛋白渗出，伴有弥漫性血管源性脑水肿和细胞毒性脑水肿。早期或轻型病例，炎性渗出物覆盖在大脑顶部表面，逐渐蔓延至大脑基底部和脊髓表面。严重者可有血管壁坏死和灶性出血，或发生闭塞型小血管炎而致灶性脑梗死，并可发生脑室管膜炎，导致硬脑膜下积液和/或积脓、脑积水。炎症还可损害脑实质、脑神经、运动神经和感觉神经而产生相应的临床神经系统体征。

5岁以下儿童多见，婴儿期是患病的高峰期。急性起病，患病前多有上呼吸道或消化道感染症状。

（1）典型表现：①全身感染症状。发热、烦躁不安、面色灰白。②急性脑功能障碍症状。进行性的意识改变，出现精神萎靡、嗜睡、昏睡、昏迷。③颅内压升高。年长患儿表现持续性剧烈头痛、频繁呕吐、意识障碍等，婴儿表现易激惹、惊厥等。病情严重时可合并脑疝，出现呼吸不规则、两侧瞳孔大小不等、对光反射减弱或消失。④脑膜刺激征。颈强直、Kernig征、Brudzinski征阳性，以颈强直最常见。

（2）非典型表现：3个月以下患儿起病隐匿，症状不典型。由于颅骨缝和囟门的缓冲作用使颅内压升高和脑膜刺激征表现不明显。部分患儿可有皮疹等特殊的表现。

知识点4：化脓性脑膜炎的并发症　　　　副高：熟练掌握　正高：熟练掌握

（1）硬膜下积液：多见于感染肺炎链球菌和流感嗜血杆菌的患儿。经48～72小时治疗发热不退或退后复升，病情不见好转或病情反复的患儿，首先应考虑并发硬膜下积液的可能。颅骨透照试验或CT检查有助确诊。如行硬膜下穿刺，积液量＜2.0ml、蛋白质＞0.4g/L即可确诊。

（2）脑室管膜炎：多见于革兰阴性杆菌感染且治疗延误的婴儿。表现为治疗过程中出现高热不退、前囟饱满、惊厥频繁、呼吸衰竭等病情加重的症状。CT检查可见脑室扩大，脑室穿刺检查脑室液白细胞计数≥50×10⁶/L、糖＜1.6mmol/L或蛋白质＞0.4g/L即可确诊。脑脊液检查异常。

（3）脑积水：由于脑膜炎症导致脑脊液循环障碍所致。婴儿头围迅速增大，颅骨缝裂开、头支变薄、静脉扩张，患儿额大面小。严重的脑积水由于颅内压升高压迫眼球，形成双目下视，巩膜外露的特殊表情，称"落日眼"。由于颅骨缝裂开，头颅叩诊可呈"破壶音"。

（4）神经功能障碍：部分患儿可有听力丧失、视力损伤、精神发育迟缓、癫痫和行为障碍等表现。

知识点5：化脓性脑膜炎的辅助检查　　　　副高：熟练掌握　正高：熟练掌握

（1）血常规：白细胞总数增多、中性粒细胞比例明显升高、贫血。
（2）血培养：早期未用抗生素治疗者可得阳性结果，能帮助确定致病菌。
（3）咽拭子细菌培养：分离出致病菌有参考价值。
（4）瘀点涂片：化脓性脑膜炎患儿皮肤瘀点涂片细菌阳性率可达50%以上。
（5）脑脊液：确诊的重要依据，可见典型化脓性改变，脑脊液压力升高，外观混浊或呈乳白色，白细胞总数明显增多，在1000×10⁶/L以上，白细胞分类以中性粒细胞为主；糖和氯化物含量显著下降，糖＜1.1mmol/L，甚至难以测出；蛋白质明显升高，定量在＞1.0g/L。将脑脊液离心沉淀，做涂片染色，常能查见致病菌，可作为早期选用抗生素治疗的依据。

知识点6：化脓性脑膜炎的治疗要点　　　　副高：熟悉　正高：熟悉

（1）抗生素：预后好坏与是否早期明确致病菌，选择恰当的抗生素进行治疗密切相关。经脑脊液检查初步确诊后，应尽快由静脉给予恰当、足量的抗生素，以杀菌药物为佳，并根据病情按计划完成全部疗程，不可减少药物剂量和改变给药方法。选用头孢曲松100mg/（kg·d）或头孢噻肟200mg/（kg·d）。流行性脑脊髓膜炎应用药7～10天；肺炎链球菌、流感嗜血杆菌脑膜炎应静脉滴注给药10～14天；金黄色葡萄球菌、革兰阴性菌脑膜炎，应用药21天以上。伴有并发症的患儿应适当延长给药时间。始终不能明确致病菌者，多由于诊断未明时曾不恰当使用抗生素所致。

（2）激素：本病诊断明确后多主张常规使用氢化可的松或地塞米松，2～3天后改口服泼尼松，用10～20天，以期减少颅内炎性粘连。肾上腺皮质激素对化脓性脑膜炎虽无直接治疗作用，但使用后有利于解热及缓解颅内高压、感染中毒等症状。

（3）对症治疗：①控制惊厥。频繁惊厥必须控制，以免发生脑缺氧及呼吸衰竭。其中最常见的原因是颅内压升高和低血钙。除用脱水剂降低颅内压，常规补钙外，对症治疗采用地西泮、水合氯醛、苯巴比妥等药物抗惊厥，亦很必要。②可给予20%甘露醇降低颅内压。③抢救休克及弥散性血管内凝血（DIC）。④脑性低钠血症。确诊后用3%氯化钠溶液6ml/kg缓慢静脉滴注，可提高血钠5mmol/L，若仍不能纠正，可再给3～6ml/kg。同时应限制入量，每日800～900ml/m²，给液成分与一般维持液相同。由于大量应用钠盐，可造成钾离子和钙离子的丢失，必须注意补充。⑤硬膜下积液。积液量多且出现颅内压升高表现时，采取硬膜下穿刺放出积液的方法（每次放出积液量为每侧15ml以内），多数患儿的积液可逐渐减少而治愈。⑥脑室管膜炎。采取侧脑室穿刺引流的方法缓解症状，同时应用适宜抗生素行脑室内注入。⑦脑积水。可行正中孔粘连松解、导水管扩张及脑脊液分流手术进行治疗。

知识点7：化脓性脑膜炎的护理评估	副高：熟练掌握　正高：熟练掌握

（1）健康史：了解患儿有无呼吸道感染、消化道感染或皮肤感染史，对新生儿注意询问其母亲生产情况，有无脐带感染。

（2）身体状况：评估患儿体温及呼吸状况，意识障碍及颅内高压程度，有无躯体受伤的危险因素。检查患儿有无头痛、发热、呕吐、烦躁不安、惊厥、嗜睡及昏迷等表现，前囟是否隆起，有无脑膜刺激征。及时了解患儿血常规及脑脊液检查结果。

（3）心理-社会状况：应注意评估家长及患儿的心理状态。意识清楚的年长儿会有焦虑和恐惧的情绪，家长由于缺乏对本病的了解，尤其是担心患儿生命安全及预后，常有焦虑不安、沮丧等心理。

知识点8：化脓性脑膜炎的护理诊断	副高：熟练掌握　正高：熟练掌握

（1）体温过高：与细菌感染有关。

（2）潜在并发症——颅内压升高：与颅内感染、硬脑膜下积液等有关。

（3）有受伤的危险：与抽搐、惊厥发作有关。

（4）营养失调——低于机体需要量：与摄入不足、机体消耗增多有关。

（5）恐惧：与预后不良有关。

知识点9：化脓性脑膜炎的护理措施	副高：熟练掌握　正高：熟练掌握

（1）休息与活动：保持病室安静、空气新鲜，做好口腔护理，及时清除呕吐物，减少不良刺激。出汗后及时更衣，注意保暖，及时清除尿、便，保持臀部干燥，必要时使用气垫等抗压力器材，预防压疮的发生。

（2）饮食护理：给予高热量、清淡、易消化的流质或半流质饮食，少量多餐，注意食物的调配，以增加患儿食欲，鼓励患儿多饮水。如频繁呕吐不能进食者，应静脉输液，注意维持水、电解质及体液酸碱平衡。

（3）病情观察：如患儿在治疗中发热不退或退而复升，前囟饱满、颅骨缝裂开、呕吐不止、频繁惊厥等，注意并发症，并做好氧气、吸引器、人工呼吸机、脱水剂、呼吸兴奋剂、硬脑膜下穿刺包及侧脑室引流包的准备，给予急救。

（4）对症护理：患儿体温上升超过38.5℃时应积极降温，以减少大脑氧耗，防止发生热性惊厥。惊厥发作时将患儿头偏向一侧，给予口腔保护以免舌咬伤，拉好床档，避免躁动及惊厥时受伤或坠床。

（5）用药护理：了解静脉用药配伍禁忌，保护血管，保证静脉输液通畅。如青霉素稀释后应在1小时内输完，以免影响疗效，高浓度的青霉素须避免渗出血管外，以防组织坏死。注意观察氯霉素的骨髓抑制作用，定期做血常规检查。静脉输液速度不宜过快，以免加重脑水肿。

（6）心理护理：对患儿及家长给予安慰、关心和爱护，及时解除患儿不适。根据患儿及家长的接受程度来介绍病情、治疗护理的目的与方法，使其主动配合。

知识点10：化脓性脑膜炎的健康指导　　　　　　　副高：熟练掌握　　正高：熟练掌握

主动向患儿家长介绍病情、用药原则及护理方法，使其主动配合。为恢复期患儿制订相应的功能训练计划，指导家长具体康复措施，减少后遗症发生。

第十一章　常见传染病患儿的护理

第一节　麻　疹

麻疹

知识点1：小儿麻疹的概述　　　　　　　　　　副高：熟练掌握　正高：熟练掌握

麻疹是由麻疹病毒引起的急性出疹性呼吸道传染病，以发热、上呼吸道炎、结膜炎、科氏斑（又称麻疹黏膜斑，Koplik spots）、全身斑丘疹及疹退后遗留色素沉着。本病传染性强，几乎所有未接受免疫的儿童接触麻疹后都会发病，病后大多数可获得终身免疫。

知识点2：小儿麻疹的病因、病原学　　　　　　　副高：熟悉　正高：熟悉

小儿麻疹疾病出现可能和虫咬或虫蛰、食物、疾病、温度变化、药物和未接种麻疹疫苗等因素有关。

麻疹病毒属副黏液病毒科，为RNA病毒。仅有一个血清型。麻疹病毒在体外生活能力不强，对紫外线、一般消毒剂敏感，55℃15分钟即可被破坏，含病毒的飞沫在室内空气中保持传染性一般不超过2小时，在流通空气中或日光下30分钟失去活力。对寒冷及干燥耐受力较强。麻疹疫苗须低温保存。

知识点3：小儿麻疹的发病机制　　　　　　　　副高：熟悉　正高：熟悉

麻疹病毒侵入易感儿后日出现2次病毒血症。麻疹病毒随飞沫侵入上呼吸道、眼结膜上皮细胞，在其内复制繁殖并通过淋巴组织进入血液，形成第一次病毒血症。此后，病毒被单核巨噬细胞系统（肝、脾、骨髓）吞噬，并在其内大量繁殖后再次侵入血液，形成第二次病毒血症，侵犯脾、胸腺、肺、肝、肾、消化道黏膜、结膜和皮肤等，引起全身广泛性损害而出现高热、皮疹等一系列临床表现。由于免疫反应受到抑制，常并发喉炎、支气管肺炎或导致结核病恶化，特别是营养不良或免疫功能缺陷的患儿，可发生重型麻疹，并发重症肺炎、脑炎等并发症而导致死亡。

知识点4：小儿麻疹的病理　　　　　　　　　　副高：熟悉　正高：熟悉

麻疹为全身性疾病，其病理特征是病变部位广泛的单核细胞浸润、增生及形成多核细胞，主要见于皮肤、淋巴组织、呼吸道、肠道黏膜及结膜。毛细血管周围有严重的渗出，单

核细胞增生，形成多核巨细胞。真皮和黏膜下层毛细血管内皮细胞充血、水肿、增生、单核细胞浸润并有浆液性渗出而形成麻疹、皮疹和科氏斑。疹退后，表皮细胞坏死、角化形成糠麸样脱屑。由于皮疹处红细胞裂解，疹退后遗留棕色色素沉着。

知识点5：小儿麻疹的流行病学　　　　　　　　副高：熟悉　正高：熟悉

（1）传染源：麻疹患者。

（2）传染性：发病前2～3天至出疹后5天均具传染性，有并发症者延长至出疹后10天。

（3）传播途径：飞沫直接传播。

（4）易感人群和免疫性：普遍易感，痊愈后可获得持久免疫。

（5）流行特点：冬春季多见，6个月至5岁小儿发病率最高。

知识点6：小儿麻疹潜伏期的临床表现　　　副高：熟练掌握　正高：熟练掌握

一般6～18天，平均10天。潜伏期末可有轻度发热、精神差、全身不适。

知识点7：小儿麻疹前驱期（出疹前期）的临床表现
　　　　　　　　　　　　　　　　　　　　　副高：熟练掌握　正高：熟练掌握

发热开始至出疹，一般3～4天。

（1）发热：多为中度以上发热，热型不一。

（2）上呼吸道感染症状：发热，伴有流涕、咳嗽、流泪、咽部充血等，结膜充血、流泪、畏光及眼睑水肿是本病的特点。

（3）科氏斑：是麻疹早期特有体征，一般在出疹前1～2天出现，最早见于第二磨牙相对的颊黏膜，为直径0.5～1.0mm的灰白色小点，周围有红晕，一般1～2天内迅速增多，可累及整个颊黏膜，出疹后1～2天迅速消失。

（4）部分病例可有非特异性症状，如全身不适、食欲缺乏、精神不振、呕吐、腹泻等。偶见皮肤荨麻疹、猩红热样皮疹，在出现典型皮疹时消失。

知识点8：小儿麻疹出疹期的临床表现　　　副高：熟练掌握　正高：熟练掌握

一般3～5天，多在发热3～4天后出疹。皮疹出疹的先后顺序：耳后、发际、额、面、颈部，自上而下蔓延至躯干、四肢，最后至手掌与足底。皮疹初为红色斑丘疹，疹间可见正常皮肤，逐渐融合成片，色加深呈暗红。此时全身中毒症状加重，体温可突然高达40.0～40.5℃，咳嗽加剧，伴嗜睡或烦躁不安，甚至谵妄、抽搐。此期患儿肺部可闻及干、湿啰音。

知识点9：小儿麻疹恢复期的临床表现　　　　　副高：熟练掌握　正高：熟练掌握

一般3～5天。若无并发症，出疹3～4天后皮疹按出疹先后顺序开始消退，随着皮疹消退，患儿体温逐渐降至正常，全身症状逐渐改善。疹退后皮肤出现糠麸样脱屑，且有棕色色素沉着，一般7～10天痊愈。

知识点10：小儿非典型麻疹的临床表现　　　　　副高：熟练掌握　正高：熟练掌握

（1）轻型麻疹：多见于有部分免疫力患儿，如潜伏期内接种过丙种球蛋白或成人血注射者，或出生8个月以内有母亲被动抗体的婴儿。此型发热、上呼吸道症状轻，科氏斑不典型或不出现，无并发症。病程约1周。

（2）重型麻疹：多见于营养不良、继发严重感染者或免疫力低下者。体温持续40℃以上，中毒症状严重。部分患儿疹出不透、色暗淡，或皮疹骤退、四肢冰冷、血压下降出现循环衰竭表现。此型患儿常有肺炎、心力衰竭等并发症，死亡率高。

（3）异型麻疹：多见于接种过麻疹减毒活疫苗而再次感染者。患儿持续高热、乏力、肌肉痛、头痛或伴四肢水肿，皮疹不典型，常并发手足水肿、肺炎、肝炎、胸腔积液等。

（4）无皮疹型麻疹：多见于应用免疫抑制剂者。全病程无皮疹，无科氏斑，呼吸道症状可有可无、可轻可重。

知识点11：小儿麻疹并发症的临床表现　　　　　副高：熟练掌握　正高：熟练掌握

肺炎最常见，其次为喉炎、心肌炎、麻疹脑炎等。

（1）肺炎：是麻疹最常见的并发症之一，多见于5岁以下患儿，多为细菌和病毒感染，主要表现为体温上升，呼吸困难，咳嗽、咳痰，肺部有啰音，白细胞计数可增多。由麻疹病毒本身引起的间质性肺炎常在出疹及体温下降后消退。继发性肺炎病原体多为细菌性，常见金黄色葡萄球菌、肺炎链球菌等，故易并发脓胸和脓气胸。

（2）喉炎：麻疹患儿常有轻度喉炎表现，疹退后症状逐渐消失。一般继发于细菌感染时，由于患儿喉腔狭小，黏膜层血管丰富，结缔组织松弛，咽喉部组织明显水肿，分泌物增多，临床出现声音嘶哑、犬吠样咳嗽、吸气性呼吸困难及三凹征，严重者因喉梗阻而窒息死亡。

（3）心肌炎：轻者仅有面色苍白、口唇发绀，气促、心音低钝、心率增快和一过性心电图改变，重者可出现心力衰竭、心源性休克。

（4）麻疹脑炎：一般在出疹后的2～6天发生，主要是由于麻疹病毒侵犯脑组织所致，患儿的临床表现和脑脊液改变与病毒性脑炎相似，可表现为惊厥、发热、易怒、头痛、意识障碍，癫痫，智力低下，瘫痪等，严重者可发展至深昏迷。麻疹脑炎罕见但病情危重，死亡率较高。

知识点12：小儿麻疹的辅助检查　　　　　　　副高：熟练掌握　正高：熟练掌握

（1）血常规：白细胞计数减少，淋巴细胞相对增多。

（2）血清学检查：采用酶联免疫吸附试验（ELISA）进行麻疹病毒特异性IgM抗体检测，出疹早期可为阳性。

（3）病毒学检查：前驱期或出疹初期从呼吸道分泌物中分离出麻疹病毒，用免疫荧光法检测到麻疹病毒抗原，可早期快速协助诊断。

知识点13：小儿麻疹的治疗要点　　　　　　　　　副高：熟悉　正高：熟悉

主要是对症治疗，加强护理，控制感染，防止并发症。

（1）一般治疗：卧床休息，保持室内适当的温湿度；保持水、电解质及酸碱平衡，必要时静脉补液。

（2）对症治疗：高热时可酌情使用少量退热药，但应避免急骤退热，特别是出疹期。患儿烦躁时可适当应用镇静药。

（3）并发症的治疗：并发肺炎时给予抗生素治疗，必要时给氧，剧烈咳嗽可口服镇咳祛痰药或雾化吸入，并发麻疹脑炎时，给予抗惊厥药、脱水剂等。

知识点14：小儿麻疹的护理评估　　　　　　　副高：熟练掌握　正高：熟练掌握

（1）健康史：询问患儿有无麻疹接触史，出疹前有无发热、咳嗽、畏光、流泪及口腔黏膜改变等；询问出疹顺序及皮疹性状，发热与皮疹的关系；询问患儿的营养状况及既往史，有无接种麻疹减毒活疫苗及接种时间。

（2）身体状况：评估患儿的生命体征、神志等；观察皮疹性状、分布、颜色及疹间皮肤是否正常；有无肺炎、喉炎、脑炎等并发症。

（3）心理–社会状况：评估患儿及其家长的心理状况、对疾病的认知程度及应对方式。

知识点15：小儿麻疹的护理诊断　　　　　　　副高：熟练掌握　正高：熟练掌握

（1）体温过高：与病毒血症、继发感染有关。

（2）皮肤完整性受损：与麻疹病毒引起的皮损有关。

（3）营养失调——低于机体需要量：与食欲缺乏、高热消耗过多有关。

（4）有感染传播的危险：与麻疹病毒可经呼吸道或直接接触传播有关。

（5）潜在并发症：肺炎、麻疹脑炎、心肌炎。

知识点16：小儿麻疹的护理措施　　　　　　　副高：熟练掌握　正高：熟练掌握

（1）休息与活动：卧床休息至皮疹消退、体温正常。保持室内空气新鲜，室内温湿度适宜，衣被清洁、合适。

（2）饮食护理：以清淡、易消化，营养丰富的流食、半流食为宜，少量多餐。鼓励多饮水，必要时按医嘱静脉补液，补充热量及维生素。恢复期应添加高蛋白、高能量及多种维生素的食物，无须忌口。

（3）观察病情：麻疹并发症多，护理时应注意密切监测病情，及早发现并立即配合医师进行处理。①患儿出现持续高热、咳嗽加剧、呼吸困难及肺部细湿啰音等为并发肺炎的表现。②患儿出现抽搐、意识障碍、脑膜刺激征等为并发麻疹脑炎表现。③患儿出现声音嘶哑、犬吠样咳嗽、吸气性呼吸困难及三凹征等为并发喉炎表现。

（4）对症处理：①发热护理。处理高热时兼顾透疹，禁用冷敷及酒精擦浴，以免引起末梢循环障碍导致皮疹突然隐退，影响出疹。如体温达到40℃以上，可用小剂量退热药或温水擦浴，使体温稍降以免诱发惊厥。②皮肤护理。勤换衣服，保持皮肤清洁、干燥。勤剪指甲，避免患儿抓伤皮肤引起继发感染。③口、眼、耳、鼻护理。可用生理盐水或2%硼酸溶液漱口，用生理盐水清洗双眼，再滴入抗生素滴眼液或眼药膏，加服鱼肝油预防维生素A缺乏症，应避免强光刺激。防止眼泪及呕吐物流入耳道，引起中耳炎。鼻腔分泌物多时可用生理盐水将棉签润湿后，轻轻拭除以保持鼻腔通畅。

（5）预防感染传播：①隔离患儿。隔离患儿至出疹后5天，并发肺炎则延长至出疹后10天。与患儿密切接触的易感儿，须隔离观察3周，若接触后接受过免疫制剂则延长至4周。②切断传播途径。每日用紫外线消毒麻疹患儿病房、通风半小时左右，衣物用后在阳光下暴晒。医务人员接触患儿前后洗手、更换隔离衣。③保护易感人群。麻疹流行期，易感儿应避免去公共场所，幼儿园等需晨间检查。8个月以上未患麻疹的患儿均应接种麻疹减毒活疫苗，18～24月龄复种。流行期间可应急接种，防止传染病扩散。体弱、易感儿接触麻疹病毒后，应及早注射人血丙种球蛋白等。

知识点17：小儿麻疹的健康指导　　　　　　　副高：熟练掌握　　正高：熟练掌握

（1）由于麻疹传染性强，为控制疾病流行，需向家长介绍麻疹流行特点、病程、隔离时间、早期症状、并发症和预后，使其有充分的心理准备，积极配合治疗。

（2）无并发症者可在家中治疗护理，指导家长做好消毒隔离、皮肤护理及病情观察等。

第二节　流行性腮腺炎

知识点1：流行性腮腺炎的概念　　　　　　　副高：熟练掌握　　正高：熟练掌握

流行性腮腺炎是由腮腺炎病毒引起的小儿时期常见的急性呼吸道传染病，临床表现以腮腺非化脓性炎症、腮腺区肿痛为特征。腮腺炎病毒除侵犯腮腺外，尚能侵犯神经系统及各种腺体组织，引起脑膜炎、脑膜脑炎、睾丸炎、卵巢炎和胰腺炎等。本病为自限性疾病，绝大多数预后良好，极少发生死亡，感染后可获得终身免疫。

知识点2：流行性腮腺炎的病因、病原学　　　　副高：熟练掌握　　正高：熟练掌握

流行性腮腺炎由感染腮腺炎病毒所致。该病毒属于副黏液病毒属的单股RNA病毒，人是该病毒唯一宿主。此病毒对外界抵抗力弱，一般室温2~3天即可失去传染性，若在紫外线照射下可将其迅速灭活，加热至56℃ 20分钟或在75%乙醇、甲醛、来苏中经2~5分钟亦可将其灭活。

知识点3：流行性腮腺炎的发病机制　　　　　　副高：熟练掌握　　正高：熟练掌握

腮腺炎病毒经口、鼻侵入人体后，在局部黏膜上皮细胞和淋巴组织中增殖。引起局部炎症反应，然后进入血液引起病毒血症。病毒经血液播散至全身各器官，首先使多种腺体（腮腺、颌下腺、舌下腺、胰腺、性腺等）发生炎性改变，也可侵犯中枢神经系统。在这些器官中病毒再次复制，散布至第一次未曾侵入的其他器官，引起炎症，临床上呈现相继出现病变的症状。

知识点4：流行性腮腺炎的流行病学　　　　　　副高：熟悉　　　　正高：熟悉

人是腮腺炎病毒的唯一宿主。腮腺炎患者和健康带病毒者是本病的传染源，患者在腮腺肿大前6天到发病后9天内均可从唾液中分离出腮腺炎病毒。主要传播途径为呼吸道飞沫传播，或直接接触经唾液污染的食具和玩具传播。四季均可发病，以冬春季发病多见。

知识点5：流行性腮腺炎的病理　　　　　　　　副高：熟悉　　　　正高：熟悉

受侵犯的腺体出现非化脓性炎症为本病的病理特征，包括间质充血、水肿、点状出血、淋巴细胞浸润和腺体细胞坏死等。腺体导管细胞肿胀，管腔中充满坏死细胞及渗出物，使腺体分泌排出受阻。唾液中的淀粉酶经淋巴系统进入血液，使血、尿淀粉酶水平升高。

知识点6：流行性腮腺炎的临床表现　　　　　　副高：熟练掌握　　正高：熟练掌握

潜伏期14~25天，平均18天。

（1）腮腺炎：临床表现见表5-11-1。

表5-11-1　腮腺炎的临床表现

特　征	持续时间	表　现
前驱期症状	1~2天	低热、头痛、乏力、食欲缺乏

特 征	持续时间	表 现
腮腺肿大	1～3天达高峰，4～5天渐退	①一侧腮腺先肿大，随后累及对侧，或双侧同时肿大。②肿大以耳垂为中心，向前、后、下发展，使下颌角边缘轮廓模糊，同时伴周围组织水肿、灼热、疼痛和感觉过敏，局部皮肤紧张发亮具有弹性，表面发热不红。③张口、咀嚼，尤其食酸性食物时胀痛加剧。④腮腺管口早期可有红肿，但无分泌物，腮腺肿大1～3天达高峰，持续5天左右后逐渐消退。⑤在腮腺肿胀时，可见颌下腺和舌下腺明显肿胀，可触及椭圆形腺体。⑥病程中患儿可有不同程度发热，持续时间不一，短则1～2天，多则5～7天，亦有体温始终正常者。可伴有头痛、乏力、食欲缺乏等

（2）脑膜脑炎：为儿童期常见并发症，常在腮腺炎高峰时出现，也可出现在腮腺肿大前或腮腺肿大消失以后。表现为发热、头痛、呕吐、颈项强直等，脑脊液呈无菌性脑膜炎样改变。预后大多良好，常在2周内恢复正常，多无后遗症。少数可引起耳聋、阻塞性脑积水等并发症。

（3）睾丸炎：常见于青春期，多为单侧。睾丸炎起病急，睾丸局部明显疼痛和压痛、阴囊水肿，大部分患者有严重的全身反应，如高热、寒战等。睾丸肿胀持续4天以上才开始消退。部分患者可发生不同程度的睾丸萎缩，一般不影响生育。

（4）急性胰腺炎：常与腮腺炎同时发生，表现为中、上腹剧痛，有压痛和肌紧张、伴发热、寒战、呕吐、腹胀、腹泻或便秘等。

（5）卵巢炎：5%～7%的女孩青春期后可并发卵巢炎。主诉卵巢区疼痛，症状多较轻。

（6）其他：可有心肌炎、肾炎、肝炎等。

知识点7：流行性腮腺炎的辅助检查　　　　　　副高：熟练掌握　正高：熟练掌握

（1）血常规：白细胞计数正常或减少，淋巴细胞相对增多，有并发症时白细胞计数增多及中性粒细胞比例升高。

（2）血、尿淀粉酶检测：90%患儿血、尿淀粉酶水平升高，并与腮腺肿胀一致，第1周达高峰，第2周左右恢复正常。

（3）血脂肪酶检测：结果高于正常值有助于胰腺炎的诊断。

（4）特异性抗体测定：血清特异性IgM抗体阳性提示近期感染。

（5）病毒分离：患者唾液、脑脊液、尿液或血液中可分离出病毒。

知识点8：流行性腮腺炎的治疗要点　　　　　　副高：熟练掌握　正高：熟练掌握

无特殊治疗，以对症治疗为主。

（1）发病早期可试用利巴韦林（每日15mg/kg，静脉滴注，疗程5～7天）及板蓝根等抗病毒治疗。

（2）发生脑膜脑炎者可短期使用肾上腺皮质激素及脱水剂。

（3）严重头痛和并发睾丸炎者可酌情应用镇痛药。睾丸炎患者可局部冷敷并用阴囊托将睾丸抬高以减轻疼痛。

（4）氦氖激光局部照射治疗腮腺炎，可起到镇痛、消肿的功效。

知识点9：流行性腮腺炎的护理评估　　　　副高：熟练掌握　　正高：熟练掌握

（1）健康史：①询问病史，患病的起始时间，有无发热、发热的程度、热型；有无头痛、乏力、食欲缺乏等症状。既往检查、治疗经过及效果，目前的主要不适及用药。②是否为发病的高峰季节，有无腮腺炎患者接触史，是否接受过腮腺炎减毒活疫苗注射。

（2）身体状况：①腮腺肿大。注意大小、颜色、弹性，单侧还是对侧，腮腺管口有无脓液渗出。②注意并发症。如儿童脑膜炎的症状、体征，成年男性睾丸胀痛的变化。

（3）心理–社会状况：评估患儿心理情况，因本病需要隔离，易使患儿产生误解，担心自身安全受到威胁，感到恐惧。对限制自己的活动范围产生不满，孤独感明显加重。加上不能进食平时喜爱的酸性饮料等，小儿易出现烦躁、哭闹、不配合等行为。评估患儿及其亲属对流行性腮腺炎的认识程度，对住院及隔离治疗的认识，患儿的家庭成员组成及其对患儿的关怀程度等。

知识点10：流行性腮腺炎的护理诊断　　　　副高：熟练掌握　　正高：熟练掌握

（1）疼痛：与腮腺炎病毒引起腮腺非化脓性炎症有关。

（2）发热：与腮腺炎病毒感染有关。

（3）营养失调——低于机体需要量：与高热、进食困难、合并胰腺炎有关。

（4）潜在并发症：脑膜炎、睾丸炎、急性胰腺炎等。

（5）有传播感染的危险：与病原体播散有关。

（6）舒适的改变：与腮腺肿胀有关。

知识点11：流行性腮腺炎的基础护理　　　　副高：熟练掌握　　正高：熟练掌握

保持口腔清洁，常用温水漱口，进食后用生理盐水或4%硼酸溶液漱口，多饮水，以减少口腔内残余食物，防止继发感染。

知识点12：流行性腮腺炎的对症护理　　　　副高：熟练掌握　　正高：熟练掌握

（1）减轻疼痛：急性期应给予富有营养、易消化的半流质或软食。忌酸、辣、硬而干燥的食物，以免引起唾液分泌增多，肿痛加剧。采用局部冷敷或中药如意金黄散调醋敷于患处，也可用氦氖激光局部照射减轻腮腺肿痛。

（2）降温：鼓励患儿多饮水，注意休息，以利于控制体温。采用头部冷敷、温水或酒精浴进行物理降温，服用适量退热药及早期抗病毒治疗。

| 知识点13：流行性腮腺炎的专科护理 | 副高：熟练掌握 正高：熟练掌握 |

（1）病情观察：脑膜脑炎多在腮腺肿大后1周左右发生，应密切观察。注意观察睾丸有无肿大、触痛，有无睾丸鞘膜积液和阴囊皮肤水肿。可用丁字带托起阴囊或局部冰袋冷敷镇痛。

（2）预防感染传播：①隔离患儿：发现腮腺炎患儿应立即采取呼吸道隔离至腮腺肿大完全消退后3天止。接触者检疫3周。②切断传播途径：居室应空气流通。对患儿呼吸道的分泌物及其污染的物品应进行消毒。在流行期间应加强托幼机构的晨检。③保护易感人群：对易感儿接种腮腺炎减毒活疫苗。

| 知识点14：流行性腮腺炎的健康指导 | 副高：熟练掌握 正高：熟练掌握 |

无并发症的腮腺炎患儿一般在家中隔离治疗。应指导家长安排好患儿休息与饮食，做好患儿退热及用药护理。学会观察病情，发现异常及时就医。

附录一

高级卫生专业技术资格考试大纲（护理学综合专业——副高级）

一、专业知识

（一）本专业知识

1. 熟练掌握护理学理论、知识和技能。
2. 熟练掌握内科、外科、妇科、儿科常见病、多发病的相关理论知识，并熟悉各系统相应解剖学、生理学及病理学等知识。

（二）相关专业知识

1. 熟悉护理管理学、社区护理学、健康教育学、护理科研等理论知识。
2. 熟悉计算机应用的基本知识。

二、专业实践能力

1. 掌握护理程序的临床应用原则和方法。
2. 掌握各专科先进的临床护理技能。
3. 具备开展临床教学及健康教育的能力。
4. 熟悉常见疾病的治疗原则，能密切配合医师实施急、危、重症患者的抢救措施。
5. 熟悉专科药物的药理作用及不良反应、各种临床检验的目的及正常值。
6. 具备一定的护理管理及护理科研能力。

三、学科新进展

1. 熟悉国内外护理专业现状及发展趋势，不断汲取新理论、新知识、新技术，并应用于护理实践和研究。
2. 了解相关学科近年来的新进展。

附本专业病种（涉及的疾病及疾病护理）

1. 冠心病
2. 高血压
3. 左侧心力衰竭
4. 心房颤动
5. 阵发性室上性心动过速
6. 急性心肌梗死
7. 呼吸衰竭
8. 一氧化碳中毒
9. 肺炎
10. 肺结核
11. 肺癌
12. 糖尿病
13. 肝硬化
14. 原发性肝癌
15. 食管癌
16. 慢性髓细胞性白血病
17. 甲状腺功能亢进及甲状腺肿大
18. 萎缩性胃炎
19. 系统性红斑狼疮
20. 肾盂肾炎
21. 过敏性紫癜
22. 尿路结石
23. 良性前列腺增生
24. 气胸
25. 硬膜外血肿
26. 脑损伤
27. 脾破裂
28. 溃疡穿孔
29. 阑尾炎
30. 消化性溃疡伴幽门梗阻
31. 嵌顿性腹股沟斜疝
32. 闭塞性脉管炎
33. 胃癌
34. 直肠癌
35. 乳腺癌
36. 腰扭伤
37. 胫骨、腓骨骨折
38. 骨盆骨折
39. 股骨颈骨折
40. 髋关节脱位
41. 肾上腺肿瘤
42. 烧伤
43. 有机磷农药中毒
44. 休克
45. 急性肾损伤
46. 输卵管妊娠破裂
47. 滞产
48. 慢性乙型肝炎
49. 伤寒
50. 麻疹
51. 病毒性心肌炎
52. 获得性免疫缺陷综合征
53. 肾移植
54. 正常产褥
55. 流产
56. 妊娠期高血压病
57. 胎盘早剥
58. 前置胎盘
59. 胎膜早破
60. 产后出血
61. 阴道炎症
62. 子宫颈炎
63. 盆腔炎症
64. 异常子宫出血
65. 葡萄胎
66. 宫颈癌
67. 子宫肌瘤
68. 外阴癌
69. 子宫脱垂
70. 各种避孕方法

附录二

高级卫生专业技术资格考试大纲
（护理学综合专业——正高级）

一、专业知识

（一）专业知识

1. 熟练掌握护理学理论、知识和技能。
2. 熟练掌握内科、外科、妇科、儿科常见病、多发病的相关理论知识，并熟悉各系统相应解剖学、生理学、病理学及生物化学等知识。

（二）相关专业知识

1. 熟悉护理管理学、社区护理学、健康教育学、护理教育学、护理科研等理论知识。
2. 熟悉计算机应用的基本知识。

二、专业实践能力

1. 掌握护理程序的临床应用原则和方法。
2. 掌握各专科先进的临床护理技能。
3. 具备开展和指导临床教学及健康教育的能力。
4. 熟悉常见疾病的治疗原则，能密切配合医师实施急、危、重症患者的抢救措施。
5. 熟悉专科药物的药理作用及不良反应、各种临床检验的目的及正常值。
6. 具备较强的护理管理及护理科研能力。

三、学科新进展

1. 掌握国内外护理专业现状及发展趋势，并能不断汲取和传播新理论、新知识、新技术。
2. 熟悉相关学科近年来的新进展。

附本专业常见疾病

1. 冠心病
2. 高血压
3. 左侧心力衰竭
4. 心房颤动
5. 阵发性室上性心动过速
6. 急性心肌梗死
7. 呼吸衰竭
8. 一氧化碳中毒
9. 肺炎
10. 肺结核
11. 肺癌
12. 糖尿病
13. 肝硬化
14. 原发性肝癌
15. 食管癌
16. 慢性髓细胞性白血病
17. 甲状腺功能亢进及甲状腺肿大
18. 萎缩性胃炎
19. 系统性红斑狼疮
20. 肾盂肾炎
21. 过敏性紫癜
22. 尿路结石
23. 良性前列腺增生
24. 气胸
25. 硬膜外血肿
26. 脑损伤
27. 脾破裂
28. 溃疡穿孔
29. 阑尾炎
30. 消化性溃疡伴幽门梗阻
31. 嵌顿性腹股沟斜疝
32. 闭塞性脉管炎
33. 胃癌
34. 直肠癌
35. 乳腺癌
36. 胰腺癌
37. 脊柱损伤
38. 胫骨、腓骨骨折
39. 骨盆骨折
40. 股骨颈骨折
41. 髋关节脱位
42. 肾上腺肿瘤
43. 烧伤
44. 有机磷农药中毒
45. 休克
46. 急性肾损伤
47. 输卵管妊娠破裂
48. 滞产
49. 慢性乙型肝炎
50. 伤寒
51. 麻疹
52. 病毒性心肌炎
53. 获得性免疫缺陷综合征
54. 肾移植
55. 造血干细胞移植
56. 正常产褥
57. 流产
58. 妊娠期高血压病
59. 胎盘早剥
60. 前置胎盘
61. 胎儿窘迫
62. 妊娠合并心脏病
63. 异常分娩
64. 产后出血
65. 阴道炎症
66. 子宫颈炎
67. 盆腔炎症
68. 子宫异常出血
69. 痛经
70. 围绝经期综合征

71. 葡萄胎
72. 宫颈癌
73. 子宫肌瘤
74. 外阴癌
75. 子宫脱垂
76. 各种避孕方法
77. 传染病管理与计划免疫
78. 体格生长发育评价
79. 小儿喂养
80. 新生儿及早产儿的特点与护理
81. 新生儿黄疸
82. 维生素D缺乏性佝偻病
83. 维生素D缺乏性手足搐搦症
84. 腹泻
85. 肺炎
86. 先天性心脏病
87. 急性肾小球肾炎
88. 肾病综合征
89. 缺铁性贫血
90. 化脓性脑膜炎
91. 麻疹
92. 流行性腮腺炎

附录三

全国高级卫生专业
技术资格考试介绍

为进一步深化卫生专业技术职称改革工作，不断完善卫生专业技术职务聘任制，根据中共中央组织部、人事部、卫生部《关于深化卫生事业单位人事制度改革的实施意见》（人发〔2000〕1号）文件精神和国家有关职称改革的规定，人事部下发《关于加强卫生专业技术职务评聘工作的通知》（人发〔2000〕114号），高级专业技术资格采取考试和评审结合的办法取得。

一、考试形式和题型

全部采用人机对话形式，考试时间为2个小时（卫生管理知识单独加试时间为1小时）。考试题型为单选题、多选题和案例分析题3种，试卷总分为100分。

二、考试总分数及分数线

总分450～500分，没有合格分数线，排名前60%为合格，其中的40%为优秀。

三、考试效用

高级卫生专业技术资格考试是申报评审高级卫生专业技术资格的必经程序，也是为评审卫生高级专业技术资格的重要参考依据之一，考试成绩当年有效。

四、人机对话考试题型说明

副高：单选题、多选题和案例分析题3种题型。

正高：多选题和案例分析题2种题型。

以实际考试题型为准。

五、考试报名条件

（一）正高申报条件

1. 取得大学本科以上学历后，受聘副高职务5年以上。
2. 大学普通班毕业以后，受聘副高职务7年以上。

（二）副高申报条件

1. 获得博士学位后，受聘中级技术职务2年以上。
2. 取得大学本科以上学历后，受聘中级职务5年以上。
3. 大学普通班毕业后，受聘中级职务5年以上。
4. 大学专科毕业后，取得本科以上学历（专业一致或接近专业），受聘中级职务7年以上。
5. 大专毕业，受聘中级职务5年以上。
6. 中专毕业，受聘中级职务7年以上。
7. 护理专业中专毕业，从事临床护理工作25年以上，取得护理专业的专科以上学历，受聘中级职务5年以上，可申报副主任护师任职资格。